4th edition

TEXTBOOK OF Nuclear Medicine

Written by
Kang Yong Gil, et al.

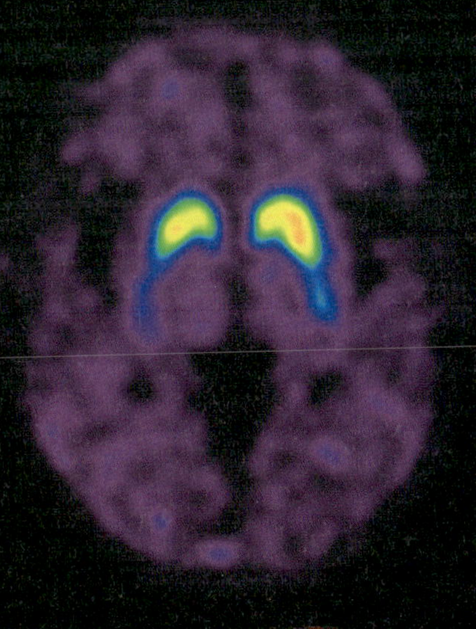

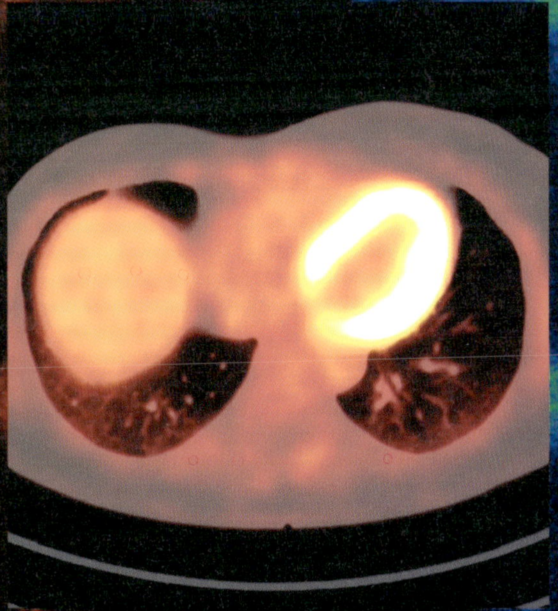

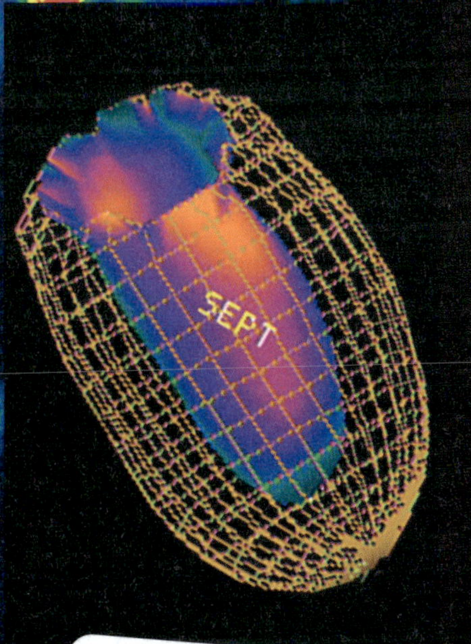

JN444076

CHUNG-KU Publisher

초판의 머리말

1913년 Hevesy가 방사성 추적자원리를 처음 개발한 이래로 1939년 방사성동위원소를 추적자로 이용하면서부터 시작된 핵의학(Nuclear Medicine)은 최근 PET-CT와 PET-MRI 등 분자영상에 이르는 진단의학기술의 급속한 발전과 더불어 최첨단 진단의학 및 치료의학의 핵심 중의 핵심학문으로 급부상하게 되었다.

이토록 눈부시게 발전하는 핵의학진단기술의 추세에 맞추어 학부생은 물론 임상실무자들의 최첨단 학문지식과 임상실무의 중요성이 대두되고 있는 실정임에도 불구하고 학부생들과 임상실무진을 위한 서적들은 다른 임상분야에 비해 미비하고 시대와 동떨어진 것이 현실이었다.

이에 저자는 십 수 년의 임상실무와 강의경험을 바탕으로 이론적인 학습과 이론 및 실기 국가시험대비는 물론 임상실무에서도 활용할 수 있도록 알기 쉽게 체계적으로 내용을 정리하여 보았다.

전체적인 구성은 사진과 그림, 도표를 가능한 많이 수록하여 이해를 돕도록 하였으며 칼라인쇄를 통해 학습효과를 높이도록 하였다.

오랜 세월을 두고 고민과 정성을 다해 수정과 보완을 하고 또 하였으나 정리를 끝내고 나니 많은 아쉬움이 남는다. 이러한 점들은 새로 연구 개발되는 최신이론과 정보들과 함께 지속적으로 수정보완 할 것을 다짐드린다.

부디 이 작은 책자가 핵의학을 처음 공부하는 학부생들에게 조금이나마 길잡이가 될 수 있으면 하는 커다란 바램을 가져보며 많은 선배제현들의 각별한 관심과 애정을 기대해 보는 바이다.

본서가 출판되기까지 함께해주신 나수경 교수님과 광운대학교 전기공학과 홍진웅 교수님, 탈고까지 수고를 아끼지 않고 함께 해주신 여러 교수님들께 깊은 감사를 전한다. 또한 많은 어려움과 부족함에도 불구하고 조언과 사랑으로 독려해주신 청구문화사 이상태사장님과 새의학용어의 교정과 편집에 애써주신 편집부 안상희 과장을 비롯한 직원여러분께 깊은 고마움을 표한다.

2013년 입춘

대표저자 강용길 識

제4판 머리말

인류가 최초로 제작한 원자로는 1942년 11월 이탈리아의 물리학자 페르미(Enrico Fermi)가 미국 시카고 대학 구내 지하실에서 원자폭탄 제조계획인 '맨하탄계획'의 일환으로 만든 플루토늄 생산용 원자로이다. 이후 1945년 8월 핵분열에너지가 원자폭탄이라는 형태로 세상에 처음 등장했으며, 군사용 원자력이 아닌 평화적 산업용 '원자력발전'으로 거듭난 것은 1953년 미국의 아이젠하워 대통령이 '원자력 평화적 이용'을 제안하면서부터이다. 이를 계기로 1954년 '국제원자력기구(IAEA)'가 창설되었고, 이로써 군사용 원자력이 아닌 평화적 목적의 원자력발전과 방사선 및 방사성동위원소가 등장하게 되었다. 오늘날 방사선은 의학에서부터 공업과 농업에 이르기까지 다양하게 이용되고 있다.

특히 근래에는 컴퓨터를 비롯한 공학의 발전으로 엑스선 이외에도 초음파, MRI, CT 뿐만 아니라 핵의학의 감마카메라와 PET/CT 및 PET/MRI의 결합과 더불어 단층촬영기법 및 분자 영상에 이르기까지 임상에서 핵의학적 영상진단의 역할은 급속히 증대되고 있다.

이러한 핵의학의 눈부신 발전에도 불구하고 관련 보건의료인의 현장실무서와 학생들을 위한 교재가 미비한 점을 보완하고자, 영상의학과 핵의학분야에서 30여 년간 근무한 현장실무 경험과 대학에서 강의한 내용을 중심으로 핵의학 교재를 출간한지도 어언 11년이 지났다.

초판의 목적은 보건과학대학의 교육목적에 적합한 핵의학 교과서와 임상현장에서 핵의학의 실무와 이해를 위하였음이며, 이러한 바람은 기대 이상의 목적달성을 하였지만, 나날이 발전하는 영상기법과 의약품 개발 등의 새로운 환경의 변화에 맞춰서 개정판에 이어 제4판을 준비하게 되었다.

초판부터 개정판에 이어 제4판에 이르기까지 원고를 정리하면서 마주하게 된 가장 큰 난제는 내용구성과 분량을 요약 식으로 간단하게 할 것인가 아니면 핵의학이라는 학문을 보다 폭넓고 깊이 있게 공부할 수 있도록 관련된 임상내용을 제시할 것인가 이었다.

결국, 초판부터 핵의학이라는 학문자체가 임상을 제외할 수 없다는 생각에 학생들에게 무거운 짐을 지워주는 마음으로 방대한 내용을 기술했지만 다행스럽게도 놀라울 정도로 잘 받아들이고 있어 걱정이 기우에 지나지 않았음에 기쁘고 고마운 마음이다. 제3판에 이어서 제4판에서도 새로운 임상에 관한 내용들이 첨부되었고, 앞으로도 계속하여 새로운 임상에 관한 내용들을 보완해 나갈 것이다.

핵의학을 공부하는 학생들에게 도움이 되고 위로가 될 만한 그늘을 만들어 줄 느티나무가 되어주길 바라는 마음으로 집필을 하였는데 어느덧 제4판을 출간하게 되었다. 마치 일출을 본 것이 엊그제 같은데 어느새 뉘엿뉘엿 하루가 저물어가는 석양에 서고 보니 그동안 이 작은 책자에 보내주신 여러분들의 과분한 성원과 후의에 깊이 감사하는 마음을 금할 길이 없다.

초판에 이어 제4판에 이르는 동안 각별한 애정으로 집필과 오류의 수정, 새로운 내용보완에 참여해 주시고 성원해 주신 많은 분들께 거듭 깊이 감사를 드린다. 그분들의 후의에 어긋남이 없도록 앞으로도 함께 더욱 더 큰 노력을 기울일 것을 다짐 드리며 변함없으신 성원과 지도편달을 기대해 본다.

끝으로 항상 좋은 교과서가 될 수 있도록 독려해주시고 조언과 사랑을 아끼지 않으시는 청구문화사 이상태 사장님, 의학용어교정과 편집에 애써주신 편집부 안상희 과장을 비롯한 관계자 여러분께 깊이 감사드린다.

2024년 신춘

대표저자 강용길

목 차

chapter **01**

핵의학 개론

목차

학습목적

핵의학의 역사적 배경 살펴보고, 핵의학의 분류와 정의 및 치료의 개념을 이해하고 취급분야를 알아야 한다.

학습목표

1. 핵의학을 정의하고 취급하는 분야를 설명한다.
2. 핵의학검사를 분류하고 설명한다.
3. 방사성의약품을 정의할 수 있어야 한다.
4. In vivo(체내) 핵의학 검사를 정의할 수 있어야 한다.
5. In vitro(체외) 핵의학 검사를 정의할 수 있어야 한다.
6. 방사성동위원소를 이용한 치료를 정의할 수 있어야 한다.
7. 핵의학과에서의 역할을 설명할 수 있어야 한다.

제 1 장

Introduction to Nuclear Medicine

핵의학 개론

1. 서론(Introduction)

최근 들어 핵의학(Nuclear Medicine)은 진단은 물론 치료에 있어 필수검사의 한 부분이 되었다. 방사성 추적자원리는 1913년 헝가리 태생의 과학자 에베시(György Hevesy, 1485~1966)가 처음 개발하였으며 이를 처음 임상연구에 이용한 것은 1927년 헤르만 루드비치 블룸가트(Hemann Ludwis Blumgart)이다. 그 후 1939년 세계 2차대전 이후 동위원소를 추적자로 이용하면서 핵의학은 시작되었다.

우리나라는 1959년 8월 우물형 감마카운터를 이용한 방사성요오드 섭취율 측정과 치료가 시작되었고 이후 치료 장비의 도입과 치료에 관한 법령제정 후 임상진료에 1960년 3월 30일 처음 치료가 시작됨과 동시에 방사성동위원소가 진단목적으로 이용되었으며, 1960년 동위원소실이라는 이름으로 처음 개설되어 오늘에 이르고 있다. 1961년 11월 5일 대한핵의학회 발기인대회를 개최하였고 방사성동위원소의 의학적 이용을 발전시킬 목적으로 대한핵의학회를 창립하고 학술활동을 시작하였으며, 1966년 우리나라 최초의 핵의학학술대회 개최와 1967년 대한핵의학회의 공식 학술잡지인 '대한핵의학회지'를 창간하고 의욕적으로 활동을 시작했던 1959 ~ 1968년을 핵의학의 태동기(beginning stage)라 할 수 있다.

1969 ~ 1978년은 정착기(settlement stage)로 1969년 8월 10일 서울대의대부속병원에 Pho-Gamma II (Nuclear Chicago)라는 감마카메라를 처음 도입함으로써 정적영상 및 동적영상을 진단할 수 있는 단계로 발전하는 계기가 되었다. 1969년 방사면역측정용 신틸레이션 감마카운터(scintillation gamma counter)가 도입되면서 핵의학검체검사법이 임상에 적용되기 시작했고, 1970년 새로운 시료자동처리기와 섬광계수기가 도입되면서 임상에 활발하게 이용되었으며 대한핵의학회 조직이 체계적으로 정비되고 국내외적으로 임상핵의학이 정착되는 시기였다.

1979 ~ 1988년은 핵의학 발전기(developing stage)로 1980년에 국내최초로 단일광자전산화단층촬영(SPECT)이 가능한 CGR카메라가 도입되었고 고용량 방사성요오드치료가 시작되었다. 이처럼 핵의학장비의 도입과 사이클로트론 설치, 테크네슘 발생기를 이용함으로써 핵의학을 한 단계 발전시킬 수 있는 여건이 마련된 시기였다.

이후 1993년 핵의학과가 새로운 진료과목으로 인정되었고, 1995년 '핵의학전문의제도'가 신설되고 1994년 PET가 국내에 도입되어 진료와 연구에서 세계화로 새롭게 도약하는 시기인 1989 ~ 1998년을 도약기(upgrading stage)라 할 수 있다. 1999년 ~ 현재는 핵의학의 세계화기(globalization stage)로 각 병원에서 핵의학 임상이용의 증대와 더불어 국내·외 학술 및 세계핵의학회 회장국으로 2006년 9차 세계대회를 서울에서 성공적으로 개최한 것을 계기로 국제사회의 위상을 높여가고 있다.

핵의학의 대표적인 검사인 양전자단층촬영은 자기공명영상장치와 컴퓨터단층촬영에서 볼 수 있었던 해부학영상뿐만 아니라 생화학적 대사와 기능적 변화 등의 영상을 획득하고 진단함으로서 원발성 암이나 전이암의 진단에 높은 예민도와 특이도를 가지고 있을 뿐만 아니라 다양한 종류의 스캔검사 및 SPECT 등의 검사를 통해 더욱 다양하고 폭넓게 검사에 이용되고 있다. 최근 활발히 연구되고 있는 분자영상(molecular imaging)은 새로운 핵의학 분야로 분자수준에서 일어나는 질병들의 조기진단 등 다양한 질환에 응용되고 있으며 현대의학의 핵심으로 부각되고 있다.

2. 핵의학의 정의(Definition of Nuclear Medicine)

핵의학(nuclear medicine)이란 비밀봉 방사성동위원소를 추적자로 사용하여 인체의 형태학적인 정보와 생물학적이고 기능적인 정보를 획득하여 인체생리와 병리현상을 탐구하여 진단 및 평가하고 분자수준의 정보를 생체해석에 응용함으로써 장기와 조직세포단위의 기능과 형태를 동시에 관찰하여 생화학적 상태를 진단하고 개봉된 방사성 선원으로 치료하는 의학의 전문분야로 방사성의약품 개발, 영상기술의 개발뿐만 아니라 핵물리학, 방사선생물학, 방사약학을 포함한다.

최근에는 방사성동위원소를 이용한 유전자 전달체, 신경수용체 영상 등 체내분자영상(molecular imaging)을 이용한 연구 및 단백, 항체치료제 영상, 세포치료영상 등 새로운 약품과 치료기술 개발에 활용되고 있다.

핵의학은 주로 핵물리학, 화학, 생물학 등과 연계하여 발전해 왔으며 독일의 Röentgen이 1895년 부인 손의 엑스선 영상을 얻은 것이 방사선의학의 시초인데 비해 핵의학은 방사성동위원소를 추적자로 사용하여 물리학, 화학, 생물학 그리고 약학에 종사하는 여러 학자의 도움으로 발전되었다.

체내검사(in vivo test)는 방사선을 방출하는 동위원소를 환자에게 입 또는 정맥 내 투여한 후 즉시 또는 일정한 시간 경과 후 방사성의약품의 분포상태를 체외에서 검출하여, 생체 내 방사성의약품의 집적상태를 영상으로 나타내거나 계수(counts)하여 진단정보에 이용하거나 시간경과에 따른 방사성의약품 이동상태를 시간-방사능 그래프(time - activity curve)로 나타내어 장기의 기능적 분석을 통해 진단정보를 제공하는 형태학적, 기능학적 변화를 평가하는 것이다. 반면 체내에 방사성의약품을 직접 주입하지 않고 환자의 혈액이나 소변 등 소량의 검체를 채취하여 검체와 방사성동위원소를 반응시켜 검체 내의 함량을 측정하는 원리로 시료 내에 미량으로 존재하고 있는 성분을 정량적으로 분석하여 진단정보를 제공하는 체외검사(in vitro test)가 있다.

또한 암세포에 직접 방사성의약품을 주입하거나 투여하여 생리학적, 생화학적 기능 및 방사성동위원소의 선택적 섭취를 이용한 요오드 치료 등이 있으며 치료는 종양세포를 파괴시키거나 동통경감을 위한 통증치료로 구분해 볼 수 있다.

자장을 이용한 자기공명장치나 방사선 발생장치를 이용한 컴퓨터단층촬영이 해부학적 영상을 제공한다면 핵의학의 체내검사는 방사성 추적자를 체내에 투여함으로써 얻어지는 영상으로 기능적인 측면의 영상을 획득할 수 있다는 면에서 많은 차이점이 있다. 또한 검체검사(체외검사, in vitro)의 측면에서 효소 발색반응(color reaction)을 이용하는 진단검사의학과와 달리 핵의학적 체외검사의 경우 방사성동위원소를 이용함으로써 혈중 미량물질의 검출 및 정량화를 보다 정확하고 경제적으로 시행할 수 있다는 것이 진단검사의학과의 검사와 다르다고 할 수 있다.

3. 핵의학 역사(History of Nuclear Medicine)

1) 세계 핵의학 역사

1895년 독일의 Wilhem Röentgen(1845~1925)이 엑스선을 발견, 부인 손을 엑스선사진 촬영.

1896년 프랑스의 Henri Becquerel(1852.12.15~1908.8.25)이 우라늄에서 나오는 방사능(radioactivity) 발견.

1898년 프랑스의 Curie가 방사능(radioactivity)이라 표현. 폴로니움과 라듐(radium) 발견.

1900년 Madam Curie가 우라늄으로부터 나오는 방사선의 특성이 엑스선과 유사함을 발견. Curie는 이 방사선을 세 번째의 방사선이라 하여 감마선이라 칭함.

1913년 헝가리의 György Hevesy는 방사성 납을 화학적, 생물학적 성질의 “추적자“로 사용할 수 있음을 알게 되었고, 방사성동위원소 추적자(tracer)로 하는 희석법 사용.

1920년 전 세계적으로 핵의학의 태동시작.

1923년 헝가리의 György Hevesy가 라듐 D를 납(Pb)에 표지한 Radiolead(Pd)를 추적자(tracer)로 이용하여 식물칼슘대사를 연구함으로써 최초로 방사성추적자 원리를 발견 "Grandfather of Nuclear Medicine" 라는 칭호를 받음.

1926년 Failla가 ^{222}Rn-^{224}Th 발생기를 최초로 개발.

1927년 미국 Blumgart가 인체에 방사성추적자 Radium C(Bi)용액을 환자의 한쪽 팔에 주사 한 후 한쪽 팔에서 반대쪽 팔까지 혈류시간을 체외에서 검출함으로서 혈액순환시간을 측정하고 심장질환 환자에서 증가하는 것을 증명, 최초로 방사성추적자 원리를 임상에 응용.

1932년 물리학자인 Lawrence가 중성자를 생성할 수 있는 사이클로트론(cyclotron)을 세계 최초로 개발함으로써 인공적으로 방사성동위원소를 대량 생산체계로 돌입(치료용: ^{24}Na, ^{32}P, ^{131}I / 철대사: ^{59}F).

1934년 Curie에 의해 사이클로트론(cyclotron)으로 ^{24}Na, ^{32}P 등의 인공방사성핵종을 최초로 생산, 공급함으로써 치료목적으로 ^{24}Na, ^{32}P, ^{131}I가 이용되기 시작하였고 ^{59}Fe가 철대사 연구에 이용되기 시작. 갑상샘암의 치료에 ^{131}I(옥소) 처음사용. 혈액질환치료에 ^{32}P(인)을 전신조사 목적의 치료에 이용.

1935년 Hevesy가 인공방사성 핵종인 ^{32}P를 동물 체내에 투입하여 대사연구에 이용

1936년 Lawrence가 백혈병환자에 ^{59}P를 사용

1937년 Perrier와 Serge에 의해 테크네슘(technetium; ^{99m}Tc)이 처음발견.

1938년 Hertz 등이 ^{131}I으로 갑상샘 기능연구.

1940년 갑상샘의 옥소섭취율을 광전자 증배관이용 측정. 핵의학적 영상진단법이 발달하기 시작 Lawrence와 Hamilton, 그리고 Boston의 Hertz, Roberts 등이 옥소가 갑상샘 조직에 빠르게 흡수됨으로서 갑상샘기능항진증 치료에 사용할 수 있다는 사실을 발표함.

1942년 최초 Hamilton이 가이거뮬러 검출기를 이용하여 요오드가 섭취되는 것을 측정 ^{131}I이 갑상샘기능항진증에서 갑상샘에 옥소섭취가 증가되고, 저하증에서는 감소됨을 발견. Heats와 Hamilton 등이 갑상샘질환 환자의 진단, 치료에 이용.

Fermi 등은 원자로(nuclear reactor)를 처음 개발, 시카고대학에 설치하여 원자로의 핵분열생성물로부터 몇 종류의 핵종을 추출하고, 저 중성자를 조사하여 더 많은 종류의 방사성동위원소를 생성.

여러 종류의 방사성동위원소가 Hevesy의 "방사성 추적자의 원리"를 이용 여러 분야에서 이용할 수 있게 함.

1946년 Reid와 Keston에 의해 ^{125}I이 발견.

Manhattan계획 하에 원자로 개발로 옥소 대량공급.

1947년 Kallmann은 독일에서, Coltman은 미국에서 섬광을 이용하여 광전자 증배관의 광전음극으로부터 전자를 방출, 증폭시키면 개개의 섬광에 대해 높은 신호를 얻을 수 있음을 발견, 증배관(multiplier tube)앞에 유기 형광물질인 나프탈렌(naphthalene)을 부착하여 감마선검출기에 광전자 증배관을 연결.

1951년 Bnedict Cassen은 UCLA에서 칼슘텅스텐(calcium tungsten)결정체를 이용하여 나프탈렌(naphthalene)보다 효율이 좋은 칼슘텅스텐을 이용한 최초 직선이동형 스캐너(rectilinear scanner)를 고안 발명. Libby에 의해 갑상샘 스캔시행.

^{131}I를 사용하여 갑상샘을 영상화에 성공, 동물실험에서 검출효율은 25%로 가이거뮬러 검출기의 1%효율에 비해 월등히 높은 효율.

이후, Hofstadter는 탈륨으로 활성화된 옥소나트륨[NaI(Tl)]결정을 이용 Cassen이 개발한 스캐너의 검출효율을 높여 개선하였고, Allen은 여기에 파고분석기를 연결하여 신호 대 잡음비를 높였다. 또한 Newell은 다중구멍조준기(multi-hole collimator)를 고안.

1952년 Kuhl은 검출신호로 필름을 감광시켜 흑백척도사진을 획득할 수 있는 검출기를 고안. Scinticamera(감마카메라) 장치의 기초연구 시작.

1953년 ^{131}I-rosebengal을 사용한 Liver scan실시

1956년 1952년 고안된 검출기를 Hal Anger에 의해 7" NaTl crystal 7개의 Photomultiplier tube로 구성된 감마카메라 개발, 1956년부터 표준스캐너에 적용.

1957년 Strange는 반감기가 짧은 동위원소를 생산하기 위하여 동위원소 발생장치(generator system)의 하나로 몰리브덴(^{99}Mo)-테크네슘(^{99m}Tc)시스템을 개발. ^{99m}Tc은 현재 가장 많이 사용되는 인공 방사성핵종.

International Atomic Emergy Agency(국제원자력기구, I.A.E.A) 설립

1958년 Hal Anger가 Scintillation 카메라 개발.

고안된 카메라는 Hal O. Anger가 7인치 요드화나트륨 결정체에 7개의 광전자 증배관을 연결하여 파고분석기를 거쳐 음극선관으로 정보가 출력되는 감마카메라를 처음 개발하여 이전에 어려웠던 각 장기의 기능영상과 영상분석이 가능.

1959년 Yalow와 Berson이 당뇨환자의 체내 인슐린항체의 방사면역측정법(radioimmunoassay: RIA) 개발. 방사면역측정법인 체외검사 분야(radioimmunoassay; RIA)는 Bersone과 Yalow가 당뇨병환자에서 혈중 인슐린을 측정하기 위해 개발, 방사능물질과 항원-항체 반응을 이용하여 이전 검출이 불가능했던 미량물질을 정밀하게 측정할 수 있게 되었고 현재까지 의학과 과학의 중요한 부분을 차지하고 있다.

1960년 ^{99m}Tc-generator 등 여러 방사성의약품 개발.

1961년 Greenwood와 Hanter가 클로라민(chloramine) T와 Na MBS산화 환원에 의한 방사성표지방법 개발.

1964년 Harshaw사에서 탈륨 활성화된 옥소화 나트륨 결정체를 상업적으로 생산, 시판하면서 Anger Camera가 상업적으로 사용하기 시작하였으며 이로서 비교적 낮은 에너지인 ^{99m}Tc와 같은 방사성의약품의 이용이 증가하는 계기가 됨.

1965년 이후 ^{99m}Tc 핵의학에 널리 이용

1970년 영상스캔검사에 ^{131}I보다 반감기가 짧은 ^{99m}Tc가 사용되고, ^{99m}Tc으로 표지된 방사성의약품이 활발히 이용되면서 ^{131}I을 대신함. 70년대 말 FDG개발.

1971년 Strauss와 Zaret가 게이트 심장 혈액풀 영상법 개발

1975년 세계최초 UCLA 조장희박사 PET개발

1976년 John Keys에 의해 SPECT가 처음 개발(mark Ⅳ). Jaszczak에 의해 뇌전용 SPECT가 개발. Segal에 의해 백혈구에 ^{111}In을 표지한 농양영상법 개발, PET의료에 이용(^{18}F-FDG)

1979년 최초로 다중헤드 SPECT개발.

1980년 SPECT Camera가 진단에 이용되기 시작. Multi-detector SPECT Camera의 이용으로 움직이는 장기에 더욱 상세한 단면영상의 정보를 획득과 단세포군 항체 개발.

1990년 1990년대 후반에는 양전자방출핵종을 사용하는 PET장치를 이용하여 세포의 기능학적 접근이 가능. 새로운 표지화합물의 개발과 함께 인체질환의 더욱 다양한 정보를 획득할 수 있게 됨.

2000년 PET와 CT장치를 결합한 PET-CT로 해부학적인 영상을 보완하고 병소정보의 정확성을 높임.

2001년 양전자단층컴퓨터촬영기(PET-CT) 설치.

1920년 전 세계적으로 핵의학의 태동이 시작되었고 1940년대는 핵의학영상진단법이 본격적으로 발달하는 시기이다. 1959년 Vanderleeden에 의해 핵의학 분야가 소개된 후 1950년 전까지는 주로 동위원소의 세기를 계수하는 계수기나 프로브 등을 이용하였다. 1951년 직선이동형 스캐너가 처음 개발되어 ^{131}I를 이용한 갑상샘영상을 획득하게 되면서 1960년대 핵의학의 발전에 중요한 계기가 되었고 1960년대까지 핵의학 검사에 ^{131}I이 대부분을 차지했다.

^{131}I-로즈벵갈 간담도스캔, ^{131}I-사람혈청알부민 혈액풀스캔, ^{131}I-갑상샘스캔 등 대부분의 검사에 비교적 강한 베타선을 방출하는 ^{131}I은 불필요한 피폭을 유발하고 에너지와 반감기가 영상을 얻기 위해서는 적당하지 않다.

임상분야의 핵의학은 세계2차 대전 이후 원자력의 평화적 이용을 위해 인공방사성동위원소를 미국 Manhattan Project가 1946년 6월 Science지에 발표를 계기로 국제원자력기구가 설립되고 국가간 교류가 활발해졌다. 이에 따라 초기 핵의학 발전은 임상 각과의 기초의학연구에 사용되는 학문으로 영역을 넓히게 되었다.

Multi-detector SPECT Camera의 이용으로 움직이는 장기에 더욱 상세한 단면영상의 정보를 획득할 수 있게 되었고, 양전자단층촬영(positron emission tomography; PET)장치는 더욱 진화하여 PET장치에 CT, MRI장치를 접목하여 PET-CT, Fusion PET, CT-corrected PET, CT-PET 등의 다양한 이름의 CT를 융합시킨 기기와 MRI를 융합한 PET-MRI 장치로 PET영상에 해부학적인 CT, MRI영상을 보완함으로써 병소정보의 정확성을 높였다. PET-MRI는 인체의 해부학적 영상을 보는 자기공명영상기기(Magnetic Resonance Imaging; MRI)와 세포활동과 대사상태를 분석할 수 있는 양전자방출단층촬영기기(Positron Emission Tomography; PET)의 장점이 융합된 최첨단 의료영상기기다. 신체 내 해부학적 정보와 기능적 정보를 동시에 확인할 수 있기 때문에 종양은 물론 치매의 정밀한 조기 진단이 가능하고 신약 개발과 같은 생명과학연구에서도 필수적인 장치이다.

2) 분류

(1) Radionuclides

1896	자연 방사능	Becquerel
1898	라듐(Radium)	Curie
1911	원자핵	Rutherford
1913	원자 모델	Bohr
1930	사이클로트론	Lawrence
1932	중성자(Neutron)	Chadwik
1934	인공 방사성 핵종(^{32}P)	Joliot-Curie
1938	^{131}I의 생산 및 제휴	Fermi et al
1942	원자로	Fermi et al
1946	상업적으로 사용 가능한 방사성 핵종	Harwell
1962	핵의학에 ^{99m}Tc이용	Harper
1970s	양전자단층촬영에 ^{18}F-FDG 이용	Ido & Wolfe

(2) Therapy

1936	^{24}Na 치료 목적 사용(백혈병)	Hamilton et
1936	^{32}P 치료 목적 사용(백혈병과 진성 적혈구 베라)	Lawrence
1941	갑상샘 기능 항진증에 요오드치료 사용	Hertz et al
1942	갑상샘 암 전이의 치료에 요오드치료 사용	
1945	악성 삼출의 치료에 ^{198}Au의 치료 목적 사용	Muller
1958	뼈 전이의 치료(^{32}P)	Maxfield
1963	^{198}Au을 사용하여 의료 활액막 절제술	Ansell

(3) Diagnostics

1927	혈류검사(^{214}Bi)	Blumgart-weiss
1935	뼈 대사(^{32}P)	Chiewitz-de Hevesy
1939	갑상샘 검사(^{131}I)	Hamilton et al
1948	Radiocardiolography(^{24}Na)	Prinzmetal et al
1956	콩팥스캔(^{131}I)	Taplin, Winter
1957	간 검사(^{198}Au 콜로이드)	Friedell et al
1961	뼈 스캔(^{85}Sr)	Fleming et al
1962	심근(^{86}Rr, ^{131}Cs)	Carr et al
1964	폐 스캔	Taplin et al
1965	뇌 스캔(^{99m}Tc-pertechnetate)	Bolling et al
1970s	PET 이미지에 ^{18}F-FDG 사용	Ido & Wolfe
1971	뼈 스캔(^{99m}Tc-complex)	Subramanian et al

(4) Instruments

1908	Visual scintillation(ZnS)	Crookes
1927	가이거 카운터(Geiger-counter)	Geiger
1944	섬광 검출기(ZnS+PM)	Curran
1948	요오드화 나트륨 크리스탈(Sodium iodide crystal)	Hofstadter
1950	스캐너(무기 결정체 사용)	Cassen
1957	^{99}Mo → ^{99m}Tc generator system 개발	Strange
1958	감마카메라	Anger
1961	양전자 단층촬영(PET)	Robertson
1963	단층 촬영(Tomography)	Kuhl
2000	양전자단층촬영/컴퓨터 단층촬영(PET-CT)	Townsend

3) 국내 핵의학역사

(1) 태동기(1959 ~ 1968)

1952년 부산피난시절 전시연합의과대학 강의에서 방사성동위원소를 이용한 레노그램 국내 처음 소개.
1958년 원자력원 탄생.
Well type counter와 Calibrator를 사용한 ^{14}C Glucose를 이용한 기초대사에 관한 연구시행.
1959년 국내 방사성동위원소 의학적 이용 .
- 3월 원자력법 제정(법률 제483호), ^{131}I-갑상샘 섭취율검사, 한국 원자력연구소 설립.
- 5월 대구동산병원/서울대학교병원 갑상샘기능항진증 치료로 ^{131}I 투여한 치료가 효시.

1960년 서울대학교 의과대학 부속병원에 '방사성동위원소실' 개설하면서 동위원소 임상이용.
1961년 대한핵의학회 창설.
Rectilinear(Dot) scanner 등 장비 도입.
방사성요오드(^{131}I)를 이용한 갑상샘스캔과 콜로이드 금(^{198}Au)을 이용한 간 영상진단 시작. ^{59}Fe, ^{51}Cr 등 진단에 이용. Scintillation counter, Scinticamera, Spectrometer 및 Survey meter 등 체외계측검사 본격화.
1962년 방사성동위원소를 의학적 이용에 대한 교육과정 시행. ^{131}I-MAA를 사용한 Lung scan실시
한국원자력연구소 TRIGA Mark II 원자로(100 kW, 연구용)가동 일부 동위원소 국내생산 시작.
1963년 원자력병원과 방사선의학연구소 설립.
1964년 방사선의학연구소에 Photoscanner가 도입.
1965년 최초의 JNM발표논문 및 SCI논문.
1966년 우리나라 최초 핵의학 국제학술회의 개최.
1967년 대한핵의학기술학회 발족. 대한핵의학회지 창간.
1968년 방사선연구소에서 ^{113m}In을 발생기로 생산 시작.

(2) 정착기(1969 ~ 1978)

1969년 국내 첫 감마카메라인 Pho-gamma II 감마카메라 도입으로 간담도연속영상, 뇌영상, 콩팥 및 심장연속영상진단법 시작.
방사면역측정법 도입으로 핵의학검체 검사시작.
1970년 방사면역측정법을 이용한 검사 시작.
1971년 서울의대 부속병원 신틸레이션 감마카운터 도입-핵의학 검체검사법 이용.
1972년 ^{99m}Tc 사용 본격화
1974년 키트(kit)를 이용한 T_4측정시작 혈액 내 미량물질 정량화. 내분비연구 활발.

(3) 발전기(1979 ~ 1988)

1979년 처음 전신용 감마카메라 이동식카메라, 컴퓨터 도입. 영상에 동적검사 도입.
1980년 국내최초 세브란스병원에 SPECT 가능한 CGR카메라 도입. 고용량 방사성요드 치료시작. 이후 원자력연구소에서 사이클로트론이 운영되면서 전국에 검사 본격화.
SPECT 도입(세브란스병원 CGR).
1984년 아세아-오세아니아 핵의학회 개최. 국내최초 의료용 사이클로트론(cyclotron)설치.
1985년 방사성동위원소협회 설립.
1986년 의학용 사이클로트론 도입 - 원자력병원.
1987년 외부정도관리 확립.

(4) 도약기(1989 ~ 1998)

1991년 국내최초 다중헤드 SPECT 도입(Triad88).

1993년 핵의학 독립진료과목 개설허가.
1994년 서울대학병원에 국내최초 양전자단층촬영기(PET scanner)설치.
1995년 핵의학전문의제도신설 및 첫 전공의 선발.
1996년 핵의학 전문의제도 시행. 삼성의료원 PET 가동.

(5) 세계화기(1999 ~ 현재)

2001년 핵의학연구회 창립.
2002년 국내최초 방사선보건연구원에 PET-CT(Biograph Duo, Siemens)설치 가동.
국가방사선비상진료센터 및 체계구축. 한국 PET 협의회 창립. 분자영상의학회 창립.
2003년 2월 25일 국내최초 동물용 PET 및 PET/CT 도입.
4월 영남대학교병원 국내최초 SPECT/CT 도입.
2005년 국산사이클로트론(KIRAMS-13)설치.
2006년 6월 암, 허혈성심장질환, 간질에 대해 FDG PET 보험급여 시작.
2006년 국산 감마선계측기(dream gamma 10), 자동세척기, 교반기 개발.
2007년 국내 최초 동물용 SPECT(GMI) 도입(전북대학교).
2008년 ^{125}I을 이용한 안구내 종양 근접방사선치료법이 인정. ^{18}F-FLT와 ^{18}F-FP-CIT의 식품안정청 신약허가 획득.
2009년 국산 자동방사면역 측정기(gamma pro) 개발.
2010년 핵의학 검체실 KOLAS 의학분야 국제공인시험기관(ISO 15189)인증제도 도입. ^{90}Y-microsphere를 이용한 경동맥색전술이, ^{18}F-bone PET, ^{11}C-acetate PET가 신의료기술로 인정 환자진료에 사용하기 시작.
2011년 4월 ^{123}I-FP-CIT허가.
2011년 7월 국내최초, 아시아 최초 부산대학병원에 PET/MRI 도입.
2014년 12월 알츠하이머성 치매 진단 주사제로 뉴라체크(Nuraceq) 식품의약품안전처 허가.

4. 핵의학의 분류(Classification of Nuclear Medicine)

방사성동위원소의 핵의학적 이용은 방사성의약품을 인체에 투여 후 시행하느냐, 투여하지 않고 환자체액(body fluids)만을 이용하느냐에 따라 체내(in vivo)와 체외검사(in vitro test) 그리고 체내, 체외검사의 혼합형인 생물학적 검사(biological study)와 방사성동위원소 치료로 크게 4가지로 분류할 수 있다.

1) 핵의학영상 진단법(Nuclear Imaging Scintigraphy, In vivo Study)

체내검사법(in vivo test)으로 직접 인체 내의 목적장기에 특이하게 집적(accumulation)되는 방사성의약품을 투여한 후 목적장기에서 방출하는 감마선을 영상화하여 진단하는 방법으로 일반적인 핵의학영상 스캔과 SPECT, SPECT-CT, PET-CT, PET-MRI가 이에 해당된다.

2) 방사면역측정법(Radioimmunoassay; RIA)

체외검사법(in vitro test)으로 환자의 혈액이나 소변을 채취하여 검체와 항체를 방사성동위원소와 반응시켜 반응이 일어나는 방사능을 측정하는 항원항체반응을 이용한 항원정량법이다. 항원 농도를 이미 알고 있는 시료를 써서 항원량과 방사능비의 관계를 표준곡선으로 얻고 이와 대조하는 방법으로 ^{125}I를 항원에 표지하여 사용한다. RIA는 0.1 mL의 작은 부피시료에 있는 pg ~ ng 범위의 생체활성물질(호르몬, 효소, 암태성 항원, 면역글로브린 등)의 정량에 이용된다.

3) 생물학적 검사(Biological Study, In vivo Nonimaging Study)

체내 · 체외검사(in vivo · in vitro test)의 혼합형으로 방사성의약품을 체내투여 후 영상을 획득하는 것이 아니라 체액을 채취하여 방사능을 측정하거나 체표면의 계수를 측정하는 생물학적인 검사로 환자에게 방사성의약품을 투여한 후 방출되는 방사능을 체외에서 계측하는 갑상샘 옥소 섭취율검사와 의약품투여 후 채혈하여 검체의 방사능을 측정하는 토리(사구체)여과율(glomerular filtration rate: GFR)검사 등이 있다.

4) 방사성동위원소 치료(Radionuclide Therapy)

다량의 방사성의약품을 직접 암세포에 투여해 조직세포의 증식저지, 파괴하여 치료 또는 통증(pain)경감을 위한 목적으로 사용하는 것으로 생리적 생화학적 기능 및 선택적 섭취를 이용해 목적장기에 조사 또는 투여된 방사성의약품으로부터 방출되는 베타선이 직접 조직세포에 작용하게 하여 치료목적으로 사용한다.

chapter 02

핵의학 물리

목차

학습목적

임상 핵의학에 필요한 방사능의 기초이론을 습득하고 이해함으로써 이를 바탕으로 핵의학검사 및 치료에 응용할 수 있는 능력을 배양한다.

학습목표

1. 방사능의 측정단위를 정의한다.
2. 원자의 구조와 핵종을 설명한다.
3. 방사선과 방사능의 정의를 설명한다.
4. 방사성핵종의 반감기의 정의를 알고, 물리적, 유효 및 생물학적 반감기를 정의한다.
5. 핵붕괴의 종류를 설명한다.
6. 핵의학에서 이용되는 감마선과 베타선의 특징을 설명한다.
7. 감마선과 조직과의 상호작용을 이해하고 이를 열거하고 설명한다.

제 2 장
Nuclear Medicine Physics
핵의학 물리

1. 단위와 물리량(Units and Physical Quantities)

방사선을 취급할 때에는 방사선 업무에 종사하는 사람이나 일반 대중에 대한 방사선의 피폭을 미연에 방지하고 피폭을 최소화하기 위한 노력이 필요하다. 이와 같은 목적으로 방사선의 양과 단위 및 방사선방어에 관한 권고기관으로 국제방사선단위측정위원회(ICRU)와 국제방사선방호위원회(ICRP)의 두 국제위원회가 있다. 방사선량과 단위에 대하여 ICRP는 국제단위(SI)를 사용하기를 권장하고 있다. 국제단위가 아닌 기존에 사용되던 단위인 Curie(Ci), Röentgen(R), Rad, Rem 등을 특수단위라 한다. SI 단위의 예로 주파수의 단위인 Hertz(Hz), 방사능의 단위는 Becquerel(Bq), 흡수선량 단위의 Gray(Gy), 선량당량 단위로 Sievert(Sv) 등이 현재 사용되고 있다.

* 국제방사선단위측정위원회
(International Commission on Radiation Units and Measurements; ICRU)
* 국제방사선방호위원회
(International Commission on Radiological Protection; ICRP)

국제단위계는 다음과 같이 간략하게 정리할 수 있다.

- 기본 단위: m, kg, S, A, K, mol, cd
- 유도 단위: m^2, km^2, m^3, m/s, m/s^2, kg/m^3, mol/m^3, cd/m^3
- 유도 단위(무차원) : rad, Sr
- 유도 단위(유차원) : Gy, N, lm, lx, Bq, V, ℃, Sv, Ω, W, Wb, J, s(siemens), kat, C, T, Pa, F, Hz, H
- 같이 쓰는 단위(SI 유도) : 시간 - d, h, min
  각도 - °, ′, ″
  부피 - 리터(L)
  질량 - 톤(t)
- 같이 쓰는 단위(SI 이외) : eV, u, au, nmile, kn, a, ha, bar, Å, b, dB

1) 기본단위(Standard Unit)

국제 단위계(The international system of units ; SI)란 현재 세계 대부분의 나라에서 공식적으로 채택하여 사용하고 있는 측정표준의 현대적 체계를 지닌 단위계이다. SI란 불어 Le systeme International de Unites에서 온 약어로 "국제단위계"를 나타내며 이는 우리가 "미터계"(또는 "미터법")라고 부르고 사용하여 오던 단위계가 현대화된 것이다.

"국제단위계"의 명칭과 약칭인 "SI"는 1960년 제11차 국제도량형총회(CGPM)에서 채택 결정되었으며 우리나라는 1964년 1월1일 계량법에 의거하여 미터단위계를 사용하기로 법제화하였다.

(1) SI 기본단위

기본단위는 SI의 가장 기본이 되는 7개의 단위로서 독립적인 차원을 갖도록 정의되어 있으며 표 2-1에 그 명칭 및 기호를 제시하였다.

표 2-1 SI 기본단위

물리량	명칭	기호
길이	미터	m
질량	킬로그램	kg
시간	초	s
전류	암페어	A
열역학적 온도	캘빈	K
물질량	몰	mol
광도	칸델라	cd

현재는 이들 중 질량의 단위인 킬로그램(㎏)만 인공적으로 만든 국제원기에 의하여 정의되어 있으며 나머지 6개는 모두 물리적인 실험에 의하여 정의되어 있다. 이 정의들은 과학, 기술의 발달에 따라 바뀌어 왔으며 국제도량형총회(General Conference on Weights and Measures ; CGPM)에 의해서 결정된다.

① 길이(length) 단위(m)

"미터(meter)는 진공 중에서 빛이 1/299,792,458초 동안 진행한 경로의 길이이다"(1983년 제 17차 CGPM). 빛의 속도는 정확히 299,792,458 m/s이며, 길이의 단위가 독립적으로 정의되었을 때처럼 오차를 포함하지 않는 상수이다. 진공 중에서 빛의 속도는 광속 $c ≒ 3 \times 10^8$ m/s라는 값은 반올림하여 사용하고 있는 값인 것이다.

② 질량(mass) 단위(㎏)

"킬로그램(kilogram ; ㎏)은 질량의 단위이며 국제 킬로그램원기의 질량과 같다"(1901년 제 3차 CGPM). 질량의 단위라고 강조한 것은 그간 흔히 중량(무게)의 뜻과 혼동되어서 사용되어왔기 때문에 이를 중지시키고 질량을 뜻함을 명백히 하기 위한 것이다.

③ 시간 단위(s)

"1 초는 온도가 0 K(캘빈)인 세슘 - 133(^{133}Cs)원자의 바닥상태에 있는 두 초미세 준위간의 전이에 대응하는 복사선의 9,192,631,770주기의 지속시간이다"(1967년 제 13차 CGPM).

④ 전류 단위(A)

"1 암페어(ampere ; A)는 무한히 길고 무시할 수 있을 만큼 작은 원형단면적을 가진 두개의 평행한 직선도체가 진공 중에서 1미터 간격으로 유지될 때 두 도체 사이에 매 미터당 2×10^{-7} 뉴턴(N)의 힘을 생기게 하는 일정한 전류이다"(1948년 제 9차 CGOM).

⑤ 열역학적 온도 단위(K)

"캘빈(Kelvin ; K)은 열역학적 온도의 단위로 물의 삼중점의 열역학적 온도의 1/273.16이다"(1976년 제 13차 CGPM). 이에 부가하여 다음 식으로 정의된 섭씨(기호 : t, 단위 : ℃)도 사용한다.

$t = T - T_0$ (T_0 = 273.15 K) 따라서 t ℃ = (T − 273.15)K 가 된다. (1-1)

(T: 절대온도 , t: 섭씨온도)

⑥ 물질량 단위(mol)

몰(mol)은 탄소 12의 0.012킬로그램에 있는 원자의 개수와 같은 수의 구성요소를 포함한 어떤 계의 물질량이다. 몰(mol)을 사용할 때에는 구성요소를 반드시 명시해야 하며 이 구성요소는 원자, 분자, 이온, 전자, 기타 입자 또는 이 입자들의 특정한 집합체가 될 수 있다(1971년 제 14차 CGPM).

몰(mol)의 정의에서 탄소 12는 바닥상태에서 정지해 있으며 속박되어 있지 않는 원자를 가리킨다. 또한 이 정의는 몰(mol)의 단위를 가진 양의 특성을 부여하는 점에 주의해야 한다.

⑦ 광도 단위(cd)

"칸델라(candela ; cd)는 주파수 540 × 10^{12} 헤르츠(Hz)인 단색광을 방출하는 광선의 복사도가 어떤 주어진 방향으로 매 스테라디안(sr) 당 1/683 와트(W)일 때 이 방향에 대한 광도이다"(1979년 제 16차 CGPM).

(2) SI 유도단위

물리적 원리에 따라 여러 SI 기본단위들을 조합하여 새로운 단위를 유도할 수 있다. 이들은 기본 단위들을 곱하거나 나누어 얻을 수 있다. SI 조립단위, SI 도출단위라고 부르기도 한다.

표 2-2 SI 유도단위

유도량	명칭	기호
넓이	제곱미터	m^2
부피	세제곱미터	m^3
속력, 속도	미터 매 초	m/s
가속도	미터 매 초 제곱	m/s^2
밀도	킬로그램 매 세제곱미터	kg/m^3
농도	몰 매 세제곱미터	mol/m^3
광휘도	칸델라 매 제곱미터	cd/m^2

유도단위 중에서 사용의 편의상 특별한 명칭과 기호가 주어지기도 한다. SI 표준에서 따로 이름이 주어진 유도단위의 목록은 모두 22개로 아래와 같다.

① 무차원 단위

현재 순전히 기하학적으로만 정의된 2개의 단위가 보조단위로 인정되어 있다.

표 2-3 SI 보조단위

물리량	SI 단위	
	명칭	기호
평면각	라디안	rad
입체각	스테라디안	Sr

이 중에서 라디안과 스테라디안은 기하학적으로 정의된 단위로 그 의미는 다음과 같다. 라디안은 한 원의 원둘레에서 그 원의 반지름과 같은 길이를 가지는 호의 길이에 대한 중심각이다. 예를 들어 직각은 $\pi/2$ rad이다. 원 전체의 각은 2π rad가 된다.

스테라디안은 반지름이 r인 구의 표면에서 r^2인 면적에 해당하는 입체각이다. 구 전체의 입체각은 4π sr이 된다.

② SI 차원단위

유도단위는 기본단위나 보조단위를 간단히 물리법칙에 의해 대수적인 관계식으로 결합하여 나타내는 것이다. 이

유도단위의 표현에는 기본단위나 보조단위 외의 다른 인자가 나타나지 않으며 이 때문에 SI 단위가 일관성을 갖게 되고 또한 계산할 때 다른 환산인자를 필요로 하지 않는 것이다.

기본단위와 함께 다른 양을 측정하는 단위를 얻을 수 있다. 추가로 크기가 없는 2개의 유도단위 라디안(rad)과 스테라디안(sr)과 함께 특별한 이름을 가진 20개의 유도단위가 있다.

이들이 표 2-4에 나타나 있다. 어떤 유도단위는 표 2-4의 명칭과 기호를 사용하는 것이 기본단위만으로 표현하는 것보다 간단하고 이해하기 쉽다.

이와 같이 여러 가지 경우에 따라 많은 유도단위가 만들어질 수 있으며 따라서 이들은 기본단위로만 표현될 경우, 보조단위를 사용한 경우, 그리고 특별한 명칭을 가진 유도단위를 사용한 경우로 분류될 수 있는데 그 몇 가지 예를 들면 다음과 같다.

표 2-4 SI 기본단위로부터 유도된 단위

물리량	SI 단위			
	명칭	기호	다른 유도단위 표시	SI 기본단위 표시
주파수	헤르츠	Hz	1/s	s^{-1}
힘	뉴턴	N	$kg.m/s^2$	$kg \cdot m \cdot s^{-2}$
압력, 응력	파스칼	Pa	N/m^2	$m^{-1} \cdot kg \cdot s^{-2}$
에너지, 일, 열량	주울	J	N · m = C · V = W · s	$m^2 \cdot kg \cdot s^{-2}$
일률, 전력, 동력	와트	W	J/s = VA	$m^2 \cdot kg \cdot s^{-3}$
전기량, 전하량	쿨롬	C	sA	s·A
전위, 전압, 기전력	볼트	V	W/A = J/C	$m^2 \cdot kg \cdot s^{-3} \cdot A^{-1}$
전기용량	패럿	F	C/V	$m^{-2} \cdot kg^{-1} \cdot s^4 \cdot A^2$
전기저항	옴	Ω	V/A	$m^2 \cdot kg \cdot s^{-3} \cdot A^{-2}$
컨덕턴스	지멘스	s	1/Ω	$m^{-2} \cdot kg^{-1} \cdot s^3 \cdot A^2$
자속	웨버	Wb	J/A	$m^2 \cdot kg \cdot s^{-2} \cdot A^{-1}$
자속밀도	테슬라	T	$V \cdot s/m^2 = Wb/m^2 = N/(A \cdot m)$	$kg \cdot s^{-2} \cdot A^{-1}$
인덕턴스	헨리	H	V·s/A = Wb/A	$m^2 \cdot kg \cdot s^{-2} \cdot A^{-2}$
섭씨온도	섭씨도	℃	K-273.15	K-273.15
광선속	루멘	lm	$lx \cdot m^2$	cd·sr
조도	럭스	lx	lm/m^2	$m^{-2} \cdot cd \cdot sr$
방사능	베크렐	Bq	1/s	s^{-1}
흡수선량	그레이	Gy	J/kg	$m^2 \cdot s^{-2}$
등가선량	시버트	Sv	J/kg	$m^2 \cdot s^{-2}$
촉매활성도	캐탈	kat	mol/s	$s^{-1} \cdot mol$
평면각	라디안	rad	$m \cdot m^{-1}$	무차원
입체각	스테라디안	sr	$m^2 \cdot m^{-2}$	무차원

(3) 국제 단위관계(SI)와 함께 사용되는 단위

원칙으로는 SI 단위가 과학, 기술, 상업 등 모든 분야에 사용될 수는 있으나 어떤 단위는 SI에 속하지 않지만 특별한 이유로 SI 단위와 함께 사용하도록 국제도량형위원회(Certificate in Investment Performance Measurement;

CIPM)가 인정한 것이 있다. 특별한 이유란 대개 실제적인 중요성 때문이거나 또는 특수한 분야에서 사용되기 때문이며 이는 표 2-5와 같다.

표 2-5 SI와 함께 사용되는 단위

구분	명칭	기호	SI 단위로 나타낸 값
시간	분 시간 일	min h d	1 min = 60 s 1 h = 60 min = 3600 s 1 d = 24h = 1440 min = 86,400 s
각도	도 분 초	° ′ "	1° = (π/180) rad 1° = (1/60)° = (π/10,800) rad 1" = (1/60)' = (1/36,000)° = (π/648.000) rad
부피	리터	L	0.001 m^3
질량	톤	t	1 t = 10^3 kg

* 리터의 기호 "L"은 글자 "l" ("L"의 소문자)과 숫자 "1"과의 혼돈의 위험을 피하기 위해서 채택되었다. 우리나라에서도 "L"을 쓰기를 권장하고 있다.

① SI와 함께 사용되는 것이 용인된 비 SI 단위

표 2-6 SI와 함께 사용되는 것이 용인된 비 SI 단위

에너지	전자볼트	eV	1 eV = 1.60217646 × 10^{-19} J
질량	원자량 단위	u	1 u = 1.6605387 × 10^{-27} kg
길이	천문단위	au	1 au - 1.49597870691 × 10^{11} m

• 전자볼트는 하나의 전자가 진공 중에서 1볼트의 전위차를 지날 때 얻게 되는 운동에너지이다. 1 eV = 1.60218 × 10^{-19} J
• 통일원자 질량단위(unified atomic mass unit)는 ^{12}C 핵종의 원자 질량 1/12과 같은 단위. 1 u = 1.66053 × 10^{-27} ㎏

상기 표에 나타난 단위는 SI 단위로 표시된 값이 실험적으로 얻어져야 하고 정확히 알려져 있지 않기 때문에 특수분야에서 사용하도록 인정하였다.

② SI 단위계와 함께 사용되는 것이 현재 용인된 그 밖의 비 SI 단위

어떤 분야나 또는 나라에서 통용되고 있는 점을 감안하여 앞으로 CIPM에서 필요가 없다고 판단될 때까지 SI 단위와 함께 쓰도록 허용한 단위가 있으며 이중 몇 가지는 표 2-7와 같다.

- 에너지의 SI 단위인 줄(joule)이 그 배수와 함께 모든 분야에 사용됨이 바람직하다. 그러나 전기에너지를 재는데 "킬로와트/시"가 널리 사용되고 있는 실정이다. 이 단위가 새로운 분야에 도입되는 일은 없어야 하고 궁극적으로는 메가줄(MJ)로 대치되어야 한다.
- 압력의 단위인 파스칼(Pa)이 적절한 접두어와 함께 모든 분야에서 사용되어야 하는데 바아(bar)나 토오르(1 torr) = 133.332 Pa가 널리 쓰이고 있는 실정이다. 이들의 사용을 되도록 피해야 한다. 기호 torr는 표준대기압, 즉 10만 1325 dyn/cm^2를 760 torr로 정의되며 진공분야에서 사용된다. 1 torr = 1 mmHg = 133.332 N/cm^2 = 133.332 Pa = 1.333224 mbar이다.

"밀리바아(mbar)"가 기상인들 사이에 통용되었으나 헥타파스칼(hPa)이 밀리바 대신에 시도되고 있다. 그러나 기상자료를 대중에게 제시할 때는 킬로파스칼(kPa)을 사용하여야 한다.

표 2-7 국제단위계와 함께 잠정적으로 사용되는 단위

구분	명칭	기호	SI 단위로 나타낸 값
길이	해리	해리	1 해리 = 185 m
	옹스트롬	Å	1 Å = 0.1 nm = 10^{-10} m
속력	놋트	kn	1 해리 매시간 = (1852/3600) m/s
넓이	아르	a	1 a = 1 dam^2 = 100 ㎡ = 10^2 m^2
	헥타아르	ha	1 ha = 1 hm^2 = 100 a = 10,000 m^2 = 10^4 m^2
면적	바안	b	1 b = 100 fm^2 = 10^{-28} m^2
압력	바아	bar	1 bar = 0.1 MPa = 105 Pa
중력가속도	갈	Gal	1 Gal = 1 cm/s^2 = 10^{-2} m/s^2
방사능	퀴리	Ci	1 Ci = 3.7 × 10^{10} Bq
조사선량	뢴트겐	R	1 R = 2.58 × 10^{-4} C/kg
흡수선량	래드	rad	1 rad = 1 cGy = 10^{-2} Gy
선량당량	렘	rem	1 rem = 1 cSv = 10^{-2} Sv

- 해리 : 항해 항공의 거리를 나타내는데 쓰이는 특수 단위이다. 위에 주어진 관례적인 값은 1929년 모나코의 제 1차 국제특수수로 학회에서 "국제해리"라는 이름아래 채택되었다.
- 바안(barn) : 핵물리학에서 유효단면적을 나타내는 특수단위이다.
- 갈 : 갈은 측지학과 지구물리학에서 중력가속도를 나타내는데 쓰는 특수단위이다.
- 퀴리 : 방사성 핵종의 방사능을 나타내기 위해 핵물리에서 사용하는 특수단위이다(제12차 CGPM(1946)결의사항 7).
- 뢴트겐 : 엑스선 또는 γ선 조사선량을 나타내는 데 쓰이는 특수단위이다.
- 래드(rad) : 이온화 방사선의 흡수선량을 나타내는 데 쓰이는 특수단위이다. 라디안의 기호와 혼동될 염려가 있을 때는 rd가 래드(rad)의 기호로 쓰일 수 있다.
- 렘(rem) : 방사선 방어에서 선량당량을 표현하기 위해 쓰이는 특수단위이다.

(4) SI 접두어

표 2-8 SI 접두어

10^n	접두어	기호	배수	십진수
10^{24}	요타 (yotta)	Y	자	1 000 000 000 000 000 000 000 000
10^{21}	제타 (zetta)	Z	십해	1 000 000 000 000 000 000 000
10^{18}	엑사 (exa)	E	백경	1 000 000 000 000 000 000
10^{15}	페타 (peta)	P	천조	1 000 000 000 000 000
10^{12}	테라 (tera)	T	조	1 000 000 000 000
10^{9}	기가 (giga)	G	십억	1 000 000 000
10^{6}	메가 (mega)	M	백만	1 000 000
10^{3}	킬로 (kilo)	k	천	1 000
10^{2}	헥토 (hecto)	h	백	100
10^{1}	데카 (deca)	da	십	10
10^{0}			일	1
10^{-1}	데시 (deci)	d	십분의 일	0.1
10^{-2}	센티 (centi)	c	백분의 일	0.01
10^{-3}	밀리 (milli)	m	천분의 일	0.001
10^{-6}	마이크로 (micro)	μ	백만분의 일	0.000 001
10^{-9}	나노 (nano)	n	십억분의 일	0.000 000 001
10^{-12}	피코 (pico)	p	일조분의 일	0.000 000 000 001
10^{-15}	펨토 (femto)	f	천조분의 일	0.000 000 000 000 001
10^{-18}	아토 (atto)	a	백경분의 일	0.000 000 000 000 000 001
10^{-21}	젭토 (zepto)	z	십해분의 일	0.000 000 000 000 000 000 001
10^{-24}	욕토 (yocto)	y	일자분의 일	0.000 000 000 000 000 000 000 001

2) 에너지 단위(Energy Units)

(1) 칼로리(Cal)

열량의 단위로 여러 가지가 있으나 일반적으로 기체를 품지 않은 순수 물 1 g을 1 atm(기압) 하에서 14.5 ℃에서 15.5 ℃로 올리는데 필요한 열량으로 1 g의 물 온도를 1 ℃ 상승시키는데 필요한 에너지(1 cal = 4.2 J, 1 J = 0.24 cal).

(2) 주울(J)

힘 1 N(뉴톤)이 물체에 작용하여 그 방향으로 1 m만큼 움직이는 사이에 그 힘이 하는 일($kg \cdot m^2/s^2$)

(3) 에르그(erg)

1 dyne(다인)의 힘이 물체에 작용하여 그 힘의 방향으로 1 cm만큼 움직이는 사이에 그 힘이 하는 일($g \cdot cm^2/s^2$)

(4) 전자볼트(electron volt; eV)

방사선이나 원자에서 취급하는 에너지는 보통 전자볼트(electron volt; eV) 단위를 사용한다. 기본 전하량은

1911년 미국의 밀리컨의 유적실험인 기름방울실험으로 모든 전하는 기본 전하량의 정수배가 된다는 것을 확인하였고 밀리컨은 양극판사이에 분무기로 기름을 뿌려 안개처럼 만들어 극판사이로 분사시키면 중력에 의해 기름방울은 아래로 떨어지는 동안 공기의 저항력과 평행이 되어 등속도로 극판사이를 내려가며 기름방울이 작을수록 느린 등속도 운동을 한다는 이 운동을 분석하여 기름방울의 질량을 측정한다.

이때 두 극판사이에 전압 E를 인가하면 기름방울의 운동속도가 달라지는 것을 관측할 수 있다. 이때 기름방울의 중력과 전기력이 평행이 되도록 전기장의 세기를 걸어주면 기름방울이 정지하게 된다. 이때 전하량은

$$q = \frac{mg}{E} \tag{2-1}$$

로 기름방울 질량을 m, 전하량을 q라면

$$mg = qE \tag{2-2}$$

의 관계가 성립되며 전하량을 측정할 수 있다.

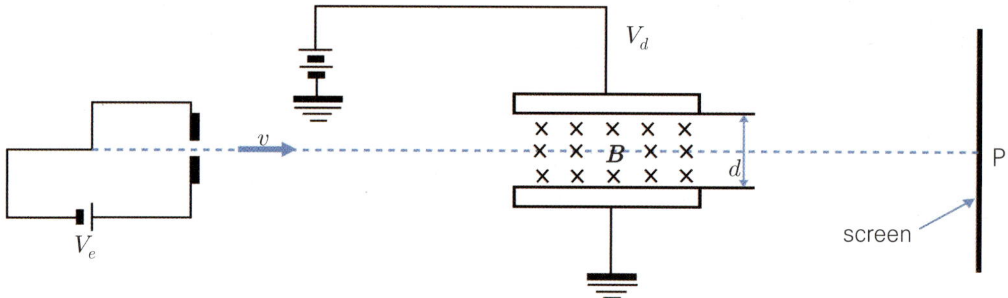

그림 2-1 전자의 비전하측정

전자의 비전하측정 방법에는 그림 2-1과 같이 전자기 편향판 내를 지날 때 전계에 의한 힘

$$F_e = eE = e\frac{Vd}{d} \tag{2-3}$$

와 자계에 의한 힘

$$F_h = eBv \tag{2-4}$$

을 받게 되는데 이 두 힘이 같게 되도록 E와 B를 조정하면 전자들은 스크린 축위 한 점 P에 도달하게 되므로 결국

$$eE = eBv = eB\sqrt{\frac{2eV_a}{m}} \tag{2-5}$$

로부터 비전하

$$\frac{e}{m} = \frac{E^2}{2B^2V_a} \tag{2-6}$$

을 결정할 수 있다.

실험에 의하면 여러 개의 기름방울이 갖는 전하량은 $10^{-19}\,C$을 단위로 할 때 6.41, 8.01, 9.65, 11.23, 16.02, 17.57, 27.18 등과 같은 값들을 갖는다.

이 값들은 1.60의 정수배에 해당하므로 전하의 기본전하량은 전자의 전하량과 같고 이 값을

$$e = 1.602 \times 10^{-19}\,C \tag{2-7}$$

라고 할 수 있다. 또한 전자가 전기장으로부터 받는 힘과 자기장으로부터 받는 힘은 같으므로

$$Bev = eE \tag{2-8}$$

관계가 성립되며 식으로부터 전자의 속도를 유도하면

$$v = \frac{E}{B} \tag{2-9}$$

로 전기장을 걸지 않고 자기장만 가하면 전자는 자기력이 구심력이 되어 원운동을 한다.

이때 원 궤도의 반지름을 r이라면

$$Bev = \frac{mv^2}{r} \tag{2-10}$$

인 관계가 성립하며 이 때 전자의 비전하 e/m을 구하면

$$\frac{e}{m} = \frac{v}{Br} \tag{2-11}$$

과 같다.

이와 같은 방법으로 전자의 속력과 반경을 측정하면 전자의 비전하 값은

$$\frac{e}{m} = 1.76 \times 10^{11}\ C/kg \tag{2-12}$$

임을 알 수 있다.

비전하의 측정값으로부터 전자의 질량 m을 계산하면

$$m = \frac{1.602 \times 10^{-19}\ C}{1.76 \times 10^{11}\ C/\mathrm{kg}} = 9.1 \times 10^{-31}\ \mathrm{kg} \tag{2-13}$$

으로 수소 질량의 약 1/1840 정도이다.

전자볼트(electron volt; eV)는 소립자 · 원자핵 · 원자 · 분자 등의 에너지를 나타내는 단위로서 전기소량 e(= 1.6 × 10^{-19} C)인 전하를 가진 입자가 진공 속에서 전위차가 1 V인 두 점 사이에서 가속될 때 얻는 에너지로 방사선이나 원자에서 에너지를 나타낼 때 주로 전자볼트(eV)의 단위를 사용한다.

1 eV는 전자가 전위 1 V인 곳에 있을 때의 위치에너지 또는 전자가 1 V인 전위차를 이동하였을 때 얻은 운동에너지로 정의할 수 있으며,

$$1\ \mathrm{eV} = 전하(e) \times 1\ \mathrm{V} = 1.6 \times 10^{-19}\ \mathrm{C} \times 1\ \mathrm{V} = 1.6 \times 10^{-19}\ \mathrm{J} \tag{2-14}$$

으로, 1 V의 전위차로 가속될 때 얻어진 운동에너지로 1 eV의 10^{-3}배를 1 킬로전자볼트(keV)라 하고 1 eV의 10^{-6}배를 1 메가전자볼트(MeV)라 한다.

- 에너지 크기의 순서: cal 〉 J 〉 erg 〉 eV
- 1 cal = 4.1855 J, 1 erg= 1 × 10^{-7} J, 1 eV = 1.60 × 10^{-19} J
- 1 amu(atomic mass unit, U) = 1.49 × 10^{-10} (J) = 931.5 MeV

3) 방사능(Activity)의 단위

방사능(activity)의 세기 또는 방사성물질의 양을 나타내는 방법으로 방사성원자 1개가 전이하는 것으로 베크렐(becquerel; Bq)을 사용한다. 이는 단위시간동안 그 물질 내에서 발생하는 방사성 핵종이 붕괴하는 수로 1 Bq은 1초에 1개의 방사성 핵이 변환(1 tps) 또는 붕괴(decay per second, dps)되는 양이다. 즉,

$$1\ \mathrm{Bq} = 1\ \mathrm{tps(transformation\ per\ second)} = 1\ \mathrm{dps(decay\ per\ second)} \tag{2-15}$$

로 국제표준단위(SI unit)는 Becquerel(Bq), 구 단위 Curie(Ci, 퀴리)가 같이 사용되고 있으며, 방사능의 단위로 널리 쓰인다. 즉 방사능의 강도 A는 방사성 핵종의 양으로 시간 dt 사이에 자발적 핵전환으로 생기는 방사성 핵종의 붕괴수 dN을 dt로 나눈 값인

$$A = -\frac{dN}{dt} = \lambda N \quad \text{(N: 어미핵종의 원자수, A: 방사능, } \lambda\text{: 붕괴상수)} \tag{2-16}$$

이고 단위는 s^{-1}이다. λ는 1개의 원자핵이 붕괴할 확률로 온도, 압력, 화학적 결합상태 등 모든 물리적, 화학적 조건과 관계없이 일정한 원소 고유한 값으로 변하지 않는 상수이다.

방사능의 SI 단위인 특수 명칭은 Becquerel(Bq)이고

$$1\ \text{Bq} = 1\ s^{-1} \tag{2-17}$$

이다. 과거의 구 단위의 특수단위는 Ci(curie)로 Ci ; dps(disintegrations per second)로 나타내며, 1 Ci의 정의는

$$1\ \text{Ci} = 3.7 \times 10^{10}\ \text{dps} = 3.7 \times 10^{10}\ \text{Bq}(1\ \text{Bq} = \text{S}^{-1}) = 37\ \text{GBq} \tag{2-18}$$

으로 Ra 1 Ci란 1 g의 라돈(radium; ^{226}Ra)선원으로부터 1초간 붕괴(disintegrations per second; dps)할 때 나오는 방사선량으로 이때 붕괴되는 원자핵의 수를 3.7×10^{10}개(disintegrations per second; dps)로 정의하고 3.7×10^{10} dps은 3.7×10^{10} Bq이 되며, 현재 두 단위가 같이 사용하고 있다. 이처럼 1개의 원자핵이 붕괴하는 속도(1 dps)를 1 Bq로 표시하며 dps는 1초당 핵의 붕괴수로 1초에 1개의 변화가 있는 양(1 dps)으로 1초당 1개의 붕괴는 1 Bq이다.

따라서

$$1\ \text{Ci} = 3.7 \times 10^{10}\ \text{s}^{-1} = 3.7\times10^{10}\ \text{Bq} \tag{2-19}$$

즉,

$$1\ \text{Bq} = 1\ \text{disintegrations per second},\ 1\ \text{Curie(Ci)} = 3.7\times10^{10}\ \text{Bq} \tag{2-20}$$

로 환산 할 수 있다.

방사성 핵종의 반감기를 $T(T_{1/2})$, 원자량 M, Avogadro 수를 N_A라면 원자 1개당 질량 m은

$$m = \frac{M}{N_A} \tag{2-21}$$

1 Ci의 방사성 핵종의 원자수 N은

$$N = \frac{3.7 \times 10^{10}\ dps}{\lambda(s^{-1})} = \frac{3.7 \times 10^{10} \times T}{0.693} \tag{2-22}$$

으로 표현된다.

퀴리(curie ; Ci)와 베크렐(becquerel; Bq)의 환산은 다음과 같다.

1 μCi = 3.7×10^4 dps = 37×10^3 Bq = 37 kBq

1 mCi = 3.7×10^7 dps = 37×10^6 Bq = 37 MBq

1 Ci = 3.7×10^{10} Bq(매초 3.7×10^{10}개의 변화가 있는 양; 3.7×10^{10}dps) = 37,000 MBq

1 kCi = 3.7×10^{13} Bq로 표현할 수 있다.

표 2-9 방사능, 방사선의 SI와 CGS단위

	SI Unit	CGS Unit
방사능(radioactivity)	1 Bq = 1 dps	1 Ci = 3.7×10^{10} Bq(dps)
조사선량(exposure)	1 C/kg	1 R = 2.58×10^{-4} C/kg
흡수선량(radiation absorbed dose)	1 Gy = 1 J/kg = 100 rad	1 rad = 100 erg/g
선량당량(dose equivalent to man)	1 Sv = 100 rem	1 rem

※ 1 μCi = 3.7×10^4 dps = $3.7 \times 10^4 \times 60$ dpm = 2.22×10^6 dpm
pBq = 10^{-12} Bq, nBq = 10^{-9} Bq, μBq = 10^{-6} Bq, kBq = 10^3 Bq, MBq = 10^6 Bq, GBq = 10^9 Bq, TBq = 10^{12} Bq, PBq = 10^{15} Bq, EBq = 10^{18} Bq

이와 같이 방사능(A)은 방사성핵종이 단위시간에 붕괴하는 원자수로 매초 1붕괴(s^{-1})를 1 Bq이라 할 수 있으며, 방사능은 다음과 같이 물질 내 방사성원소의 원자수(N)와 그 원소의 붕괴상수(λ)의 곱인

$$A = N\lambda = \frac{0.693}{T} \times \frac{W}{M} \times N_A \tag{2-23}$$

으로 나타낸다.

여기서 λ는 붕괴상수로 하나의 방사성원소가 단위시간당 붕괴할 확률을 의미하며 N은 방사성핵종의 원자수, M은 원자량, T는 반감기, N_A는 아보가드로수(6.022×10^{23})로 단위는 시간의 역수단위(s^{-1}, min^{-1})이다. 방사능은 원소 또는 원소의 화합물의 단위 중량당 방사능으로 정의되며 무담체(carrier free), 즉 방사성핵종만으로 되어있으며 담체가 가해지거나 포함되지 않은 방사성동위원소의 안정동위원소(비방사성핵종)를 포함하지 않는 핵종 또는 방사능 핵종의 동위원소를 포함한 물질로 미량의 방사성동위원소에 사용량의 원소와 동일 또는 거의 같은 행동을 하도록 첨가한 담체(carrier) 어느 것에도 적용된다. SI 단위는 Bq/g 보조단위로 Ci/g으로 나타내며 방사능농도는 일반적으로 방사성핵종을 포함한 용액 또는 기체의 단위 용적당의 방사능을 Bq/mL, Bq/m^3 등으로 나타낸다.

4) 비방사능(Specific Activity)

방사성 핵종 1 g의 방사능 강도를 말하며, 단위는 Ci/g으로 나타내며, 다음과 같은 관계식이 성립한다.

$$\text{비방사능}(SA) = \frac{\text{방사능}}{\begin{array}{c}\text{단위질량}\\ (\text{동위원소;순수물질})\end{array}} = \frac{\lambda Av}{M} \tag{2-24}$$

(λ : 시간의 영수($\ln^2$/반감기, Av : 6.02×10^{23}, M: 분자량)

$$\text{비방사능} = \frac{0.693 \times N_A}{3.7 \times 10^{10} \times T \times A} \tag{2-25}$$

N_A: Avogadro 수

Avogadro 수는 1 mol 중의 분자수를 Avogadro 수라 하며,

Avogadro 수 $= N_0 = 6.0220 \times 10^{23}$($mole^{-1}$)

T : 반감기

A : 질량수

따라서 높은 비방사능(SA)동위원소는 'λ가 크고', '반감기가 짧은' 동위원소이다.

5) 방사선 선량단위

피폭선량을 정량화하기 위해서는 측정할 수 있는 어떤 물리량이 필요하며 이러한 목적으로 정의하는 양이 방사선량(radiation dose)이다. 이는 물체에 얼마나 방사선에너지가 흡수되었는가를 보는 것이다.

(1) 조사선량(Exposure Dose ; X)과 조사선량률(Exposure Dose Rate ; $\dot{X}$)

조사선량은 사람이 피폭한 선량을 의미하는 것이 아니라 공기에 대한 방사선의 영향을 평가하기 위한 선량으로 단순히 공간상의 어느 위치에서 방사선의 강도가 얼마나 높은가를 나타내기 위한 수단이며 γ선 또는 엑스선에 의한 조사(irradiation)의 세기는 공기를 전리(ionization)시키는 정도에 따라 평가 할 수 있다. 조사선량의 세기는 공기 1 kg이 전리작용에 의해 생성되는 양이온 또는 음이온의 전기량으로 표시하며 조사선량은 γ선 또는 엑스선이 공기 중에 투과하는 경우에 한하여 사용되고, 다른 방사선이나 물질에는 사용하지 않는다.

조사선량의 표준단위로 킬로그램 당 쿨롬(coulomb/kg; C/kg)이 사용된다. 뢴트겐(röentgen ; R)은 과거 사용했던 조사선량단위로 1뢴트겐(röentgen; R)은 1 kg당 2.58×10^{-4} C(쿨롬)의 전하를 만드는 방사선의 양으로 정의되고 '엑스선과 감마선'에서만 사용한다(1 R = 2.58×10^{-4} C/kg, 1 C/kg = 3876 R).

$$1\ \text{R} = 2.58 \times 10^{-4}\ \text{C/kg(air)} \tag{2-26}$$

으로 정의된다.

조사선량(exposure dose)은 반드시 공기(air)를 대상으로 한다는 것에 주의해야 한다. 즉 조사선량은 질량 dm인 공기의 체적 내에서 엑스선 또는 γ선으로 인해 방출된 2차 전자가 공기 중에서 생성된 이온쌍 중 양전하 또는 음전하가 공기 중에서 정지했을 때 그 중 어느 한쪽 부호의 전체 전하 dQ를 dm으로 나눈 값으로

$$X = \frac{dQ}{dm} \tag{2-27}$$

이고 단위는 $\text{C} \cdot \text{kg}^{-1}$이다.

또한 조사선량의 특수단위는 뢴트겐(röentgen; R)이고

$$1\ \text{R} = 2.58 \times 10^{-4}\ \text{C} \cdot \text{kg}^{-1} \tag{2-28}$$

이다.

즉, 조사선량은 피폭대상 물질로 공기를 명시하고 있어 사람에게 피폭이 직접 적용되지 않으므로 선량을 뢴트겐(röentgen; R)으로 나타내지 않는다. 조사선량이 엑스선 또는 감마선이 지나는 공간 중의 공간체적 내에서 전리작용에 의해 생성시키는 전하량을 근거로 하며 목적은 방사선의 강도를 표시하기 위한 것이다. 그래서 종종 뢴트겐(röentgen; R)이란 선량의 단위보다 방사선량의 강도를 표현하는 선량률, 즉 조사선량률(exposure dose rate)형태로 주로 이용되고 그 기본단위는 R/h이다. 이는 방사선시설내의 어떤 위치에서 선량률이 150 mR/h라면 그 위치에서 공기가 한시간당 150 mR에 피폭되는 것을 의미한다.

조사선량률(exposure dose rate)은 시간 dt 사이에 발생한 조사선량의 변화 dX를 dt로 나눈 값, 즉

$$\dot{X} = \frac{dX}{dt} \tag{2-29}$$

이고 단위는 $\text{C} \cdot \text{kg}^{-1} \cdot \text{s}^{-1}$이다.

그런데 뢴트겐(röentgen; R)으로 나타내는 조사선량을 적용하는 방사선은 매우 제한되며 3 MeV 이하의 광자(엑스선과 감마선)에 대해서만 정의된다. 실험실에서 뢴트겐(röentgen; R)의 기본적 사용은 방사능수준을 측정하는 방사능량계에서 mR/h의 단위를 주로 사용한다. 조사선량률(exposure dose rate)은 단위시간당 받은 조사선량으로 표시하며 단위로 R/h, mR/h, μR/h 등이 사용된다.

(2) 흡수선량(Absorbed Dose ; D)과 흡수선량률(Absorbed Dose Rate; $\dot{D}$)

물질에 대한 방사선의 영향을 평가하기 위한 선량으로 방사선이 물질과 작용하여 물질의 단위 질량당 입사한 방사선에 의하여 그 물질에 주어지는 평균에너지의 양을 흡수선량이라 한다. 흡수선량은 방사선종류나 물질의 종류에 관계없이 정의된다. 즉,

$$D = \frac{d\bar{E}}{dm} \tag{2-30}$$

이고 흡수선량의 기본단위는 에너지를 질량으로 나눈 joule/kilogram($\text{J} \cdot \text{kg}^{-1}$)이다.

흡수선량의 국제단위체계(the international system of units; SI)의 SI 단위는 그레이(gray; Gy)가 사용되고 1 Gy는 물질 1 kg당 1 주울(joule)의 방사선에너지가 흡수되었을 때 흡수선량을 1 Gy한다. 흡수선량의 SI 단위는 Gray(Gy)이고

$$1\ \text{Gy} = 1\ \text{J} \cdot \text{kg}^{-1} \tag{2-31}$$

이다.

과거에는 라드(rad)가 흡수선량단위로 사용되었으며 그레이(gray; Gy)와 라드(radiation absorbed dose; rad)와 관계는 다음과 같다.

$$1\ \text{rad} = \frac{1}{100}\ \text{J/kg} = \frac{1}{100}\ \text{Gy} = 1\ \text{cGy} \tag{2-32}$$

즉 1 라드(radiation absorbed dose; rad)는 질량 g당 100 erg의 에너지 흡수로 정의되며, 100 erg/g = 0.01 J/kg = 0.01 Gy에 해당된다. 흡수선량은 어떤 물질의 단위 면적당 흡수되는 에너지의 양으로 방사선의 성질과 그것을 흡수하는 물질의 성질에 따라 결정된다.

흡수선량률(absorbed dose rate; $\dot{D}$)은 시간 dt 사이에 발생한 흡수선량의 변화 dD를 dt로 나눈 값이다. 즉,

$$\dot{D} = \frac{dD}{dt} \tag{2-33}$$

이고 단위는 $J \cdot kg^{-1} \cdot s^{-1}$이다.

흡수선량률의 국제단위체계(the international system of units; SI)인 SI 특수단위는

$$1\ Gy \cdot s^{-1} = 1\ J \cdot kg^{-1} \cdot s^{-1} \tag{2-34}$$

이고 라드(rad)를 일시적으로 사용해도 좋다.

(3) 등가선량(Equivalent Dose; H)

인체에 방사선을 맞을 경우 같은 흡수선량일지라도 방사선의 종류와 에너지에 따라 인체에 미치는 영향이 다르다. 이는 방사선의 종류가 다양하고 같은 종류라 할지라도 에너지가 다양하며, 선질이 다름으로서 물질 내에서 에너지를 전달하는 방식이 다르다. 이로 인해 생물학적 영향도 달라질 수 있다. 그러므로 조건이 다른 방사선이 조사되었을 때 인체에 미치는 위험도를 동일한 척도로 평가하기 위하여 도입된 선량이다.

등가선량(equivalent dose)은 흡수선량에 방사선가중치(radiation weighting factor)를 곱한 값으로 엑스선에 의한 것과 중성자선에 의한 것의 효과 면에 차이가 있다. 따라서 이를 보상하기 위하여 수정된 양인 등가선량(equivalent dose)을 정의하고 통상 H로 표시한다.

$$\text{등가선량(H)} = \text{흡수선량(D)} \times \text{방사선가중치}(W_R) \tag{2-35}$$

로 나타내며, 등가선량 H는 흡수선량 D에 방사선의 질에 따른 상대적 효과를 나타내는 방사선가중치를 보정하여 나타낸 양이다. 선량단위로 방사선종류에 따른 가중치는 표 2-10과 같다.

표 2-10 방사선가중치

방사선 종류 & 에너지		방사선가중치(W_R)	
		ICRP 60	ICRP 103
감마선(gamma rays), 엑스선(x-rays), 베타선, 전자, 광자, 뮤온		1	1
중성자(neutrons)	E < 10 keV	5	2.5 ~ 20 범위의 연속함수 적용
	10 ~ 100 keV	10	
	100 keV ~ 2 MeV	20	
	2 ~ 20 MeV	10	
	20 MeV < E	5	
양성자(protons)	2 MeV < E	5	2
알파입자(alpha particles), 핵분열생성물, 중핵		20	20

등가선량의 기본단위는 흡수선량과 같이 J/kg이나 구분을 위해 시버트(sievert; Sv)로 표시한다. 흡수선량 단위로 그레이(gray; Gy)를 사용하면 등가선량단위는 시버트(sievert; Sv)로 표시되며 흡수선량 단위를 과거에 사용하던 라

드(radiation absorbed dose; rad)로 표시하면 등가선량단위는 램(rem)으로 표시된다.

시버트(Sv)와 렘(rem)의 관계는 1 Sv ≒ 100 rem 또는 1 rem ≒ 1 cSv과 같다. 같은 흡수선량이라도 그 흡수선량을 가져오는 방사선의 LET, 다른 말로 표현하면 방사선의 선질(quality)에 따라 생물학적 위해도가 다르다. 따라서 방사선에 피폭되는 사람의 위험을 평가하기 위해서는 흡수선량을 피폭한 방사선의 선질에 따라 적절히 보정하는 과정이 필요하다. 흡수선량을 방사선영향(에너지 부여방법의 차이)을 고려하여 보정한 양을 등가선량(equivalent dose)이라 부른다.

$$H = D_R W_R \quad (2\text{-}36)$$

여기서 D_R은 방사선 R에 의한 조직의 흡수선량이며 W_R은 보정하는 상수로서 방사선가중치(radiation weighting factor)라 부른다. 방사선가중치는 상대적인 양이므로 단위가 없다. 따라서 등가선량 H의 단위도 흡수선량 D와 같은 J/kg이 기본단위이다. 그러나 흡수선량과 구별하기 위해 시버트(sievert; Sv)라 한다.

(4) 유효선량(Effective Dose; E)

일반적으로 발생하는 암의 역학적 특성을 보면 신체의 모든 조직에서 대등하게 발현하는 것이 아니라 위, 폐, 큰창자, 간 등 특정 조직에 집중하여 발생한다. 이것은 조직의 종류에 따라 암에 대한 민감도가 상이함을 의미하며 장기가 받은 등가선량 뿐만 아니라 각 장기나 조직의 암에 대한 상대적 민감도까지 고려되어야 한다. 이렇게 조직별 방사선감수성이 다른 특성을 반영하되 방사선방호의 실무에서 다루기가 용이한 하나의 양을 설정한다는 목적에서 정의된 것이 유효선량이다.

$$E = \Sigma W_T H_T \quad (2\text{-}37)$$

여기서 H_T는 조직 T의 등가선량이며 W_T는 각 조직의 조직가중치(tissue weighting factor)이다. 즉, 인체의 각 조직에 나타나는 영향을 평가하기 위한 선량으로 유효선량은 등가선량에 조직의 감수성을 나타내는 조직가중치(tissue weighting factor)를 곱한 유효선량 = 등가선량 × 조직가중치는 선량단위로서 등가선량과 같이 유효선량의 기본단위도 역시 J/kg이며, 시버트(Sv)를 단위로 나타낼 수 있다.

표 2-11 조직가중치

조직명	가중치	조직명	가중치	조직명	가중치
생식선	0.2	방광	0.05	갑상샘	0.05
적색골수	0.12	유방	0.05	피부	0.01
결장	0.12	간	0.05	뼈조직	0.01
폐, 위	0.12	식도	0.05	기타조직	0.05

(5) 생물학적 효과비(Relative Biological Effectiveness; RBE)

생물학적 효과가 같은 흡수선량인데도 방사선의 종류 즉, 비전리능에 따라서 다르다. 그 정도를 표시하는 수치를 생물학적 효과비(relative biological effect; RBE)라 하고 다음과 같이 정의한다.

$$RBE = \frac{\text{특정 생물학적 효과를 일으키는 } X\text{선 또는 감마선의 흡수선량}}{\text{같은 정도의 효과를 일으키는 방사선의 흡수선량}} \quad (2\text{-}38)$$

방사선의 종류, 에너지 및 생체조직의 종류에 따라서 변하지만 예로 1 MeV 알파선의 0.05 rad는 엑스선이나 감마선의 1 라드(rad)와 같은 생물학적 효과를 준다는 것이 발견되었다. 따라서 1 MeV 알파선의 RBE 값은 20이다.

(6) 선질계수(Quality Factor)

생물학적 효과비 대신 사용하고 있는 선질계수는 주로 동물실험의 분석에서 나온 경험적으로 확정된 단위이다. 또한 많은 요인이 생물학적 효과를 확정하는데 있어 발생하는데 그 요인은 신체내의 방사성핵종의 분포이며 반응은 그 분포에 좌우되게 된다. 이를 수정계수(modifying factor)라 한다. 수정계수(modifying factor)는 흡수선량으로부터 선량당량을 구할 때 고려되는 인자로 현재 "1"로 정해진 값이다.

(7) 선량당량(Dose Equivalent)

선량당량은 종류와 에너지가 다른 방사선피폭에 대하여 인체에 미치는 위험도를 방사선방어 목적상 같은 단위로 표시하여 비교, 관리하기 위해서 사용된다.

방사선의 장애효과는 방사선의 종류 및 조사조건에 따라 달라지므로 생체조직의 흡수선량이 같다하더라도 그 장애효과가 반드시 같다고 할 수 없다. 어떤 일정한 조건하에서 얻어지는 생물학적 장애효과를 다른 형태의 방사선이나 조사조건에 적용하기 위해서는 특정기관에 대해 얻어진 선량에서 흡수선량에 하중계수를 곱하여 실제 선량을 추정한다. 이 계수를 선질계수(quality factor; *QF*)라하며 이는 하전입자가 흡수선량을 나타낼 때 생물학적 효과를 고려한 RBE(relative biological effectiveness) 값을 흡수선량에 곱해주는 것이다. 또 하나의 계수는 수정계수(modifying factor; *N*)로서 흡수선량에 곱하여 사용하고 β나 γ=1을 적용한다.

조직의 한 점에서 흡수선량(D), 선질계수(Q), 수정계수(N) 일 때, 등가선량 H는,

$$H = D \cdot Q \cdot N \tag{2-39}$$

이고, 단위는 $J \cdot kg^{-1}$이다.

선량당량(dose equivalent)의 단위로는 재래식 단위경우 rem(röentgen equivalent man)으로 표시했으며, 흡수선량에 선질계수 등의 보정인자를 곱하여 계산한다. 현재 표준단위로 시버트(sievert; Sv)가 사용되며, 1 rem = 10^{-2} $J \cdot kg^{-1}$, 이므로 1 시버트(Sv) = 100렘(rem)이다. 즉,

$$1\ Sv = 1\ \ J \cdot kg^{-1} \tag{2-40}$$

$$1\ 시버트(sievert;\ Sv) = 1\ 그레이(Gy) \times 선질계수(Q) \tag{2-41}$$

표 2-12 방사선에 관한 단위

단 위	기 호	정 의	비 고
조사선량	C/kg	공기 1 kg중에 1쿨롬의 이온을 만드는 γ(X)선의 양	SI 단위
	R	공기 1 kg중에 2.58 × 10^{-4}쿨롬의 에너지 흡수가 있을 때의 선량	1 C/kg = 3.876 R
흡수선량	Gy	1 kg당 1주울(joule)의 에너지 흡수가 있을 때 선량	SI 단위
	rad	1 kg당 1/100 joule의 에너지의 흡수가 있을 때의 선량	1 Gy = 100 rad
등가선량	Sv	흡수선량(Gy) × 방사선가중치	SI 단위
	rem	흡수선량(rad) × 방사선가중치	1 Sv = 100 rem
방사능	Bq	1초간 1개의 붕괴	SI 단위
	Ci	1초간 3.7 × 10^{10}개의 붕괴 (1 Ci = 3.7 × 10^{10} dps)	1 Bq = 1 dps = 2.7 × 10^{-11} Ci
방사선의 에너지	eV	전자가 1볼트의 전압으로 가속되어 얻는 운동에너지	1 eV = 1.6×10^{-19} J

* SI 단위: 길이(m), 질량(kg), 시간(s), 전류(A), 열역학적온도(K), 물질량(mol), 광도(cd)의 7개를 기본단위로 하고 라디안(평면각, radian), 스테라디안(입체각, steradian; Sr)의 2개 보조단위로 하는 국제단위계이다.

6) 방사선방호 원칙

방사선방호의 목표를 달성하기 위해서 국제방사선 방호위원회(ICRP)에서 정당화, 최적화, 선량한도의 3대원칙을 제시한다.

(1) 행위의 정당화(Justification of Practice)

방사선피폭에 관련된 행위, 즉 방사선 피폭은 어떠한 행위나 작업으로 인한 손해 또는 위험보다 얻어지는 이득이 클 경우에만 정당화될 수 있다. 충분한 이익을 제공할 수 없다면 채택되어서는 안 된다.

(2) 방호의 최적화(Optimization of Protection)

어떤 행위에서 특별한 피폭원과 관련하여 개인의 방사선 피폭량, 피폭하는 사람 수, 방사선 피폭이 확실치 않은 상태에서는 피폭의 발생 가능성을 경제적, 사회적 인자를 고려하여 합리적으로 달성할 수 있는 한 낮게(As Low As Reasonably Achievable; ALARA) 유지해야 한다.

(3) 선량한도(Dose/Risk Limitation)

방사선을 취급하는 행위로부터 일어날 수 있는 개인피폭은 선량한도 이하로 제한되어야 하고(선량제약) 잠재적 피폭과 관련된 개인위험은 사회에서 용인하는 수준이하로 제한(위험제약)하여 순수한 경제적, 사회적 판단으로부터 발생하기 쉬운 불평등을 제한해야 한다.

2. 원자(Atoms)

우주를 구성하고 있는 모든 물질은 원자(atom)로 되어있으며 원자는 일반물질 구성요소의 최소단위로 원자중심에 원자핵(nucleus)과 그 주위를 둘러싸고 있는 전자(electron)로 구성되어 핵을 중심으로 주변에 가벼운 전자가 운동한다. 원자핵과 전자로 구성되어 있는 원자핵은 다시 몇 개의 중성자와 양성자인 핵자로 구성된다. 원자(atom)는 그리스어로 "a" 없다와 "tomos" 나누다의 의미로 데모크리투스(Democritus)가 처음 사용했고 "더 이상 나눌 수 없다"라는 의미이다. 당시 정의는 가정일 뿐 이를 증명하지 못했으나 과거 원자에 대한 정의를 18세기말 존 돌턴(John Dalton)에 의해 확립되어 "원자는 화학반응에 의해 더 이상 나누어지지 않는 기본단위"로 정의했다.

1) 원자의 구조(Structure of Atoms)

원자의 화학적 성질은 원자핵 주위 전자의 수와 상태에 따라 결정되며 원자핵은 화학적 작용에 변화가 일어나지 않지만 물질은 화학작용에 의하여 다른 물질로 변화한다. 그러나 방사능과 방사선의 발견 이후 마침내 원자핵의 인공적 변화가 가능해졌다. 방사능이나 방사선이라는 현상은 원자핵의 상태변화에 따르는 것으로 종래의 원자가 관여하는 현상과 전혀 다른 것이다.

1808년 돌턴(John Dalton, 1766 ~ 1844)은 "원자는 더 이상 쪼개지지 않는 가장 작은 알갱이"라 했고 이는 최초의 원자 모형이라 할 수 있다. 이후 여러 가지 입자가 원자에서 나온다는 사실이 19세기 말에 밝혀지면서 돌턴의 원자모형은 새로운 원자모형으로 대치되었다.

톰슨(J. J. Tomson, 1856 ~ 1940)의 원자모형 반지름은 10^{-10} m(Å) 정도의 양전하로 된 공 모양으로 양전하 속에 음전하들이 있고, 양전하와 음전하는 전기력으로 인하여 구속되어 있으며, 고루 퍼져 있는 양전하 사이에 전자가 고정되어 있다는 "플럼-푸딩모형(plum-pudding model)"과 같다고 1904년 제안했으며 전자의 전하량은 양전하의 전하량과 같다고 설명했다.

그러나 그 후 1911년 러더퍼드(Ernest Rutherford, 1871 ~ 1937)는 원자모델에 관한 가설을 확인하기 위해 다음과 같은 실험을 하게 되었다.

매우 빠른 α입자를 원자에 입사하면 각 원자의 전하 및 질량에 따라서 α입자는 산란된다. 그림 2-2의 러더포드 α입자 산란실험과 같이 납으로 봉한 가운데 좁은 구멍을 뚫고 공간에 ^{226}Ra을 놓아서 그 전면에 얇은 금박을 놓고, 금박 뒤쪽에 ZnS 스크린형광판을 설치하여 금박을 향해 흐르는 α입자의 평행선속을 얻으면, 박을 통과한 α입자는 형광판에 충돌하여 섬광을 일으키는데 그 과정을 얻은 결과 방사능 물질에서 나오는 대부분의 알파입자는 얇은 금박지(gold film)에서 산란하지 않고 입자는 그대로 금박을 통과했고 몇몇 일부입자들은 아주 큰 각도로 산란하며 편향되거나 심지어 20,000개 중 1개는 거꾸로 튕겨져 나왔다.

이와 같이 입자가 큰 각도로 산란되는 현상은 방사능 물질에서 빠르게 나오는 알파입자가 양전하를 띠고 있으며 전자보다 무겁기(약 7,300배) 때문이라고 추측할 수 있다.

따라서 양전하와 전기적으로 평형을 이루면서 음전하를 띠고 있는 전자는 핵 주위를 원궤도를 그리면서 돌고 있다고 생각할 수 있으며 전자와 핵 사이에 정전기력이 서로 끌어당기는 것이 마치 행성과 태양의 만유인력으로 서로 끌어당기며 돌고 있는 현상과 비슷하다. 즉 원자는 양(+)전하가 원자의 중심에 집중되어 있고 질량의 대부분을 차지하며 주변에는 전자들이 혹성처럼 궤도를 선회하고 있음을 알려 주었다. 이처럼 행성계 모양을 하고 있는 원자는 대부분의 공간이 비어 있기 때문에 알파입자가 금박지에 부딪히지 않고 자유롭게 지나갈 수 있는 것이다.

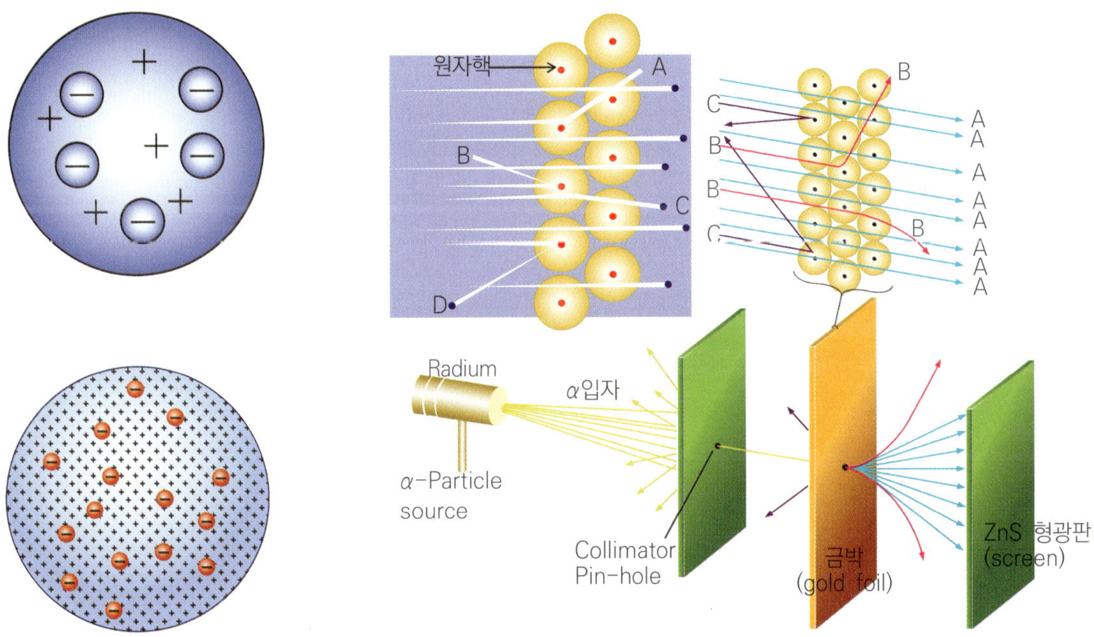

a. 톰슨의 원자모형　　　　b. 러더퍼드(Ernest Rutherford) α입자 산란실험

그림 2-2 톰슨의 원자모형과 알파(α)입자 산란실험

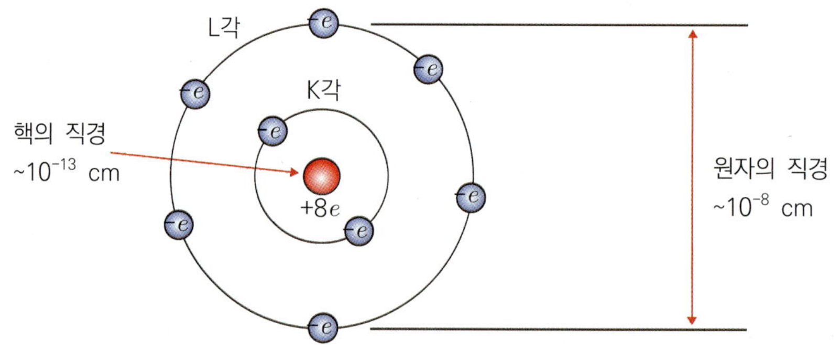

그림 2-3 러더퍼드(Ernest Rutherford)의 원자모형도

그림 2-3은 러더퍼드(Ernest Rutherford)가 제안한 원자의 태양계모형이다. 그림에서 보여주는 원자는 산소이며 전자 $-e$의 전하량은 1,602 $\times$ 10^{-19} coul.이다. 이 8개의 핵전하 $+8e$(원소의 원자번호)의 핵 주위 궤도를 주행하고 있다. 산소와 원자핵은 전자 한 개에 비교하면 그 크기가 3,000배가 넘지만 직경은 원자직경의 10^{-5}에 불과하다.

한 원소의 제일 안쪽에 있는 각(shell)을 K각이라 하며 2개의 전자가 들어 갈 수 있다. 그 다음 각을 L각으로 8개의 전자가 있다. 이와 같이 원자번호가 클수록 K각부터 L, M, N, O....등 전자들이 채워진다. 중성원자의 최외각은 불활성 가스로 원자번호가 2, 10, 18, 36, 54, 86에 한하여 채워진다. 두 개의 원자가 접근하면 외각전자는 심하게 상호작용한다.

원자의 궤도전자 수는 화학적 성질과 주기율표의 위치를 결정하고 원자가 전기적 중성이면 원자번호는 양자 수와 같고 양자수와 궤도전자 수는 같다. 현대 원자모형은 보어(Niels Bohr)의 이론에서 설명된다.

이와 같이 양전하를 띤 원자핵 주위에 전자가 돌고 있는 새로운 원자모형인 행성모형 이론으로 전자는 궤도상에 존재한다는 이론을 제시했으나 당시 러더퍼드의 원자모형에서 전자가 궤도를 지속적으로 돌기 위해서 뒷받침되어야 할 과학적 근거가 없었고 전자가 원운동에서 에너지를 잃고 점점 원자핵 쪽으로 전자가 빨려 들어가게 되어 원자의 안정성을 설명할 수 없었다. 아마도 러더퍼드(Ernest Rutherford)의 원자모형을 행성모형이라고 한 것은 단순히 원자주위를 전자가 돌고 있다고 말했기 때문일 것이다.

그러나 보어(Niels H,D. Bohr, 1885 ~ 1962)는 에너지준위의 개념으로 전자가 일정한 에너지준위를 가지는 궤도를 회전한다고 설명하여 이를 에너지 준위의 개념으로 원자의 안정성을 설명하였다. 보어의 원자모형을 궤도모형이라고 하는 것은 러더퍼드가 말한 부분에서 설명되지 못한 부분, 즉 전자가 원자 쪽으로 딸려가지 않고 특정 에너지준위의 궤도를 돈다는 의미이기 때문이다.

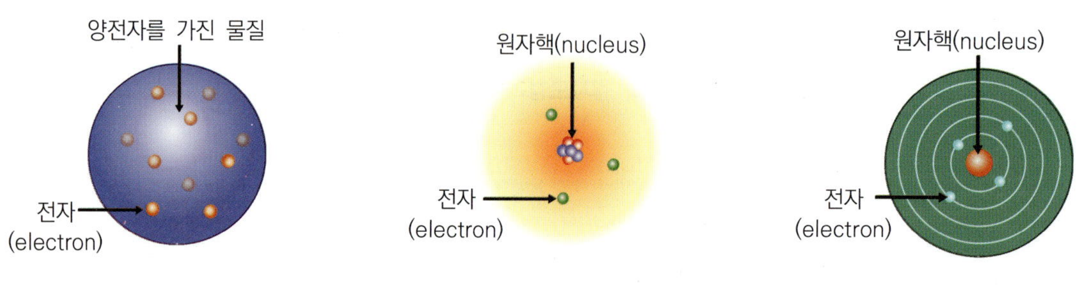

a. 톰슨의 원자모형 **b. 러더퍼드** **c. 보어의 원자모형**

그림 2-4 원자모형

1913년 보어(Niels Bohr)는 고전이론에 의한 러더퍼드(Ernest Rutherford)의 원자모형의 단점을 새로운 원자모형으로 양자화 된 물리량을 파동함수를 이용하여 양자설을 배경으로 원자스펙트럼을 설명하였다. 원자모형은 원자핵 주위를 돌고 있는 전자가 가지는 물리량이 양자화 되어 있다는 새로운 현대적 원자모형을 제시하였다.

러더포드(Ernest Rutherford)의 원자모형은 연속적으로 전자궤도의 반지름이 줄어들게 되고 방출되는 전자기파 에너지 역시 연속적으로 방출되기 때문에 방출되는 빛의 형태 또한 연속스펙트럼 형태를 띠어야한다. 그러나 실험결과 원자의 스펙트럼은 불연속적으로 특정한 값을 가지는 선스펙트럼 형태를 보였다.

보어(Niels Bohr)는 이런 문제점을 해결하기 위해 러더포드(Ernest Rutherford)의 원자모형에 물질파 개념을 적용한 새로운 원자모형으로 원자 내 전자는 어떤 정상파에서 에너지가 마디와 마디사이에 고여 있듯이 전자의 에너지도 궤도 안에 고여 있을 때 원 궤도 안에서만 안정된 운동을 하며 이 궤도를 운동하는 전자는 전자기파를 발생하지 않고 안정된 상태를 유지한다고 생각했다.

러더포드(Ernest Rutherford)의 원자모형에서 수소 원자(Z=1)의 경우에

$$k\frac{e^2}{r^2} = m\frac{v^2}{r} \tag{2-42}$$

인 관계가 성립하므로 궤도 반지름 r은

$$r = \frac{ke^2}{m} \cdot \frac{1}{v^2} \tag{2-43}$$

과 같이 나타낸다.

전자의 운동궤도인 원둘레 $2\pi r$을 따라 물질파가 정상파를 형성하기 위해서는 물질파의 파장이

$$\lambda = \frac{h}{p} = \frac{h}{mv} \tag{2-44}$$

이므로 다음과 같이 나타낼 수 있다.

$$2\pi r = n\lambda = n(\frac{h}{mv}) \quad n = 1, 2, 3, 4 \ldots \text{정수} \tag{2-45}$$

이와 같은 조건을 보어의 양자조건이라고 한다.

물질파가 정상파를 발생하면 전자기파는 발생하지 않는다.

에너지가 변화하지 않는 이와 같은 상태를 정상상태라고 하며 정수 n을 그 궤도의 양자수라고 한다.

양자수가 n인 궤도 반지름을 r_n으로 표시하면 위의 두 식으로 부터 다음과 같은 식을 얻을 수 있다.

$$r_n = n^2\frac{h^2}{4\pi^2 kme^2} \tag{2-46}$$

이 식을 $r_n = n^2 a_0$로 표현한다면

$$a_0 = \frac{h^2}{4\pi^2 kme^2} \text{의 값을 가지게 된다.} \tag{2-47}$$

그러므로 양자수 n인 궤도 반지름은 n^2에 비례하여 커진다. 각 상수를 대입하여 계산하면 다음과 같은 값을 가지게 된다.

$$\begin{aligned} a_0 &= \frac{h^2}{4\pi^2 kme^2} \\ &= \frac{(6.6 \times 10^{-34})^2}{4\pi^2 \times (9 \times 10^9) \times (9.1 \times 10^{-31}) \times (1.6 \times 10^{-19})^2} \\ &= 5.3 \times 10^{-11}(m) \\ &= 0.53\,\text{Å} \end{aligned}$$

이를 보어 반지름이라고 한다.

두 번째 가능한 궤도반지름은$(5.3 \times 10^{-11}) \times 2^2(m)$가 되며, 그 사이의 값은 존재하지 않는 것이다. 그러므로 임의의 값에 대해서는

$$r_n = n^2 a_0 = (5.3 \times 10^{-11}) \times n^2 \tag{2-48}$$

으로 나타낼 수 있으며 궤도 반경은 n^2에 비례하여 커지는 것이다.

보어의 양자조건에 의하면 전자의 궤도반지름이 양자수 n에 따라 결정되는 특정한 값만이 허용된다면 러더퍼드 모형에서의 에너지도 궤도반지름에 대응하는 특정한 값만이 허용될 것이다.

식 $E = E_k + E_p = -\frac{1}{2}\frac{ke^2}{r}$와 궤도 반지름 식 $r_n = n^2\frac{k^2}{4\pi^2 kme^2}$ 이용하면

$$E_n = -(\frac{2\pi^2 k^2 me^4}{h^2})\frac{1}{n^2} \tag{2-49}$$

이고 각 상수를 대입하면

$$E_n = -13.6\frac{1}{n^2}(eV) \tag{2-50}$$

가 된다.

에너지 준위란 위의 경우와 같이 양자수 n에 따라 불연속적인 값을 가지며 가장 낮은 에너지 상태부터 단계적으로 나열한 에너지 값들을 말하는 것이다.

$n=1$인 경우가 가장 낮은 에너지를 갖는 경우이고 이 경우를 바닥상태라고 하며 그 외 모든 상태를 들뜬 상태라고 한다. 그러므로 에너지가 높은 상태에서 낮은 상태로 에너지준위가 내려가면 그 준위 간 에너지 차이만큼 에너지를 방출하게 된다.

보어의 원자모형은 원자에서 방출되는 빛의 불연속적인 스펙트럼을 설명할 수 있다. 만약 원자내의 전자가 어떤 상태의 에너지준위 E_n에서 이보다 높은 에너지준위 E_m으로 이동한다고 하면 E_n과 E_m의 에너지준위만큼 에너지를 흡수하여야 한다. 반대로 높은 에너지준위 E_m에서 이보다 낮은 에너지준위 E_n으로 이동한다고 하면 $h\nu = E_n - E_m$의 관계가 성립되며 이것을 불연속적인 스펙트럼을 설명하기 위하여 보어가 제시한 진동수 조건이라고 한다.

빛의 파장 λ는 진동수 ν 와 $\lambda = \frac{c}{\nu}$인 관계가 있으므로 위 식에 대입하면 다음과 같은 관계를 얻을 수 있다.

$$\begin{aligned} \frac{1}{\lambda} &= \frac{E_n - E_m}{hc} \\ &= \frac{1}{hc}(\frac{2\pi^2 k^2 me^4}{h^2})(\frac{1}{m^2} - \frac{1}{n^2}) \\ &= \frac{13.6}{hc}(\frac{1}{m^2} - \frac{1}{n^2}) \end{aligned} \tag{2-51}$$

보어의 원자모형은 수소원자의 에너지준위에 따른 광자의 방출과 흡수를 통하여 수소의 선스펙트럼을 설명할 수 있고 수소원자와 같이 전자가 하나 뿐인 다른 원자의 경우에는 전자의 궤도를 구체적으로 설명할 수 있다. 그러나 전자수가 많아지면 원자에서 나오는 스펙트럼을 설명할 수 없어지며 전자 하나 하나의 궤도를 보어의 방법으로는 계산할 수도 없다. 또한 가속 운동하는 전하에 의하여 전자기파가 발생한다는 전자기이론이 어떻게 원자내부에서 가속 운동을 하는 전자가 정상상태에서 전자기파를 방출하지 않는가에 대해서는 그 이유를 설명하지 못한다.

마지막으로 전자를 드브로이의 물질파로 생각해 보면 전자의 위치는 물질파의 파면에서 어느 순간에 어느 지점에 있는지를 알 수 없게 되기 때문에 전자는 보어가 주장하듯 특정한 궤도에서 원운동을 하고 있다고 볼 수 없게 된다.

원자핵주위를 돌고 있는 전자는 안정한 상태에만 존재할 수 있고 원자 내 전자는 핵에서 일정거리에 있는 궤도만을 회전한다. 이 궤도에서 일정에너지를 가지고 핵에서 멀어질수록 에너지가 커지나 주어진 궤도에 따라 회전하고 있는 한 전자는 전자파를 방출하지 않는다는 것이다. 이는 기존의 맥스웰(Maxwell)이 제시했던 전자는 회전하는 동안 가속되어 전자파를 낸다는 전자이론과 상반되는 것이다.

1884년에 발머(Johann Jakob Balmer, 1825~1898)는 수소기체가 내는 가시광선에 해당하는 스펙트럼(발머계열)의 발견 후에 라이먼과 파셴이 각각 수소가 내는 자외선과 적외선영역의 스펙트럼계열을 발견했다. 1913년 보어는 자신의 새로운 원자모형을 이용하여 수소원자가 내는 스펙트럼을 설명하려고 시도했다.

보어의 원자모형에 의하면 원자핵주위를 돌고 있는 전자궤도는 원자핵에서 먼 궤도일수록 큰 에너지를 갖는다. 따라서 전자가 안쪽궤도에서 바깥궤도로 가려면 에너지를 흡수해야 하고 바깥쪽궤도에서 안쪽궤도로 이동할 때는 빛의 형태로 에너지를 방출해야 한다. 이때 방출되는 에너지의 양 E는 두 궤도간의 에너지 차인 E_n(외측)- E_n'(내측)와 같다.

보어는 자신의 원자모형을 이용해 수소 원자가 내는 스펙트럼의 진동수를 설명해 내는데 성공했고 보어의 원자모형은 양자물리학으로 한 발짝 더 다가가는 중요한 이정표가 되었다.

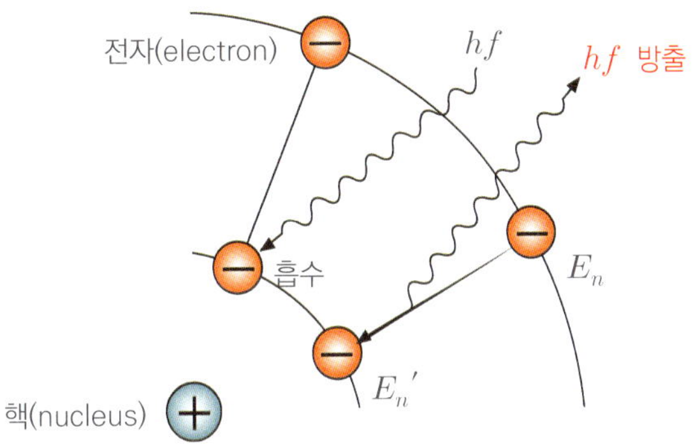

그림 2-5 보어의 원자모형

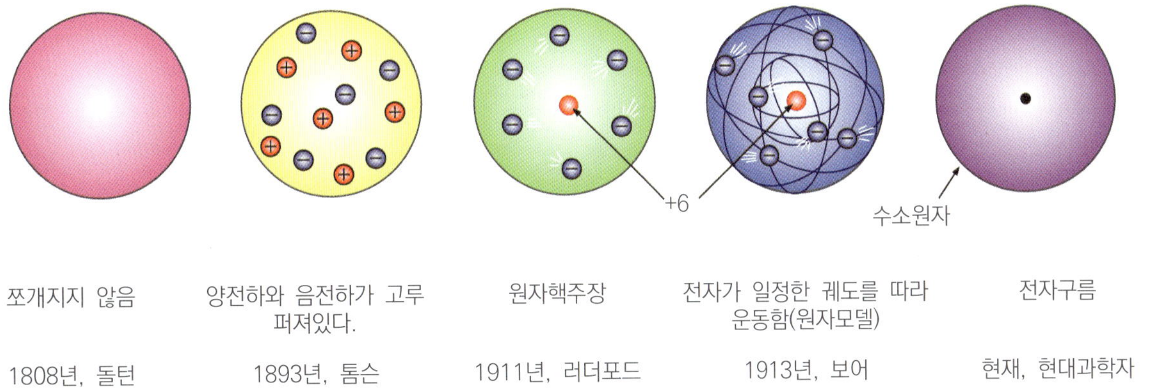

그림 2-6 원자모형의 변천사

일정한 에너지를 가지는 안정된 상태를 에너지준위라 하며 전자가 에너지를 얻거나 잃기 위해서는 한 에너지준위에서 다른 에너지준위로 건너뛰어야 한다.

에너지를 조금씩 얻거나 잃는 것이 아니라 두 에너지 준위의 차이에 해당하는 에너지를 한꺼번에 얻거나 잃어야 한다. 광양자형태로 방출되는 에너지 E는 $h\nu$와 같다($h\nu = E$). 전자는 빛을 방출하거나 흡수하여 에너지를 잃거나 얻는데 이때 전자가 방출하거나 흡수하는 빛의 진동수는 ν, 플랑크 상수를 h라면 다음과 같은 식이 성립한다.

$$h\nu = E_n - E_{n'} \tag{2-52}$$

h : 플랑크상수 (6.63 × 10^{-34} J · sec)

ν : 빛의 진동수(sec^{-1})

E_n : 높은 에너지 준위

$E_{n'}$: 낮은 에너지 준위

$\nu = \frac{c}{\lambda}$ (λ : 빛의 파장, c : 광속도)

E_n과 $E_{n'}$: 각 전자의 에너지 준위

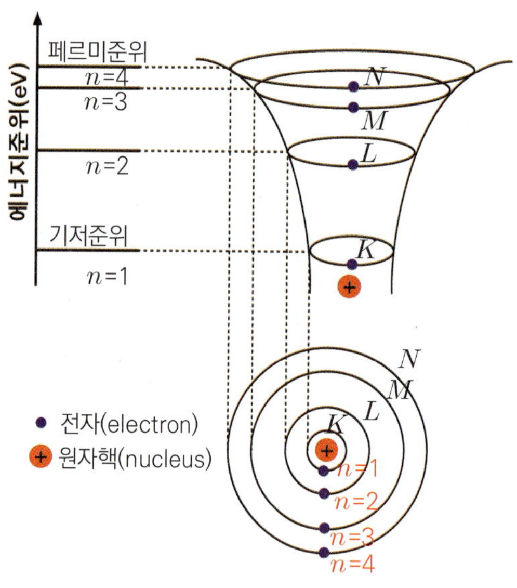

그림 2-7 보어의 원자모형(전자의 에너지준위)

방사능이나 방사선이라는 현상은 원자핵의 상태변화에 따르는 것으로 종래의 원자가 관여하는 현상과 전혀 다른 것이다.

- 현대적 원자모형

  Bohr : 핵과 궤도전자의 연결방법 제안

  → 전자는 궤도 안에서 안정 상태로 존재한다. 원심력 = 쿨롱력

  → 궤도에 채워질 수 있는 최대 전자수 : $2n^2$(개) (n : 주양자수)

  → 궤도 에너지 준위 : $-\frac{13.6}{n^2}\ eV$

보어는 원자에는 전자들이 에너지를 잃지 않고 운동할 수 있는 안전한 전자각(shell or electron orbit)이 있다고 하였고 핵과 가까운 곳에서부터 K, L, M, N...이란 이름을 붙였다. 각각 궤도의 전자각은 정수치(n = 1, 2, 3, 4....)를 갖는다. 또 각각의 전자각은 (2n-1)개의 sub-shell을 가지며 한 개의 sub-shell은 2개의 전자를 채울 수 있다. 그리고 n에 들어갈 수 있는 최대 전자수는 $2n^2$이다.

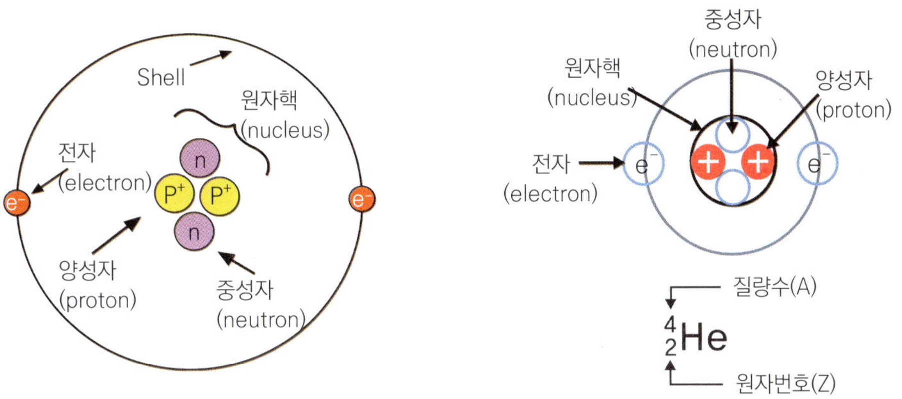

그림 2-8 원자와 헬륨원자의 구조

(1) 원자핵(Nucleus)

원자(atom)는 양성자(proton), 중성자(neutron), 전자(electron)로 구성된 3개의 기본입자로 특이한 성질을 갖는 원소(element)의 가장 작은 단위로 내측의 원자핵(nucleus)과 외측의 궤도전자에 위치하는 전자(electron)로 구성되어 있다. 원자핵은 양전하를 띠는 양성자(proton)와 전하가 없는 중성자(neutron)로 양자와 중성자는 원자 전체 질량의 대부분인 99.95%를 차지한다. 핵 속에는 강력한 결합에너지(binding energy)가 있으며, 이는 전기적 힘인 쿨롱력이 아닌 핵력(nuclear forces)이나 교환력으로 핵 내부 작은 아주 가까이에 밀착되어 있는 경우에만 작용하는 단거리력(10^{-13} cm 이내)이 있다.

(2) 양자(Proton)

1920년 러더포드(Rutherford)에 의해서 명명되고 모든 원자핵의 핵 내에 존재한다. 양자는 수소원자의 핵과 같은 기본적 입자로 전자와 부호가 반대인 양전하를 가지고 있다. 질량은 전자에 비해 1,836배가 무거운 1.672×10^{-24} g이다. 양자와 중성자의 질량은 거의 같으며 핵 내에 있는 양자수는 원자의 원자번호(Z)와 같다. 또한 양자와 중성자, 중성자와 중성자, 양자와 양자사이에 서로 작용하는 핵력이 모두 같으며 이러한 특성을 하전독립성이라 한다.

(3) 중성자(Neutron)

1932년 채드윅(Chadwick)에 의해서 확인된 중성자는 양성자와 매우 비슷한 기본입자로서 대부분 중성자 수는 양자보다 많고 핵 외부궤도에 있는 전자 수는 핵에 있는 양자수와 동일하다. 중성자(neutron)는 전기적으로 중성이기 때문에 전하는 없고 질량은 양자보다 조금 무거운 1.674×10^{-24} g이다.

표 2-13 양자, 중성자, 전자의 질량과 전하량

구분	정지질량(rest mass)			
	무게(kg)	원자질량(u)	질량수 및 전하량표시 $\left(^{질량수}_{전하량}p\right)$	에너지(MeV)
양성자(p)	1.673×10^{-27}	1.007277	^1_1p	938.278
중성자(n)	1.675×10^{-27}	1.008665	^1_0n	939.571
전　자(e)	9.109×10^{-31}	0.000548	$^0_{-1}e$	0.511

e = 1.60219×10^{-19} C(쿨롱, coulomb) = 4.80298×10^{-10} esu

(4) 전자(Electron)

1897년 톰슨(Thomson)에 의해서 발견된 전자는 밀도가 일정치 않은 상대적으로 엷게 퍼진 구름형태로 핵주위에 분포되어 핵 주위를 빠른 속도로 돌고 있는 입자이다. 전자(electron)는 원자부피의 대부분을 차지하고 음전하를 띠고 있으며, 그 양은 1.602 × 10^{-19} Coulomb, 정지질량은 9.1 × 10^{-28} g으로 양자의 1/1,836배이다. 특히 바깥궤도에 있는 전자는 원자의 전기적, 기계적, 화학적 및 열적성질의 대부분을 결정한다.

2) 원자번호와 질량수의 관계

자연에 존재하는 원자핵은 원자번호가 1인 수소(H)에서 92인 우라늄(U)에 이른다. 표기는 $^{A}_{Z}X_{N}$로 표시하며 A는 질량수, Z는 원자번호, N는 중성자수를 나타낸다. 원자번호와 질량수의 관계를 고려하여 정리한 핵종표시법(notation)은 다음과 같다.

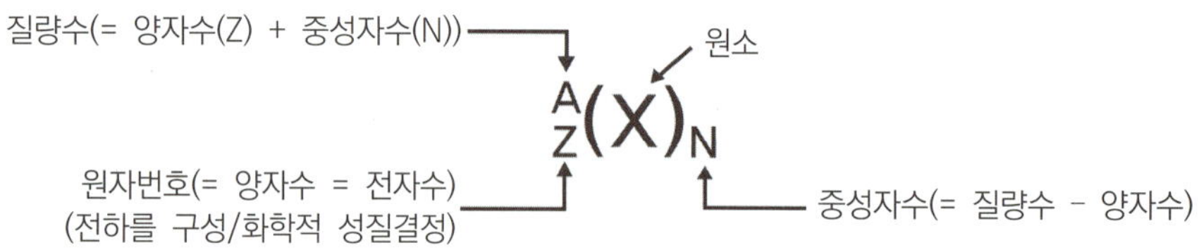

원소의 화학적 성질은 양성자와 전자의 수에 의해 결정된다. 양성자수를 원자번호라 하며 원소의 원자번호(Z)를 결정하는 것은 원자핵 속에 있는 양자(p)의 수 또는 외곽전자(e)의 수이다. 질량수(mass number; A)는 핵자의 총수와 같으며(A = Z + N) 양성자와 중성자의 합으로 결정된다.

예로 $^{23}_{11}Na_{12}$라면 원자핵에 중성자 12개와 양자 11개 그리고 전자는 11개이다.

원자번호는 원자핵반응에서 알고 있으므로 일반적으로 중성자수 N은 생략하여 ^{23}Na로 표시하여도 무방하다. 또한 원자핵의 안정성을 정하는 것은 중성자수/양자수의 비율(N/P비)이다. 어떤 범위 내에서는 안정하고 그 범위를 벗어나면 불안정해진다. 원자핵의 양성자와 중성자의 일정비율이 깨지게 되어 양성자 또는 중성자가 과다일 경우가 된다면 원자는 불안정하여 에너지를 방출하게 된다. 이때 발생되는 에너지가 방사선의 형태를 가지게 된다. 이 과정이 방사능붕괴이며 새로운 원자로 변한다.

3) 핵종(Nuclide)

어떤 원소의 원자번호가 같으면 원자핵 내의 질량수(중성자과잉)와 무관하게 화학적 성질이 같다. 원자핵 내에 중성자과잉의 결과 원자번호가 같고 질량수가 다른 핵종이 동위원소(isotope)이고 동위원소 중에서 방사선이 방출되는 원소를 방사성동위원소(radioisotope; RI)라 한다. 동위원소는 이들의 원소를 독립된 개념에서 양성자 및 중성자수에 의해 결정되는 원자 또는 원자핵의 종류를 핵종(nuclide)이라 한다.

예로 헬륨의 원자핵 $^{4}_{2}He_{2}$ 질소의 원자핵은 $^{14}_{7}N_{7}$이고 그 외 중성자는 $^{1}_{0}n$, 양성자는 $^{1}_{1}p$, 전자는 $^{0}_{-1}e$로 표기하기도 한다.

원자핵 중 붕괴를 통한 방사선을 방출하는 종류는 원자핵종에 따라 결정되는 것이 아니라 동일핵종이라도 질량수가 다른 원소에서 안정한 핵종과 붕괴하는 핵종으로 나누어진다.

예로 $^{238}_{92}U$은 안정핵종이지만 $^{235}_{92}U$는 방사성 붕괴하는 핵종이다.

이와 같은 핵종을 방사성동위원소(radioisotope)라 한다. 즉 동위원소중 양성자수가 같고 중성자수가 다른 원소이다. 이는 같은 원소이면서 원자번호(Z)가 같고 질량수(A)가 서로 다른 핵종으로 동위원소(isotope) 또는 동위체라 하고 화학적 성질이 같은 원소이다.

예로 $^{125}_{53}I$, $^{127}_{53}I$, $^{131}_{53}I$, ^{127}Xe, ^{125}Xe, ^{133}Xe 등이 이에 속한다.

동중원소(isobar) 또는 동중체는 원자번호(Z)는 서로 다르나 질량수(A)가 같은 핵종으로 원소의 화학적 성질이 다른 원소로 $^{131}_{53}I$, $^{131}_{54}Xe$, $^{131}_{55}Cs$, ^{127}I, ^{127}Xe, ^{127}Te 등이다.

동중성자핵(isotone)은 원자번호(Z)가 서로 다르고 중성자수(A - Z = N)는 같은 핵종으로 화학적 성질이 다른 핵종으로 $^{53}_{24}Cr_{29}$, $^{54}_{25}Mn_{29}$, $^{55}_{26}Fe_{29}$, $^{131}_{53}I$, $^{132}_{54}Xe$, $^{133}_{55}Cs$ 등을 동중성자체라고도 한다.

표 2-14 동위원소, 동중원소, 동중성자 핵(핵가족, nuclear family)의 특성

구 분	원자번호 Z	질량수 A(Z+N)	중성자수 N	화학적인 성질
동위원소(isotope)	같 다	다르다	다르다	같 다
동중원소(isobar)	다르다	같 다	다르다	다르다
동중성자핵(isotone)	다르다	다르다	같 다	다르다
핵이성체(isomer)	같 다	같 다	같 다	준안정상태(m)

* 준안정 상태(metastable state; m): 정상적인 들뜬 상태보다는 수명이 길고, 안정한 에너지 상태인 바닥 상태보다는 수명이 짧은 원자, 원자핵 또는 다른 계의 독특한 들뜬 상태.

핵의 에너지상태만 다른 핵종으로 에너지 차이에 의해서 핵이 여기상태에 있으면서 γ선을 방출하거나 내부전환전자 방출에 의해 낮은 에너지 준위로 떨어지는데 이때 반감기가 10^{-19} sec 정도로 길어져 측정 가능한 상태에 있는 에너지 준위가 다른 2종 이상의 핵종이 존재할 때 이들은 서로 핵이성체(isomer)라 하고 질량수 옆에 m을 붙여 구분한다.

핵이성체(isomer)는 원자번호와 질량수가 동일하나 에너지상태만 다른 핵종으로 에너지 차이에 의하여 여기상태의 핵이 기저상태로 돌아가면서 감마선을 방출한다. 즉 핵이성체는 다른 모든 특성은 서로 동일하고 단지 핵의 에너지 준위만 다른 ^{99}Tc, ^{99m}Tc 등의 핵종이다.

이와 같이 서로 다른 핵종이라도 비슷한 특성을 가진 동위원소를 핵가족(nuclear family)이라 하고 이러한 동위원소 중 방사능을 가지고 있는 것을 방사성동위원소(radioactive isotope; RI), 방사능을 가지고 있지 않은 핵종을 안정동위원소라 하며 핵종 중 방사선을 방출하는 것을 방사성핵종이라 한다.

표 2-15 전자, 양자 및 중성자의 질량과 전하

종류	기호	핵자의 질량과 에너지			전하
		u(amu)	kg	MeV	
전자	e	5.48580×10^{-4} (0.000549)	9.10954×10^{-31}	0.5110	-e
양자	p	1.0072765	1.672650×10^{-27}	938.280	+e
중성자	n	1.0086650	1.674955×10^{-27}	939.573	0

* 1 u = 1.6605665×10^{-27} kg = 931.5016 MeV
* 1 e = 1.60219×10^{-19} C = 4.8030×10^{-10} esu
* 1 amu = 중성자 6개, 양자 6개로 되어 있는 탄소(^{12}C)원자 질량의 1/12로 정의

동위원소(isotope)는 원자번호가 같고 질량수가 다른 즉 양자의 수가 같고 중성자수가 다른 핵종으로 ^{123}I, ^{125}I, ^{127}I, ^{131}I과 같은 핵종이다. 이와 같이 옥소와 같은 핵종은 원소주기율표상 원소를 원자번호 순으로 나열했을 때 같은 위치에 존재하기 때문에 동위원소라 한다. 따라서 동위원소는 핵외 궤도전자 수와 같기 때문에 화학적 성질이 동

일하다. 동위원소 중에서 ${}^{127}I$는 안정동위원소지만 ${}^{123}I$, ${}^{125}I$, ${}^{131}I$은 불안정동위원소로 방사선을 방출한다.

이처럼 불안정한 원자핵(방사성동위원소)이 자연적으로 α선, β선, 또는 γ선 등의 방사선을 방출하고 보다 안정한 원자핵으로 변하는 것을 방사성붕괴라 하고 간단히 붕괴라고도 한다. 방사성동위원소는 방사선을 방출하면서 붕괴하는 성질을 제외하고는 같은 원소의 안정동위원소와 화학적, 물리적 또는 생물학적 성질은 동일하다.

표 2-16 동위원소, 동중원소, 동중성자핵 및 핵이성체의 예

예		질량수 (A)	원자번호 (Z)	중성자수 (N)
동위원소	${}^{131}_{53}I$	131	53	78
	${}^{127}_{53}I$	127	53	74
	${}^{125}_{53}I$	125	53	72
	${}^{123}_{53}I$	123	53	70
동중성자핵	${}^{53}_{24}Cr$	53	24	29
	${}^{54}_{25}Mn$	54	25	29
	${}^{56}_{26}Fe$	55	26	29
	${}^{56}_{27}Co$	56	27	29
	${}^{57}_{28}Ni$	57	28	29

예		질량수 (A)	원자번호 (Z)	중성자수 (N)
동중원소	${}^{131}_{53}I$	131	53	78
	${}^{131}_{54}Xe$	131	54	77
	${}^{131}_{55}Cs$	131	55	76
	${}^{131}_{56}Ba$	131	56	75
핵이성체	${}^{99m}_{43}Tc$	99	43	56
	${}^{99}_{43}Tc$	99	43	56
	${}^{113m}_{49}In$	113	49	64
	${}^{113}_{49}In$	113	49	64
	${}^{113m}_{54}Xe$	133	54	79
	${}^{113}_{54}Xe$	133	54	79

3. 방사선(Radiation)과 방사능(Radioactivity)

원자핵 중에는 안정하여 영구불변한 것이 있는가 하면 에너지상태 또는 핵자구성비가 불안정해서 방사선을 방출하여 안정된 상태로 이행하려는 핵종이 있다. 이와 같은 성질을 방사능(radioactivity)이라 하며 이러한 성질을 가진 핵종을 방사성핵종(radionuclide) 또는 방사성동위원소(radioisotope)라 한다.

방사선붕괴는 방사성동위원소가 일정하게 방사능을 소실하는 현상을 말하며 반응 중 α선, β선, γ선의 형태로 에너지가 방출되고 이 반응은 온도, 압력 또는 화학적조건 등에 전혀 영향을 받지 않는다. 핵의학에서 가장 중요한 에너지 방출형태는 주로 감마선(γ)과 베타선(β)으로 핵의학영상에서는 감마선(γ)이, 방사성동위원소 치료에는 베타선(β선, 예 : ${}^{131}I$, ${}^{32}P$)이 주로 이용된다.

1) 방사선(Radiation)

방사선이란 물질을 전리(ionizing) 및 비전리(nonionizing) 또는 원자의 크기보다 작은입자 혹은 진동을 가진 파가 어떠한 공간(진공포함)을 전파할 수 있는 상태를 말하며 방사선을 대별하면 전리방사선(ionizing radiation)과 비전리방사선(nonionizing radiation)으로 나눌 수 있다. 전리와 비전리방사선의 구별은 상온에서 자유공기를 전리시킬 수 있는 능력에 의하여 결정된다.

전리방사선은 다시 직접전리방사선과 간접전리방사선으로 나뉘며 이들은 충분한 에너지를 갖는 하전입자들로 정의된다. 직접전리성 입자는 대전소립자와 복합인자로 분리되며 이들은 다시 대전경립자, 대전중간자, 대전중입자, 중양자, 삼중양자, 헬륨 핵과 핵분열에 의한 파편 등이 있다.

간접전리성 입자는 상호작용에 의하여 직접전리입자를 방출시키거나 핵반응을 할 수 있는 비하전입자들로 정의하고 있으며 이들은 중성소입자와 광자로 분리되고 중성경입자, 중성중간자, 중성중입자는 중성소입자에 속하며 엑스선, γ선은 광자에 포함된다. 이와 같이 전자기파 또는 입자선 중 직접 또는 간접으로 공기 또는 물질을 전리하는 능력을 가진 것을 말한다.

일반적으로 방사선이라 함은 이온화(ionization)를 일으킬 수 있는 전리방사선(ionizing radiation)만을 통칭한다.

(1) 전리방사선(Ionizing Radiation)

물질과 작용하여 직접 또는 간접적으로 전리를 일으키는 성질을 가지고 있다. 비교적 에너지가 높아 물질 내에서 물질을 구성하는 원자를 +이온과 전자로 분리시키는 능력이 있는 방사선으로 α입자, β입자, γ선, 엑스선, 중성자 등이 있고 핵의학에서 이용되는 방사선은 γ선, 특성엑스선 및 β^+선(양전자, positron), β선(β^-선) 등이다.

전리는 방사선이 물질 속을 통과 할 때 원자의 궤도전자를 밖으로 끌어내는 현상이다. 전기적으로 중성이였던 원자는 양(+)이온이 되고 튀어나온 전자가 큰 에너지를 가지고 있는 경우에는 또 다시 원자 또는 분자를 전리시키면서 점차 에너지를 상실하여 전리능력이 없어지면 중성인 원자나 분자에 달라붙어 음(-)이온을 만든다.

(2) 비 전리방사선(Nonionizing Radiation)

물질 내에서 이온을 만들지 못하거나 에너지를 전달하는 방사선으로 일상생활에서 많이 사용되고 있다. 예를 들면 적외선, 자외선, 가시광선, 마이크로웨이브, 중파, 단파 등이 있다. 전자파의 파장이 짧을수록 광자의 에너지가 크고 입자라 할 수 있는 성질이 강하게 나타난다.

* 전리 : 자신의 에너지를 잃는 것(에너지방출)
* 여기 : 외부에서 에너지를 잃는 것(에너지 흡수)
* 저지능(stop power) : 단위질량당 손실량(erg/cm)
* 비정(range; R) : 하전입자가 완전히 정지할 때까지의 거리(cm)
* 비전리(specific ionization) : 전리입자의 비정을 따라서 단위길이당 생성되는 이온쌍의 수로 표시

표 2-17 방사선종류의 분류

전리 방사선	전자파	감마(γ)선, 엑스선 등
	고속입자선	알파(α)선, 베타(β)선, 양성자선, 중성자선 등
비전리 방사선		적외선, 자외선, 전파, 가시광선 등

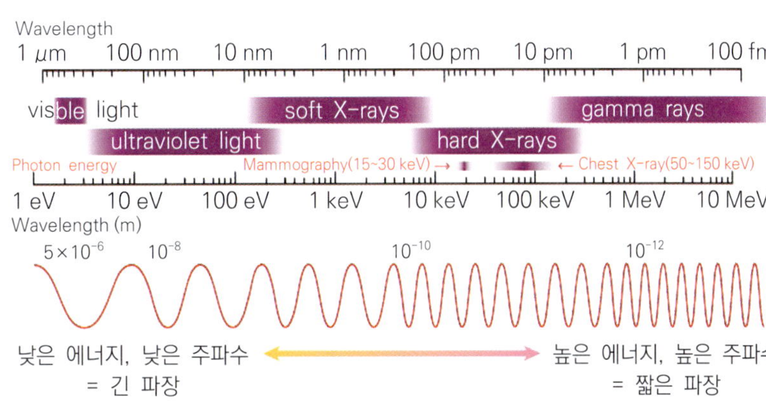

그림 2-9 전자기파 방사선 스펙트럼

표 2-18 전리 방사선의 분류

<table>
<tr><td>전자(e)</td><td>대전경입자
(lepton)</td><td rowspan="3">대전소립자</td><td rowspan="4">직접전리성 입자</td></tr>
<tr><td>π중간자(π)
K입자(K)
ρ입자(ρ)</td><td>대전중간자
(meson)</td></tr>
<tr><td>양자(q)
Σ입자(Σ)
Δ입자(Δ)</td><td>대전중입자
(varion)</td></tr>
<tr><td colspan="2">중양자(d)
3중양자(t)
He핵(α)
반도핵
분열물</td><td>복합인자</td></tr>
<tr><td>중성미자(ν)</td><td>중성경입자</td><td rowspan="3">중성소립자</td><td rowspan="5">간접전리성 입자</td></tr>
<tr><td>중성π중간자(π^o)
중성K입자(K^o)
중성ρ입자(ρ^o)</td><td>중성중간자</td></tr>
<tr><td>중성자(n)
Δ입자(Δ)
중성Σ입자(Σo)
중성Ξ입자(Ξ)</td><td>중성중간자

중성중입자</td></tr>
<tr><td>특성엑스선
제동엑스선</td><td>X 선</td><td rowspan="2">광자</td></tr>
<tr><td>붕괴γ선
소멸γ선</td><td>γ 선</td></tr>
</table>

표 2-19 이온화 방사선표기 및 질량수와 전하수 관계

<table>
<tr><th></th><th>구분</th><th>명칭</th><th>기호 및 표기</th><th>질량수</th><th>전하수</th></tr>
<tr><td rowspan="10">이온화
(전리)
방사선</td><td rowspan="7">하전입자선
(직접전리방사선)</td><td>α선</td><td>α</td><td>4</td><td>+2</td></tr>
<tr><td>β선</td><td>β^-</td><td>0</td><td>−1</td></tr>
<tr><td>양전자선</td><td>β^+</td><td>0</td><td>+1</td></tr>
<tr><td>양자선</td><td>p</td><td>1</td><td>+1</td></tr>
<tr><td>중양자선</td><td>d</td><td>2</td><td>+1</td></tr>
<tr><td rowspan="2">핵분열편</td><td>경</td><td>~ 95</td><td>+20</td></tr>
<tr><td>중</td><td>~ 135</td><td>+22</td></tr>
<tr><td rowspan="3">비하전입자선
(간접전리방사선)</td><td>γ선</td><td>γ</td><td>0</td><td>0</td></tr>
<tr><td>엑스선</td><td>X</td><td>0</td><td>0</td></tr>
<tr><td>중성자선(속중성자선, 열중성자선)</td><td>n</td><td>1</td><td>0</td></tr>
</table>

표 2-20 방사선의 종류별 특성

종류	형태	투과력	전리작용	형광작용	사진작용
α선	알파입자의 흐름	소	대	대	대
β선	전자의 흐름	중	중	중	중
γ선, 엑스선	전자기파	대	소	소	소
중성자선	중성자의 흐름	대	소	소	소

(3) 방사선원별 분류

방사선원은 방사선을 내는 방사성동위원소와 방사선발생장치로 구분할 수 있으며 그 특성은 각각 다음과 같다.

① 방사성동위원소(radioisotope / radioactive isotope)

방사성핵종을 함유하고 있는 물질을 말하며, 방사성핵종이란 원자핵 또는 원자의 에너지 상태가 불안정하여 외부로 에너지를 방출(방사선)하는 핵종이다. 방사성핵종의 종류로는 ^{3}H, ^{14}C, ^{60}Co, ^{131}I, ^{195}Ir, ^{125}U 등이 있다. 방사성핵종이 붕괴하면서 방사선을 내는 성질은 그 핵종 고유의 본성이므로 인위적으로 제어하기 어렵다. 방사성 핵종을 함유하고 있는 방사성 물질을 태우거나 분쇄하는 등 화학적 물리적 작용을 가하더라도 방사성이 변화되지 않고 항상 방사선이 방출되고 있다.

자연환경에 있는 모든 물질은 미량의 천연방사성핵종을 함유하고 있어 많은 물질이 방사성물질로 간주되나 원자력법 등 관련규정에는 일정한 함량이상 함유한 물질만 방사성물질 혹은 방사성동위원소로 본다.

② 방사선발생장치

하전입자를 가속하는 등의 방법으로 인위적으로 방사선을 발생하도록 만든 장치를 말하며 엑스선 발생장치, 원자로, 입자가속기(사이클로트론, 베타트론) 등이 있다. 엑스선 발생장치의 경우 전기에너지를 방사선에너지로 변환하는 장치이므로 전원을 차단하면 방사선의 방출은 중단된다.

2) 방사능(Radioactivity)

자연계에 존재하는 원소 중 원자번호가 작은 핵종은 거의 안정되어 있지만 원자번호가 83인 Bismuth(Bi) 이상 핵종은 모두 불안정하며, 이들 핵종은 붕괴(decay)과정을 거쳐 안정화하려는 성질을 가지고 있다. 이들은 붕괴하는 동안 방사선을 방출한다. 이러한 성질을 방사능(radioactivity)이라 하고 방사능을 가진 핵종을 방사성핵종(radionuclide) 또는 방사성원소(radioactive element) 혹은 방사성동위원소(radioisotope)라 한다.

(1) 붕괴의 지수법칙(Exponential Law)

물질의 방사능은 그 물질을 구성하고 있는 원자핵의 단위시간당 붕괴하는 원자수로 표현된다. 현재의 원자 수를 N이라면 방사능은

$$R = -\frac{dN}{dt} \tag{2-53}$$

여기서 $\frac{dN}{dt}$은 본래 음(-)이므로, "-"부호를 붙여 결국 방사능은 양(+)의 값을 가지게 된다.

만일 방사성원소의 원자가 많이 있다면 어느 짧은 시간간격 dt 사이에 붕괴하는 평균 원자수 dN은 그 시간 t에 존재한 원자 수에 비례한다. 즉,

$$dN \propto -Ndt \tag{2-54}$$

시간이 경과함에 따라 원자수 N이 감소함으로 음(-)의 부호를 붙여야 한다. $dN \propto -Ndt$에서 비례상수 λ를 도입하여 고쳐 쓰면

$$dN = -\lambda N dt \tag{2-55}$$

에서 $t=0$일 때 원자수를 N_0로 하고 적분하면

$$N = N_0 e^{-\lambda t} \tag{2-56}$$

를 얻는다. 여기서 N_0는 시간간격 $t=0$일 때 존재하는 원자핵의 수를 나타낸다. e는 자연대수 밑 2.718.....이다.

임의로 주어진 방사성 물질의 원자 수는 다른 원자를 첨가하지 않은 한 시간이 지남에 따라 지수함수적 감소상태를 보여준다. 그러므로 식의 $N = N_0 e^{-\lambda t}$을 방사성 붕괴의 지수 법칙이라 한다.

(2) 반감기(Half Life; T, $T_{1/2}$)

방사성 붕괴(radioactive decay)에 있어 방사능이 초기 원자수의 반으로 감소되는 시간을 반감기라고 한다. 각 핵종은 특유의 붕괴상수(decay constant; λ)를 갖고 있으며 유효반감기와의 상호관계는 다음과 같다.

$$\lambda = \frac{\ln 2}{T} \text{ 혹은 } = \frac{0.693}{T} \quad (* \ln 2 = 0.693147) \tag{2-57}$$

① 물리적 반감기(Physical Half Life; $T_{1/2}$ or T_p)

물리적 반감기는 방사성핵종의 수명과 관련된 지표로 많이 쓰인다. 방사성동위원소는 붕괴에 의해 지수 함수적으로 감소한다. 이처럼 특정 방사성 물질의 원자수가 스스로 붕괴하여 물리적 현상에 의해 방사능이 절반으로 감약되는데 필요한 시간 즉, 최초의 방사성 원소의 반감기 T는 최초의 원자수가 반(1/2)으로 줄어드는데 소요된 시간(physical half life, $T_{1/2}$)으로 정의된다.

식의 $N = N_0 e^{-\lambda t}$에서 $N/N = 0.5$와 $t = T$로 놓으면,

$$0.5 = e^{-\lambda T} \tag{2-58}$$

이다.

식 $0.5 = e^{-\lambda T}$의 양변에 자연대수(ln)를 적용하면, ln 0.5 = -0.693과 $\ln e^{-\lambda T} = -\lambda T$

$\ln e = -\lambda T$로 다음과 같은 식을 얻는다. 즉,

$$T = \frac{0.693}{\lambda} \tag{2-59}$$

반감기와 붕괴상수의 관계에서 핵자수 $N(t)$의 시간에 대한 변화는 자신에 비례함으로

$$\frac{dN}{dt} = -\lambda N \quad \Rightarrow \quad \frac{dN}{N} = -\lambda dt \tag{2-60}$$

$$\therefore N(t) = N_0 e^{-\lambda t} \tag{2-61}$$

λ : 붕괴상수(decay constant)

$N = N_0 e^{-\lambda t}$은 다음과 같이 쓸 수 있다.

$$N = N_0 e^{-0.693 t/T} \tag{2-62}$$

λ가 크면 비교적 같은 시간에 많이 붕괴된다. 반감기(half life; T)는 $T(T_{1/2}) \equiv$ 방사능물질이 붕괴하여 반(1/2)이 남게 되는 시간으로

$$N(t = T_{1/2}) \equiv \frac{N_0}{2} \equiv N_0 e^{-\lambda T_{1/2}} \Leftrightarrow e^{\lambda T_{1/2}} = 2 \Leftrightarrow \lambda T_{1/2} = \ln 2 = 0.693 \tag{2-63}$$

$$\therefore\ T(T_{1/2}) = \frac{\ln 2}{\lambda} \quad \text{즉 } T(T_{1/2}) = \frac{0.693}{\lambda} \text{이다.} \tag{2-64}$$

N_0: 최초 t = 0일 때 존재하는 방사성 핵종의 원자 수

N : t 시간경과 후 붕괴되지 않고 남아있는 원자 수

λ : 붕괴상수(decay constant)

t : 경과시간

그림 2-10 식의 $N = N_0 e^{-0.693t/T}$에서 주어진 N과 t와의 관계를 나타낸 것이다. 반감기의 n배가 지난 후 그때 남아 있는 방사성 원자의 수는 다음과 같다.

$$N = \left(\frac{1}{2}\right)^n N_0 \tag{2-65}$$

T의 시간이 지나면 반(1/2)만 남고 $2T$이면, 또 그때의 반(1/2)이 남게 되므로 원래 수의 1/4이 남아있게 된다. 따라서 물질에 따라 λ가 다르므로 물리적 반감기도 ^{14}C: 5570년, ^{131}I: 8일, ^{99m}Tc: 6시간, ^{15}O: 2분 등으로 각각의 핵종마다 고유한 값을 갖는다.

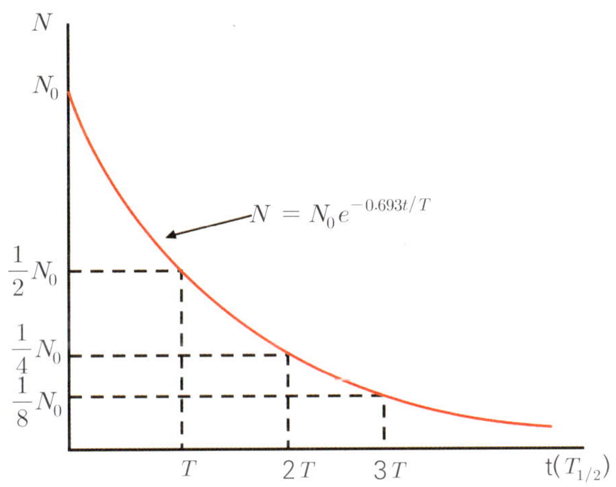

그림 2-10 방사성 붕괴지수법칙

② 생물학적 반감기(Biological Half Life; T_b)

방사성핵종이 생체 내 투여되었을 때 생물의 기관, 조직 또는 개체 속에 존재하는 투여된 방사성의약품이 생물학적 과정에서 투여량의 절반이 체외로 배출되는데 걸리는 시간이다. 즉, 방사성의약품의 체내 잔존량이 1/2이 되는데 필요한 시간이다. 생물학적 반감기는 동일한 방사성동위원소에서도 표지화합물의 물리, 화학적 특성에 따라 생체에서 다른 대사과정을 거치므로 다른 값을 나타낸다.

$$T_b = \frac{Tp \times Teff}{Tp - Teff} \tag{2-66}$$

③ 유효반감기(Effective Half Life; T_{eff})

생체 내에 실제로 존재하는 방사성동위원소 량이 1/2로 감소할 때까지의 시간으로 어떤 방사성동위원소가 체내에 들어와서 붕괴(radioactive decay)와 생물학적 배설(biologic elimination)에 의한 손실 등으로 인하여 반으로 줄어드는데 걸리는 시간이다. 유효반감기는 물리적 반감기와 생물학적 반감기를 함께 고려한 반감기로 내부피폭 평가에 중요하며 T_{eff}, T_p 및 T_b사이에는 다음과 같은 식이 성립된다.

유효 붕괴율은 물리적 붕괴율과 생물학적 붕괴율을 합한 값으로

$\lambda_e = \lambda_p + \lambda_b$ 로 $\lambda = \dfrac{0.693}{T_{1/2}}$을 대입하면

$$\frac{0.693}{T_{eff}} = \frac{0.693}{T_p} + \frac{0.693}{T_b} \tag{2-67}$$

이다. 식에서

$$\frac{1}{T_{eff}} = \frac{1}{T_p} + \frac{1}{T_b} \text{ 또는 } T_{eff} = \frac{T_p \times T_b}{T_p + T_b} \tag{2-68}$$

가 된다. 따라서 T_{eff}는 항상 T_p, T_b보다 짧다. 이식은 붕괴상수의 합으로부터 유도된다.

(3) 방사능 강도(A)

방사능강도는 방사성붕괴를 일으키는 정도를 단위시간당 얼마만큼의 방사성 붕괴가 일어났는지 정량적으로 나타내준다. 방사성동위원소 N개를 가진 표본을 가정하면 시간당 표본 내 방사성붕괴를 일으키는 원소의 수는 표본 내 방사성동위원소 수에 비례한다.

$$\frac{\Delta N}{\Delta t} = -\lambda N (\lambda \text{ :단위시간당 붕괴확률}) \tag{2-69}$$

즉, 일정시간(Δt) 내에 붕괴하는 방사선수는 표본 내 방사성동위원소 수에 비례함을 보여준다. 이는 방사성 동위원소의 시간당 변화율은 방사성동위원소 수에 비례하며 이때 비례상수는 붕괴상수로

$$\frac{dN}{dt} = -\lambda N \tag{2-70}$$

로 표현될 수 있다.

$$N_t = N_0 e^{-\lambda t} \tag{2-71}$$

N_t: 어떤 시간에 있어서 원자 수

N_0 : 최초 존재하는 원자 수

e : 자연대수의 base(2.718)

λ : 붕괴상수(decay constant)

t : 경과시간

"-"은 원자 수의 감소를 의미하며 $\lambda = \frac{-0.693}{T_{1/2}}$이다.

따라서 $N_t = N_0 e^{-\lambda t}$에서

$$N_t = N_0 e^{\frac{-0.693t}{T_{1/2}}} \tag{2-72}$$

가 된다.

방사능은 방사성동위원소의 수에 비례상수 λ를 곱해 줌으로써 얻을 수 있다. 일정량의 방사성물질이 단위시간 내에 붕괴하는 수이며 처음의 방사능의 강도를 A_0, t시간 후에 강도를 A_t라면,

$$A_t = \lambda N t = \lambda N_0 e^{-\lambda t} = A_0 e^{-\lambda t} \tag{2-73}$$

A_t : 경과된 시간 이후의 방사능

A_0 : 최초 방사능

물리적 반감기를 $T(T_{1/2})$라 하면 식 $A_t = A_0 e^{-\lambda t}$은

$$A_t = A_0 \left(\frac{1}{2}\right)^{\frac{t}{T}} \tag{2-74}$$

로 초기 방사능 A_0라고 한다면 t시간이 지난 후 방사능은 A_t가 된다.

또한 방사능의 강도 단위로 Ci; dps(disintegrated per second)로 나타내며, 1 Ci의 정의는

$1\ Ci = 3.7 \times 10^{10}\ dps = 3.7 \times 10^{10}\ Bq(1\ Bq = s^{-1})$

으로 구 단위이며 SI 단위의 Bq(becquerel)이 사용된다.

예) 3월 14일 정오 12시에 10 mCi(370 MBq)의 방사능을 가지고 있는 ^{131}I이 있다. 이 핵종의 방사능이 3월 16일 오후 2시에는 얼마인가?

$$A_0 = 10\ mCi$$
$$t = 50\ hr$$
$$T_p = 8.1\text{일}\ (194\text{시간})\ (Unit : t = T_p)$$

$$A_t = A_0 e^{\frac{-0.693t}{T_{1/2}}} \text{에서} \quad = 10\ mCi \times e^{-0.693\frac{50\text{시간}}{194\text{시간}}} = 10 \times e^{-\frac{34.65}{194}}$$
$$= 10 \times e^{-0.18^*} = 10 \times 0.84 = 8.4\ mCi\ (310.8\ MBq)$$

(※ 참고: e = 2.71828183)

(4) 방사성 붕괴(Radioactive Decay)

방사성붕괴라는 용어는 1900년대 초에 생겨난 것으로 방사성원소가 일정하게 방사성을 소실한다는 관찰에서 비롯되었다. 이 반응 중에 에너지가 방출될 수 있으며 이 반응은 온도, 압력 또는 화학적 조건 등에 전혀 영향을 받지 않는다. 방사성원소는 방사선을 방출하여 별개의 원자핵으로 변하는 성질을 가지고 있으며 이러한 현상을 방사성붕괴(radioactive decay)라 한다. 주로 α붕괴(α-decay), β붕괴(β-decay) 및 γ붕괴(γ-decay)가 있다.

- 원자핵에서 방출되는 것 : α선, β선, γ선, 중성미자, 중성자선, 양자선
- 원자핵과 원자에 의한 것 : 연속 엑스선, 내부전환전자
- 원자에서 방출되는 것 : 특성 엑스선, 오제전자

〈참고〉 α선, β선, 중성자선, 양자선방출 후에 원자핵의 변환(Z의 변화)이 있다. 중성미자는 β선과 함께 방출된다.

표 2-21 방사선의 종류에 따른 투과력

방사선/특징	공기 중 이동거리	피부 투과정도	이온화(개/세포)
α선	4.5 cm	0.005 cm	40,000
β선(평균)	330 cm	0.36 cm	100
γ선	투과	투과	1

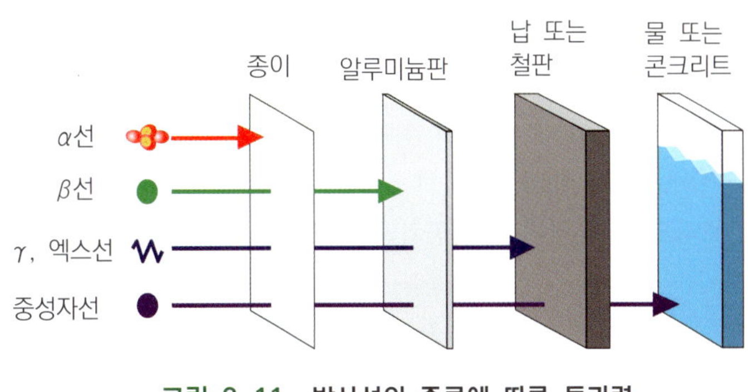

그림 2-11 방사선의 종류에 따른 투과력

핵종의 붕괴에는 알파전이(alpha transitions), 동중원소 전이(isobaric transitions)인 베타(β^-)와 베타(β^+)의 베타방출(beta emission), 이성체전이(isomeric transitions)의 여기상태전이(exited state transitions), 안정상태전이(metastable state transitions), 전자포획(electron capture; EC), 오제(Auger)효과, γ선의 방출과 내부전환(internal conversion)으로 구분하여 모핵종에서 자핵종이 기저상태로 전환되는 과정의 특징을 살펴보면 다음과 같다.

① 알파전이(Alpha Transitions)

알파전이(alpha transitions)는 원자번호가 82이상 원자에서 주로 일어나며 방사성 붕괴는

$$ {}^{A}_{Z}X \rightarrow {}^{A-4}_{Z-2}Y + {}^{4}_{2}He(\alpha) + Q + (\gamma) \quad (2\text{-}75)$$

식에 의해 헬륨(${}^{4}_{2}He$) 원자핵과 같이 양성자와 중성자가 각각 2개씩 뭉친 것으로 +2의 전기를 띠며 알파(α)입자는 핵자로부터 떨어져 나간다. 알파(α)붕괴는 원자핵에서 α입자(He의 원자핵)가 방출되는 것으로 그 결과 발생하는 딸핵종은 원자번호는 2, 질량수는 4 줄어든다. 알파입자는 질량이 크기 때문에 공기 속 주행거리가 전자에 비해 매우 짧고 비정은 수십 cm이다. 공기 이외 물질에서는 원자의 조밀구조 때문에 충돌이 많아져서 에너지의 손실도 크고 충돌에 의해서도 물질 내에서 직진하며 조직 내에서 비정은 수십 분의 일 mm로 투과력이 약하여 종이 한 장으로도 투과를 막을 수 있다. 이와 같이 공기 중에서는 수 cm 정도, 조직 내에서는 수십 분의 일 mm로 비정이 짧으므로 피폭 외에도 체외측정 불가능함으로 의료영상목적에도 부적합하다.

이처럼 알파입자는 Ra, U, Th 등의 원소와 같이 무거운 원자핵, 즉 질량수가 큰 원자핵이 붕괴할 때 방출되는 입자(${}^{4}_{2}He$)의 흐름으로 원자핵으로부터 방출한 고속의 원자핵이다. 에너지는 4 ~ 10 MeV의 선스펙트럼을 나타낸다.

물질 투과시 이온화 능력이 강해 풍부한 이온쌍을 형성하고 반감기가 길고 외부 피폭보다 호흡 등으로 인한 내부피폭시 이온화 능력이 크므로 위험하다. 따라서 의료용 방사성핵종으로 부적합하다.

식 2-75에서

$$ {}^{A}_{Z}X \rightarrow {}^{A-4}_{Z-2}Y + {}^{4}_{2}He(\alpha) + Q + (\gamma) $$

X : 모핵종

Y : 낭핵종

Q : 방출된 에너지로 알파(α)입자의 운동에너지와 반발 낭핵종의 에너지이다.

붕괴에 의하여 방출된 에너지는 $\{M_{z,n} - (M_{Z-2,N-2} + M_\alpha)\}C^2 = Q$로 나타난다(Z : 양자수, N : 중성자수).

붕괴 전·후 운동량 보존법칙에 의하여

$$ \frac{1}{2}mv^2 + \frac{1}{2}MV^2 = Q \quad (2\text{-}76)$$

$$ mv = MV \quad (2\text{-}77)$$

m : 알파(α)입자의 질량

M : 낭핵종의 질량

v : V는 붕괴 후의 알파(α)입자, 낭핵종의 속도

위의 식에서

$$ \frac{1}{2}mv^2 = \frac{Q}{1+(m/M)} \quad (2\text{-}78)$$

로 되어 α입자의 에너지는 Q보다도 약간 적어진다. 붕괴할 때 낭핵종이 여기에서 안정상태로 될 때 γ선을 방출한다.

예 : ${}^{226}_{88}Ra \rightarrow {}^{222}_{86}Rn + \alpha({}^{4}_{2}He)$ ${}^{210}_{84}Po \rightarrow {}^{206}_{82}Pb + {}^{4}_{2}He(\alpha)$

그림 2-12 알파(α)붕괴의 예로서

$$^{226}_{88}Ra \rightarrow ^{222}_{86}Rn + \alpha(^{4}_{2}He) + \gamma$$

4.74 MeV(94.5%)　　0.18 MeV(3.5%)

4.601 MeV(5.5%)로 붕괴도(decay scheme)를 그림 2-12와 같이 나타낸다. 이와 같이 알파전이는 전이 이후 기저상태의 딸핵종이 생성되거나 여기상태의 딸핵종이 생겼다 곧바로 감마선을 방출하여 기저상태로 돌아온다.

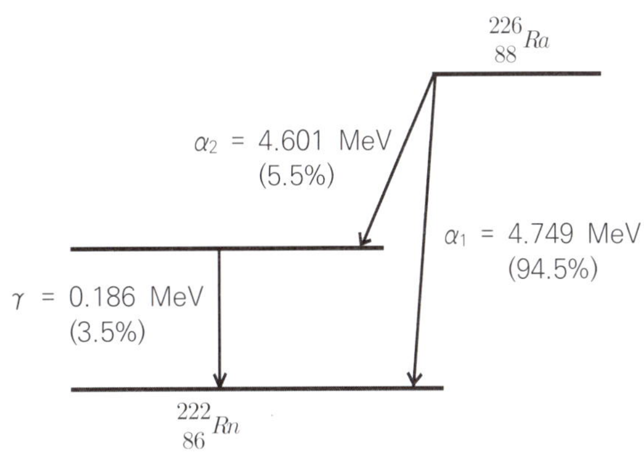

그림 2-12 $^{226}_{88}$Ra의 붕괴도(라듐에서 알파방출에 의한 라돈으로 알파붕괴)

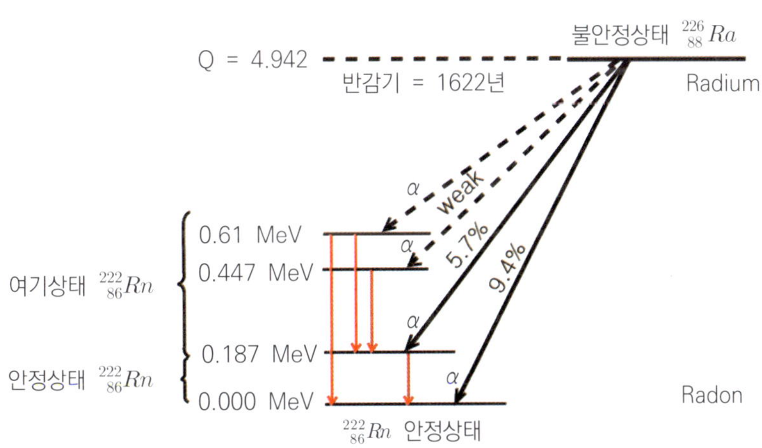

그림 2-13 $^{226}_{88}$Ra핵이 알파붕괴 후 $^{222}_{86}$Rn핵이 될 때 에너지준위를 나타내는 붕괴도

② 동중원소 전이(Isobaric Transitions)

베타붕괴(beta, β decay)는 핵종으로부터 β^-입자(음전자)나 β^+입자(양전자)를 방출하거나 궤도전자를 포획하여 다른 핵종으로 변환하는 방사성 붕괴를 말하며, β^-입자 방출의 붕괴를 β^-붕괴, β^+입자 방출의 붕괴를 β^+붕괴, 궤도전자를 포획하는 경우를 전자포획이라 한다. 즉, 원자핵에서 고속전자가 방출되어 별개의 원자핵으로 변하는 현상이다. 베타붕괴(beta, β decay)는 음전하 전자와 양전하 전자의 경우가 있으며 각각 β^-붕괴(Beta minus decay, negatron decay), β^+붕괴(양전자 붕괴, Beta plus decay, positron decay)라 한다.

a. 베타방출(Beta Emission, Beta minus Decay, Negatron Decay)

베타붕괴(beta, β decay)는 원자핵 중에서 양자와 중성자의 비가 불균형하면 붕괴 시 원자핵 속의 중성자가 양자 또는 양자와 중성자의 교환반응으로 변환될 때 방출하며 이때 전자로서 β선 및 중성미자(neutrino)를 방출한다.

β붕괴는 음전자붕괴(beta minus decay, negatron decay)와 양전자붕괴(beta plus decay, positron decay)가 있으며 일반적으로 β붕괴라 하면 β^-붕괴(beta minus decay)의 경우를 말하며 원자핵에서 음전자 또는 양전자가 방출되고 스스로는 원자번호(Z)가 하나 크거나 작은 원자핵으로 변환하는 것이다. 즉, 남은 전하와 에너지를 전자와 중성미자로 방출하는 현상이다.

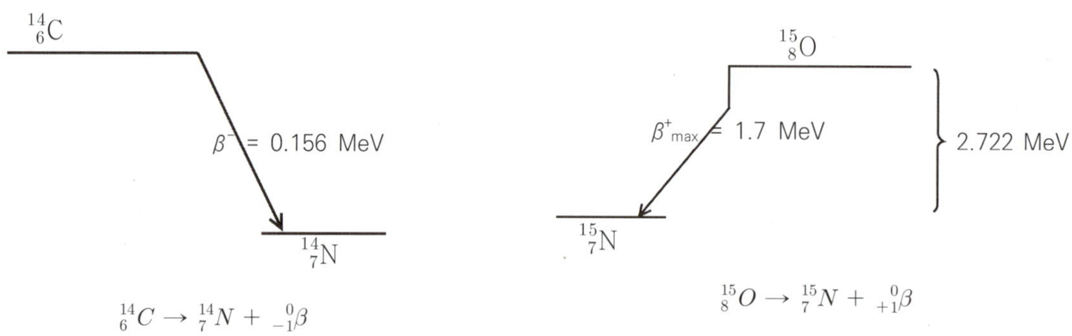

a. β^- 붕괴도 b. β^+ 붕괴도

그림 2-14 베타 붕괴도(β decay scheme)

전리능력은 α선의 1/50이고 α선에 비하여 투과능력이 크며 물질에 대한 산란이 크다. 베타방출(beta emission)인 β^-입자(전자)붕괴(beta minus decay)는 핵종에서 양성자에 비해 중성자가 상대적으로 많아 불안정한 핵종에서 일어나며 중성자가 양성자로 변환되면서 전자(electron; β^-입자)와 반중성미자(antineutrino)가 핵 밖으로 방출된다.

$$^{A}_{Z}X_N \rightarrow ^{A}_{Z+1}Y + \beta + \bar{v} + Q \tag{2-79}$$

$$^{1}_{0}n \rightarrow ^{1}_{1}p + \beta + \bar{v} + Q \tag{2-80}$$

※ 중성미자(neutrino; $\bar{v}$): 에너지의 일부가 질량으로서 방출되는 것으로 질량과 전하가 없다.

베타붕괴(β^-)는 식 2-79와 같이 낭핵종(daughter nuclide)의 원자번호는 1씩 증가하나 질량수는 변화가 없다. 베타입자는 -1의 전하를 가진 전자로 본질적으로 음극선과 같으나 원자핵에서 발생된 것이라는 점이 다르다.

베타입자는 반중성미자(antineutrino)의 존재 때문에 넓은 분포의 에너지스펙트럼을 가지고 속도는 광속에 가깝고 비정은 공기 중 수 m, 조직 내에서는 수 mm이다. 비정이 비교적 짧기 때문에 주변장기에 손상을 주지 않고 특정 부위만 방사선 조사할 수 있다. 예를 들면 갑상샘 옥소치료시 ^{131}I는 주위조직에 영향을 주지 않고 0.5 mm 이내의 조직세포를 파괴함으로서 치료에 이용한다.

중성자과잉핵종에서 볼 수 있으며 중성자가 양자(p)로 변하며 이때 고속의 음전자(negatron), β^-입자(음전자)는 중성미자(neutrino)를 동반 방출된다. 즉, β선은 원자핵으로 부터 방출한 고속의 전자이다.

$$^{1}_{1}p + ^{0}_{-1}\beta^- + \bar{v}(\text{베타선방출}) \tag{2-81}$$

n: 중성자, p: 양자, β^-: 음전자, $\bar{v}$: 중성미자입자이며 질량이 거의 0으로 전하를 갖지 않는다. 원자핵속의 양자와 중성자의 합은 변하지 않기 때문에 질량수는 변하지 않고 양자수가 하나 증가함으로 원자번호만 하나 증가한다.

예를 들면

$$^{90}_{38}Sr \rightarrow ^{90}_{39}Y + ^{0}_{-1}\beta^{-},\quad ^{131}_{53}I \rightarrow ^{131}_{54}I + ^{0}_{-1}\beta^{-}$$ (원자번호1 증가)

양자(p)가 1개 증가하고 중성자(N)가 한 개 감소한 원자핵으로 되기 때문에 원자번호(Z)가 1 증가하고 질량수(A)는 변하지 않는다. 원자로 생성핵종에 많다.

$$^{A}_{Z}X_{N} \rightarrow ^{A}_{Z+1}Y_{N-1} + \beta^{-} - \bar{\nu} \tag{2-82}$$

따라서 다음과 같은 관계식이 성립한다.

$$^{A}_{Z}X_{N} \rightarrow ^{A}_{Z+1}Y + \beta^{-} + v + Q + (\gamma) \tag{2-83}$$

에너지는 0에서부터 그 핵종에 대하여 일정한 최대에너지 E_{max}까지의 균일한 연속스펙트럼을 나타낸다. 2 MeV의 베타입자는 연부조직에서 약 1 cm의 비정을 가지며 공기 중에서 수 m를 투과할 수 있다. 그러나 산란을 반복하여 진행하므로 얇은 알미늄 판으로도 차폐가 가능하고 조직 내에서 수 mm로 비정이 짧아 영상목적에 부적합하다. 주로 β-counter(β선계수기)를 이용한 체외검사 및 치료에 사용하며 피부피폭이 있을 수 있다.

예 : $^{3}_{1}H \rightarrow ^{3}_{2}He + e^{-} + v \qquad ^{131}_{53}I \rightarrow ^{131}_{54}I + e^{+} + v$

b. β⁺입자(양전자)붕괴(양전자 방출, Beta plus Decay, Positron Decay)

원자핵속의 한 개의 양성자가 중성자로 변한다.

$$\mathrm{p} \rightarrow \mathrm{n} + \beta^{+} + v \tag{2-84}$$

따라서

$$^{A}_{Z}X_{N} \rightarrow ^{A}_{Z-1}Y + \beta^{+} + v + Q + (\gamma) \tag{2-85}$$

으로 된다.

양성자가 중성자로 변환하면서 양전하를 갖는 양전하와 중성미자를 방출하는데 대개 중성자/양성자(n/p)비가 낮고(양성자과잉) 반감기가 짧은 핵종(^{18}F, ^{15}O, ^{11}C, ^{13}N)에서 관찰된다.

$$^{1}_{1}p \rightarrow ^{1}_{0}n + \beta^{+} + v + Q$$

$$^{15}_{18}O \rightarrow ^{15}_{17}O + \beta^{+} + v + Q$$

전자는 +1의 전하를 가진 점을 제외하면 다른 성질은 음전자와 동일하다. 양전자는 생성즉시 주변의 물질과 상호작용하여 그 운동에너지를 잃었을 때 부근에 있는 음전자와 결합하여 두 전자는 소멸하고 전자질량에 해당하는 0.511 MeV의 2개의 광자를 서로 반대방향인 180°로 방출한다.

다만 0.511 MeV = m_0C^2는 한 개의 전자질량에 대응하는 에너지이다. 이를 소멸방사선(annihilation radiation)이라하고 소멸반응으로 두 입자의 질량이 에너지로 변환되면서 0.511 MeV의 에너지를 가진 두 개의 감마선이 생긴다. 이들은 180°로 서로 반대방향으로 이동한다(PET영상 원리). 핵 내에서 양성자과잉인 경우이며 β^{+}입자(양전자, beta plus decay)와 중성미자(neutrino)를 방출하여 중성자로 변환하는 것으로 이때 고속의 양전자(positron; β^{+})선과 중성미자(neutrino)를 방출한다.

$$^{1}_{1}p \rightarrow ^{1}_{0}n + ^{0}_{+1}\beta^{+} + \nu \text{(양전자선 방출)} \tag{2-86}$$

예: $^{22}_{11}Na \rightarrow ^{22}_{10}Ne + ^{0}_{+1}\beta^{+} \qquad ^{18}_{9}F \rightarrow ^{18}_{8}O + ^{0}_{+1}\beta^{+}$ (원자번호 1 감소)

※ 양전자는 매우 짧은 거리를 비정하고 근처의 전자와 결합하여 소멸하는데 180°의 반대방향으로 2개의 전자파를

511 keV의 광자(Photon)를 방출한다. 즉 양전자선(β^+선)의 경우 물질 중에서 그 에너지를 잃고 정지하기 직전에 물질중의 전자와 결합하고 이때 결합한 전자도 함께 소멸된다. 각각 0.511 MeV의 에너지를 가진 2개의 γ선(소멸 γ선)을 180° 방향으로 방출한다. 이를 소멸방사선(annihilation reaction)이라 한다. 주로 사이클로트론 생성핵종에서 많다.

※ 소멸방사선(annihilation reaction): 양전자와 전자의 질량에너지로 변환한 결과.

이는 붕괴 후 중성자(N) 1개가 증가하고 양자 1개가 감소한 원자핵이 되므로 원자번호(Z) 1 감소하고 질량수(A)는 변하지 않는다.

$$ {}^{A}_{Z}X_{N} \rightarrow {}^{A}_{Z-1}Y_{N+1} + \beta^{+} + \nu \qquad (2\text{-}87) $$

흡열반응(endothermic reaction)이며 붕괴가 일어나는 조건은 모핵종 에너지가 자핵종의 에너지 보다 $2m_o \cdot C^2$ (=1.02 MeV) 이상이 되어야 한다. 양전자 방출은 적어도 1.02 MeV의 에너지가 핵자에 적용되지 않으면 일어 날 수 없다. β^+는 입자의 에너지는 연속 스펙트럼을 나타내며 β^+붕괴결과 방출된 양전자는 운동에너지를 모두 잃으면 0.511 MeV의 에너지를 갖는 2개의 광자로 소멸복사 한다.

자연계에 존재하는 원자핵 중에서 안정된 핵종의 중성자/양성자 비 = 1 ~ 1.5일수록 중성자 수가 많다. 원자번호 20번 이하는 양성자와 중성자 비가 1이며 무거운 원자핵일 경우 또는 안정한 원자핵은 중성자 수가 많다. 또한 중성자 과잉핵종은 β^-붕괴를 하고 중성자 결손(양성자과잉인 경우)인 핵종은 β^+를 방출한다.

③ 전자포획(Electron Capture; EC)

원자핵 안의 양자 하나가 궤도전자 하나를 흡수하여 중성자로 변하는 경우가 있다. 이를 전자포획(electron capture; EC) 또는 궤도전자포획(orbital electron capture)이라 한다. 보통 핵 내에서 β^+를 방출하는 현상과 반대로 과잉의 양성자가 핵주위의 궤도전자(주로 K각)를 잡아들여서 핵의 양자가 중성자로 변환하고 중성미자(neutrino)가 방출된다. 전자포획으로 인하여 생긴 전자궤도의 빈자리를 외각전자가 채우면서 특성 엑스선 또는 Auger전자가 방출된다.

$$ {}^{1}_{1}p + e^{-} \rightarrow {}^{1}_{0}n + v + Q \qquad (2\text{-}88) $$

$$ {}^{67}_{31}Ga + e^{-} \rightarrow {}^{67}_{30}Zn + v + Q $$

이때 원자번호는 감소하나 질량수는 변하지 않는다. β^+붕괴형식의 일종으로 핵의 궤도전자를 원자핵에 포획하여 원자번호가 하나 작은 원자핵으로 변한다.

$$ {}^{1}_{1}p + {}^{0}_{-1}e \rightarrow {}^{1}_{0}n + v \qquad (2\text{-}89) $$

원자핵 내의 1개의 양자가 핵에 가장 가까운 궤도의 K각의 전자를 포획해서 중성자로 변화하는 붕괴를 K전자포획이라고 한다. 이때 K각의 궤도전자에 공위가 되므로 그 바깥쪽의 L, M각 등으로부터 K각의 공유한 전자가 채워지며 이때 에너지의 차가 그 원자에 특유한 전자파, 특성 엑스선으로 방출된다.

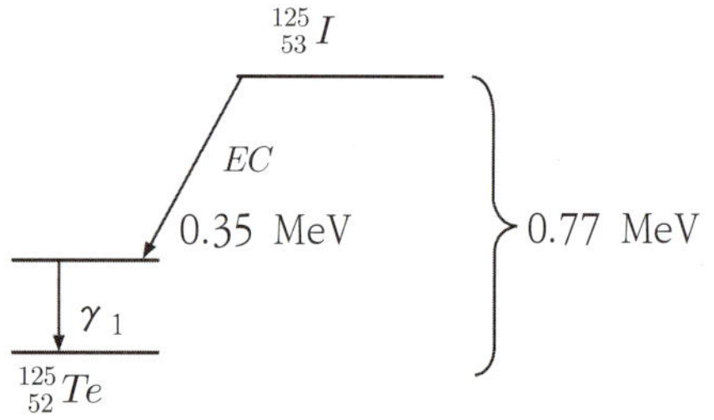

a. EC, γ 붕괴도

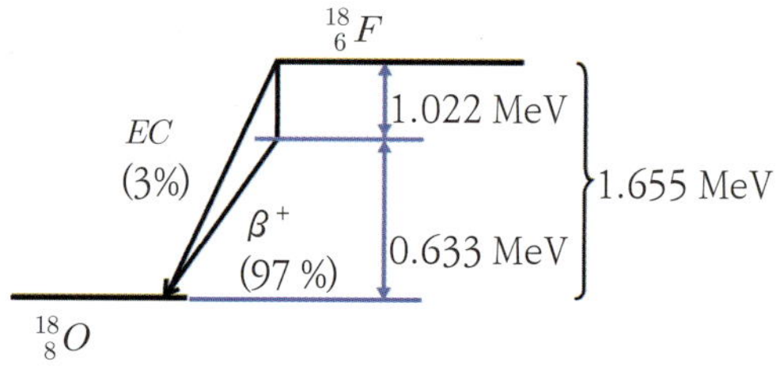

b. EC, β^+ 붕괴

그림 2-15 전자포획(electron capture; EC)

이 특성 엑스선은 핵 외부로부터 방출되기 때문에 원칙으로는 γ선은 아니다(γ선은 핵 내에서 방출). 양전자 붕괴와 마찬가지로 원래의 원자핵보다 양자가 1개 감소하고 중성자가 1개 증가한다. 사이클로트론 생성핵종에 많으며 중성자가 부족한 핵종(neutron-deficient nuclide)에서 일어난다(양성자과잉).

예: ${}^{67}_{31}Ga \rightarrow {}^{67}_{30}Zn$

내부 각 전자(inner orbital electrons) 중 1개가 핵자의 양자에 의해 포획되어서 중성자와 중성미자(neutrino)를 형성하고, 붕괴 후 변화는 붕괴 전에 대해 질량수(A)는 불변, 중성자(N) 1 증가, 원자번호(Z) 1 감소한다.

$$ {}^{A}_{Z}X_{N} + e^{-} \rightarrow {}^{A}_{Z-1}Y_{N+1} + v \qquad (2\text{-}90)$$

$$ {}^{51}_{24}Cr + e^{-} \rightarrow {}^{51}_{23}V + v $$

전자포획결과 특성 엑스선으로서 주로 L각에서 K각을 메우는 K_α선 등이 방출되며, 이 K_α선 등이 더 바깥의 궤도전자와 충돌하여 충돌한 궤도전자가 떨어져 나오는 것 이때 오제전자(auger electron)도 방출된다.

④ 감마붕괴(Gamma, γ Decay)

α붕괴, β붕괴가 발생할 때 원자핵은 에너지적으로 불안정한 여기상태(excited state)가 됨으로 γ선을 내어 기저상태 즉, 안정된 핵으로 돌아간다. 이때 원자핵에서 방출되는 전자파를 γ선이라 한다. 이때 감마선을 방출하지 않고 에너지를 궤도전자에 주어 이 궤도전자가 외부로 방출되는 경우가 있는데 이를 내부전환(internal conversion; IC)이라하고 방출된 전자를 내부전환전자라 한다.

a. 핵이성체 전이(Isometric Transition; IT)

여기된 원자핵이 양자, 중성자, α입자, γ선 등을 방출하여 에너지가 낮아지면 기저상태가 된다. 그러나 에너지적으로 입자방출이 불가능할 경우 γ선 또는 내부전환전자를 내어 기저 상태로 천이해 가는데 원자핵이 지닌 성질상 γ선의 방출이 방해될 경우가 있다. 이 경우 여기 준위의 수명이 길어지고 이루 인해 원자번호(Z)와 질량수(A)는 같지만 에너지 준위가 다른 2종 이상의 핵종이 존재할 때 이를 핵이성체전이라 한다.

$$ {}^{A}_{Z}X \rightarrow {}^{A'm}_{Z'}Y + w + Q \qquad (2\text{-}91)$$

$$ {}^{A'm}_{Z'}Y \rightarrow {}^{A'}_{Z'}Y + \gamma \qquad (2\text{-}92)$$

핵이성체(isomer)는 원자번호(Z)와 질량수(A)가 같으며 에너지 상태만 다르다. 따라서 에너지 준위가 높은 것의 질량수 뒤에 ${}^{99m}Tc$, ${}^{137m}Ba$와 같이 "m" 자를 붙여 구별하며 m은 준안정상태(metastable state)를 의미한다.

예 : ${}^{99m}_{43}Tc \rightarrow {}^{99}_{43}Tc$

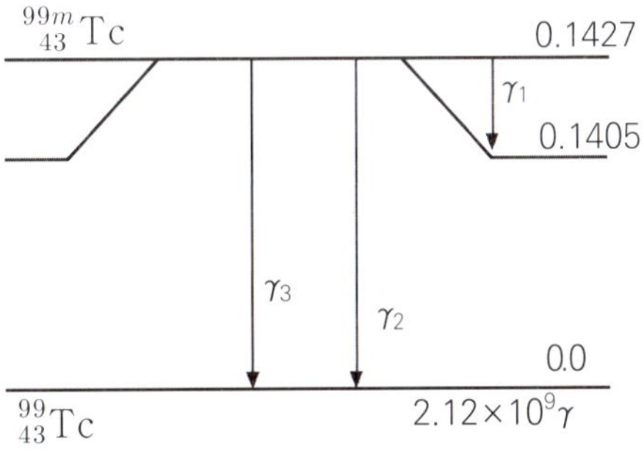

그림 2-16 핵이성체 붕괴(isometric decay)

준안정상태 전이(metastable state transition)는 여기상태의 핵이 비교적 긴 반감기(10^{-12}초 이상)를 가지고 기저상태로 붕괴하면 이를 준안정상태라고 한다. 감마선방출을 통해 기저상태로 이행한다.

$$^{99m}_{43}Tc \rightarrow ^{99}_{43}Tc + \gamma(\text{gamma decay}) \quad (2\text{-}93)$$

b. 내부전환전자(Internal Conversion; IC)

준안정상태에서 핵이 에너지를 방출하여 기저상태로 이행하는데 감마선의 형태로 외부로 방출하는 대신 에너지가 핵으로부터 궤도전자에 전달될 때 일어난다. 궤도전자(대부분 K각 또는 L각 전자)는 자신의 궤도를 이탈하는데 필요한 결합에너지를 뺀 나머지를 운동에너지로 삼아서 탈출한다. 이때 방출되는 전자를 내부전환전자라고 한다.

이때 내각에 빈자리가 생기게 되며 외각의 전자가 빈자리를 메꾸면서 특성 엑스선 또는 Auger전자가 발생한다. 즉 여기상태에 있는 원자핵이 γ선을 방출하는 대신 나머지 에너지를 주고 그 전자를 원자 밖으로 축출하는 것을 내부전환(internal conversion; IC)이라하고 이 전자를 내부전환전자라 한다.

내각에서 일어난 전자의 공위는 외각전자(orbital electrons)로 채워지고 이때 전자에너지의 준위의 차에 상당하는 에너지가 특성엑스선으로 방출된다. 이 엑스선은 원자의 종류에 따라 특유의 에너지를 갖는다. 엑스선 대신에 궤도전자 하나가 여기에너지를 부여하여 원자로부터 방출되는 경우가 있는데 이를 오제전자(Auger electron)라고 한다.

표 2-22 붕괴 방식과 질량의 변화

붕괴형식		질량수 변화	원자번호 변화	방출방사선 및 에너지 형태
α붕괴		-4	-2	α선(선 스펙트럼) γ선(선 스펙트럼)
β 붕괴	β^- 붕괴	0	+1	β^-선(연속 스펙트럼) 중성미자($\bar{v}$) γ선(선 스펙트럼)
	β^+ 붕괴	0	-1	β^+선(연속 스펙트럼) 중성미자($\bar{v}$) γ선(선 스펙트럼) 소멸복사선(0.511 MeV, γ선 2개)
	궤도전자 포획	0	-1	중성미자($\bar{v}$) γ선(선 스펙트럼) 특성 엑스선(선 스펙트럼) 오제전자(선 스펙트럼)
핵이성체 전이		0	0	γ선(선 스펙트럼)
내부전환		0	0	K, L각 전자(선 스펙트럼) 특성 엑스선(선 스펙트럼) 오제전자(선 스펙트럼)

* $\bar{v}$: 중성미자(neutrino)로 질량과 전하가 없다.

(5) 핵의학에서 많이 사용되는 방사성동위원소

표 2-23 핵의학에서 흔히 사용되는 방사성동위원소

방사성핵종		물리적 반감기	방사선(감마선에너지)keV
양전자 방출체	^{11}C	20.39분(20분)	511
	^{13}N	9.96분(10분)	511
	^{15}O	122초(2.03분)	511
	^{18}F	109.7분(110분)	511
^{67}Ga		78.2시간	93(39.2 %), 185(21.2 %), 300(16.8 %)
^{77}Br		57시간	238.9(23 %), 520.6(22.4%)
^{32}P		14.29일	7,010(β)
^{81}Rb		4.57시간	190(64 %), 446(23.2%), 510(5.3 %)
^{59}Fe		44.5일	1,099
^{51}Cr		27.7일	320
^{81m}Kr		13초	190
^{111}In		2.8일	171
^{123}I		13.2시간	159
^{125}I		60일	35
^{131}I		8.02일	364
^{99m}Tc		6.03시간	140
^{133}Xe		5.2일	81
^{201}Tl		3.04일	70(46% X선), 135(2.6%), 167(10%)

3) 붕괴도(Decay Scheme)

방사성핵종이 붕괴할 때의 상태를 집약적으로 나타낸 그림으로 방사선의 종류(붕괴의 종류), 방출강도 및 에너지 관계 등을 원자핵여기기준과 함께 나타낸다. 또한 붕괴에너지 Q값, β붕괴의 $\log_{10}ft$값, γ선 천이의 다중도, 여기에너지의 수명, 자기능률 및 Spin양자수를 표시한 것이다. 원자핵의 여기에너지가 낮은 경우 가능한 한 여기에너지는 연속이 아니라 몇 개의 불연속 에너지상태를 취한다.

(1) 붕괴도 만드는 법

세로축에 에너지 크기를 잡고 수평으로 선을 그어 나타낸다. 에너지 준위는 기저상태를 기준으로 표시하며 에너지 준위와 그 간격은 에너지 준위 차에 따른다. 자핵종 또는 붕괴계열 최후 안정핵종의 기저상태가 가장 에너지가 낮으므로 이것을 표준(0)으로 삼는다. 가장 아래 부분이 0이면 기저상태, 그 밖의 횡선은 여기상태, 기저상태와의 거리가 그 에너지 차를 나타낸다. 핵종의 기호는 그 준위선 위에 표시하고 원자번호를 횡축에 잡고 좌로부터 우측으로 증가하게 표시한다. 방출하는 방사선의 에너지는 화살표 옆에 표기하며 방사선의 에너지는 MeV나 keV, 붕괴 비율은%로 2종 이상의 방사선을 방출하는 경우는 각 화살표 옆에 그 비율(%)을 표시한다. 반감기는 핵종의 오른쪽에 덧붙여서 기록한다. 알파붕괴(α decay), 베타붕괴(β^+ decay)는 왼쪽 밑으로(↙) 사선으로 전자포획(electron capture; EC)은 문턱값이 없으므로 처음부터 비스듬하게 선을 왼쪽 밑으로 긋는다(10%).

양전하 입자방출은 친핵의 준위에서 1.02 MeV의 수직선을 그어 거기서 비스듬히 선을 왼쪽 밑으로 긋는다. β^-붕괴는 오른쪽 아래(↘)로 사선을 그어 음전하 입자방출을 표시하고, 감마선 방출(gamma; γ), IT포함은 수직하 방향(↓)으로 직선으로 표시하며, 핵이성체 전이는 약자 IT를 사용한다. 화살표가 오른쪽(↘)으로 이동하면 원자번호 증가, 왼쪽(↙)으로 이동하면 원자번호가 감소한다.

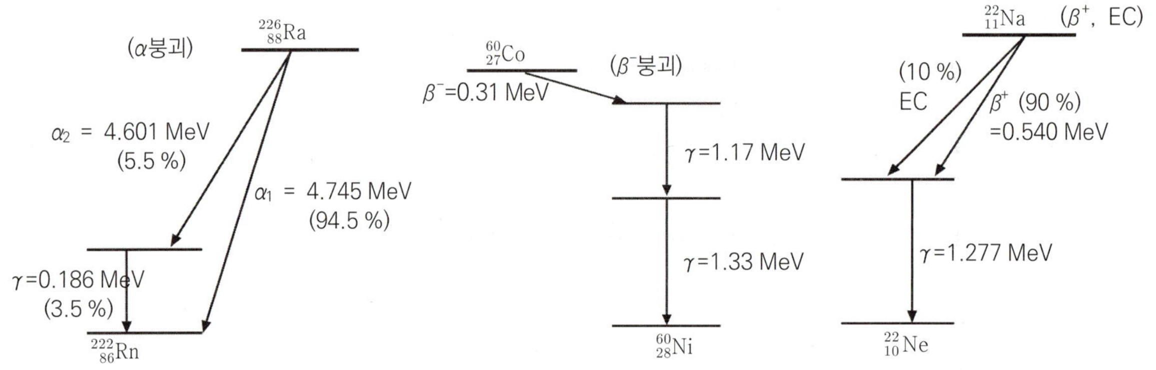

그림 2-17 붕괴도의 예

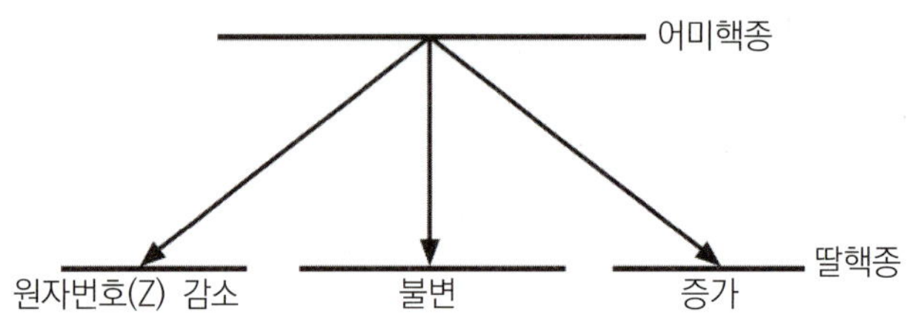

a. 표준양식

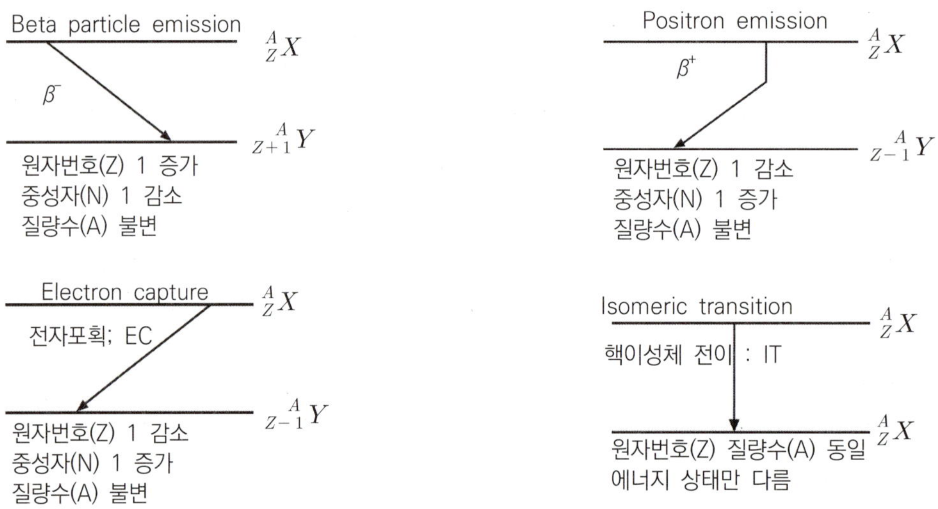

b. 붕괴도

그림 2-18 안정한 핵종으로 가기위한 붕괴도 및 붕괴도식의 표준양식

(2) 붕괴도식 기호해설

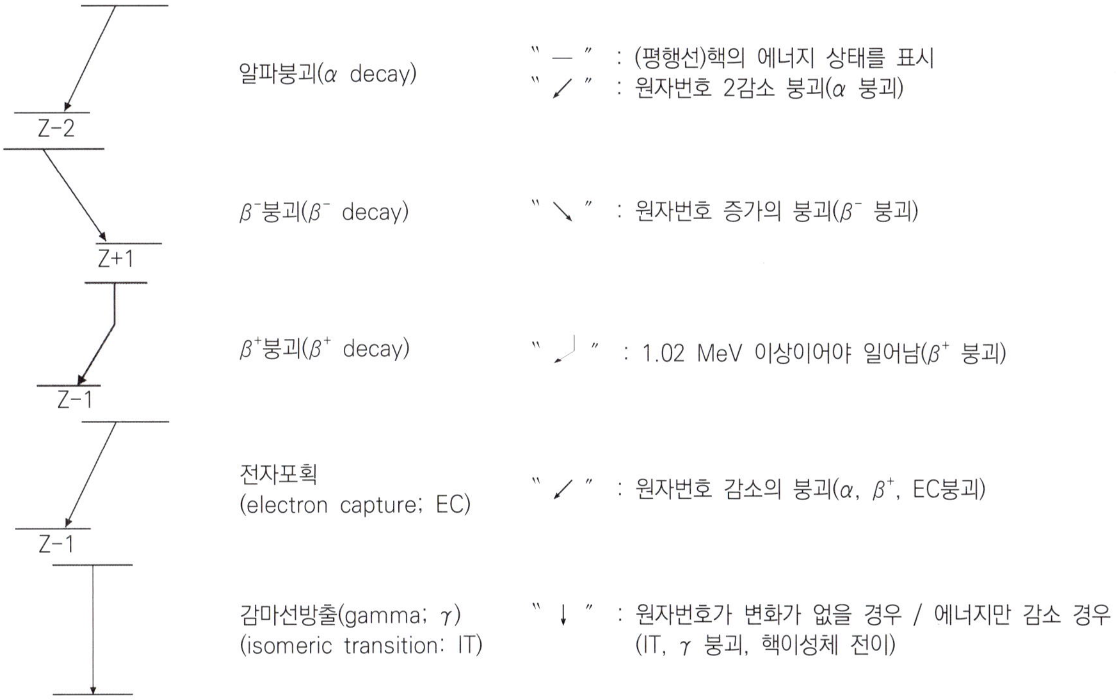

그림 2-19 붕괴도 기호해설

(3) 붕괴도(decay scheme)에서 알 수 있는 것

- 핵종의 종류
- 반감기
- 핵종의 붕괴종류 및 방사선의 방출순서
- 각종 방사선의 붕괴 양식과 그 비율
- 방출강도 및 에너지 준위

4. 핵의 안정성(Nuclear Stability)

원자핵의 안정도는 원자핵 내의 양성자와 중성자의 균형으로서 결정한다. 양성자와 중성자는 가까이 모여 있을 때는 전기적 반발력보다 훨씬 큰 핵력(nuclear force)이 작용하기 때문이다. 핵력은 양성자-양성자, 양성자-중성자, 중성자-중성자 끼리 서로 끌어당기게 하며 전하와는 관련이 없으므로 전자에는 아무런 영향을 미치지 않는다. 양자와 중성자는 가벼운 원자핵에서는 거의 같은 수이고 무거운 원자핵에서는 중성자가 많아진다. 안정한 핵종(nuclides)으로 알려진 것의 대부분은 중성자와 양자가 짝수(even number)를 가진다. 중성자와 양성자의 수가 홀수(odd number)인 핵종은 보통 불안정하다.

1) 중성자(Neutron)-양자(Quantum)의 비

핵 불안정은 중성자나 양성자 과잉의 결과이다. 원자핵의 질량수(A)가 작을 때 안정한 핵에서 Z = N(∴ A = 2Z)이다. 질량수가 큰 경우 Z가 커지면 양성자 사이의 쿨롱 반발력을 무시할 수 없다. 따라서 양성자(Z)보다 중성자(N)가 더 많아져 핵력으로 끌어당기는 힘이 커져야 핵이 안정된다. 핵종 중에는 어떤 것은 중성자나 양성자가 과도한 결과 불안정하여 단순한 에너지를 방출하거나 핵자 안에서 양성자나 중성자 수를 변화시킴으로서 안정된다.

2) 마법의수(Magic Number)

중성자나 양성자의 수가 2. 8. 20. 28. 50. 82. 126, 184이란 수일 때 특히 안정하다는 것을 설명하기 위한 원자핵의 각모형(shell model)이며, 이들의 수를 마법의수(magic number)라 한다. 원자 내에서 전자의 궤도운동에 대한 각모형과 같이 원자핵 내에서도 평균포텐셜(potential)하에 정해진 궤도가 있고 핵자는 순차적으로 그 궤도를 점유하고 있다고 보는 것이다. 원자핵의 각모형(shell model)은 원자핵의 양성자 수나 중성자수가 마법의 수의 어느 것을 가지면 그 원자핵은 매우 안정 하다는 각 모형(shell model)은 핵의 에너지 준위를 규명하는 이론이다. 이들의 수는 독립적으로도 해당되고 이들의 합에서도 적용이 된다.

He(Z = 2, N = 2), O(Z = 8, N = 8), Ca(Z = 20, N = 20), Sr(Z = 38, N = 50), Sn(Z = 50, N = 70), Ce(Z = 58, N = 82), Pb(Z = 82, N = 126) 등을 예로 볼 수 있다. 이는 궤도전자수가 각 궤도마다 $2n^2$개 일 때 안정한 것과 유사하고 원자에서 궤도전자 천이시 특성 엑스선을 방출하는 것과 유사하게 γ선을 방출하는 것을 설명할 수 있다.

5. 방사선과 물질의 상호작용(Interaction)

원자핵 → 방사선 → 물질 → 상호작용으로 흡수 또는 소멸되며 상호작용을 분류하면 다음과 같다.

- 하전입자나 γ선이 물질과 작용할 때 전자기적 힘(쿨롱의 법칙)이 작용
- 중성자와 같은 비하전입자는 핵력이 작용한다.

1) 하전입자와 물질의 상호작용

하전입자는 크게 중하전입자와 가벼운 하전입자의 2가지로 분류하여 설명할 수 있다. 중하전입자에는 알파선, 양성자, 중양자, 삼중양자, 중이온과 가벼운 하전입자는 전자, 양전자, β^-선, β^+선으로 구분할 수 있다. 이들이 물질 중에서 에너지를 잃는 방법은 대부분 여기, 전리이다. 중하전입자는 핵반응을 일으킬 수 있고, 전자(or 베타선 β^-선)는 제동복사를 일으킬 수 있으며, 체렌코프(cerenkov)현상이 일어난다. 또한 양전자(or 베타선 β^+선)의 경우 양전자 소멸 현상이 일어난다. 따라서

- 알파선 : 알파선이 물질 중에서 에너지를 잃는 과정은 대부분이 여기, 전리이며 핵반응도 발생.
- 전자(or 베타선 β^-선) : 여기 및 전리, 제동복사, 체렌코프(cerenkov)현상.
- 양전자(or 베타선 β^+선) : 여기 및 전리, 제동복사, 체렌코프현상, 양전자소멸.

2) 광자(엑스선, γ선)와 물질의 상호작용

엑스선이나 γ선은 간접전리 방사선으로 전하도 질량도 없는 에너지만을 지닌 광자로 어떤 물질을 직접전리하지 못한다. 그러나 원자의 속박전자 또는 자유전자와 충돌하거나 원자핵의 쿨롱장에 의해서 발생하는 전자가 여러 가지 상호작용을 일으켜 물질을 전리한다.

(1) 광전효과(Photoelectric Effect)

원자의 궤도전자에 γ선의 전체에너지가 주어지고 이 궤도전자가 감마선에너지에서 원자의 결합에너지를 뺀 만큼의 운동에너지를 가지고 원자에서 방출되는 현상이다. γ선의 에너지가 낮을 때 광전효과가 크며 광자에너지가 K각 전자의 결합에너지보다 크게 되면 모든 궤도전자에 대한 광전효과를 일으킨다. 이는 매질 내 운동하는 광자가 원자의 외곽전자와 부딪혔을 때 생기는 현상으로 외곽전자가 모든 에너지를 흡수하고 원자의 궤도를 벗어나 자유전자가 되는 경우이다. 이때 광자는 전자의 결합에너지(Eb)보다 큰 에너지를 가져야 하며 광전효과는 원자핵 가까이에서 잘 일어나며 실제로 모든 광전효과의 80% 이상이 최내각(K각)전자와 작용한다.

이와 같이 입사광자가 흡수체 원자의 궤도전자에 모든 에너지를 부여하는 과정으로 대개 전자의 결합에너지보다 큰 에너지가 전달되므로 전자는 궤도로부터 이탈하게 된다. 이 과정에서 이탈된 전자를 광전자(photoelectron)라

하고 광전자의 운동에너지는 식 2-94와 같다.

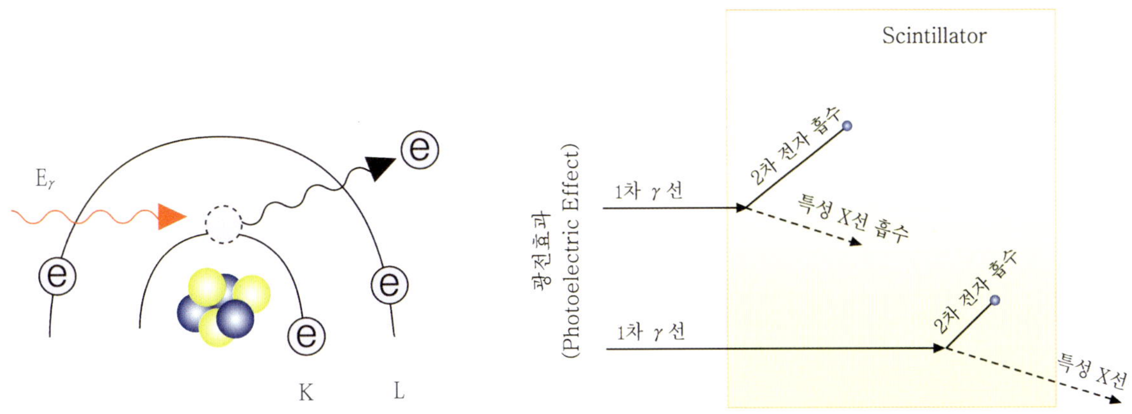

그림 2-20 광전효과(Photoelectric Effect)

* 특성 X선 : 전자기파(광자) 중 파장이 X선 영역에 해당되는 것.

$$E_e = E_r - E_b \tag{2-94}$$

광전효과가 일어날 확률은 광자의 에너지가 전자의 결합에너지에 상응할 때 최대가 되므로 물질의 전자결합에너지만큼 낮은 에너지영역에서 지배적으로 일어나며 물질의 원자번호가 높을수록 증가한다. 주로 0.5 MeV 이하에서 발생한다.

(2) 콤프톤 산란(Compton Scattering)

입사광자가 물질 내 자유전자와 결합력이 매우 약한 외각전자와 충돌하여 그 에너지 일부를 전자에 주어 원자 밖으로 추출시키고 입사광자는 산란되어 그 에너지와 방향을 바꾸는 것으로, 광자가 원자의 최외각전자 또는 자유전자와 상호작용하여 에너지의 일부를 주고 자기 자신은 산란되어 나가는 현상이다. 이는 입사광자가 원자에서 느슨하게 결합된 전자(최외각전자)에 부분적으로 에너지를 전달하는 과정으로 광자는 더 낮은 에너지로 산란되고 2차 전리를 일으킬 수 있는 반도전자 또는 되튐전자(recoil electron)를 생성한다. 컴프턴 산란은 중간에너지 영역의 광자에서 지배적으로 일어나며, 물질의 원자번호가 높은 수록 확률은 증가한다.

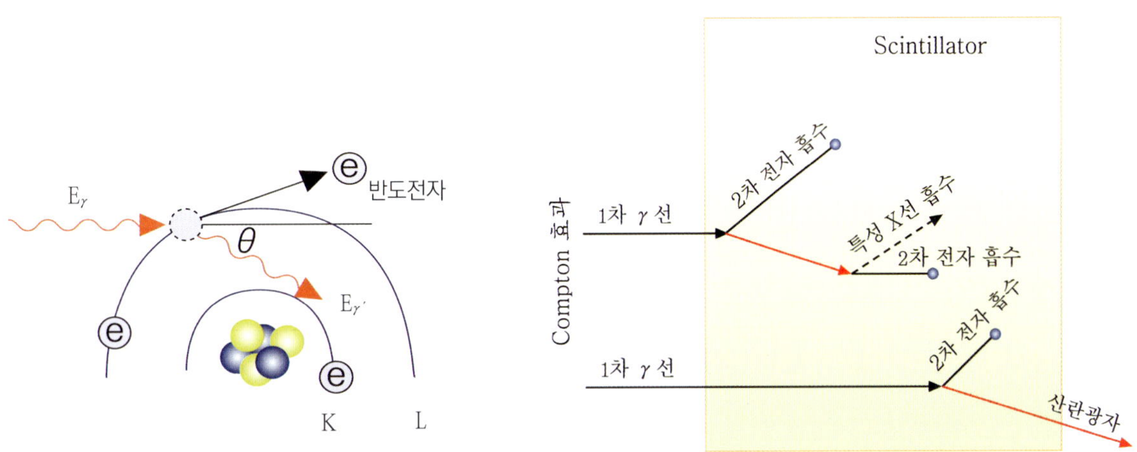

그림 2-21 콤프톤 산란(Compton Scattering)

산란된 광자의 에너지는

$$E_{r'} = \frac{E_r}{1 + \frac{E_r}{m_0 c^2 (1 - \cos\theta)}} \tag{2-95}$$

이고, 반도전자의 운동에너지는 $E_e = E_r - E_r$ (2-96)

이다. 0.5 ~ 5 MeV에서 주로 발생(1 MeV에서 최대발생)하며 진단적으로 이용하는 에너지범위 내에서 감마선이 인체 내에서 일으키는 주 상호작용에 해당한다.

(3) 전자쌍생성(Electric Pair Production)

일정한 에너지 이상을 가진 광자가 핵의 쿨롱장 부근에서 소멸하여 음양의 한 쌍의 전자를 생성하는 현상으로 이때 양·음전자가 얻는 운동에너지는 $h\nu - 2m_0c^2$이 되고 $2m_0c^2$은 전자 2개의 정지질량 에너지 값인 2 × 0.511 MeV = 1.02 MeV에 해당한다. 따라서 광자 또는 감마선의 에너지가 전자의 정지질량의 2배인 입사광에너지인 1.02 MeV($2\ m_0c^2$) 이상이 되어야만 전자쌍생성이 일어나며 1.02 MeV($2\ m_0c^2$) 이하에서는 발생하지 않는다. 1.02 MeV 이상의 에너지를 지닌 광자가 전자쌍생성을 일으킨다면 여분의 에너지는 음전자와 양전자의 운동에너지로 전환된다. 전자쌍생성이 일어날 확률은 입사광자의 에너지가 클수록 또는 물질의 원자번호가 높을수록 증가한다.

쌍생성에 의해 생성된 음전자와 양전자는 광자의 진행방향과 유사한 방향으로 진행하면서 매질을 여기, 전리 및 제동복사를 일으켜 에너지를 상실하게 되며, 이때 양전자가 가지고 있는 에너지를 모두 소모하게 되면 주변전자와 결합하여 0.511 MeV의 운동에너지를 가진 2개의 소멸복사선을 발생한다.

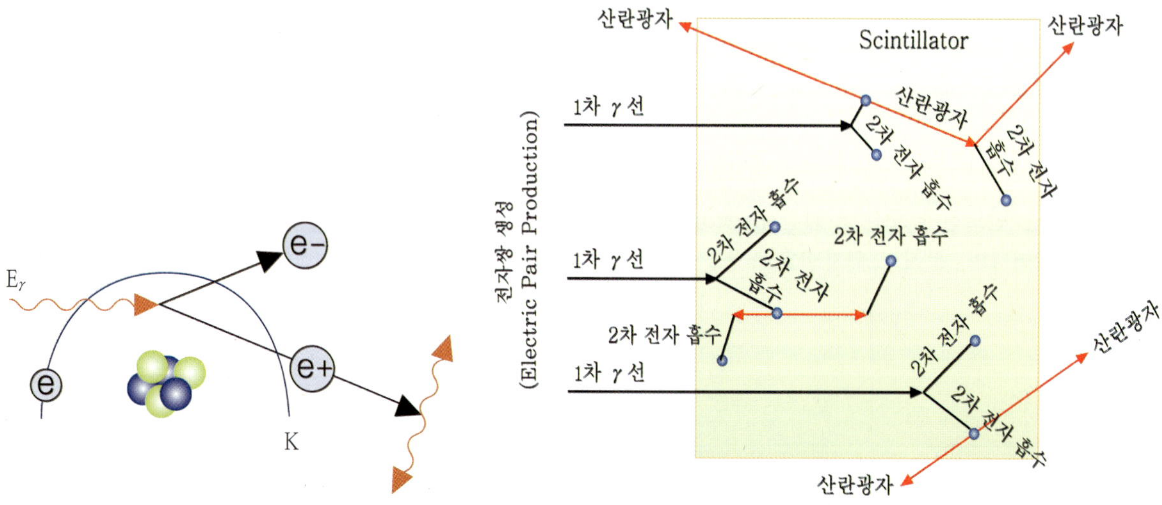

그림 2-22 전자쌍생성(Electric Pair Production)

chapter 03

방사성 약학

목차

1. 방사성의약품 정의 및 특징(Definitions and characteristics of radiopharmaceuticals)
2. 방사성의약품 분류(Classification of radiopharmaceuticals)
3. 방사성의약품의 이상적인 조건(Ideal conditions for Radiopharmaceuticals)
4. 방사성의약품 취급(Handling of radiopharmaceuticals)
5. 방사성의약품 생산(Production of radiopharmaceuticals)
6. 발생기 시스템(Generator system: Cow & Milking system)
7. ^{99m}Tc 표지 방사성의약품 정도관리(Quality control of radiopharmaceuticals)
8. 양전자방출 방사성의약품 정도관리(Quality control of positron emission radiopharmaceuticals)
9. 체내진단용 방사성 의약품의 집적기전(Mechanism of localization)
10. 방사성 추적자에 의한 생물학적 검사(Biological test by radioactive tracer)

학습목적

방사성의약품 정의와 특징을 학습하고 물리학적, 방사 화학적, 생물학적 필요한 조건 및 취급방법, 인공방사성동위원소의 생성방법 및 제조, 사용목적, 일반적인 과정을 이해하는데 있다. 또한 체내 투여된 방사성의약품의 생리적 집적기전을 습득함으로써 각 검사에 응용할 수 있는 능력을 배양한다

학습목표

1. 방사성의약품의 정의 및 이상적인 조건을 설명한다.
2. 체내투여 진단용 방사성 의약품의 특징을 설명한다.
3. 방사성의약품 표지방법을 설명한다.
4. 방사성의약품의 취급방법을 설명한다.
5. Generator를 이용한 방사성핵종의 생산 원리 및 대표적인 generator의 종류를 설명한다.
6. Cyclotron를 이용한 방사성핵종의 제조 원리 및 대표적인 생산 핵종을 설명한다.
7. 원자로를 이용한 방사성핵종의 제조과정과 대표적인 생산 핵종을 설명한다.
8. 주로 이용되는 방사성핵종의 물리적인 특성을 설명한다.
9. 방사성의약품의 취득, 보관 및 분배에 대하여 설명한다.
10. $^{99m}TcO_4^-$ 와 ^{18}F-FDG가 핵의학 영상검사에 많이 이용되는 이유를 설명한다.
11. 인공방사성동위원소 생성방법 및 주로 이용되는 핵종의 특징을 설명한다.
12. 체내진단용 방사성의약품의 생리학적 집적기전을 설명한다.
13. 방사성의약품의 품질관리 방법을 설명한다.
14. 방사성의약품 투여 시 주의사항을 설명한다.
15. 성인과 소아의 방사성의약품 투여 양을 알아야 한다.
16. 방사성의약품의 생리적 집적기전을 이해하고 예를 들 수 있어야 한다.
17. 방사성의약품의 품질관리(방사성핵종 순도, 방사화학적순도)을 설명한다.

제 3 장

Radiopharmacy

방사성 약학

1. 방사성의약품 정의 및 특징 (Definitions and characteristics of Radiopharmaceuticals)

방사성의약품이란 방사성핵종을 포함한 무기화합물과 공유결합, 킬레이트 등의 화학결합에 의해 방사성 핵종으로 표지된 화학물질로서 진단이나 치료에 쓰는 것을 말한다. 방사성의약품인 방사성동위원소에서 방출하는 이온화 방사선을 이용하기 위해서는 진단 또는 치료하고자 하는 장기나 병변에 도달할 수 있는 방사성동위원소 또는 방사성표지의약품을 경구 또는 혈관 등을 통해 인체에 투여한 후, 내부 장기에서 방출되는 감마선(gamma ray)을 체외계측하여 조직과 장기병변의 형태학적 영상으로 진단하거나 특정 장기로부터 시간별 변화하는 방사능분석으로 각 기관에서 물질섭취 정도와 소실율 및 대사율 또는 혈액, 뇌척수액과 같은 체액량과 통과시간 등의 기능을 측정하거나 파괴력이 강한 베타선 방출체를 사용하여 치료에 이용한다. 따라서 원하는 조직이나 장기에 방사성의약품이 모일 수 있도록 하는 것이 중요하며 여기에는 간단한 포획작용에서부터 복잡한 면역반응까지 다양한 생리학적, 생화학적인 기전을 이용하게 된다. 비 밀봉방사성동위원소의 의료적 사용은 진단과 치료 분야로 나눌 수 있다. 진단용은 체내에 주입하는 영상검사와 환자에서 채취한 검체에 사용하는 체외검사로 나눌 수 있다. 영상검사에 사용하는 방사성 핵종으로 ^{99m}Tc(테크네슘)이 가장 많이 사용되며, 그 외 ^{131}I(요오드), ^{67}Ga(갈륨), ^{111}In(인듐), ^{201}Tl(탈륨) 등이 있다. 또한 PET(양전자방출단층촬영)사용으로 사이클로트론에서 생성되는 짧은 반감기의 동위원소인 ^{11}C(탄소), ^{13}N(질소), ^{15}O(산소), ^{18}F(불소) 등을 사용하게 되었다. 체외검사에는 방사면역측정법으로 ^{125}I(요오드)를 주로 사용되며, 다른 검사법에 비해 미량물질측정에 감도가 매우 높다. 사용되는 양은 수십 kBq 단위로 방사선의 과피폭위험이 거의 없다. 치료분야는 1950년대부터 갑상샘 암과 갑상샘 기능 항진증에 방사성 요오드(^{131}I)을 사용해왔으며, 현재 그 외에도 다양한 핵종이 치료에 이용된다.

예로 ^{99m}Tc-sulfur colloid는 콩팥내피계(reticuloendothelial system; RES)세포의 탐식작용에 의해 이들 세포 내에 존재하게 되고, RES세포는 간, 지라에 많이 존재하므로 이때 ^{99m}Tc-sulfur colloid의 촬영방법을 조절하면 간, 지라와 함께 뼈속질영상을 획득할 수 있다. 또한 적혈구가 손상받으면 지라에서 제거(sequestration)되는 것을 이용하여 환자의 혈액을 채취해 인위적으로 열을 가해 손상된 적혈구를 만든 다음 여기에 방사성동위원소를 표지한 후, 지라의 영상을 획득하거나 악성종양에 대한 항체에 방사성동위원소를 결합시켜 종양에만 섭취되도록 하여 종양영상을 획득하는 방법이 있다. 치료용은 특정병소에 약품이 집적되면 특정병소 또는 장기에서 일정기간 조사되어 세포를 괴사시킴으로서 질병치료와 동통경감에 이용된다. 방사성의약품은 방사성 물질면과 약품이라는 두가지 면이 있으며, ^{60}Co와 같이 체외에서 인체에 조사하여 종양을 치료하는 밀봉방사성동위원소는 일반적으로 방사성의약품에 포함시키지 않는다.

1) 방사성의약품 정의

화학구조 내에 방사능을 가지고 원자를 포함하고 있는 약제로서 질병의 진단이나 치료를 위하여 직접 인체에 투여하기에 적당한 화학물질이다. 그러나 투여하는 약제의 양이 매우 적은 양인 “ng”단위이므로 인체에 약리적 효과나 생리적인 반응을 일으키지 않는다. 방사성의약품은 법률적으로 약사법에 규정되어 있는 의약품 가운데 방사선을 방출하는 의약품으로 질병의 진단 및 치료를 위하여 인체에 직접 투여하거나 의학적 연구목적으로 인체로부터 채취한 혈액과 같은 시료에 사용하는 방사성동위원소 및 방사성동위원소 표지화합물을 말한다. 넓게는 의료를 목적(진단 또는 치료)으로 사용하는 비밀봉 방사성동위원소와 그 표지화합물을 말하며 방사선을 방출할 뿐 의약품과 같은 약리효과는 없다.

이와 같이 진단 및 치료 또는 의학적 연구목적으로 쓰이는 비밀봉 방사성동위원소(radioisotope; RI)로 방사성동위원소를 함유하여 조제 또는 제조되어 질병의 진단, 치료 등의 목적으로 사용되는 의약품으로 환자투여 시 동위원소를 표지하여 사용하는 cold vial 및 인체로부터 채취한 혈액 등과 같은 시료에 사용되는 체외진단용 방사성의약품을 포함한다. 방사성물질의 의학적 이용에 관한 이론은 1913년 G.헤버시에 의하여 처음 소개되었다. 방사성 의약품은 의약품과 방사성물질로서의 두 성격을 지니고 있으며, 의약품으로서 검사 또는 치료의 목적에 적합한 물질이어야 하고, 독성이 없고 또 장래에도 장애를 일으키지 않고, 현재 임상에 보급되어 있는 약품이어야 한다.

- 밀봉선원: 방사성물질 등을 캡슐 등에 밀봉하여 방사성물질이 직접 접촉하지 않는 상태에서 방출되는 방사선만을 이용하기 위한 것을 말한다.
- 비 밀봉선원: 방사성물질 자체를 직접 사용하는 것으로서 분말, 용액 또는 기체형태로 되어 있다.
- 방사성의약품 정의: 의약품 등의 품목허가·신고·심사 규정 (2015.5.1 식품의약품안전처 고시 제2015-27호)에서는 "방사성의약품이란 방사성동위원소를 함유하여 제조된(환자 투여 시 동위원소를 표지하여 사용하는 cold vial을 포함한다) 질병의 진단, 치료 등의 목적으로 사용되는 의약품(체외진단용 방사성의약품을 포함한다)을 말한다."로 정의되어 있음으로 진단 및 치료 또는 의학적 연구목적에 쓰이는 비밀봉 방사성동위원소, 그 화합물 및 그들의 제제임을 알 수 있다.
- 방사성의약품 규제: 미국, 유럽, 한국, 일본 등 각국은 약사법 등에서 방사성의약품의 개발, 약학적 활용 등에 약학적 측면에서의 규제 사항을 정하고 있으며, 원자력안전법 등에서 방사성동위원소의 사용, 폐기 등 방사성동위원소 사용의 안전 측면에서의 규제를 하고 있으므로, 방사성의약품은 약사법의 적용만을 받는 일반적 치료의약품과 달리 약사법 및 원자력안전법 두 가지의 법률에 의해 규제를 받고 있다.

2) 방사성의약품이 일반의약품과 다른 특징

방사성의약품은 방사성 물질인 동시에 의약품이라는 두 가지 성격이 있으며, 의료목적으로 방사성 물질이 사용되는 경우에는 일반인에게 적용되는 방사선 피폭 허용선량을 초과하는 선량이 허용된다는 점이 다른 목적으로 방사성 핵종을 사용하는 경우와 다른 특징이라고 할 수 있다.

(1) 약리적 효과를 전혀 기대할 수 없다.

방사성의약품은 물질로서 오직 감마선만을 방출한다. 일반적으로 방사성핵종 및 그 화합물은 무담체(carrier free)이거나 비방사능(specific activity)이 높은 제제로서 사용되고 있으며, 투여하는 약제의 양이 ng의 매우 적은 량이므로 인체에 약리적 효과나 생리적 반응을 일으키지 않으며 화학약품으로서의 양은 극히 미량이며, 그 물질자체로서 약리작용은 무시해도 된다.

- 캐리어(carrier; 담체, 운반체): Tracer농도에서 나타나는 이상현상을 없애기 위해서나 측정시료를 만들거나 분리할 때 눈에 띄는 화학상태로 하기 위해 가해주는 물질이다(담체; 불안정+안정).
- 무담체(carrier free): 비방사성 핵종이 전혀 없는 상태(불안정)→무담체 R.I는 비방사능이 크다.

핵의학에서 사용되는 것은 비방사능이 높아야 한다. 비방사능(specific activity)은 단위질량당 함유하고 있는 방사능량으로 Bq 또는 Ci로 나타내고 물질 1 g 또는 mg당의 방사능으로 한다(Bq/gm, Ci/gm, mCi/gm, μCi/gm 등). 즉, 특정물질의 방사능세기를 그 질량으로 나눈 값이다.

(2) 방사능을 가지고 있으므로 취급에 주의를 요한다.

방사성동위원소는 방사선을 방출하는 물질로 종류가 매우 많으며 투과성이 강한 감마선, 엑스선, 양전자선과 파괴력이 강한 알파선, 베타선으로 나눌 수 있으며 잘못취급하면 방사선장애의 위험을 초래할 수 있다. 따라서 인체에 사용할 때에는 화합물의 생화학적 성질 및 방사화학적인 성질을 고려해야 한다.

① α선 방출핵종

α선 방출핵종은 호흡 및 섭취를 통한 내부피폭이 크고 반감기가 길어 특수목적 외에는 사용하지 않으며 취급이 어렵고 의료용으로서는 부적당하다.

② β선 방출핵종

β^-선은 시료측정(^{125}I), 치료(^{131}I, ^{90}Y 등)에 주로 이용한다. 즉, β^-선 방출핵종은 방사선측정에 재현성이 낮고 조직에 흡수가 많아 피부피폭의 방사선장애를 일으킬 위험이 크므로 방사성의약품을 인체에 투여한 후 체외에서 계측하는 검사에는 별로 사용하지 않고 베타계수기(β counter)를 이용한 시료측정과 치료 시 특정 종양부위 파괴목적으로 사용된다. β^+선은 PET에서 양전자와 음전자가 만나 소멸될 때 발생되는 광자를 측정함으로써 진단에 활용된다.

③ γ선 방출핵종

감마계수기(gamma counter)를 이용한 시료측정과 체외계측이 가능하다. γ선 방출핵종은 조직투과성이 좋아 체내에 투여하여 체외에서 검출기로 측정하는데 이상적이기 때문에 영상획득에 주로 이용한다.

(3) 붕괴에 의해 방사능이 감약하므로 저장기간이 짧다(붕괴하여 감약한다).

핵종에 따라 서로 다른 물리적반감기로 감약하므로 비방사능이 저하되며 체외측정의 경우 방사성핵종 투여 후 검사종료에 필요한 시간×0.693의 반감기를 갖고 있는 핵종이 적당하다. 반감기가 너무 짧으면 측정이 어렵고 너무 길면 불필요한 피폭을 야기한다. 일반적으로 진단용핵종의 물리적 반감기는 수 분에서 수 일로 짧은 것이 많아 단기간에 감쇠하여 사용할 수 없게 된다.

(4) 장기친화성이 있다.

목적하는 장기조직에 특이적으로 친화성이 있는 것을 사용하고 이러한 성질을 이용하여 치료에도 이용할 수 있다.

(5) 추적자(Tracer)의 역할을 한다.

표지된 물질이 비표지 물질과 전적으로 같은 물리적, 화학적 성질을 가지고 있으며 추적자로서 생체 내 대사검사나 체내검사에 사용할 수 있다.

※ 트레이서(Tracer): 방사화학적으로 분리하여 측정하고자 하는 원소를 Tracer라 하고 질량은 반감기가 짧을수록 초미량이 된다. 보통 10^{-10} 몰(mol) 이하의 양을 트레이서 양이라고 한다.

(6) 피폭이 있다.

생체 내 투여할 경우 환자의 피폭선량을 최소화하여야 하고 β선을 방출하지 않으며 γ선 에너지가 100~200 keV를 방출하는 핵종이 좋다.

(7) 방사성의약품 중 표지화합물은 원칙적으로 냉암소에 보관해야 한다.

대부분의 표지화합물은 차광상태에서 2~8℃로 보관한다. 그러나 세라텍(ceretec)은 25℃ 이하에서 보관하되 얼리지 말 것을 권고하고 세스타미비(sestaMIBI)는 상온 15~20℃로 보관하기를 권장한다.

(8) 매우 작은 규모로 제조된다.

(9) 일반적으로 유통경로가 간단하며 사용이 규제된다.

방사성의약품은 물질인 동시에 의약품이라는 두 가지 성격을 가진다. 따라서 원자력법, 약사법, 방사성의약품 제조규칙, 대한약전, 방사성의약품 기준 및 의료법 등에 의하여 복합적으로 규제를 받는 것이 특징이다.

(10) 특별한 설비(사용시설, 저장시설, 폐기시설, 오염제거 시설)가 필요하다.

(11) 한 환자가 계속하여 사용하는 일이 많지 않다.

3) 방사성의약품의 조제, 제제, 제조

방사성의약품은 안정핵종에 중성자, 양자 등 입자를 조사하여 핵반응을 일으켜 방사성핵종을 만든다. 핵종생성은 원자로나 사이클로트론(cyclotron) 또는 발생기(generator) 등에서 다양한 핵종의 생성이 가능하며 생성된 핵종을 제품으로 공급되기도 하지만 그렇지 않을 경우도 있다. 이처럼 약품으로 만들어 판매할 경우 제조라 하고 자체적으로 의사 처방이나 지시에 의하여 만들어 특정 환자에게 사용할 경우 조제에 해당한다. 방사성약품은 일반의약품과 다르게 의사의 처방이나 지시에 의해 특정 환자에게만 사용하도록 되어 있거나 처방이 나올 것을 미리 예견하여 미리 만들어 두었다가 의사의 처방 하에 특정 환자에게 사용하기 때문에 조제실 제제로 볼 수 있다.

(1) 구성원소의 구조에 따른 분류

① 물질을 구성하는 원자의 일부가 그대로 방사성동위원소로 치환되는 것(동위원소 교환법)

정상 대사과정에 작용하는 경우: $Na^{131}I$, $Na^{125}I$, 갑상샘호르몬, ^{57}Co-vitamin B_{12}

② 원래의 물질 속에 포함되어 있지 않은 방사성원소를 치환 또는 부가한 것

완전한 추적자라고는 할 수 없고 한정된 목적에만 유효하다.
^{57}Se-selenomethionine, ^{131}I-humanserum albumin, ^{131}I-triolein, ^{18}F-FDG

③ 착물(Chelate)이나 리드간 형성 화합물

^{99m}Tc 등 각종 방사성금속: 인체 내에서 발견되는 물질과 전혀 다른 화합물.

④ 표지 세포

적혈구, 백혈구, 혈소판 표지.

(2) 의약품 조제방법에 따른 분류

① ^{99m}Tc표지 화합물의 MDP, MAA, DTPA 등 일반적 방사성의약품

표지바이알은 동결건조 후 질소를 채워 고무마개로 밀봉한 것으로 전 과정을 무균조작 해야 하며, 용출한 $^{99m}TcO_4^-$를 표지용 바이알에 넣고 표지했을 경우는 반드시 병(vial)에 방사능 표시부착 해야 한다.

주사제를 만드는 동안 반드시 물이 스며들지 않는 장갑을 끼고 동결 건조된 바이알을 적절한 방사선차폐 용기 안에 넣은 다음 바이알 마개 윗면을 알코올솜으로 문질러 멸균한다. 또한 멸균 처리된 방사선차폐 주사기로 테크네슘 나트륨($Na^{99m}TcO_4^-$)용액 2 ~ 5 mL(20 ~ 30 mCi)를 취해 동결 건조된 바이알에 넣고 방사능표지 라벨을 부착한다.

테크네슘 나트륨($^{99m}TcO_4^-$)용액이 첨가된 바이알을 수초 동안 2 ~ 3회 거꾸로 하여 분말을 완전히 녹인 후에 실온(20 ~ 50 ℃)에서 약 10분간 유지한 후 사용한다. 표지가 완성된 주사제를 바로 사용하지 않으려면 2 ~ 8 ℃로 냉장 보관해야 하며 냉장 보관해 놓은 주사액도 6시간이 지나면 폐기해야 한다.

② ECD(Ethyl Cysteinate Dimer)와 HMPAO(Hexamethylpropylene Amino Oxime)

용출기(generator)구입 후 첫 용출한 $^{99m}TcO_4^-$를 사용해서는 안 된다. 이는 $^{99m}TcO_4^-$용출액 중에는 많은 양의 ^{99}Tc의 함유와 새로운 발생기 컬럼 내에는 운반 중 테크네슘 7가의 Pertechnetate상태로 유지시켜주기 위한 산화제(hydrogen peroxide나 sodium hypochlorite)가 첨가되어 있어 표지를 방해하기 때문이다.

③ SestaMIBI(methoxyl isobutyl isonitrile; MIBI), MAG_3(Mertiatide)

표지바이알에 $^{99m}TcO_4^-$를 넣고 표지 후 끓는 물에서 10분간 수욕상태로 가열한 후 10 ~ 15분간 식힌 후 사용한다.

④ A.S.C(Antimony Sulfur Colloid)

바이알을 실온에 10분 정도 방치한 후 사용한다. A.S.C용액, HCl용액, Buffer용액으로 구성되어있으며 ^{99m}Tc-antimony trisulfide colloid(^{99m}Tc-Sb_2S_3)의 제조는 A.S.C병의 액체량이 0.5 cc가 되도록 조절하고 $^{99m}TcO_4^-$ 20 mCi (volume 0.3 cc)을 A.S.C병에 넣고 5초간 흔들어 준 후, A.S.C병에 염산용액(HCl) 0.15 cc를 넣은 후 혼합하여 끓는 물 100 ℃에 방사능을 차폐하고(shield vial)병을 세운 상태에서 30분간 수욕상태에서 가열한다. 가열 후 찬물에 식힌 후 인산완충용액(phostate buffer solution) 0.15 cc를 첨가하여 잘 희석하여 사용한다.

2. 방사성의약품 분류(Classification of Radiopharmaceuticals)

1) 사용목적에 따른 분류

(1) 체내진단용

방사성의약품을 수 μCi에서 수 mCi를 체내에 투여 후 추적자(tracer)의 성질을 이용하여 특정기관이나 장기의 형태학적 진단과 기능을 측정하거나 각 기관의 섭취와 소실률이나 대사율 측정에 이용된다. 이와 같이 투여된 방사성의약품이 각 기전에 따라 특정장기에 모이는 성질을 이용하여 장기에 있는 방사성의약품에서 나오는 감마선(γ)으로 기능적·형태학적인 영상을 주로 획득한다. 이처럼 반감기가 짧고 감마선이 나오는 방사성의약품을 투여한 후 각 장기에서 방출하는 감마선을 이용하여 장기의 형태(morphology), 동태기능검사(dynamic function), 섭취율(uptake) 등 영상을 주목적으로 사용한다.

(2) 체외진단용

환자의 혈액이나 소변 등 검체를 채취하여 검체와 방사성동위원소를 반응시켜 혈액이나 소변(urine)중에 극히 미량으로 존재하는 항체, 항원, 특이단백질 및 호르몬 등의 미량물질을 정량화 할 목적으로 사용된다.

이러한 체외검사법 중 항체의 특이적 결합을 이용한 방사면역검사를 가장 많이 이용하며 주로 낮은 에너지의 감마선을 방출하고 반감기가 긴 ^{125}I를 가장 많이 이용 한다. ^{125}I는 저에너지 감마선을 방출하는 핵종으로 반감기가 60일(35 keV)로 길며 인체에 방사성의약품을 투여하지 않기 때문에 피폭을 고려할 필요는 없다. 검체 당 취급하는 방사성동위원소는 3.7 kBq(0.1 μCi) 정도의 미량으로 주로 키트(kit)화되어 사용된다. 표지시료는 정량화하려는 목적물질과 같아야 하고 특이반응을 하며 방사성동위원소표지가 가능해야 한다. 때로는 ^3H, ^{14}C와 같은 베타방출 핵종을 이용한 시료측정도 이용할 수도 있다.

(3) 치료용

핵의학에 사용되는 치료용 방사성의약품은 비밀봉선원으로 투과력이 약하고 파괴력이 강한 방사선 방출핵종을 사용하며, ^{60}Co과 같이 인체에 조사하여 종양을 치료하는 밀봉방사성동위원소는 일반적으로 방사성의약품에 포함시키지 않는다. 인체 표층치료에 베타선(β)만을 방출하는 ^{32}P이나 알파선(α)을 방출하는 라듐(radium; Ra)이 사용된다. 체내투여 치료에 사용되는 방사성의약품은 반감기가 비교적 짧은 베타선원(β)을 사용한다. ^{131}I는 갑상샘종, 방사성금교질(radioactive gold colloid; ^{198}Au-colloid)은 복부와 흉부의 악성종양에 사용하며 ^{90}Y-마이크로스피어의 간암치료 이외에도 ^{166}Ho-키토산, ^{186}Re-주석콜로이드 등을 이용하여 종양에 특이하게 발현되는 물질을 표적하여 악성종양을 치료한다.

2) 표지 방사성의약품의 화학적 분류

(1) 방사성옥소 표지의약품

1940년대 ^{123}I, ^{125}I, ^{131}I 등의 옥소가 갑상샘질환의 진단과 치료에 방사성의약품으로 이용되었다. 환원상태의 요오드(I^-)는 다른 물질과 반응하지 않으나 산화시키면(I^+) 다른 물질과 강하게 결합하는 특징을 가진다. 이러한 성질을 이용하여 특정 산화제로 I^-를 산화시켜 I^+형태의 친전자체(electrophile)로 만들면 다른 분자의 수소원자와 치환반응 또는 비방사성인 요오드와 동위원소 교환반응을 통하여 여러 물질이나 의약품에 방사성요오드를 표지하여 이용할 수 있다. 일반적으로 쓰이는 산화제는 클로라민-T이고 요오도젠(iodogen) 등도 사용된다. ^{123}I는 순수 감마선만을 방출하는 핵종으로 베타선을 방출하지 않고 에너지 159 keV, 반감기 13.3시간으로 영상획득하기에 좋은 물리적 특성이 우수하나 사이클로트론 생성핵종으로 가격이 비싸고, 생성 시 ^{125}I나 ^{124}I의 방사성동위원소 불순물이 포함될 수 있는 단점이 있다.

^{125}I는 전자포획에 의해 35 keV의 감마선을 방출하며 반감기가 60일로 체내영상용으로 사용하기에는 너무 길고 에너지가 약하여 조직흡수가 많아 적합하지 못하다. 그러나 ^{125}I는 항원 항체에 표지가 잘되며 쉽게 방사능을 측정할 수 있는 특성이 있어 주로 방사면역측정에 이용한다.

^{131}I는 감마선 에너지가 364 keV와 637 keV, 반감기가 8일로 베타붕괴하며 감마선을 방출한다. 에너지가 커서 조직을 잘 투과하여 영상을 얻기는 쉬우나 차폐가 어렵고 고에너지의 조준기가 필요하다. 또한 606 keV의 베타선이 방출됨으로 흡수선량이 높을 뿐만 아니라 ^{99m}Tc에 비하여 훨씬 긴 반감기를 가지고 있기 때문에 흡수선량이 높은 단점을 가지고 있다. 그럼에도 불구하고 ^{131}I인 혈청알부민 등 고분자화합물에 표지하거나 히프란, 요오드콜레스테롤, MIBG 등과 같이 저분자 물질 뿐만 아니라 종양표지자에 대한 단세포군 항체에 표지하여 이용되며, 갑상샘종 치료에 뛰어난 효과가 있고 ^{99m}Tc가 전이금속이며 화학적으로 복잡하고 일반적인 유기화합물에 표지시키기 어렵기 때문에 ^{131}I가 각종 방사성의약품의 제조에 많이 사용된다.

(2) 테크네슘($Na^{99m}TcO_4^-$) 표지의약품(Tagging Vial)

섬광카메라(scintillation camera)로 영상을 만들 때 사용되는 방사성핵종들 중 ^{99m}Tc이 가장 우수한 물리적 성질을 갖추고 있는 방사성동위원소이다. 테크네슘(^{99m}Tc)은 산화상태에 따라 1^-에서 7^+까지 8가지 형태로 존재하며 7^+의 산화상태인 과테크네슘산(pertechnetate)일 때 가장 안정하며 반감기가 6시간으로 β선 방출이 없고 순수감마선만을 방출한다. 또한 140 keV의 γ선은 조직을 잘 투과하고 조준이 쉽다. 용출기에서 얻은 테크네슘은 화학적으로 모두 과테크네슘산 형태이며 영상에 약 80 ~ 90% 이상 이용된다. 3^+, 4^+, 5^+ 등으로 환원된 테크네슘은 여러가지 배위자(ligand)와 이온결합 또는 공유결합하여 착화물을 형성하므로 적당한 환원제로 테크네슘의 산화수를 낮추어 각종 화합물과 표지하여 사용할 수 있다. 테크네슘 환원제로 염화주석($SnCl_2$)이 가장 많이 사용된다. 비방사능 물질이 들어있는 멸균된 바이알 키트 내의 물질은 배위자, 환원제($SnCl_2$), 안정제, 분산제 등이다. 주석이온은 강한 환원제이나 산소에 의해 쉽게 산화됨으로 키트 제조 및 테크네슘 용액 주입시 공기유입을 방지해야한다.

여러 종류의 방사성동위원소들과 비교하여 ^{99}Mo - ^{99m}Tc 발생기로부터 용출하여 쉽게 얻을 수 있는 $^{99m}TcO_4^-$은 감마카메라에 사용조건에 적합하며, 값이 싸고 손쉽게 구입할 수 있기 때문에 널리 이용되고 있는 방사성동위원소이다.

그러나 테크네슘($Na^{99m}TcO_4^-$)만을 환자에게 정맥주사하면 침샘(salivary gland), 갑상샘(thyroid gland) 그리고 위장관(gastrointestine) 등에 집적되기 때문에 특정 장기나 질병부위에 집적하는 여러 가지 안정된 혼합물(stable compound)을 $^{99m}TcO_4^-$에 표지(tagging)하여 다양한 검사에 이용한다.

비방사성 화합물은 방사성 핵종을 표적부위로 운반하는 'carrier compound'로서 기능을 하거나 방사성 핵종과 반응하여 화학적, 생물학적 성질이 다른 새로운 화합물을 형성하는 킬레이드제(ligand)로서 역할을 한다. 표적기관에 따라서 친화물질을 다르게 사용한다. 뇌는 작고 중성인 친유성(lipophilic) 물질, 심장은 친유성 양이온으로 K^+를 닮은 것, 간은 친유성으로 큰 입자, 콩팥은 친수성을 이용하며 허파는 흡입제나 미소구형 입자, 뼈는 Ca^{2+}나 PO_4^{3-}를 닮은 것, 수용체는 단일 클론 항체, peptides, hormone 등을 사용한다.

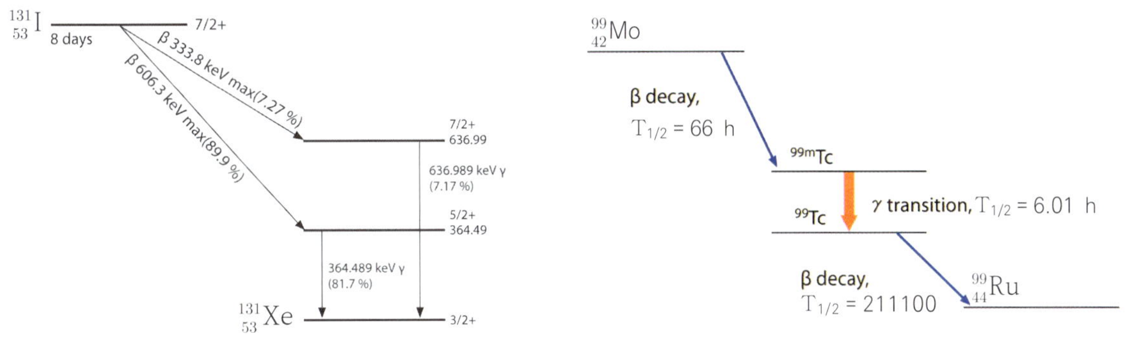

a. ^{131}I의 붕괴도식 b. ^{99}Mo의 붕괴도식

그림 3-1 ^{131}I과 ^{99}Mo의 붕괴도식

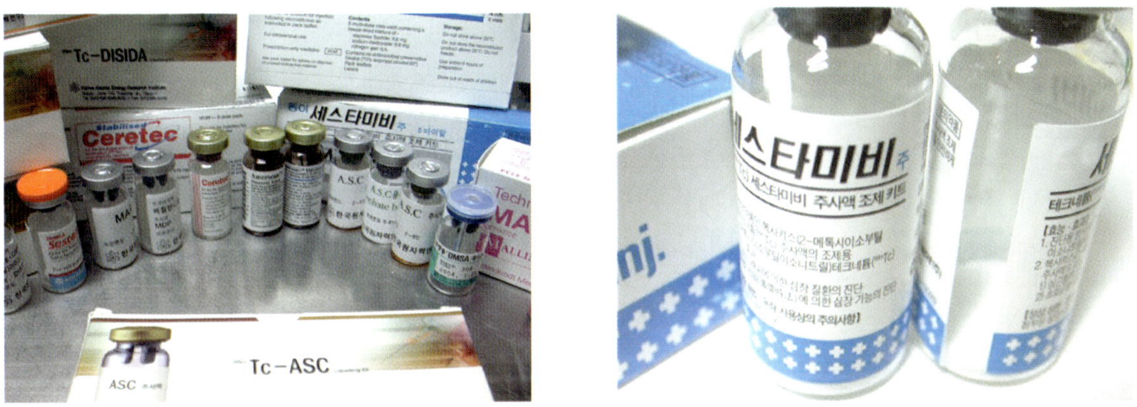

$^{99m}TcO_4^-$과 혼합시키면 특정 방사성의약품으로 표지되는 성질을 가진 비방사성화합물이 들어있는 멸균 바이알

그림 3-2 표지용 방사성의약품 바이알(vial)

(3) 양전자방출 표지의약품(PET용 의약품)

양전자방출 표지방사성의약품은 주로 사이클로트론(cyclotron)에서 생성되며 양전자를 방출하는 핵종으로 표지된 방사성의약품이다. PET에 주로 사용되는 양전자방출 핵종으로 ^{11}C(탄소), ^{13}N(질소), ^{15}O(산소), ^{18}F(불소)는 생체 내 구성요소로 유기화합물에 표지할 경우 그 물질 자체의 성질을 거의 변화시키지 않는다. ^{11}C(20.4 min), ^{13}N(10 min), ^{15}O(2 min)는 반감기가 짧아 활용폭이 작기 때문에 상대적으로 반감기가 긴 ^{18}F(110 min)가 널리 사용되며 ^{18}F-FDG(2-fluoro-2-deoxy-D-glucose)는 1978년 합성이 처음 보고된 이후 플루오르(fluorine; ^{18}F)로 표지된 화합물이 다른 양전자방출 표지방사성의약품에 비해 반감기가 길기 때문에 근거리 공급이 가능하여 현재 가장 많이 사용되고 있다.

3. 방사성의약품의 이상적인 조건(Ideal conditions for Radiopharmaceuticals)

1) 영상용 방사성의약품의 필요조건

(1) 가능한 선종이 단일할 것.

단일한 에너지의 감마선을 방출하고 하전입자를 방출하지 않는 순수 감마선방출(pure gamma emitter) 핵종이 적당하다(EC, IT).

(2) 감마선에너지는 50 ~ 500 keV 범위일 것.

에너지가 100 keV 이하이면 심재성 장기의 조직투과성이 낮아서 검출효율이 좋지 않으며 200 keV 이상이면 조직투과성은 좋지만 차폐가 어려워서 측정기의 검출효율이 떨어진다. 따라서 가능한 100 ~ 200 keV 범위가 적당하다.

① 고 에너지는 조준기의 격벽을 투과해 나오는 감마선량이 많아지므로 조준(collimation)이 어렵고 영상의 질 저하를 초래한다. 이를 보완하기 위해 큰 결정을 사용해야 하나 결정이 고가이므로 조준기의 격벽이 두꺼운 것을 사용한다.

② 저에너지의 방사성핵종은 심재성 장기 검사 시 조직 중에서 자기흡수가 많아져 측정에 어려움이 있다.

(3) 6시간 ~ 10일 사이의 물리적 반감기의 감마선 방출체가 가장 많이 이용된다(10일 이내의 반감기를 가진 원소가 측정 시 적합).

최근 의료용 사이클로트론(medical cyclotron)과 양전자방출단층촬영술(positron emission tomography; PET)의 이용으로 반감기가 수 분 단위의 짧은 방사성의약품의 사용도 늘고 있다.

① 물리적 반감기는 투여하기 위해 준비하는데 소요되는 시간보다 길어야 한다(검사소요 시간 × 0.693).

② 반감기가 길면 방사선장애를 일으킬 수 있는 기간이 길어지게 되어 투여량을 줄여야 하므로 좋은 영상을 얻을 수 없다(환자의 피폭이 적을 것).

③ 반감기가 짧으면 다른 종류검사를 할 수 있는 간격이 짧아지고 반감기가 긴 방사성의약품에 비해 피폭량이 낮으므로 더 많은 방사성의약품을 투여할 수 있어 양질의 영상을 획득할 수 있지만 조작이 불편하고 감약에 의한 방사능의 변화로 검사가 불편하다. 따라서 유효반감기가 검사시간의 1.5배 정도 되는 것이 이상적이다(유효반감기가 검사시간보다 길어야 한다).

(4) 화학적 성질, 생물학적 작용을 알고 있어야 한다(집적과 배설이 분명할 것).

방사성의약품의 화학적 성질과 흡수, 배설경로가 뚜렷해야 하며, 장기 내 집적이 확실해야 한다. 즉, 측정하고자 하는 대사에 방해되지 않으면서 생리적인 평가가 가능해야 한다.

(5) 안전성(화학적인 독성이 없어야 한다)

인체에 무해하고 화학적 독성이 없고, 빠르게 목적장기에 집적되어야 한다.

(6) 구입이 용이하고 경제적이어야 한다.

일반의약품과 달리 붕괴가 빨라 제조부터 사용하기까지의 제한이 있다.

(7) 비방사능이 높아야 한다.

환자에게 주는 방사선량이 낮고 방사 화학적으로 순수해야 하며, 방사능 순도 및 무담체로서 짧은 반감기와 비방사능이 높아야 한다.

(8) Target-to-nontarget비가 Planar 영상은 5 : 1 이상, SPECT영상은 2 : 1 이상이어야 한다.

(9) 여러 가지 화합물에 잘 결합해야 한다.

2) 치료용 방사성의약품

치료에 사용하는 방사성동위원소는 기본적으로 투과력은 약하나 조직파괴력이 강한 β선을 방출하고 γ선을 방출하기도 한다.

(1) 조건

① 방출형태(type of emission): 베타입자 방출체
② 에너지(energy): $\geq$ 1 MeV
③ 유효반감기(effective half-life): hours or days(^{131}I: 6 days, ^{166}Ho-FHMA: 1.2 days)
④ 표적-비표적 비(target-to-nontarget ratio)
⑤ 내부방사선량측정(internal radiation dosimetry): 허용기준(criteria of release of patient) 〈 30 mCi 또는 〈 5 mR/hr

(2) 핵종 선택 시 고려사항

① 경제성
② 물리적성질: 반감기, 베타선, 감마선
③ 화학적성질: 표지효율, 화학적구조, 안정성, 표지의 간편성.
④ 생물학적 성질: 표적축적율, 효과, 독성, 표적저류율, 투여경로 및 방법.

(3) 핵종치료의 종류

① 갑상샘: ^{131}I-ioidide
② 갈색세포종: ^{131}I-MIBG
③ 뼈전이동통: ^{89}Sr, ^{153}Sm-EDTMP, ^{188}Re-HEDP
④ 활막절제술: ^{198}Au-Colloid, ^{90}Y-Colloid, ^{165}Dy-Colloid
⑤ 동맥내투여술: ^{90}Y-Microsphere, ^{166}Ho-Chitosan

(예)
- ^{131}I-NaI: 갑상샘암, 갑상샘기능항진증
- ^{131}I-MIBG: pheochromocytoma, neuroblastoma
- Intracavitary injection(^{198}Au-colloid, ^{32}P-collide, ^{90}Y-collide, ^{166}Ho-chitosan): 악성삼출(malignant effusion), radiation synovectomy
- ^{32}P: polycythemia vera, chronic leukemia, essential thrombocythemia
- ^{89}Sr: bone metastasis, bone pain의 경감
- ^{166}Ho-chitosan: radiolabeled patchy, 간암색전술의 보조적 수단
- ^{188}Re-MDP, DTPA: Intracoronary radiation, bone pain
- Radiolabeled monoclonal antibody(^{131}I-antiCEA, ^{131}I-antiAFP): Radioimmunotherapy

(4) 체외검사용 방사성의약품의 특징(I-125)

① 반감기가 길다(60일).
② 비방사능이 높다.
③ 낮은 감마선에너지를 가지고 있다(35 keV).
④ 높은 계수율과 수월한 차폐만으로 측정이 가능하다.
⑤ 순도가 높다.
⑥ 검사자에게 피폭이 있다.
⑦ 극히 미량이 요구된다.
⑧ 최소 검출농도가 높고 특이 반응을 이용하며, 정량·정상치가 kit마다 다르다.

3) 물리학적 조건

(1) 방사선의 종류

일반적으로 γ선은 체외계측진단에 이용된다. 여러 종류의 방사선이 방출되는 방사성의약품은 인체에 피폭을 증가시키고 또한 체외계수 측정이나 영상기록에서 분해능저하의 원인을 초래하므로 γ선만을 방출하거나 β^+나 β^-선만 방출하는 핵종을 이용하는 것이 이상적이다.

① α : 비정이 조직 중 1 mm 내외로 매우 짧다. 체외계측이 불가능하다. 헬륨(He)의 원자핵.
전하가 무겁기 때문에 인체 내에서 피폭선량이 현저하게 증가된다.
우라늄(uranium)족 부근의 중원소로서 원자번호가 크고 반감기가 길기 때문에 진료용으로 부적당하다.

② β : 조직 중 비정 1 cm 이내(1 MeV 최대 에너지 경우)
입자방사선으로 피폭량 증대의 원인이 되므로 체내투여 진단용으로 부적당하다(방사체 대부분 β선을 동반, 투여량의 제한).
액체 Scintillation Counter를 이용한 시료측정 시나 ^{131}I에 의한 갑상샘질환 치료 등에 이용된다.

③ β^+ : 운동에너지를 소멸하면서 전자와 결합 0.511 MeV의 방사선방출(180°방향) PET장치에 사용.

④ γ선 : 전자파, 비정이 길어 체외측정에 적합하며 진료를 목적으로 한 영상검사에 주로 이용한다.

(2) 에너지(Energy)

체외계측용으로 50 ~ 500 keV 정도의 에너지가 사용가능하며 Scinticamera를 이용한 촬영에서는 100 ~ 200 keV 정도의 에너지를 방출하는 γ선 방출핵종이 이상적이다.

(3) 반감기(Half life; HL, $T_{1/2}$)

핵종의 반감기는 검사목적이나 핵종의 특성에 따라 수분에서 수일 정도이다. 반감기가 길면 피폭선량의 증대원인이 되고 너무 짧으면 측정기간 중의 감쇠에 의한 방사능의 변화로 검사에 지장을 초래한다. 따라서 유효 반감기(effective HL)는 검사에 소요되는 시간보다 길어야(약 1.5배)하며 물리적 반감기(physical HL)는 방사성의약품을 환자에게 투여하기 위하여 소요되는 시간보다 길어야 한다. 일반적으로 10일 이내의 반감기 원소가 측정 시 적당하다.

- 방사평형을 이용한 발생기(^{99}Mo 66.7일 → ^{99m}Tc 6시간)
- 물리적 반감기 : 물리적 현상에 의한 방사능이 1/2로 감약되는데 필요한 시간
- 생물학적반감기 : 생리적대사에 의해 방사능이 1/2로 감약되는데 필요한 시간
- 유효반감기 : 장기에 집적된 방사능이 1/2로 감약되는데 필요한 시간

4) 생물학적 조건

방사성의약품을 체내에 투여 했을 때 체내 투여된 방사성의약품은 검사하려는 특정장기 또는 조직에 그 분포가 균등하게 분포하고 뚜렷해야 하며 그 외 분포된 방사성 핵종은 신속히 배설되어야 한다.

- ^{99m}Tc : 반감기 6.02시간, 붕괴산물 → Tc, 가장 많이 사용
- ^{131}I : 반감기 8.02일, 붕괴산물 → Xe, 대사검사, 갑상샘 치료
- ^{125}I : 반감기 60일, 붕괴산물 → Te, RIA의 항원표지

5) 방사화학적 조건

일반적으로 임상에서 사용하는 방사성핵종은 인공적으로 제조된 것들이며, 방사성의약품을 환자에게 사용하기 전에 화학적 조성과 성질 그리고 체내에서의 반응에 관해서 알고 있어야 한다. 또한 임상에 이용하고 있는 방사성핵종들은 어떤 화학적인 형태로 존재하고 있기 때문에 높은 화학적 순도를 유지해야 하며, 방사성핵종과 표지율이 좋아야 한다. 그러나 인공제조 시 의학적으로 이용할 수 없는 핵종이나 목적에 적합하지 않은 화합물이 함유되기 때문에

독성을 초래할 수도 있다.

따라서 제조과정에서의 불순물이 포함되는 경우가 있으므로 분리 정제해야 하며, 방사성의약품으로 사용하기 위해서는 적당한 화합물의 형태로 만들어야 하고, 방사화학적 순도가 높아야 한다. 이 방사화학적 순도는 크로마토그래피(chromatography)에 의하여 측정한다.

- 방사화학적 순도: 물질 속에 정해진 화학적 형태로 존재하고 있는 핵종의 비.

  방사화학적 순도(RCP; radio chemical purity)

  $$RCP = \frac{\text{특정 화합물의 방사능}}{\text{전체 화합물의 방사능}} \times 100(\%) \quad (3\text{-}1)$$

  방사성핵종 순도(radio nuclide purity)

  $$RNP = \frac{\text{특정 핵종의 방사능}}{\text{전체 핵종의 방사능}} \times 100(\%) \quad (3\text{-}2)$$

  화학적 순도(chemical purity)

  $$CP = \frac{\text{목적 화합물의 화학량}}{\text{전체 화학량}} \times 100(\%) \quad (3\text{-}3)$$

  예로 $^{123}IO_3^-$(1 mCi)와 $^{123}I_2$(1 mCi)가 있을 때 ^{123}I의 RNP는 100% 이고 $^{123}IO_3^-$의 RCP는 50% 이다.

- 크로마토그래피(chromatography): 기체나 액체의 고정상을 이동할 때 그 속에 들어 있는 화학물질들이 흡착되는 속도가 각기 다른 점을 이용해서 화학물질들을 분리하는 방법이다.

4. 방사성의약품 취급(Handling of Radiopharmaceuticals)

1) 방사성의약품 확인사항

핵종명, 검정일시(assay date), 용량(mL), 총 방사능량(mCi), 방사능농도(Ci/mL), 비방사능(Ci/g) 제품명, 약품농도, 유효기간 등을 약품 입수 시 확인해야 하며 담체유무는 필요 없다.

2) 안전수칙

① 방사선 피폭을 적게 할 것
② 방사성동위원소가 체내로 침입 하지 않도록 할 것
③ 설비기구의 방사성동위원소에 대한 오염을 최소한으로 할 것
④ 방사성동위원소가 일반 대중이 있는 곳에 누출되지 않도록 할 것
⑤ 작업종사자, 관리구역 출입자의 건강관리 및 방사성동위원소의 관리를 엄중히 할 것

3) 무균조작

경구투여 시 이용되는 캡슐(capsule)은 무균조작이 필요 없지만 정맥주사용 방사성의약품은 반드시 무균조작이 필요하며 동일한 용기로부터 자주 채취할 때 세균에 오염되지 않도록 주의해야 한다.

4) 희석

방사성의약품의 방사능 농도(μCi / mL)는 매우 높은 경우가 많고 수 mCi라 하더라도 병의 밑바닥에 소량의 액량으로서 인정되는 정도의 경우가 있다. 방사능 농도가 높은 채로 사용하면 약간의 오차가 방사능량에 현저한 차이를 일으키게 된다. 따라서 투여 방사능의 오차를 줄이기 위해서는 어느 정도 희석하는 것이 좋다. 희석액에는 멸균증류수나 멸균생리식염수(0.9%)가 쓰인다.

예) 총 방사능량이 5 mCi이고 액량이 0.5 mL이면, 4.5 mL의 희석액을 가하면 5 mCi / 5 mL가 되어 mL당 1 mCi로 희석된다.

5) 보관

방사성의약품은 제품 설명서에 따라 냉암소(냉장) 또는 냉동보관 한다. 특히, MIBG는 높은 비방사능으로 인한 자가 방사성분해가 일어나므로 이를 막기 위하여 수송에서부터 보관까지 방사선 차폐체로 포장하여 -20 ℃ 이하에 보존하여 공급한다. 엠아이비지(MIBG) 주사액과 같이 dry ice로 냉동되어 납품된 것은 즉시 냉동보관 하는 것이 원칙이며 냉동과 해동을 반복하면 제품의 안정성이 저하되는 경우가 있으므로 주의를 요한다. 일반적으로 차광상태에서 2 ~ 8 ℃에 보관한다.

5. 방사성의약품 생산(Production of Radiopharmaceuticals)

유용한 방사성 핵종을 생산하는 방법에는 원자로(reactor), 입자가속기(cyclotron, accelerator)로 부터 직접 생산하는 것과 방사성 핵종발생기(generator)에서 생산하는 간접적인 방법이 있다. 이와 같이 핵의학에 사용하는 방사성의약품은 원자핵반응에 의해 대부분 인공적으로 만들어진다. 특히 발생기는 방사평형에 있는 반감기가 긴 핵종으로부터 붕괴생성물인 딸핵종을 마치 소(cow)에서 우유를 짜듯이 반복하는 밀킹(milking)법을 사용한다. 이와 같이 친핵종과 딸핵종의 구성으로 만들어 사용하는 system을 cow system 또는 동위원소발생기(isotope generator)라고 한다. 동위원소발생기를 이용함으로서 손쉽게 동위원소를 사용할 수 있다.

또한 중성자를 이용하는 반응은 원자로(nuclear reactor), 안정된 핵의 여기 하전입자(charged particle; α입자, 중성자, 중양자)를 이용하는 반응은 사이클로트론(cyclotron), 목적원소(target element) 핵자(nuclei)들의 여기(irradiation)와 무거운 핵의 핵분열(fission of heavier nuclides)이 있다.

1) 자연 방사성원소

방사성붕괴계열(radioactive series)은 안정한 원자핵이 생성될 때까지 순차적으로 알파붕괴와 베타붕괴를 계속하는 불안정하고 무거운 원자핵들의 독자적인 4가지 계열이 있다. 연속적으로 어미핵종과 딸핵종의 관계를 갖는 이들 계열은 탈륨의 원자량인 81 이상의 원자번호를 가지는 원소들 사이에서 시작되고 끝난다. 각 계열에 속하는 원자핵들은 알파붕괴와 베타붕괴를 통한 순차적 생산관계가 있다. 이들 4계열 중 원소의 존재기간과 비슷한 정도의 반감기를 갖는 천연에서 산출되는 불안정한 핵종에서 시작되는 토륨 계열, 우라늄 계열, 악티늄 계열이 있고 4번째 계열의 넵투늄 계열은 200만 년의 반감기를 갖는 넵투늄-237(^{237}Np)에서 시작되고 이 계열에 속하는 원자핵들은 핵반응에 의하여 인공으로 만들어진다. 이들 모두는 그 원소의 존재기간에 비해 반감기가 짧다. 두 붕괴과정의 결과 질량수가 변하지 않거나 4만큼 변하기 때문에 각 계열에 속하는 원자핵들의 질량수를 4로 나누면 일정한 나머지를 갖게 된다. 따라서 각 계열에 원자핵들의 질량수는 적당한 정수(n)에 4를 곱하여 각 계열마다 일정한 상수(0, 1, 2, 3)를 더한 형태로 나타낼 수 있다. 이에 따라 토륨 계열은 4n 계열, 넵투늄 계열 4n+1 계열, 우라늄 계열 4n+2 계열, 악티늄 계열 4n+3 계열이라고도 한다(n: 자연수).

(1) 토륨(Thorium) 계열: 토륨-232(^{232}Th)로부터 시작되어 안정한 핵종인 납-208(^{208}Pb)에서 끝난다. 핵종의 질량수는 모두 4n이다.

$$^{232}_{90}Th \rightarrow\, ^{220}_{86}Rn \rightarrow\, ^{208}_{82}Pb$$

(2) 넵투늄(Neptunium) 계열: 핵종 중 가장 오랫동안 존재하는 ^{237}Np을 따서 명명되었으며, 비스무스-209(^{209}Bi)에서 끝난다. 현재는 지구상에 있는 천연 방사성계열이 아니다. 핵종의 질량수는 모두 4n+1이다.

$$^{237}_{93}Np \rightarrow\, ^{209}_{83}Bi$$

(3) 우라늄(Uranium) 계열: 우라늄 238(^{238}U)에서 시작하여 라듐 226(^{226}Ra) 등을 거쳐 납 206(^{206}Pb)으로 끝나는 것으로 우라늄 - 라듐계열이라고도 하며, 핵종의 질량수는 모두 4n+2이다.

$$^{238}_{92}U \rightarrow ^{222}_{86}Rn \rightarrow ^{206}_{82}Pb$$

(4) 악티늄(Actinium) 계열: 가장 먼저 발견된 핵종인 악티늄-227(^{227}Ac)을 따서 명명했으며, 우라늄-235(^{235}U)에서 시작되어 납-207(^{207}Pb)에서 끝난다. 4n+3 계열이라고도 하며 핵종의 질량수는 모두 4n+3이다.

$$^{235}_{92}U \rightarrow ^{210}_{86}Rn \rightarrow ^{207}_{82}Pb$$

2) 인공방사성원소(단수명 방사성핵종)

의료용으로 사용되는 방사성핵종은 모두 원자로(nuclear reactor)나 사이클로트론(cyclotron)에서 생산된다. 이와 같이 생산된 인공방사성동위원소 중 일부는 병원에서 대량으로 쉽게 사용하기 위해 발생기(generator)상태로 공급되어 사용되고 있다.

* 자연계에 존재하는 원소중 불활성인 것: He, Ne, Ar, Kr, Xe, Rn(총 6개) 가스상태.

표 3-1 사용 핵종의 물리적 특성

Radio-nuclide	Half-life ($T_{1/2}$)	Decay Mode	β, γ-ray	β-ray energy(keV%)	γ-ray energy(keV%)
^{3}H	12.3 y	β^{+}	β	18(100 %)	
^{11}C	20.39 m	β^{+}	β^{+}	96(99.8 %)	511
^{14}C	5730 y	β^{-}	β	156(100 %)	
^{13}N	9.96 m	β^{+}	β^{+}	488(100 %)	511
^{15}O	122 s	β^{+}	β^{+}		511
^{18}F	109.7 m	EC(3 %), β^{+}	β^{+}	250(97 %)	511
^{32}P	14.2 d	β^{-}	β	1170(100 %)	
^{51}Cr	27.7 d	EC	γ	753(90 %)	**320(10 %)**
^{59}Fe	44.5 d	β^{-}	β, γ	274(45.3 %), 466(53.1 %)	192(3 %), **1099(56.5 %)**, **1292(43.2 %)**
^{57}Co	271 d	EC	γ		14(9.5 %), **122(85.9 %)**, 136(10.4 %)
^{60}Co	5.26 y	β^{-}	β	318(100 %)	1173(100 %),1332(100 %)
^{67}Ga	78.2 hr	EC	γ		**93(39.2 %), 185(21.2 %)**, 300(16.8 %)
^{68}Ge	270.8 d	EC	γ		511
^{75}Se	120 d	EC	γ		121(17.2 %), 136(58.3 %), **265(58.9 %)**, 280(25 %), 401(11.5 %)
^{81m}Kr (gas)	13.1 s	IT	γ		**190(68 %)**
^{81}Rb	4.57 h	EC(69.2 %)		2046(39 %)	190(64 %), **446(23.2 %)**, 457(3 %), 510(5.3 %)
		β^{+}(30.8 %)	β^{+}	1024(25 %)	511
^{89}Sr	50.53 d	β^{-}	β	1495(99.9 %)	
^{90}Y	64 h	β^{-}	β	2280(99.9 %)	

^{99}Mo	65.9 h	β^-	β	437(16.4 %), 1215(82.4 %)	141(89.4 %), **181(6 %)**, **740(12.1 %)**, 778(4.3 %)
^{99m}Tc	6.03 hr	IT	γ		140(89 %)
^{111}In	2.8 d	EC	γ		**171(90.8 %), 245(94 %)**
^{123}I	13.2 h	EC	γ		**159(83 %)**
^{125}I	60 d	EC	γ		**35(6.7 %)**
^{131}I	8.02 d	β^-	β, γ	606(89.9 %), 334(7.3 %)	284(6.1 %), **364(81.7 %)**, 637(7.1 %)
^{133}Xe(gas)	5.2 d	β^-		346(99 %)	**81(38 %)**
^{137}Cs	30 y	β^-		514(94.4 %)	622(85 %)
^{201}Tl	3.04 d (73 h)	EC	특성X선, γ		70(46 % X선), 135(2.6 %), 167(10 %)

표 3-2 순수 γ선을 방출하는 핵종

핵종	에너지(keV)	반감기($T_{1/2}$)	핵종	에너지(keV)	반감기(keV)
^{51}Cr	320	27.7 d	^{111}In	171, 245	2.8 d
^{57}Co	122	271 d	^{113m}In	391	99.5 m
^{67}Ga	93. 185	78.2 hr	^{123}I	159	13.2 hr
^{75}Se	136, 265	120 d	^{125}I	35	60 d
^{81m}Kr	190	13 sec	^{197}Hg	77. 191	64 hr
^{87m}Sr	388	2.8 hr	^{201}Tl	70, 135.167	72 hr
^{99m}Tc	140	6 hr	^{127}Xe	203	36 d

표 3-3 순수 β선을 방출하는 핵종

순수 β 방출핵종			순수 β^+방출핵종		
핵종	에너지(keV)	반감기($T_{1/2}$)	핵종	에너지(keV)	반감기($T_{1/2}$)
^{3}H	18	12,3 y	^{11}C	970	20 m
^{14}C	156	5730 y	^{13}N	1190	10 m
^{32}P	1710	14.29 d	^{15}O	1720	122 sec
^{35}S	167	87.3 d	^{18}F	650	109.7 m

표 3-4 γ, β선을 동시에 방출하는 핵종

핵종	β 에너지	γ	반감기($T_{1/2}$)
^{59}Fe	274, 466	1099, 1290	44.5 d
^{99}Mo	1215	141, 740	65.9 hr
^{131}I	606	364	8 d
^{133}Xe	346	81	5.2 d
^{198}Au	961	412	2.7 d
^{203}Hg	212	279	47 d

표 3-5 β Counter로 측정할 수 있는 방사성핵종

Radionuclide	Half-life ($T_{1/2}$)	β-ray energy(keV)	Radionuclide	Half-life ($T_{1/2}$)	β-ray energy(keV)
^{3}H	12.3 y	18	^{36}Cl	3×10^{5} y	710
^{4}C	5730 y	156	^{40}K	1.3×10^{9} y	1311
^{22}Na	2.6 y	546	^{45}Ca	163 d	257
^{24}Na	15 hr	1390	^{59}Fe	44.5 d	466
^{32}P	14.29 d	1710	^{65}Zn	244 d	329
^{35}S	87.3 d	167	^{131}I	8.02 d	606

(1) 원자로(Nuclear Reactor)

방사성동위원소를 사용에 적합한 상태로 얻을 수 있는 방법으로 표적(target)에 조사하면 원자핵반응에 의해서 목적 방사성동위원소를 만들고 그 방사성동위원소를 표적에서 분리, 정제하여 이용하는데 적합한 상태로 조제한다.

원자로 안에는 핵분열의 연료인 우라늄(^{238}U, ^{235}U)이 있고, ^{235}U는 자연적으로 붕괴하여 2~3개의 중성자를 방출한다. 핵분열 반응 시 다량의 중성자가 발생하기 때문에 원자로 내 표적을 삽입하면 다량의 중성자 충격에 의하여 방사성의약품을 생성한다.

이처럼 무거운 원자핵을 표적으로 하여 중성자를 충격하면 원자핵이 2개로 분열되며 동시에 2~3개의 중성자를 방출한다. 이를 핵분열(nuclear fission)이라 하고 이때 발생하는 중성자를 다른 ^{235}U에 부딪쳐 이것을 연속적으로 계속 반복하면 핵분열의 연쇄반응이 일어난다. 이 연쇄반응을 조절하여 서서히 분열하는 것이 원자로이며 이때 생산되는 다수의 핵종을 분열생성물(fission product)이라고 한다.

핵분열에 의한 ^{235}U, ^{239}Pu, ^{131}I, ^{133}Xe, ^{90}Sr, ^{99}Mo 및 ^{137}Cs 등 원자로에서 생산되는 핵종들은 대개 중성자 과잉 상태로 β^{-}방출에 의하여 붕괴되는 것이 보통이다.

- 중성자 과잉핵종을 생산하고 β^{-}붕괴 후 γ선을 방출한다.
- 비방사능이 낮다.
- 원자로 생산 핵종: ^{32}P, ^{51}Cr, ^{59}Fe, ^{60}Co, ^{75}Se, ^{133}Xe, ^{198}Au, ^{197}Hg, ^{197}Ir
- 핵분열 생산 핵종: ^{90}Sr, ^{137}Cs, ^{131}I, ^{144}Ce, ^{147}Pm, ^{99}Tc, ^{106}Ru

① 원자로(reactor) 생산핵종

표 3-6 원자로(reactor) 생산핵종

Radio-nuclide	Half-life ($T_{1/2}$)	Decay Mode	Production Reaction	β-ray energy(keV%)	γ-ray energy(keV%)
^{14}C	5730 y	β^{-}	$^{14}N(n, p)^{14}C$	156(100 %)	
^{24}Na	14.96 h	β^{-}, γ	$^{23}Na(n, \gamma)^{24}Na$	1390(100 %)	1369(100 %), 2754(100 %)
^{32}P	14.29 d	β^{-}	$^{31}P(n, \gamma)^{32}P$	1710(100 %)	
^{35}S	87.3 d	β^{-}	$^{35}Cl(n, p)^{35}S$	167(100 %)	
^{42}K	12.4 h	β^{-}, γ	$^{41}K(n, \gamma)^{42}K$	2000(17.6 %), 3525(81.9 %)	1525(18.1 %)
^{51}Cr	27.7 d	EC, γ	$^{50}Cr(n, \gamma)^{51}Cr$	753(90 %)	320(10 %)
^{59}Fe	44.5 d	β^{-}, γ	$^{58}Fe(n, \gamma)^{59}Fe$	274(45 %), 466(53 %)	192(3 %), 1099(56.5 %), 1292(43.2 %)
^{60}Co	5.27 y	β^{-}	$^{59}Co(n, \gamma)^{60}Co$	318(100 %)	**1173(100 %), 1332(100 %)**

^{75}Se	119.8 d	EC	$^{74}Se(n, \gamma)^{75}Se$		121(17.2 %), 136(58.3 %), 265(58.9 %), 280(25 %), 401(11.5 %)
^{125}I	60.2 d	EC	$^{124}Xe(n, \gamma)^{125}Xe \xrightarrow{EC} {}^{125}I$		35(7 %)
^{131}I	8 d	β^-, γ	$^{130}Te(n, \gamma)^{131}Te \xrightarrow{\beta} {}^{131}I$	606(89.9 %)	364(82 %)
^{133}Xe	5.2 d	β^-	$^{132}Xe(n, \gamma)^{133}Xe$	364(99 %)	81(38 %)
^{197}Hg	64.1 h	EC	$^{197}Au(d, 2n)^{197}Hg$		77.3(18.7%)
^{198}Au	2.7 d	β^-	$^{197}Au(n, \gamma)^{198}Au$	961(98.9 %)	412(96 %)

(2) 사이클로트론(Cyclotron)

사이클로트론에 의해 생산되는 방사성 하전입자를 사이클로트론의 원형진공관 내에서 가속시켜 가속된 하전입자를 표적핵종과 반응시키면 핵내의 양자가 중성자로 변하여 방사성 핵종으로 바뀌게 된다. 생성되는 방사성동위원소는 크게 2가지로 나누며 반감기가 아주 짧아 핵종을 사용하기 위해서 "in house" 사이클로트론과 반감기가 어느 정도 길어 멀리 운반이 가능한 동위원소 등이다. α입자, 양자, 중양자 등의 하전입자를 가속하는 입자가속장치를 사이클로트론(cyclotron)이라 하고 제조되는 방사성의약품은 양전자방출핵종(positron emission radionuclide)이다. 입자(α입자, 양자, 중양자, 전자)를 진공상태의 전계 또는 자계에 의하여 고에너지 상태로 가속하여 표적 핵에 충돌시키는 장치로 입자가속장치는 이 가속된 하전입자를 표적핵종과 반응시키면 핵 내의 양자의 수가 변화하게 되어 방사성핵종인 방사성의약품이 생성된다.

이와 같이 Cyclotron에서 입자충격에 의하여 생성된다. 핵의학에서 흔히 이용되는 핵종으로는 ^{123}I, ^{18}F, ^{67}Ga, ^{111}In, ^{201}Tl, ^{11}C, ^{15}O, 및 ^{13}N 등이 있다. Cyclotron은 소형(20 ~ 30 MeV), 중형(36 ~ 50 MeV), 대형(양자에너지 70 MeV이상)으로 분류할 수 있으며, 초소형 사이클로트론은 양자 또는 중양자 등을 가속하여 표적에 충격하여 주로 반감기가 짧은 ^{11}C, ^{13}N, ^{15}O, ^{18}F 등의 양전자방출핵종의 동위원소를 얻는다.

대체적으로 ^{57}Co, ^{67}Ga, ^{111}In, ^{123}I, ^{201}Tl은 반감기가 충분히 길어 거리가 먼 곳까지 운반되어 사용하고 있으며 상품화되어 있다. 양전자방출 핵종은 511 keV의 서로 다른 반대방향으로 소멸방사선을 방출하며 이를 이용한 양전자단층촬영(PET)장치에 의한 단층상은 단일광자전산화단층촬영(SPECT)장치에 비해 감도, 해상력, 정량성이 우수하다.

① 사이클로트론(Cyclotron)생산 핵종

표 3-7 사이클로트론(cyclotron)생산 핵종

β, γ-ray	방사성핵종	물리적 반감기($T_{1/2}$)	Decay mode	γ 방출에너지 keV
β^+	^{11}C	20.39 분	β^+	511
	^{13}N	9.96 분		511
	^{15}O	122 초		511
	^{18}F	109.8 분		511
β^+, γ	^{52}Fe	8.27 시간	β^+, EC	511, 169(99.2 %)
γ	^{57}Co	271 일	EC	122(85.9 %), 136(10.4)
	^{67}Ga	78.2 시간	EC	93(39.2 %), 185(21.2 %), 300(16.8 %)
	^{75}Br	57 시간	β^+, EC	240(30), 521
	^{81}Rb	4.58 시간	EC	190(64 %)
	^{111}In	2.8 일(76 h)	EC	171(90.8 %), 245(94 %)
	^{123}I	13.2 시간	EC	159(83)
특성X선, γ	^{201}Tl	3.04 일(73 h)	EC	특성X선 70(46 %), 135(2.6 %), 167(10 %)

② 사이클로트론(Cyclotron)생산 핵종의 특징

중성자 결손핵종(양성자과잉)이며 생산핵종의 대부분 β^+붕괴 또는 EC붕괴한다.

a. 단일선종을 방출하며 γ선을 방출하는 것은 카메라(SPECT포함)에 주로 이용하고 β^+을 방출하는 핵종은 양전자 단층촬영(PET)장치를 이용한 진단에 이용한다(감마선 방출).
b. 비교적 물리적 반감기가 짧기 때문에 환자의 방사선피폭을 줄일 수 있고 짧은 간격으로 다른 장기의 재검사가 가능하다(물리적 반감기가 짧다).
c. 무담체 형태로 비방사능이 높다.
d. 단점으로는 생성이 낮고 중성자충격방법(neutron bombardment)이나 분열생성물(fission product)에 의해 생성되는 방사성핵종보다 가격이 비싸다.

(3) 발생기(Generator: Cow & Milking System)

방사성동위원소를 손쉽게 얻는 방법으로 짧은 반감기의 핵종을 재 용출하기 위해 비교적 긴 반감기의 모핵종을 Alumina Column에 흡착시켜 놓고 사용할 때에 생리 식염수를 유입하면 짧은 반감기의 자핵종이 얻어진다. 이러한 장치의 제너레이터조작을 Milking이라 한다. 이와 같이 긴 반감기를 가진 어미 핵종에서 검사에 적당한 짧은 반감기를 가진 딸핵종으로 붕괴하는 시스템을 이용하면 현장에서 필요할 때 동위원소를 쉽게 얻을 수 있다.

발생기의 컬럼(column)에 반감기가 비교적 긴 어미핵종을 넣어두고 화학적인 방법으로 용출(elution)하여 생산하는 것으로 ^{99}Mo-^{99m}Tc발생기가 대표적이다. ^{99m}Tc는 과도평형(transient equilibrium) 원리를 이용하여 ^{99}Mo-^{99m}Tc발생기로부터 얻을 수 있으며 ^{99}Mo을 알루미나 컬럼(alumina column)에 흡착시켜서 장착시켰다. ^{99}Mo은 물에 불용성이고 ^{99m}Tc는 수용성이므로 생리식염수로 컬럼(column)을 통과시키면 ^{99m}Tc만을 쉽게 용출해 낼 수 있다. ^{99}Mo의 반감기는 66시간, ^{99m}Tc의 반감기는 6시간이므로 ^{99m}Tc 용출 후 최대방사능에 도달하기 위해서는 약 24시간 후 일시평형에 도달한 뒤 착유하면 ^{99m}Tc를 최대로 용출할 수 있다. 원자로나 사이클로트론(cyclotron)이 영상검사실 근처에 위치한다는 것이 비현실적이므로 on-site를 허용하는 용출기(generator system)가 널리 이용된다. 핵의학 체내 검사실에서 주로 사용되는 방사성핵종은 단일감마선을 방사하고 핵이성체전이에 의해 붕괴되는 단수명 핵종이다.

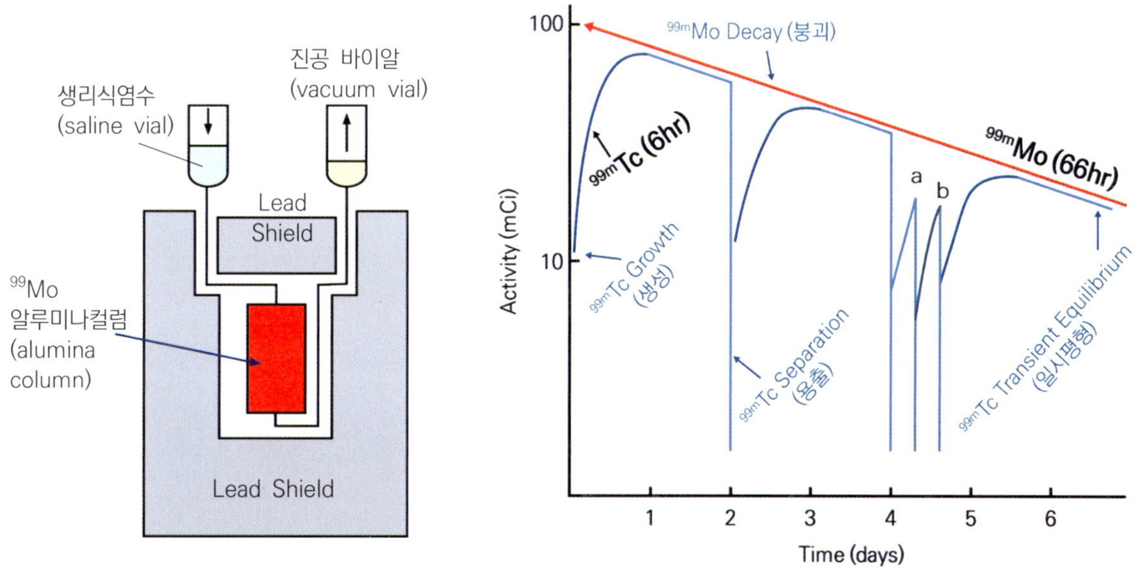

a. Dry ^{99}Mo-^{99m}Tc Generator system

b. ^{99}Mo-^{99m}Tc발생기 내의 ^{99}Mo과 ^{99m}Tc의 농도변화

그림 3-3 Milking System

ref.) Gopal B. Saha, "Fundamentals of Nuclear Pharmacy" 'Sixth Edition', Springer, p.71, 2010.

방사성핵종이 붕괴할 때 A에서 B로 1단계 붕괴로 안정원소로 되는 것이 대부분이나 2단계 또는 그 이상으로 붕괴하는 핵종도 있다. 즉 A가 붕괴하여 B로 되고 B가 붕괴하여 C로 되는 것으로 A를 친핵종, B를 낭핵종이라 한다. A의 반감기가 비교적 길고 B의 반감기가 짧아서 A에서 B로 되는 속도가 B에서 C로 되는 속도보다 느리면 A를 알루미나 컬럼(alumina column)에 흡착시킨 다음 적당한 용매를 가하면 B만을 용출할 수 있다.

이와 같이 비교적 반감기가 긴 친핵종(A)에서 반감기가 짧은 낭핵종(B)을 얻는 조작을 소(cow)에서 젖을 짜내는 것과 같은 조작을 통하기 때문에 밀킹(milking)이라 하고, 특히 이 목적에 맞도록 사용을 용이하게 용출하는 장치로 제작된 키트(kit)를 Generator 또는 Cow system이라 한다.

- Milking: 방사평형에 있는 친핵종으로부터 되풀이하여 낭핵종을 분리하는 조작방법으로, 이는 몇 번씩 되풀이하여 낭핵종을 용출할 수 있는 상태가 마치 젖소에서 우유(milk)를 짜낼 수 있는 것과 유사하여 붙였다.

① 발생기(Generator)생산 핵종의 특성

표 3-8 Generator에서 생산된 단수명 방사성핵종의 특성

Parent	Parent half-life ($T_{1/2}$)	Daughter	Daughter half-life ($T_{1/2}$)	Decay mode of daughter	γ energy from daughter keV	Eluent	방사평형
^{52}Fe	8.27 h	^{52m}Mn	21 m	β^+, EC, IT(1.75 %)	511,1434	8N HCl	일시(과도)평형
^{81}Rb	4.57 h	^{81m}Kr	13.1 s	β^+,EC	190(68 %)	Humidified air/oxygen or saline or 5% dextrose-water	
^{87}Y	79.8 h	^{87m}Sr	2.8 h	IT	388(81.9 %)	0.15N $NaHCO_3$	
^{99}Mo	65.9 h	^{99m}Tc	6 h	IT, β^-	140(89 %)	0.9 % saline solution	
^{132}Te	78 h (3.2 d)	^{132}I	2.29 h	β^-	772(75.6 %)	Saline solution	
^{62}Zn	9.1 h	^{62}Cu	9.7 min	β^+, EC	511	glycine	영구(영속)평형
^{68}Ge	270 d	^{68}Ga	67.6 min	EC(12 %), β^+(88 %)	511(176)	0.05M EDTA	
^{82}Sr	25 d	^{82}Rb	1.27 min	EC, β^+	511(192)	0.15M $NaHCO_3$ or pH8 saline or 2 %NaCl at pH8/0.1M NH_4OH + 0.1M NH_4Cl at pH9.3 or 3M $NH_4C_2H_3O_2$	
^{113}Sn	115 d	^{113m}In	1.65 h (99.4 min)	IT	391(64 %)	0.05N HCl or HNO_3 1, 10	
^{137}Cs	30 y	^{137m}Ba	2.55 m	IT	661(90 %)	0.1N NH_4Cl in 0.1N HCl	
^{191}Os	15.4 d	^{191m}Ir	4.94 s	β^-	129(29 %)	0.9 % NaCl at pH1 for the first two. 4 % saline for the last one.	

6. 발생기 시스템(Generator System: Cow & Milking System)

Parent-daughter system(cow-milking system)이라고도 하며 반감기가 비교적 긴 모핵종에서 반감기가 짧고, γ선이 주로 방출되는 낭핵종이 주로 만들어진다.

1) 발생기(Generator System) 구조

Molybdenum(^{99}Mo) → Technetium(^{99m}Tc)발생기는 몰리브덴(^{99}Mo)을 몰리브덴산나트륨의 형태로 적당한 칼럼에 충전한 알루미나(Al_2O_3)에 흡착시키고, 이에 과테크네슘산나트륨($^{99m}TcO_4^-$)주사액을 용출시키기 위해 필요한 장치 및 불필요한 피폭을 피하기 위한 충분한 차폐장치를 합친 것이다.

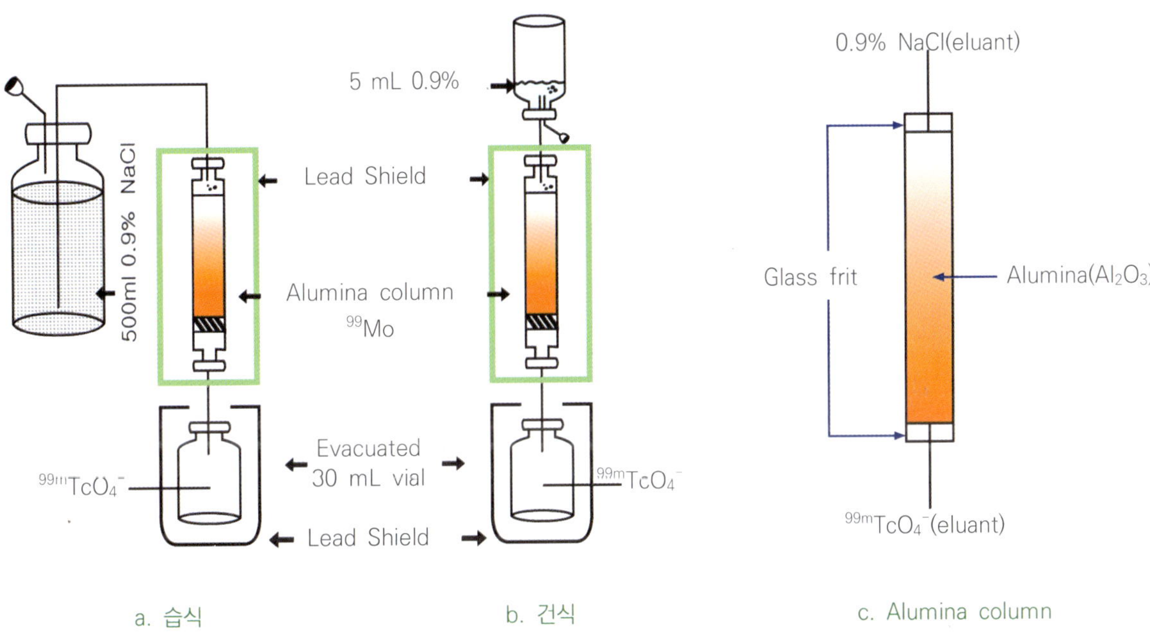

그림 3-4 Wet ^{99}Mo-^{99m}Tc Generator System과 Dry ^{99}Mo-^{99m}Tc Generator System

2) 발생기 시스템(Generator System) 용출(^{99}Mo → ^{99m}Tc)

밀킹(milking)은 수명(반감기)이 짧은 자핵종을 방사평형이 있는 친핵종에서 분리하는 조작을 말한다. 특히 의료용 방사성핵종은 인체에 방사선 피폭량을 극소화하기 위하여 짧은 반감기의 핵종을 사용한다. 이와 같이 핵의학에서 좋은 영상을 얻기 위해서는 비교적 많은 양의 방사성핵종이 필요하게 되고 반감기가 짧은 핵종을 사용하면 인체 내에 피폭되는 방사선량을 적게 할 수 있기 때문에 발생기장치(milking/generator/cow system)를 이용하여 반감기가 짧은 핵종을 병원에서 쉽게 이용하고 있다. 따라서 가장 흔히 사용되는 발생기는 ^{99}Mo(반감기 66시간) → ^{99m}Tc(반감기 6시간) 발생기로부터 얻는 $^{99m}TcO_4^-$가 의료용으로 가장 많이 이용된다.

이와 같이 되풀이되는 조작을 통하여 소(cow)에서 젖(milk)을 짜내는 것과 같기 때문에 밀킹(milking)이라 하고 목적에 맞도록 사용하기에 용이하게 제작된 키트를 Cow System, Milking System 또는 Generator라 한다.

방사평형은 $T_1 \gg T_2$ 경우와 $T_1 > T_2$ 경우에 각각 일어날 수 있으며 전자의 경우 영속방사평형이라 하고 후자의 경우 일시방사평형(또는 과도방사평형)이라고 한다.

(1) 습식 Generator 구조

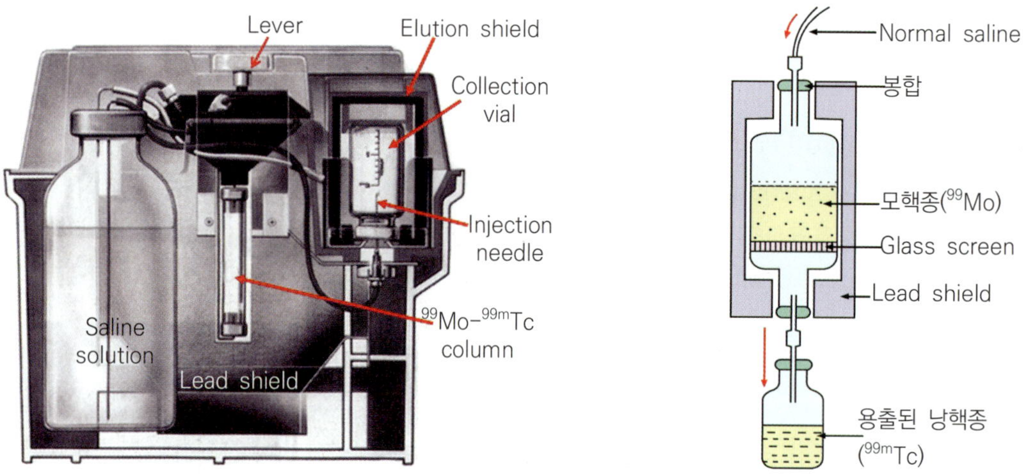

a. 발생기 내부구조 단면

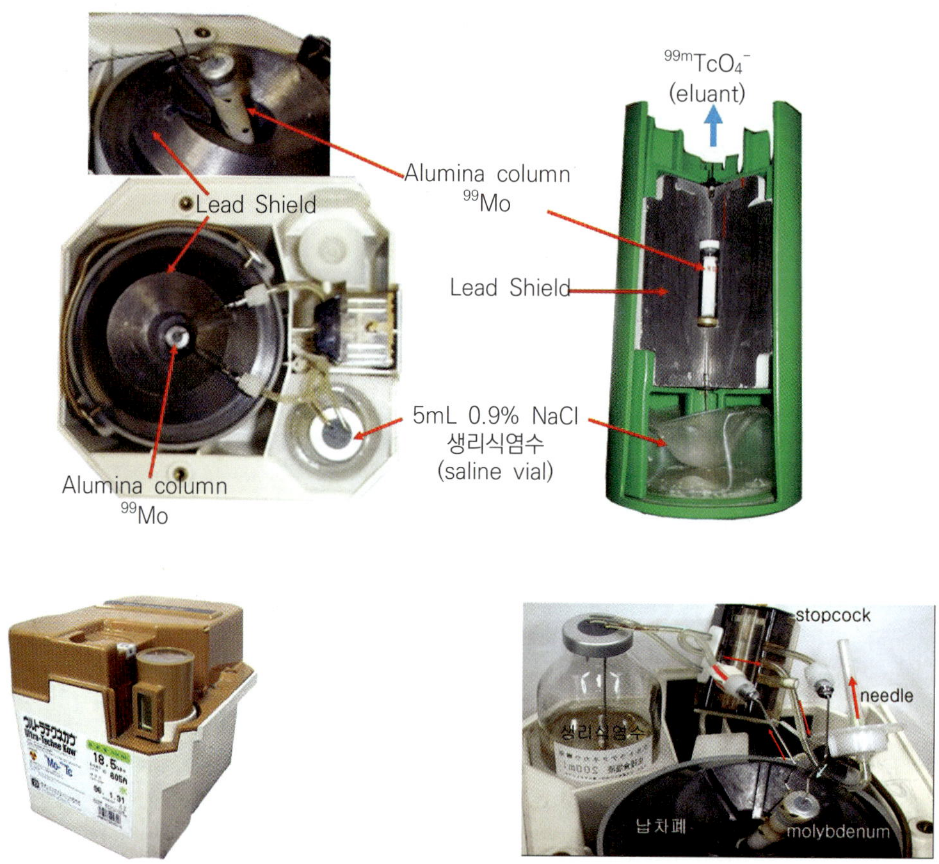

b. 발생기 외부구조

그림 3-5 습식 ^{99m}Tc-Generator의 구조

(2) 건식 ^{99m}Tc-Generator 구조

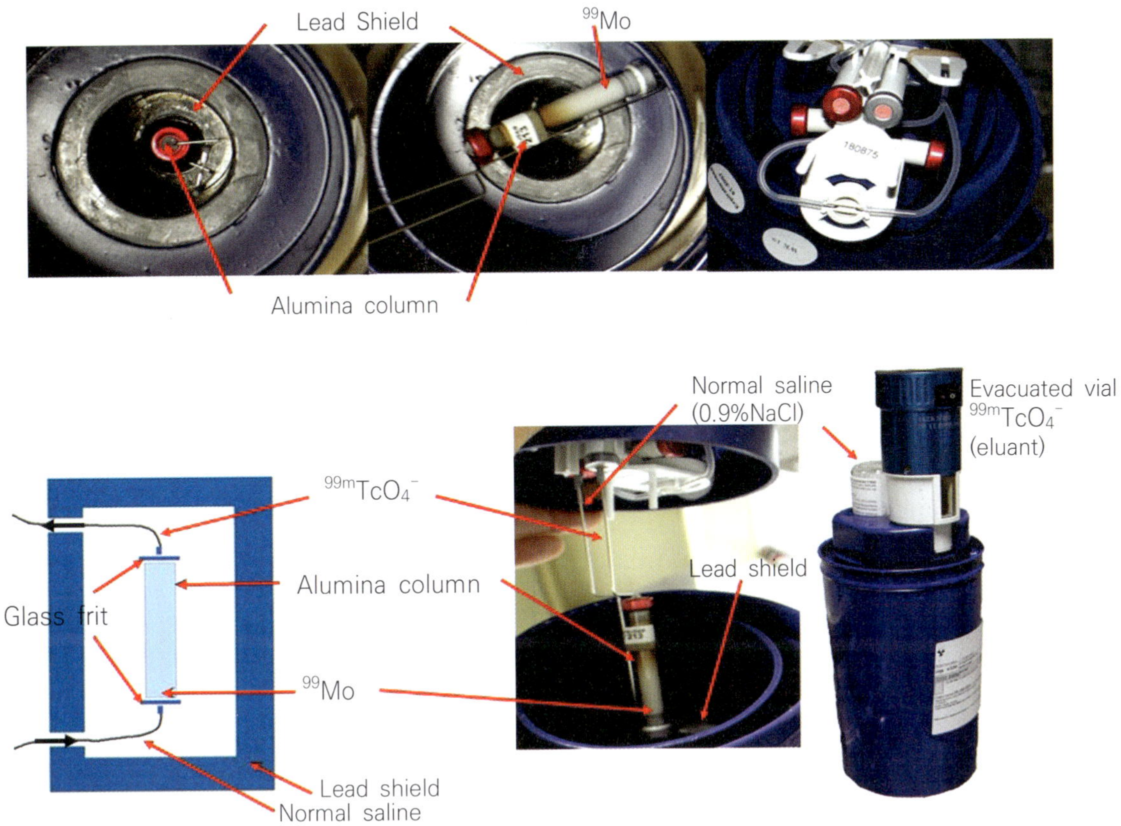

그림 3-6 건식 ^{99m}Tc-Generator의 단면구성도 및 내부구조 형태

영속방사평형인 경우 $N_1\lambda_1 = N_2\lambda_2$ 즉,

$$A_1 = A_2 \tag{3-4}$$

인 관계가 성립되어 딸핵종 방사능은 어미핵종 반감기에 따라 붕괴하게 된다.

또한 일시방사평형인 경우

$$N_1\lambda_1 = N_2(\lambda_2-\lambda_1) \tag{3-5}$$

즉, $A_1 = A_2,\quad A_1 = A_2 - N_2\lambda_1$

$$A_2 = A_1 + N_2\lambda_1 \tag{3-6}$$

이 성립되며 딸핵종 방사능은 어미핵종 방사능보다 $N_2\lambda_1$만큼 더 강하다.

이와 같은 ^{99}Mo → ^{99m}Tc발생기(generator)의 ^{99}Mo(molybdenum)은 원자로에서 생산되며 ^{99}Mo를 알루미늄과 흡착시킨 칼럼크로마토그래피를 발생기 내에 장착시키면 ^{99}Mo는 생리적 식염수에 불용성이기 때문에 ^{99m}Tc만을 쉽게 용출해 낼 수 있다. 발생기 내에 남아 있는 ^{99}Mo는 66시간의 반감기를 갖고 ^{99m}Tc로 붕괴되기 때문에 24시간 후에 생리적 식염수로 다시 용출시키면 ^{99m}Tc를 분리해 낼 수 있다(1일 1회 용출). 이처럼 ^{99}Mo → ^{99m}Tc발생기(generator)에서 ^{99m}Tc의 방사능은 약 4 반감기가 지난 후에는 ^{99}Mo의 방사능의 86%까지 축적된다. 이때 ^{99m}Tc을 용출하면 전 용출방사능의 86% 정도를 용출할 수 있다.

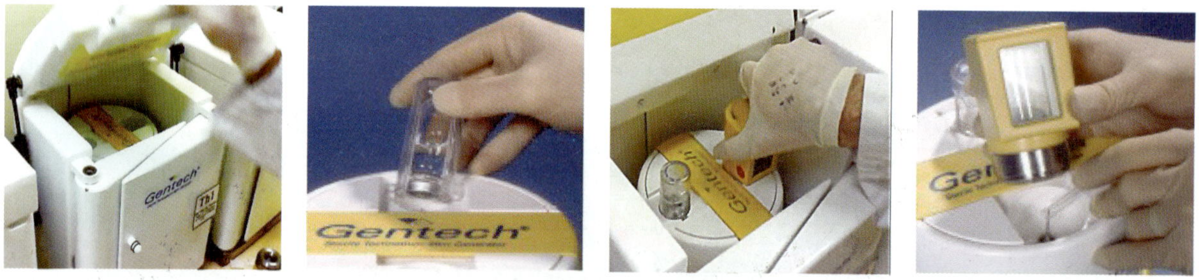

a. 과테크네슘($^{99m}TcO_4^-$)용출과정

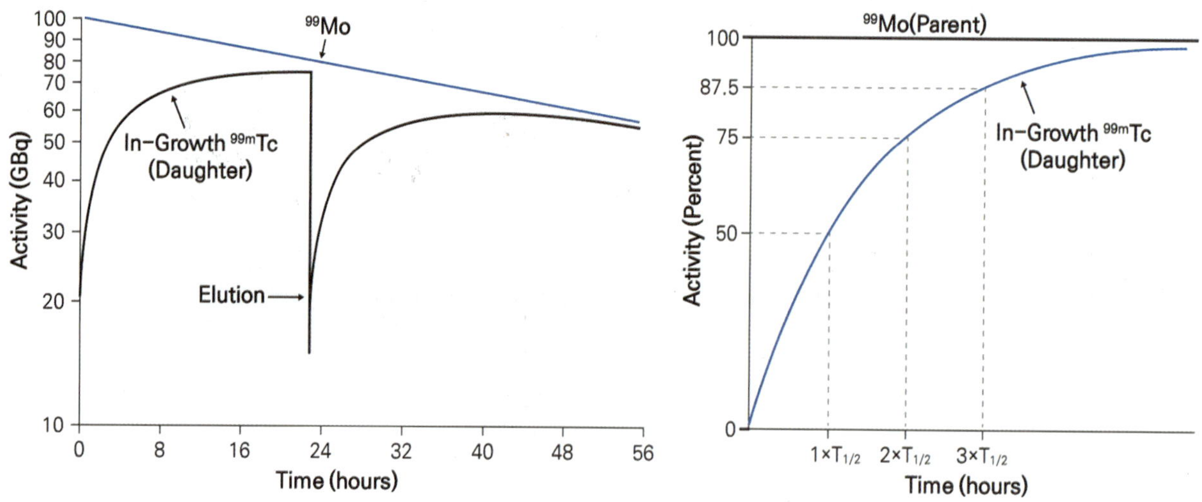

b. 방사성핵종의 생산(buildup) 붕괴(decay)곡선

그림 3-7 ^{99}Mo - ^{99m}Tc에서 시간경과에 따른 ^{99m}Tc 방사능

^{99m}Tc의 최대 방사능은 거의 4 반감기인 22.89시간에 도달되며, 최대용출을 위해서 최대 도달 이후 시간인 약 24시간당 생리식염수와 함께 용출하여 사용한다. 실제적으로 모핵종 ^{99}Mo과 낭핵종 ^{99m}Tc은 ^{99m}Tc이 ^{99}Mo의 86% 정도일 때 평행을 이루게 되며 ^{99}Mo 붕괴와 ^{99m}Tc 생성은 다음과 같다.

ref.) "Technetium-99m pharmaceuticals", Ilse Zolle, Springer, p.82-85, 2007.

표 3-9 모핵종의 방사능과 시간에 따른 용출가능 방사능량

시간(hr)	1	3	6	9	12	18	24
^{99m}Tc buildup(%)	9.87	26.18	43.88	55.62	63.15	70.27	71.47

또한 사용기간 일별 용출 후 모핵종(^{99}Mo)의 방사능과 용출가능 ^{99m}Tc의 방사능량은 다음과 같다.

기간(days)	0	1	2	3	4	5	6	7
모핵종 방사능(%)	100.0	77.7	60.4	46.9	36.5	28.4	22.0	17.1

- 낭핵종 1 반감기에 도달할 때 용출하면 - 최대용출의 48%
- 낭핵종 2 반감기에 도달할 때 용출하면 - 최대용출의 75%
- 낭핵종 3 반감기에 도달할 때 용출하면 - 최대용출의 87.5%
- 낭핵종 4 반감기에 도달할 때 용출하면 - 최대용출의 97% 이상

(3) $^{99}Mo \rightarrow {}^{99m}Tc$ 발생기의 용출 과정(Elution of the $^{99}Mo \rightarrow {}^{99m}Tc$ Generator)

Milking Technetium 99m Generator

전 과정을 무균조작 해야 한다. 또한 용출한 방사성의약품의 vial에 방사능을 표시를 부착하고 주사제를 조작하는 동안 물이 스며들지 않는 장갑을 끼우고 vial 마개 윗면을 알코올 솜으로 문질러 소독한다.

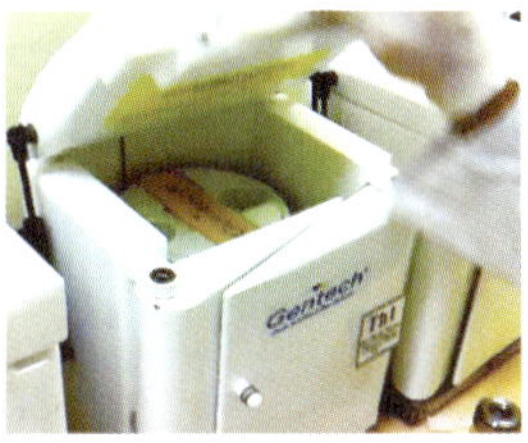

발생기에서 ^{99m}Tc를 용출하기 위하여 0.9% 생리식염수, 소독된 진공바이알, Sterile elution needles, Sterile wipes, Elution vial shield와 용출 후 사용할 라벨을 준비하고 제너레이터 Container의 위 덮개를 열고 내용물을 확인한다. 용출액 충전 웰의 실리콘 바늘 밀봉을 제거하여 방사성 폐기물로 폐기한다.

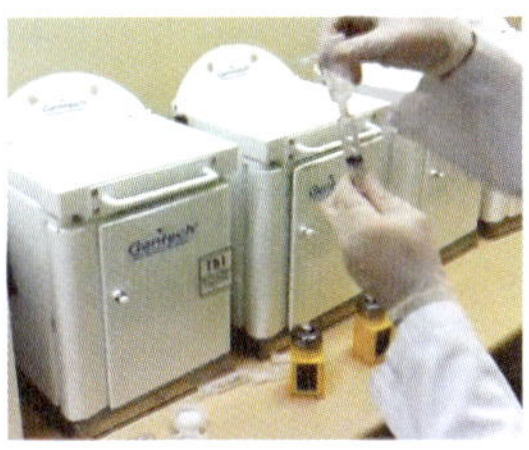

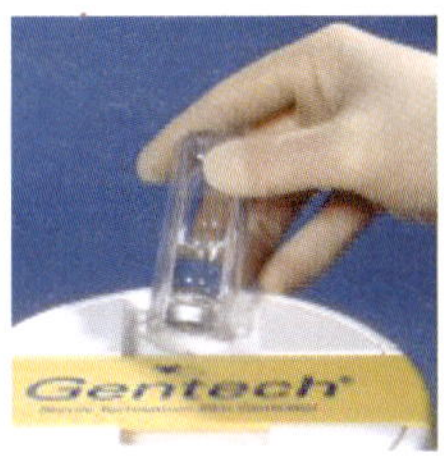

건식의 경우 Sterile Generator 공급 시 제공되는 생리식염수 또는 0.9% 생리식염수 5 mL와 진공 vial을 미리 준비하며 습식의 경우 용출을 위한 진공바이알을 미리 소독 처리하여 준비한다.
용출 전 반드시 용출액충전 바이알의 밀봉을 제거하고 살균제(70% 이소프로필알코올)로 격막을 닦아 건조한 후 충전 웰에 바이알을 삽입한다. 바이알은 격막에 구멍을 내기한다.

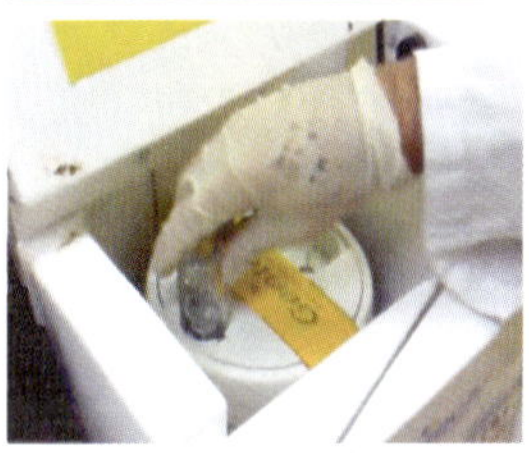

건식의 경우 미리 준비한 0.9% 생리식염수의 고무마개를 알코올 솜으로 소독한 후 생리식염수(saline)위치에 생리식염수병(saline vial)을 먼저 장착한다(습식의 경우 이과정이 생략된다). 생리식염수를 장착하고 곧바로 수집 웰에 차폐된 용출액 수집 진공상태의 바이알(vacuum vial)을 삽입한다.

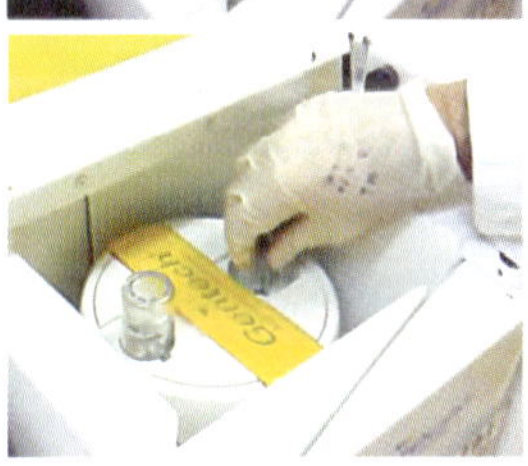

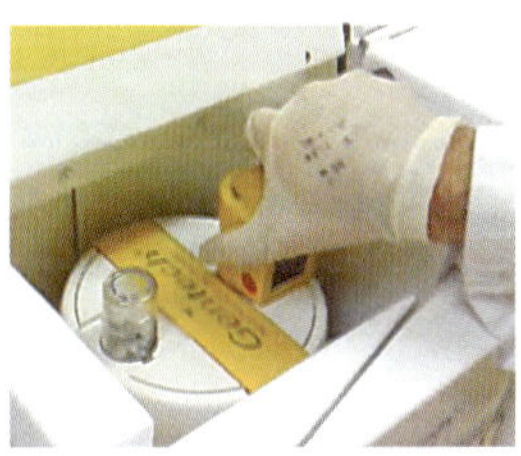

생리식염수 장착 후 진공(vacuum)부분에 바늘(needle)커버를 제거한 후 ^{99m}Tc가 용출되었을 때 나오는 방사선을 차폐하기 위해 진공상태의 병에 $^{99m}TcO_4^-$을 용출하기 위해서 바이알 쉴드(vial shield)에 넣은 후 진공상태의 병(vacuum vial)을 알코올 솜으로 소독한 후 장착한다.

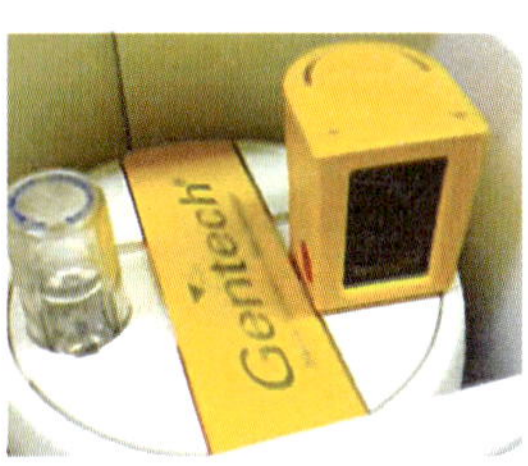

^{99m}Tc의 용출을 위한 진공바이알을 장착하면 생리식염수 0.9% NaCl은 ^{99}Mo알루미나 컬럼(alumina column)을 지나 $^{99m}TcO_4^-$(eluate)가 진공바이알(vacuum vial)에 모인다. 이때 용출은 30초 내에 시작되어야 하고 용출액 충전 바이알 내 거품으로 가시적으로 확인할 수 있다. 만약 거품이 30초 내에 용출액 충전 바이알에서 나타나지 않는다면 바이알 중 하나는 바늘에 적절히 놓여 있지 않거나 용출 바이알이 진공상태가 아니다. 먼저 진공상태로 회복을 위해 용출액 수집 바이알을 제거한 후 용출액 충전 바이알을 제거하고 다시 삽입한다. 용출이 시작되지 않는다면 다른 차폐 수집바이알을 사용한다.

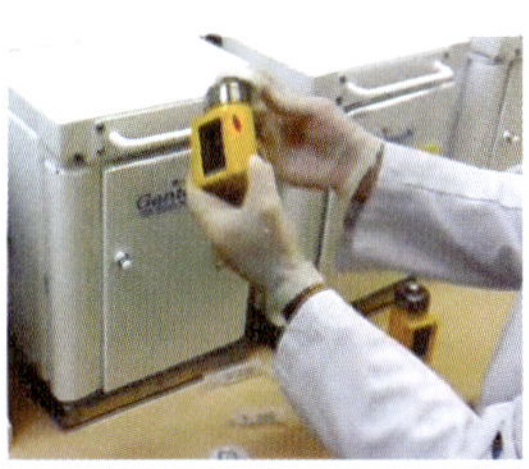

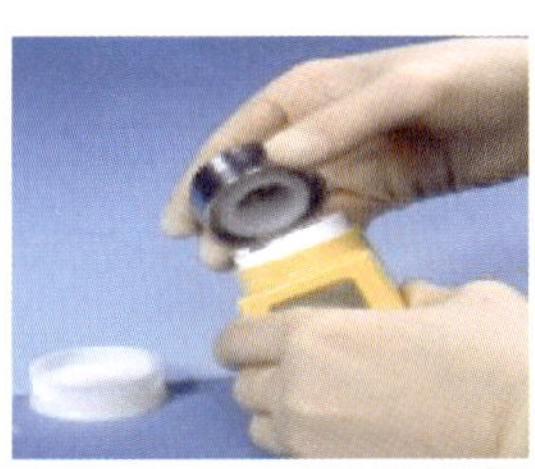

생리식염수병(saline vial)의 생리식염수가 알루미나 컬럼을 지나 진공바이알에 이동된 후, 진공상태의 병(vacuum vial)을 차폐(shield)와 함께 제거하고 바늘(needle)이 오염되지 않도록 한 후 살균제로 노출된 격막을 닦아 막는다.

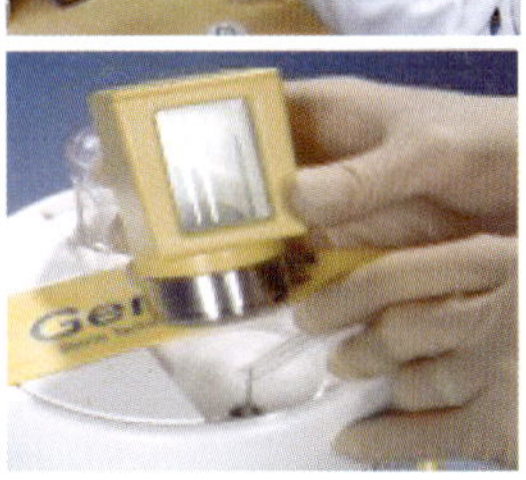

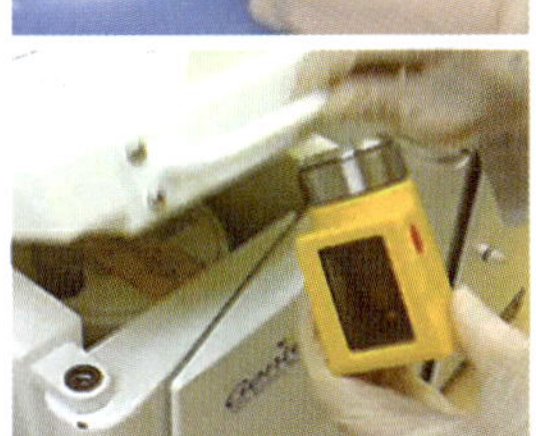

용출된 과테크네슘산나트륨($^{99m}TcO_4^-$)은 방사능표식과 함께 용출 바이알 차폐물에 용출 방사능, 부피, 농도, 용출 날짜와 시간을 기록하여 관계자 누구나 인식할 수 있도록 하여, 바이알 콘테이너에 차폐한 후 사용하도록 한다.

그림 3-8 $^{99m}TcO_4^-$ 용출과정

용출은 용출효율을 위해서 충전바이알을 비워 완료되도록 하고 충전바이알이 빈 후 최소 3분 동안 또는 전체 6분 동안 용출시킨다. 용출 바이알은 무균이고 다음 용출 시까지 충전 웰 내로의 바늘이 밀봉상태로 유지되어야 하며 다음 용출 시작 시 방사성 폐기물로서 빈 용출액 바이알을 폐기해야 한다.

반드시 채워진 용출 수집바이알을 포함하는 용출차폐물을 제공된 방사선 라벨에 기입하여 붙인다. 용출 1일 후(12시간)이 지난 테크네슘(^{99m}Tc)제너레이터의 용출액은 사용해서는 안 된다. 혼합바이알에 과테크네슘산나트륨($Na^{99m}TcO_4^-$) 주사액을 넣을 때 차폐된 주사기를 사용하고 납 바이알 차폐물과 커버를 사용하여 방사성 조제액의 사용기한 동안 적절한 차폐를 유지해야 하며 조제액을 꺼내고 주사하기 위해서는 차폐된 주사기를 사용한다.

(4) 과테크네슘-99m(technetium-99m, $^{99m}TcO_4^-$)의 물리 화학적 성질

발생기(generator system)에서 ^{99}Mo(반감기 66시간)으로부터 분리함으로서 얻을 수 있으며, ^{99m}Tc는 -1에서 +7 범위의 여러 원자(valence)가 존재할 수 있다. 발생기에서 용출될 때 ^{99m}Tc은 기본적으로 7원자가(heptavalent; +7)의 과테크네슘산(pertechnetate; $^{99m}TcO_4^-$)로서 나타내어진다. 방사성의약품 준비에서 ^{99m}Tc-pertechnetate는 +7에서 여러 화합물의 표지(labeling)를 허용하기 위해서는 더 낮은 원자가로(보통 +4) 감소하여야 하며 이것은 일반적으로 주석(stannous)이온으로 가능하다. 이상적인 방사성핵종으로 동위원소를 이용한 영상의 80 ~ 90% 이상에서 사용되어지고 비 입자방사(no particulate emission)하고 6시간 물리적 반감기와 140 keV 광자에너지를 가진다.

과테크네슘산(pertechnetate; $^{99m}TcO_4^-$)을 정맥주사하면 ^{99m}Tc-pertechnetate는 천천히 단백질과 결합하고 혈장구획(plasma compartment)에서 빠르게 빠져나가 절반 이상이 몇 분 안에 혈장을 떠나 세포외액(extracellular fluid)에 분포한다. 주사된 $^{99m}TcO_4^-$는 침샘(salivaly gland), 맥락얼기(choroid plexus), 갑상샘(thyroid gland), 위점막(gastric mucosa)에 농축되며, 배설(excretion)은 위장관(gastrointestine)과 콩팥(renal)에 의한다.

^{99m}Tc-pertechnetate의 생물학적 분포는 차단제(blocker)인 과염소산칼륨(potassium perchlorate; $KClO_4$) 혹은 요드화칼륨(potassum iodide; KI)에 의해 두드러지게 영향을 받는다.

(5) 밀킹으로 얻어진 $^{99m}TcO_4^-$의 특징

① 짧은 반가기핵종(물리적 반감기 6시간)
② 감마선 방출
③ 피폭이 적어 대량 투여가능(다량의 정보를 얻을 수 있다)
④ 방출 감마선 에너지가 140 keV로 낮아 collimation은 물론 차폐가 용이하다.
⑤ 여러 종류의 표지화합물을 사용함으로 많은 장기의 검사가 용이하다.

3) 방사평형(Radioactive Equilibrium)

우라늄(uranium; U), 라듐(radium; Ra), 토륨(thorium; Th)계열 또는 핵분열 생성물 등은 붕괴를 반복하는데 이러한 현상을 연속붕괴 또는 붕괴계열을 이룬다고 하고 방사성붕괴가 계열을 이룰 때 친핵종의 반감기(T_1)가 자핵종의 반감기(T_2)보다 길면 방사평형이 가능하다.

이처럼 친핵종의 반감기가 자핵종의 반감기보다 길 때 과도평형과 영속평형 두 가지 경우가 있으며 이를 합쳐서 방사평형이라 한다. 즉, 방사성핵종의 붕괴에 있어서 순차로 형성되는 핵종을 A, B, C라 하면 친핵종 A의 붕괴에 의하여 생성되는 낭핵종 B의 원자수 증가와 B자신의 붕괴에 의한 원자수의 감소가 같을 때 A와 B는 방사평형에 있다고 말한다.

핵종 A, B의 원자수가 시각 t = 0일 때 원자수를 $N_1{}^0$, $N_2{}^0$라 하고, t = t일 때 원자수를 N_1, N_2라 하면 다음의 관계에 있다.

$$A\frac{\lambda_1}{T_1} \rightarrow B\frac{\lambda_2}{T_2} \rightarrow C \text{ (안정)} \tag{3-7}$$

λ_1: 모핵종의 붕괴상수　　λ_2: 낭핵종의 붕괴상수
N_1: 모핵종의 원자수　　N_2: 낭핵종의 원자수

$$\text{핵종 A} : \frac{dN_1}{dt} = \lambda_1 N_1 \tag{3-8}$$

$$\text{핵종 B} : \frac{dN_2}{dt} = \lambda_1 N_1 - \lambda_2 N_2 \tag{3-9}$$

위의 조건을 정리하면 핵종 A는

$$N_1 = N_0 \cdot e^{-\lambda t} \tag{3-10}$$

이고, 핵종 B는

$$N_2 = \frac{\lambda_1}{\lambda_2 - \lambda_1} N_1{}^0 (e^{-\lambda_1 t} - e^{-\lambda_2 t}) + N_2{}^0 \cdot e^{-\lambda_2 t} \tag{3-11}$$

이 된다. 실제로 t = 0일 때 친핵종 A만일 경우가 많다. 즉, $N_2{}^0 = 0$이 되어

$$N_2 = \frac{\lambda_1}{\lambda_2 - \lambda_1} N_1{}^0 (e^{-\lambda_1 t} - e^{-\lambda_2 t}) \tag{3-12}$$

가 된다.

친핵종의 반감기 T_1이 자핵종의 반감기 T_2 보다 길 때 이를 합쳐서 방사평형이라고 한다.

- 일시(과도)평형(transient equilibrium) : Parent T_1 〉 Daughter T_2

  성립조건 : 친핵종의 반감기(T_1)가 딸핵종의 반감기(T_2)보다 길지만 알아보기 힘들 만큼 길지 않은 경우.

- 영구(영속)평형(secular equilibrium) : Parent T_1 〉〉〉 Daughter T_2

  성립조건 : 모핵종의 반감기(T_1)가 매우 길고 딸핵종의 반감기(T_2)가 매우 짧을 때.

- 평형 일어나지 않음(non equilibrium) : Parent T_1 〈 Daughter T_2

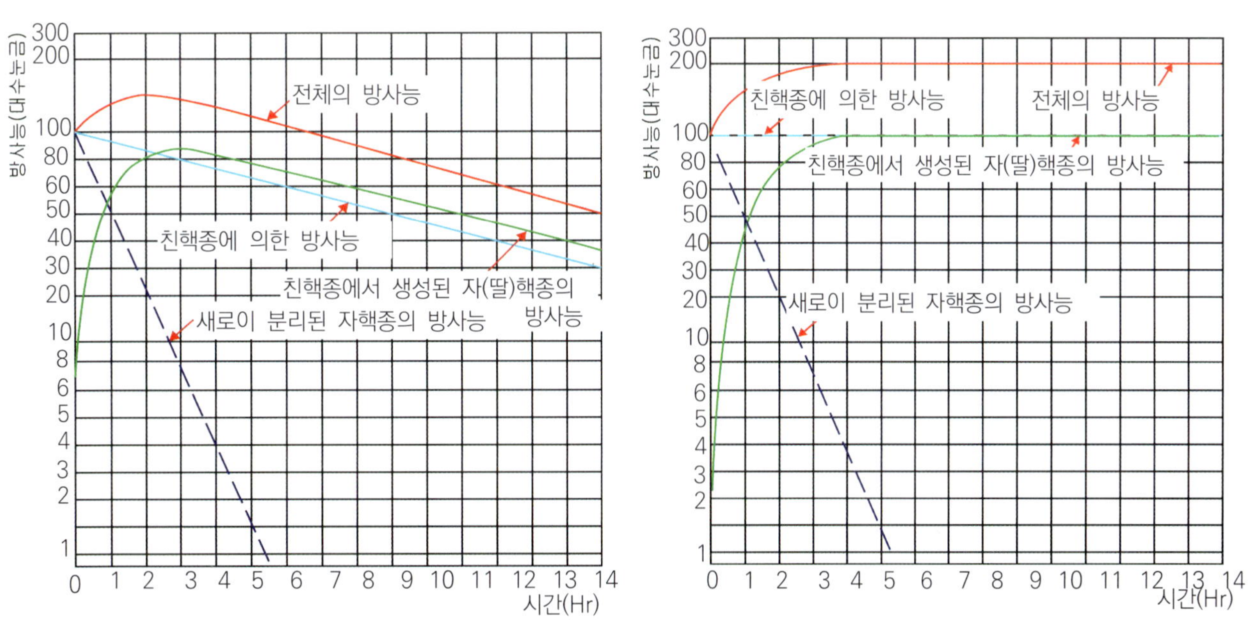

a. 과도평형(일시평형)　　b. 영속평형(영구평형)

그림 3-9 방사평형(radioactive equilibrium)

(1) 과도(일시)평형(Transient Equilibrium)

친핵종 A의 반감기가 낭핵종 B의 반감기보다 7 ~ 10배 정도의 적당히 길 때, 모핵종의 감소와 같은 비율로 자핵종도 감소해가는 현상으로 자핵종의 방사능은 모핵종의 방사능보다 커진다. 이 경우 친핵종에 의한 방사능은 급격히 감소하고 낭핵종에 의한 방사능은 증가하다가 감소한다.

친핵종 반감기(T_1) 〉 자핵종의 반감기(T_2)($\lambda_1 < \lambda_2$)와 같은 조건에서 시간이 충분히 지나면 자핵종이 친핵종의 반감기로 붕괴되어가는 상황이 되는 것으로 그림 3-9의 a는 전체의 방사능으로 강도가 증가하는 성장붕괴곡선을 보이다가 지수함수적으로 감소한다. 겉보기에도 자핵종이 긴 쪽의 친핵종의 반감기로 붕괴되어가는 상황으로 친핵종에서 생성된 자핵종의 방사능곡선이 최대로 되면 이 시간 이후로는 방사평형이 성립된다.

- 성립조건 : 친핵종의 반감기가 딸핵종의 반감기보다 길지만 관측하는 동안 알아보기 힘들 만큼 길지 않은 경우
  즉, 친핵종 반감기(T_1) 〉 자핵종의 반감기(T_2)($\lambda_1 < \lambda_2$)와 같은 조건인 경우

- 일시 방사평형식 : $N_2 \fallingdotseq \dfrac{\lambda_1}{\lambda_2 - \lambda_1} \cdot N_2^0(e^{-\lambda_1 t})$ (3-13)

- 원자수비 : $\dfrac{N_2}{N_1} = \dfrac{\lambda_1}{\lambda_2 - \lambda_1} = T_2 \,/\, (T_1 - T_2)$ (3-14)

$$\frac{A_2}{A_1} = \frac{\lambda_2 \cdot N_2}{\lambda_1 \cdot N_1} = \frac{\lambda_2}{\lambda_1} \cdot \frac{\lambda_1}{\lambda_2 - \lambda_2} = \frac{\lambda_2}{\lambda_2 - \lambda_1} \quad (3\text{-}15)$$

- 방사능비 : $\dfrac{\lambda_2 N_2}{\lambda_1 N_1} = \dfrac{\lambda_2}{\lambda_2 - \lambda_1}$ (3-16)

- 예 : ${}^{140}_{56}Ba \xrightarrow[12.8일]{\beta^-} {}^{140}_{57}La \xrightarrow[40.2시간]{\beta^-} {}^{140}_{58}Ce$(안정)

과도평형에서 전체의 방사능곡선이 전체의 방사능으로 강도가 증가하다가 지수 함수적으로 감소한다. 겉보기에 있어서 자핵종이 긴쪽의 친핵종 반감기로 붕괴되어 곡선 친핵종에서 생성된 자(딸)핵종의 방사능이 최대로 되면 이시간 이후로 방사평형이 성립되고 t_{max}는 $N_2 \fallingdotseq \dfrac{\lambda_1}{\lambda_2 - \lambda_1} \cdot N_2^0(e^{-\lambda_1 t})$을 t로 미분하여 $\dfrac{dN_2}{dt} = 0$이라 하면

$$t_{\max} = \frac{\ln 10}{\lambda_2 - \lambda_1} \log \frac{\lambda_2}{\lambda_1} \quad (3\text{-}17)$$

이 된다.

(2) 영속(영구)평형(Secular Equilibrium)

친핵종 반감기(T_1) ≫ 자핵종의 반감기(T_2)($\lambda_1 \ll \lambda_2$)의 조건과 같이 친핵종의 반감기가 현저히 길 경우에는 다음과 같은 관계식이 성립된다.

- 성립조건 : 모핵종의 반감기가 매우 길고 딸핵종의 반감기 매우 짧을 때
  $T_1 \gg T_2$, $\lambda_2 \gg \lambda_1$인 경우

- 영속방사평형식 : $N_2 = \dfrac{\lambda_1}{\lambda_2} N_1^0(1 - e^{-\lambda_2 t})$ (3-18)

- 원자수 비 : $\dfrac{N_2}{N_1} = \dfrac{\lambda_1}{\lambda_2}$ $(dN_2/dt = dN_1/dt \rightarrow N_2/N_1 = \lambda_1/\lambda_2)$ (3-19)

- 방사능 비 : $N_1\lambda_1 = N_2\lambda_2$ (3-20)

- 예 : ${}^{226}_{88}Ra \xrightarrow[1,622년]{\alpha} {}^{222}_{86}Rn \rightarrow \xrightarrow[3.825일]{\alpha} {}^{218}_{84}Po$(안정)

영속평형(영구평형)에 있는 딸핵종의 방사능은 어미핵종의 반감기에 따라 붕괴한다. 영속평형은 전체방사능 강도가 증가하는 성장붕괴곡선을 보이다가 측정시간에 따른 방사능의 감소는 보이지 않는 시간 축에 평행이 된다. 즉, 일정한 시간이 경과하면 딸핵종의 원자수가 일정하게 되고 이때에는 딸핵종의 붕괴속도가 어미핵종의 붕괴속도와 같게 된다.

(3) 방사평형이 성립되지 않는 경우(Non Equilibrium)

친핵종 반감기(T_1) 〈 자핵종의 반감기(T_2)일 때 즉, 친핵종의 반감기가 자핵종의 반감기보다 극히 짧은 경우에는 친핵종에 의한 방사능은 급격히 감소하고 자핵종에 의한 방사능은 증가하다가 감소한다. 충분히 시간이 흐르면 친핵종의 방사능은 거의 나타나지 않음으로 방사평형은 이루어지지 않는다. 즉, 친핵종 A의 반감기 T_1이 낭핵종 B의 반감기 T_2보다 극히 짧은 경우($T_1 \ll T_2$, $\lambda_1 \ll \lambda_2$)이다.

예 : ${}^{143}_{55}Cs(33\text{시간}) \rightarrow {}^{143}_{59}\mathrm{Pr}(13.7\text{일})$과 ${}^{218}_{84}Po(3.05\text{분}) \rightarrow {}^{214}_{82}Pb(26.8\text{분})$이 있다.

그러나 식 $N_2 \doteq \frac{\lambda_1}{\lambda_2-\lambda_1} \cdot N_2^0(e^{-\lambda_1 t})$과 $t_{\max} = \frac{\ln 10}{\lambda_2-\lambda_1}\log\frac{\lambda_2}{\lambda_1}$는 성립하므로 ($n$, γ)반응을 이용하여 ${}^{124}_{50}Sn$에서 ${}^{125}_{50}Sn$를 분리하면 ${}^{125}_{51}Sb$가 케리어프리(무담체, carrier free)로 얻어지는 경우도 있다.

예 : ${}^{124}_{50}Sn(n,\gamma) \rightarrow {}^{125}_{50}Sn \xrightarrow[9.4\text{일}]{\beta^-} {}^{125}_{51}Sb \xrightarrow[2.7\text{년}]{\beta^-}$

7. 99mTc표지 방사성의약품 정도관리(Quality control of Radiopharmaceuticals)

^{99m}Tc표지 방사성의약품정도관리(quality control)는 인체에 사용하기에 적합성여부를 알아보기 위하여 화학적, 생물학적, 물리적 그리고 방사성의 특성을 결정하는 것이다. 이는 방사성의약품의 순도(purity), 효력(potency), 생성물의 동정, 생물학적인 안정성, 효능(efficacy)을 확인하는 여러 가지 특수한 시험과 측정을 포함한다. 방사성의약품을 효율적이고 안전하게 사용하기 위해서는 방사성핵종 순도 및 방사화학적 순도가 높아야 한다. 핵의학의 체내검사에는 많은 종류의 방사성의약품이 사용되고 의약품사용에 있어 가장 기본이 되는 것은 정도관리를 통한 방사성의약품의 안전성확보와 효율적 사용에 있다.

방사성의약품의 정도관리는 크게 방사측면과 약제학적 측면 생물학적 측면으로 나눌 수 있다. 이중 방사핵종 순도와 방사화학적 순도가 관계되는 방사측면은 사용하는 과테크네슘(pertechnetate)과 방사성동위원소의 표지방법과 조건에 따라 크게 변할 가능성이 있어 방사성의약품의 방사화학적 순도 측정이 가장 먼저 요구되며 필수적이다. 이처럼 방사성의약품의 화학적 순도, 방사화학적 순도, 방사핵종 순도를 규명하고 무균상태와 발열성물질 등을 검사하는 과정이다.

1) 방사선 측면의 정도관리

(1) 방사성핵종 순도(Radionuclide Purity)

방사성의약품 속에 원하는 핵종으로 존재하는 방사능의 총 방사능에 대한 백분율을 말하며, 방사성 핵종 순도는 용출된 ^{99m}Tc용액 속에 ^{99}Mo이 얼마나 포함 되어 있는 가를 측정하는 것으로 핵종순도 99.5%라면 100 mCi의 과테크네슘산($^{99m}TcO_4^-$)의 용액이 99.5 mCi의 ^{99m}Tc과 0.5 mCi의 ^{99}Mo를 함유하고 있다고 할 수 있다.

방사성핵종 순도 측정은 ^{99}Mo의 오염을 측정하는 것으로 ^{99}Mo돌파시험(breakthrough)라고도 한다. ^{99m}Tc의 140 keV의 방사선을 완전히 차단하고 ^{99}Mo의 방사능만 통과할 수 있도록 두께 6 mm 납 용기에 과테크네슘산($^{99m}TcO_4^-$)을 넣고 용량교정기나 NaI(Tl)검출기로 측정한다. 식 3-21에 의해 ^{99}Mo방사능이 제한 범위 내에 있는지를 결정한다.

$$^{99}\text{Mo 방사능}(\mu\text{Ci})/^{99m}\text{Tc 방사능}(\text{mCi}) \leq 0.15\mu\text{Ci/mCi} \quad (3\text{-}21)$$

^{99m}Tc 발생기의 정도관리는 방사능교정, 화학적 순도시험, 방사성핵종 순도시험이 필요하며 미국약전(The United States Phamacopeia 20th edition; USP 20)에 의하면 환자 주사 시 1 mCi의 $^{99m}TcO_4^-$에 대하여 0.15 μCi 이하(0.15 kBq/1 MBq)의 ^{99}Mo까지 허용된다. 즉 순도 99.985% 이상이어야 한다. 특정 방사성핵종으로 존재하는 방사능의 총 방사능에 대한 백분율로 환자에게 불필요한 방사능 감소와 영상의 질 저하를 막고 체내측정에서의 오차를 제한하기 위하여 필요하다. 불순물로 존재하는 핵종으로 인하여 핵반응이나 원자로에서 중원소들의 핵분열에 의해 생길 수 있다. ^{124}Te(p,2n) ^{123}I에 의한 ^{123}I의 생산과정에서 ^{124}I, ^{126}I, ^{130}I, ^{131}I 이 불순물로 생길 수 있으며 $^{99m}TcO_4^-$ 생성 시는 ^{99}Mo이 불순물로 존재한다.

(2) 화학적 순도(Chemical Purity)

화학적 순도는 방사성의약품에서 원하는 화학적 형태로 존재하는 물질이 차지하는 양으로 정의된다. 방사성의약품의 불순물은 표지 전이나 표지 후에 물질의 분해로부터 생기거나 표지도중 실수로 불순물이 첨가되거나, 화합물을 제조할 때 동반되어 나올 수 있다(불순물: Al in ^{99m}Tc eluate). 미국약전(USP XX II)에 의하면 용출액중의 Aluminum(Al^{+3}) 이온 농도는 방사성 핵종 1 mL당 Aluminum이 10 μg을 초과해서는 안 된다(10 μg/mL 이하). 화학적 순도시험(chemical purity test)은 ^{99m}Tc발생기의 과테크네슘산($^{99m}TcO_4^-$) 속에 알미늄 이온의 오염여부를 시험하는 것으로 알미늄 이온과 결합하면, 적색을 띠는 Aurintricarboxylic acid(ATA)를 묻혀 건조시킨 여과지에 용출한 테크네슘용액 한 방울과 표준용액으로 쓰는 알미늄용액(10μg Al^{+3}/mL) 한 방울을 각각 떨어뜨린 다음 색을 비교하는 방법으로 과테크네슘산($^{99m}TcO_4^-$)용액 색깔이 표준액에 보이는 적색보다 약해야 한다.

(3) 방사화학적 순도(Radiochemical Purity)

불순물은 표적장기의 낮은 국소화, 주위조직에 높은 섭취로 영상의 질 저하가 된다. 화학적 순도는 특정 방사성의약품의 총 방사능 중 원하는 화학적 형태로 존재하는 물질이 차지하는 방사능의 백분율이다. 이는 어떤 방사성의약품이 화학적으로 얼마나 순수한가를 말하는 것으로 이를 결정하기 위해서는 표지동위원소와 표지되지 않은 동위원소를 분리하여 각각 방사능을 측정하여 전체 방사능에 대한 표지방사능비를 구함으로서 구해진다. 이때 구해진 값이 90% 이상이 되어야 한다. 방사화학적 순도는 각 표지물마다 규정이 다르며 표 3-10과 같이 보통 85 ~ 90% 이상의 표지율을 갖고 있어야 임상에 이용이 가능하다. 방사화학적 순도는 표지 후 존재하는 $^{99m}TcO_4^-$와 교질을 측정하는 것으로 이런 불순물은 목적하는 방사성 의약품과 전혀 다른 체내 분포를 보이므로 방사화학적 순도가 낮으면 영상의 질이 저하되고 흡수선량이 증가된다. 예를 들어 100 mCi ^{99m}Tc-DMSA용액 중 95 mCi가 ^{99m}Tc-DMSA로 존재하고 나머지 3 mCi가 과산화테크네슘산 2 mCi가 교질로 존재한다면 ^{99m}Tc-DMSA의 방사화학적 순도는 95%라 할 수 있다. 화학적 순도측정에 가장 많이 이용되는 방법이 박층크로마토그라피(thin-layer chromatography; TLC)이며 이온교환수지, 겔 여과(gel filtration)를 이용한 칼럼크로마토그라피(column chromatography)를 사용하기도 한다.

표 3-10 각 표지물의 최소허용 표지율(%)

^{99m}Tc 표지율	MDP	DMSA	Mebrofenin	ECD	MGA_3
최소허용 표지율(%)	90	85	90	90	90

주로 많이 사용하는 크로마토그라피 방법은 시료를 고정상(stationary phase)에 놓고 이동상(mobile phase)을 이동시키며 시료의 고정상에서 분포를 확인하는 방법으로 시료가 움직인 거리를 이동상이 움직인 거리로 나누어 R_f (relative front)치로 나타낸다. 방사화학적 순도의 저하 원인에는 여과지를 준비하는 과정에서 손으로부터 지방분 등에 오염된 것 사용, 부적절한 용매사용, 다른 ^{99m}Tc 방사성의약품으로 오염된 용매의 사용, 가위나 집게 여과지

등의 기구오염, 점적(spot)이 너무 크거나 과량의 용매사용으로 인한 용매의 오염, 용매가 휘발하여 위 부분까지 이동하지 못하거나 용매가 스트립의 끝부분 이상으로 이동, 크로마토그라피 여과지위에서 ^{99m}Tc 방사성의약품의 재산화, 스트립을 전개시키는 도중에 TLC탱크를 이동시킬 경우 용매의 이동이 불규칙하게 되는 것 등이 있다.

또한, 용매를 사용할 경우 각각의 용매가 잘 섞이지 않거나 한 용매가 다른 용매에 비해 더 빨리 증발하여 두 용매 사이의 농도가 변했을 경우나 크로마토그라피 스트립이 습기를 흡수했을 경우이다.

방사화학적 순도가 낮을 경우 조치방법은 정도관리를 재검토한 후 정확하고 조심스럽게 크로마토그라피를 다시 하고 방사화학적 순도가 계속 낮을 경우에는 다른 키트를 사용해야 한다. 만약 같은 키트번호를 갖는 여러 병(vial)이 낮은 방사화학적 순도를 가질 경우 제조회사에 문의한다.

^{99m}Tc 표지화합물에 $^{99m}TcO_4^-$ 및 가수분해된(hydrolyzed) ^{99m}Tc 존재, ^{131}I-labeled proteins에 $^{131}I^-$ 존재를 예로 볼 수 있으며 방사화학적 순도결정에 가장 많이 사용되는 방법은 크로마토그라피이다.

a. 방사성크로마토그라피(Radiochromatography)

물질의 순도를 알기위해 분리 및 분석의 강력한 수단으로 이동상(mobile phase)과 고정상(stationary phase)이 있는데, 이동상이 고정상 위를 움직여 가는 것을 전개라 하며 이 전개에 의하여 물질의 각 성분을 분리한다. 이는 이동상과 고정상은 분배계수 차이에 의해 이동상이 움직임에 따라 분리된다. 고정상에 대한 이동상의 분배계수를 각각 a, b인 두 물질 A, B가 섞여있다 하고, 이동상이 고정상을 따라 움직인 거리를 ℓ이라 한다면, 두 물질 A, B가 움직인 거리 L_A, L_B는 각각 $L_A = a \times \ell$, $L_B = b \times \ell$로 나타낼 수 있다.

b. 분석방법(Analytical Methods)

b-1. Paper and Instant Thin-Layer Chromatography

다른 성분을 갖는 시료들이 흡착제(고정상: 종이나 실리카겔)와 용매(이동상) 사이에서 시료들의 분배계수에 따라 분포하는 성질을 이용하여 시료들을 분리할 수 있다. 시료를 고정상에 놓고 이동상을 이동시켜 시료의 고정상에서 분포를 확인하는 방법으로 고정상은 송류에 따라 흡착제로 송이크로마토그라피(Whatman paper strip, Whatman No.1;WH1 또는 31ET, WH31ET)나 유리 또는 플라스틱 판에 얇은 막을 입히거나 유리섬유그물에 ITLC인 실리카겔(ITLC-SG)이나 실리카산(ITLC-SA)을 입힌 유리섬유를 주로 사용하며 이동상의 용매는 생리식염수(saline)나 Acetone 등을 사용한다. 이때 시료가 움직인 거리를 이동상이 움직인 거리로 나누어 R_f(relative front) 환산한다.

가장 많이 사용되는 크로마토그라피는 박층크로마토그라피(TLC; Thin-Layer Chromatography)와 종이크로마토그리피이고 간혹 이온교환수지나 겔 여과(gel filteration)를 이용한 컬럼크로마토그라피를 하기도 한다.

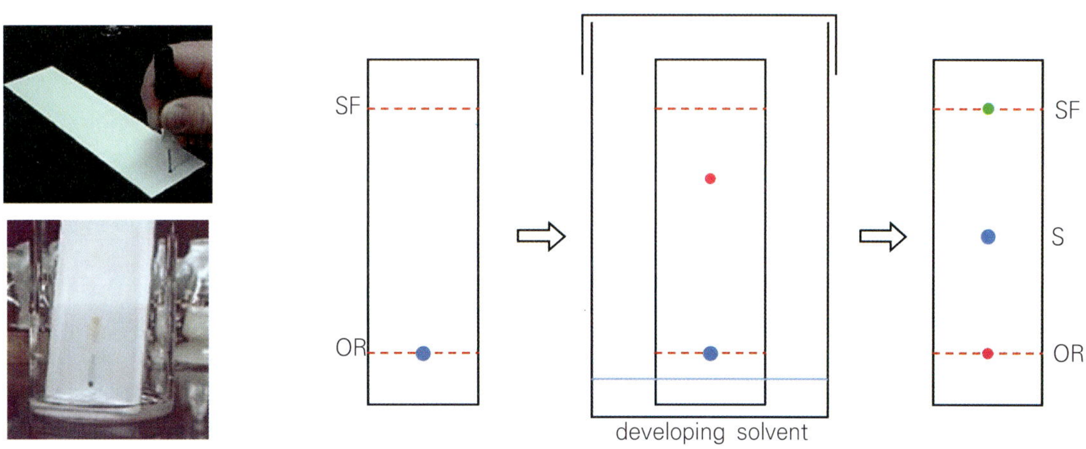

• R_f값은 특정한 물질을 동일한 조건하에서 분석할 때 일정하다.

그림 3-10 크로마토그라피를 이용한 R_f 측정

표 3-11 ITLC에 의한 ^{99m}Tc-방사성의약품 정도관리

방사성 의약품	이동상	고정상	R_f		
			표지 화합물	$^{99m}TcO_4^-$	hydrolyzed (^{99m}Tc-교질)
^{99m}Tc-MDP	acetone	ITLC-SG	0	1.0	0
	생리식염수(saline)	ITLC-SG	1.0	1.0	0
^{99m}Tc-HDP	acetone	ITLC-SG	0	1.0	0
	생리식염수(saline)	ITLC-SG	1.0	1.0	0
^{99m}Tc-PYP	acetone	ITLC-SG	0	1.0	0
	생리식염수(saline)	ITLC-SG	1.0	1.0	0
^{99m}Tc-DISIDA	20% NaCl	ITLC-SA	0	1.0	0
	water	ITLC-SG	1.0	1.0	0
^{99m}Tc-HMPAO	생리식염수(saline)	ITLC-SG	10	1.0	0
	butanone	ITLC-SG	1.0(primary)	1.0	0
	50% CH_3CN	Wh1	1.0	1.0	0
^{99m}Tc-MIBI	EtOH(에탄올)	alumina	0.5~1.0	0 ~ 0.5	0
	생리식염수(saline)	ITLC-SG	0~0.25	0 ~ 0.75	0
^{99m}Tc-Myoview	35:65 ~ acetone:MC	ITLC-SG	middle		
$^{99m}TcO_4^-$	acetone	ITLC-SG		1.0	0
	생리식염수(saline)	ITLC-SG		1.0	0
^{99m}Tc-황교질 (sulfur colloid)	acetone	ITLC-SG	0	1.0	0
^{99m}Tc-MAA	85% 메탄올	ITLC-SG	0	1.0	0
^{99m}Tc-DTPA	acetone	ITLC-SG	0	1.0	0
	생리식염수(saline)	ITLC-SG	1.0	1.0	0
^{99m}Tc-ECD	acetone	Wh31ET	0	1.0	0
	0.5M AcOH	Wh31ET	1.0	1.0	0
$[^{99m}Tc(CO)_3]^+$	acetone	ITLC-SG	0	0.9 ~ 1.0	0

ITLC에 의한 분석방법은 다음과 같다. 즉 27게이지 바늘이 꽂혀있는 1 mL 주사기로 ^{99m}Tc으로 표지된 방사성의약품을 소량 취하고 ITLC-SG에 원점을 표시한 후 방사성의약품을 1방울 점적한다. ITLC-SG 스트립을 전개용매가 들어있는 TLC Chamber에 넣고 스트립의 80%까지 이동시킨 후 스트립을 2, 3등분하여 NaI(Tl) Well Counter로 방사능 양을 측정하거나 스트립을 Radio-TLC Scanner로 스캔한다.

박층크로마토그라피의 R_f 값은 다음 식으로부터 구할 수 있다.

$$R_f = \frac{\text{원점으로부터 방사성의약품까지의 거리}(OR-S)}{\text{원점으로부터 전개된 용액선까지의 거리}(OR-SF)} \qquad (3\text{-}22)$$

^{99m}Tc으로 표지할 때는 Free, Hydrolyzed 및 Bound Form이 존재할 수 있다. 이때, 두 가지의 크로마토그라피를 이용하여 이동상으로 각각 아세톤과 생리식염수를 고정상으로 ITLC-SG를 사용하면 표지된 화합물의 방사화학적 순도를 계산할 수 있다.

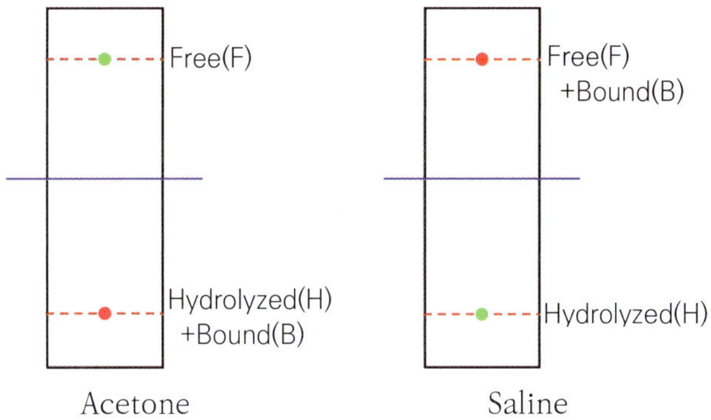

그림 3-11 두 가지 크로마토그라피를 이용한 방사화학적 순도 결정법

%Free ^{99m}Tc = [F/F+(H+B)] × 100, 아세톤을 전개용매로 사용

%Hydrolyzed ^{99m}Tc =[H/(F+B)+H] × 100, 생리식염수를 전개용매로 사용

%Bound ^{99m}Tc의 방사화학적 순도 = 100% - (F(%) + H(%))

b-2. High Performance Liquid Chromatography(HPLC)

시료물질을 고정상(컬럼 구성물질)에 주입하고 이동상(용매)을 이동시키면 시료물질이 고정상과 이동상 사이에서 분포하는 성질을 이용하여 분리하는 원리로, 시료를 HPLC에 주입한 후에 Pump에 의하여 유출액이 일정한 압력 하에서 일정한 속도로 column으로 도입된다. 유출액이 시료의 농도를 모니터하는 검출기(detector)를 통과하여 레코더(recorder)에 기록된다.

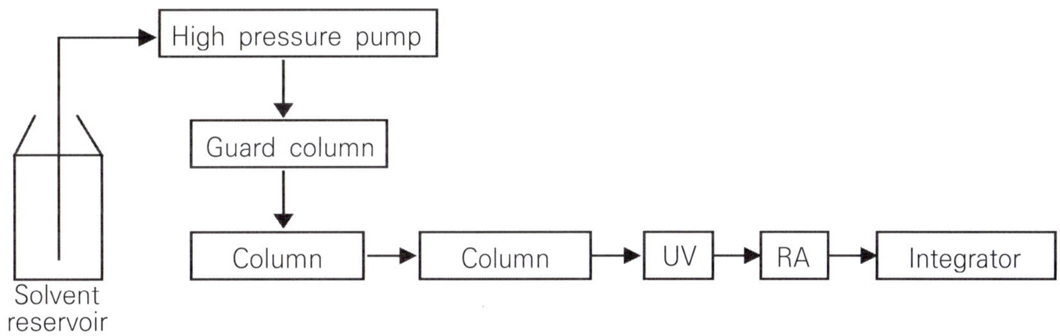

그림 3-12 HPLC의 구성

2) 생물학적 측면 정도관리

무균성시험, 비발열성, 물질의 독성 등을 측정하는 일종의 검사과정으로 주사제제로 만들어지는 모든 방사성의약품은 무균상태이어야 하며 발열성물질(pyrogen)이 없어야 한다. 인체 주사 후 45~90분에 갑자기 오한과 발열을 내며 3~4시간 지속하다 10~12시간 안에 가라앉는다. 발열성물질은 250 ℃에서 45분간 건조 상태에서 가열해야 완전히 파괴한다.

(1) 물리화학적 검사(Physicochemical Tests)

① 물리적 특성(Physical Characteristics)

a. 색깔과 성상(육안검사)

액체로 조제된 방사성의약품은 진용액이거나 교질성분산액 또는 현탁액이다. 따라서 색깔과 성상의 변화는 방사성의약품의 변질가능성을 암시하므로 주의 깊게 관찰해야 한다. 진용액인 ^{99m}Tc-DTPA, MDP, GHA(glucoheptonate) 등은 무색 투명해야 하고, ^{99m}Tc-황교질과 MAA는 약간 흐리게 보인다.

표 3-12 액체로 조제된 방사성의약품의 색깔과 성상

^{99m}Tc-MAA 또는 microsphere	white	turbid(약간 탁한색)
^{99m}Tc-sulfur colloid	amber(황색)	sl. turbid
Other ^{99m}Tc-compounds(DTPA, MDP, GHA 등)	colorless	clear
^{131}I-NaI	colorless	clear
^{131}I-HSA	sl. yellow	clear
^{131}I-orthoiodohippurate(OIH)	colorless	clear

b. 입자의 크기

교질성 방사성의약품은 목적에 맞는 콜로이드(colloids), 수집 가능한 입자의 크기를 가져야 한다.

- **Colloid(100 mm): 세망내피계(reticuloendothelial system; RES)**
  ^{99m}Tc-sulfur colloid($^{99m}Tc_2S_7$)의 유황교질은 0.1 ~ 1 m로 간이나 비장영상을 획득 ^{99m}Tc Antimony sulfur colloid($^{99m}TcSb_2S_3$)의 경우 평균 입자크기는 10 nm 이내 들어와야 하며 림프신티그라피에 사용하는데 적합하다. 이는 동물 체내분포 연구에 의해 확증되었고 Microscope, Electron Microscope를 이용하여 측정한다.
- **Aggregates: 10 ~ 100 m(150 m 이상은 허파동맥 폐쇄가능)**
  ^{99m}Tc-MAA(^{99m}Tc-albumin microspheres)의 입자크기를 허파 검사(lung scan)에 이용되며 입자의 크기와 분산정도를 알기 위해서 혈구계(hemocytometer), Light Microscope을 이용하여 입자의 크기와 수를 측정한다.

② 수소이온농도지수(Power of Hydrogen Ion Concentration; pH)

방사성의약품에는 안정성과 보전을 위하여 안정한 pH영역으로 허용될 수 있는 범위는 5.5 ~ 8 사이다. 수소이온농도(pH)는 물질의 산성, 알칼리성의 정도를 나타내는 수치, 즉 수소이온(H+) 활동도의 척도로

$$PH = \log\frac{1}{[H^+]} = -\log[H^+] \qquad (3\text{-}23)$$

수용액에서는 수소이온 활동도는 물의 해리상수[dissociation constant, K_w = 1.011 × $10^{14=}$(25 ℃, 1 atm 표준온도 압력조건)]와 다른 이온과의 상호작용으로 나타내어진다. 일반으로 사용되는 pH의 측정 범위는 0 ~ 14이며 중성의 수용액은 pH 7(25 ℃, 1 atm)의 값을 가진다[수소이온(H^+) = 수산화이온(OH^-)]. pH가 7보다 낮으면 산성, 7보다 높으면 알칼리성이다.

^{99m}Tc방사성의약품의 경우 수소이온농도(pH)를 항상 측정할 필요는 없으나 pH Paper나 pH Meter를 이용하여 정기적으로 측정하도록 한다. 가장 이상적인 혈액의 pH는 7.4로 약알칼리성이며 방사성의약품의 pH 허용범위는 5.5 ~ 8이다. 방사성옥소 용액은 옥소의 승화를 방지하기 위하여 알칼리성을 유지하도록 하고 염화인듐은 Indium hydroxide의 교질생성을 방지하기 위하여 산성을 유지한다.

③ 등장성(Isotonicity)과 이온강도(Ionic Strength)

사람에게 사용하기 위해서는 적절한 이온강도, 등장성과 몰랄삼투압을 가져야 하며 방사성의약품의 등장성은 적절한 정제과정과 제제과정에 의해 얻어진다. 적절한 이온강도는 산, 알칼리나 전해질을 가하여 얻어지는데 가해진 전해질의 농도로부터 계산되어질 수 있다.

(2) 생물학적검사(Biological Test)

① 무균성(Sterility)

방사성의약품 제조 시 세균과 미생물이 존재하지 않는 것을 의미하며, 주사제로 만들어지는 모든 방사성의약품은 무균상태이여야 한다. 멸균방법으로 고압증기멸균법(autoclave)과 막 여과법(membrane filtration)이 있다.

열에 안정한 수용성 방사성의약품은 121 ℃/18 psi로 15 ~ 20분 가열하는데, $^{99m}TcO_4^-$, ^{111}In-DTPA, ^{111}In-chloride, ^{67}Ga-citrate 등에는 고압증기멸균법(autoclave)을 사용하고 반감기가 짧고 열에 불안정한 방사성의약품은 막 여과법(membrane filtration)으로 막 여과의 무균필터(sterile filter) 세공크기(pore size)는 0.45 μm 이하이어야 하고, 혈액제제인 경우 필히 0.22 μm 이하의 것을 사용하여야 0.3 μm 크기인 녹농균까지 제거가 가능하다.

무균성검사 테스트(laminar airflow hood)는 멸균막 여과법(membrane filtration)을 통과한 시료의 방사능이 감쇄한 후 무균시험을 수행하며 양전자를 방출하는 방사성동위원소는 반감기가 짧으므로 일반적으로 사후시험을 수행한다. 세균증식관찰(USP XXⅧ)은 액상치오글리콜산(fluid thioglycollate)배지에서 30 ~ 35 ℃로 14일간 배양 또는 대두카세인 소화배지(soybean-casein digest)에서 20 ~ 25 ℃로 14일간 배양한 후 세균증식을 관찰한다. 시료의 Volume은 사람에 사용되는 용량 이상을 사용하며 시료에 존재하는 미생물에 의하여 ^{14}C-glucose가 Trypcase Soybroth 배양기에서 ^{14}C-CO_2로 대사되는 현상을 이용한다.

② 비발열성(Apyrogenicity)

발열물질(pyrogens)은 열을 일으키는 물질로 미생물의 대사에 의하여 생산되는 다당류(polysaccharides)나 단백질(proteins 0.05 ~ 1 μm)이다. 내독소(endotoxins)는 세균의 부산물로 발열물질의 대표적인 예이며, 내독소는 흡입하거나 주사되지 않으면 무해하다. 증상으로는 열(fever), 오한(chills), 불쾌감(malaise), 백혈구감소(leukopenia), 관절통(pain in joints), 홍조(flushing), 발한(sweating), 두통과 동공확장(headache and dilation of the pupils) 등이 있다. 주사 후 30분에서 2시간 사이에서 나타나고, 시작 후 10시간 내지 12시간에 가라앉는다. 따라서 비발열성을 유지하기 위해서는 발열물질이 없는 수용액, 시약, 유리 기구를 사용한다.

이온교환물질, 겔 물질이 발열물질의 잠재적인 운반체이며 추가적으로 발열물질 제거는 pH 〈 1에서 80 ℃ 이상으로 10분 이상 가열하는 가수분해 과정은 발열물질을 파괴한다.

③ 안정성(Stability)

반감기가 짧은 방사성의약품의 안정성은 방사성핵종의 물리적 반감기에 의해 제한되며 산화작용과 방사선에 민감한 화합물은 또 다른 제한이 있다. [^{18}F]FDG와 [methyl-^{11}C]methionine(메티오닌)은 1 GB/mL(27 mCi/mL)까지는 방사선 분해에 대해 안정하지만 [^{11}C]nomifensine과 [^{11}C]NMSP는 불안정하므로 정제 후 곧바로 사용해야 한다.

④ 독성(Toxicity)

독성은 몸의 여러 장기의 생리적 기능이나 조직구조에 있어 변화가 일어나는 현상으로 사용되는 방사성의약품의 양이 보통 아주 소량이므로 독성효과는 미미하다. 방사성핵종이 진단용으로 사용되고 큰 독성효과가 없음으로 주로 약제부분에서 나온다. 방사성의약품은 주로 동물실험으로 다른 장기에 2 ~ 5주 동안 시행하는데 최근에는 세포배양과 컴퓨터모델링을 사용한다. 동물에게 방사성의약품을 투여한 후 60일 내에 50%의 치사율을 나타내는데 요구되는 양으로 $LD_{50/60}$으로 나타낸다.

3) 기록보존(Record Keeping)

어떤 방사성의약품을 투여하여 얻은 영상의 질이 나쁠 경우나 환자에게서 원하지 않는 효과가 발생했을 경우에는 방사성의약품 제조 시 문제점을 파악하는데 도움이 된다.

① 모든 방사성의약품의 수량, 사용, 복용 및 폐기에 관한 기록.

② 사용하는 장소에서 제조된 모든 방사성의약품(all radiopharmaceuticals prepared on-site) 제조일 및 시

간, 사용된 방사능의 양, 부피와 농도, 시약의 로트번호, 품질관리 데이터, 유효기간 및 폐기물 처리에 관한 정보.

③ 모든 방사성의약품에서 방사성의약품의 명칭, 복용된 방사능의 양, 환자명, 처치(주사)하는 사람의 이름, 복용경로, 사용일 및 시간.

8. 양전자방출 방사성의약품 정도관리 (Quality Control of Positron Emission Radiopharmaceuticals)

생산된 약품의 제조번호(lot number)마다 모든 항목의 정도관리를 하도록 되어 있다. 반감기가 짧은 방사성동위원소로 표지된 방사성의약품의 합성 시 무균성, 비발열성, 등장성과 적절한 pH에 대한 확신은 적절한 합성과정을 유지하는데 달려있다. 무균성과 비발열성은 시험할 때 오랜 시간이 소요되고 주사제로 만들어진 최종생성물은 주사된 후에 측정되므로 같은 합성법으로 만들어진 주사제를 미리 여러 번 시험하여 재현성이 있는가를 확인하고 기록을 남겨둔다.

1) 무균성(Sterility)

무균화는 세균과 유기체를 파괴하거나 제거하는 것이며 양전자방출 방사성동위원소로 표지된 방사성의약품은 반감기가 짧고 대부분이 열에 불안정하므로 무균화는 일반적으로 무균막 여과(공기 air 여과 세공의 크기: 0.22 μm)에 의해 얻어진다. 무균성 시험은 시료에 외부세균이 들어가지 않도록 유선형 흐름후드(laminar-flow hood)를 사용하는 것이 바람직하다. 방사성의약품을 티오글리코신(thioglycollate) 배지에서 30 ~ 35 ℃로 7 ~ 14일간 배양하거나 대두카세인 소화배지(soybean-casein digest; SCD)에서 20 ~ 25 ℃로 7 ~ 14일간 배양하여 세균이증식되면 세균이 있는 것으로 판정한다.

2) 비발열성(Apyrogenicity)

발열물질(pyrogenicity)은 열을 내는 물질로, 이들은 보통 세균의 부산물로 세균성 내독소(endotoxin)와 호환되어 사용된다. 발열물질은 용액을 단순히 가열하거나 막여과에 의해 제거되는 것이 아니므로 방사성의약품을 제조하는 과정에서 세균이 들어가지 않도록 각별히 주의해야 한다. 특히 이온교환 물질(AGll, AG50 Resin)은 발열물질(즉 세균이 존재할 가능성)을 함유할 잠재력이 있어 이들을 이용한 분리와 정제에는 특별한 주의가 필요하다.

(1) 수소 이온 농도 지수(pH)

방사성의약품의 pH는 제조될 때마다 다를 수가 있으므로 pH는 매번 규칙적으로 측정되어야 하고 각 의약품의 병 표면에 표기되어야 한다. 생리적으로 바람직한 pH는 5.5 ~ 8 사이에 있어야 한다.

(2) 등장성(Isotonicity)

등장성은 각 제조 끝에 정제와 제제과정을 적절하게 조절하여 얻어진다.

9. 체내진단용 방사성의약품의 집적기전(Mechanism of Localization)

방사성의약품을 이용하는데 있어 방사성의약품의 임상적 이용절차와 방사성의약품 상호작용의 기전 및 생체분포에 따른 전반적인 이해가 필요하다. 다음에 기술한 분류는 기전에 따른 방사성의약품에 대해 고유하지는 않지만 종래의 약물을 포함하는 물질에 대한 생리학적 집적기전을 설명한다.

대부분 방사성의약품의 집적은 간단하게 한 가지 원인에 국한되지 않을 뿐만 아니라 세포 조직에 전달 및 유지와 같은 다른 과정을 포함하고, 하나 이상의 기전이 결합되고 포함할 수 있다. 국소섭취를 좌우하는 인자는 혈류와 세포내 또는 세포의 집적(accumulation) 및 배설과정을 조절하는 생리적 기전이다. 특정 목적장기에서 방사성의약품의 집적원리는 생리적 기능에 근거한다. 항원-항체반응, 입자의 물리적 포획, 수용체 결합, 의도적으로 손상시킨 적혈구 세포가 순환 시 제거 또는 정상적인 대사 작용에 의한 세포막 통과현상을 이용하는 것 등 다양하다.

대부분 진용액(용질이 분자나 이온의 상태로 고르게 퍼진 용액)인 DTPA, MDP는 투명한 무색 액체로 나타나고, 황 교질과 MAA는 약간 흐리게 보인다. 한 예로 허파 영상에 ^{99m}Tc-MAA와 간과 지라에 ^{99m}Tc-sulfur colloid와 같은 불용성 방사성의약품이 사용된다. 이들 두 장기는 입자크기에 전적으로 기초하여 혈류로부터 입자를 제거하는 것으로 알려져 있으며 접적에 화학조성은 전혀 관련이 없다. 방사성의약품의 생리학적 집적기전은 다음과 같이 분류할 수 있다.

1. 능동이동(active transport)
2. 식균(탐식)작용(phagocytosis)
3. 모세혈관 차단(capillary blockade)
4. 세포격리(cell sequestration)
5. 단순(simple) 또는 수동 확산(passive diffusion)
6. 교환 확산(exchange diffusion)
7. 구획구분(compartmental localization)
8. 화학적 흡착 또는 물리화학적 흡착(chemisorption or physicochemical adsorption)
9. 항원/항체 반응(antigen/antibody Reaction)
10. 수용체 결합(receptor binding)
11. 대사포획(metabolic trapping)

*Ref) http://www.nucmedconsultants.com/index.htm
http://www.meddean.luc.edu/lumen/MedEd/Radio/Nuc_med/radpharm/i.htm

1) 능동이동(Active Transport)

체내에서 에너지 의존적 대사경로를 이용하여 세포와 세포막을 가로질러 방사성의약품이 세포 내로 이동하고 촉진확산과 마찬가지로 막에 존재하는 단백질들에 의해 일어난다. 그러나 농도가 낮은 곳에서 높은 곳으로 이루어진다는 점에서 촉진확산과는 근본적으로 다르며 열역학적으로 불리한 비자발적(non-spontaneous) 현상이므로 에너지(ATP)를 사용하여 저 농도에서 고 농도로 물질(용질)이 이동, 농도기울기와 관계없이 물질이 운반됨으로 농도가 낮은 쪽에서 높은 쪽으로 이동 될 수 있다. 예로 나트륨-칼륨펌프(Na^+-K^+pump)를 들 수 있다. 거의 모든 세포가 능동수송을 통해 세포 안의 Na^+(sodium ion), K^+(potassium ion), 물 사이의 적절한 균형을 유지한다. 즉, Na^+-K^+ 펌프를 이용해서 Na^+이온 3개를 세포 밖으로 배출시키며 동시에 K^+이온 2개를 세포 내로 흡수하면서 이온들의 수동확산에 세포가 대처할 수 있도록 한다.

에너지를 공급하는 방법에는 보통 펌프라고 불리는 단백질 분자들에 의해 이루어지며, 확산법칙에 역행하는 것이므로 에너지가 필요하다. 에너지가 필요하지 않은 수동수송과 다른 점이다. 에너지는 아데노신삼인산(ATP)을 이용하는 경우가 대부분이며, 이와 같이 화학에너지를 이용하는 경우를 1차 능동수송이라 한다. 미토콘드리아 내막 또는 엽록체의 틸라코이드(thylakoid) 내막에서처럼 다른 형태의 에너지를 이용하는 경우도 있다. 2차 능동수송은 전기화학적 평형을 이용하는 경우를 일컫는다.

① ATP를 직접사용 → 1차 능동이동: Na^+/K^+ ATPase, Ca^{2+} ATPase (근세포질 그물, 세포막), K^+/H^+ ATPase (벽세포)

② 막을 경계로 형성된 이온의 농도구배를 이용하여 물질을 운반 → 2차 능동이동: 이온, 아미노산 등의 수송

1차 능동운반으로 세포 밖의 Na^+ 농도가 높아지고 Na는 농도경사에 의해 세포 내로 들어오는데 이때 포도당 등을 가지고 들어오면 동 방향수송(symport), 반대방향은 역 방향수송(antiport)이라 한다. 동 방향수송(symport)은

Na^+의존성 포도당 수송체로 포도당과 Na^+를 같은 방향으로 둘 다 세포내부로 수송한다. 역 방향수송체는 Na^+/K^+ pump를 이용한다. 즉, 두 물질을 ATP에너지를 이용하여 3개의 Na^+이온을 세포 밖으로, 2개의 K^+이온을 세포 안으로 이동시켜 서로 반대방향으로 수송한다. 1차 능동수송에는 단일이동(uniport), 공동이동(symport), 역수송(antiport)이 모두 가능하다.

이러한 능동수송을 이용하여 시행하는 핵의학 검사는 여러 가지가 있는데 표지된 요오드 콜레스테롤(Iodocholesterol)은 능동적으로 콩팥위샘에 집적되어 분포되기 때문에 콩팥위샘의 종양이나 결절에 더욱 많은 양의 요오드 콜레스테롤(Iodocholesterol)이 집중적으로 섭취되어 이상을 판단할 수가 있고, 옥소나 과테크네슘은 메켈게실의 분비세포에서 능동적으로 섭취되어 집적되어 게실의 위치를 확인할 수 있다. 또한 침샘, 위, 갑상샘의 분비세포에서도 능동적 섭취로 집적된 후 시간 경과에 따라 분비되는 양상을 영상화하거나 세뇨관검사에서 Orthoiodohippurate (OIH)가 능동적으로 섭취한 후 콩팥깔때기(신우)로 배설되기 때문에 정상적인 콩팥형태나 기능의 유무를 파악할 수 있다.

Thallus ion*은 능동적 섭취로 정상 심장근육에 집적되어 심근에 균등한 섭취를 나타내고 비정상심근의 병소부위에는 탈륨 동위원소가 감소 또는 결핍상태의 심근영상을 획득한다.

Ref.) * 홍인수. 핵의학 검사에서 사용하는 방사성의 약품들과 그 기전, 한국동위원소협회, 동위원소회보 Vol.18 No.2 2003;pp.39-40

(1) 갑상샘 섭취율(Thyroid uptake) 측정 / 갑생샘 스캔(Thyroid scan)영상

^{123}I, ^{131}I-요드화 나트륨은 갑상샘 세포에 의해 포획된 후 사이로글로블린에 부착된 티록신에 의해 모노요오드(MIT), 디요오드 티록신(DIT)를 형성하고 결합반응에 의해 결국 T_3와 T_4에 유기화 된다. 갑상샘, 위, 귀밑샘에 초기 집적되고 최종적으로 갑상샘에 저장 또는 콩팥을 통해 배출되며 갑상샘에서 생물학적 반감기는 24일이다.

- 갑상샘 스캔(thyroid scan)
- ^{123}I, ^{131}I
- $^{99m}TcO_4^-$: 침샘(salivary gland), 갑상샘(thyroid gland), 벽세포(parietal cell; gastric mucosa, Meckel's diverticulum), 맥락얼기(맥락총, choroid plexus)의 포획

(2) 심근혈류(Myocardial Perfusion)영상

$^{82}RbCl$, $^{201}TlCl$(radiothallium)을 체내 투여하면 Thallous 이온(Tl^{1+}) 및 Rb 이온(Rb^{1+})은 칼륨 유사체로 에너지(ATPase)를 사용하여 Na^+ / K^+ pump를 구동하기 때문에 칼륨을 처리하기 위해 일반적으로 동작 에너지에 의존한 대사경로를 이용한다. 심장, 간, 근육에 초기 집적되며 최종적으로 재순환으로 아주 소량이 콩팥을 통해 제거된다. 몸 전체에 대한 생물학적 반감기는 10일이다.

- 심근혈류(myocardial perfusion) : ^{201}Tl, ^{82}Rb

(3) 콩팥영상(Renal Imaging)

콩팥의 세뇨관 분비(tubular secretion)에 의한 경우에 해당되며, 히프란은 PHA와 유사하고 몸쪽 세뇨관을 통하여 능동적으로 운반되어 여과 및 분비된다. ^{99m}Tc-MAG_3은 단백질결합이 높아 토리여과를 통한 배설이 낮고 대부분 세뇨관 분비에 의해 약 80% 배설되고 나머지는 사구체 여과(glomerular filtration)되며, 콩팥 이외의 배설은 담즙을 통하여 이루어지므로 영상에서 간을 볼 수 있다. 주사 후 즉시 3 sec/frame으로 영상을 획득하고 레노그램 T-A curve를 그려 분석한다.

이와 같이 능동이동을 이용하는 핵의학 검사의 몇 가지 예로 들면 다음과 같다.

- 갑상샘 스캔(thyroid scan) : ^{123}I, ^{131}I, $^{99m}TcO_4^-$
- 침샘(salivary gland), 갑상샘(thyroid gland), 메켈게실(gastric mucosa, Meckel's diverticulum), 위(stomach), 맥락얼기(맥락총, choroid plexus) : $^{99m}TcO_4^-$

- 심근혈류(myocardial perfusion) : ^{201}Tl, ^{82}Rb → 세포막효소, Na-K ATPase 활성도
- 간담도(hepatobiliary) : ^{99m}Tc-IDA, ^{99m}Tc-HIDA, ^{99m}Tc-DISIDA ← IDA 유도체
- 콩팥동적검사(renogram) : ^{123}I·^{131}I-hippuran, ^{99m}Tc-MAG_3, ^{99m}Tc-GHA → 콩팥세뇨관(tubular)분비 이용한 검사
- 콩팥 위샘영상(adrenal imageing) : ^{131}I-NP-59(요오드 콜레스테롤)*

Ref) * 이재태, 이규보, 핵의학-분자영상의학, 고문사, p34, 2003.

2) 식균(탐식) 작용(Phagocytosis)

그물내피계통(망상내피계, Reticuloendothelial system; RES)영상*은 방사성 표지 콜로이드를 정맥주사하면 체내에 분포된 포식세포(큰포식세포, phagocyte)가 이물질을 탐식하는 성질을 이용하는 것으로 표지된 콜로이드물질이 간이나 지라의 그물내피계통의 쿠퍼세포에서 식 작용된 기전으로 그물내피계의 쿠퍼세포에 의한 방사성콜로이드 입자의 탐식작용을 이용한다. 식세포(phagocyte)는 간의 쿠퍼세포(별큰포식세포, Kupffer's cell), 허파의 먼지세포(dust cell), 임파절이나 지라의 대식세포(큰포식세포, macrophage), 뼈의 파골세포(뼈 파괴세포, osteoclast), 그리고 결합조직 안에 살고 있는 조직구(histiocyte)가 있다. 특히 간과 지라의 쿠퍼세포는 균등하고 평활한 분포를 정상소견으로 보기 때문에 정상에서 망상내피계의 쿠퍼세포 분포는 간에서 가장 많이 존재하고, 지라, 골수, 림프 순으로 그 양이 분포하기 때문에 장기들 간에 상대적인 분포강도를 고려하여 정상소견을 판단한다.

모세혈관 평균직경이 7 μm에 비하여 ^{99m}Tc-sulfur colloid 입자크기는 0.1 ~ 2.0 μm의 작은 입자범위에 있기 때문에 모세혈관 폐쇄가 발생하지 않는다. sulfur colloid는 그물내피계통(reticuloendothelial system; RES)에 일반적으로 간 80 ~ 90%, 지라 5 ~ 10%, 골수에서 5 ~ 10%가 분포한다. 혈액 풀에서 제거 반감기는 2.5분이며 영상은 10분에 시행한다. 입자의 탐식작용을 이용한 검사로 다음의 예로 볼 수 있다.

- 간 스캔(Liver scan), 지라 스캔(Spleen scan), 골수 스캔(Bone marrow scan): ^{99m}Tc-colloid, ^{99m}Tc-phytate
- 림프 스캔(Lymphatic channel) : ^{99m}Tc-colloid, ^{99m}Tc-phytate, ^{99m}Tc-Sb_2S_3(ASC)
- 입자크기*: ^{99m}Tc-Sb_2S_3(antimony sulfide colloid, ASC) → 0.002~0.015 μm
  ^{99m}Tc-human serum albumin(HSA) 또는 nanocolloid → 0.01~0.02 μm
  ^{99m}Tc-sulfur colloid → 0.1~2.0 μm

Ref) * Abdelhamid H. Elgazzar, The Pathophysiologic Basis of Nuclear Medicine Second edition, Springer pp.39,307, 2006.

3) 모세혈관 폐쇄(Capillary Blockade)

일반적으로 허파(폐), 심장 또는 뇌 등의 실핏줄구조(모세혈관상)를 갖는 장기에서 방사성표지입자 포획(미세색전)이 관류결정에 주로 이용된다. 허파 검사는 허파 모세혈관의 직경보다 약간 큰 거대응집알부민을 표지하여 정맥주사하면, 허파동맥 모세혈관 직경은 7 ~ 10 μm이고 모세혈관 이전세동맥(precapillary arteriole)*이 35 μm이므로 10 ~ 15 μm 내외의 거대응집알부민(MAA)의 큰 입자가 심장을 지나 허파동맥을 거쳐 허파 모세혈관 부위에서 수많은 모세혈관 중 일부 모세혈관을 차단시켜 표지된 거대응집알부민이 허파에 국한하여 위치하게 되는 것을 이용한다. 이와 같이 작은 입자가 허파 모세혈관을 지나 체내 그물내피계통에 의해 추출된다. ^{99m}Tc-MAA(macroaggregated albumin), HAM(human albumin microsphere) 등의 거대응집알부민 입자의 허파 집적기전은 단지 기계적인 과정으로 모세혈관 차단(폐쇄)에 의하며 다음과 같다.

- 허파 관류스캔(lung perfusion scan)
  : ^{99m}Tc-macroaggregate albumin(MAA), ^{99m}Tc-human albumin microspheres(HAM)
  → 폐색(physical entrapment)
- 평균 모세혈관 직경은 7 ~ 8 μm, 입자크기는 10 ~ 90 μm가 90%이고 0% 〉 150 μm이다.
- 주사되어야 할 이상적인 입자 수
  - 성인 : 200 ~ 700 K
  - 성인 : w/허파 고혈압(w/pulmonary HTN) : 150 K
  - 어린이(몸무게별) : 100 ~ 350 K

- 신생아(0 ~ 1 yr old) : 50 K
- 일반적 주사에 의한 모세혈관 차단(1/100,000)
- 생물학적 반감기는 5 ~ 12시간(제조업체에 따라 다르다)

Ref) * Abdelhamid H. Elgazzar, The Pathophysiologic Basis of Nuclear Medicine, Springer pp.307, 2006

4) 세포 격리(Cell Sequestration)

포획기전을 이용한 농양검사는 표지화 된 백혈구를 혈관 내 주입하여 농양 내에 포획된 백혈구의 집적을 전신 및 부분영상을 통하여 그 위치를 추적하고 또한 손상 내피에 표지혈소판을 포획시키면 손상된 위치와 그 정도를 추적할 수 있다. 간의 영상을 최소화하고 지라(비장)영상을 획득하기 위하여 약 10 mL의 환자 적혈구을 변형시켜 손상된 적혈구를 주사하고 지라를 스캔하면 간의 영상을 최소화하고 지라영상을 획득할 수 있다. 이는 열처리한 표지적혈구를 이용하여 지라에서 적혈구가 포획되게 한 후 영상을 획득, 지라의 생리적 기능인 적혈구 격리와 식균 작용을 이용한다. 지라는 수명이 다했거나 변형된 적혈구를 포획하므로 지라만을 영상화하기 위해 방사성표지 열손상적혈구를 체내 투여하여 정상 지라의 기능인 손상된 적혈구의 제거 원리를 이용한다. 따라서 적혈구에 열을 가해 손상시켜 투여하면 적혈구는 경직도, 삼투파괴성이 증가하기 때문에 손상된 적혈구를 지라가 포획 격리시키는 현상을 이용하여 영상을 획득한다. 적혈구 열 손상을 이용한 세포격리는 드물게 수행되지만 그럼에도 불구하고 방사성의약품의 고전적인 집적기전 중 하나이다. ^{99m}Tc-heat damaged red cells의 입자 크기는 ~ 7 μm이며, 손상 적혈구의 생물학적 반감기는 약 10 ~ 20시간으로 길다.

- 지라스캔(spleen scan) : 열 손상 적혈구(Tc-99m heat damaged RBC's)
- 백혈구(white blood cells)를 이용한 농양검사
- 표지혈소판을 이용한 손상 혈관 내피검사

5) 단순 또는 수동 확산(Simple or Passive Diffusion)

확산(diffusion), 삼투(osmosis), 여과(filtration)와 같이 에너지 공급 없이 농도경사에 의해 농도가 높은 곳에서 낮은 곳으로 분자들이 세포막을 이동하는 현상이다. 단순 확산(simple diffusion)은 추적자가 세포막을 가로질러 확산되고 세포 구성요소에 결합되는 원리로 수동 확산(passive diffusion)이라고도 한다. 원자, 분자, 이온이 농도기울기에 따라 확산될 때 농도가 높은 곳에서 낮은 곳으로 세포막의 인 지질층을 통과, 이동하여 물질이 균등하게 분포되어 역동적 평행상태(dynamic equilibrium)에 도달하여 더 이상 확산이 일어나지 않는 현상이다. 이는 세포막의 막 단백질을 거치지 않고 인지질 2중층을 통과한다.

확산속도는 분자의 크기가 작을수록, 농도기울기가 클수록, 지질에 대한 용해도가 클수록 확산속도가 빠르다. 산소, 이산화탄소, 일산화탄소 등 매우 작은 분자나 지방산, 지용성 비타민 등 지용성 물질들은 세포막에 대해 높은 투과성을 나타낸다. 단순 확산의 예로 허파에서 가스교환(폐포와 모세혈관 사이, 모세혈관과 조직세포 사이에서 일어나는 산소와 이산화탄소의 교환), 시냅스의 축삭돌기 말단에서 분비된 신경전달물질의 이동, 콩팥에서 재흡수 등이 있다.

핵의학에서 수동확산의 고전적인 예는 ^{99m}Tc-DTPA를 사용한 뇌 영상이다. ^{99m}Tc-DTPA는 보통 혈액-뇌 장벽(BBB)을 통과할 수 없기 때문에 콩팥에 의해 제거 될 때까지 정상적으로 혈액 풀에 남아있다. 종양, 발작 및 감염과 같은 뇌혈장벽(blood-brain barrier; BBB)의 파괴를 유도하는 조건에서 ^{99m}Tc-DTPA는 파괴된 BBB를 가로 질러 확산 될 수 있으며, 뇌의 특정부위에 집적된다. 수동확산은 반드시 관심부위에 분자의 전달이 필요로 한다. 많은 경우 확산은 단방향으로 전형적인 뇌혈장벽의 파괴로 기인하는 몇몇 방법으로 축적이 이루어진다. 따라서 수동확산은 관련된 특정 관심부위에 혈류가 유지되어 있는 상태로 보인다.

예를 들어, 뇌 관류 방사성의약품 ^{99m}Tc-exametazime(HMPAO)와 ^{99m}Tc-bicisate(ECD)의 섭취가 지질친화성(친수성) 핵종이 대뇌 동맥혈류에 의한 뇌에 확산 및 유지된다. 전체 뇌의 대뇌혈류가 뇌 내에서 뇌사 평가뿐만 아니라 분리된 영역에 변형된 뇌 관류를 평가할 수 있다. ^{99m}Tc-표지화합물 심근관류 방사성의약품은 관상동맥을 통해 심근세포로 확산 및 유지된다.

^{99m}Tc-sestaMIBI와 ^{99m}Tc-tetrofosmin은 친유성(지질친화성)으로 수동확산*에 의해 세포막과 미토콘드리아 막을 통과한 후 음성막전하에 의해 미토콘드리아 내에 포획되고 세포의 pH와 에너지 생산경로를 통해 심근 혈류에 비례하여 심근 세포에 축적된다. 심 박출량의 약 5%가 관상동맥으로 이동하기 때문에 이러한 방사성의약품의 대부분 신체의 다른 곳에 분포한다. 이와 같이 단순 확산은 방사성추적자가 세포막을 가로질러 확산되고 체내 다른 곳에서 재분포한다. 좋은 예로 설명했듯이 허파 내의 ^{133}Xe 가스가 세포막을 가로질러 확산과 혈류순환을 이용한 뇌 영상이다.

핵의학 콩팥검사(DTPA)는 여과기전을 이용하여 영상을 획득하는데 표지된 DTPA를 정맥주사하면 콩팥동맥 혈류에 따라 콩팥 실질에 퍼지게 되고 콩팥토리 거르기(사구체여과, glomerulus filtration)로 신세뇨관(renal tubule)을 통해 콩팥잔(신배, calyx)나 콩팥깔때기(신우, renal pelvis)로 배설된다.

- Brain scan(brain image) : ^{99m}Tc-DTPA, ^{99m}Tc-GHA, $^{99m}TcO_4^-$ → 혈뇌장벽(BBB) 파괴
- Brain C.B.F.(cerebral blood pool) : ^{81m}Kr, ^{133}Xe, ^{99m}Tc-HMPAO, ^{99m}Tc-ECD
  - → HMPAO, ECD, ^{123}I-IMP, ^{123}I-HIPDM는 혈액뇌장벽(blood-brain barrier; BBB) 통과 후 혈액 pH(high)와 뇌세포 pH(low)의 차이에 의하여 뇌세포 내에 정체한다.
  - → ^{133}Xe, ^{127}Xe, ^{81m}Kr가스 등의 흡입된 가스(^{133}Xe)가 허파꽈리(폐포)의 세포막을 통과하여 혈액 내 분포되는 것 이용한 뇌혈류검사(수동확산, passive diffusion)
- 심근관류 SPECT : ^{99m}Tc-sestaMIBI, ^{99m}Tc-tetrofosmin → 세포와 미토콘드리아, 음성막전하
- 콩팥동적검사(renogram) : ^{99m}Tc-DTPA → 콩팥 토리(사구체)여과(glomerular filtration) 이용한 검사**

Ref) * 동아ST, 테크네슘(^{99m}Tc)세스타미비 주사액 조제키트, MIBI-3C005, 3. 2013.
* Federica Orsini, Alice Lorenzoni, Paola Anna Erba, and Giuliano Mariani, Radiopharmaceutical for Single-Photon Emission Imaging and for Therapy, nuclear oncology, pp26,2013.
** Harvey A. Ziessman, Harvey A. Ziessman, James H. Thrall,Nuclear Medicine Fourth Edition, Elsevier, p2, 2014.

6) 교환 확산(Exchange Diffusion)

교환확산은 화학교환이 일어나는 세포내로 방사성 추적자의 확산이 일어난다. 뼈 조직과 수산화 이온교환, 수산화 인회석 구조의 필수적인 부분을 형성하는 불소인화석의 방사성불소 이온의 확산 등이 교환 확산에 해당한다. 결합은 근본적으로 비가역적이다. 예를 들어 초기의 뼈 영상용 제제 중 하나는 ^{18}F 불화물 이온(F^-)으로 ^{18}F 인회석은 매우 안정한 분자를 형성하기 위해 뼈 조직의 하이드록시 구조의 수산화 이온(OH^-)과 교환할 수 있다. 뼈 영상(^{18}F-NaF)은 동위원소의 양전자방출에 의한 붕괴로 511 keV의 소멸광자를 이용하여 영상화한다.

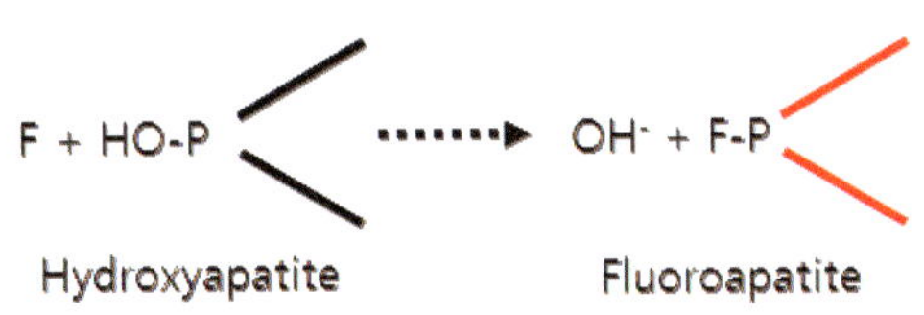

그림 3-13 하이드록시 구조의 수산화 이온(OH−)

7) 구획구분(Compartmental Localization)

유체(fluid)공간에 방사성의약품(radiopharmaceutical)이 체내 특정한 공간에 오랫동안 남아있어 장기의 구획된 형태에 의해 혈액이나 체액이 구분되는 현상을 영상화하는 것이다. 유체는 액체 또는 가스 모두 이르는 말로서 정의되기 때문에 허파의 기도는 유체공간이라 할 수 있다. 허파 환기검사를 위해 기도를 통해 방사성가스(^{127}Xe gas, ^{133}Xe gas, ^{81m}Kr gas) 등을 투여한 검사는 구획구분의 좋은 예이다. ^{133}Xe가스는 허파에 즉시 분포하고 이후 친지질성(lipophilic)으로 세포막을 통과할 수 있고 허파 모세혈관에 용해되어, 허파 모세혈관 내로 수동 확산되고 혈류

를 통해 순환되므로 Xe가스를 이용한 뇌혈류 검사가 가능하다. 허파 내에 있는 모든 가스(^{133}Xe)의 생물학적 반감기(T_{bio})는 대부분의 환자에서 0.5분 이하이며 최종적으로 허파를 통해 몸 밖으로 제거된다.

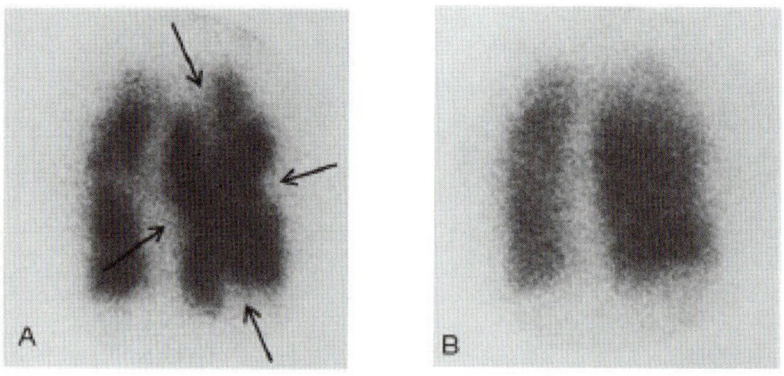

A. 흡입 후 호흡정지(inhalation breath-hold)영상(화살표-기도 폐쇄의 영역) B. 평형 재 호흡 → 정상화

그림 3-14 ^{133}Xe 허파 환기 영상의 부분적인 폐색 부위와 평행 재 호흡

구획구분의 또 다른 예는 ^{99m}Tc-표지 적혈구 또는 ^{99m}Tc-혈청 알부민 등은 입자 크기 때문에 혈관 내의 혈액 풀에 남아 혈액웅덩이 영상(혈액저류 영상, blood pool imaging)으로 구획억제는 표지적혈구를 이용한 혈액 풀 검사들이며, 구획누출은 표지적혈구를 이용한 장 출혈검사로 구분할 수 있다.

표지적혈구를 이용한 게이트 혈액 풀 검사는 적혈구가 심 혈관계 구획에 국한하여 존재하는 원리를 이용하여 심장의 혈역동적인 심장벽운동이상이나 심박출계수 등의 지표를 산출한다. 따라서 심장질환의 진단 및 치료효과 등을 추적하는데 매우 유용하게 활용된다.

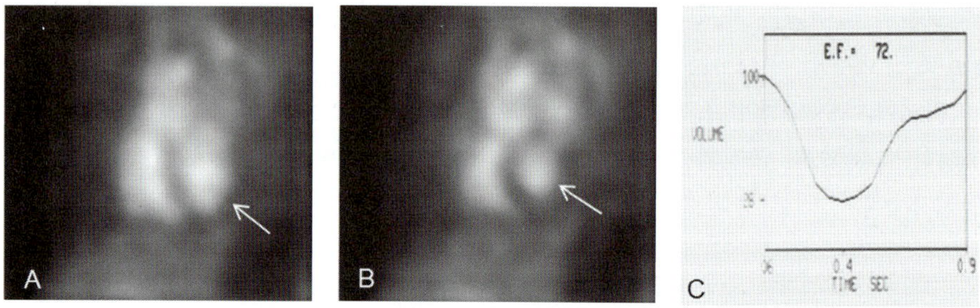

A. 이완기 말(화살표) B. 수축기 말(화살표) C. 구출률(EF)의 TAC

그림 3-15 ^{99m}TC-RBC를 이용한 좌심실 혈액 풀 스캔

또한 정상적인 심혈관계 구획에서 벗어나는 방사성의약품의 누출을 추적함으로서 작은창자 출혈 등의 복부 내장 출혈진단에 이용하기도 한다. 즉시 분포하고 혈액 풀이되며 ^{99m}Tc 화합물은 콩팥을 통해 분리 제거된다. 혈액 풀에서의 ^{99m}Tc-HSA의 생물학적 반감기(T_{bio})는 약 1 ~ 2시간, ^{99m}Tc-RBC's의 생물학적 반감기는 15 ~ 25시간이다.
방사성 뇌조신티그라피(radionuclide cisternography)*는 직접 뇌척수액(CSF)에 ^{111}In- DTPA 주입하면 뇌척수액(CSF) 내에서 즉시 분포하고 뇌와 뇌 줄기를 감싸고 조기와 지연영상을 획득함으로서 구획구분된 CSF의 동태추적을 가능하게 한다. 이는 뇌와 뇌간, 코인두(nasopharynx)의 CSF누출 유무를 영상화 할 수 있다. ^{111}In-DTPA의 생물학적 반감기(T_{bio})는 약 20시간으로 콩팥을 통해 제거된다.

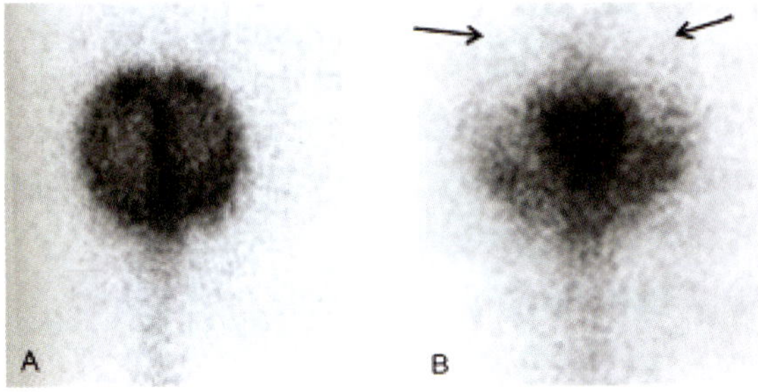

A. 뇌의 뇌척수액 공간 전체를 거쳐서 ^{111}In-DTPA의 정상 이동
B. 폐쇄성 수두증 환자의 뇌의 윗부분(화살표)에 ^{111}In-DTPA가 결여되어 이동

그림 3-16 뇌수조 신티그라피 투여 방사성의약품의 이동

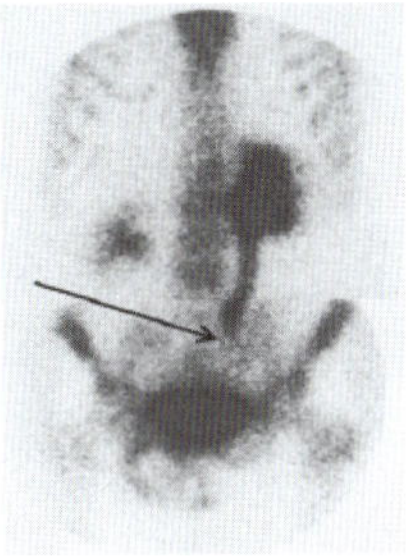

그림 3-17 ^{99m}TC-MDP를 사용한 뼈 스캔영상에서 생각지도 않은 요관 폐색(화살표)

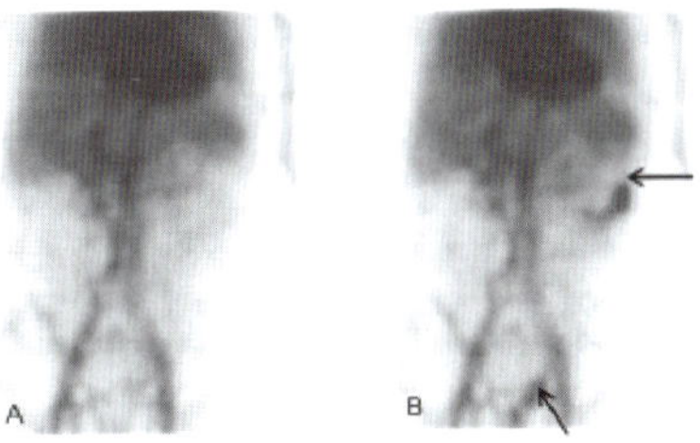

A. ^{99m}Tc-RBC를 이용한 혈액 풀 정상분포
B. 위장관 출혈이 2곳에서 발생되어 ^{99m}Tc-RBC 축적(화살표)

그림 3-18 위장관 출혈 신티그라피

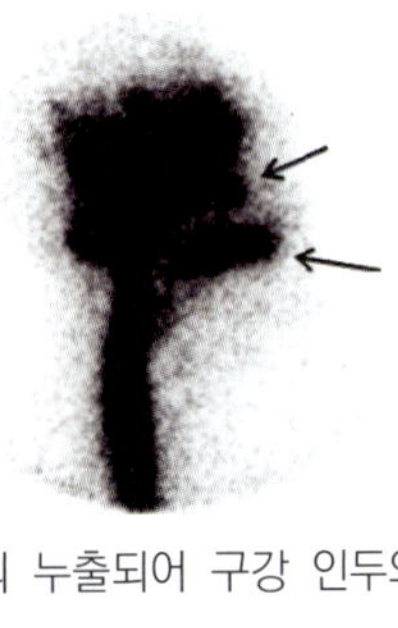

비강 인두로 ^{111}In-DTPA의 누출되어 구강 인두와 입(화살표)에 축적

그림 3-19 CSF 누출

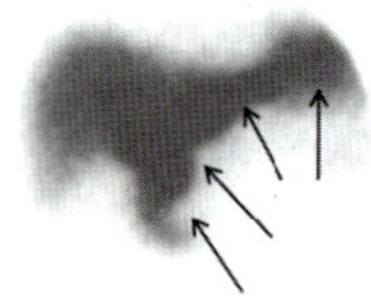

그림 3-20 담낭 절제술 후 복부에 담즙 누출(화살표)을 보기위한 간담도 영상

또한 ^{99m}Tc-pertechnetate 또는 ^{99m}Tc-sulfur colloid 희석액 0.1 ~ 2.0 μm 입자크기를 카테터를 통해 방광 내 주입하고 방광 내 주입된 방사성의약품 신속히 배출시키면서 1분 단위로 영상을 획득하는 방사성동위원소 배뇨방광검사(radioisotope voiding cystogram)의 직접법은 방광 내 방사성의약품의 짧은 체류시간으로 피폭을 최소화하면서 방광으로부터 요관 역류의 중요한 임상적인 정보를 제공한다.

- 일반적인 생물학적 구획(biologic compartments)의 예
  - 혈액 풀-혈관계(blood pool(vasculature))
  - 허파기도(lung airways)
  - 뇌척수액(CSF) 공간(cerebrospinal fluid(CSF) space)
  - 복강(peritoneal cavity)
  - 위장관(gastrointestinal tract)
  - 요로(urinary tract)
  - 림프관(lymphatic channels)

Ref) * James A. Ponto, MS, RPh, BCNP., Mechanisms of Radiopharmaceutical Localization, University of New Mexico Health Sciences Center Pharmacy Continuing Education, p7, 2012.

- 혈관(angiography, venography) : ^{99m}Tc-RBC, ^{99m}Tc-HSA
- 혈액풀영상(blood pool image) : 심장 혈액 풀(cardiac blood pool; MUGA) : ^{99m}Tc-RBC, ^{99m}Tc-HSA
- 장출혈(GI bleeding) : ^{99m}Tc-RBC
- 방사성동위원소 뇌(수)조 조영술(radioisotope cisternography)* : ^{111}In-DTPA, ^{99m}Tc-DTPA
- 뇌조신티그라피 : CSF누출, CSF직접주입 : ^{111}In-DTPA, ^{99m}Tc-DTPA
- 허파 환기영상(pulmonary ventilation imaging): 허파의 기도 내에서 흡입된 방사성 가스의 구획화 된 위치, no particles, ^{133}Xe, ^{127}Xe, ^{81m}Kr 가스, 즉시 허파에 분포, Xe 가스는 친 유성으로 세포를 통과할 수 있기 때문에 허파 모세혈관에 녹아 혈액을 통해 순환, ^{99m}Tc-aerosol(DTPA), Technegas → 허파의 기도 내 흡입된 방사성 가스의 구획구분
- 간 혈관종(liver hemangioma) : ^{99m}Tc-RBC, ^{99m}Tc-HSA, ^{99m}Tc-PYP
- 방사성핵종 배뇨방광 조영술(radionuclide voiding cystography) : $^{99m}TcO_4^-$ 또는 다른 방사성의약품을 사용한 방광도자인 직접법(direct cystography)
- ^{15}O-water : 화학작용을 보이지 않고 확산시킬 수 있는 추적자(tracer)

Ref) * 이재태, 이규보, 핵의학-분자영상의학, 고문사, p34, 2003.

8) 화학 흡착(Chemisorption)

^{99m}Tc-MDP, ^{99m}Tc-PYP, ^{99m}Tc-HDP 등 뼈 약제의 인산염(phosphate) 또는 인산염 복합체(phosphate)가 뼈 조직의 수산화인회석(hydroxyapatite) 구조에 본질적으로 비가역적 결합한다. 또한 동일한 기전으로 뼈의 전이성 병소에 집적되는 것을 영상화한다. 수산화 인회석은 단순히 삼인산염이다. 성인의 경우 일반적으로 투여량의 40 ~

50%가 뼈 조직에 흡착되고 그 외 콩팥의 사구체를 통해 배설된다. 특히 성인에서 뼈 흡수는 비교적 느리기 때문에 영상획득은 주사 2시간 후 촬영이 가능하지만 3시간 영상을 주로 획득한다. 소아의 경우 뼈 집적은 투여량에 보통 75 ~ 80%이다.

밀접한 관련이 있는 또한 예로 ^{99m}Tc-PYP를 이용한 심근경색 영상이 있다. 심근세포가 급성 심근경색으로 괴사되면 화학적으로 수산화인회석 결정으로 변환되고 칼슘이온의 유입이 있다. ^{99m}Tc-pyrophosphate(피로인산염)은 관류가 유지되는 경색주변에 수산화인회석결정에 강력하고 비가역적으로 결합한다(경색의 중심영역에 위치하지 않는다).

^{99m}Tc-pyrophosphate는 손상된 심근세포의 미토콘드리아 칼슘에 침착되어 비용해성 인회석결정을 형성함으로 경색된 심근세포의 칼슘에 ^{99m}Tc-pyrophosphate(PYP)가 흡착된다. 영상획득은 주사 후 약 2 ~ 3시간에 가능하며 최적의 영상을 획득하기 위해서는 경색발생 후 1 ~ 3일이다. 6일 후의 경색은 위음성 비율이 크게 증가하므로 고려되어야 한다.

- 뼈 검사(Bone scan) : ^{99m}Tc-MDP, ^{99m}Tc-HDP, ^{99m}Tc-pyrophosphate(PYP)
- 급성심근경색(acute myocardial infarction) : ^{99m}Tc-PYP

9) 항원-항체 반응(Antigen/Antibody Reaction)

종양의 항원표면에 방사성 표지항체의 특이적 결합에 기인한 종양 부위 섭취로 항원/항체 반응을 고려할 수 있다. 이 경우, 특정한 항원에 대해 높은 특이성을 가진 고순도 방사성표지 단일 클론항체를 정맥 내 주사하고 주사 후 1 ~ 3일에 영상을 획득한다.

표지된 항체나 단일 클론항체를 사용하여 항원/항체 반응을 이용하면 섭취가 증가된 각 종류의 종양영상을 획득할 수가 있기 때문에 실제 종양의 존재 유무나 전이, 재발 판정할 수 있어 종양진단이나 종양치료효과를 효과적으로 추적할 수 있다.

예를 들어, ^{111}In-ProstaScint, PSMA(전립선 특이 막 항원, prostate specific membrane antigen) 특히 단일 클론항체 등은 전립선암의 재발을 평가하는데 매우 유용하다.

이러한 방사성 표지항체의 다양성은 폐암, 전립선 및 유방암과 같이 폭넓게 영상에 이용한다. 또한, 두 개의 시판되는 방사성 의약품, ^{131}I Bexxar과 ^{90}Y Zevalin은 비호 지킨 림프종의 치료를 위한 것이다. 이들 모두는 B 세포 림프종에 CD-20 수용체를 타겟으로 한 방사성 표지 항체이다. 약간의 간 흡수는 항상 관찰되고 소량이 종양에 섭취되며 일반적으로 콩팥 또는 위장관을 통해 배설(인듐과 요오드 화합물 약 5일 동안)된다.

종양 및 단일클론항체검사

- 종양영상(tumor imaging)
- ^{111}In-oncoscint scan(재발성 난소의 위치 결정 또는 잘록창자/곧창자 암종(큰창자암, colorectal carcinoma))
- ^{111}In-prostascint(재발성 전립샘암)
- 항미모신 항체 - 괴사심근*
- 항종양 항체 - 종양*

Ref) * 이재태, 이규보, 핵의학-분자영상의학, 고문사, p34, 2003.

10) 수용체 결합(Receptor-binding)

높은 친화성 수용체 부위에 방사성의약품이 결합한다. 화학적으로 유사한 방사성표지 폴리펩티드를 정맥주사 함으로서 종양과 소마토스타틴 수용체부위의 영상을 획득할 수 있다. 이 화합물(octreotide 또는 Octreoscan)은 종양의 다양한 소마토스타틴 수용체부위에 결합한다.

예를 들어, ^{123}I-IQNB은 무스카린(muscarinic) 수용체 위치에 집적, ^{123}I-iomazenil는 벤조다이아제핀(benzodiazepine) 수용체 위치에 집적, ^{123}I-MIBG는 심근에 아드레날린(adrenergic) 수용체 위치에 집적되어 영상화한다. 종양에 소량 집적되며 콩팥을 통해 배설된다.

- ^{111}In-octreoscan: ^{111}In-octreotide(신경내분비의 종양 수용체부위에 소마토스타틴 유사물질의 결합을 기반한 종양)
- GSA-갈락토스 수용체*
- 각종 뇌 수용체*
- Adrenal medullary imaging, Somatostatin receptor imaging**

Ref) * 이재태, 이규보, 핵의학-분자영상의학, 고문사, p34, 2003.
** Harvey A. Ziessman, Harvey A. Ziessman, James H. Thrall,Nuclear Medicine Fourth Edition, Elsevier, p2, 2014.

11) 대사포획(Metabolic Trapping) - 악성종양 영상

방사성동위원소로 표지된 당유사체(FDG)를 정맥주사 함으로 세포대사로 세포에 포획된다. 세포대사를 이용한 검사는 주로 포도당을 표지한 fluorodeoxyglucose를 이용한 검사로 뇌질환에서 포도당대사는 이상 정도에 따라 감소 또는 결핍이나 증가되는 형태를 영상화한다. 종양은 일반적으로 대사가 항진되어 정상조직보다 포도당대사가 증가함으로서 정상조직보다 세포나 조직보다 국소적인 섭취증가를 나타내기 때문에 형태학적인 방법보다 기능적인 이상을 초래하는 경우에 아주 작은 크기의 종양도 진단 가능하게 한다. 정상 심장근육은 균등하고 일정한 표지 포도당대사 섭취를 보이나 질환이 있는 경우 심장근육은 정상 조직보다 상대적으로 감소 또는 결핍상태로 보인다. 이와 같이 종양은 정상보다 신진대사 속도가 높아 방사성동위원소 축적이 정상조직보다 그램 당 더 많은 분자를 유지한다. 소량이 간에 집적이 있고 종양의 거의 대부분의 유형에서 집적이 있다. 일반적으로 정맥주사 60 ~ 90분 후 영상을 획득하며, ^{18}F의 짧은 반감기(110분)로 인해 몇 시간 동안 촬영이 가능하다. Fluorodeoxyglucose를 이용한 뇌, 종양, 심장근육 검사 등이 있다.

- ECD-esterase
- FDG-hexokinase
- methionine-단백질합성
- BMIPP-지방산대사
- 양전자단층촬영 : ^{18}F-FDG(당대사, glucose metabolic)(active)

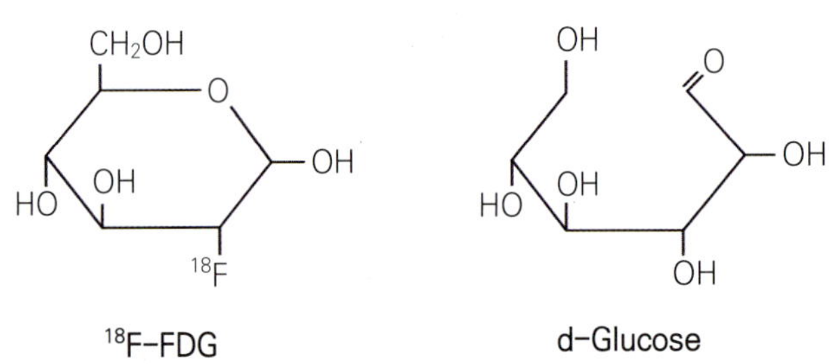

그림 3-21 FDG와 Glucose 비교

12) 방사성의약품의 집적기전

표 3-13 방사성의약품의 집적기전(mechanism of localization)

집적기전	방사성의약품	집적장기(부위)
능동적 이동 / 친화성 (active transport)	$^{99m}TcO_4^-$	침샘(salivary gland), 위(stomach), 맥락얼기(choroid plexus), Meckel's diverticulum
	Iodine, $^{99m}TcO_4^-$	갑상샘(thyroid gland)여포성세포
	Hippuran/MAG_3/GHA/DMSA	세뇨관(kidney)
	IDA계통(imminodiacetic acid 유사물질)	쓸개(G.B)
	Selenomethionine	이자(pancreas)
	^{201}Tl-chloride심근관류	심근(myocardium)
	MIBG	부신수질(부신속질, adrenal medulla)
	^{131}I-NP-59	부신겉질(부신피질, adrenal cortex)
탐식작용 / 식균작용 (phagocytosis)	Colloid Phytate	간(liver), 골수(bone marrow), 지라(spleen), 림프절(lymph node) 등
세포격리 (cell sequestration)	열 손상RBC	지라(spleen)
모세혈관 차단 / 폐쇄 (capillary blockage)	MAA(macroaggreated albumin) HAM	허파(lung)
단순 / 교환 확산 (simple or exchange diffusion)	DTPA	사구체(kidney), 뇌수조(cistern)
	$^{99m}TcO_4^-$, DTPA, GHA	뇌의 병소
	$^{99m}TcO_4^-$	음낭(scrotal sac)
	HMPAO, ECD, IMP, HIPDM, ^{133}Xe(gas)	뇌(brain)
물리화학적흡착 (physiochemical absorption)	MDP, DPD, HDP	뼈(bone)조직
	PYP(pyrophosphate)	심근(myocardium)
구획구분 (compartmental localization)	RBC, Xe-gas HSA	심장(blood pool), 허파(lung) 출혈부위(소화관), 혈관계
	$^{99m}TcO_4^-$	혈관계(vascular system)
생합성반응	^{11}C-amino acid ^{18}F-fluorouracil	뇌, 심근 종양(tumor)
에너지 대사반응	^{11}C-glucose, ^{18}F-FDG	당대사(glycometabolism)
면역반응	^{131}I-IgG, ^{111}In-IgG	항종양 항체반응

13) FDA 승인 방사성의약품

표 3-14 FDA 승인 방사성의약품

(2023년 1월 기준)

방사성의약품	제조사	의약품명	성인에서 승인된 적응증(소아는 별도 명시)
Carbon-11 choline	Various	-	- 초기 치료 후 혈중 전립샘특이항원(PSA) 수치가 상승한 전립샘암 재발이 의심되는 환자의 양전자방출단층촬영(PET) - 비정보적 뼈신티그래피, CT 또는 MRI를 통해 전립샘암 재발 부위를 식별
Carbon-14 urea	Halyard Health	PYtest	- 위장의 헬리코박터 파일로리 감염 진단(위 우레아제 검출)
Copper-64 dotatate	Curium	Detectnet	성인 환자에서 소마토스타틴 수용체 양성 신경 내분비 종양(NET)의 국소화를 위한 양전자방출단층촬영(PET)
Fluorine-18 florbetaben	Life Molecular Imaging	Neuraceq	알츠하이머병(AD) 또는 기타 인지 기능 저하 원인으로 평가 중인 성인 인지 장애 환자의 베타 아밀로이드 신경 플라크 밀도를 추정하기 위한 뇌 양전자방출단층촬영(PET)
Fluorine-18 florbetapir	Eli Lilly	Amyvid	
Fluorine-18 flortaucipir	Eli Lilly	TAUVID	알츠하이머병(AD) 평가를 받고 있는 인지 장애가 있는 성인 환자에서 응집된 타우 신경섬유 엉킴(NFT)의 밀도 및 분포를 추정하기 위한 뇌 양전자방출단층촬영(PET)
Fluorine-18 flucicovine	Blue Earth Diagnostics	Axumin	치료 후 혈중 전립샘특이항원(PSA) 수치가 상승하여 전립선암 재발이 의심되는 남성의 양전자방출단층촬영(PET)
Fluorine-18 piflufolastat	Progenics Pharmaceuticals, Inc.	PYLARIFY	전립샘암, 전립샘특이막항원(PSMA) 양성 병변에 대한 양전자 방출 단층촬영(PET) - 초기 확정 치료 후 보인 전이가 의심되는 경우 - 혈청 전립샘특이항원(PSA) 수치 상승에 따라 재발이 의심되는 경우
Fluorine-18 sodium fluoride	Various	-	골형성 변화 부위를 묘사하는 PET 뼈 영상
Fluorine-18 fludeoxyglucose	Various	-	PET 영상 에이전트로서 - 종양학에서 비정상적인 포도당 대사 평가 - 심근 동면 평가 - 간질 발작의 병소와 관련된 비정상적인 포도당대사 영역식별
Fluorine-18 fluoroestradiol	Zionexa	CERIANNA	재발성 또는 전이성 유방암 환자에서 생검의 보조제로 에스트로겐 수용체(ER) 양성병변을 검출하기 위한 양전자 방출 단층촬영(PET)
Fluorine-18 flutemetamol	GE Healthcare	Vizamyl	알츠하이머병(AD) 또는 기타 인지 기능 저하 원인으로 평가 중인 성인 인지 장애 환자의 베타 아밀로이드 신경 플라크 밀도를 추정하기 위한 뇌 양전자방출단층촬영(PET)
Gallium-67 citrate	Curium	-	- 호지킨병 - 림프종 - 기관지 원발성 암종, 일부 급성 염증성 병변 등 질환의 존재/범위 유용
Gallium-68 dotatate	Advanced Accelerator Applications	NETSPOT	성인 및 소아 환자에서 소마토스타틴 수용체 양성 신경 내분비 종양(NET)의 국소화를 위해 양전자방출단층촬영(PET)
Gallium-68 dotatoc	Advanced Accelerator Applications	LOCAMETZ	전립샘암, 전립샘 특이적 막 항원(PSMA) 양성 병변의 양전자 방출 단층촬영(PET) - 초기 확정 치료 후 전이가 의심되는 경우 - 혈청 전립샘특이항원(PSA) 수치 상승에 따라 재발이 의심되는 경우 - (로카메츠만 해당) 루테튬 Lu-177 비피보타이드 테트라탁세탄 PSMA 직접 치료가 필요한 전이성 전립샘암 환자 선별
	Telix Pharmaceuticals, Inc.	Illuccix	
	University of California	-	

Indium-111 chloride	Curium	-	ProstaScint(전립샘암 연조직 전이 부위)
Indium-111 oxyquinoline	BWXT	-	- 자가 백혈구 방사성 표지 사용 - 백혈구가 이동하는 염증 과정 검출에 보조적으로 사용 - 농양 또는 기타 감염과 관련된 염증 과정의 검출에 보조적으로 사용
	GE Healthcare	-	
Indium-111 pentetate	GE Healthcare	-	Cisternography에 사용
Indium-111 pentetreotide	Curium	Octreoscan	소마토스타틴 수용체를 가진 원발성 및 전이성 신경내분비 종양의 신티그래피
Iodine I-123 iobenguane	GE Healthcare	AdreView	- 원발성 또는 전이성 갈색세포종 또는 신경모세포종의 검출을 위해 다른 진단 검사의 보조제로 사용. - 뉴욕심장협회(NYHA) 2등급 또는 3등급 심부전 및 좌심실 박출률(LVEF) ≤ 35%인 환자에서 방사능 흡수에 대한 심장 대 종격동(H/M) 비율을 측정하여 심근의 교감 신경을 신티그래피로 평가. 이 환자 중 H/M 비율이 1.6 이상인 경우 1년 및 2년 사망 위험이 낮은 환자를 식별하는데 사용. - 사용 제한: 울혈성 심부전 환자의 경우, 치료 중재 선택 또는 치료에 대한 반응 모니터링, 사망 위험이 높은 환자를 식별하기 위해 H/M 비율을 사용하는 것에 대한 유용성은 확립되지 않았음.
Iodine I-123 ioflupane	Curium	-	성인 환자에서 뇌 SPECT 영상을 이용한 선조체 도파민 수송체 시각화를 위한 다른 진단 평가의 보조 검사로 사용 - 파킨슨병 증후군(PS) - 루이소체(DLB)를 동반한 치매
	GE Healthcare	DaTscan	
Iodine I-123 sodium iodide capsules	Cardinal Health	-	갑상샘 평가에 사용 - 기능 - 형태학
	Curium	-	
Iodine I-125 human serum albumin	IsoTex Diagnostics	Jeanatope	다음 측정에 사용: - 총 혈액 - 혈장량
Iodine I-125 iothalamate	IsoTex Diagnostics	Glofil-125	사구체 여과 평가
Iodine I-131 human serum	IsoTex Diagnostics	Megatope	다음 측정에 사용 - 총 혈액 및 혈장량 - 심박출량 - 심장 및 허파 혈액량 및 순환 시간 - 단백질 회전율 연구 - 심장 및 대혈관 묘사 - 태반의 국소화 - 뇌종양의 국소화
Iodine I-131 iobenguane	Progenics Pharmaceuticals	AZEDRA	12세 이상의 성인 및 소아 환자의 치료 - 이오벤구아네 스캔 양성, 절제 불가능, 국소 진행성 또는 전이성 전신 항암 치료가 필요한 갈색세포종 또는 부신경절종 환자
Iodine I-131 sodium iodide	DRAXIMAGE	HICON	진단: - 방사성 요오드 치료(RAI) 효능평가 - 갑상샘 악성 종양과 관련된 전이 치료: - 갑상샘 기능 항진증 치료 - 갑상샘 암종 치료
	International Isotopes Inc	-	
Lutetium Lu-177 dotatate	Advanced Accelerator Applications	LUTATHERA	소마토스타틴 수용체 양성 위장관 - 이자 신경내분비 종양(GEP-NET)을 포함한 위장관 이자 신경내분비 종양(GEP-NET) 치료. 성인의 전,중,후창자 신경내분비 종양.

Lutetium Lu-177 vipivotide tetraxetan	Advanced Accelerator Applications	Pluvicto	안드로겐 수용체(AR)경로 억제 및 탁산기반 화학요법으로 치료받은 전립샘 특이적 막 항원(PSMA) 양성 전이성 거세 저항성 전립샘암(mCRPC) 성인 환자의 치료
Molybdenum Mo-99 generator	Curium	Ultra TechneKow V4	투여용 Tc-99m 퍼테크네테이트 나트륨 생성 또는 방사성 의약품 조제 방사성 진단제인 퍼테크네테이트 나트륨 Tc-99m 주사제 생산에 사용되며, USP진단제 및 FDA승인 진단용 방사성의약품의 조제에 사용 적응증 - 침샘 영상 - 코, 눈물샘 배액계 영상(dacryoscintigraphy) - 갑상샘 영상(성인 및 소아과) - 수뇨관 영상(direct cystography) (성인 및 소아과)
	Lantheus Medical Imaging	Technelite	
	NorthStar Medical Radioisotopes LLC	RadioGenix System	
Nitrogen-13 ammonia	a Various	-	양전자방출단층촬영(PET) - 휴식 또는 약리학적 스트레스 조건 하에서 심근의 진단 - 관상동맥 질환 의심되거나 관상동맥 질환이 있는 환자의 심근 관류를 평가
Radium-223 dichloride	Bayer HealthCare Pharmaceuticals Inc.	Xofigo	거세 저항성 전립샘암, 알려진 내장 전이 질환이 없는 뼈 전이 및 환자의 치료
Rubidium-82 chloride	Bracco Diagnostics	Cardiogen-82	양전자방출단층촬영(PET) - 정상 심근과 비정상 심근을 구별 - 심근 관류계 심근경색이 의심되는 환자의 비정상 심근을 구별
	DRAXIMAGE	Ruby-Fill	
Strontium-89 chloride	Q BioMed	-	고통스러운 골격 전이가 있는 환자의 뼈 통증 완화
Technetium-99m bicisate	Lantheus Medical Imaging	Neurolite	뇌졸중이 진단된 환자에서 뇌졸중의 국소화를 위해 CT 또는 MRI 영상에 보조적으로 사용되는 SPECT 영상.
Technetium-99m exametazime	DRAXIMAGE	-	(세레텍만 해당)뇌졸중에서 변화된 국소 뇌관류의 검출을 위한 보조제로서 뇌졸중 관류평가 - 백혈구 표지 신티그래피는 복강 내 감염, 장내 감염, 복부 감염 및 염증성 장 질환의 국소화
	GE Healthcare	Ceretec	
Technetium-99m macroaggregated albumin	Curium	Pulmotech	- 폐관류 평가(성인 및 소아) 보조 도구 - 복막/정맥(LeVeen) 션트 개통성 평가
	DRAXIMAGE	-	
Technetium-99m mebrofenin	Bracco Diagnostics	Choletec	간 담도계 평가
	Sun Pharmaceutical Industries	-	
Technetium-99m medronate	DRAXIMAGE	MDP-25	골 형성의 변화된 영역을 묘사하는 뼈 영상
	Cardinal Health	-	
	Sun Pharmaceutical Industries	-	
Technetium-99m mertiatide	Curium	Technescan MAG_3	다음의 진단에 사용하기 위한 콩팥 영상 검사로 생후 30일 이상의 환자에서: - 선천성 및 후천성 이상 - 콩팥부전 - 요로 폐쇄 및 결석 진단 보조 제공 - 콩팥 기능 - 기능 분할 - 콩팥 혈관조영술 - 전체 콩팥 및 콩팥 피질에 대한 T/A 곡선
	Drax	-	
	Sun Pharmaceutical Industries	-	

Technetium-99m oxidronate	Curium	Technescan HDP	뼈 형성 변화 부위를 묘사하기 위한 뼈 영상 촬영제(성인 및 소아 사용)
Technetium-99m pentetate	DRAXIMAGE	-	성인 및 소아 환자에서 관류 영상과 함께 사용 - 뇌 영상 - 콩팥 영상 - 콩팥 관류 평가 - 사구체 여과율 추정용 - 허파 환기 영상 및 폐색전증 평가 시
Technetium-99m pyrophosphate	Curium	Technescan PYP	- 뼈 형성 변화 부위를 묘사하기 위한 뼈 영상 - 급성 심근 경색 진단에 보조적으로 사용되는 심장 영상 제제 - 혈액 풀 이미징 - 게이트형 혈액 풀 이미징 - 위장관 출혈 부위 감지
	Sun Pharmaceutical Industries	-	
Technetium-99m red blood cells	Curium	UltraTag™	Tc-99m 표지 적혈구는 다음과 같은 용도로 사용 - 심장 퍼스트 패스 및 게이트 평형 영상을 포함한 혈액 풀 영상 - 위장관 출혈 부위 감지
Technetium-99m sestamibi	Cardinal Health	-	심근 관류제 적응증 - 심근 허혈을 국소화하여 관상동맥 질환 감지(가역적 결함) 및 경색(비가역적 결함) 발견 - 심근 기능평가 - 유방 촬영술 후 2차 진단약으로서의 평면 유방 촬영술, 비정상적인 환자의 유방 병변 평가를 돕기 위해 유방 촬영술
	Curium	-	
	DRAXIMAGE	-	
	Sun Pharmaceutical Industries	-	
	Lantheus Medical Imaging	Cardiolite®	
Technetium-99m sodium pertechnetate	Curium	-	- 뇌 영상(radionuclide angiography포함) - 갑상샘 영상 - 침샘 영상 - 태반 국소화 - 혈액 풀 영상 - 방광 영상(direct cystography)을 통한 정맥 - 요관 결석, 요관 역류 검출 - 비루 배액계 영상 촬영 (*성인 및 소아 사용)
	Lantheus Medical Imaging	-	
	NorthStar Medical Radioisotopes LLC	-	
Technetium-99m succimer	Theragnostics	NephroScan™	성인 및 신생아를 포함한 소아 환자의 콩팥 실질 장애에 대한 평가
Technetium-99m sulfur colloid	Sun Pharmaceutical Industries	-	- 간에서 기능하는 망상 내피세포의 영상 영역, 지라 및 골수 - 경구용으로 사용 - 식도 통과 연구 - 위식도역류 신티그래피 - 위 내용물의 허파 흡인 감지 - 복막-정맥(LeVeen) 션트 개통성 평가 - 원발성 종양을 배출하는 림프절의 국소화 유방암, 악성 흑색종 환자에서 감시림프절 표지(성인 및 소아 사용)
Technetium-99m tetrofosmin	GE Healthcare	Myoview™	심근 관류제 적응증 - 심근 허혈을 국소화하여 관상동맥 질환 감지(가역적 결함) 및 경색(비가역적 결함)을 국소화하여 관상동맥 질환 감지 - 좌심실 기능 평가(좌심실 박출률 및 벽 운동)
Technetium-99m tilmanocept	Cardinal Health	Lymphoseek®	신티그래픽 영상 유무에 관계없이 표시 - 이 절차가 수술 중 관리의 일부인 고형 종양을 가진 1개월 이상의 성인 및 소아 환자에서 원발 종양부위를 배출하는 감시림프절을 찾기 위해 휴대용 감마 카운터를 사용한 림프 매핑 - 임상적으로 결절이 음성인 구강 편평세포암, 유방암 또는 흑색종 환자에서 휴대용 감마 계수기를 사용하여 감시 림프절 생검을 안내
Thallium-201 chloride	Curium	-	- 심근 경색의 진단 및 국소화를 위한 심근 관류 영상에 유용 - 허혈성 심장 질환 진단의 보조제 - 혈청 칼슘 및 부갑상샘 호르몬 수치가 높은 환자에서 부갑상샘 과활동성 부위 국소화

Xenon-133 gas	Curium	-	- 허파 기능평가 및 허파 영상 촬영용 - 뇌 혈류 평가
	Lantheus Medical Imaging	-	
Yttrium-90 chloride	Eckert & Ziegler Nuclitec	-	- 방사선 면역(Zevalin)치료 절차 중 사용.
Yttrium-90 ibritumomab tiuxetan	Acrotech Biopharma	Zevalin®	- 재발성 또는 불응성, 저등급 또는 여포성 B세포 비호지킨 림프종(NHL) 치료 - 1차 화학요법에 부분적 또는 완전 반응을 보인 환자에서 이전에 치료받지 않은 여포성 NHL 치료

14) 방사성의약품 소아투여량 계산법

① 체중을 이용한 방법
② 체표면적을 이용한 방법
③ 나이를 이용한 방법

소아 투여량 = 성인 투여량 × (나이 + 1)/(나이 + 7) (3-24)

예) 뼈 스캔을 위한 5세 소아의 투여량은
^{99m}Tc-MDP 740 MBq를 성인 투여될 경우 소아는 740 × (5 + 1) / (5 + 7) = 370 MBq

15) ICH 분류에 의한 연령군 분류

① 신생아 : 출생일 ~ 28일 미만
② 영아 : 28일 이상 ~ 24개월 미만(12월 31일까지)
③ 어린이 : 24개월 이상(1월 1일) ~ 만 12세 미만
④ 청소년 : 만 12세 이상 ~ 만 19세 미만

10. 방사성 추적자에 의한 생물학적 검사 (Biological Test by Radioactive Tracer)

표 3-15 방사성 추적자에 의한 생물학적 검사

Study type	Tracer	Samples	Defects detected
^{14}C 호흡분석법	^{14}C Glycocholic acid (글리코콜산) ^{14}C-Xylose(자일로오스) ^{14}C-Triolein ^{14}C-Urea	Breath	막힌고리증후군(맹관증후군, blind loop syndrome) 돌창자기능장애(회장기능장애, ileal dysfunction) 지방흡수장애(fat malabsorption) 날문(유문, pylorus)
혈장량 측정	^{131}I-HSA	Blood	
적혈구량 측정	^{51}Cr-RBC	Blood	다혈구증(polycythaemia), 거짓빈혈(pseudoanemia) Acute blood loss
적혈구 수명측정	^{51}Cr-RBC	Blood	용혈빈혈(hemolytic anemia) Determaine for plenectomy
철동태검사 (혈장청소율,적혈구철이용율)	^{59}Fe-chloride	체표면측정	비정상 철동태 (abnormal ferrokinetics)
혈소판 생존능 (platelet survival)	^{111}In platelet	Blood	Abnormal platelet loss
실링검사(schilling test)	^{57}Co-vitamin	Urine	악성빈혈(pernicious anemia) 흡수장애증후군(malabsorption syndrome)
사구체여과율측정	^{51}Cr-EDTA ^{99m}Tc-DTPA	Blood and/ or Urine	Abnormal renal function
콩팥(신장)혈류량 측정	^{131}I-hippuran ^{99m}Tc-MAG_3	Blood and/ or Urine	Abnormal renal function
지라의 격리 (splenic sequestration)	^{51}Cr-RBC	Spleen	지라기능항진증(hypersplenism)
RIA uptake test	^{131}I, ^{125}I-NaI	Thyroid	Abnormal uptake 갑상샘기능항진증(hyperthyroidism)

chapter 04

핵의학 기기 및 측정

목차

학습목적

핵의학에서 이용되는 개인피폭선량계, 오염측정 장비, 선량계측 및 체내·외 검사장비의 종류를 나열하고, 기기의 기본원리 및 이용분야를 습득함으로써 방사선 관리구역에서의 개인 피폭과 오염관리 및 환자검사에 응용할 수 있도록 배양한다

학습목표

1. 검량기(dose calibrator)의 기본구조와 원리에 대해 설명한다.
2. 핵의학에서 주로 사용되는 측정기를 설명한다.
3. 체내·외 검사장비의 종류와 장치를 설명한다.
4. 감마카메라의 원리를 설명한다.
5. 감마카메라 및 SPECT의 영상획득원리를 설명한다.
6. 단일광자방출 단층촬영의 원리를 설명한다.
7. 하이브리드 시스템을 나열하고 설명한다.

제 4 장

Nuclear Medicine Instrument and Quantitative Analysis

핵의학 기기 및 측정

핵의학영상검사(nuclear imaging scintigraphy)는 의학적으로 이용되는 방사성의약품을 체내주사나 경구투여 후 장기나 조직에 집적(accumulation)시켜 방사성의약품 분포를 감마카메라(gamma camera)나 단일광자전산화단층촬영(single photon emission computed tomography; SPECT), 양전자방출단층촬영(positron emission tomography; PET 또는 PET-CT) 등을 이용하여 영상화하거나 계측하여 형태학적 뿐만 아니라 기능적인 정보를 획득하여 진단하는 분야이다. 영상을 획득하기 위한 방사성의약품 선택은 방사성동위원소가 특정장기에 집적되는 기전과 목적하는 장기에 알맞은 방사성의약품을 선택하여 사용해야 한다.

의학적으로 이용되는 방사성핵종을 체내에 주입하면 특정 장기나 조직에 분포하여 감마선을 방출하므로 주입된 방사성핵종 또는 이에 부착된 추적자(tracer)의 동태를 파악하기 위하여 적절한 방사능검출장치 또는 측정 장치가 필요하다. 이러한 장치로 스캐너(scanner), 감마카메라(gamma camera), 단일광자전산화단층촬영(SPECT), 양전자방출단층촬영(PET) 또는 섭취율 측정장치(thyroid uptake system) 등이 있다. 이와 같이 투여된 방사능 종류와 용량의 규명, 사용구역 내의 안전을 위한 방사능 모니터링, 검체 분석을 위한 체외검사 및 체내방출 방사능을 이용한 영상구성 등에 사용되는 장치들의 공통점은 이온화 방사선형태의 에너지를 전기적 에너지로 바꾼다는데 있다. 핵의학 영상장비는 일종에 특수화된 방사능 검출장치로 체내에서 방출되는 방사능을 시ㆍ공간적으로 국소화하여 컴퓨터 시스템을 이용하여 영상구성과 기록 및 정량화 할 수 있다. 작동원리에 따라 이온화 검출기(검량기, 방사능측량계, 포켓선량계), 반도체검출기, 섬광검출기(감마카메라, 감마계수기, 베타계수기, 섭취율 측정기기)로 구분할 수 있다. 사용목적에 따라 영상기기, 방사분석기기, 기타 방사능검출기기로 분류된다. 대부분의 영상기기와 방사분석기기는 섬광검출방식이며 그 외 기기의 대부분 이온화 검출방식을 이용한다.

Ⅰ. 방사선검출기(Radiation Detector)

1. 원리

방사선검출기는 방사선과 물질의 상호작용을 이용하여 방사선을 받았을 때 일어나는 물리·화학적 변화로 방사선이 도달했을 때 방사선을 측정 가능한 형태로 만들어 검출하는 것이 기본원리이다.

핵의학검사는 주로 감마선(γ) 또는 베타선(β)을 이용하기 때문에 이들 방사선검출기의 기본원리 및 동작에 관한 일반적인 특성에 대한 지식을 습득하는 것은 물론 핵의학검사에 이용되는 기기의 구조나 원리, 동작 및 특성 등에 관한 지식은 검사에 정확성이 높은 방사능을 측정하는데 필수적조건이다. 방사선검출기는 일반적으로 다음과 같은 것이 사용된다. 기체이온화작용을 이용한 검출기로는 기체의 이온화(ionization)를 직접 이용하는 이온함(ionization chambers), GM계수관(Geiger-Muller counters), 비례계수관(proportional counters) 등이 있고 기체이온화에 해당하는 고체 중의 전하, 담체가 생성하는 것을 이용하는 고체검출기로 반도체검출기가 사용되고 있다.

들뜸(여기, excitation)작용을 이용한 검출기는 들뜸에너지에 의해 일어나는 변화를 이용하는 것으로 들뜸에너지를 직접광자로 만들어 방출하는 섬광(scintillation)을 이용한 검출기로 섬광계수기가 있으며 섬광체로 고체, 액체, 기체의 어느 것이나 이용된다. 들뜸에너지를 물질 내에 축적시키고 외부로부터 자극에 의해 발광이 일어나는 현상을 이용한 측정기로 열형광선량계가 있다.

또한 이온화, 들뜸의 2차 과정을 이용한 검출기는 이온화, 들뜸을 연속해서 일으키는 2차적인 과정의 변화를 이용하는 것으로 사진작용이 있다. 이를 이용하는 것이 필름뱃지이다. 기타 현상을 이용한 검출기로 여러 가지 현상을 이용한 검출기가 존재하지만 실용적으로 사용되는 것은 물질의 손상을 이용한 고체 비적검출기, 2차의 전자방사를 이용한 2차 전자증배관 등이 있다.

2. 검출기의 종류

1) 전리작용을 이용한 검출기

(1) 기체전리작용

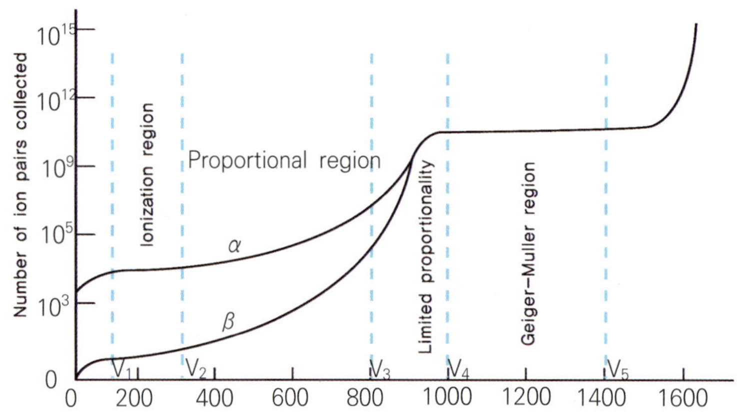

그림 4-1 이온과 전압관계

기체이온화작용은 하전입자가 공기를 지나갈 때 이온화작용에 의하여 생긴 양이온과 전자의 이온쌍이 전극에 모여 전기적 신호로 바뀌어 측정되는 것으로 전극의 인가전압과 모여진 이온 수, 즉 전류 혹은 펄스파고치와 관계가 있다.

이 영역을 이용한 이온함(ionization chambers), GM계수관(Geiger-Muller counters), 비례계수관(proportional counters) 등의 검출기가 가스충전형 검출기에 포함된다.

① 전리함(Ionization Chamber)

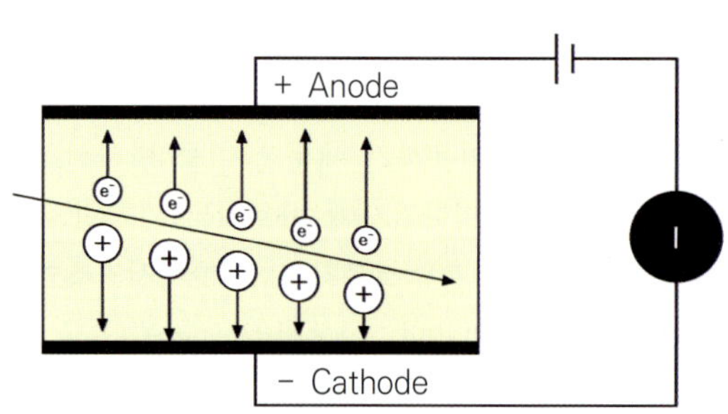

a. 가스충전형 검출기의 기본원리

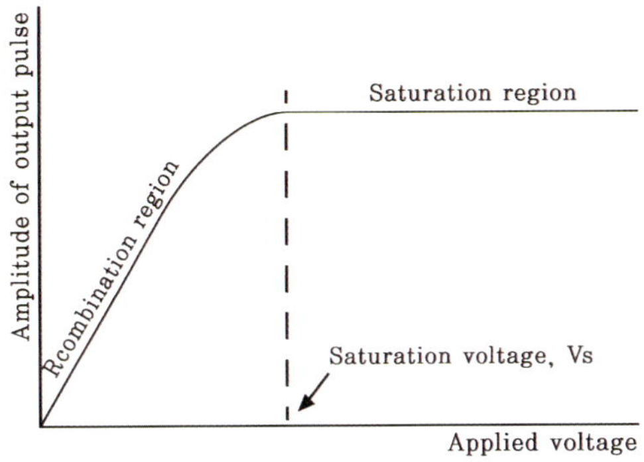

b. Ionization chambers에 대한 전압 응답곡선

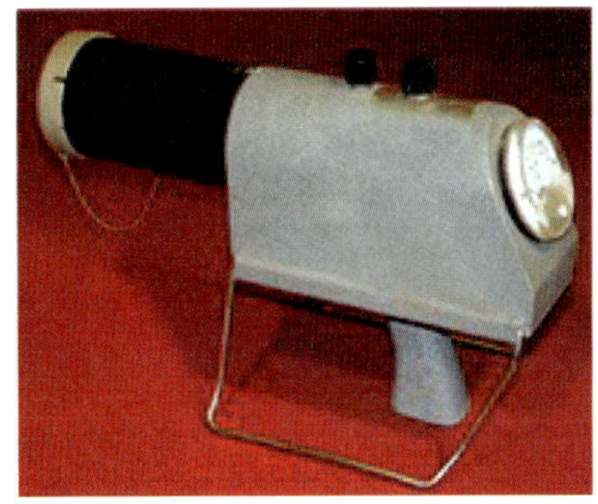

c. Ionization Chamber "Cutie Pie" manufactured by Nuclear Chicago (1957-60).

그림 4-2 이온화작용을 이용한 검출기(ionization chamber)

가스충전형 검출기는 견고하고 휴대성이 편리하고 방사선량(률)을 측정할 수 있으며 에너지 의존성이 강하므로 주로 감마선측정에 이용된다. 방사선의 정밀측정에는 대형(600 cc 정도) 검출기가 사용되고 방사선량(률)을 측정하여 방사선량의 표준을 정하는데 이용되므로 방사선계측기교정시에 2차 표준기로 이용되고 있다. 또한 고준위용이나 일반 휴대용의 검출기는 소형이므로 휴대용 방사성측정기인 서베이메터(survey meter)나 개인선량계인 포켓선량계(pocket dosimeter) 등에 이용된다.

② 비례계수기(Proportional Counter)

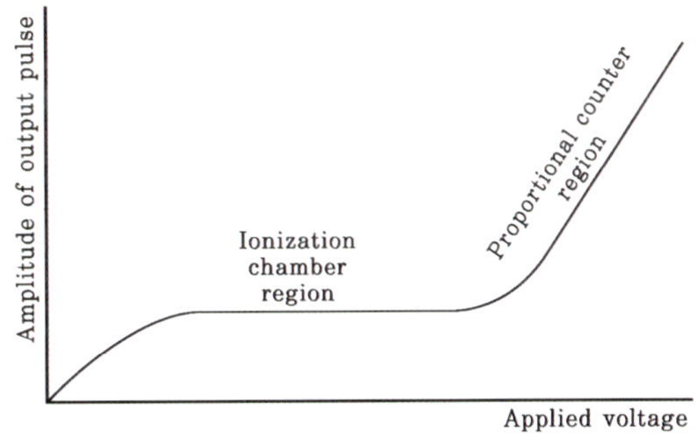

a. 비례계수기에 대한 전압 응답곡선

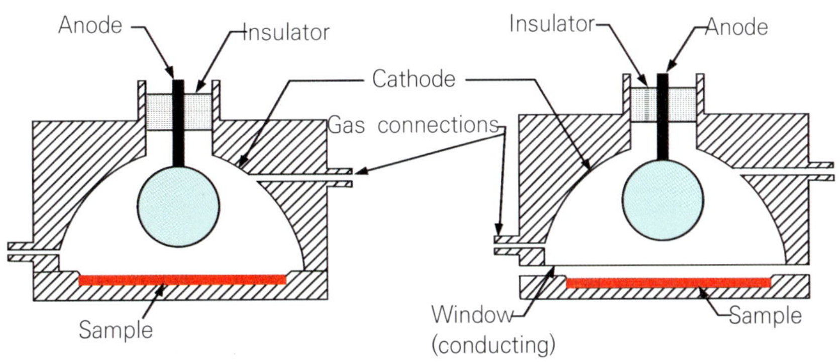

b. 비례계수기 단면도

그림 4-3 비례계수기의 구조

주로 α입자나 β입자의 수를 측정할 목적으로 사용되며, α선과 β선의 총 방사능량을 측정하는 기기로 α선, β선의 방사성오염관리에 사용된다. 이 검출기의 최대 장점은 감마백그라운드(gamma background) 상태에서 α입자를 β입자와 분리하여 측정할 수 있는 것으로 α핵종의 개봉선원(우라늄)을 취급하는 핵연료 가공공장에서 중요하게 사용되고 있다.

비례계수관에는 기체충전형과 가스유입형이 있으며, 측정에는 P-10(아르곤 90% - 알코올 10%)를 유입시켜 사용한다. 비례계수관의 출력은 방사선에 의해 초기에 형성된 이온쌍의 수에 비례하여 출력을 나타내므로 출력신호가 검출기에 흡수된 방사선 에너지를 간접적으로 나타내고 있다. 따라서 이를 이용하면 출력신호의 크기를 분석하여 입사되는 방사선에너지를 선별할 수 있다.

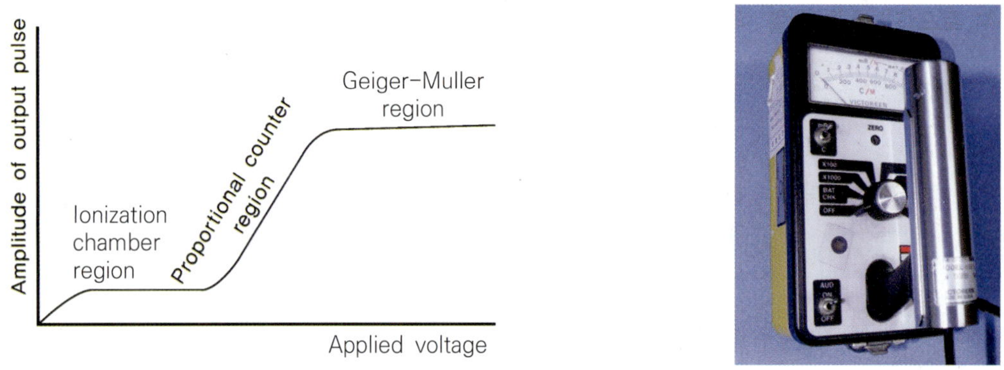

a. Geiger Counter 응답곡선

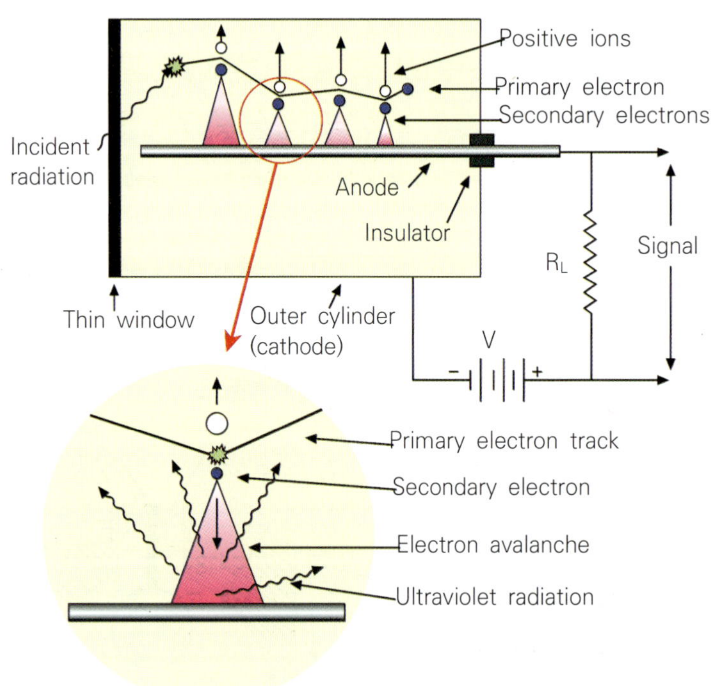

b. Geiger-Muller Tube

그림 4-4 가이거 뮬러(Geiger-Muller; GM)계수기 Diagram

③ GM 계수관(Geiger-Muller counters)

GM계수관은 가스충전형으로 β선과 γ선의 방사선량과 방사능측정에 주로 사용되며 방사능물질의 소재파악이나 방사능오염 등의 개괄적인 검출과 방사성오염관리에 사용된다. GM계수관으로 단창형(end window type)과 관벽형(wall type)이 있다. 단창형은 주로 방사능측정기에 고정 설치하여 방사능측정에 사용하며 관벽형은 휴대용 방사선 측정기로 방사선량의 측정에 이용된다. GM계수관은 기체가 들어 있는 관에 전극을 넣어 고전압이 걸리도록 고안되어 있으며 연속방전을 방지하기 위해서 방사선 소멸가스(quenching gas, 10% alcohol + 90% Ar 충전)가 양이온과 충돌하여 전하를 이전받아 He이나 Ar이온 대신 음극에 끌려가 충돌하는데 소멸가스로는 할로겐 가스(Cl_2, Br_2) 또는 유기기체(에틸알코올 또는 에틸포메이드)가 5 ~ 10% 첨가된다.

방사선이 관내의 기체에 도달하면 이들 기체분자와 반응하여 전자를 방출하며 이 전자들이 전극으로 끌려가게 되는데 전극에 고전압이 가해지면 가속적인 전리가 일어나 전류를 흐르게 하고 이 전류에 의하여 계기판에 방사능이 표시된다. 방사능측량계인 GM계수관은 감마선을 검출하는 능력이 낮을 뿐 아니라 각기 다른 에너지의 방사선을 서로 구별하지 못한다. 단지, 방사능량만을 개괄적으로 표시해 주는 단점이 있으나 가격이 저렴하고 소형이므로 소지하고 다니면서 간단히 방사능 물질의 존재여부와 오염정도를 파악할 수 있는 장점이 있다.

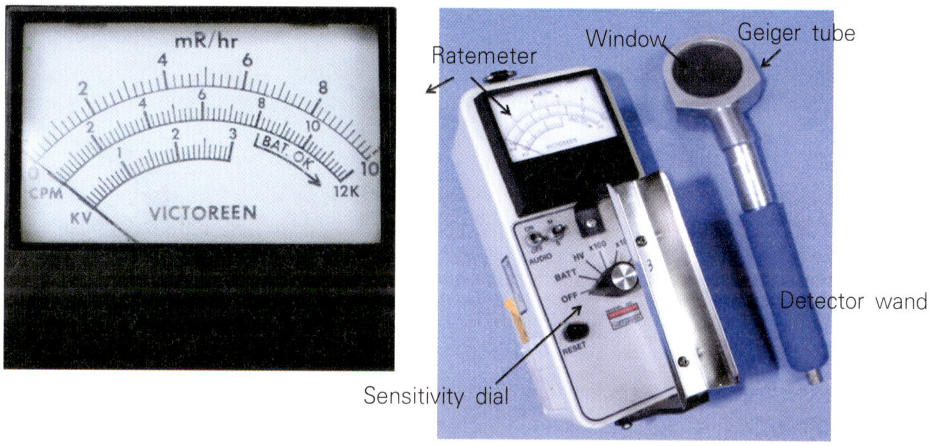

그림 4-5 Survey Meter 세부 명칭

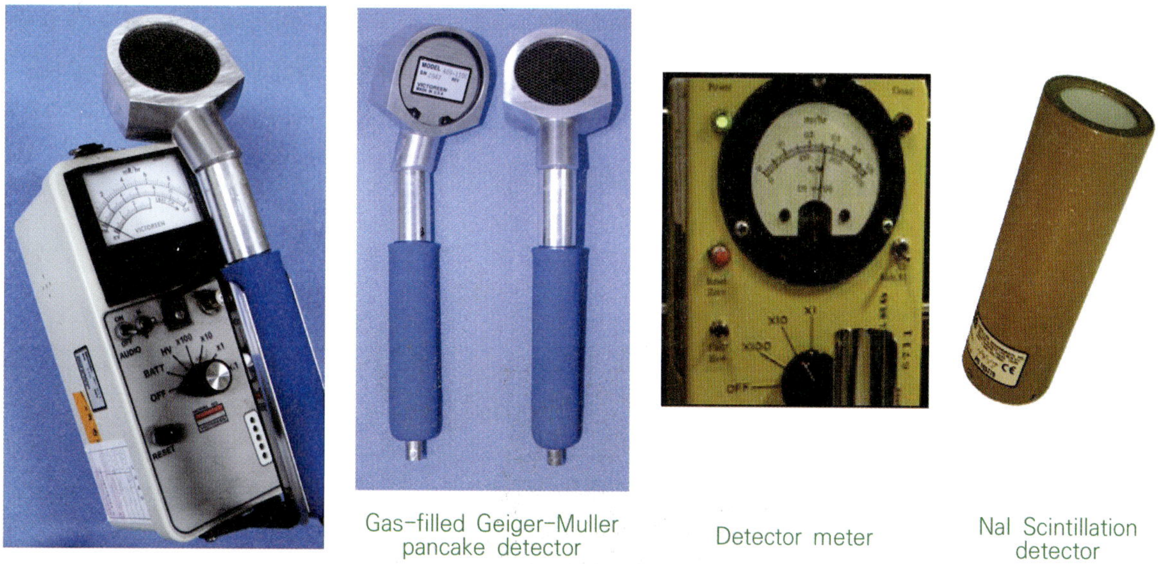

그림 4-6 Flow형 GM counter(gas유입형 GM계수관)

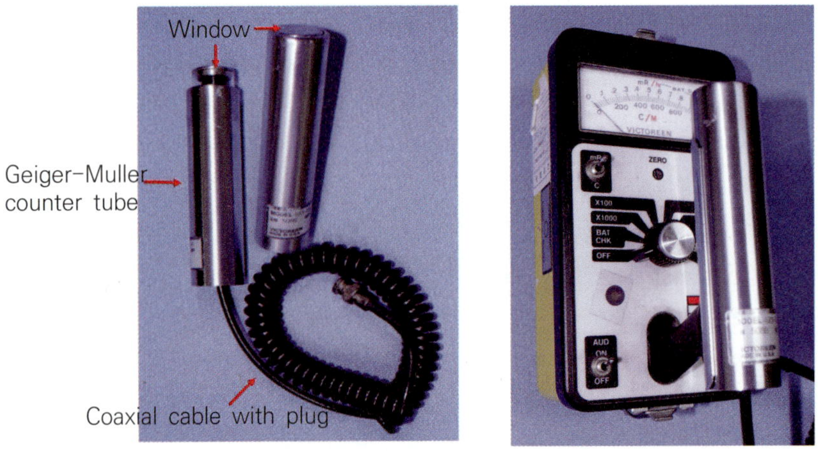

그림 4-7 End window type GM counter

(2) 고체전리작용

① **반도체검출기(Semiconductor Detector)**

반도체에 방사선을 통과함으로서 생긴 전자를 전극에 모아서 전기적인 펄스로 바꾼다. 반도체검출기의 특징은 소형, 경량 그리고 긴 수명으로 넓은 에너지범위(80 keV ~ 6 MeV)의 γ선에 대해 에너지의존성이 낮고 방사선량의 측정범위가 넓어서 1 μSv ~ 0.3 Sv의 범위에서 정확하게 측정할 수 있다.

다만 유효체적이 작으므로 검출효율이 낮은 결점이 있으나 특히 감마선을 매우 낮은 에너지까지 측정할 수 있고 에너지 분해능도 우수하다. Si 반도체 검출기, Ge 반도체 검출기 등이 있다. 최근에는 개인 방사선측정용으로도 개발되어 있다.

2) 여기작용을 이용한 검출기

(1) NaI(Tl)섬광계측기(Scintillation Counter)

방사선이 형광체(scintillator)에 입사되면 빛을 발하게 되고 빛은 광전자증배관을 통하여 증배된 후 단자에 전달하는 과정을 통해서 방사선을 측정하며, 사용되는 섬광체는 주로 NaI(Tl)이다.

섬광계수기는 소량의 γ선을 에너지별로 구분해서 측정할 수 있는 검출기로 방사성핵종을 분석하는데도 사용한다. 일반적으로 섬광계수기는 γ선을 측정하는데 많이 사용되지만 섬광체의 종류에 따라 α와 β방사능을 분석하는 장치도 있다.

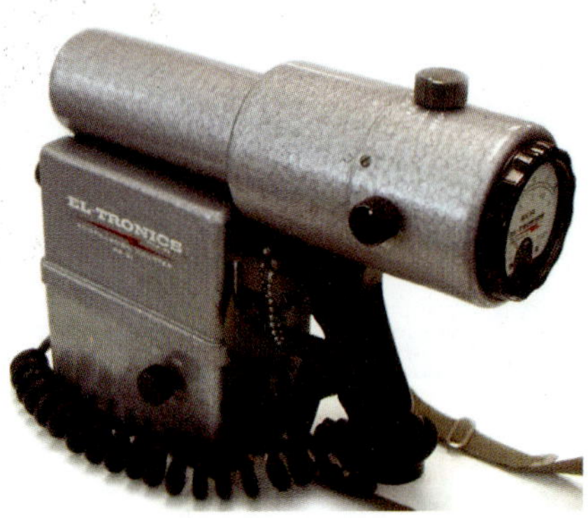

a. Scintillation Counter(El-Tronics PR-31 Scintillation Counter (mid to late 1950s))

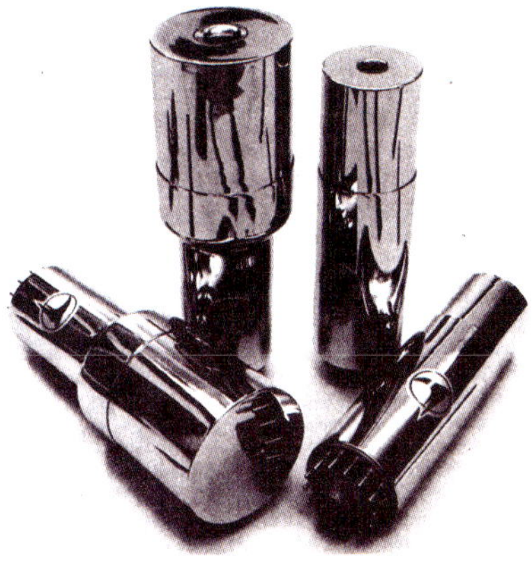

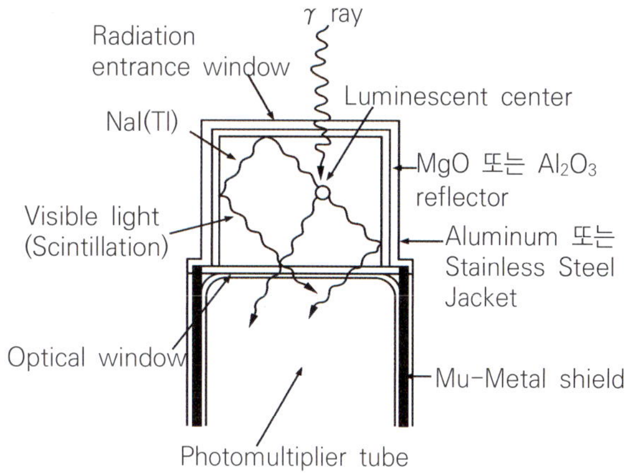

b. NaI(Tl) crystal과 PM tube assemblies

그림 4-8 섬광검출기(scintillation counter) 시스템구조

(2) 열형광선량계(Thermal Luminescence Dosimeter; TLD)

개인 방사선피폭선량측정에 사용되는 열형광 선량계는 LiF나 $CaSO_2$ 소자가 사용된다. 이 소자는 방사선에 조사된 후 들뜸(여기)상태를 유지하고 있는데 일정온도(약 280℃) 이상으로 가열하면 빛을 낸다. 이 빛의 세기를 광밀도계로 측정하여 표준조사된 값과 비교하면 조사된 방사선량을 측정할 수 있으며 이 원리를 이용한 검출기가 열형광선량계(TLD)로 현재까지 개인방사선측정기 중에서 가장 우수한 측정기로 알려져 있다.

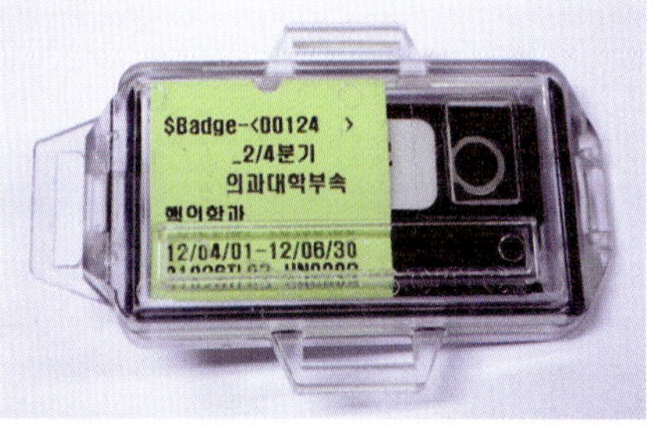

a. Whole Body Type

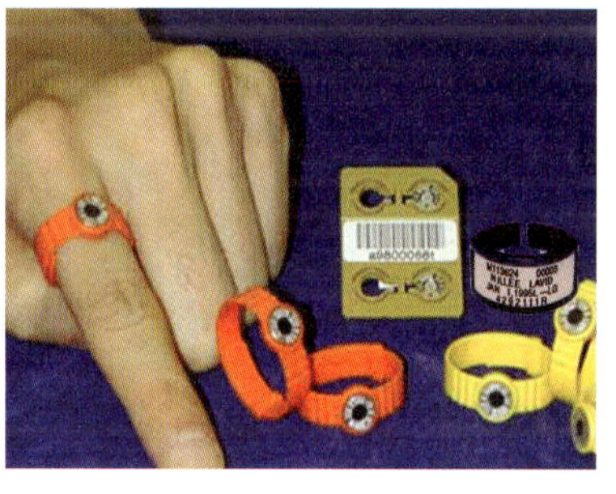

b. Finger Ring Type

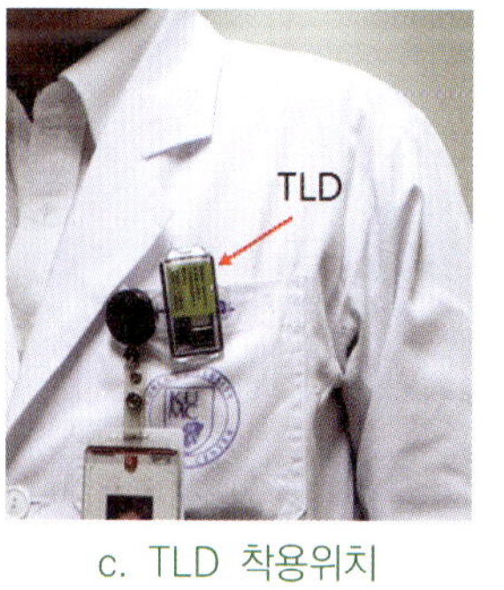

c. TLD 착용위치

그림 4-9 열형광선량계(thermal luminescence dosimeter; TLD)

① 동작원리

단체결정, 불순물 등에 방사선을 조사시키면 자유화된 전자 중에서 바로 형광을 방출하여 안정상태로 돌아가지 않고 결정내의 결합 때문에 생긴 트랩(trap)에 포획된 경우가 있다. 이 포획된 전자를 일정 온도로 가열하면 빛을 방출하면서 안정상태로 돌아가는데 이 과정에서 빛의 양을 광전자증배관으로 측정하면 방사선량을 측정할 수 있다. 이것이 열형광선량계(thermal luminescence dosimeter; TLD)이다.

② 열형광선량계(Thermoluminescence Dosimeter; TLD)의 특성

- 감도가 좋다(100 μR ~ 10 R까지 측정 가능).
- 반복사용이 가능하며 소자가 소형이다.
- LiF, BeO 등은 실효원자번호가 생체조직과 등가로 보건물리적인 측면에서 유용하다.
- 감쇠(fading)가 없다.

- 판독장치가 고가이며 판독 종료 시 정보가 소멸된다.
- 방향의존성이 있으나 에너지 의존성은 크지 않다.
- 온도, 빛, 습도조건에 대한 상대적 복합성이 있다.
- 판독시간이 짧다.

③ 열형광물질의 종류

a) LiF(Mg,Ti) : 가장 널리 이용되는 인체 등가물질로 저선량에 민감하지 못하기 때문에 고선량계로 사용하며 Li 함량에 따라 중성자 감도를 조정할 수 있다.
b) $CaSO_4$(Dy), Mg_2SiO_4(Tb) : 저선량인 환경방사선량 측정에 이용. 비등가 물질.
c) $CaSO_4$(Dy) : 감도는 LiF의 70배이나 신호감퇴율이 커서 사용이 곤란하다.

④ 판독 및 열처리

a) 가열장치

(a) Heat plate
(b) Hot N gas
(c) Laser
(d) Microwave

b) 열처리 및 재사용

판독 후 TLD는 열처리하여 판독 시 천이하지 않고 바닥에 잔류한 전자를 모두 제거 가능하고 열처리는 판독 온도보다 높은 온도에서 실행한다. 열처리온도 관리에 따라서 다음 사용 시 Glow Curve 형태에도 영향을 미치므로 공급자 지침에 따라야 한다. 함정깊이는 일정하지 않고 전자의 에너지도 확률적인 분포로 일정온도에서 동시에 발광하지 않으며 Glow 곡선은 TLD소자의 종류에 따라 각기 다른 곡선의 모양을 보인다. 일정온도(127℃) 이하에서 방출되는 빛은 안정성이 없으며 얕은 함바닥의 전자는 열운동으로 천이해 버리기 때문에 기록감퇴현상의 원인이 된다.

3) 사진작용을 이용한 검출기

(1) Film Badge

필름뱃지(film badge)는 방사선에 의한 필름의 감광현상을 이용한 것으로 방사선에 조사된 필름을 현상처리하여 흑화도를 광밀도계로 측정한 다음 표준조사필름과 비교하여 방사선량을 결정하고 주로 개인선량측정에 사용되지만 환경방사선 감시용으로도 사용된다. 필름의 특성에 의해 대개 엑스선이나 γ선의 측정에 사용되고 있으며 방사선량 측정기록을 영구보존할 수 있으므로 기록보존용으로 사용한다. 과거에는 개인방사선 측정용으로 많이 사용되었으나 TLD의 출현으로 일부 국가 외에는 사용이 감소되고 있는 실정이다.

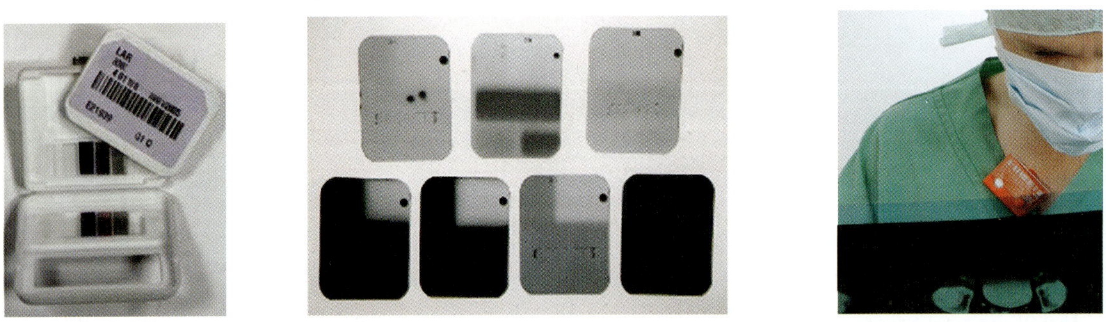

a. Film Badge b. 필름 c. 착용 예

그림 4-10 Film Badge

4) Film Badge와 TLD Badge의 특성

표 4-1 Film Badge와 TLD Badge의 특성

Film Badge	열형광선량계(TLD)
1. 에너지의존성 및 방향의존성이 크다. 2. 10 mR 이하는 검출불능(측정 가능한 선량범위가 좁다). 3. 기록보전이 가능. 4. 감쇠(fading)가 크다. 5. 현상 시의 온도, 시간 등에서 오차발생. 따라서 전문기관에서 판독하여야 함. 6. 개인선량계로 좋음.	1. 에너지의존성이 적고 방향의존성 있다. 2. 선형성이 있어 넓은 영역을 계수. 3. 재사용하므로 기록보전이 불가능. 4. 감쇠(fading)가 있으나 적은 편. 5. 소자의 반복사용 가능. 6. 판독(reading)장치가 고가. 7. 개인선량계로 최적.

3. 방사선(능)에 따른 측정기의 종류

1) α선 방사선(능) 측정기

휴대용측정기는 ZnS로 된 섬광계수관(scintillation counter)검출기를 판독기(scaler)에 연결하여 측정한다. 그리고 ZnS 외에 비례계수관(proportional counter tube)을 이용하여 α선과 β선을 동시에 측정할 때 사용할 수 있는 비례계수기도 있다.

2) β선 방사선 측정기

휴대용방사선 측정기는 GM계수관으로 된 서베이미터가 있으며 GM계측기는 β선과 γ선을 동시에 측정하기도 하고 비례계수기를 이용하여 α선과 β선을 동시에 측정하여 β선만 구분하여 산출하기도 한다.

3) γ선 방사선 측정기

휴대용은 전리함, GM 계수관, 섬광계수관 등 다양한 종류로 된 서베이메터가 있으며 측정준위에 따라 다음과 같이 구분한다.

- 저 준위용 : 0.1 μSv ~ 1 mSv
- 중 준위용 : 1 μSv ~ 10 mSv
- 고 준위용 : 10 μSv ~ 수십 Sv

4. 용도에 따른 측정기의 종류

1) 개인방사선측정기

베타, 감마, 중성자선에 대한 전신 및 피부의 집적선량을 측정하는 개인방사선측정기로 방사선 작업 시 항상 착용하여 작업자의 개인 피폭량을 측정하기 위한 것으로 전반적으로 크기가 작고 가볍다. 개인선량계는 크게 직독식과 간독식(후독식)으로 나눌 수 있으며, 직독식은 현장에서 바로 측정값 확인 가능하며 전자개인선량계가 여기에 해당한다. 간독식(후독식)은 판독작업을 통해 측정값 확인할 수 있으며 열형광선량계(TLD), 유리선량계, OSL 선량계, 필름뱃지 등이 해당한다. 개인선량계의 착용위치는 전신이 균등 피폭 시 남자는 가슴, 여자는 복부에 착용한다. 신체를 3등분 했을 경우 어느 한 부위가 가슴의 선량보다 50% 이상 차이가 날 경우 TLD는 가슴과 가장 많은 피폭예상 부위에 추가로 착용하며 이중 최대값을 전신선량으로 한다.

(1) 열형광선량계(Thermal Lumi; TLD) 및 필름뱃지(Film Badge; F.B)

방사선작업종사자가 방사선 작업 시 필수적으로 착용해야하는 기본선량계로 개인용 방사선측정기이다. 개인 방사선 외부 피폭선량 또는 누적선량을 기록·평가하는데 사용된다.

(2) 포켓선량계(Pocket Dosimeter; P.D)

포켓선량계(pocket dosimeter)는 일반적으로 주머니에 착용하여 자신이 엑스선 및 감마선 노출을 즉각적으로 확인할 수 있도록 고안된 선량계로 방사선작업에 종사하기 직전 착용하여 작업 후에 작업에 따른 방사선량을 측정 평가하는 직독식의 보조선량계로 사용된다. 개인의 방사선 피폭선량을 평가하는데 보조수단으로 이용되며 측정범위는 수 μSv에서 수십 mSv까지 넓은 범위의 측정이 가능하다.

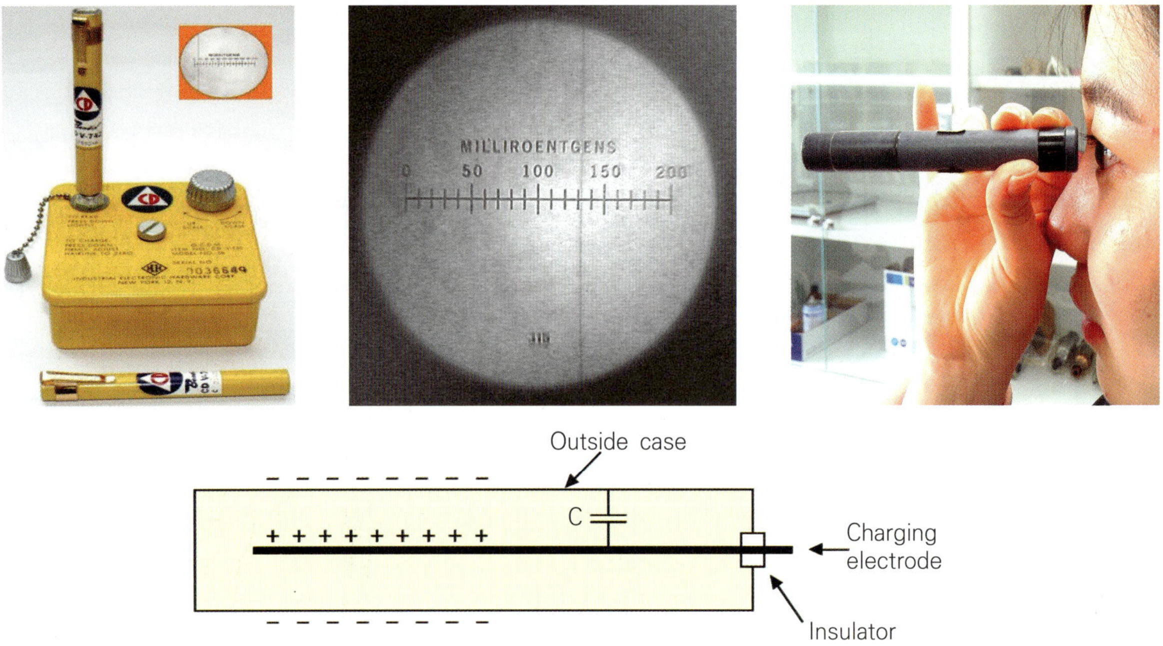

그림 4-11 포켓선량계(pocket dosimeter)

(3) 전자개인선량계(Alarm Dosimeter)

고준위 방사선작업장에서 작업 시 방사선피폭을 가능한 최소로 줄이기 위하여 사용되는 보조선량계로서 방사선준위가 기기에 설정된 기준 값을 초과하게 되면 경보음을 내어 작업자에게 위험을 알려주므로 작업을 제한하게 한다. 개인경보기에는 사용목적에 따라 일정 값 이상이면 경보음을 내는 경보기, 방사선 준위의 높고 낮음에 따라 경보음이 높고 낮게 구분하여 보내는 경보기와 피폭선량이 누적되어 나타나는 경보기 등이 있다.

그림 4-12 전자개인선량계(alarm dosimeter)

2) 지역방사(선)능 측정기

(1) 고정형 지역방사선 측정기

고정형으로 설치하여 방사선 관리구역의 방사능을 연속적으로 감시할 목적으로 사용하는 기기이다.

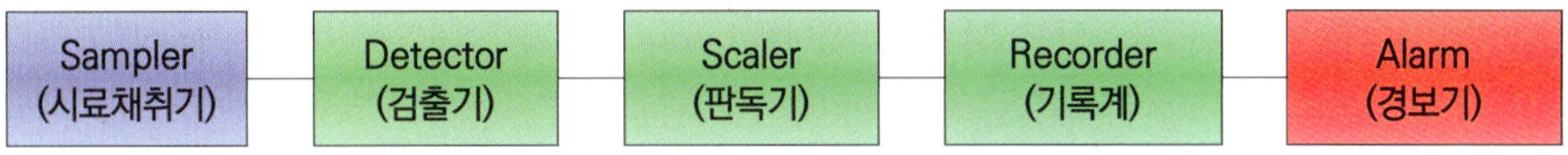

그림 4-13 고정형 지역방사능감시기 구조

감시대상에 따라 γ선 또는 중성자를 감시하기 위한 지역감시기, 공기오염 감시를 위한 공기모니터, 수중오염감시를 위한 수중모니터를 사용하는 작업구역의 출입구에 설치하여 작업자의 손, 발, 의복 등의 표면오염을 검출하기 위한 검출기, 특별히 지정된 가스를 감시하기 위한 가스모니터 등 그리고 개봉방사성동위원소의 오염을 감시하기 위한 모니터(hand foot monitor) 등도 있다.

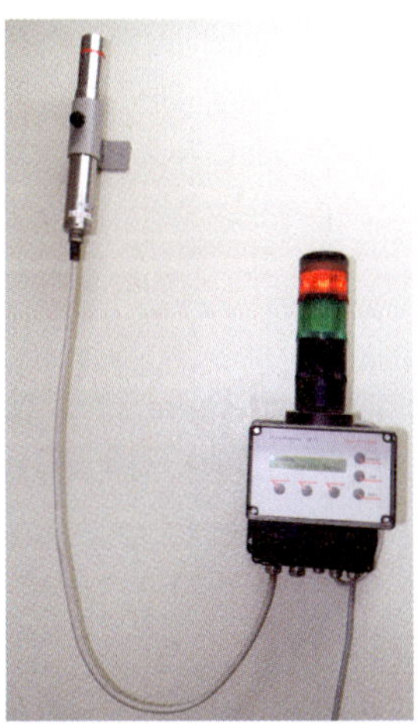

지역감시기

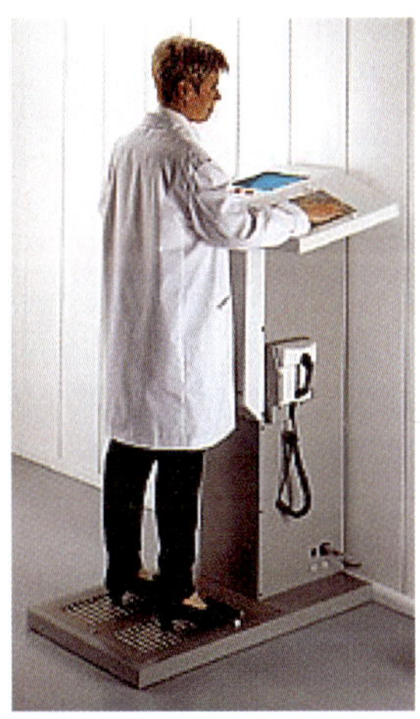

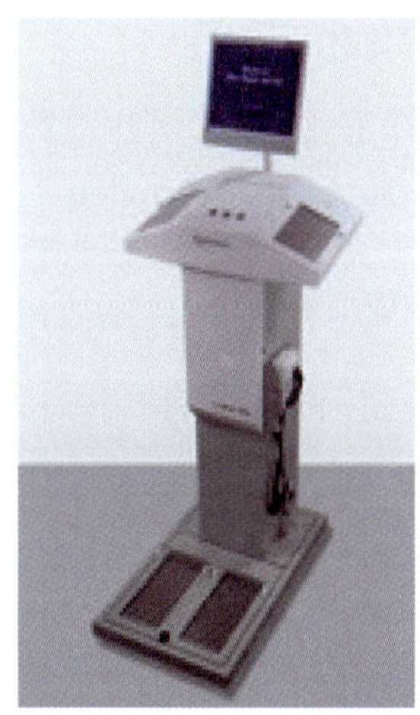

LB 146 Personal Contamination Monitors

그림 4-14 개봉선원을 사용하는 시설입구에 설치하는 손, 발, 의복 모니터

(2) 고정형 실험실방사선 측정기

방사선안전관리에 필요한 시료 측정 및 분석을 위한 기기로서 실험실에서 고정시켜 채취된 시료의 방사능을 측정 및 분석하는 기기로, 검출기로 GM계수기, 섬광계수기, 비례계수기 그리고 핵종분석을 위한 다중파고 분석기 등이 있다.

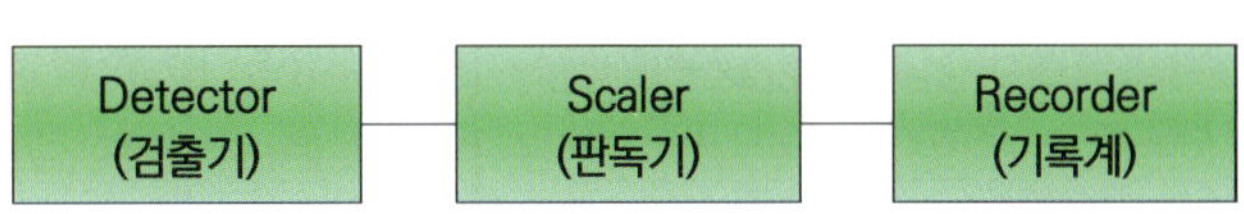

그림 4-15 고정형 방사능측정기 구조

(3) 휴대용 방사능측정기

방사선구역이나 방사성물질이 있는 장소에 방사선측정기를 휴대하고 측정해야 할 경우에 간편하게 사용하는 측정기로 방사선의 종류에 따라 α선 측정기, β선 측정기, γ선 측정기, 중성자선 측정기가 있다. 관리구역에 쉽게 휴대하여 측정할 수 있는 전리함, GM 계수관 등의 검출기로 제작된다.

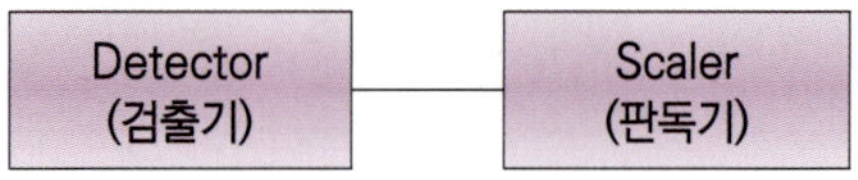

그림 4-16 휴대용 방사능측정기 구조

5. 휴대용 방사선측정기기 사용법

1) 방사선측정기기의 구성요소

(1) 검출기(Detector)

GM계수관, 전리함, 섬광계측기(scintillation counter), BF_3 Counter.

(2) 판독기(Scaler)

검출기 등에서 전기적인 신호(pulse)로 보내온 방사선 등의 신호를 계수하는 장치.
수치(digital), 눈금(analog).

(3) 선택단자(Range Switch)

×1, ×10, ×100 또는 .1, .01, .001 등으로 나타낸 측정범위 설정단자와 측정과 배터리(battery) 점검을 위한 선택단자가 있다.

2) 측정기의 선택

(1) 방사선의 선택

측정목적에 따라 α선, β선, γ선 중성자용 검출기 선택.

(2) 측정범위의 선택

측정범위에 따라 측정기의 종류를 구분하여 선택.

3) 작동 점검 및 판독

(1) 건전지 점검

건전지의 상태는 측정기의 판넬에 별도로 표시되어 있으며 보통 빨간색이나 초록색 등으로 "OK" 표시의 경우와 전압을 수치로 나타내는 경우가 있다.

건전지의 상태는 언제나 방사능을 정확히 측정할 수 있도록 정상전압을 유지시켜야 하며 만약 축전지의 불량 시 바로 교체해야 하며 장기간 사용하지 않을 경우 축전지의 액이 흘러나와 기기를 손상시킬 수 있으므로 제거하여 보관한다.

(2) 선택단자 점검

측정하고자 하는 방사선의 준위에 따라 사용범위가 다르므로 한정된 범위에서만 사용하는 경우가 많다. 따라서 측정기를 선택할 때 이점을 고려해야 하며, 선택단자의 점검은 고 선량범위에서 저 선량범위로 단자를 이동시켜 영점을 확인하며 측정 시 선택된 위치에서 단위가 μR/h, mR/h, R/h인지를 반드시 확인해야 한다.

(3) 판독 및 평가

측정기의 눈금을 읽고 선택단자의 위치, 단위를 확인하여 측정결과를 확인한다. 예를 들면 눈금의 위치(0.2) × 단자위치(100) × 단위(mR/h) = (20) mR/h이다.

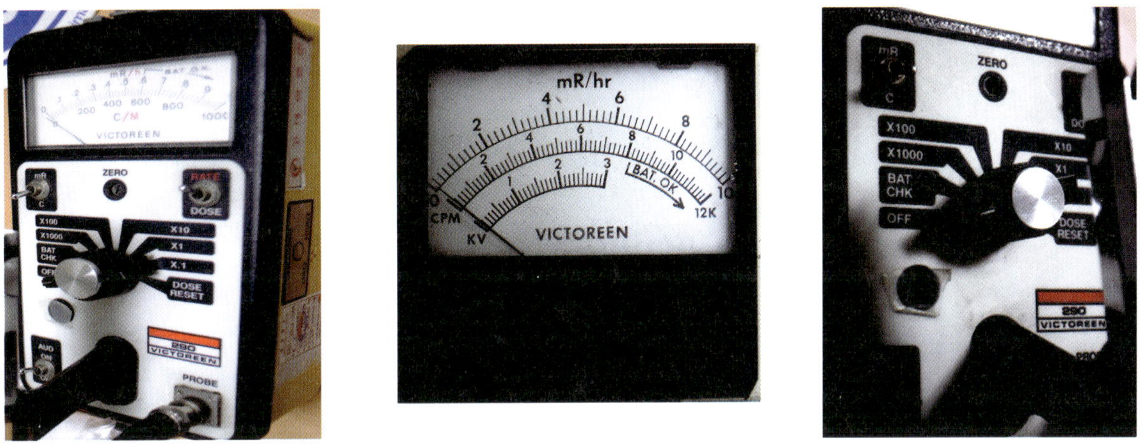

a. Pulse형 전리함　　b. 서베이메터(survey meter)를 이용한 선량측정

그림 4-17 서베이메터(survey meter) 구성요소

6. 계측기 사용 시 주의사항

1) 계측기 사용 전 점검사항

- 건전지 정상여부 점검 : 검출기 배터리 점검용 버튼을 이용하여 배터리 상태의 정격용량을 확인하고 배터리가 정상상태라면 지시 바늘이 이에 대응하는 정해진 범위에 위치하는가를 확인해야 한다.
- 교정일자 확인(유효기간 초과여부) : 검출기에 부탁된 교정필증을 통해 교정일자, 교정주기, 유효기간 등 확인하여 장비가 교정되었는지와 유효기간 중임을 확인한다.
- 외관검사 : 검출기 연결케이블 접속상태, 검출기 외관 손상여부와 체크선원 등을 통한 검출기 반응점검을 통한 미터기 동작여부 등을 확인한다.

2) 계측기 선정 시 유의사항

방사선 측정기를 선택할 때는 측정할 방사선의 종류, 에너지, 정격용량에 따른 응답성 확인을 먼저 고려한 후 측정방법, 측정범위, 계측기 감도, 방사선량률 측정가능 여부를 확인한다.

3) 계측기 사용 시 주의사항

방사성 오염지역에서는 장비의 오염방지를 위해 반드시 비닐로 덮어씌워 사용하도록 하고, 습한 지역에서 장기간 사용금지한다.

4) 교정주기

기술표준원의 표준계량법에 관련된 교정주기 기준에 따라 결정되며, 휴대용 방사선 측정기는 6개월 1회, 고정용 방사선측정기는 년 1회 교정하도록 되어 있다. 휴대용 방사선 측정기기는 사용상 이동, 충격 등에 의해 교정보다 정상 가동의 이상여부 검사가 앞서 수행되어야 한다.

Ⅱ. 체외검사용 기기(In-vitro Testing Equipment)

미량의 동위원소를 포함하는 환자검체 시료측정을 위한 방사선계측장치에는 섬광계수기(scintillation counter)를 사용한다. 섬광계수기(scintillation counter)는 단순히 방사성동위원소의 양을 계수하는 장치로 계수원리는 섬광카메라의 계수원리와 동일하며 섬광카메라가 2차원적 스캔영상을 구성하는 반면 섬광계측기는 시료(sample)로부터 방출되는 방사선량을 연속적으로 수치화하는 기기이다. 섬광계수기에는 감마선량을 측정하는 감마계수기(gamma counter)와 베타선량을 측정하는 베타계수기(beta counter)가 있다. 구성은 섬광카메라와 유사하며 섬광검출기(scintillation detector), 신호증폭기(amplifier), 파고분석기(pulse height analyzer; PHA) 그리고 기록장치(recording unit)로 구성되어 있으며 소형의 컴퓨터를 부착하여 계수치를 그리거나 도표화 할 수도 있다.

이와 같이 작은 시료의 γ선 측정에 우물형 섬광계수기(well type scintillation counter)가 사용되고 β선 시료측정에는 액체 섬광계수기(liquid scintillation counter)를 이용한다.

1. 감마카운터(Gamma Counter)

γ선은 원자핵으로부터 방출되는 전자파로서 방사성동위원소의 붕괴 후 원자핵이 일시적으로 들뜬 상태에 도달하였다가 통상 매우 짧은 시간 내에 여분의 에너지를 방출하면서 안정화되는 과정에서 생성된다. 감마카운터는 γ선을 방출하는 동위원소로부터 방사능량을 측정하는 기기로서 극미량의 물질을 정성, 정량분석 하는데 사용한다.

α선이나 β선에 비하면 엑스선이나 γ선은 투과력이 매우 크기 때문에 특히 에너지가 낮은 핵종을 제외하고 흡수에 의한 방사선의 에너지 손실은 거의 없기 때문에 액체나 고체 등의 어느 상태에서도 측정이 가능하다.

감마카운터에서 사용되는 신틸레이터에는 Tallium Activated Cesium Iodide(CsI:Tl), Thallium Activated Sodium Iodide(NaI:Tl), Bismuth Germinate(BGO), Barium Fluoride(BaF_2) 등이 있으나 NaI(Tl)신틸레이션 검출기가 핵의학에서 가장 대표적으로 사용되는 감마카운터이다.

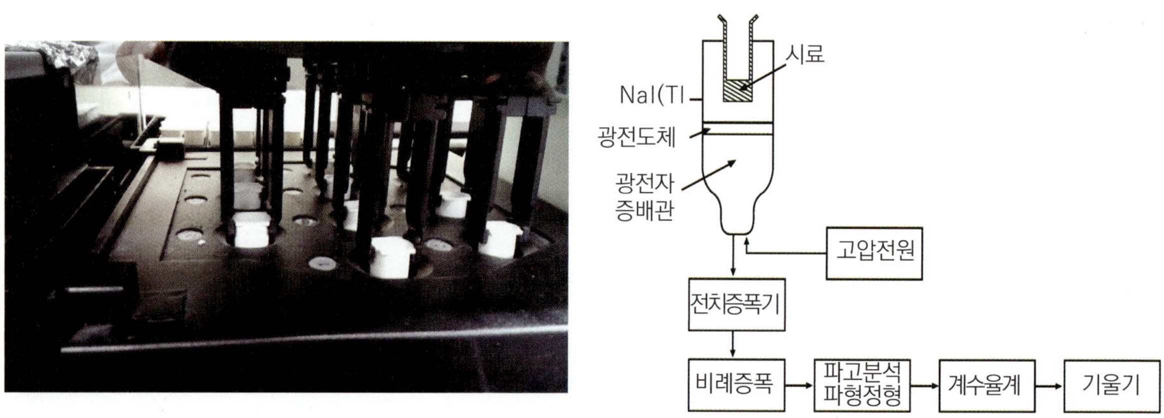

그림 4-18 우물형 감마카운터(gamma counter)의 구조

1) 원리

γ선은 물질과의 상호작용에서 광전효과, 컴프턴산란 및 전자쌍 생성의 세 가지에 따라 2차전자로 변환과정에 의해 에너지가 흡수되며 감마카운터의 검출기에 입사한 γ선도 이 세 가지에 의해 NaI결정에서 에너지가 흡수되는데 이때 에너지 흡수량에 상당하는 세기의 형광이 발생하며 이에 비례한 출력신호가 얻어진다. 섬광의 감쇠시간은 10^{-8} sec정도로 짧고 시간적 분해능도 좋다.

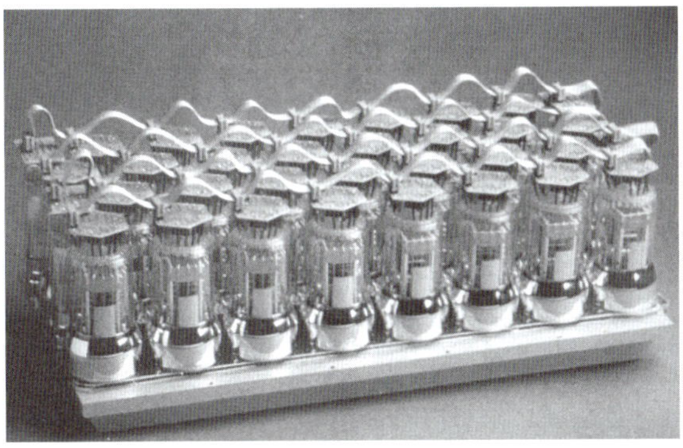

- 900 ~ 1200 Volt 고전압 입력 → 전자수 증가
  - ↑ 안정된 직류입력
  - ↑ 전위차
- Anode - 전자를 받아들임
- Dynodes - 전자증폭
- Photocathode(광음극) - 광자 → 전자

그림 4-19 Photomultiplier Tube(PMT)의 구조와 기능

NaI신틸레이터는 실효원자번호가 크고 비교적 큰 단일결정을 만들 수 있다. 그러나 조해성이 있기 때문에 결정을 Al 등의 금속성용기에 밀봉한 상태로 사용해야 하며 베타선(β)을 측정할 수 없는 것은 아니지만 Al이 섬광체를 밀봉하고 있는 알루미늄을 통과하는 감마선측정이 주 대상이 된다. NaI에 의해 발생되는 형광의 파장은 350 ~ 500 nm 영역이며 410 nm에서 최대값을 가진다. 시료에서 나오는 감마선은 4π의 입체각으로 섬광체에 입사하기 때문에 검출효율이 좋고 미량의 시료측정에 좋으나 시료량을 일정하게 유지해야 하며 일정하지 않으면 기하학적 검출효율에 변화가 생긴다.

NaI신틸레이션 검출기는 방사선 입사에 의해 발생한 형광선을 전기신호로 변환하는 기능을 한다. 이를 신틸레이션 프로브(scintillation probe)라고 하는데 대표적으로 우물형(well) 신틸레이션 프로브가 있다. 신틸레이션 프로브는 신틸레이터, 광전면, 광전자증배관 및 전치증폭기로 구성되어 있고 검출기 부위는 배후방사능을 줄이기 위해 2 ~ 5 cm 납으로 차폐(shield)되어 있다. 즉, 방사선 입사에 의해 신틸레이터 내에서 발생한 형광은 광전면에 흡수되어 광전자를 발생시키고 생성된 광전자는 광전자증배관의 다이노드(dynode)를 거쳐 광량에 비례한 크기의 전기적 펄스의 2차 전자를 발생시켜 최종적으로 10^5 ~ 10^8배로 증폭된다.

액체섬광계수기와 마찬가지로 광전자증배관에서의 출력신호는 전치증폭기를 통해 계수장치로 보내져 측정값이 표시되며 대부분 방사능의 측정에너지가 클수록 신틸레이터의 크기(직경)가 커야 한다.

(1) 우물형 계수기(Well Type Scintillation Counter)

체외검사(*in vitro*)용 계수기로 시료의 방사능(gamma ray)을 계수하기 위해 가장 많이 사용되는 대표적인 장치로 시료계측효율을 높이기 위해 검출부를 우물모양으로 만들었다. 우물모양 속에 γ선 시료를 넣어 측정하는 우물형(well type)은 시료의 용량이 커지면 같은 시료보다도 측정하고자 하는 시료의 중심이 위쪽으로 치우치기 때문에 계측효율이 저하되므로 단위 용적당계수율이 점차 작아진다는 것이다.

또 다른 형태로 튜브형과 대향형이 있다. NaI(Tl)의 검출부 모양이 상·하가 트인 튜브형(tube type)은 시료중심을 검출기 중앙에 오도록 하면 계수율의 변화는 1 ~ 3 cm^3까지 용량에 비례하여 계수율이 증가하고 단위 용적당 계수는 변하지 않는 특성이 있으며 대향형은 측정용량의 크기와 관계없이 단위 용적당계수치는 대체적으로 변하지 않는다.

우물형 검출부 형광체의 길이는 약 5 cm 정도가 일반적이며 삽입구의 직경은 약 2 cm, 깊이는 4 cm 정도가 되며 큰 우물형 계수기의 경우에는 수십 cm의 것도 있다.

계수기의 검출부는 배후방사능을 줄이기 위해 납으로 차폐(shield)하고 있는데 검출효율은 검출기와 시료의 거리, 검출기와 시료의 크기에 의해 영향을 받으며 우물형 계수기는 검출부의 기하학적인 구조로 검출효율이 다른 검출기에 비해 우수하고 소량의 시료를 계수에 이용한다.

또한 시료의 삽입위치에 따라 계수효율이 달라질 수 있기 때문에 일정한 위치에서 계수할 수 있도록 해야 하며 시료는 2 cm^3 이하에서는 큰 차이를 보이지 않으나 부피가 증가되면 계수효율이 저하된다. 따라서 모든 측정시료는 동일한 시험관에 동일한 부피를 유지하여 측정해야 하며 ^{125}I은 감마선의 에너지가 35 keV로 낮기 때문에 시험관의 재질에 따라 유리시험관 및 플라스틱(plastic)시험관의 흡수율에 차이를 보이며 이 또한 효율에 영향을 준다. 따라서 시험관의 벽 두께가 두꺼울수록 흡수는 커지며 시험관 밑면은 균일한 것이어야 하고 유리시험관보다 플라스틱(plastic)시험관이 유리함을 알 수 있다.

^{125}I의 γ선은 NaI(Tl) 결정을 수용하는 용기벽의 재료에 따라 흡수에 영향을 주는데 Al벽의 경우 30 keV 이하의 γ선에서 특히 영향을 많이 받는다.

표 4-2 ^{125}I의 γ선에 대한 유리시험관과 플라스틱 시험관의 흡수율 비교

벽의 두께	유리	플라스틱(폴리에틸렌)
0.05 cm	14%	3%
0.1 cm	25%	4.5%
0.15 cm	35%	6%

또한 ^{125}I측정에 있어 spectrum선택에 세심한 주의를 기울여야 하며, 근래에는 시료측정 장비 뿐만 아니라 병원의 전산화 추세에 따라 검사장비 또한 자동화되어 체외검사 모든 과정이 Full Auto형이 공급되어 이용되고 있다.

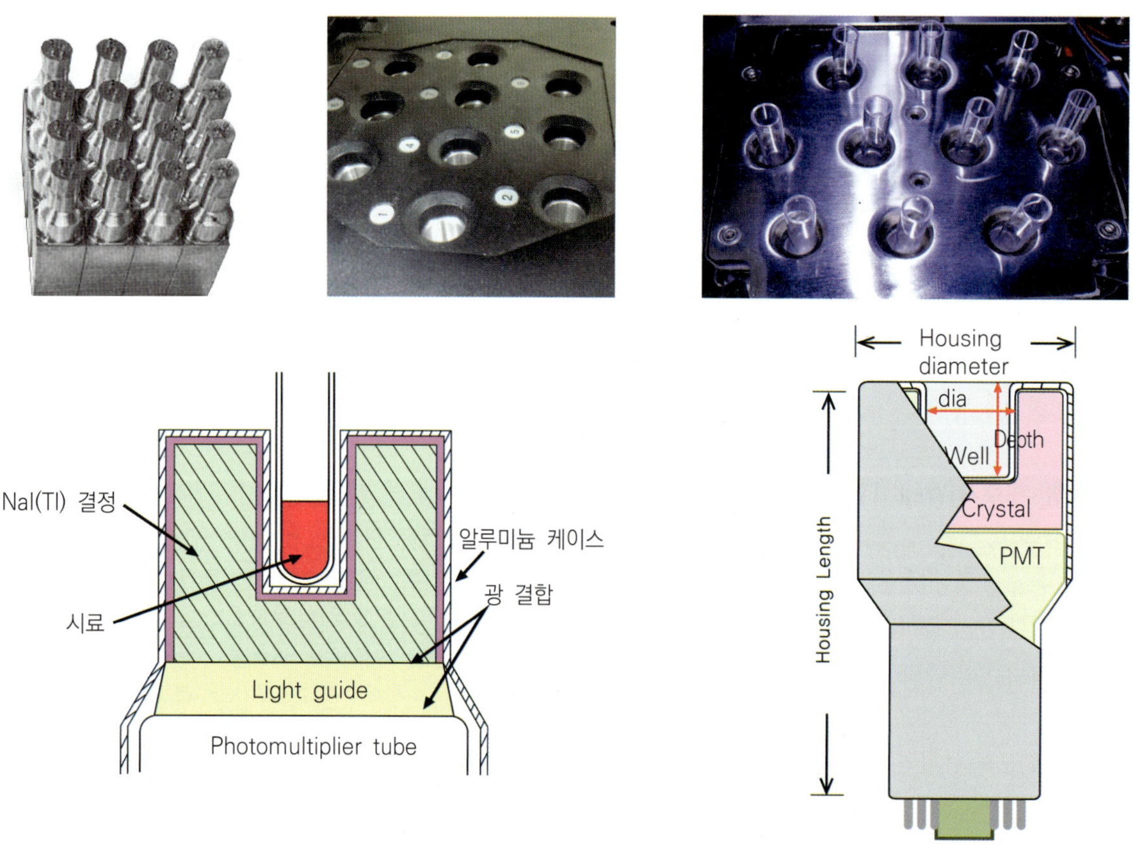

그림 4-20 우물형 계수기(well type scintillation counter)검출부 및 단면도

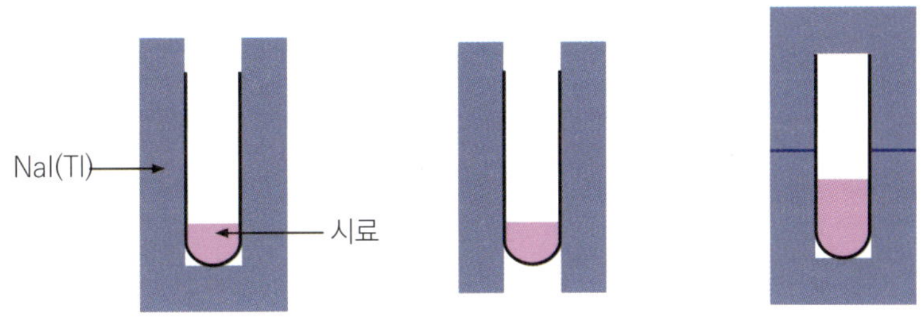

a. Well type(표준형) b. Tube type(변형형) c. 대향형

그림 4-21 Scintillation Probe 형태와 섬광검출기 내부형태

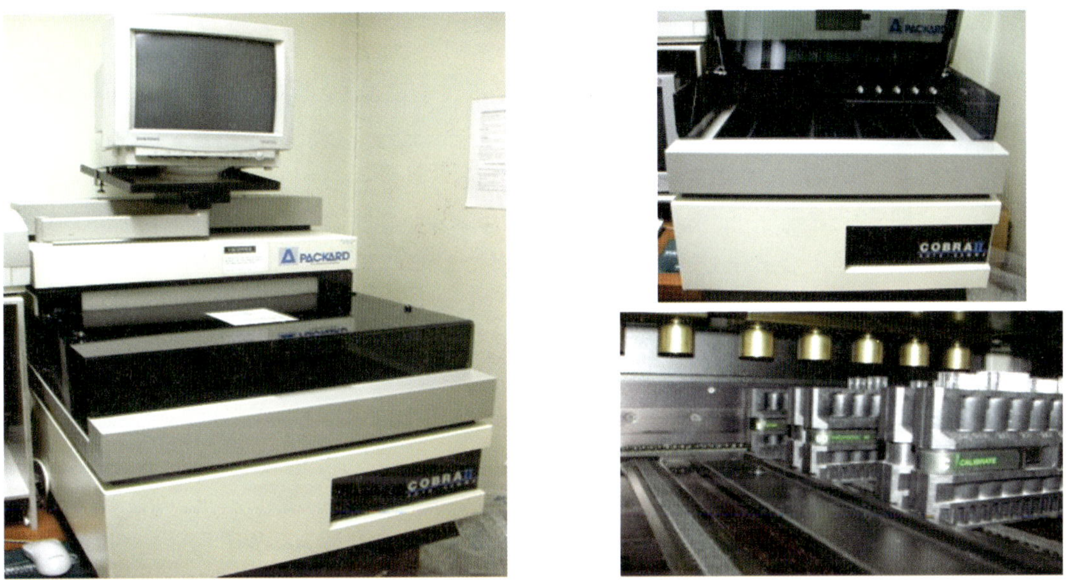

a. Packard Cobra II Autogamma

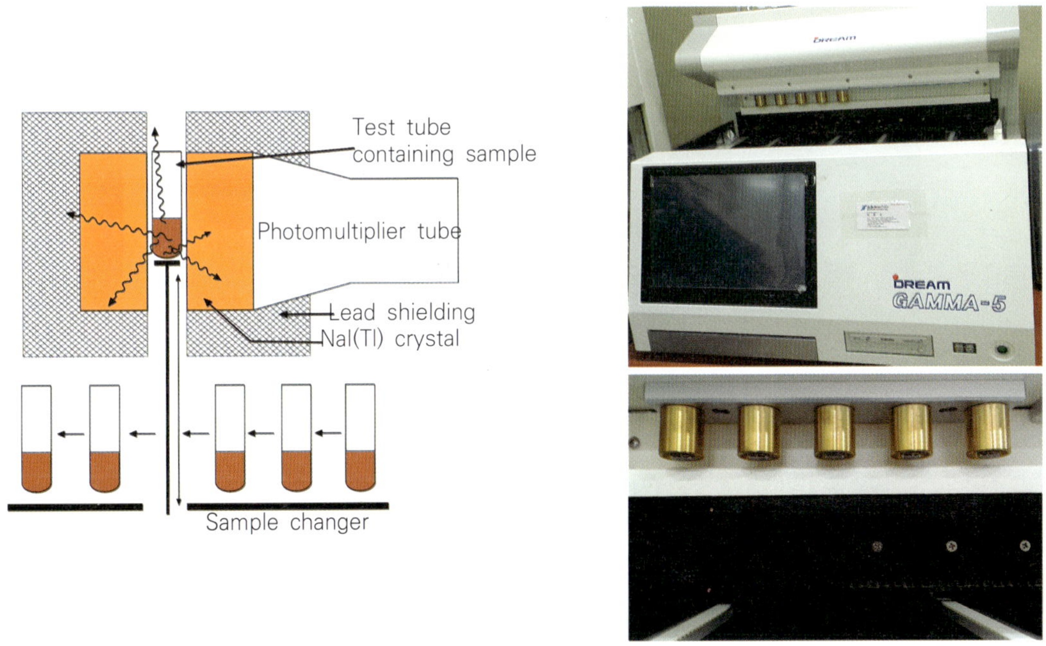

b. Tube형 Dream Gamma-5

그림 4-22 Tube type의 Scintillation probe Gamma counter

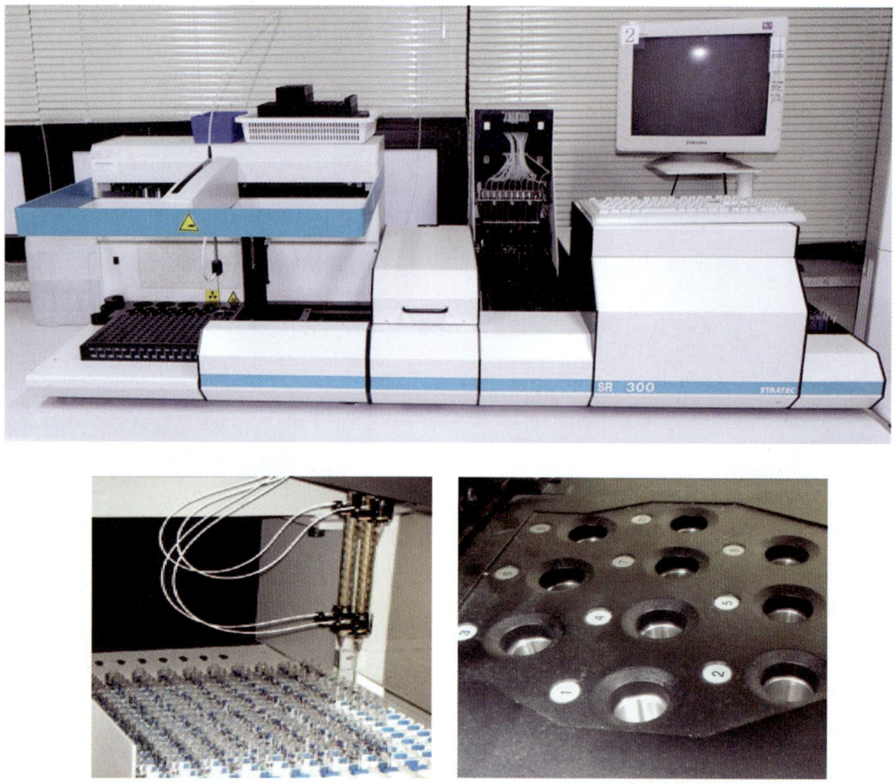

그림 4-23 Full automatic system SR-300(well type)

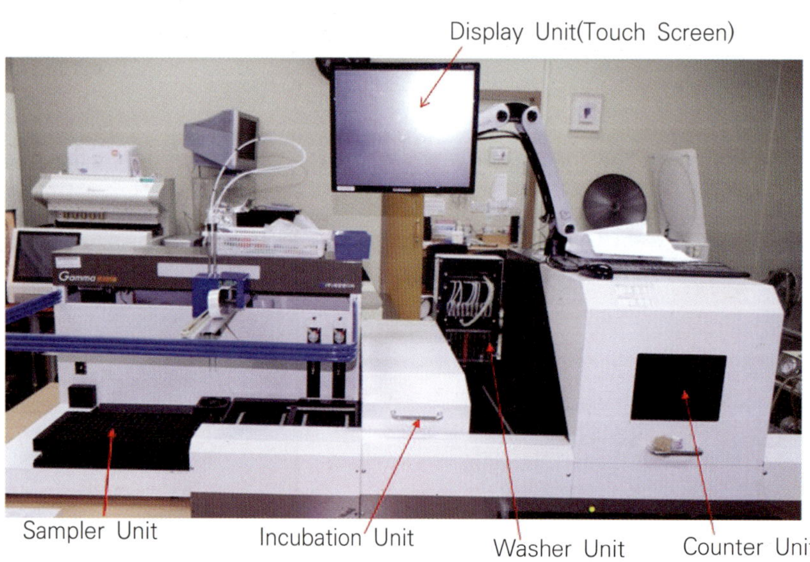

그림 4-24 국내최초 방사면역 완전자동화 시스템 Gamma pro

(2) 액체 섬광계수기(Liquid Scintillation Counter; LSC)

액체형광체(liquid scintillator)는 200~300 keV 이하의 낮은 베타선량을 계수하기 위한 기기로 200~300 keV 이하의 저에너지 베타선을 측정하는 베타카운터가 현재 의학적으로 가장 많이 사용하고 있다. 섬광체인 불소분자들이 베타입자와 반응하여 고에너지상태(여기상태, excited state)가 되었다가 다시 정상상태로 돌아올 때 섬광을 내는 성질을 가졌으며 액체섬광계수기는 이 원리를 이용한다. 감마선에 비하여 베타선의 투과력은 매우 낮기 때문에 베타선이 섬광체와 반응하도록 하기 위하여 통상 액체섬광체를 베타선방출시료와 혼합하여 사용한다.

시료는 섬광체인 불소가 들어있는 유기용매에 넣어 용액상태로 만들어 사용하며 유기용매로는 톨루엔(toluene)이 보통 사용된다. 용액 속에서 베타입자들과 불소가 반응하여 내는 섬광은 섬광계수기에서와 마찬가지로 광전자증배관(photomultiplier tube; PMT)과 증폭기(amplifier) 그리고 파고분석기(pulse height analyzer; PHA)를 거쳐 기록된다.

일반적으로 베타선이 액체 섬광체와 반응하여 내는 섬광은 매우 미약한 에너지를 가지고 있기 때문에 광전자증배관에서 발생하는 전자잡음(electronic noise)의 에너지와 거의 비슷한 범위에 있어 과거에는 정확한 계수의 신빙도를 유지하기가 곤란하였으나 2개의 광전자 증배관을 사용하는 방법이 고안되는 등 전자기술의 발전에 따라 저온유지가 필요 없는 액체 섬광계수기가 사용되기 시작하였다.

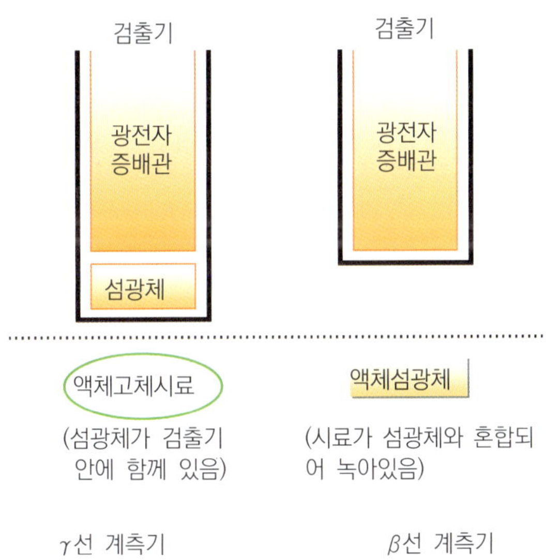

a. 계측기의 원리비교

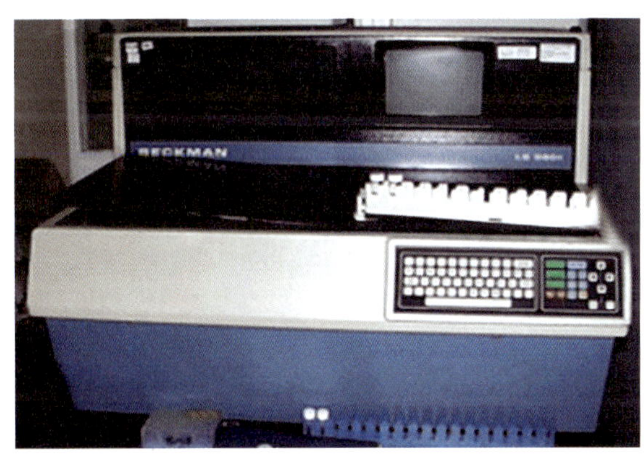

b. Scintillation counter (Beta counter) Beckman사

그림 4-25 베타카운터와 계측기원리 비교

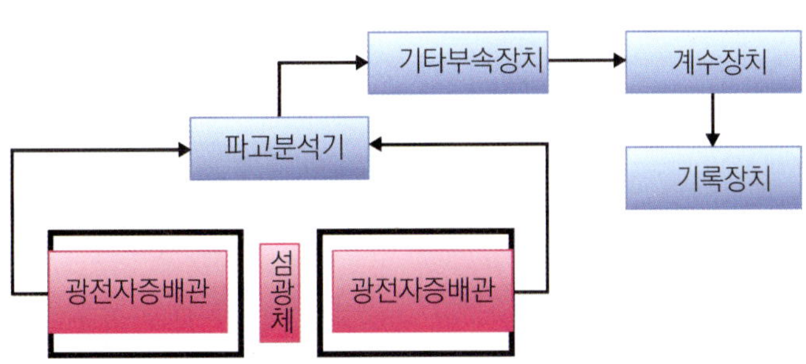

그림 4-26 베타선계측기의 구조

III. 체내검사용 기기(In-vivo Testing Equipment)

1. 검량계(Dose Calibrator)

검량기는 각종 방사성동위원소들의 방사선량(radiation dose)을 측정하는 기기로 dose calibrator, isotope calibrator, Curimeter라고도 하며 기본구조는 NaI(Tl)결정보다 정밀도에서 우수한 전리함(ionization chamber)으로 되어 있다.

전리함은 공기 그리고 아르곤(argon; Ar)과 같은 불활성기체로 채워져 있으며 외부에서 고전압을 인가하여 방사선에 의해 전리된 기체들의 양을 전기적으로 측정함으로써 방사선량을 측정할 수 있도록 고안된 것이다. 전리함 속에 감마선과 같은 방사선이 들어오면 광전효과(photoelectric effect) 또는 콤프턴산란(compton scattering)에 의하여 전리함 내에 방사선량에 비례하는 전자(electron)들이 발생되며 이 전자들은 불활성기체들을 전리시켜 전류를 발생시킨다.

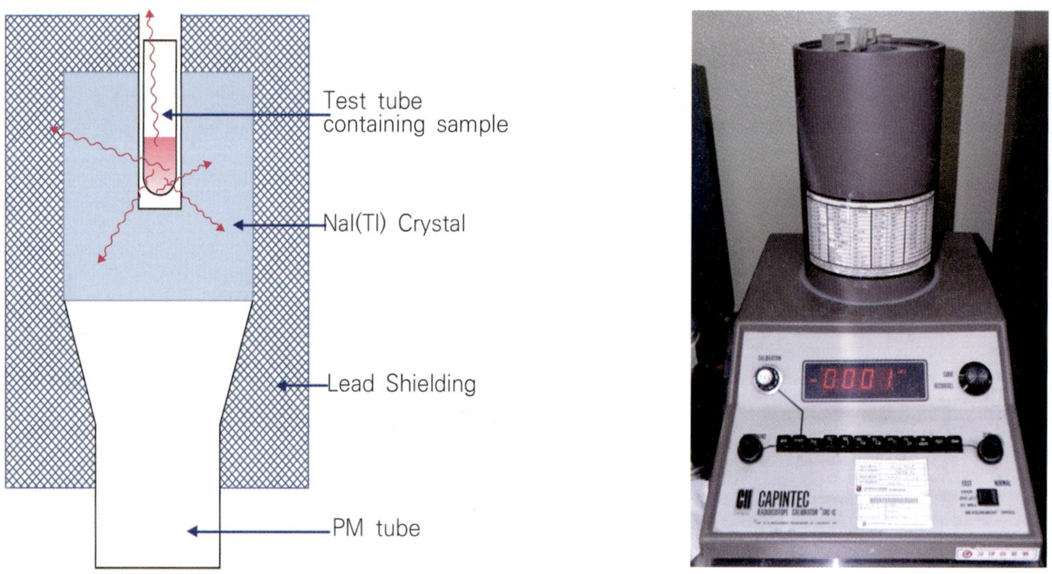

a. Radionuclide calibrator

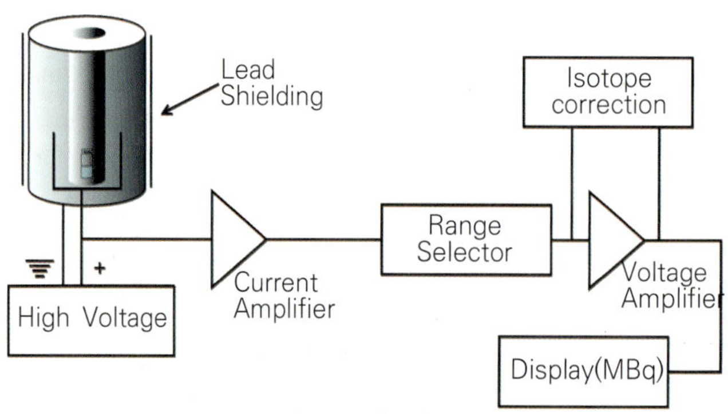

b. Ionization chamber의 Block diagram

그림 4-27 검량기(dose calibrator) 및 Block diagram

각종 방사성동위원소에서 방출되는 감마선들은 서로 다른 에너지를 가지고 있으므로 동일한 방사선량을 가지고 있어도 전리함 속에서 각기 다른 이온화전류(ionization current)를 발생시키므로 방사성동위원소의 종류에 따라 방사능치를 교정해 주어야 한다. 이러한 교정기능을 갖는 장치를 피드백 레지스터(feedback register)라고 하고 검량기에 부착되어 사용되고 있으며 실제로는 사용자가 용이하게 교정할 수 있도록 검량기에 방사성동위원소 지침판을 부착하여 사용한다. 검량기는 환자에게 투여될 방사성의약품의 방사능이나 용출한 테크네슘의 방사능을 측정하는데 이용한다.

1) 원리

검량기는 측정하고자 하는 방사성의약품으로부터 방출되는 감마선을 검출하여 방사능을 측정하는 일종의 기체이온함으로서 함(chamber) 안에 일정한 체적에 기체, 주로 불활성 기체인 아르곤(Ar)을 봉입한다.

방출된 방사능은 chamber안으로 들어가서 gas와 상호작용에 의해서 이온화된다. 양단에 고전압을 걸어 방사선이 기체 내에서 이온화작용을 일으킨 결과로 생성되는 이온쌍(양의 이온과 음의전자)을 각각 반대전극에 수집함으로서 전기적 펄스나 전류를 얻어 검출하는 것으로 이온함과 집전극 사이의 전위차에 의해서 이온을 포획하고 나서 측정된다.

2) 사용 목적

μCi ~ mCi 범위의 양을 측정할 수 있는 우물형계수기(well type ionization chamber)의 형태로서 측정효율은 거의 100%를 유지할 수 있으며 주사 전 또는 사용 방사성핵종의 양을 측정(μCi, mCi, MBq, GBq)하는데 이용한다.

3) 전압

관심 있는 방사능범위가 직선이 되기 위해서 안정된 전압이 공급되어야 한다.

4) 방사성핵종 측정

모든 핵종이 방사능 붕괴마다 광자의 수가 다르기 때문에 측정하려는 각 핵종마다 재조정해야 한다.

5) 검량기(Dose Calibrator) 정도관리

최근 몇 년 사이에 의료기관 핵의학진료 분야의 급격한 성장으로 방사성의약품 사용이 급속도로 증가하고 있다. 이러한 방사성의약품의 사용은 인체의 해부학적, 생리학적 상태를 진단, 평가하고 치료하는데 매우 유용하다. 그러나 잘못된 방사성의약품 사용으로 인한 진료의 효율성을 떨어뜨릴 뿐만 아니라 환자 및 진료종사자에게 과잉피폭을 발생시켜 또 다른 위해를 조장할 수 있으므로 매우 주의 깊게 사용하여야 하며 방사성의약품의 방사능측정과 관련한 품질관리가 반드시 이루어져야 한다.

따라서 방사성의약품의 방사능측정에 사용하고 있는 의료용 방사능측정기의 측정신뢰성 향상에 기여하고 IEC 국제규격 및 선진국의 사례를 반영하여 재현성 검사, 부피의존성 검사, 선형성 검사 등을 포함한 의료용 방사능측정기의 정도관리가 필요하다.

검량기(dose calibrator) 정도관리를 위해서는 검량기전용의 370 kBq(10 μCi)의 ^{226}Ra선원이나 1.85 MBq(50 μCi)의 ^{137}Cs를 사용하여 매일 사용 전에 검사한다.

일반적인으로 최초 설치 시와 그 후 매년 1회씩 두개의 서로 다른 밀봉선원을 사용하여 정확성 검사(accuracy)를 실시하며 선원의 에너지는 100 ~ 500 keV를 사용한다. 또한 직선성 검사(linearity)는 최초설치 시와 그 후 매분기마다 시행하며 370 kBq(10 μCi)에서 최대 투여량까지 골고루 검사한다.

※ 의료용 방사능측정기란 핵의학 의료기관에서 환자의 진단 및 치료에 사용하는 방사성의약품의 방사능을 측정하기 위한 기기를 말한다. * IEC : International Electro-technical Commission(국제전기기술위원회)

(1) 표준선원

환자의 안전을 위해 ^{137}Cs, ^{133}Ba, ^{57}Co, ^{226}Ra를 사용하며 검량기의 정확도를 검사하기 위해서는 검량기 표준선원 중 최소 2개를 이용해야 하며 그 중 하나의 광자에너지는 100 ~ 500 keV 범위에 있어야 한다.

표 4-3 검량기 정도관리에 사용되는 선원

선원	요구 방사능	광에너지(keV)	정확도측정을 위한 최소 방사능(μCi)
^{57}Co	111 ~ 185 MBq(3 ~ 5 mCi)	122	50
^{133}Ba	9 MBq(250 μCi)	356	50
^{137}Cs	9 MBq(250 μCi)	662	50
^{226}Ra	555 KBq(15 μCi)	607	10

(2) 검량기의 항상성(Constancy) 검사

① 매일 사용 전 또는 수리 후 시행한다.
② 두개의 표준선원에 대하여 각각 검량기를 설정하고 측정한다.
③ 동일한 설정으로 배후방사능을 측정하고 보정하거나 배후방사능 자동보정회로의 동작을 확인한다.
④ 모든 측정치에 대하여 배후 방사능과 순수 방사능(net activity)을 기록한다.
⑤ 임상적으로 자주 사용되는 검량기 설정에 대하여 위 과정을 반복한다.
⑥ 측정치와 예측치가 ±5% 이상 차이가 나면 이 기록은 중점관리하며 ±10% 이상이면 재보정하거나 수리 또는 교체한다.

(3) 검량기의 정확성(Accuracy) 검사

① 최초 설치 시, 수리 후 그리고 매 년에 1회 시행한다.
② 두개의 표준 선원에 대하여 검량기를 설정하고 측정한다.
③ 동일한 설정으로 배후방사능을 측정하고 보정하거나 배후방사능 자동보정회로의 동작을 확인한다.
④ 모든 측정치에 대하여 배후방사능과 순수방사능을 기록하고 이 과정을 3회 반복한다.
⑤ 측정치의 평균을 구한 후 표준선원 참고치의 5% 이내에 있는가를 확인한다. 이때 방사능붕괴에 따른 교정을 동시에 한다.
⑥ 측정치와 예측치가 ±5% 이상이면 재보정하거나 수리하고 ±10% 이상이면 교체하도록 한다.

(4) 검량기의 직선성(Linearity) 검사

① 최초 설치 시, 수리 후 그리고 매 분기마다 시행한다.
② ^{99m}Tc을 사용하여 일상적으로 사용하는 최대 투여량부터 측정을 시작한다.
③ 측정날짜, 시각과 방사능을 기록하고 7 ~ 8시간 간격으로 1일 2회 이상씩 방사능이 370 kBq(10 μCi) 이하가 될 때까지 반복 측정한다.
④ 매 측정 전에 검량기가 정확히 영점 "0" 조준이 되어 있는지를 확인하고 영점 조준기능이 없는 검량기는 측정 전의 치우침을 보정해 준다.
⑤ 측정시간이 10분 차이가 있으면 약 2%의 오류가 발생하기 때문에 정확한 시계를 사용하여야 한다.
⑥ 측정시간을 30시간으로 하여 매 시간마다의 방사능 예측치를 붕괴식에 의하여 계산한 후 측정치와의 차이를 %로 환산한다. 이 차이는 5% 이하를 유지하여야 하며 그 이상인 경우 수리를 요한다.

(5) 검량기의 기하적(Geometry) 선원배치 검사

① 최초 설치 시와 수리 후 시행한다.
② 정확성 측정 시의 표준선원과 모양이나 성분 그리고 용량이 비슷한 표준바이알을 선택한다. 보통 30 mL의 E형 선원이 적합하다.
③ 370 MBq(10 mCi)의 $^{99m}TcO_4^-$을 표준바이알에 넣고 물이나 식염수 등으로 채워 표준선원의 용량과 같도록 한 후 표준바이알을 측정, 분석한다(A1).
④ 0.5 mL $^{99m}TcO_4^-$ 용액을 3 mL 주사기로 채취하여 측정, 분석한다(A3). 그리고 표준바이알을 재측정하여 분석한다(A2).
⑤ 다음 식에 의하여 교정인자를 계산한다.

$$\text{교정인자} = \frac{A3}{A1 - A2} \tag{4-1}$$

⑥ 검량기에서 주사기를 꺼낸 후 0.5 mL의 생리식염수(normal saline) 또는 물을 주사기에 채워 재측정, 분석한다. 그리고 위의 식에 의하여 교정인자를 계산하는 과정을 주사기가 3 mL로 완전히 채워질 때까지 반복한다.
⑦ 임상적으로 사용되는 모든 모양과 크기의 주사기와 바이알에 대하여 위의 전 과정을 되풀이한다.
⑧ 계산된 교정인자 중 어느 하나라도 1.05보다 크거나 0.95보다 작으면 교정인자를 적용하여 다음과 같이 실제 방사능을 계산한다.

$$\text{실제 방사능} = \text{측정 방사능} \times \text{교정인자} \tag{4-2}$$

2. 체외계측용 시스템(In-vitro System)

방사성의약품을 인체 내에 주입 후 제내방사성의약품의 분포를 측정 또는 영상화하기 위한 장치로 섭취율 측정장치(uptake monitering equipment)와 영상기록장치가 필요하며 이는 장기 내 섭취된 방사능량을 측정 및 영상화하는데 이용한다.

1) 섭취율 측정장치(Uptake Monitering Equipment)

방사성의약품을 인체에 투여하고 일정시간 경과 후에 목적장기 또는 부위에 방사능 집적상태를 체외에서 측정하는 기기로 검출부는 몸속 임의 장기나 조직에 조준할 수 있도록 주로 원통형 콜리메터가 장착되어 있어 목적하는 부위의 방사능만 검출할 수 있도록 하고 검출기에 지향성을 갖게 하기 위해 조준기가 결정의 끝에 위치한다. 신틸레이터의 후면에는 하나의 광전자증배관이 부착되어 있고 이후의 구성은 감마카메라와 거의 흡사한 구조를 가지고 있다.

검출대상 감마선에너지 범위는 100 ~ 500 keV 범위로 140 keV에서 약 9%의 에너지 분해능이 유지되며 보통 50 mm 직경과 25 mm 두께의 크리스탈이 사용되고 섬광체의 물리적 특성에 의해 차이난다.

일반적으로 프로브 시스템(probe system)이라 불리우는 2개의 검출기(multi probe system)를 가진 경우도 있으며 이를 이용한 갑상샘 섭취율 검사, 콩팥 레노그램, 기타 방사능계수가 필요한 시료를 대상으로 측정할 수 있으나 대부분 방사능 옥소섭취율 검사에 주로 이용되고 있다.

(1) 구성

섭취율 측정장치는 Scintillation검출기, 납shield, 조준기, 지지Stand, 증폭기, 파고분석기(파고선별기), Scaler, Timer, 고전압전원장치 등으로 구성된다.

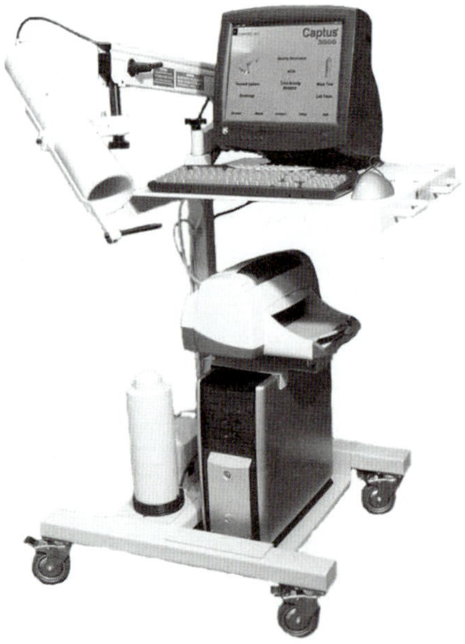

a. 갑상샘 섭취율 측정기

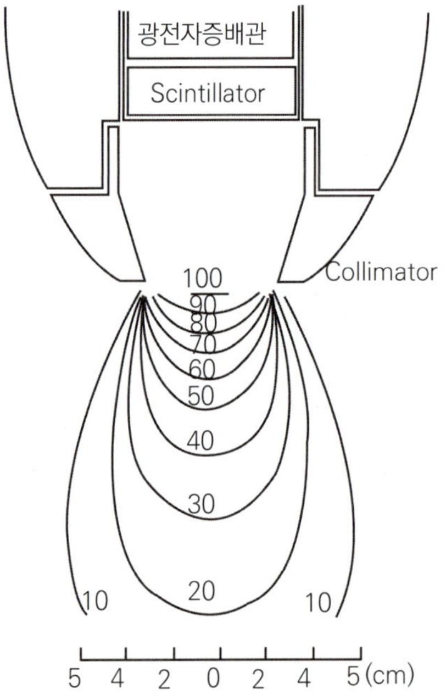

b. Scintillation counter의 등반응곡선

그림 4-28 갑상샘 섭취율기기

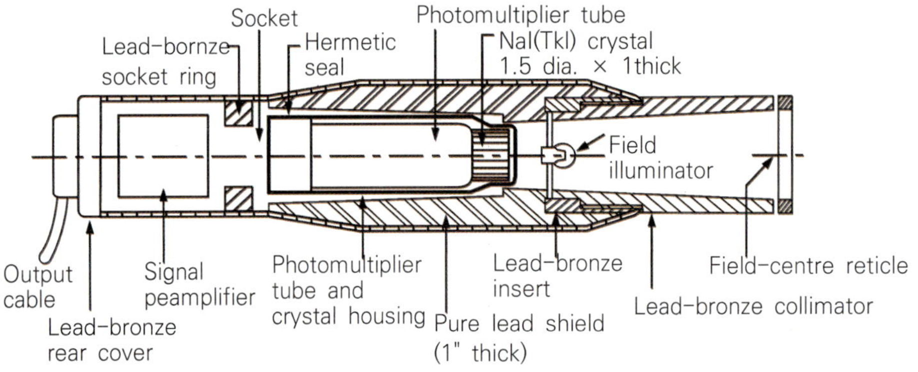

그림 4-29 Scintillation검출기 세부구조

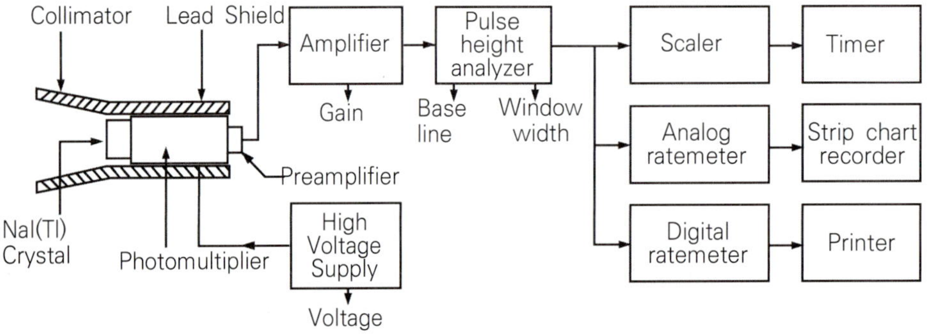

그림 4-30 감마카운터 시스템(Gamma Counting System)

(2) 조준기 종류

조준기(collimator)는 목적하는 장기 또는 조직에서 나오는 감마선만을 계측하고 목적하는 장기주위의 감마선은 제거하도록 하는데 있다. 기능검사를 목적으로 하는 장치의 조준기 종류로 Flat Field형, Straight형, Taper형의 3가지가 있으며 이는 사용목적에 따라 넓은 범위를 검출기에 포함시켜야 할 경우, Flat Field형 조준기를 사용하고 다른 부위로부터 방사선을 차폐할 목적으로 좁은 부분에서의 방출되는 방사선만을 계측할 경우, Straight형 또는 Taper형을 사용한다. 또한 목적장기의 형태에 따라 원형 또는 각형 조준기를 사용한다. 조준기는 정확한 진단을 위해 검사하고자 하는 목적장기를 정확히 조준되어야 하기 때문에 측정거리, 위치, 각도가 자유로이 변할 수 있도록 설계되었다.

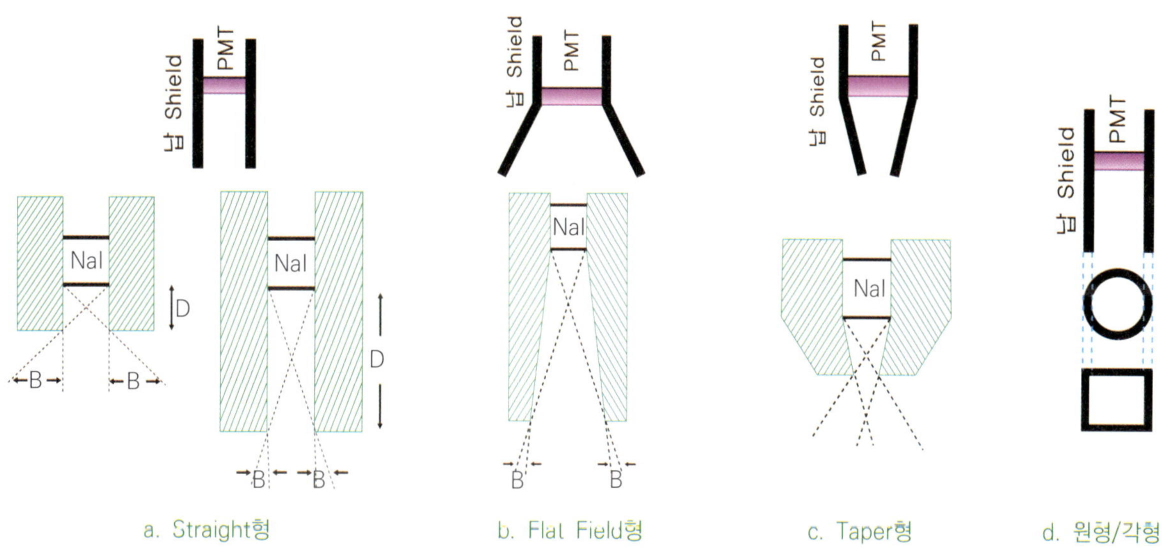

그림 4-31 체외계측(섭취율측정)용 조준기(Collimator)의 종류와 반음영(D: 조준기 길이, B: 반음영)

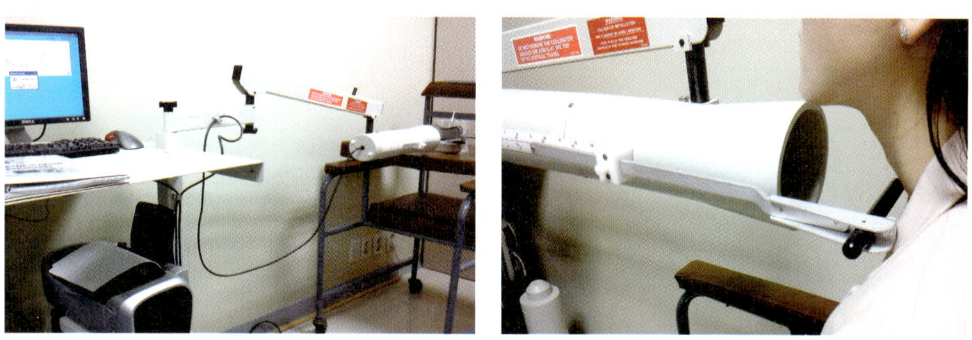

그림 4-32 섭취율 측정장치 및 측정모습

① Straight형

원통형의 Straight형은 그림 4-31 a.에서와 같이 조준기의 길이 D가 짧으면 반음영 B가 커지고 길이 D가 길면 반음영은 작아지나 등감도 곡선은 조준기 축상에서 현저하게 굽어져 있고 위치결정이 어긋나므로 큰 오차를 일으킨다.

Straight형은 형광체(scintillator) 크기와 비슷한 크기의 장기를 대상으로 하고 조준기 길이를 길게 하여 형광체와 피검자 체표면의 거리를 25 cm 이상의 거리에서 사용할 경우 외에는 적당한 조준기가 되지 못한다.

② Flat Field형

개구부에 가까울수록 벌어진 형태의 조준기는 straight형의 결함을 보완하기 위한 형태로 반음영부는 그림 4-31 b와 같이 감소하고 등감도 곡선도 조준기 축 상에 평탄하게 그림 4-33 b. Flat Field형의 등감도 곡선과 같이 되어 있다.

③ Taper형

개구부에 갈수록 작아진 형태로 개구부 근처의 조준기축 상에서 가장 감도가 높은 영역이 있다. 따라서 인체 표면 가까이에 있는 장기를 측정하는데 적합하다.

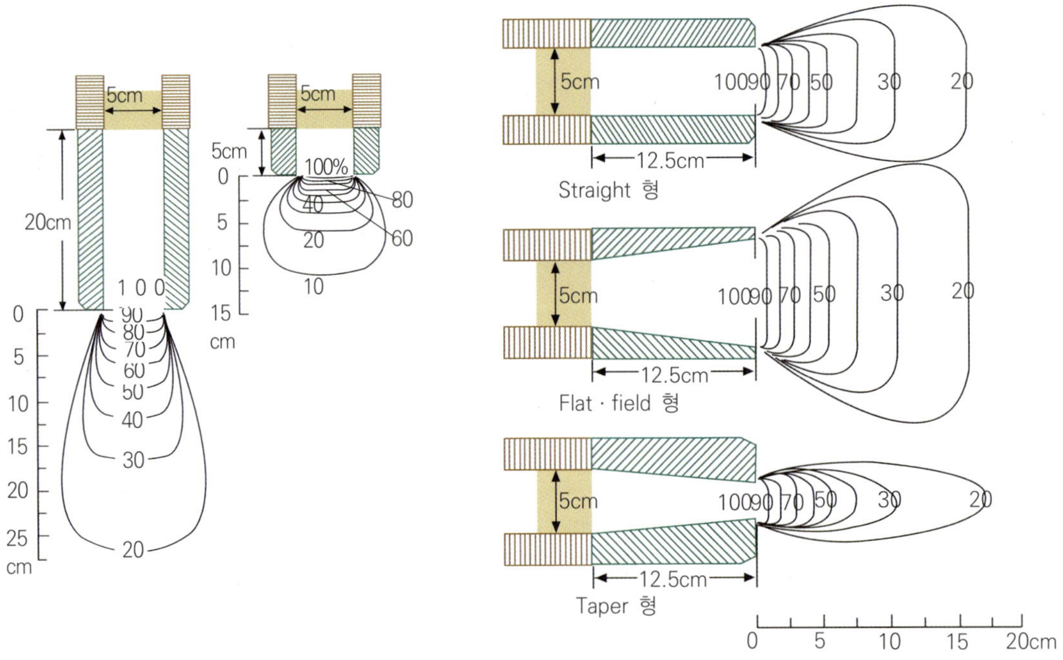

a. 길이에 따른 등감도 곡선　　b. 종류에 따른 공기 중 등감도 곡선

그림 4-33 조준기(collimator) 등감도 곡선

(3) 섭취율측정(Uptake Calculation)

갑상샘 섭취율 팬텀(lucite thyroid uptake phantom) 안에 넣을 캡슐표준선원 약 25 μCi의 방사능이 필요하고, 섭취율 Phantom은 환자 측정위치와 같은 거리인 25 cm을 유지한다.

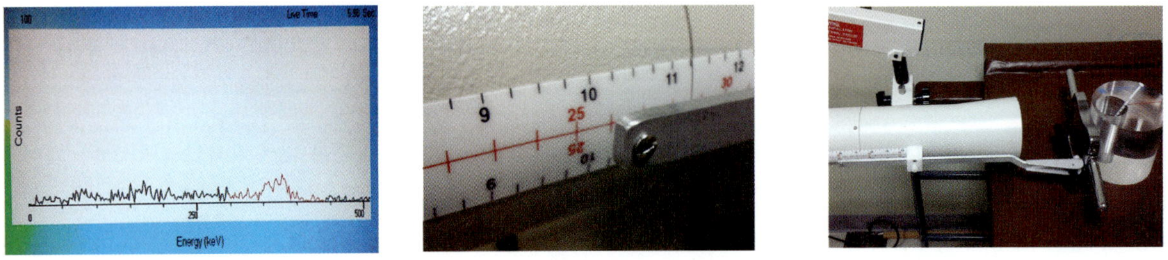

Background Counts　　25 cm 유지　　Phantom의 Background

그림 4-34 섭취율 측정을 위한 Phantom의 Background Counts

2분 동안 수집카운트(X_1), 동일시간 차폐한 Phantom의 Background Counts(B_1), 새로운 환자는 선원세기를 알고 있는 표준선원과 갑상샘, 검출기사이 표준거리를 유지한다.

갑상샘과 갑상샘 전면을 B필터로 가리고 Background를 2분간 계측(counts)(B_2)하고 이후 갑상샘을 측정(X_2)한다. 갑상샘 Uptake의 백분율은 다음 식으로 계산할 수 있다.

$$Uptake\,(\%) = \frac{\text{장기로부터 일정시간 계측한 값}(counts)}{\text{투여한 동일한 }dose\text{로부터 같은 시간동안 측정한 값}(counts)} \times 100 = \frac{X_2 - B_2}{X_1 - B_1} \times 100 \qquad (4-3)$$

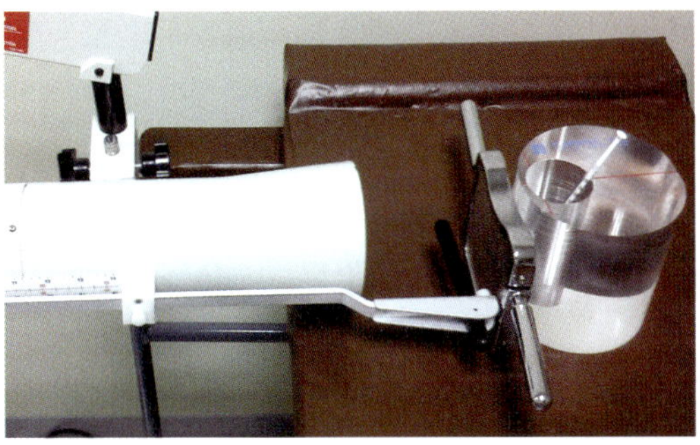

a. Shield한 Phantom의 Background Counts(B_1)

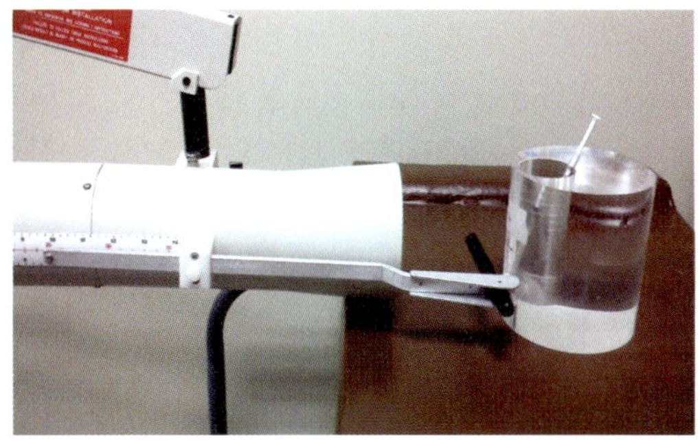

b. 환자에게 투여한 방사능의 Phantom 측정(X_1)

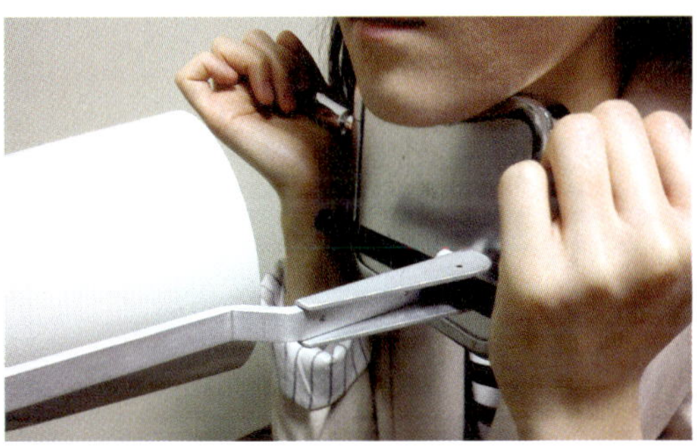

c. 환자의 배후방사능 측정(B_2)

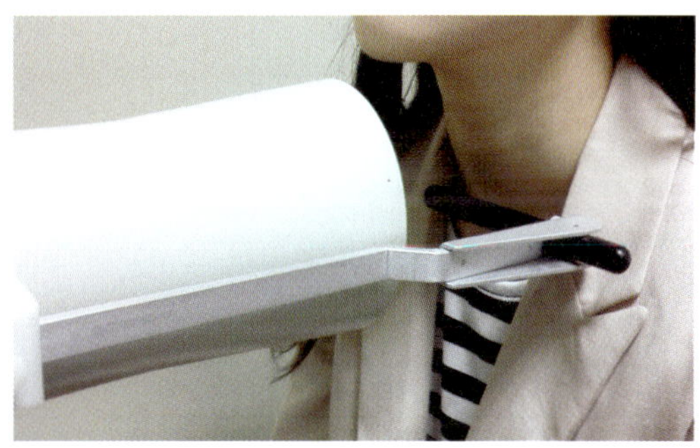

d. 갑상샘 측정(X_2)

그림 4-35 갑상샘 섭취율 검사

2) 핵의학 영상기기(Nuclear Medicine Imaging Equipment)

영상진단기기는 인체의 기관, 조직, 세포, 분자의 구조, 기능, 대사 및 성분 등에 대한 정보를 정량적으로 영상화하여 질병의 진단과 치료에 필수적인 정보를 추출, 가공, 해석, 관리 및 출력하는 기술을 총칭한다. 초창기 핵의학 영상장치는 single scintillation probe system을 이용한 갑상샘 옥소섭취율 측정에 사용되어 공간적 위치측정이 곤란하여 영상을 획득할 수 없었다. Bnedict Cassen에 의해 1951년 직선이동형 스케너 개발로 갑상샘 영상화에 성공한 이래 넓은 면적을 동시에 검출할 수 있는 감마카메라가 1958년 개발됨으로서 기능적 영상과 정량화가 가능하게 되었다. 이후 ^{99m}Tc의 보급과 표지방사성의약품이 활발하게 보급되면서 영상장비도 급속히 발전되었다. 1976년 SPECT 개발과 함께 PET 등 첨단 기술발전은 고해상도 생체영상기술로 정확한 진단이 힘들었던 질병들의 진단 및 질병이 완전히 발현되기 이전의 조기진단을 가능하게 했다. 이러한 진단영상기기는 비침습적으로 종양과 주위조직 침범여부와 크기 등의 진단을 가능하게 하고, 현대 진단의학에서 없어서는 안 되는 매우 중요한 위치를 차지하고 있다.

또한 빠른 속도의 연산이 가능한 컴퓨터하드웨어와 소프트웨어 기술의 발달은 단순 2차원 영상에서 3차원 영상을 이용한 진단을 가능하게 하였고, 최근 영상진단기기는 영상진단기기 전 분야에 걸쳐서 촬영시간의 단축, 고해상도,

입체화되어 정확한 진단을 위한 다양한 진단분석 방법이 개발되고 있다.

그리고 의료영상의 디지털화와 빠른 진단을 위하여 영상저장전송시스템(picture archiving & communication system; PACS)이 요구되면서 정보통신망과의 연계로 영상압축 및 저장기술이 더욱 중요시 되었고 필름을 이용하는 방식에서 디지털 방식을 이용한 필름 없는 진단방식으로 대부분 바뀌었다.

영상진단기기는 일반적으로 방사선 및 비방사선을 투과 또는 방출하는 원리를 이용하여 영상을 제공하며 각각의 장비마다 검출원리가 다르고 진단하고자 하는 질병에 따라 달리 사용되고 있다. 의료영상에는 장기 구조의 형태를 정확하게 시각화할 수 있는 해부학 영상과 장기 내에서 동적 변화의 생리학적 과정을 묘사하는 기능적 영상의 두 종류로 구별할 수 있다. 핵의학 영상의 가장 중요한 역할은 생화학 및 병리적 현상을 검사하기 위해 방사성 물질에 의한 체내 영상, 질병의 진단 및 치료 후 예후 결정에 의한 생리적 및 생화학적 특성의 정량적 측정이다. 일반적인 핵의학 영상의 절차는 먼저 체내에 특정 생화학 과정을 추적하는 방사성 추적자를 주사하고 감마카메라 또는 PET 스캐너를 사용하여 추적자에서 방출된 방사선을 측정하여 추적자가 축적된 곳의 체내영상을 획득한다. 이처럼 해부학적 영상을 보고자 할 때에는 CT 또는 MRI를 사용하며 체내의 생화학적 기능을 보고자 할 때에는 PET 또는 SPECT를 이용한 영상을 획득한다.

특히, 핵의학 영상진단 장치는 인체의 구조적 정보를 제공하는 다른 진단 장치들과 달리 방사성의약품을 이용하여 인체의 기능적 정보를 제공한다.

(1) 핵의학 영상기기의 종류와 기본 원리

감마카메라(gamma camera)는 엑스선 일반진단 장치와 같이 평면영상을 제공하며 감마선(γ)을 조준하는 조준기(collimator), 감마선을 빛으로 전환하는 섬광체(scintillator), 빛을 전기 신호로 바꾸어 주는 광전자증배관(photomultiplier tube)으로 구성되는 검출기부분과 전기신호를 증폭하고 위치신호로 만들어주는 전기회로부분, 영상을 보여주는 부분으로 구성된다.

감마카메라의 원리는 인체에서 방출하는 감마선(γ)을 조준기에서 조준하고 검출기에서 검출하여 위치를 검출할 수 있는 회로를 통해 스크린을 통하여 방사선의 분포를 볼 수 있게 한다.

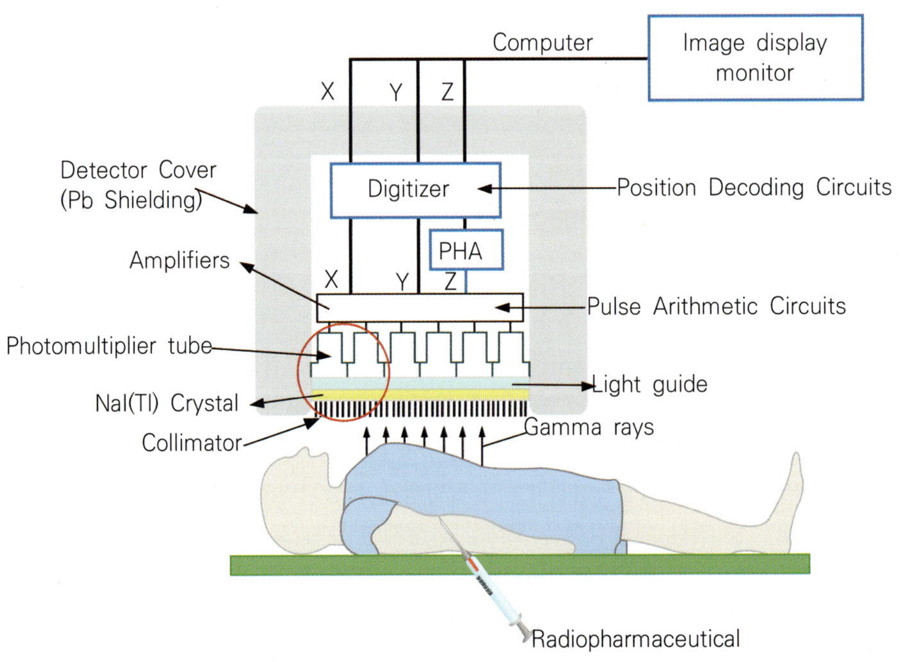

그림 4-36 감마카메라의 원리

단일광자방출단층촬영(SPECT)은 감마카메라원리를 이용한 검출기를 환자주위로 회전시켜 정보를 획득하고 획득한 기본 영상데이터를 재구성기법을 이용 단층영상 또는 3D영상을 획득할 수 있다. 양전자방출단층촬영(PET)은 감마카메라와 원리는 유사하지만 양전자가 전자와 충돌하여 소멸된 후 180° 방향으로 각각 방출되는 511 keV의 방사선을 동시에 검출하여 재구성하여 영상을 획득한다.

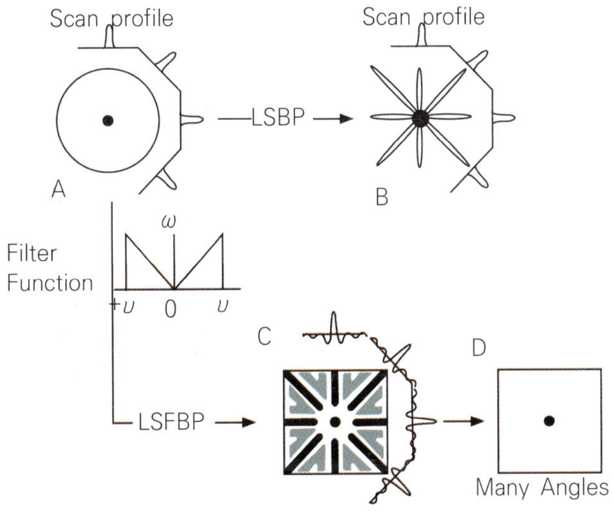

그림 4-37 여과 후 역투사 재구성 기법의 원리

역투사는 일정 방향에서 검출된 감마선량 계수치의 합을 그대로 각 깊이에 따라 동일한 값으로 사용하는 것으로 붓으로 선을 긋듯이 그 방향의 각 깊이에 동일한 값을 부여하는 방법이다. 이렇게 하여 1회전 스캔상들을 역투사하면 횡단면상이 구성되는데 이때 그림 4-37의 B와 같이 동일한 값을 사용하는데서 비롯되는 성상효과(star effect)가 발생한다.

이 성상효과를 보정하기 위하여 각 스캔상을 역투사 전에 여과(filtering)하여야 하며 이를 여과 후 역투사라 하고 이때 사용되는 여과기는 Ramp 여과기이다. 이 Ramp 여과기는 그림 4-37의 C와 같이 주파수영역(frequency domain)에서 선형으로 증가하는 모양을 가지므로 성상 효과를 억제하는 효과가 있지만 높은 주파수 성분도 함께 강조하는 부작용을 낳는다. 따라서 저역통과, 즉 고역 억제여과기를 적용하여 이러한 잡음강조효과를 줄인다.

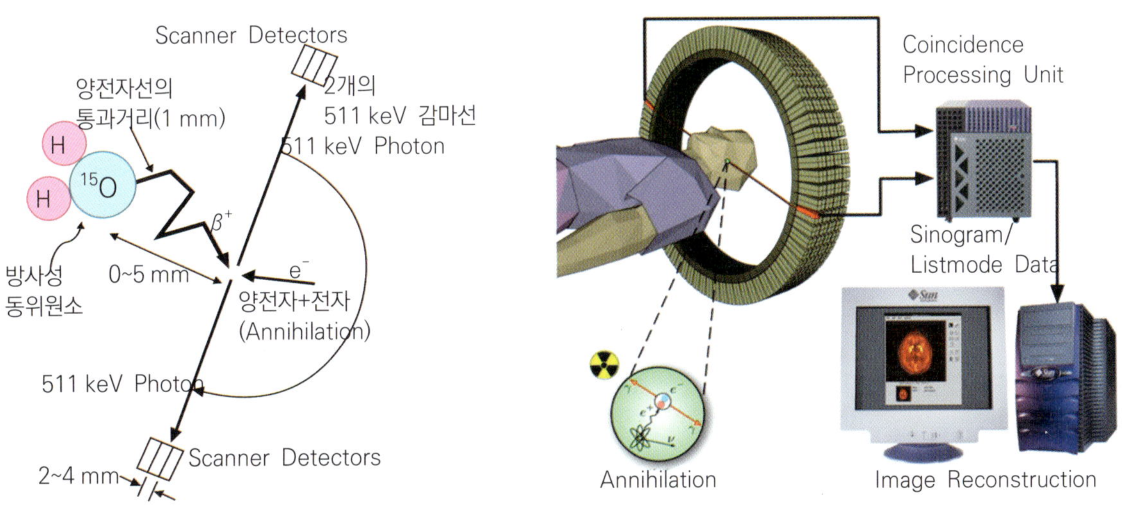

그림 4-38 PET의 원리와 구성도

PET는 그림 4-38과 같이 주사된 방사성의약품이 인체에서 180° 방향으로 동시에 방출되는 감마선을 검출하여 스크린에서 방사선의 분포를 볼 수 있게 한다. 이와 같이 체내에 투여된 방사성핵종의 분포를 체외로부터 영상화하는 기기이다.

기타 특별한 목적의 계수기나 소형영상기기가 활발히 연구되고 있으며 국내에서 개발되는 다목적 이동형 감마프로브 또는 소형 유방촬영기 등도 임상검사에 응용되고 있다.

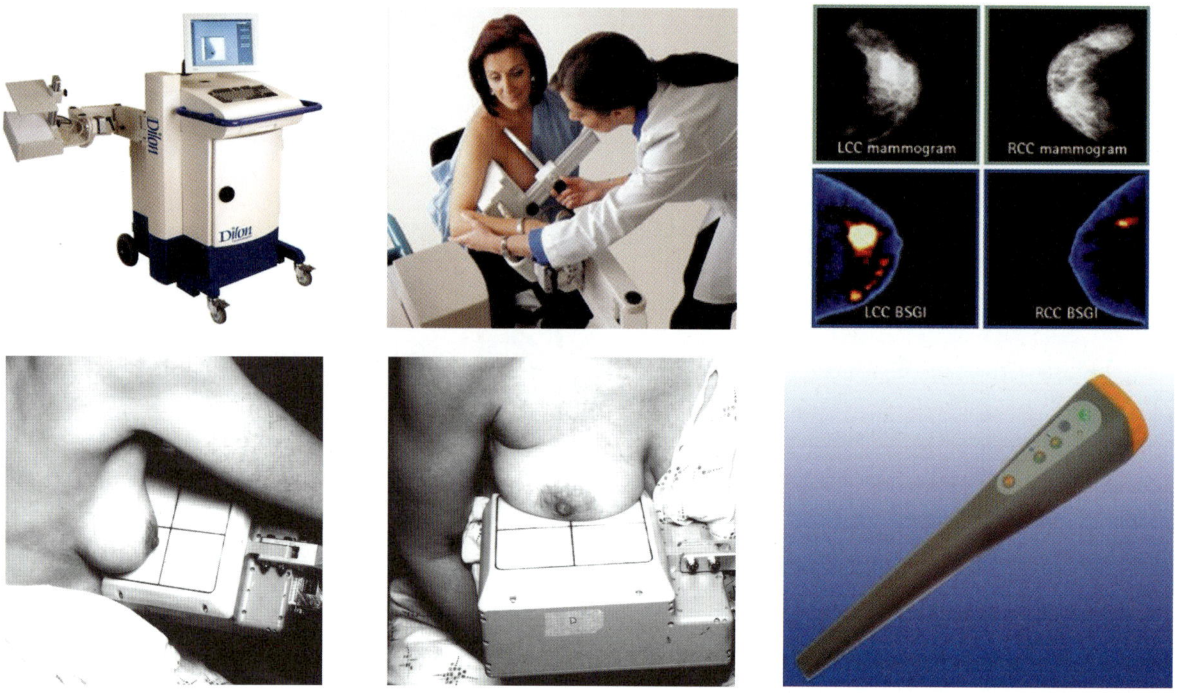

a. Breast gamma camera

b. Hand held gamma probe

그림 4-39 유방 전용 감마스캔(Breast Specific Gamma Imaging)

Ⅳ. 진단용 영상기기(Diagnositc Imaging Equipment)

1. 직선이동형 스캐너(Rectilinear Scanner)

검출기 이동형으로 NaI(Tl)검출기 1개 또는 2개(상하대칭)를 가지고 있는 Scintiscanner이다. 체내의 방사성의약품 분포를 체축 방향만의 1차원의 분포로서 그 상태 및 전 계수를 측정하는 기기로 체내 방사성의약품 개략적인 정보를 얻을 수 있다. bed상하에 각각 1개 또는 2개의 3″ × 2″ NaI(Tl)검출기를 갖고 있는 스캐너(scanner)는 옥소(^{131}I)를 환자에게 복용시킨 후 각 시간마다 linear scan을 실시한다.

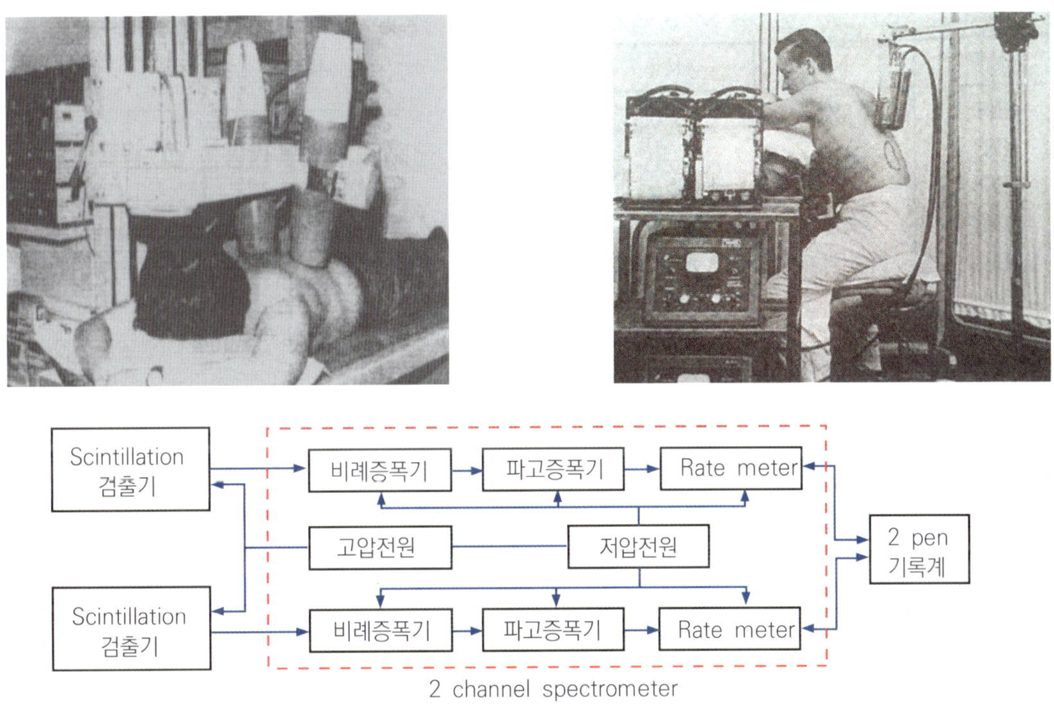

그림 4-40 동태기능 검사장치(Renogram기기) 및 기기의 구성도

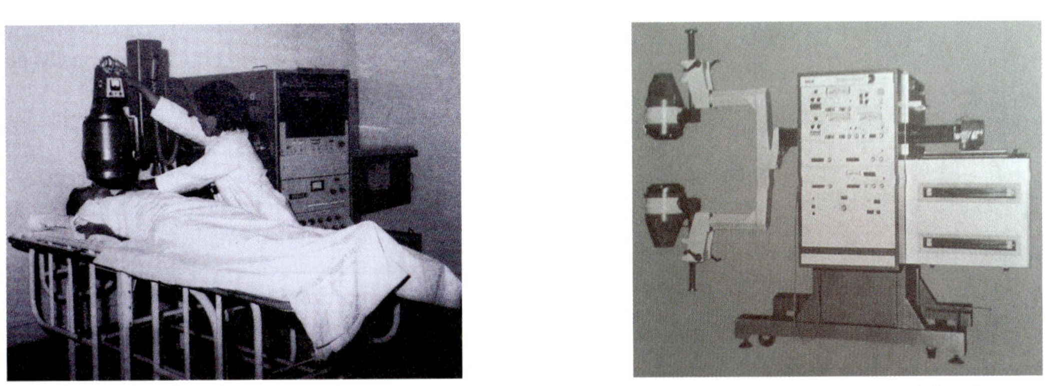

a. 3 inch × 1 in NaI(Tl)검출기 b. 3 inch × 2 in NaI(Tl)검출기

그림 4-41 Rectilinear scanner(직선이동형 스캐너)

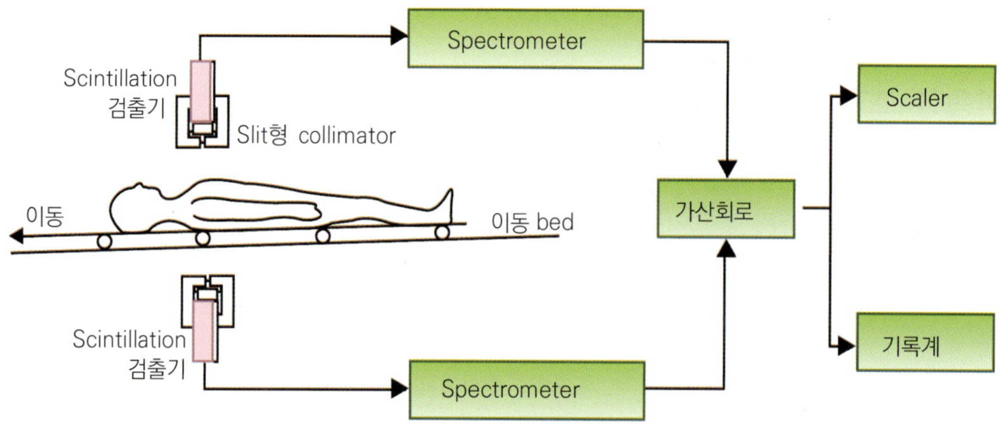

a. Rectilinear scanner의 구성도

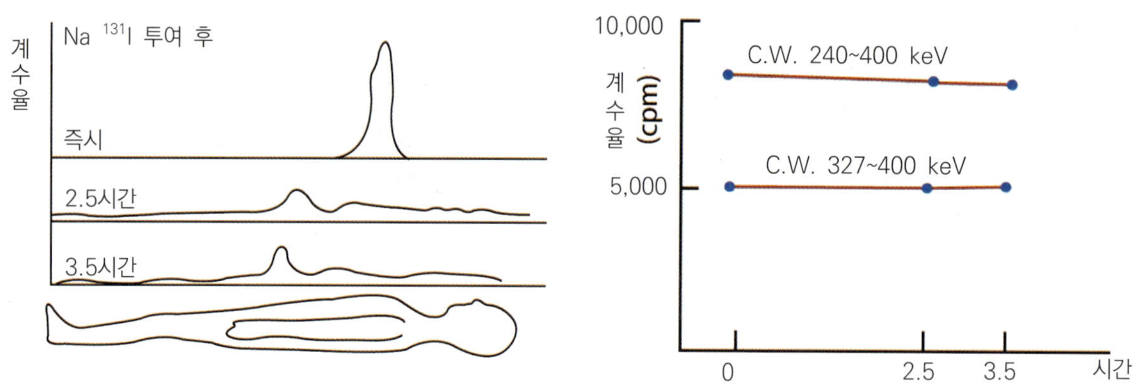

b. Rectilinear scanner에 의한 계측

* ^{131}I 투여 후 경시적으로 계측하는 Linner scanner로 전신 Count, 경시적으로 계측하는 사이 배뇨는 하지 않는다.

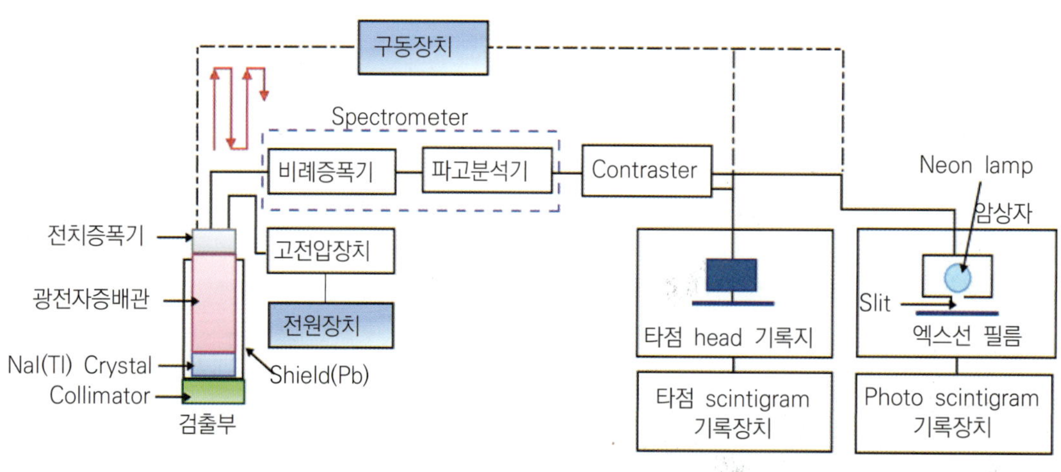

c. 원리

그림 4-42 직선이동형 스캐너(Rectilinear scanner)의 원리

이와 같이 방사능핵종을 인체에 투여하여 체내 각종 장기에서 방사성의약품의 순환, 집적, 확산, 배설 등의 시간적 변화를 연속적으로 측정, 기록하여 그 장기의 기능을 평가하는 기기로서 Renogram에 가장 일반적으로 이용되었으며, 이외에도 Hepatogram, Radiocardiogram 등 핵의학 동태기능검사에도 사용되었다.

스캐너는 장기 내 방사성의약품의 분포상태를 검출기가 X, Y축으로 평면상에서 직선운동하는 장치에 부착하여 이동 스캔(scan)하는 동안 종이(paper) 위에 점(dot)으로 나타내는 방법으로 감마선을 모아 영상을 구성하는 인체장기를 영상화하는 최초기기로, 조준기는 초점 다공형이 사용되고 실제장기와 비슷한 영상을 획득한다. 옥소(^{131}I)를 이용한 비교적 고에너지 감마선검출에 이용하며 검사시간이 많이 소요되기 때문에 움직이는 장기를 스캔하거나 동태검사에는 부적합하다. 2차원분포 또는 집적상태를 관찰할 수 있게 한 것으로 1951년 미국의 UCLA에서 Benedict Cassen 등에 의해 자동 Scanning장치가 고안되어 1960년대까지 핵의학 기기의 중추역할을 해 왔으나 현재는 핵의학검사장치의 발달로 사용하고 있지 않으며 조준기로는 직선원통형이 사용되고 섬광검출기와 조준기, 기계적 구동장치, 파고분석기, 기록장치로 구성되었다.

1) 조준기(Collimator)

조준기는 스캔부위에서 나오는 감마선을 일정한 방향의 γ선만을 검출하도록 지향성을 갖게 함으로써 영상 질을 좌우하는 중요한 기능을 담당한다. 조준기 전면에 수개의 구멍이 뚫려 있는 납으로 된 조준기는 구조나 모양에 따라 적용방법이 다양하며 Scintiscanner에 사용되는 조준기의 종류는 원통형 조준기(cylindrical hole collimator), Taper형 조준기, 초점형 조준기(focusing collimator, 벌집형 조준기)가 이용된다.

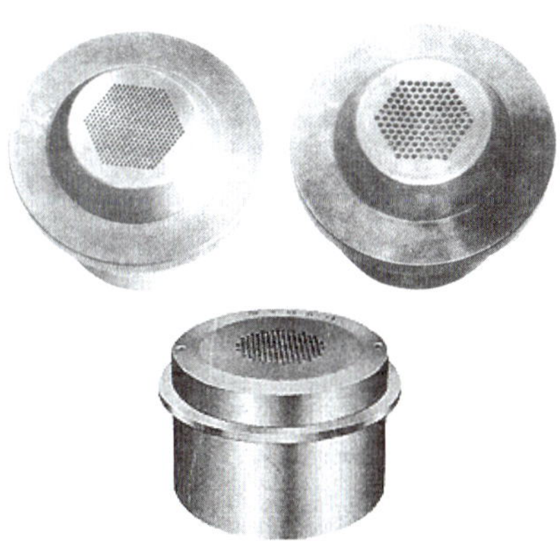

㉠ 초점형 콜리메이터

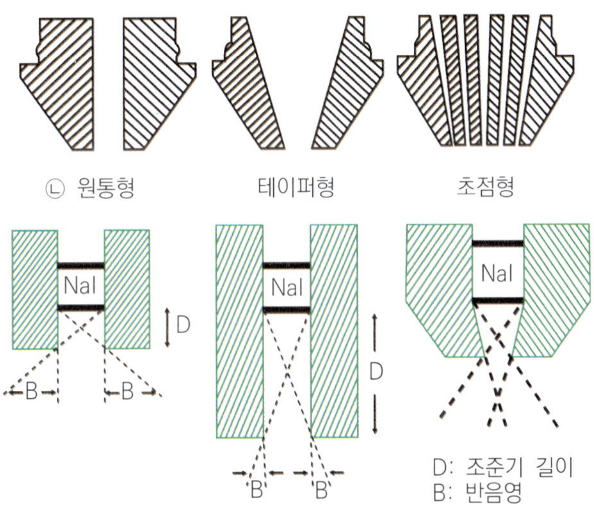

㉢ 원통형, 테이퍼형 조준기의 반음영부

a. Scintiscanner용 조준기의 종류

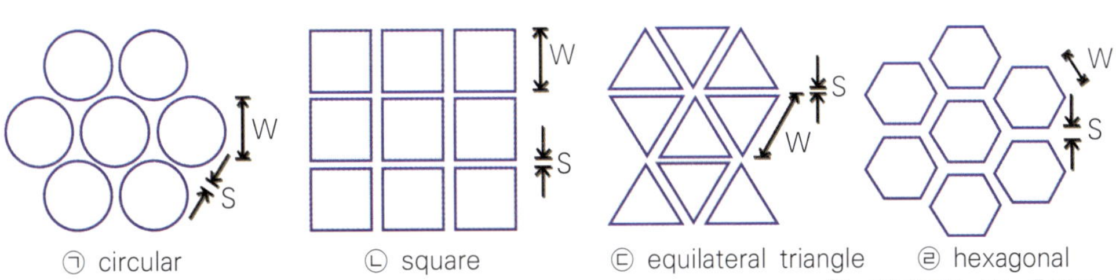

(S: 격벽두께, W: 홀직경, 한변의 길이)

b. 조준기의 구조 도해

그림 4-43 Scintiscanner용 조준기의 종류 및 구조

(1) 원통형조준기(Cylindrical Type Collimator)

원통형의 직선형(straight type) 조준기는 장기의 특정 부분만을 측정하고자 할 때 사용되는 조준기로, 조준기 길이가 길면 반음영부가 적고 길이가 짧으면 반음영이 크게 된다. 원통형조준기의 특징은 형광체의 크기와 비슷한 크기의 장기를 대상으로 하고 최고 감도는 조준기의 끝부분에 있다. 테이퍼(taper)형보다 분해능이 크나 감도는 저하되며, 조준기의 구멍(hole)이 작을수록 길이가 길수록 조준기의 반음영은 적어지고 분해능은 향상된다.

(2) 테이퍼형 조준기(Taper Type Collimator)

인체표면 가까이 있는 장기를 측정하는데 적합하며 개구부 근처의 축상에서 가장 감도가 높은 영역에 있어 최고 감도부가 조준기 끝부분에 있다. 테이퍼형은 섬광체결정의 사용 면적이 커서 감도가 좋다.

(3) 편평형 조준기(Flat Field Type Collimator)

갑상샘이나 콩팥(신장)과 같은 장기전체를 체외측정하기 위해 사용되고 있다. 반음영부는 조준기의 전면으로부터 거리가 증가됨에 따라 장축상에 평탄하게 된다. 목적부위 외에서 방출되는 방사선을 제거할 수 있도록 만들어진 것으로 원통형의 결함을 보완했다.

(4) 초점형 조준기(Focusing Type Collimator)

벌집모양으로 다공(multi-hole)형으로 조준기 전면에서 일정한 거리에 초점이 이루어지도록 설계되었으며, 초점의 길이는 섬광체결정의 크기와 관련이 있다. 조준기의 높이가 클수록 또는 초점거리가 감소할 때 분해능은 향상되지만 감도는 저하된다. 감도를 좋게 하기 위해서는 조준기의 높이를 작게 하거나 결정 측의 구멍(hole)을 크게 한다. 주로 간, 뇌 등 비교적 큰 장기의 스캔에 사용된다.

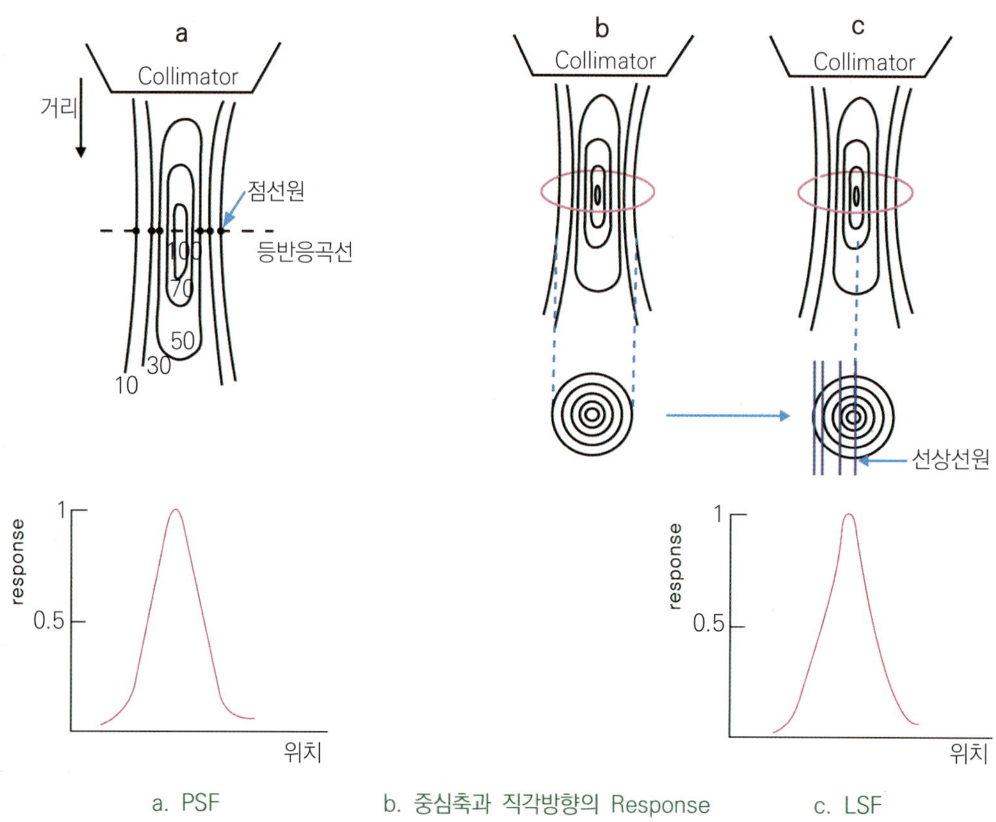

그림 4-44 등반응곡선과 PSF 및 LSF와의 관계

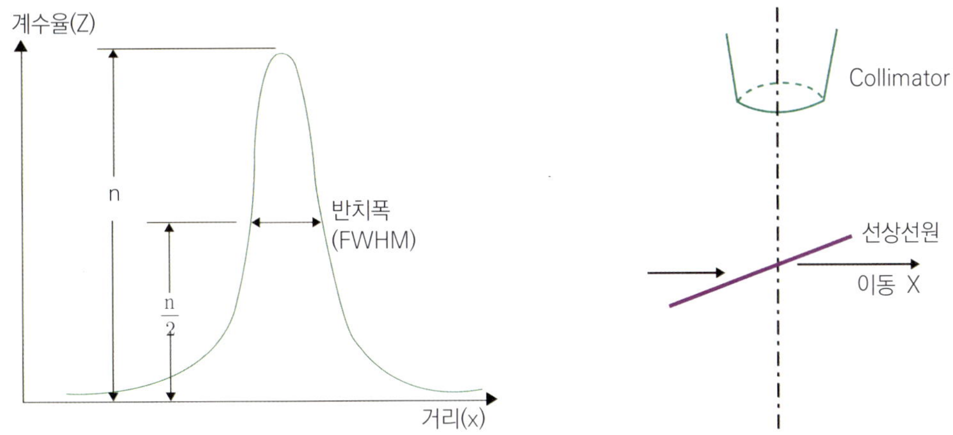

그림 4-45 조준기(collimator)의 LSF

조준기는 감마선의 흡수가 큰 납을 사용하지만 순수한 납은 너무 부드러워 Antimony, Bismuth 등을 몇 % 포함하여 제작된다. 초점형 조준기의 분해능(해상력)은 미세한 부분을 나타내는데 있어 중요한 인자이며, 등반응곡선, 해상력곡선, LSF(line spread function), PSF(point spread function) 등으로 표현한다. 등반응곡선은 각 깊이의 상대감도로 표현한다.

점선원에 조준기중심축을 포함한 평면상의 각 점을 측정하여, 계수율이 같은 점을 곡선으로 연결한다. 등반응곡선은 조준기의 종류, γ선 에너지 윈도우(window) 폭에 따라 다르다.

LSF(line spread function)은 조준기 분해능 평가법으로 가장 좋은 방법의 하나로 선상선원(line source)을 조준기 표면에 대하여 평행된 면으로 이동시켜 그 계수율의 변화를 좌표로 나타냄으로써 LSF를 나타내는 곡선을 얻는다. 조준기 분해능은 최고 계수율부의 1/2에 상당하는 반응부의 폭, 즉 반치폭(full width at half maximum; FWHM)으로 평가하는 경우가 많다. Scintiscanning에서는 반치폭이 좁은 조준기 일수록 공간분해능이 우수하다.

검출부는 조준기, 섬광체(scintillator), 광전자 증배관, 전치증폭기로 구성되었으며, 섭취율을 알기 위해서는 원통형조준기(cylinder type collimator), 일반적인 영상기록으로 초점형 조준기(focus type collimator)를 이용한다.

그림 4-46에서 초점형 조준기의 성능결정인자는 조준기 구멍(hole)의 수, 조준기 직경(D), 높이(두께, L), 초점거리(F), 초점부의 반음영(R_F), 조준기 결정면 구멍(hole)의 직경(d_o), 격벽(S_o) 등으로 구멍(hole)의 크기가 작고, 홀의 수가 많은 것이 일반적으로 분해능이 좋다. 반면 구멍(hole)이 크면 감도는 좋으나 분해능이 떨어진다.

조준기 바로 뒤에 NaI결정체가 있어 감마선과 반응하여, 파장이 약 400 nm인 청자색의 광자를 생성한다. 생성된 광자는 광전자증배관(PMT)에 입사되어 광전음극에서 전자로 변환되고 고전압이 걸려 있는 다이노드(dynodes)를 거치는 동안 충분히 증배되고 양극에 이르면 전자소자로 감지할 수 있다.

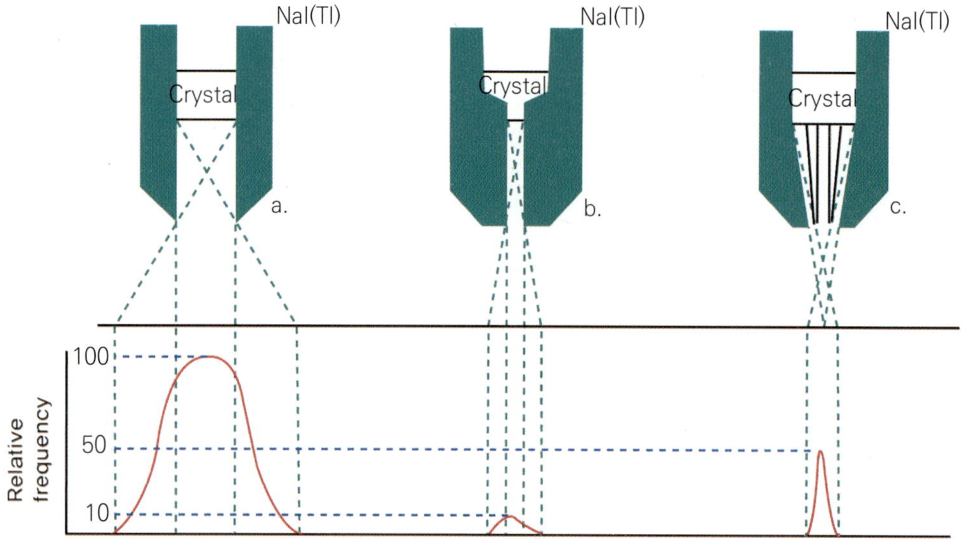

각 조준기(collimator)의 감도와 분해능 관계
a. 고감도이나 분해능이 낮다.
b. 분해능이 높으나 감도가 낮다.
c. 분해능과 감도가 중간정도이다.

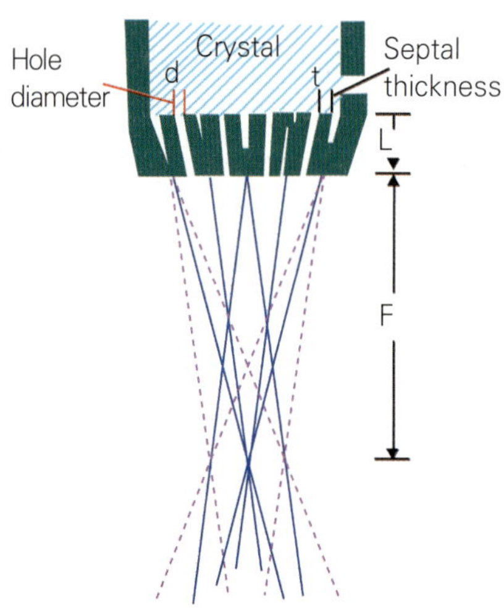

F: 조준기의 초점거리
L: 조준기의 두께
d: 구멍(hole)의 직경
t: 격벽두께(septal thickness)
R: 해상력(resolution; =Fd/L)

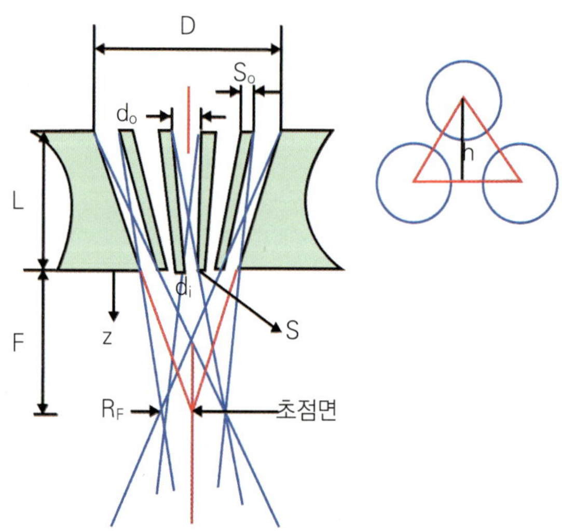

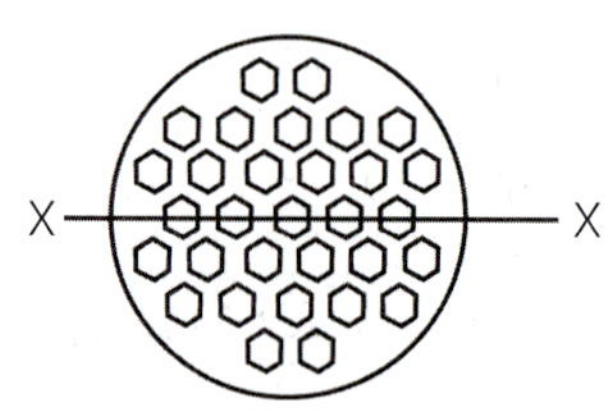

구멍(hole)의 모양은 육각형과 원형이 있으며 벌집모양으로 배열되어 있다.

a. 다공초점형 조준기의 기하학적 구조

b. 조준기 구멍(hole)의 모양과 배열

그림 4-46 다공초점형 조준기의 기하학적 구조 및 조준기 구멍의 모양과 배열

2) 기계적인 구동장치(Mechanical Driving Unit)

기계적인 구동장치(mechanical driving unit)는 검출부와 기록부를 기계적으로 연결하여 스캔영역 부위를 일정한 속도로 좌우, 상하 이동하게 연동하는 부분(주사식, 전기적 연동)으로 영상에서 얻을 수 있는 정보밀도(information density; ID)는 최고계수율(maximum count rate) / Scan Speed(cm) × Line Space 요소에 의해 영향을 받는다.

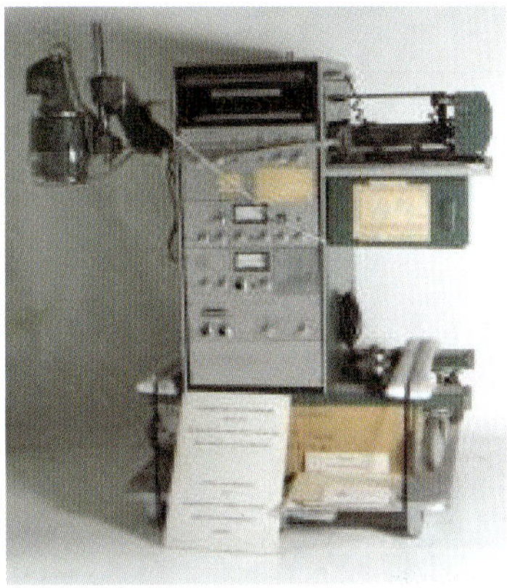

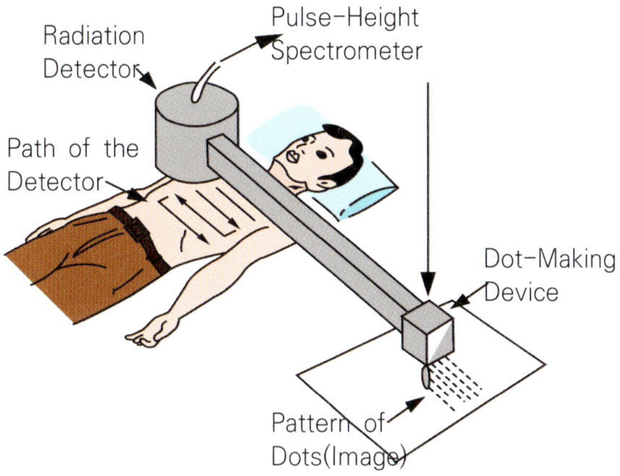

- Rectilinear scanner, Picker Nuclear Magnascanner 500, metal/plastic/glass/paper, Picker International, USA, [1964]
- Production date 1963 - 1965/ Height: 1300 mm/ Width: 1720 mm/Depth: 830 mm

그림 4-47 직선이동형 스캐너

스캔(scan)속도는 다음 식으로 계산할 수 있다.

$$\text{Scan속도}(cm/\min) = \frac{\text{최고계수율부의 } cpm}{\text{원하는정보밀도}(count/cm^2) \times line\ space(cm)} \qquad (4\text{-}4)$$

정보밀도(information density ID)는 검사 대상영역의 단위면적(cm^2)당에서 검출되는 γ선의 계수율은 영상의 질을 평가하는 척도, 계수밀도(count density)라고도 한다.

$$\text{정보밀도}(count/cm^2) = \frac{\text{최고계수율}(cpm)}{scan\text{속도}(cm/\min) \times line\ space(cm)} \qquad (4\text{-}5)$$

3) 파고분석기(Spectrometer)

파고분석기(spectrometer)는 일정한 파고치만 취사선택하는 단일채널(single channel) 파고분석기와 각 파고치의 펄스(pulse)를 동시에 분석하는 다중채널(multichannel) 파고분석기가 있다. 섬광스캐너(scintillation scanner) 검출기장치는 단일채널(single channel)방식이며, 섬광카메라(scinticamera)는 보통 다중채널(multichannel) 방식이다.

스캐너의 파고분석기(pulse height analyser; PHA)는 2개의 파고선별 회로로 구성되어 있고, 방사성의약품에서 방출하는 감마선에너지 중 영상기록에 필요한 에너지범위를 ULD(upper level discriminator, 상한파고선별기)와 LLD(lower level discriminator, 하한파고선별기)의 두 개의 파고선별회로로 구성되고 윈도우(window)를 설정한 범위의 Peak energy만을 counting하는 역할을 하며, 하한 및 상한선별 구간 내에 존재하는 신호성분만을 추출한다.

하한 및 상한 선별구간을 통과 폭 또는 선별영역 폭이라 하고 보통 윈도우(window)폭은 최고에너지를 중심으로 Peak Energy의 ±10%로 설정한다.

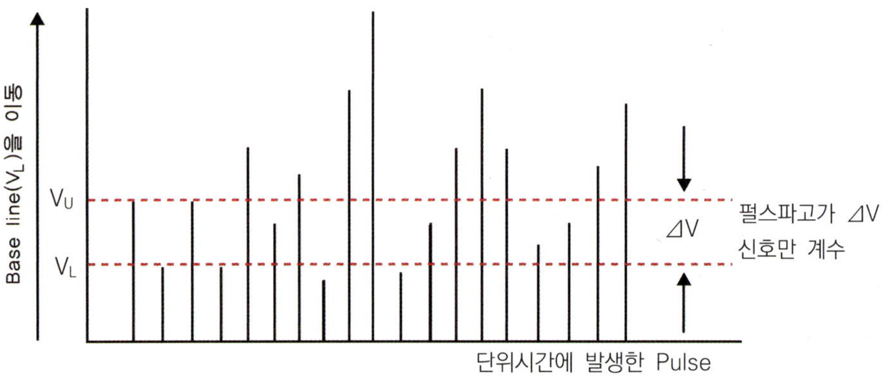

(a) Single Channel 파고분석기(scintiscanner에 주로 사용)

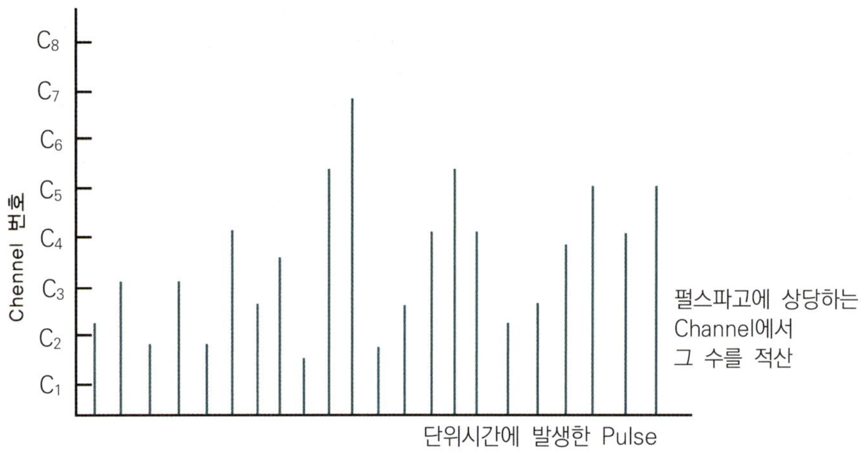

(b) Multichannel 파고분석기(scinticamera에 주로 사용)

그림 4-48 Single Channel과 Multichannel 파고분석기원리

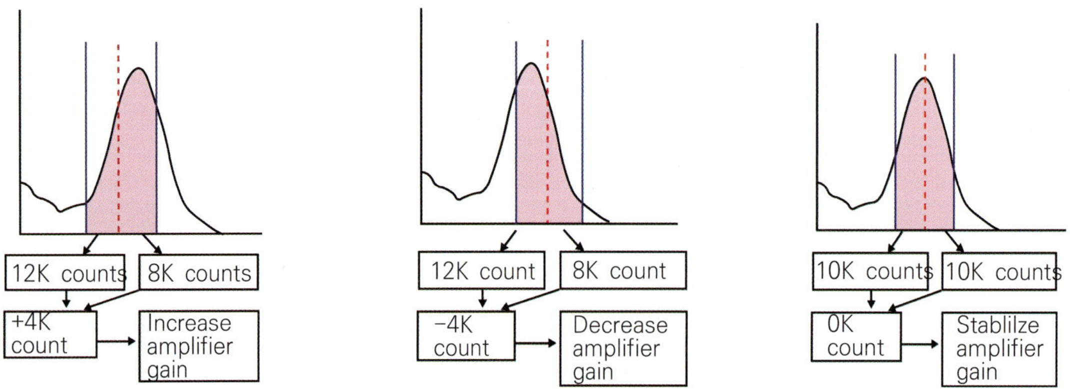

그림 4-49 윈도우(window)폭 설정에 따른 계수변화

파고분석기(spectrometer)는 산란선 제거, 영상 화질향상에 필요한 장치로 비례증폭기와 파고분석기로 구성되어 있으며 방사성동위원소의 종류에 따라 임의적으로 통과 폭을 조정할 수 있다. 파고분석기(pulse height analyser; PHA)의 신호는 contraster에 보내진다.

4) Contraster

회색의 수가 많으면 많을수록 contrast가 높다고 할 수 있다. Contraster는 완전 흑색/백색 사이에 존재하는 회색의 종류를 얼마나 많이 보여주는가의 의미하는 것으로 background나 계수율부를 제거하고, 고계수율부를 강조하여 영상으로 표현하기 위한 방법으로 cut off 등의 contrast 강조를 행하는 것은 저계수율부의 정보를 잃게 되고 또한 검출된 계수와 얻어진 영상과는 다르게 변조될 수 있으므로 신중을 기해야 한다. Contraster의 동작방식이나 명칭이 제작회사마다 다르다. Contraster는 일반적으로 rate down 및 cuf off가 행하여지며 기록 장치에는 contraster 강조회로가 설치되어 있다. rate down은 계수율을 적당한 비율로 떨어뜨리는 것을 말하는 것으로 rate down을 함으로서 스캔 각 부분에 계수를 변화시키지 않고 적당한 계수 밀도의 영상을 얻을 수 있다. Cut off는 낮은 계수율부를 cut하고 높은 계수율부를 강조하여 표현하기 위한 방법이다.

Cut off는 background제거 목적 외에는 장기의 최고 계수율부에 대하여 몇 %의 개념으로 하며, Rate Meter 회로에 대한 cut off는 어느 설정된 계수율 윈도우(window)가 열려 출력신호가 기록 장치에 전달되는 방식이다. 또한 영상에 필요한 조건설정과 Contraster의 신호를 기록 장치로 보낸다.

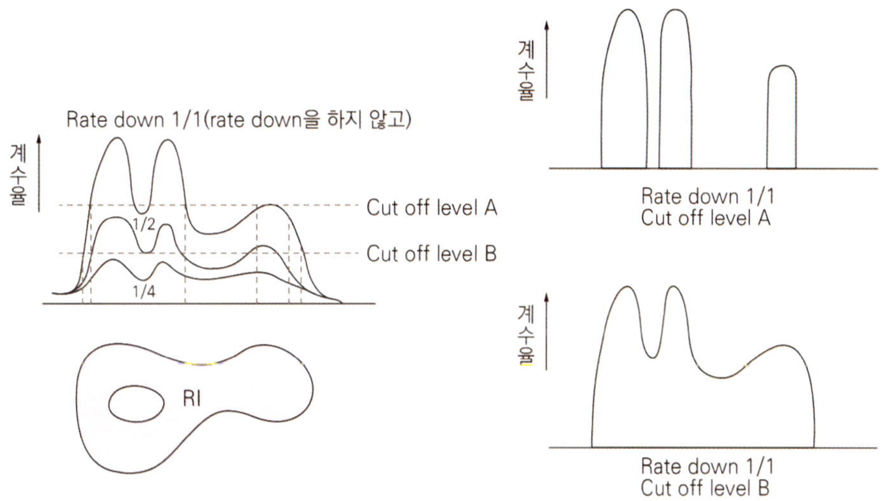

그림 4-50 Rate down과 Cut off

5) 기록장치(Recording Unit)

스캔기록은 전기 기계적 타점기록을 거쳐 광기록 장치를 통과하여 빛으로 변환된 후 필름을 감광시켜 스캔상을 필름(film)에 기록하거나, 또는 기록종이 위에 직접 점(dot)을 찍어서 영상화 한다.

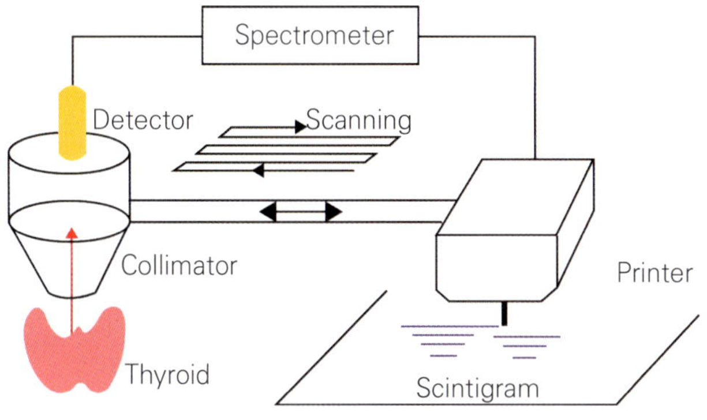

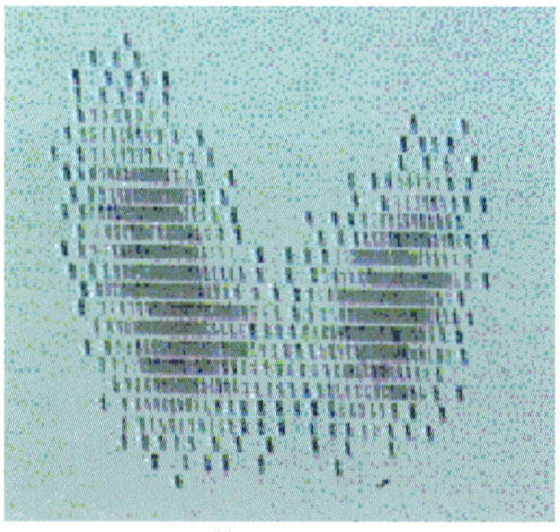

^{123}I : Scan

그림 4-51 직선이동스캔 원리 및 영상

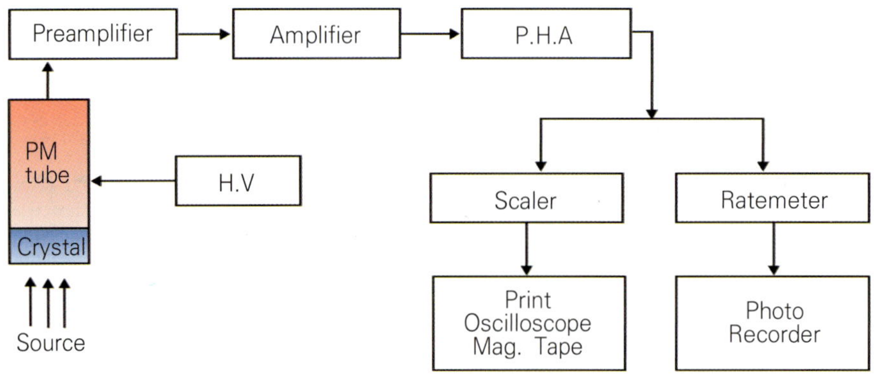

그림 4-52 직선이동형 스캐너 개요도

6) Scintillation scanner 분해능(Resolution)과 감도(Sensitivity)

Scintillation scanner의 검출능력을 규정하는 중요한 요소는 분해능과 감도이다.

(1) 분해능(Resolution)

분해능(resolution)이란 특정 lp/mm에서 얼마나 정확하게 재현해 내는 정도, 한계 lp/mm값으로 방사성의약품의 체내분포를 상세하게 검출할 수 있는 능력 즉, 해상력이라 할 수 있으며, 분해능 평가방법에는 서로 접하고 있는 2개의 선원을 어느 정도의 거리까지 근접시켰을 때, 두 선원으로 검출되는가의 거리분해능으로 표시한다. 이는 반치폭(full with at half maximum; FWHM)에 의한 방법과 리스폰스함수(response function)의 MTF(modulation transfer funtion)에 의한 방법이 있다.

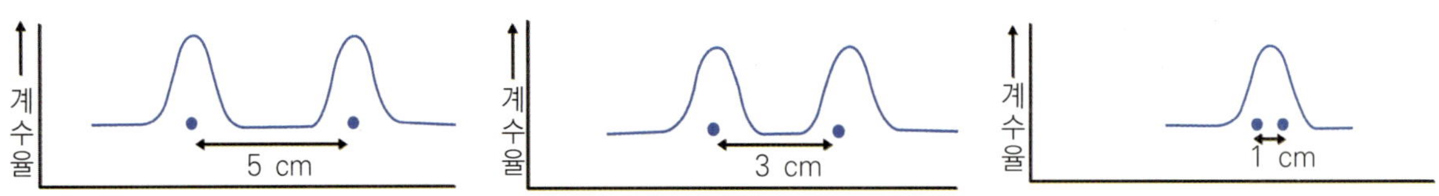

그림 4-53 선원 분해능 거리

두 선원 분해거리라 함은 동일한 방사능을 갖고 있는 2개의 점 선원을 촬영하면 두 선원간의 거리가 짧아짐에 따라 결국은 하나의 선원으로 나타난다. 이때 2개의 선원으로 나타나는 최단거리를 주 선원 분해거리라 하고, 작은 값일수록 분해능이 우수하다. MTF(Modulation Transfer Function; 변조 전달 함수)는 기기의 분해능을 나타내는 가장 완전한 지표이다.

MTF는 수학적인 취급이 가능하고 MTF형태에 따라 각 부분의 특성을 이해할 수 있는 장점이 있다. MTF개념은 통신영역에서 사용하여 각종 광학계 및 영상분야에서 쓰고 있다. 각 부분이 직렬로 MTF곱으로 종합성능이 표시된다.

예를 들면 전자회로와 표시장치의 성능이 좋더라도 조준기가 나쁘면 종합성능은 조준기에 좌우되며, 일반적으로 섬광스캐너(scintiscanner)에서는 그림 4-54. a와 같이 조준기 MTF가 가장 나쁘다. 가장 이상적인 MTF는 출력신호/입력신호가 1일 때이다.

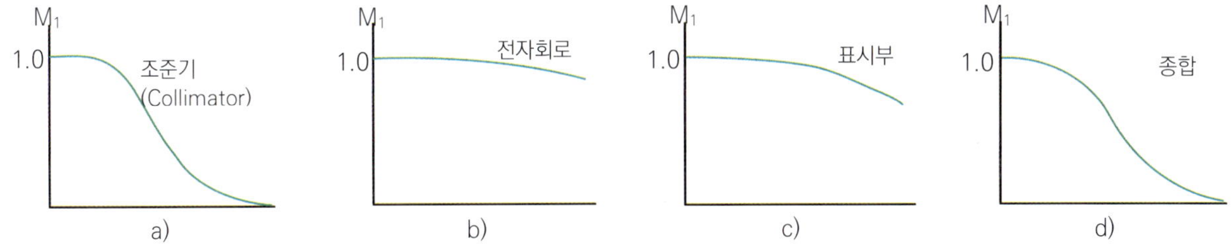

그림 4-54 핵의학 영상기기의 MTF

(2) 감도(Sensitivity)

분해능과 함께 섬광스캐너에서 중요한 것은 감도이다. 감도는 단위시간 내에 모든 γ선 중 어느 정도를 유효하게 검출할 수 있는가의 능력으로 표시되며, 감도측정에는 점 선원감도, 선 선원감도, 면 선원감도로 구분할 수 있다.

① 점 선원감도

점선원에서 γ선 중 검출되는 γ선의 비율로 감도는 초점형 조준기 시야 내의 위치에 따라 다르며 등감도부를 연결하면 등감도 곡선을 얻을 수 있다.

② 선 선원감도

균일한 방사성물질을 함유한 선 선원의 단위길이 당, 단위시간에 방출되는 γ선 중 검출되는 γ선의 비율이며, 선 선원을 직각방향에서 스캔하면 조준기 선응답함수(line spread function; LSF)곡선을 얻는다. LSF를 써서 MTF를 구할 수 있다.

LSF에서 MTF를 구하기 위한 공식은

$$MTF(v) = \int_{-\infty}^{\infty} A(x)\cos(2\pi vx)dx \Big/ \int_{-\infty}^{\infty} A(x)dx \quad \text{이다.} \qquad (4\text{-}6)$$

A(x)는 LSF 좌표계의 원점으로부터 거리 x에서 LSF의 진폭.

③ 면 선원감도

균일한 방사성물질을 포함하는 넓은 평면의 단위면적당, 단위시간에 검출되는 γ선의 비율로 면 선원 섬광스캐너(scintiscanner)의 감도를 비교할 때 쓰인다.

$$MTF(v) = \frac{\int_{-\infty}^{\infty} LSF(x) \cdot 2\pi v \cdot dx}{\int_{-\infty}^{\infty} LSF(x) \cdot dx} \qquad (4\text{-}7)$$

7) 직선이동형 스캐너(Rectilinear Scanner) 스캔(Scan) 시 고려사항

(1) 스캔(Scan) 속도

스캔(scan) 속도는 최고 계수율분의 계수율로 원하는 정보밀도(information density; ID) 그리고 선 사이간격(line space)에 의존하고 Scan 속도는 식 4-4와 같다.

(2) 선 사이간격(Line Spacing)

선 사이간격(line space)은 여러 가지 인자 중 주로 light 조준기에 의해 결정되고 표준의 small light 조준기는 0.2 cm 선 사이간격, large light 조준기는 0.35 ~ 0.4 cm 정도의 선 사이간격이다.

(3) 정보밀도(Information Density; ID)

검사대상 영역의 단위면적(cm^2) 당에서 검출되는 γ선의 계수율로 영상의 질을 평가하는 척도이며 계수밀도(count density)라고도 한다. 정보밀도($count/cm^2$)는 식 4-5와 같이 표현할 수 있다.

(4) 사진 기록방식에만 응용할 수 있는 요소(Parameters)

$$\text{농도} = \frac{scan\ \text{속도}(cm/\min)\times\text{라이트콜리메터의 전환계수}}{\text{최고계수율}(cpm)} \tag{4-8}$$

$$\text{타점계수} = \frac{\text{최고계수율}(cpm)}{scan\ \text{속도}\times 10} \tag{4-9}$$

8) 임상영상(Clinical Images)

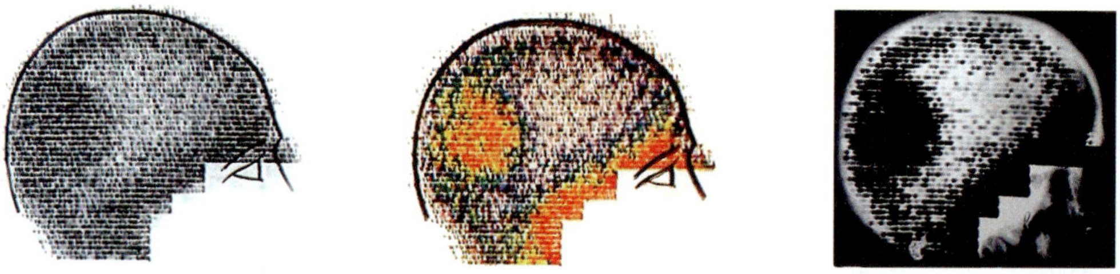

a. 단색 기록방식 b. 칼라 기록방식 c. 필름 기록방식

그림 4-55 19개 구멍(hole) 조준기의 Picker Magnascanner를 이용한 우측 뇌 측면상

표 4-4 검사 장치별 사용조준기

장비	조준기
섭취율 측정기	Flat field형 또는 Taper형
동태기능검사장치	직선원통형
직선이동형스캐너	초점다공형

2. 감마카메라(섭광카메라, Gamma Scintillation Camera)

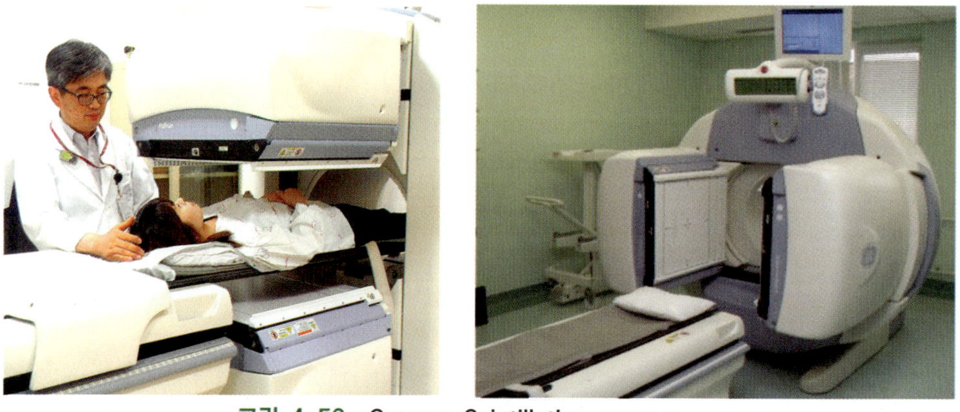

그림 4-56 Gamma Scintillation camera

미국의 Donner 실험실에서 1958년 H. O. Anger가 개발한 핵의학 기기로 섬광카메라 또는 Anger카메라라고 한다. 우리나라는 1969년 처음 도입 이래 현재 감마카메라 단층영상을 획득하는 기술을 결합한 단일광자 전산화 단층촬영기기와 더불어 핵의학 영상기기의 대부분을 차지하고 있다. 감마카메라는 직선이동스캐너(rectilinear scanner)와 대조적으로 직경이 큰 검출기와 γ선 입사위치결정회로를 가지고 있는 것이 특징이다. 섬광검출기가 스캔부위로 이동하지 않고 고정된 상태로 스캔부위 전체를 동시에 촬영할 수 있도록 다수의 섬광검출기를 2차원적으로 배열하여 짧은 시간 안에 스캔영상을 획득할 수 있기 때문에 장기의 동태검사(dynamic study)에 사용될 수 있을 뿐만 아니라 일정시간 또는 일정계수농도를 설정하여 스캔상을 얻을 수 있다.

그러나 단층영상을 얻을 수 없어 단층영상을 얻기 위해서는 단일광자방출 전산화단층촬영(single photon emission computed tomography; SPECT)이나 양전자 단층촬영(positron emission tomography; PET)을 이용해야 한다.

SPECT는 Anger가 개발한 감마카메라를 응용한 것으로 근본 원리는 동일하지만 체내에서 방출되는 감마선을 체외의 여러 방향에서 검출하여 검출된 데이터를 바탕으로 3차원으로 영상을 재구성함으로써 단층영상을 얻을 수 있다. 최근 감마카메라장치는 섬광카메라(scinticamera)와 SPECT가 결합된 장치가 주로 이용되고 있으며 뿐만 아니라 SPECT와 PET, SPECT와 MRI 또는 CT가 결합된 장치도 대중화되어 이용되고 있다. 단일광자방출핵종을 이용하는 SPECT장치에 비하여 PET은 2개의 광자를 내는 양전자방출핵종을 의약품으로 사용한다. PET는 SPECT에 비해 3~10배나 높은 감도 및 해상력을 갖고 있으며 생화학적변화를 더욱 잘 반영하고 정량분석에 유용하다는 장점을 갖고 있다.

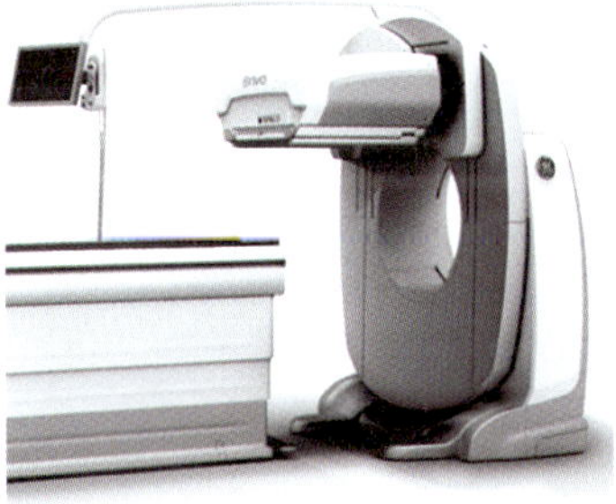

Single-head gamma camera
(Courtesy: GE Healthcare)

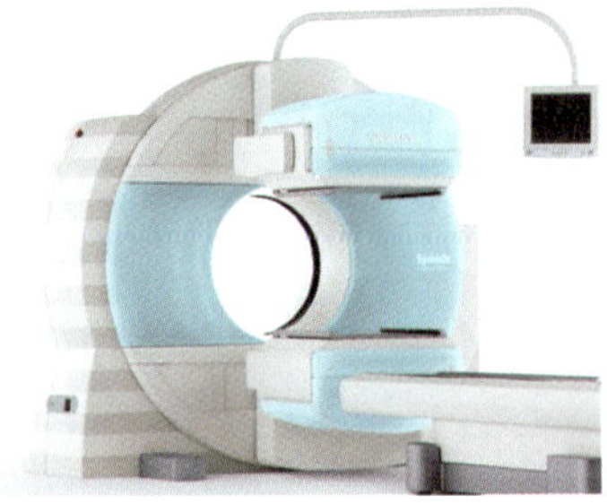

Dual-head gamma camera
(Courtesy: Siemens)

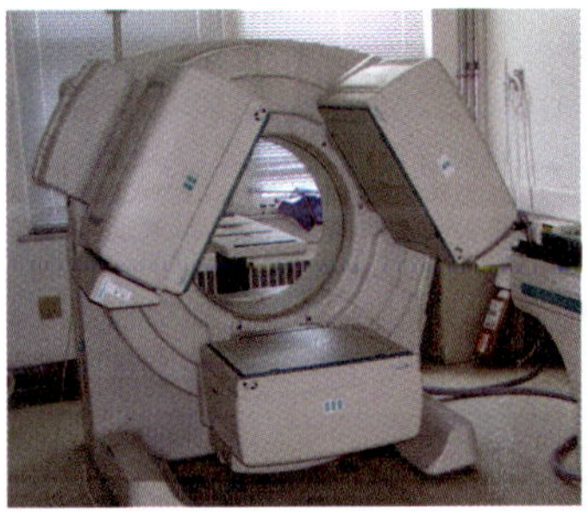

Triple-head gamma camera
(Courtesy: Picker/Marconi)

그림 4-57 검출기 수에 따른 감마카메라 종류

1) 섬광카메라(Scintillation Camera)의 구성 및 동작원리

(1) 구성

섬광카메라(scintillation camera)는 조준기를 포함하여 NaI(Tl)결정(thallium activated sodium iodide crystal), 광전자증배관(photomultiplier tube; PMT), 전치증폭기(preamplifier) 그리고 증폭기(amplifier), 파고분석기(pulse height analyser; PHA)와 마이크로프로세서, 영상기록장치(image recording unit)와 영상표시장치(image display unit), 전신스캔보조장치(whole body scan support unit), 컴퓨터 시스템(computer system)으로 구성되어 있다.

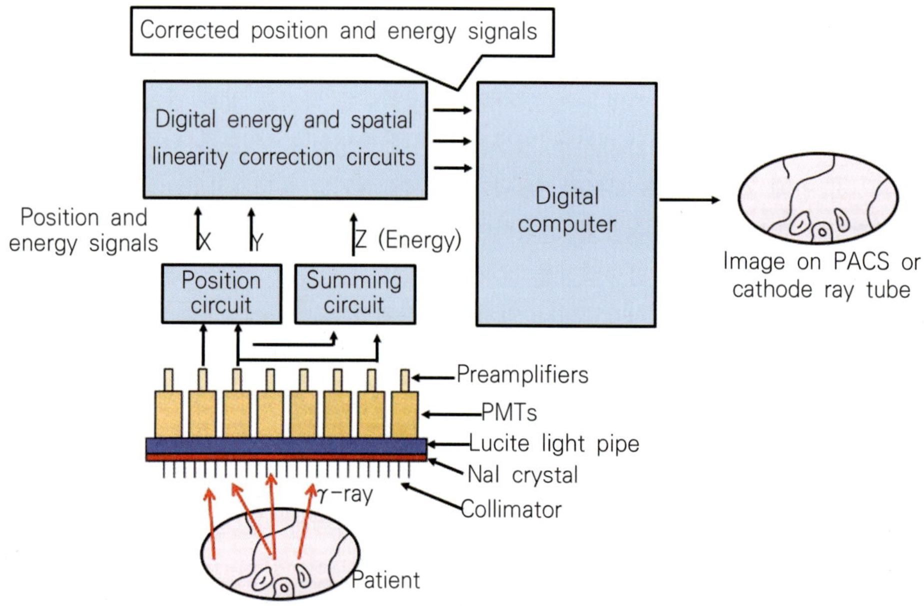

그림 4-58 감마카메라의 기본원리

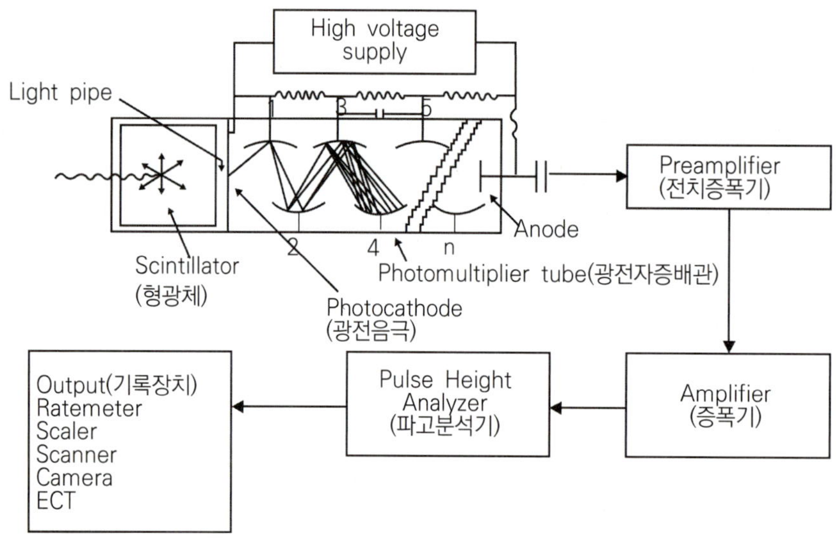

그림 4-59 감마카메라의 개요

섬광카메라 검출기 가장 전면에 수 개의 구멍이 뚫려 있는 납으로 된 조준기가 위치하며, 조준기 구조나 모양에 따라 적용방법이 다양하다. 조준기 바로 뒤에는 NaI(Tl) 결정체가 있어 감마선과 반응하여 파장이 약 400 nm인 청자색의 광자를 생성한다. 광자는 광가이드(light guide)에 의해 PMT에 입사되어 광전음극에서 빛의 신호를 전자신호로 변환되고 직류고전압이 걸려 있는 다이노드(dynodes)를 거치는 동안 충분히 증배되고 양극에 이르면 전자소자로 감지할 수 있다.

(2) 동작원리

핵의학 영상은 방사선학적 영상의 엑스선 투과와 달리 환자 채내에 투과된 방사성의약품에 분포하고 있는 추적자가 체외로 방출(emission)하는 감마선을 검출하여 영상을 만든다. 이와 같이 감마카메라는 기기자체에서 방사선을 방출하지 않고 단지 검출기 역할만을 할 뿐이다. 채내에 3차원적으로 분포된 추적자에서 방출된 광자는 조준기를 지나면서 영상구성에 필요한 광자만을 선택적으로 검출하여 2차원적으로 변환하게 된다. 이후 NaI(Tl) 결정과 상호작용으로 가시광선화되고 광전자증배관을 통과하면서 전자로 변환 후 증폭된다. 증폭된 신호는 파고분석기를 지나 목적하는 에너지 식별영역에 해당하는 신호만을 컴퓨터 시스템에 도달하게 되고 이 데이터를 이용하여 영상을 구성한다.

섬광카메라(scintillation camera)는 기존의 섬광스캐너(scintiscanner)와 비교할 때 장기의 동태, 기능정보를 영상으로 얻을 수 있을 뿐만 아니라 장기자체의 운동에 의한 영향을 적게 받는 영상을 얻을 수 있다. 또한 하나의 대상 장기를 짧은 시간 내에 여러 방향에서 관찰할 수가 있고 한대의 카메라장치로 다양한 종류의 검사와 1일 많은 환자를 검사할 수 있는 장점을 가지고 있다.

2) 조준기(Collimator)

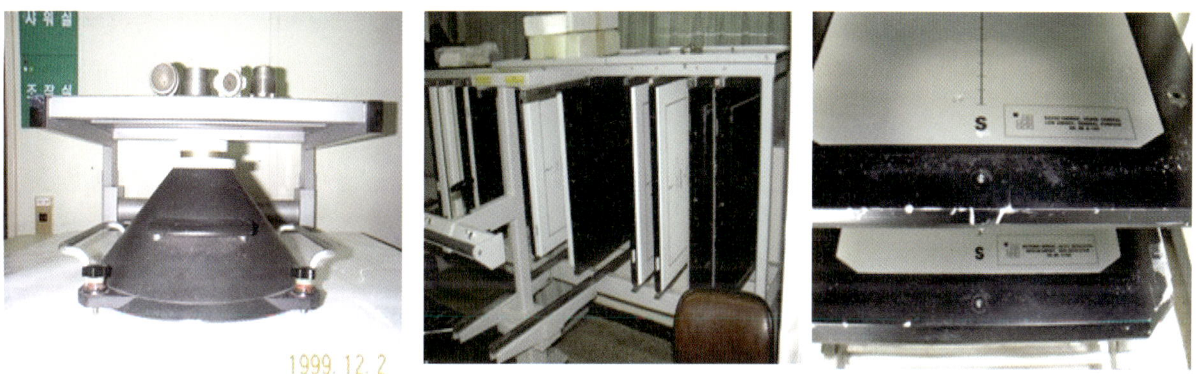

a. Pin-hole 조준기　　b. 평형 다공형 조준기

그림 4-60 Pin-hole과 평형 다공형 조준기

(1) 조준기(Collimator) 구성

조준기는 NaI(Tl) 결정의 전면부에 부착하여 사용하며 스캔부위에서 방출되는 감마선을 기하학적으로 제한하여 여러 방향의 감마선들 중 필요한 부위에서 방출되는 감마선만이 NaI(Tl)결정과 반응하도록 일반적으로 납으로 된 판에 많은 수의 구멍이 뚫린 형태로 되어있어 일정한 방향으로부터 나오는 감마선(γ)만을 검출할 수 있도록 지향성을 갖게 하는 기구로서 섬광카메라에서 접속렌즈의 역할을 하며 분해능과 감도를 결정하는 중요한 인자이다.

조준기는 감마선의 흡수가 큰 수은, 텅스텐, 금 등의 금속재료를 이용하는데 대부분 값이 싸고 만들기 쉬운 납이 사용된다. 납(lead; Pb)은 부드럽기 때문에 안티몬(antimony, stibium; Sb)과 비스무스(bismuth; Bi) 등을 몇 % 혼합하여 사용한다.

조준기종류를 형태와 사용에너지 및 목적 등에 따라 구분하면 2가지 기본 형태에 따라 pin-hole과 multi-hole collimator, 사용에너지에 따라* 저에너지(160 keV 이하), 중 에너지(< 250 keV), 고 에너지(< 364 keV), 초고에너지(511 keV)로 구분하여 사용할 수 있으며 사용목적에 따라서 고분해능, 고감도 그리고 검출기구멍(hole)의 길이, 크기, 수 및 배열방법에 따라 평행다중구멍조준기(parallel multihole collimator), 바늘구멍 조준기(pin-hole collimator), 집속형 조준기(converging collimator), 확산형 조준기(diverging collimator)로 구분한다.

* Jennifer Prekeges, Nuclear Medicine Instrumentation 2nd Edition, Jones & Bartlett, p. 89, 2013.

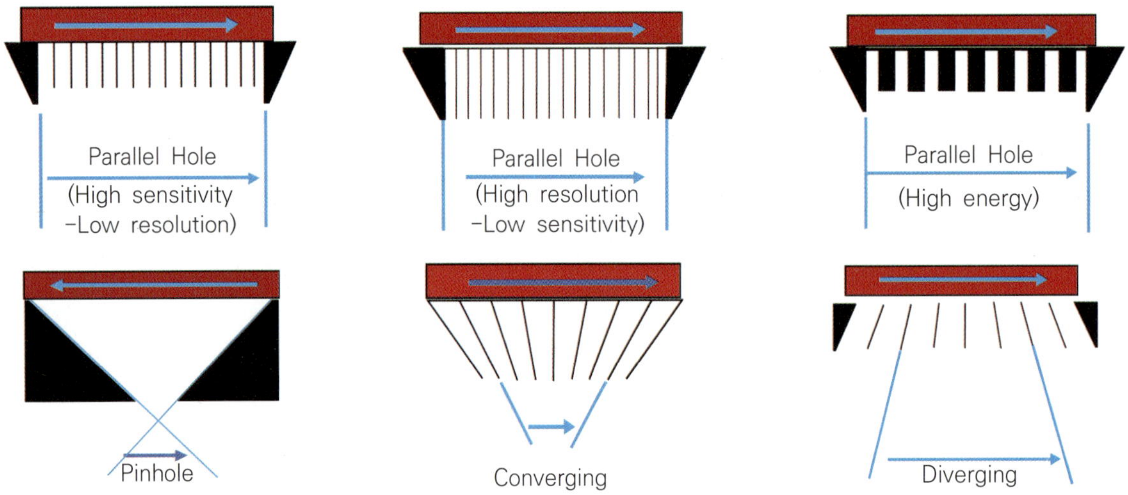

그림 4-61 Gamma Camera 조준기(Collimator)의 종류

(2) 격벽두께(Septal Thickness)

격벽(septal)을 투과하는 감마선(γ)의 비율이 증가하면 성능이 악화되므로 고에너지는 구멍수가 적더라도 격벽이 두꺼운 것을 사용하고, 저에너지는 해상력을 떨어뜨리지 않고 감도를 좋게 하기 위해 격벽이 얇고 구멍(hole) 수가 많은 것을 사용한다.

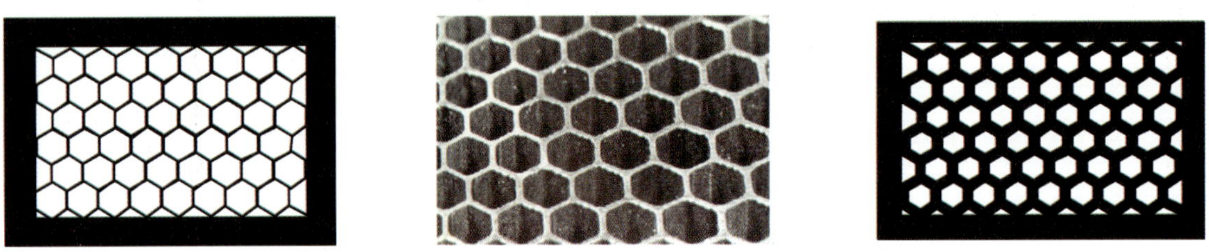

a. Medium Energy 조준기 　 조준기 홀의 일부 　 b. High Energy 조준기

그림 4-62 에너지에 따른 격벽의 두께 비교

조준기의 구멍(hole)을 통과하는 감마선이 다른 구멍으로 통과하는 경우는 무시할 정도로 흔하지 않으며, 요구되는 격벽의 두께는 격벽투과가 5% 미만이 되도록 설계되어야 하며, 그림 4-63 a와 같이 조준기로 입사된 감마선이 하나의 구멍에서 인접된 홀의 격벽(septal)을 통과하는 가장 짧은 거리는 W이고 격벽의 두께는 S이다.

조준기 구멍의 직경이 d이고 길이가 L일 경우

$$S = 2dw(L - W) \tag{4-10}$$

라 정의할 수 있다. 조준기는 원자번호와 밀도가 큰 물질을 사용해야 한다.

(3) 조준기 구멍(Hole)의 기하학적 관계

조준기의 기능은 구멍의 모양, 길이, 그리고 직경 등에 의해 다르다. 원이나 육각형 구멍의 모양으로 육각형 구멍 배열을 했을 때 효과가 좋다. 조준기의 길이와 직경은 조준기의 해상력(R_c)이나 효율에 큰 영향을 미친다.

조준기의 해상력은 그림 4-63 b.에서

$$R_c \approx d(L + b)/L \quad (4\text{-}11)$$

로 정의되고, L은 구멍의 길이 d는 구멍의 직경을 나타내며, b는 방사선원과 조준기의 거리를 나타낸다. 방사선원으로부터 방출된 감마선 중에서 조준기를 통해 형광체에 도달된 감마선과의 비를 나타낸 조준기의 효율(g)은 격벽의 두께(t), K는 구멍모양에 의한 일정한 상수(육각형 홀의 육각형 배열일 경우 0.26)일 때

$$g \approx K(d/L)^2[d^2/(d^2+t^2)] \quad (4\text{-}12)$$

으로 나타낼 수 있으며 격벽의 두께가 두꺼운 것은 얇은 것보다 조준기 효율이 나쁘다. 따라서 콜리메이터 해상도(Rc)와 효율(g)은 $g \propto R_c^2$ 인 관계에 있다.

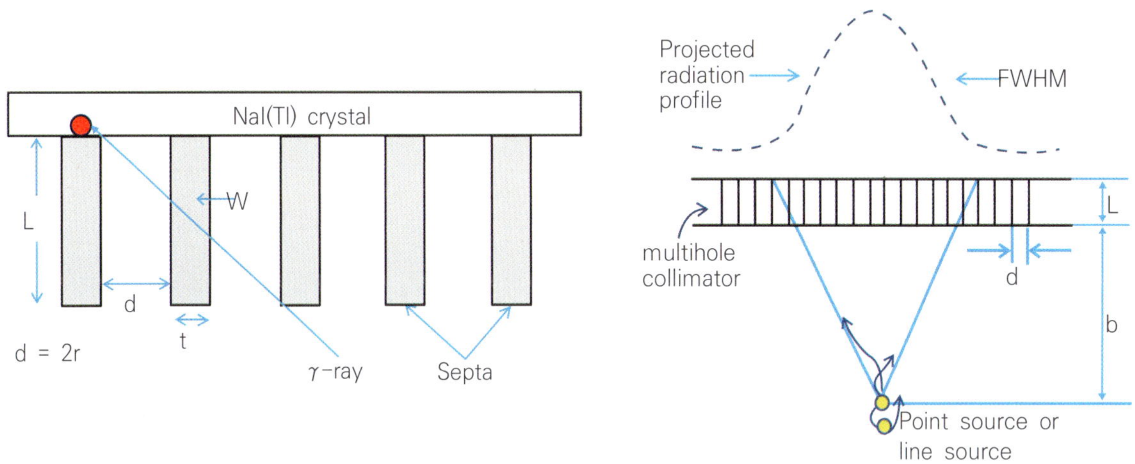

a. 인접된 홀의 격벽(septal)투과 측정　　b. Parallel-hole의 PSF or LSF

그림 4-63 평행다중조준기 성능평가

(4) 조준기(Collimator) 특성

조준기는 검출기 선단에 장착되어 지향성을 갖게 하며 목적하는 방향의 감마선만을 통과시키고 다른 방향에서 입사하는 감마선을 제거하도록 홀을 배열한 구조로 광학계의 카메라 렌즈에 해당한다. 영상분해능을 높이기 위해서는 조준기와 선원을 가능한 가깝게 함으로서 높일 수 있다. 그러나 집속형 조준기(converging collimator)의 경우 선원과 조준기간의 거리가 증가하면 그 효율이 증가되고 확산형(diverging)과 바늘구멍(pin-hole) 조준기에서는 선원과 조준기간의 거리가 멀수록 그 효율이 저하된다.

평행다중구멍 조준기(parallel multihole collimator)는 조준기의 구멍이 서로 평행하게 배열한 것으로 스캔부위와 조준기사이의 거리에 무관하게 일정한 크기의 스캔영상을 구성하고, 물체와 조준기의 거리가 가까울수록 해상력(resolution)이나 대조도(contrast)가 우수한 영상을 구성한다.

조준기 면에 밀착(contact)할 때 최고 해상력을 가지며 거리가 멀수록 영상의 해상력이 저하된다. 감마선의 에너지가 낮으면 구멍사이의 격벽이 얇은 것을 사용하고 감마선(γ)의 에너지가 높으면 격벽이 두꺼운 조준기를 사용한다. 감마선에너지에 따라서 영상의 질이 차이가 있으며 조준기사용 에너지는 격벽의 재질과 두께로 결정되고 조준기의 감도와 분해능은 고 분해능 조준기일수록 감도가 저하되는 역관계에 있다.

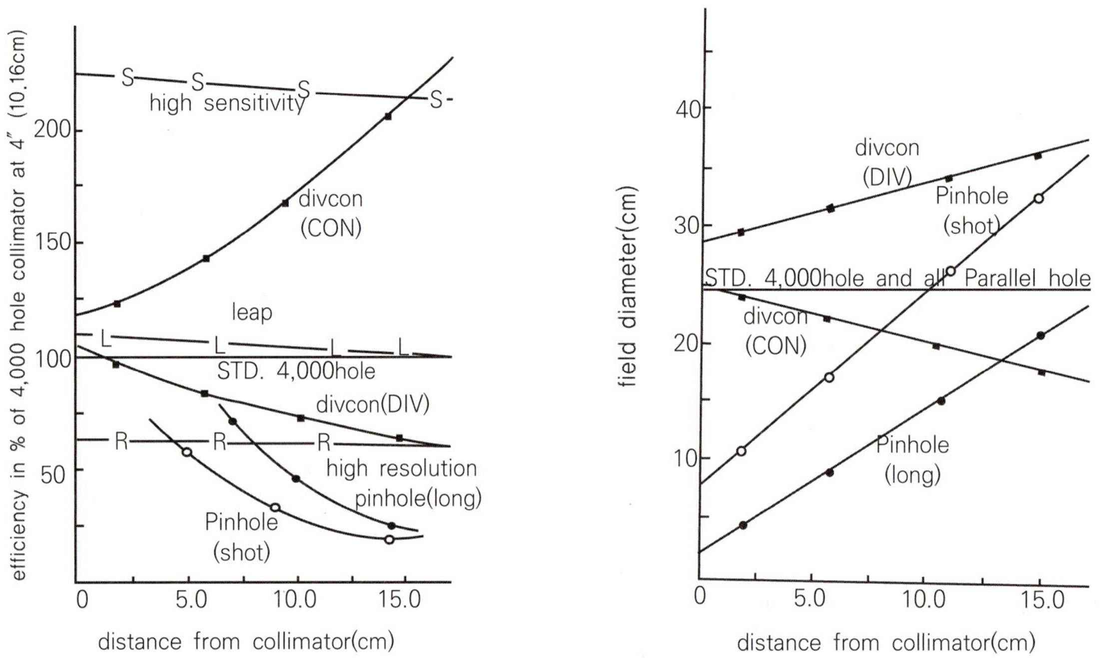

a. 조준기 효율범위

b. 조준기 유효시야범위(field of view)

그림 4-64 조준기 효율과 유효시야 범위

표 4-5 평행 다중구멍 조준기(parallel multihole collimator)의 성능평가

구 분	해상력(resolution)	감 도(sensitivity)
구멍크기(hole size) 클수록(↑)	감소(worsen; ↓)	증가(increase; ↑)
구멍길이(hole length) 길수록(↑)	향상(improve; ↑)	감소(decrease; ↓) 제곱에 역비례
격벽두께(septum thickness)가 두꺼울수록(↑)	무변화(no change)	감소(decrease; ↓)
조준기와 피사체 거리(distance of object from collimator) 멀면(↑)	감소(worsen; ↓)	무변화(no change)
광전자증배관(PM tube)수가 많으면	↓(검출기 크기를 일정하게 하고 수를 늘리면↑)	증가(increase; ↑)
결정체 두께 두꺼우면	감소(worsen; ↓)	증가(increase; ↑)

영상의 크기와 계수율은 조준기와 물체간의 거리에 따라 심각하게 변화하지 않는다(물체가 crystal로부터 거리가 멀어짐에 따라 계수율(count rate)은 역자승 법칙에 의해 감소하지만 조준기가 viewing area를 증가시킴으로서 보상).

※ 홀(hole)수가 많은 것 - 고분해능

조준기의 구멍크기와 격벽 두께가 일정하다면 조준기두께가 두꺼울수록, 구멍의 길이가 길수록 해상력은 향상되고 감도는 감소한다.

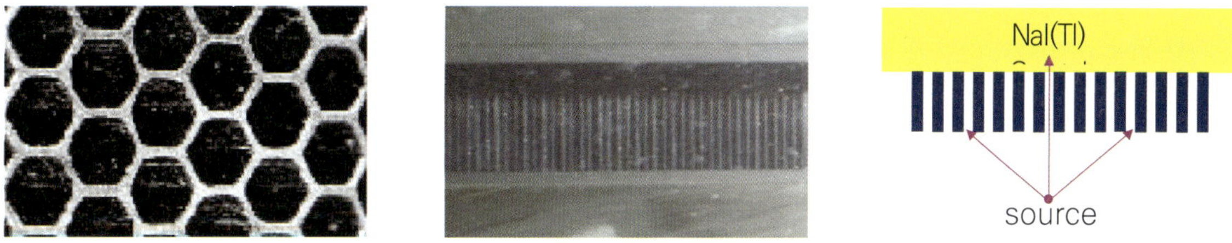

a. 육각형구멍모양 조준기　　b. 조준기 내부 측면 모습　　c. Diagram of parallel-hole

그림 4-65 조준기의 구멍(hole) 단면

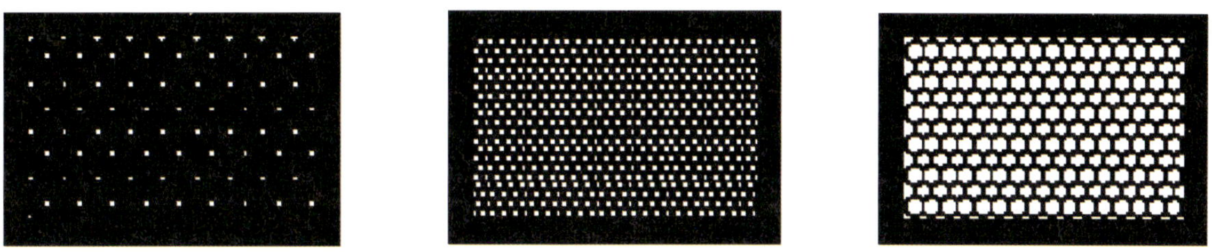

a. 고에너지 조준기　　b. 저에너지 조준기　　c. 중에너지 조준기

- 에너지에 따른 홀의 수

홀의 수는 카메라 시야의 크기에 따라 다르나
고 energy용: 1,000 ~ 2,000 구멍(hole) - 격벽이 두껍고 구멍(hole)의 직경이 큼
중 energy용: 4,000 ~ 8,000 구멍(hole)
저 energy용: 10,000 ~ 40,000 구멍(hole) 정도 - 격벽이 얇고 작은 홀이 많음

그림 4-66 에너지와 해상도에 따른 조준기의 홀 크기와 격벽 비교

조준기는 원형, 육각형 등 평형된 구멍으로 구성되고 감도와 분해능은 조준기 구멍의 크기와 높이에 의존한다. 구멍의 지름을 작게, 수를 많게, 조준기의 높이가 높을수록 분해능이 상승한다.

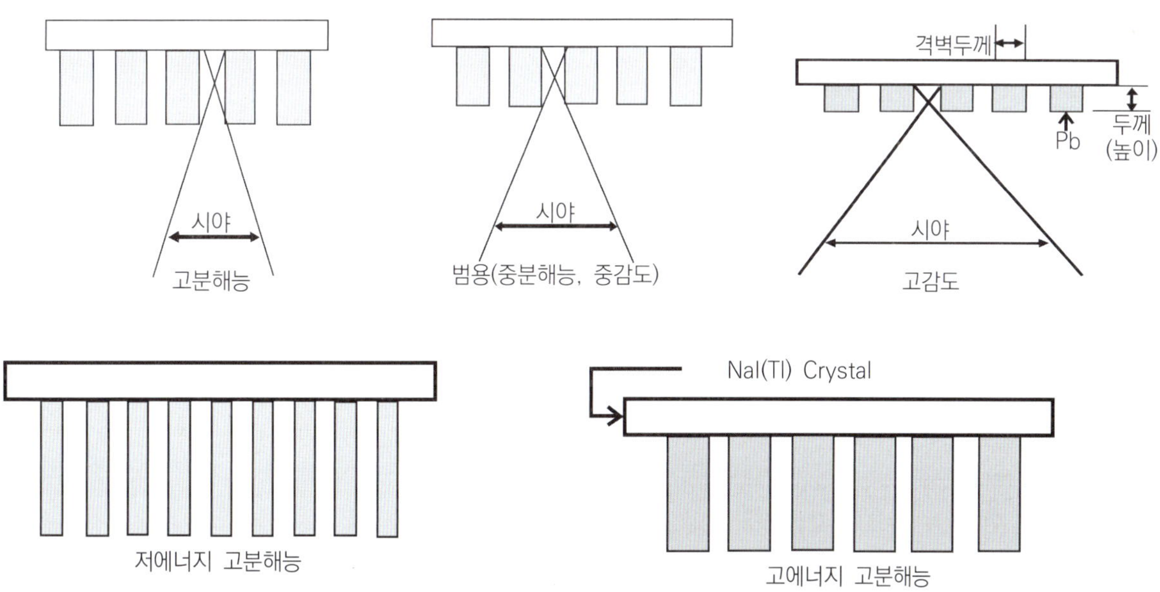

그림 4-67 평행다공형 조준기의 기하학적 구조

(5) 감도(Sensitivity)

섬광카메라(scinticamera)의 감도는 섬광체(scintillator)의 계수효율과 조준기의 기하학적 효율에 의해 결정된다. 실제 사용 시는 광전 peak를 계측, 입사 γ선 중 광전 peak를 발생하는 확률이 섬광체의 계수효율이다.

섬광체의 두께는 다중산란에 의한 고유(공간)분해능의 저하를 막기 위하여 얇게 설계하며 일반적으로 10 mm 전후이다.

섬광카메라 검출기의 고유감도는 섬광체 두께로 결정되고 섬광카메라의 종합감도는 조준기에 의해 좌우된다. 조준기감도는 조준기의 격벽두께가 같으면 구멍이 클수록, 즉 구멍의 수가 작을수록 감도는 상승한다.

섬광카메라의 종합감도는 γ선에너지에 의존하는 검출기의 효율 및 조준기의 효율 그리고 1붕괴 당의 γ선 방출을 이용하여 구할 수 있으나 실제로는 평판선원의 단위 방사능당의 계수율로 측정한다.

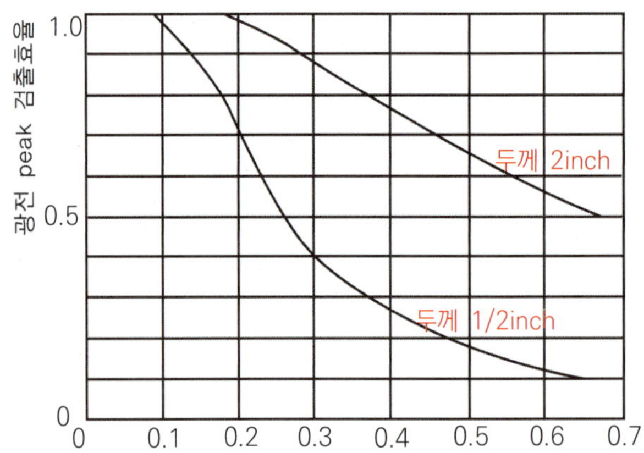

그림 4-68 NaI(Tl) 형광체(scintillator)의 광전 Peak 검출 효율

(6) 공간해상력(Spatial Resolution)

섬광카메라(scinticamera)의 공간분해능은 고유분해능, 조준기분해능, 종합분해능으로 구분할 수 있으며 핵의학 영상에서의 해상도는 종합 분해능에 의해 좌우된다.

① 공간분해능 평가방법

a. 선확산함수(line spread function, LSF)

- 반치폭(full width at half maximum; FWHM)
- 리스폰스함수(modulation transfer function; MTF)
  - 납 Bar phantom 해상도
  - 평열선상선원
  - 장기 phantom 해상도

b. 조준기 분해능의 가장 간단한 방법

선 응답함수(line spread function; LSF)의 FWHM결정으로 하는 데 이것은 점선원(single point source) 방사능에 대해 감마카메라의 profile반응이고, 선원(source)으로부터 서로 다른 측면(lateral)거리에서 결정(crystal)에 의해 알 수 있는 계수를 반영한다. 반치폭(FWHM)은 선상최고높이(line spread peak)의 50%에서 mm넓이로 표현한다.

c. 조준기 분해능의 가장 이상적인 측정

리스폰스함수(modulation transfer function; MTF)는 기기의 분해능을 나타내는 한 지표이다. MTF의 개념은 통신영역과 각종 광학계 및 영상분야에서 쓰이고 있다. MTF가 가장 이상적이지만 사용자가 직접측정이 불가하다.

MTF는 1이 가장 이상적이나 그런 장비는 없기 때문이다.

$$MTF = \frac{\text{출력신호}}{\text{입력신호}} \tag{4-13}$$

이상과 같이 종합분해능은 조준기거리가 멀면 저하되고, 고유분해능에서는 저에너지 감마선을 사용할 때 공간분해능은 낮게 측정되며, 저에너지일수록 γ선이 열화된다. 조준기분해능은 감마선 에너지가 높을수록 저하된다.

- MTF 사용 이점
  - 수학적인 취급이 가능하고 MTF의 형태에 따라 각 부분의 특성을 이해할 수 있다.
  - 각 부분이 직렬로 연결될 때는 각 부분의 MTF 곱으로 종합 성능이 표시된다. 예로 전자회로와 표시장치의 성능이 좋더라도 조준기가 나쁘면 종합성능은 조준기에 의해 좌우된다.
  - 일반적으로 섬광스캐너에서는 조준기 MTF가 가장 나쁘다.

d. 고유분해능(Inherent Resolution)

고유분해능은 일반적으로 LSF에 의한 반치폭, 또는 바 팬톰(bar phantom) 해상도에 의해 평가된다. 고유분해능은 섬광카메라(scinticamera) 자신이 가지고 있는 고유한 해상력으로서 NaI crystal 위에 light pulse의 정확한 위치를 기록하기 위한 섬광체(crystal), 광전자증배관(PMTs) 그리고 전자부품의 능력으로 나타내는 카메라 자체해상력이다.

- 낮은 감마선을 가진 방사선핵종이 사용될 때 감마카메라는 낮은 고유공간분해능(inherent spatial resolution)을 가진다.
- 고유분해능에 영향을 주는 인자: Compton 산란.
- 낮은 에너지핵종에서는 고유분해능이 조준기 분해능보다 중요하다.
- 광전자증배관으로부터의 출력전류의 통계적 변동.
- γ선의 다중 산란.
- 섬광체(scintillator) 내의 발광점 깊이 차이에 의한 영향.

e. 종합분해능(Overall Resolution)

종합분해능(overall resolution)은 조준기분해능, 고유분해능(inherent resolution), 사이막(septal)투과 그리고 산란방사선을 포함하는 영상시스템 전반 각 구성요소의 해상력 조합으로서 영상의 질을 결정한다.

고유분해능 및 조준기분해능을 LSF의 반치폭으로 나타내는 것과 같이 종합분해능도 반치폭으로 나타내면

$$R_s = \sqrt{Ri^2 + Rc^2} \tag{4-14}$$

Rs : 종합시스템분해능(overall system resolution)

Ri : 고유분해능(inherent resolution)

Rc : 조준기분해능(collimator resolution)

종합분해능은 조준기에서 거리가 멀어짐에 따라 저하된다. 고유분해능은 저에너지 γ선 일수록 열화하고 조준기분해능은 γ선 에너지가 높아짐에 따라 저하한다는 관계에서 볼 때 200~300 keV γ선에서 가장 양호함을 알 수 있다. 그러나 저에너지 감마선으로는 구멍수가 많은 해상력이 우수한 저에너지용 조준기를 사용할 수 있기 때문에 종합분해능은 감마선 에너지가 140 keV 부근이 가장 우수하다.

② 에너지분해능(Energy Resolution)

에너지분해능을 평가하는데 가장 중요한 인자는 감마선과 계측기의 광전효과에 의해 발생되는 광전피크(photo peak)로 전 에너지 흡수계수 값으로 결정되는 반치폭(FWHM)이다. 이는 방사성핵종들의 광전피크를 구별·분리할 수 있는 영상시스템의 능력, 즉 섬광카메라에 입사되는 감마선을 각 에너지별로 정확하게 구별해 내는 능력으로서 에너지 분광상에서 광전피크의 폭은 peak 크기의 차이를 나타내는데 이것은 광전자증배관(PMT)이나 결정의 성능지표를 나타낸다.

감마선스펙트럼에서 연속컴퓨턴 스펙트럼의 배후방사능을 제외한 광전피크에서 최대계수 값의 1/2이 되는 지점에서의 분광상 폭으로 FWHM(반치폭)으로 표시하는 양쪽에너지의 차이로 단위는 에너지(keV)이다. 보통 낮은 에너지 핵종에서는 에너지분해능이 나쁘다. 이상적인 검출기의 FWHM이 "0"이나 실제로 사용되는 감마카메라의 에너지 분해능은 8 ~ 10%이다. 해상력계산은 소수점 한자리까지 계산하며 분해능(Resolution; R)은 다음과 같다.

$$\% \text{ 분해능} = \frac{FWHM = \Delta E}{\text{광절정에너지}} \times 100 \qquad (4\text{-}15)$$

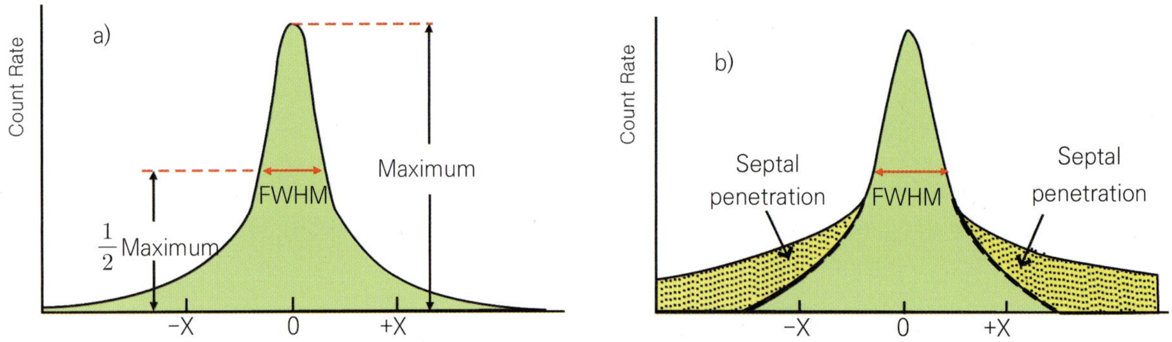

a) FWHM은 점선원으로부터 서로 다른 측면 거리의 점선원 방사능의 계수율 반응.
b) 격벽(사이막. septal)투과 시, FWHM은 변하지 않더라도 영상은 상당히 나쁘게 됨.

그림 4-69 반치폭(full width at half maximum; FWHM)

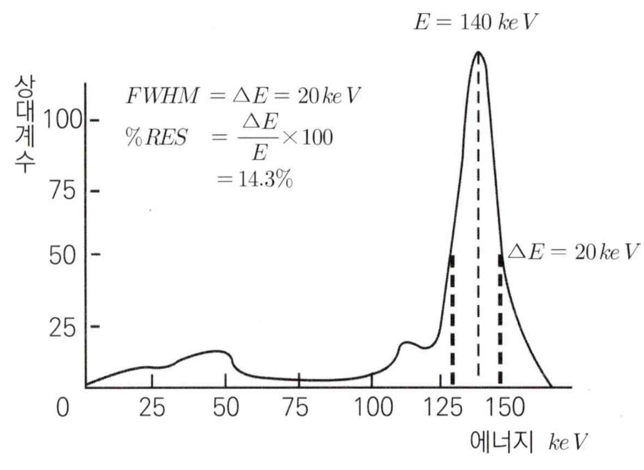

감마선의 광전흡수에 의해 생기는 광전피크(photo peak)의 높이가 높고 폭이 좁을수록 분해능이 높다.
즉 반치폭(FWHM)이 작을수록 분광계(spectrometer)의 에너지 분해능이 우수하다고 할 수 있다.

그림 4-70 에너지분해능

(7) 조준기(Collimator)종류 및 특징

경사 구멍 조준기(slant-hole collimator) 그림 4-71 f는 조준기 표면에 대해 일정한 각도의 비스듬한 구멍(hole)이 있는 평행 구멍 조준기이다. 경사진 조준기의 표면이 신체표면에 가깝게 유지되도록 허용하면서 그림 4-71 e의 영상에서 심장과 비장이 겹쳐 보이는 상부장기의 구조에 의해 가려진 구조를 보다 더 효과적으로 분리하여 그림 4-71 f와 같이 관찰할 수 있도록 비스듬한 시야를 제공한다. 비 평행구멍 조준기(nonparallel-hole collimators) 그림 4-71 b.c.d의 형태는 더 넓거나 더 좁은 시야를 제공하며, 원뿔 모양의 조준기는 영상의 크기를 확대하거나 축소할 수 있다.

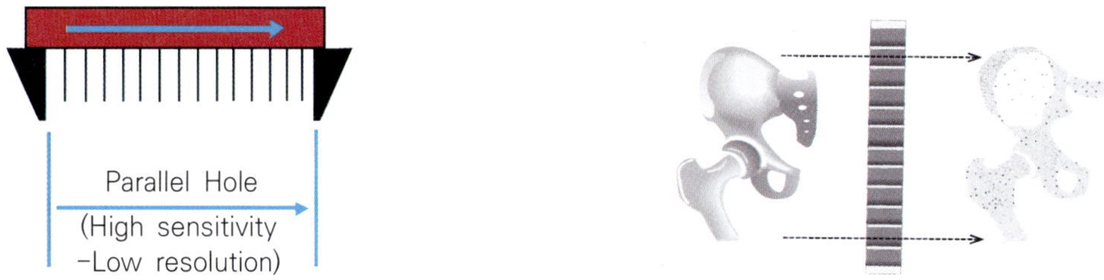

a. Parallel-Hole collimator

b. Converging collimator

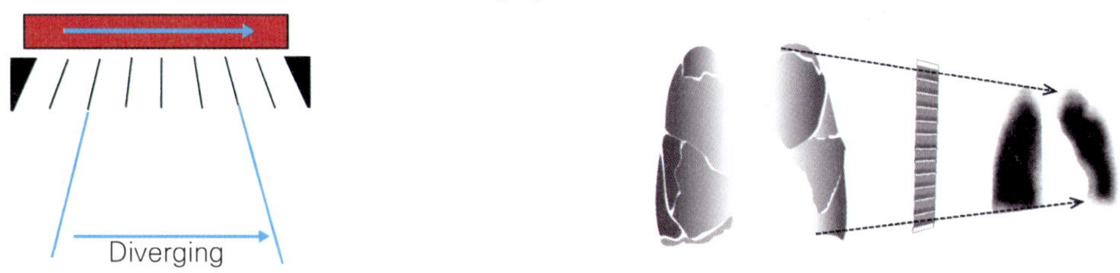

c. Diverging collimator

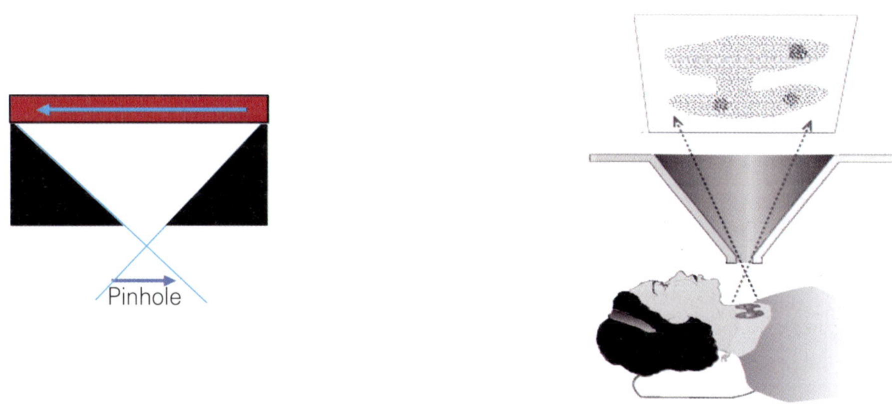

d. Pinhole collimator

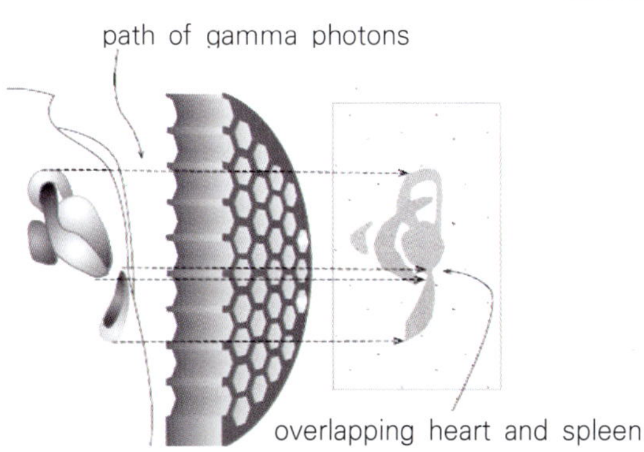

e. Parallel-Hole collimator

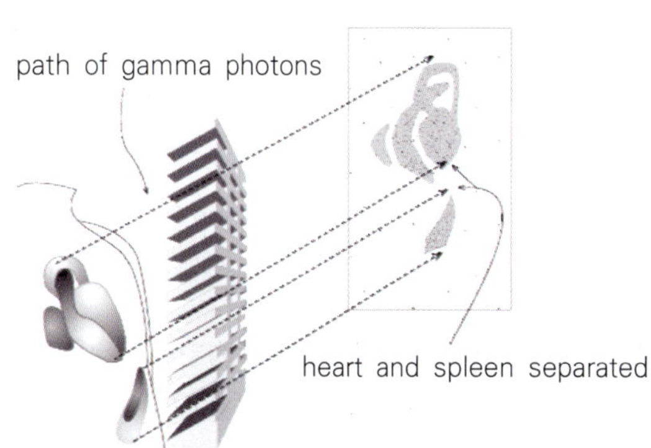

f. Slant-hole collimator

그림 4-71 조준기의 종류

① **바늘구멍 조준기(Pin-hole Collimator)**

감마카메라에 최초로 사용된 조준기로 뾰족한 원뿔(cone)형태의 주 몸체와 조준기의 구경(diameter)을 결정하는 입구부(aperture insert)로 구성되어 있다. 입구부는 방사선 투과를 효과적으로 차단하기 위해 원자량이 큰 물질(텅스텐)을 이용한다. 입구부의 구경에 따라 시스템의 해상도 및 민감도가 결정되며, 한 개의 작은 구멍만 있는 형태로 상자사진기(box camera)와 비슷한 방식으로 역상을 보여준다. 통과하는 감마선량이 상대적으로 적어 감도는 거리의 제곱(Z^2)에 반비례하여 떨어지나 다른 조준기에 비해 해상력이 우수한 스캔영상을 획득할 수 있다(poor sensitivity, good resolution). 감도는 거리의 제곱에 반비례하는 특성을 가지므로 충분한 정도의 감도를 얻기 위해서는 가능한 밀착스캔(contact scan)을 하여야 하며 거리가 가까울수록 감도와 해상력이 좋아진다.

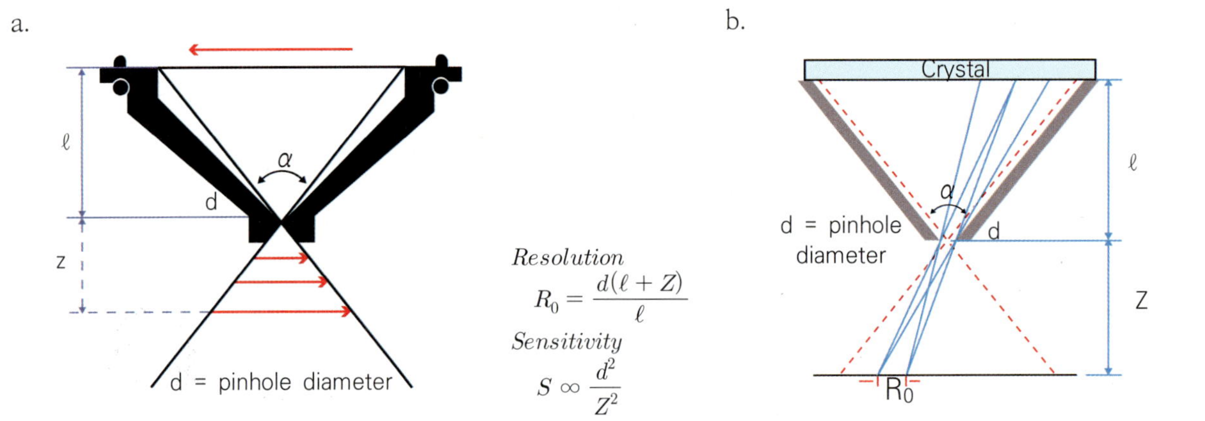

바늘구멍(pin-hole) 조준기의 기하학적거리가 가까울수록 분해능과 감도는 증가하고, 영상확대율이 커짐.

그림 4-72 바늘구멍(pin-hole)조준기 분해능과 감도

바늘구멍조준기 영상은 실제 스캔대상보다 확대되어 나타나기 때문에 작은 장기의 스캔에 적합한 조준기로 영상은 거리에 따라 크기가 달라진다. 즉, 거리가 가까울수록 영상은 확대되고 시야(viewing area)가 좁아지며 관심물체가 편평하거나 가늘지 않으면 영상은 왜곡된다. 가까운 거리에서는 유효시야가 좁아지므로 갑상샘(thyroid gland)이나 엉덩관절(고관절 hip joint)같은 작은 장기나 대상의 해상력을 높이기 위해 주로 사용한다. 분해능(R_o)은

$$R_o = \frac{d(\ell + Z)}{\ell} \tag{4-16}$$

이다.

그림 4-72에서 d는 바늘구멍(pin-hole) 유효직경이고, 바늘구멍의 직경은 2 ~ 8 mm범위에 있으며 홀 직경이 클수록 감도는 증가하고 분해능은 떨어진다. 통상 5 mm의 hole직경을 주로 이용한다.

감도는 직경의 제곱(d^2)에 비례하고 구멍(hole)과 선원간 거리의 제곱(z^2)에 반비례한다. 즉, 조준기 구멍크기와 검사부위와의 거리가 감도와 분해능에 영향을 미치며 구멍이 클수록 감도(예민도)는 증가하나 해상력은 떨어진다. 보통 바늘구멍(pin-hole) 조준기 주 몸체길이(입구에서 섬광결정까지의 거리)의 ℓ은 20 ~ 25 cm 정도이고, 원뿔각(angle of the cone) α는 60° 정도의 것을 주로 이용한다.

② **집속형 다중구멍 조준기(Converging Multihole Collimator)**

분해능이 좋은 바늘구멍 조준기와 감도가 좋은 평행다중구멍 조준기의 혼합 형태로 바늘구멍 조준기의 높은 해상력과 평행다중구멍 조준기의 높은 감도특성을 고루 갖추고 있다. 유효시야는 조준기와 스캔부위와의 거리가 멀수록 작아지며 확대된 영상을 만든다. 즉, 조준기와 선원(source)과의 거리에 따라 감도와 분해능이 변하고, 영상의 크기도 변한다. 집속형 조준기에는 cone-beam type와 fan-beam type이 있으며 주로 fan-beam type는 SPECT 영상구성이 가능해 뇌 촬영에 많이 이용한다.

표 4-6 집속형 조준기 거리변화에 따른 감도와 분해능관계

거리	상대적 감도	분해능(FWHM)	상대적 field 범위
0	1.2	5.9 mm	1
2 인치	1.4	7.8 mm	0.9
4 인치	1.7	10.3 mm	0.8
6 인치	2.2	13.2 mm	0.7

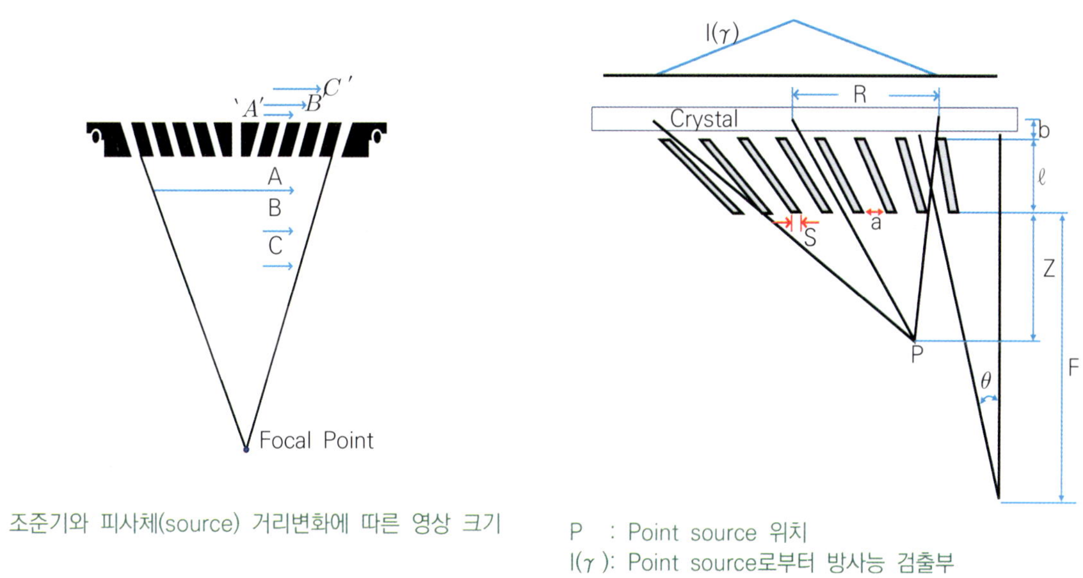

그림 4-73 집속형 다중구멍 조준기(converging multihole collimator)의 기하학적 관계

그림 4-73에서 조준기 전면에서 선원(source)간 거리 z일 때, FWHM의 크기(R)는

$$R = \frac{a(\ell_e + z + b)}{\ell_e} \times \frac{1}{\cos\theta} \times \left(1 - \frac{\frac{\ell_e}{2} + z}{F - z}\right) \tag{4-17}$$

이 되며 공간 분해능(R_0)는

$$R_o = R \times \left(\frac{F - z}{F + \ell_e + b}\right) \tag{4-18}$$

가 된다.

이때 b는 조준기 후면으로부터 영상 면까지의 거리 F는 초점거리이며, θ는 격벽(septa)의 경사각 크기이다.

일반적으로 사용되는 집속형 조준기의 초점거리는 40 ~ 50 cm 정도이며, 초점거리에서의 영상은 확대되지만 그 이상의 거리에서는 영상의 확대와 함께 영상이 역상(invert)으로 나타난다.

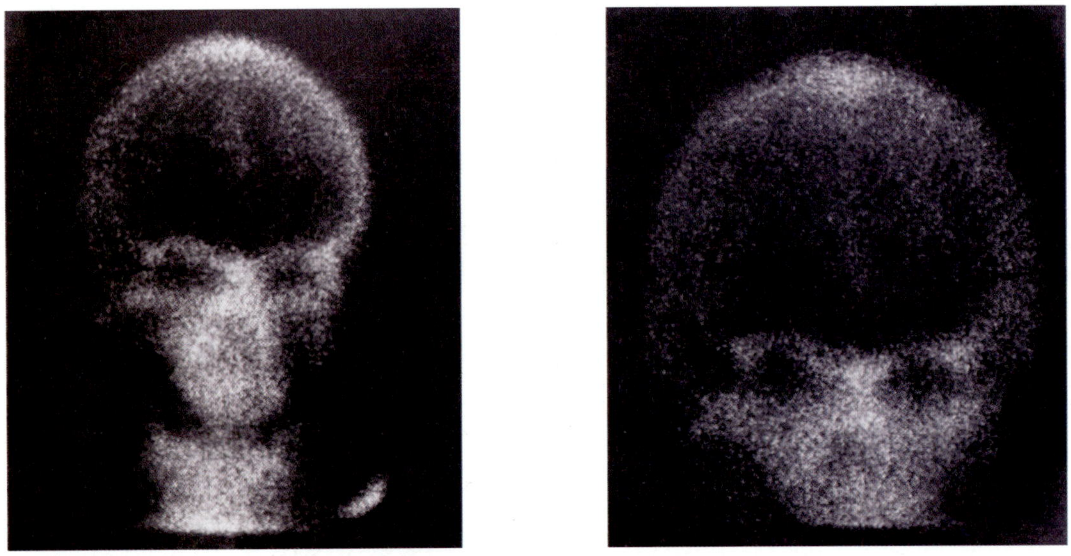

a. 평행구멍 조준기(parallel hole collimator)　　b. 집속형 조준기(converging collimator)

그림 4-74 평행구멍 조준기와 집속형 조준기의 기하학적 영상비교

③ 확산형 조준기(Diverging Collimator)

작은 결정(crystal)면을 가진 카메라로 허파(lung)와 같은 큰 기관, 콩팥, 간과 같이 카메라의 유효직경보다 큰 장기를 영상화하기 위해 특별히 고안된 조준기로 넓은 스캔부위를 작은 직경의 섬광카메라로 스캔하기 위한 조준기이다. 이와 같이 넓은 범위에 대하여 검사할 수 있는 장점이 있으나 감도와 분해능이 저하될 수 있다.

유효시야는 조준기 전면과 스캔부위와의 거리가 멀어질수록 커지며, 평행구조를 갖는 조준기와 비교해 볼 때 불필요한 주변방사능이 계수되어 감도와 해상력이 떨어진다. 장점은 넓은 부위를 스캔(영상영역이 평행형에 비해 30% 증가)할 수 있지만, 감도와 해상력이 떨어지는 단점이 있으며 현재는 거의 사용되지 않는다.

표 4-7 확산형 조준기의 거리변화에 따른 감도와 분해능

거리	상대적 감도	분해능(FWHM)	field of view
0	1	6.9 mm	1
2 인치	0.85	9.6 mm	1.1
4 인치	0.73	12.9 mm	1.2
6 인치	0.62	16.3 mm	1.3

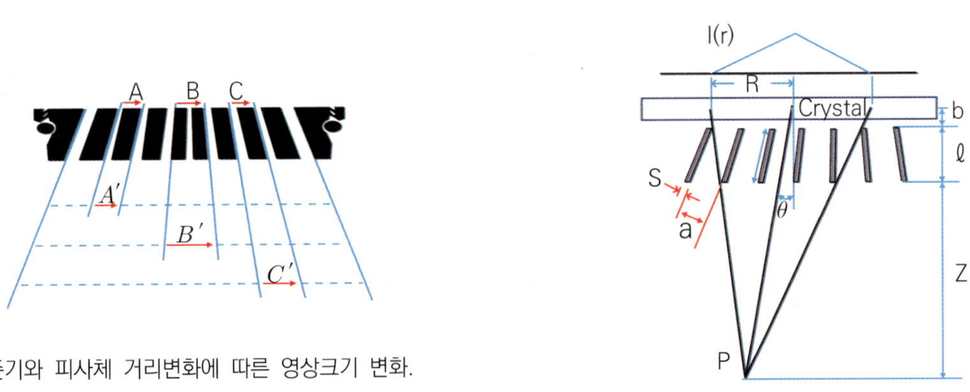

조준기와 피사체 거리변화에 따른 영상크기 변화.

그림 4-75 확산형 조준기의 거리 변화에 따른 영상변화와 기하학적 관계

확산형 조준기(diverging collimator)에서는 조준기와 피사체(source)간 거리가 증가할수록 감도와 분해능이 감소하고 field의 넓이는 증가하며, FWHM의 크기 R과 공간분해능 R_0는 다음과 같다.

$$R = \frac{a(\ell_e + z + b)}{\ell_e} \times \frac{1}{\cos\theta} \times \left(1 - \frac{\frac{\ell_e}{2} + z}{F + \ell_e + b + z}\right) \quad (4\text{-}19)$$

$$R_0 = R \times \left(\frac{F + \ell_e + z + b}{F}\right) \quad (4\text{-}20)$$

④ **평행다중구멍 조준기(Parallel Multihole Collimator)**

가장 일반적으로 사용되는 조준기로, 영상의 크기는 조준기와 피사체(source)와 거리에 관계없이 일정하고, 고감도와 고분해능을 유지하게 하기 위해서는 거리를 최대한 가깝게 밀착해야 한다. 이는 조준기 면에 밀착(contact)할 때 최고해상력을 가지며, 거리가 멀수록 영상의 해상력(resolution)이 저하된다. 조준기 구멍과 평행하게 입사한 감마선의 에너지가 낮으면 구멍(hole)사이의 격벽은 얇은 것을 사용하고, 감마선(γ)의 에너지가 높으면 격벽이 두꺼운 조준기를 사용한다. 구멍크기와 격벽두께가 일정하다면 조준기의 두께가 두꺼울수록(구멍의 길이가 길수록) 공간해상력은 향상되나 감도는 감소한다. 평행다중구멍 조준기(parallel multihole collimator)의 공간분해능(R_0)은

$$R_0 = \frac{a(l_e + z + b)}{l} \quad (4\text{-}21)$$

l_e : 조준기 유효길이($l_e = 1 - 2\mu^{-1}$)

μ : 격벽물질의 선 흡수계수

l : γ선이 통과하는 hole 길이

이다. 사용되는 감마선에너지에 따라 160 keV 이하에서 사용하는 저에너지(^{99m}Tc, ^{201}Tl), 160 ~ 250 keV에서 사용하는 중에너지(^{67}Ga, ^{111}In), 250 ~ 360 keV에서 사용하는 고에너지(^{131}I) 등으로 분류되며 사용에너지는 조준기 격벽재질과 두께로 결정된다.

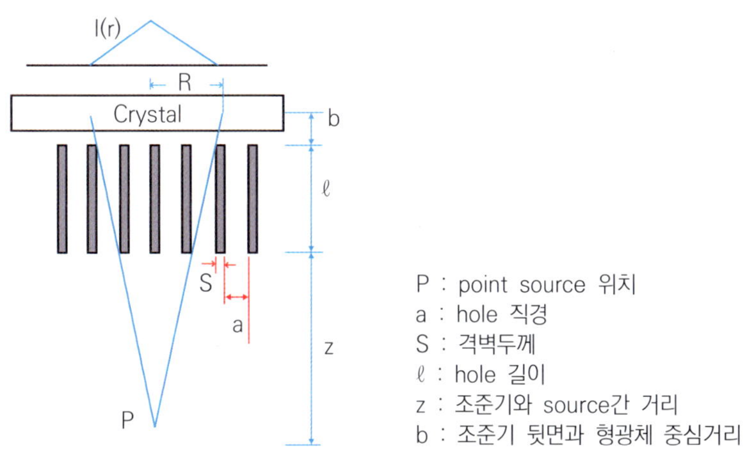

그림 4-76 평행다중구멍 조준기(Parallel Multihole Collimator)의 기하학적 관계

표 4-8 감마카메라 조준기의 구조 및 특징

구 조	명 칭	특 징
평행다중구멍 조준기 (parallel multi-hole collimator)	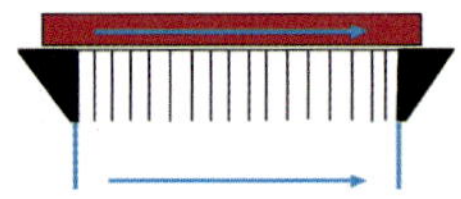	일반적으로 사용, 영상크기 1:1
· 고 에너지(high energy collimator)		^{131}I, ^{198}Au(^{67}Ga, ^{111}In, ^{75}Se)
· 중 에너지(medium energy collimator)		^{67}Ga, ^{111}In, ^{75}Se, ^{123}I
· 저에너지(low energy collimator)		^{99m}Tc, ^{201}Tl, ^{133}Xe(^{123}I)
- high sensitive collimator - all purpose collimator - high resolution collimator - ultra fine resolution collimator		사용목적에 따라 선택사용(분해능 감도 등)
바늘구멍 조준기 (pin-hole collimator)	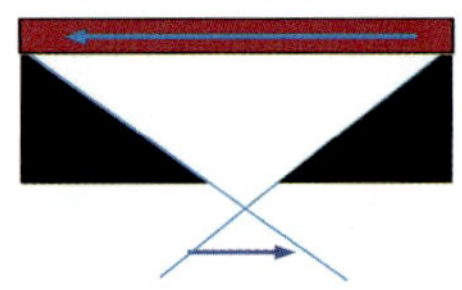	영상은 일반적으로 확대, 역상 분해능우수하나 감도 낮음, 갑상샘과 작은 장기에 이용
집속형 다중구멍 조준기 (converging multihole collimator)	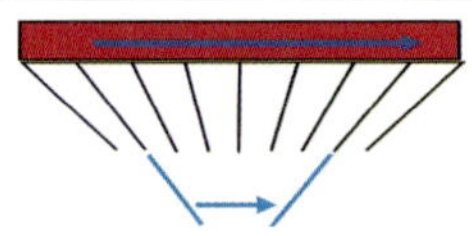	영상은 크기확대(시야축소), 분해능은 우수하지만 깊이에 따라 변화함
확산형 조준기 (diverging collimator)	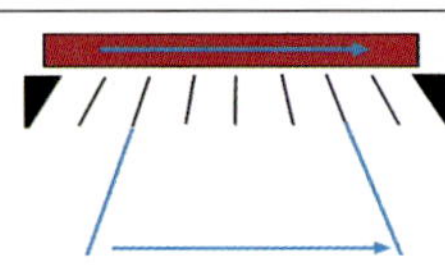	영상의 크기축소(시야확대), 주변부 분해능 저하

3) NaI(Tl)결정(Crystal) 및 광전자증배관(Photomultiplier Tube)

감마카메라의 감도와 해상력은 NaI(Tl)결정의 두께와 광전자증배관의 배율에 의하여 좌우된다. 일반적으로 두께 1/2인치, 직경 12~20인치인 한 개의 커다란 원형 또는 직각형 배열결정체를 사용하여 광전자증배관(photo-multiplier tube)을 2차원 평면배열하여 한 번에 스캔영상을 획득하는 구조를 가지므로 가능한 광전자증배관 크기를 작게 하고 증배관수를 최대한 늘리면 해상력이 우수한 영상을 획득할 수 있다.

좋은 해상력을 가지는 영상을 획득하기 위해서 7개, 19개, 37개, 61개, 91개 등 더 많은 광전자증배관을 사용하게 되었으며, 섬광의 위치검출을 위하여 하나의 광전관출력을 작은 콘덴서를 통해 X^+, X^-, Y^+, Y^-의 출력 선에 공급된다. 각 출력 선에 공급되는 신호의 크기는 콘덴서의 용량 값에 비례한다.

결정에 입사된 감마선은 발생된 곳에서 섬광의 대부분이 그 부위에 가장 가까운 광전관에 모이게 되고 약간은 다른 광전관에도 모인다. 19개의 광전관을 예로 들면 광전관의 콘덴서 용량 값에 비례한 신호의 합성에 의해서 X^+신호는 $X^+ = 0.03P_1 + 0.035P_2 + 0.04P_3 + 0.035P_4 + 0.03P_5 + 0.02P_6 + 0.01P_7 + 0.005P_8 + 0.005P_9 + 0.005P_{10} + 0.01P_{11} + 0.02P_{12} + 0.025P_{13} + 0.03P_{14} + 0.025P_{15} + 0.015P_{16} + 0.01P_{17} + 0.015P_{18} + 0.02P_{19}$에 의해 얻어진다. 이와 같이 X^-, Y^+, Y^-의 신호도 만들어 진다. 또한 섬광의 세기에 관한 신호 Z는 $Z = X^+ + X^- + Y^+ + Y^-$에 의해 얻어지며 신호를 파고분석기를 통해 산란선이나 배후 방사능의 제거에 이용한다. 이 신호는 섬광이 일어난 위치를 결정하는 X신호, Y신호는 $X = (X^+ - X^-)/Z$, $Y = (Y^+ - Y^-)/Z$의 비율회로로 만들어지며 결정의 중심, 그리고 Oscilloscope의 중심을 원점으로 하는 좌표계의 위치신호로 이용된다.

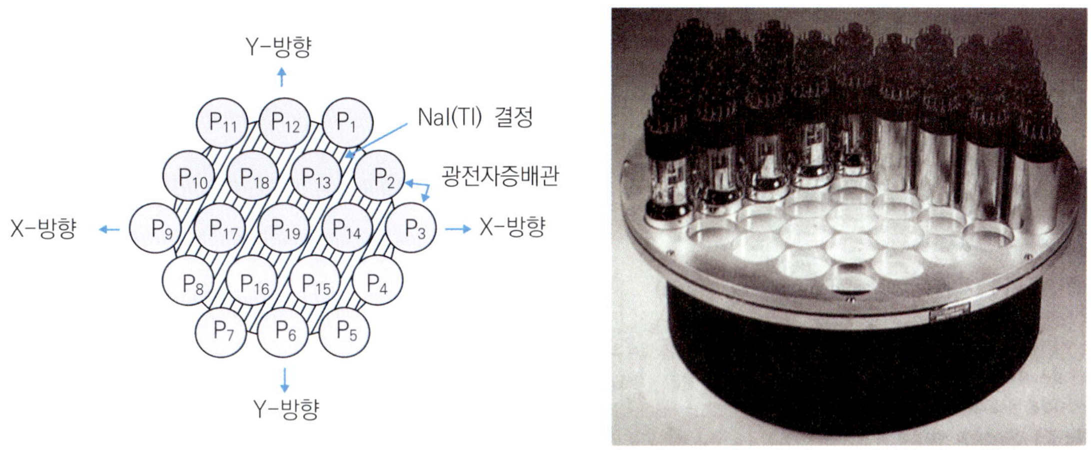

그림 4-77 광전자증배관 배열구조

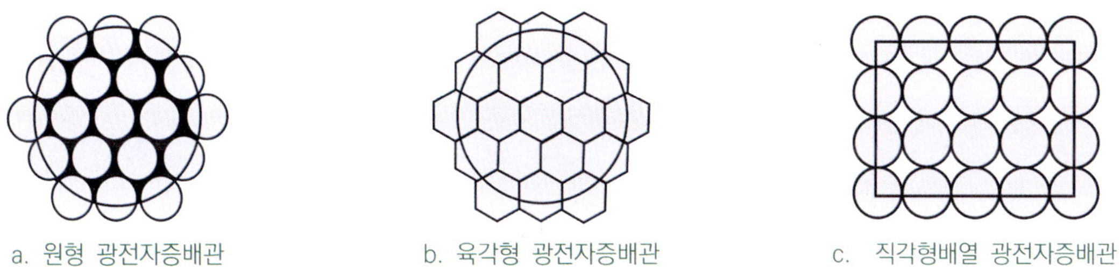

그림 4-78 광전자증배관 PM tube 배열종류

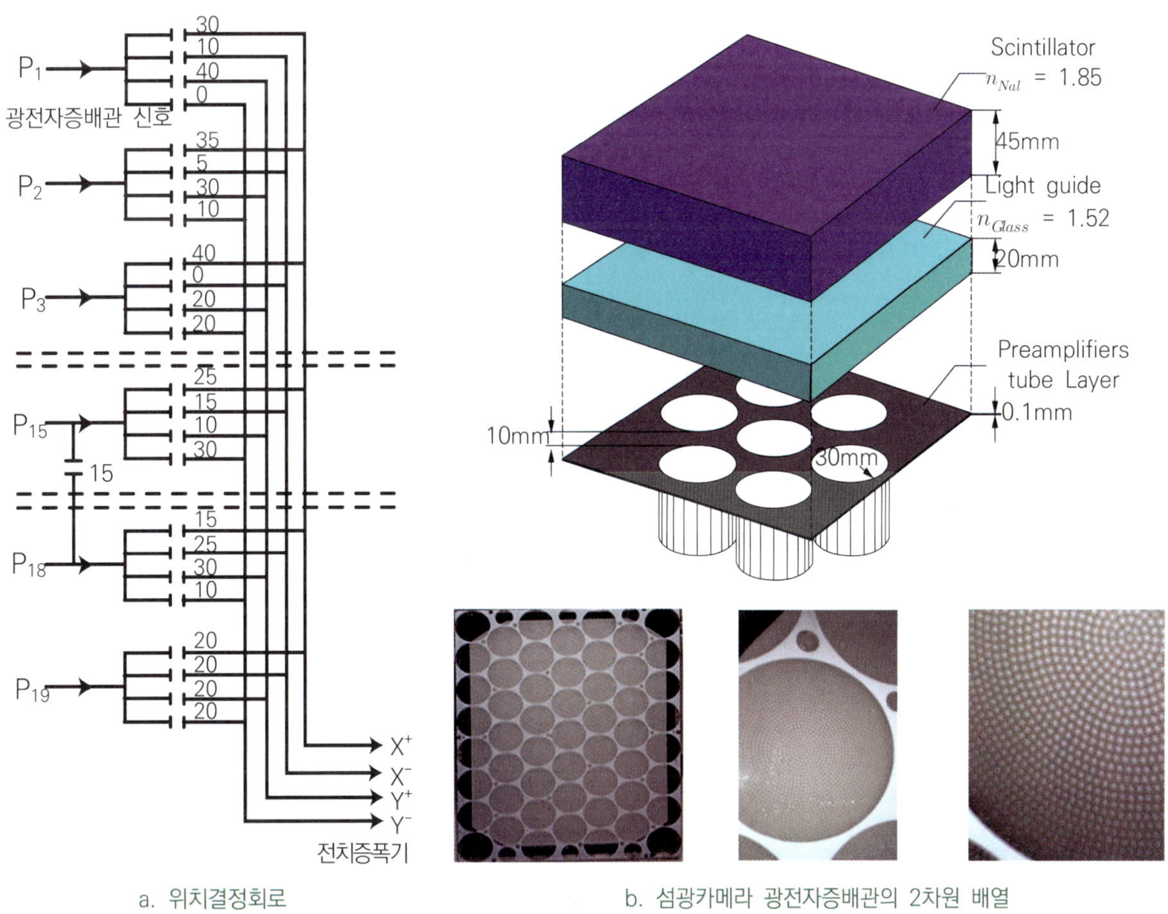

그림 4-79 섬광카메라 광전자증배관 PM tube 2차원배열과 위치결정회로 개요도

(1) NaI(Tl) 결정(Crystal)

NaI(Tl)결정(crystal)은 조준기를 통해 들어온 감마선과 상호작용을 통해 광전흡수를 일으켜 섬광(event)을 발생, 4000 Å 되는 청자색의 광자(light photon)로 바꾸어 광전자 증배관에 전달하는 역할을 하며, 1 keV의 감마선당 약 30개 정도의 광자가 생성된다. 감마카메라의 감도와 해상력은 NaI(Tl)결정의 두께와 광전자 증배관의 증배율에 좌우 된다. 결정(crystal)의 크기가 클수록 감마선의 에너지가 낮을수록 광전효과를 발생하는 비율이 증가하여 검출효율을 증가시키며, 반대로 감마선의 에너지가 높거나 또는 결정 크기가 작으면 광전흡수를 일으키지 않고 결정 밖으로 나가는 비율이 증가하여 검출효율이 저하된다.

NaI(Tl)결정이 두꺼울수록 포획된 감마선에 의한 광자생성도 우수하며 적은 량의 감마선에 대하여 예민하게 반응하지만 그림 4-81 b에서와 같이 두꺼운 NaI(Tl)결정을 지나는 동안 감마선과 결정의 상호작용으로 산란 현상이 많아져 해상력이 저하된다. 또한, 에너지가 클수록 큰 결정을 사용해야 하지만 장비가 커지고 결정가격 때문에 고에너지 조준기를 사용한다.

NaI(Tl) 섬광 결정 검출기 plate의 크기가 80 cm(31.5인치) 정도 되어야 하며 원통 또는 직사각형 구조를 가져야 한다. 140 keV의 감마선 방출 핵종인 ^{99m}Tc를 주로 사용하는 감마 카메라의 결정 두께는 1 cm로 충분하며, 일반적으로 NaI(Tl)결정 두께를 0.5 inch 정도의 결정크기로 작게 하고 그 수를 최대한 늘려서 해상력이 우수한 스캔상을 얻을 수 있다. 0.5 inch 결정두께를 가지면 ^{133}Xe(81 keV), ^{99m}Tc(140 keV)의 검출효율은 100%이다. 더 두꺼운 결정 plate는 511 keV의 방사선을 이용한 검사에 사용될 수 있다.

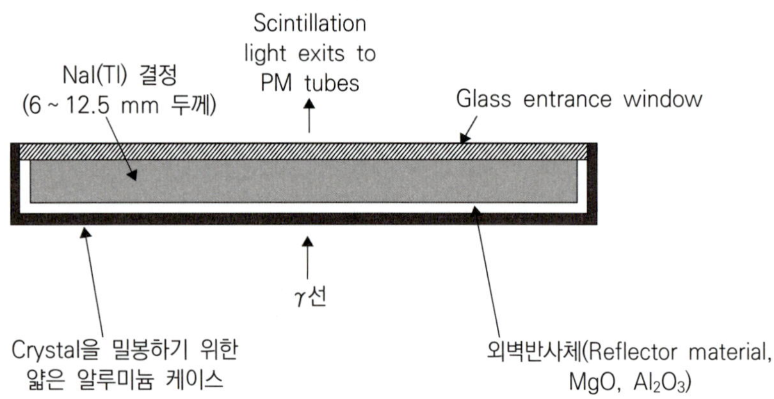

a. 감마카메라 NaI(Tl)의 단면도식도

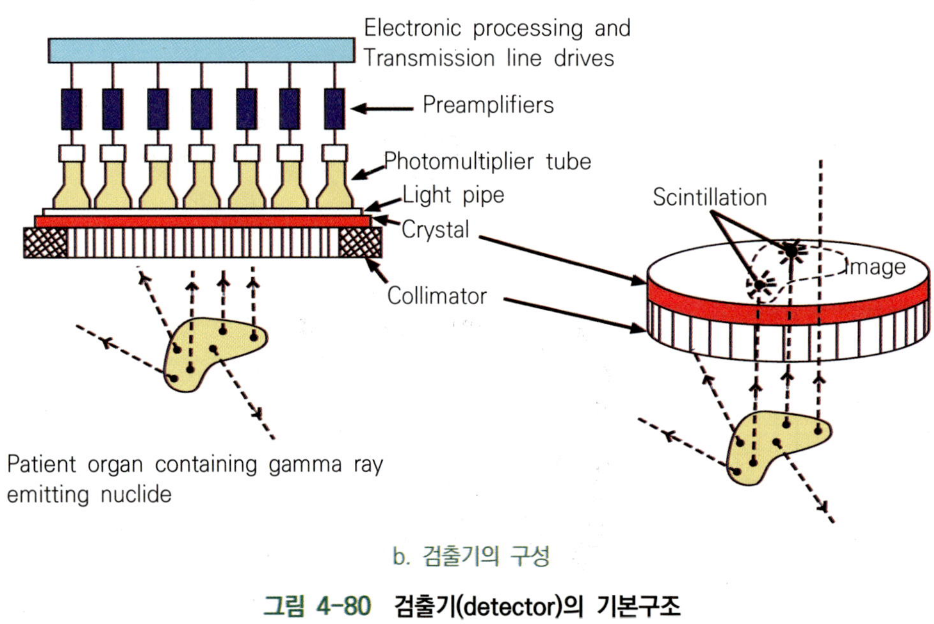

b. 검출기의 구성

그림 4-80 검출기(detector)의 기본구조

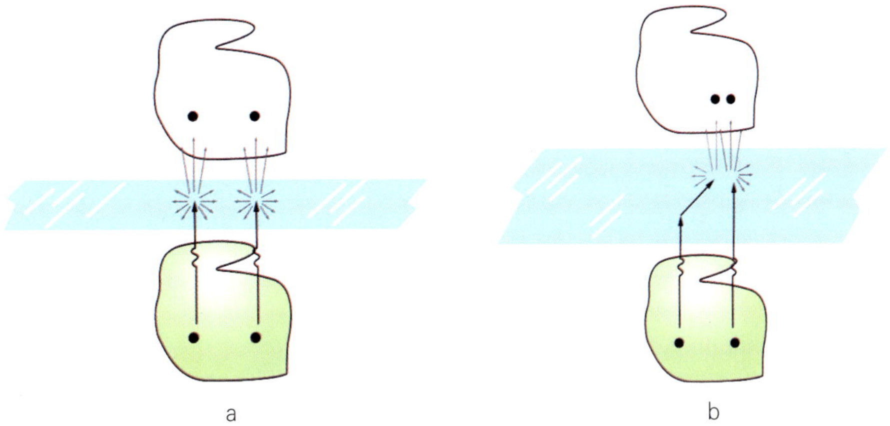

그림 4-81 형광체 두께와 해상도

환자 몸에서 나오는 감마선 → Tl으로 활성화시킨 NaI crystal과 상호작용 → 궤도전자 방출 → 감마선의 에너지 강도에 비례하는 형광 빛(fluorescent light)의 pulse(scintillation event: 광자) 생산 → event의 약 30%가 광전자증배관(PM tubes)에 도달.

① 형광체의 구비조건과 특징

a. NaI(Tl) (a thallium-activated sodium iodide crystal)을 많이 사용하는 이유는?

- 원자번호가 크다.
- 밀도가 크다
- γ선을 잘 흡수한다.
- 검출효율이 높다.
- 임의대로 크기 조절가능

b. Tl을 왜 혼합하는가?

Tl을 1% 혼합함으로써 순수한 결정체보다 Tl을 혼합했을 때 여기작용을 촉진시켜 형광을 많이 발생한다.

c. 형광체의 구비조건

- 빛의 분광과 광전면의 파장 특성이 일치
- 형광효율이 각 부분에 걸쳐 균일(4000 ~ 5000 Å)
- 잔광소멸시간이 짧아야 한다.
- 자연방사능에 의한 자연계수가 적어야 한다.
- 형광체의 크기가 가급적 커야 한다.

이는 감도가 좋아지고 환자에게 방사성의약품의 투여량이 적어도 되며 스캔(scan)시간이 짧아진다. 그러나 너무 크면 부피가 커지는 단점이 있다. 보통 3 ~ 5"가 많이 사용한다.

d. NaI의 특성

습기를 잘 빨아들이는 조해성이 있다. 이를 방지하기 위해 결정체를 1/32인치 두께의 알루미늄(Al)으로 NaI를 봉입해서 사용한다.

e. NaI(Tl) 결정의 단점

- 기계적인 손상.

- 실내온도가 3 ~ 5 ℃/h 유지가 가장 적절하며 ±10 ℃/h 변화 시 결정이 손상될 수 있다..
- 습기를 흡수하는 성질(조해성)이 있어 펄스 발생 및 전달효율 저하를 발생할 수 있다.
- 직경이 큰 형광체(50 cm 이상) 생산하기 어렵고 고가이다.
  - NaI(Tl) 결정은 두께가 증가할수록 감마선의 흡수가 커져 감도는 상승하지만 분해능은 저하된다.
  - 일정한 형광체(scintillator)의 크기에서 광전자 증배관수는 영상의 분해능에 영향을 주며 직경이 작은 형광 증배관은 광전음극 감도의 불균등성을 감소시킬 수 있다. 따라서 직경이 작은 증배관수를 증가시킴으로서 감도의 균등성과 분해능을 향상시킬 수 있다.

(2) 광전자증배관(Photomultiplier Tube; PMT)

광전자증배관(PMT)은 광전음극과 다이노드를 포함하는 진공관으로 광자를 측정할 수 있는 전기적 신호로 바꾸어 주는 역할을 한다. 즉, 광자(섬광 event)는 광전음극(photo cathode)에서 저에너지 전자로 변하고 직류고압이 걸려 있는 9 ~ 12개의 다이노드(dynode; 진공관 내의 2차 전자 방출을 위한 전극)를 거치는 동안 10^6 ~ 10^8배로 증배되며 광전자증배관의 출력신호는 감마선이 결정 내에서 잃은 에너지에 비례한다. 즉, 광전자 수는 형광의 강도에 비례한다.

광전자증배관(PMT)은 2차원 평면배열로 일시에 영상을 구성하는 구조로 가능한 증배관 크기를 작게 하여 수를 많게 하므로서 해상력이 우수한 영상을 획득할 수 있다. 결정(crystal)바로 뒤에 위치하고, Light Pipes에 의해 결정에 연결되어 있거나 실리콘(slicon)같은 물질로 결정에 결합되어 있다.

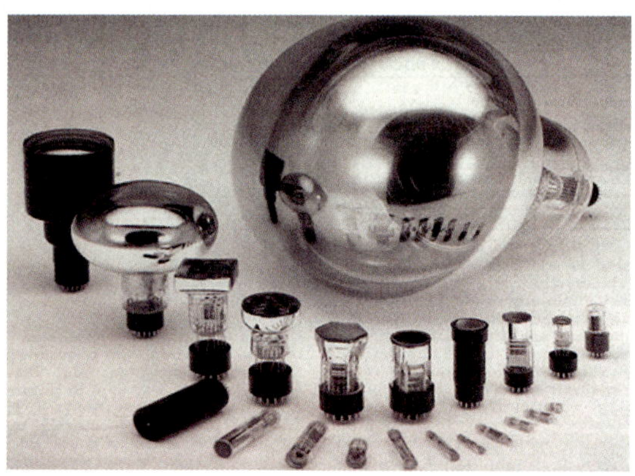

a. 다양한 형태와 크기의 PM tube

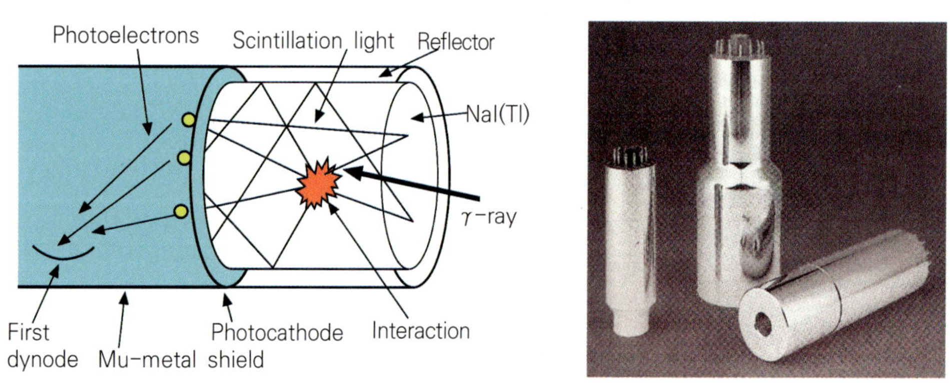

b. NaI(Tl) crystal과 PM tube의 일반적인 구조와 배열형태

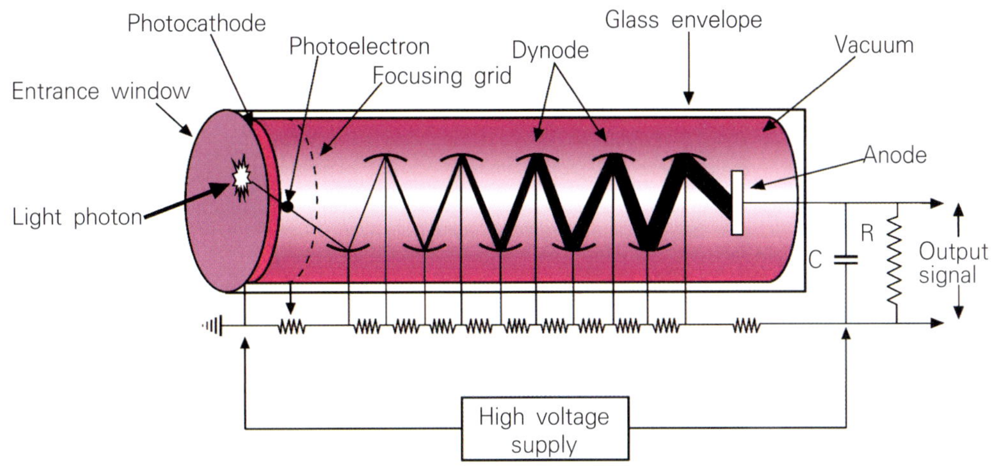

c. 증배관 세부구조

그림 4-82 Gamma Counter의 광전자증배관 형태와 구조

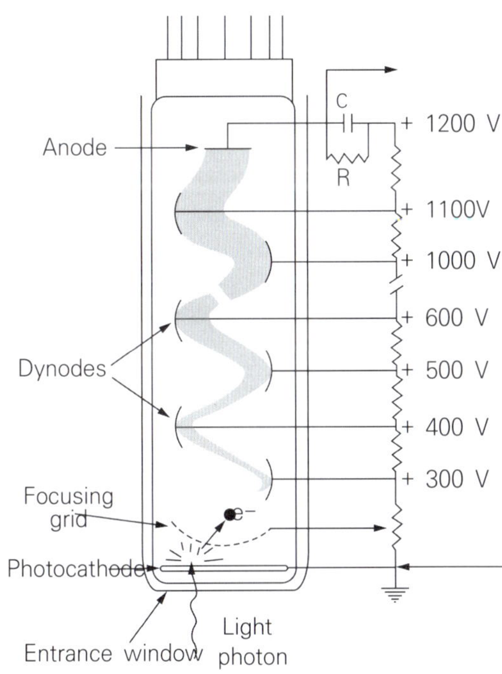

a. NaI(Tl)결정과 광전자증배관의 기본원리

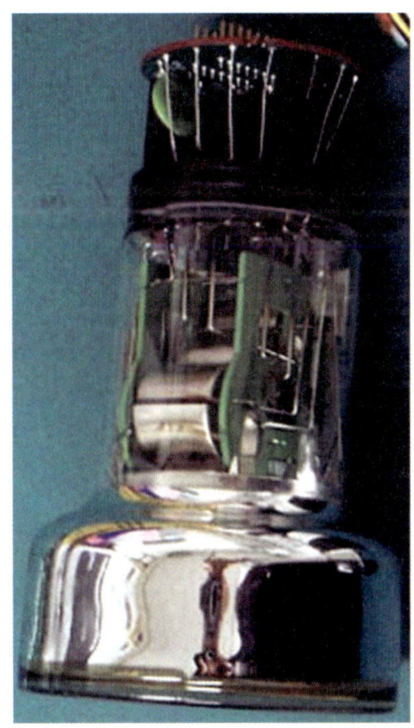

b. Photomultiplier tube

그림 4-83 광전자증배관(PMT)

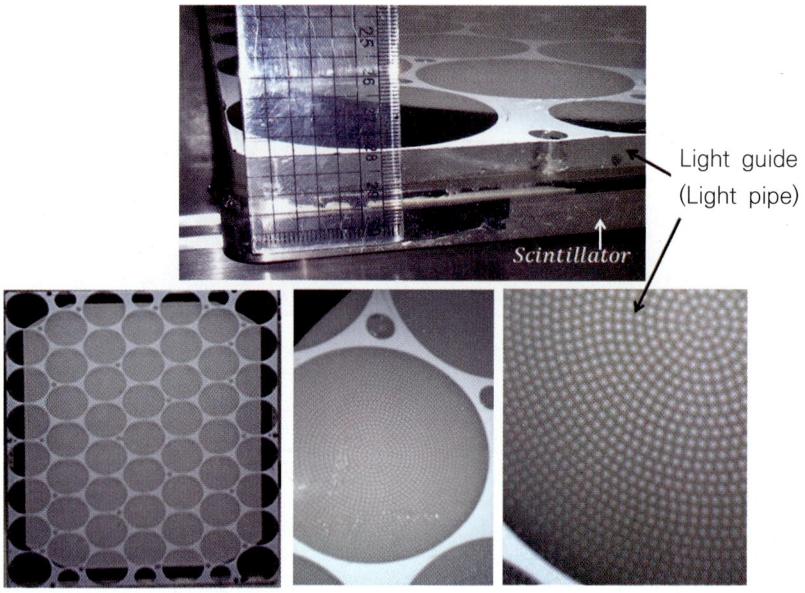

- Light pipe는 빛의 흡수와 발생이 일어나서는 안 된다.
- 결정형태의 수정 - Quartz(수정), Glass(유리), 루사이트(lucite; (반)투명 아크릴 합성수지), mineral oil(광유), 실리콘오일(silicon oil).

그림 4-84 광가이드(light pipe)의 구조

4) 증폭기(Amplifier)

(1) 전치증폭기(Preamplifier)

전기적인 회로인 동축케이블(coaxial cable)은 낮은 전기용량(low capacitance), 큰저항(high impedence)에 의해 펄스(pulse)자체가 감약왜곡(attenuation distortion)되어 나오게 되는데 이를 방지하기 위해 전치증폭기(preamplifier)를 사용하는데 PM tube에 지속된 pulse energy 및 왜곡을 방지하여 pulse를 증폭하고 증폭기(amplifier)에 보낸다.

이는 양극(anode)에 집속된 전기적 신호의 왜곡을 감소시켜 증폭하고 검출기와 증폭기간의 저항(impedence)을 연결시켜 전압손실을 없게 한다.

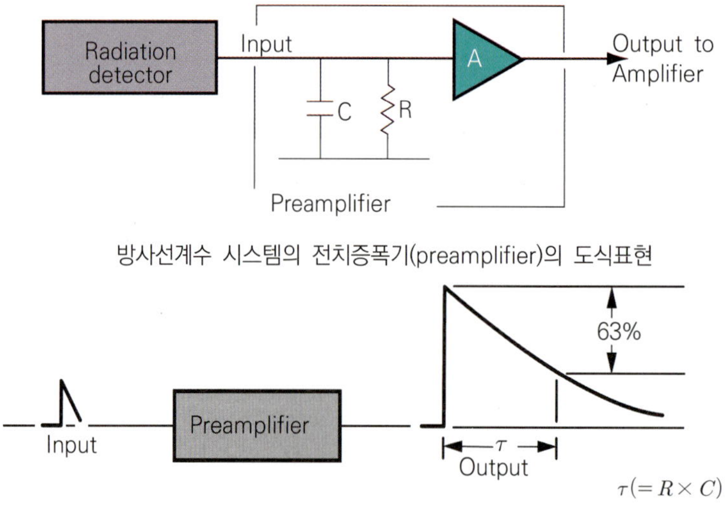

그림 4-85 전치증폭기(preamplifier)에 대한 입력 및 출력 펄스신호

(2) 증폭기(Amplifier)

전치증폭기(preamplifier)로부터 입력된 작은 전압(mV)을 파고분석기(PHA), 계수기(scaler)등에 맞는 전압(V)으로 증폭시키고 전치증폭기에서 출력되어 중복된 펄스를 분리하여 일정한 형태를 갖도록 한다. 즉 입력 Pulse Energy를 파고분석기(PHA), 계수기 등에 맞는 에너지로 증폭한다.

전치증폭기에서 3개의 신호(signal)인 X, Y, Z가 나오는데 signal 중에서 X, Y는 공간조정(spatial coordination)을 위한 위치조합으로 영상표시장치인 CRT로 보내지고 강도(intensity)결정을 나타내는 Z는 파고분석기(pulse height analyser; PHA)로 보내진다.

$$X=\frac{X^{+}-X^{-}}{Z} \qquad Y=\frac{Y^{+}-Y^{-}}{Z} \qquad Z=X^{+}+X^{-}+Y^{+}+Y^{-} \tag{4-22}$$

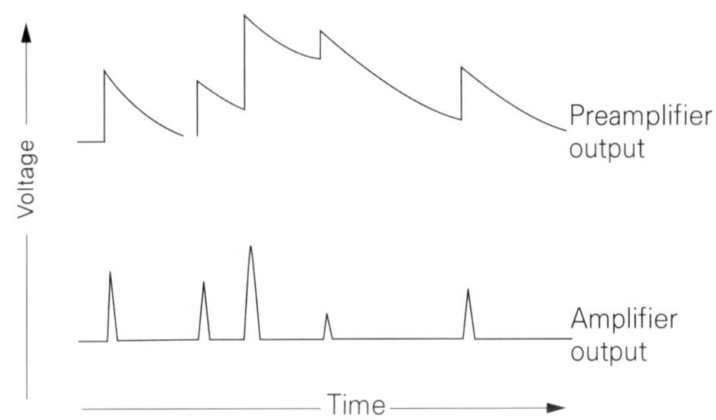

그림 4-86 방사선계수 시스템의 펄스신호의 순서

5) 파고분석기(Pulse Heigh Analyzer; PHA)

형광체(scintillator)에서 발생한 빛은 주로 감마선과 형광체와 광전흡수에 의해 발생되지만, 그 외 산란선 등이 포함되어 있다. 그러므로 파고분석기는 사용되는 방사성의약품에서 방출되는 감마선의 광전피크(photopeak)를 포함한 ±10 ~ 15% 윈도우를 설정하여 감마선 에너지를 진단에 필요한 정보를 기록하도록 한다.

파고분석기는 감마선 에너지에 따라 신호의 크기가 다르므로 특정한 일정신호(signal) 이상 펄스만을 취사선택하는 장치로 2개의 파고선별회로로 구성되며 이는 하한선별(lower level discrimination: LLD)과 상한선별(upper level discrimination: ULD)로 파고분석기는 하한 및 상한선별 구간 내에 존재하는 신호성분만을 추출한다. 이 하한 및 상한선별 구간을 통과 폭(pass band) 또는 선별영역이라고 한다. 즉 핵의학검사에서 사용하는 특정 동위원소의 하한 및 상한선 level사이의 파고치를 갖는 pulse만 통과시킨다.

이와 같은 파고분석기를 일반적으로 분광계(spectrometer)라고도 하며 일정범위의 파고치만을 취사선택하는 Single channel 파고분석기와 각 파고치의 pulse를 동시에 분석하는 multichannel 파고분석기가 있다.

즉, 파고분석기는 원하는 에너지에 해당하는 광자들만을 식별하는 역할을 하는 것으로 amplifier의 gain factor에 의한 pulse 중 일정범위의 pulse energy만 counting하고 그 밖의 pulse는 제거하는 장치로 기록장치로 전달될 선원점으로부터 주광자들과 산란된 광자나 배후광자들을 구별하여 선택된 전압파들은 기록장치로 전달되기 직전에 컴퓨터를 거치게 되는데 이들의 역할은 전압파들이 기록장치에서 산란선 및 background를 방지하여 균일한 영상을 만들 수 있도록 하여 준다.

(1) Single Channel Analyzer(SCA)

윈도우(window)폭은 상한선별(upper level discriminator; ULD, V_U)과 하한선별(low level discriminator; LLD, V_L)의 두 개의 파고선별 회로로 구성되며 윈도우(window) 내의 광전피크(photopeak)만을 계수(counting)한다. 이들 두 회로 사이의 파고치를 식별영역 폭(window width)이라고 부르고 감마선에너지(keV)를 참고하여 선택하게 된다.

그림 4-48 a와 같이 하한선별(low level discriminator: V_L)회로에서는 V_L 이상의 파고치를 갖는 pulse를 통과시키고 상한선별(upper level discriminator: V_U)회로에서는 $V_U(V_L+\Delta V)$ 이상의 pulse만 통과시킨다.

이 pulse가 역동 시 계수회로에 입력되면 하한선별 level을 초과하면서 상한선별 Level보다 낮은 파고치의 pulse, 즉 하한선별 level과 상한선별 level사이의 범위 ΔV(window, channel width)에 포함되는 파고치의 pulse만 출력된다. 하한 분석기의 설정전압 V_L, 상한 분석기의 설정전압 $V_L+\Delta V$(V: level 전압, ΔV: 식별영역 폭)의 두 분석기의 출력은 역동시 계수 회로로 보내진다. 역동 시 계수회로는 특정한 에너지의 방사선 유무 감시에 이용된다.

이와 같이 파고분석기(pulse height analyzer)는 검사대상 장기에서 직접검출기로 들어가는 감마선 이외의 산란을 차단하고 이중 추적자 검사 등에서 목적하는 핵종만을 검출하기 위해서 사용한다.

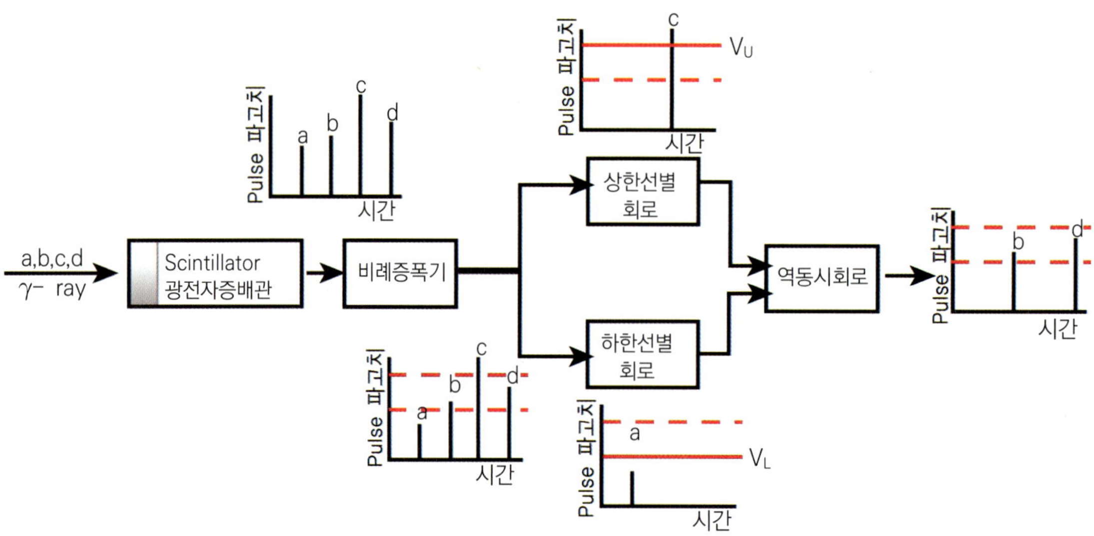

그림 4-87 Single channel 파고분석기 동작원리

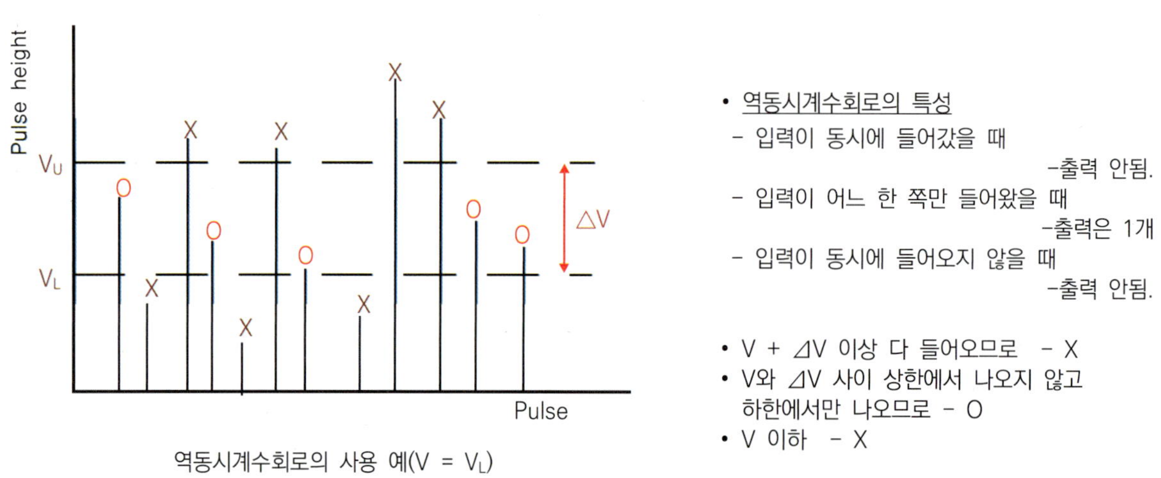

그림 4-88 역동시계수회로의 특성

(2) Multichannel Analyzer(MCA)

파고분석기는 그림 4-48에 소개한 바와 같이 pulse hight analysis(PHA)모드와 multichannel analyzer(MCA)모드 두 종류가 있다. PHA모드는 pulse의 높이에 따라 수치를 취하고 MCA메모리 내에 해당하는 주소에 계수를 등록한다.

방사선에너지 측정은 PHA모드로 이루어지며 MCA모드는 다수의 계수기를 시간과 함께 차례로 바꾸어가며 동작한다. 즉 일정 시간별로 펄스의 수를 계수하여 시간적으로 차례로 메모리에 축적해 나가도록 설계되어 있다.

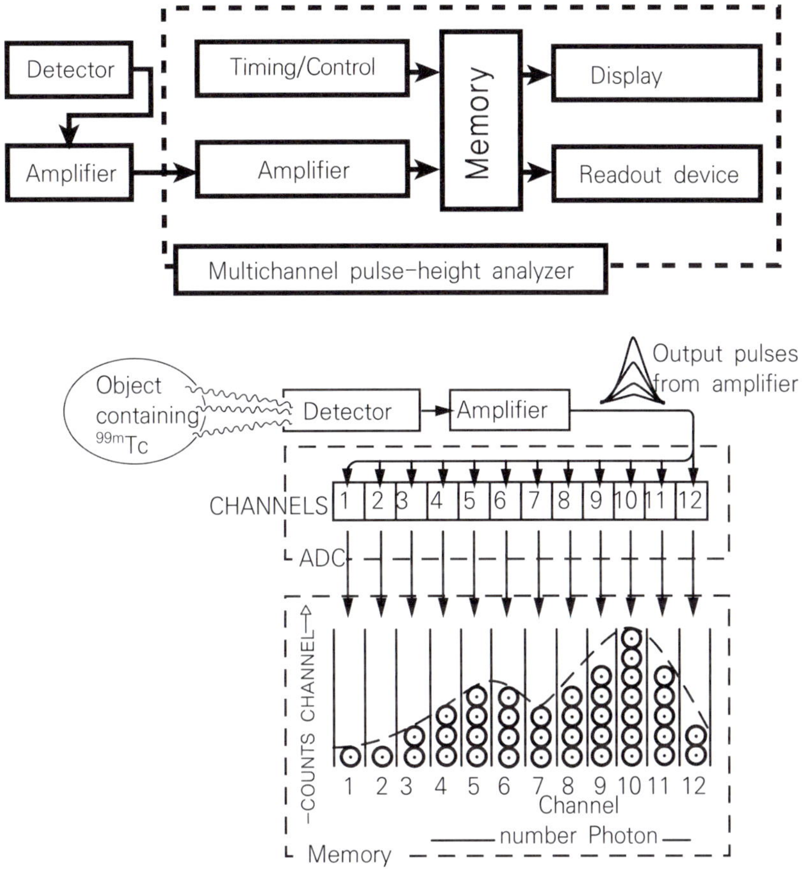

그림 4-89 Multichannel Analyzer(MCA) 파고분석기 기본원리

6) 영상기록장치(Image Recording Unit)와 영상표시장치(Image Display Unit)

(1) 영상표시장치(Image Display Unit)

- 표준 음극선판(CRT) 또는 LCD Monitor
- 잔상 음극선관(persistence CRT)
  - 환자위치 잡이로 이용
- 다중촬영 장치(multiformat camera system)

(2) 기록장치(Recording Multiformat Camera System)

다중촬영 장치(multiformat camera system)는 감마카메라를 사용하여 장기의 동태 또는 단층촬영 등 다중촬영을 많이 하게 됨에 따라 짧은 시간에 연속적으로 많은 영상들을 기록할 수 있는 장치가 필요하게 된 것이 다중촬영

장치이다. 핵의학 컴퓨터에 저장되어 처리된 각종결과를 사용자가 인식할 수 있도록 수치화하거나 영상들을 필름에 감광시켜 기록하도록 고안된 장치로 최근에는 영상의 디지털화로 사용하지 않는다.

a. 영상노출시간

- Preset Time: 획득시간을 미리 설정함으로서 설정시간동안 계수화한다. 시간설정에 도달 시까지 영상획득한다.
- Preset Count: 획득하고자 하는 계수값을 미리 설정함으로써 설정된 계수값에 이를 때까지 영상화한다.

이와 같이 Preset Time과 Preset Count 모두 설정 시 시간 또는 카운터 중 먼저 도달되는 설정값에 이르면 정지한다.

- 정보밀도(preset information density(ID)): 섬광카메라 결정 표면의 cm^2당 count 수.

7) 전신스캔 보조 장치(Whole Body Scan Support Unit) 및 Computer System

8) 분광계(Spectrometry)와 ^{99m}Tc에너지 분광상(Spectrum)

(1) 분광계(Spectrometry)

방사성동위원소로부터 방출하는 감마선의 주요한 에너지에 대한 광전피크(photopeak)가 정확히 포함될 수 있도록 식별영역폭(window width)을 선택조정해야 한다. 따라서 사용하고자 하는 광전피크 에너지의 식별영역폭을 설정하며 보통 윈도우(window) 식별영역 폭은 20 %(± 10 %)로 사용하는 방사성핵종의 주요한 감마선 에너지에 따라서 식별영역폭의 윈도우(window)를 설정하여 사용한다.

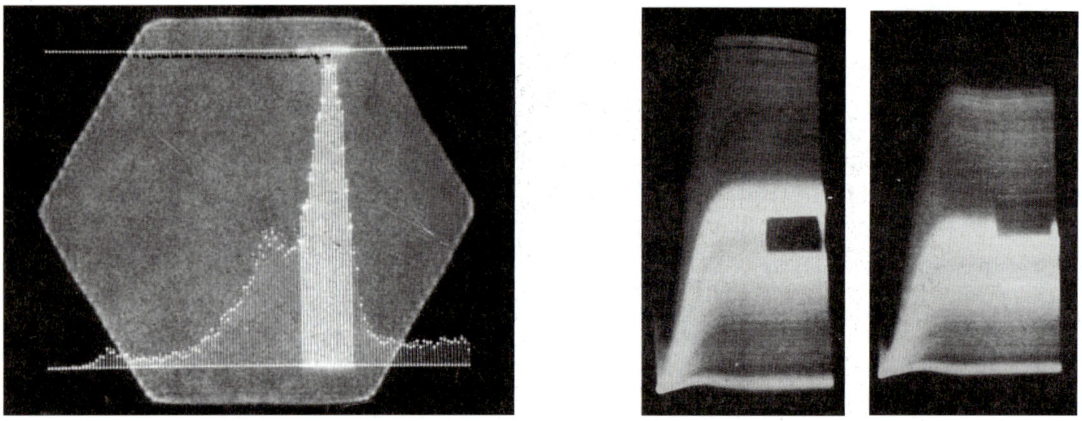

a. 광전피크의 MCA방식 display

b. 광결절의 Z방식 display

그림 4-90 MCA의 감마선에너지의 Spectrum

윈도우(window)의 위치는 multichannel analyser(MCA)나 Z pulse display를 사용해서 console control에서 시각적으로 맞출 수 있으며, MCA가 감마선에너지의 spectrum을 나타내 주고 광전피크(photo peak)와 산란선을 보여주기 때문에 좀 더 정확하다. 최근 감마카메라는 사용가능 핵종을 미리 설정해두어 핵종에 따라 자동선택되는 기능을 가지고 있다.

따라서 사용하는 핵종의 윈도우(window)폭이 넓을수록 계수율은 증가하지만 산란선이나 배후방사능을 포함하는 비율이 많아지게 되기 때문에 적당한 윈도우(window)폭을 설정함으로써 광전피크의 계수를 거의 완전하게 취할 수 있고 산란선의 영향을 피할 수 있다.

- 20% → 40%, 50% : 감도↑

(2) ^{99m}Tc에너지 분광상(Spectrum)

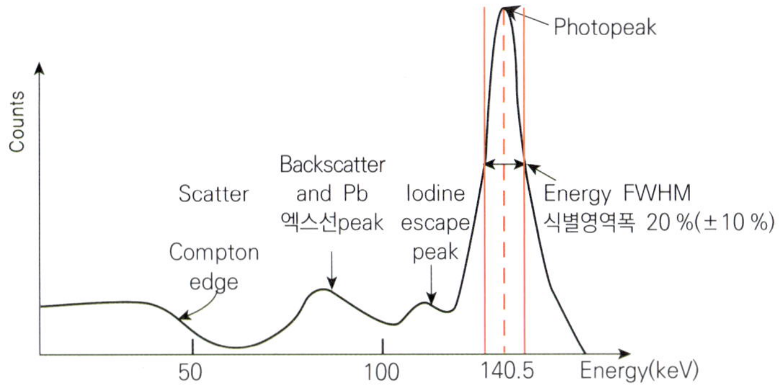

a. ^{99m}Tc Spectrum of Point Source

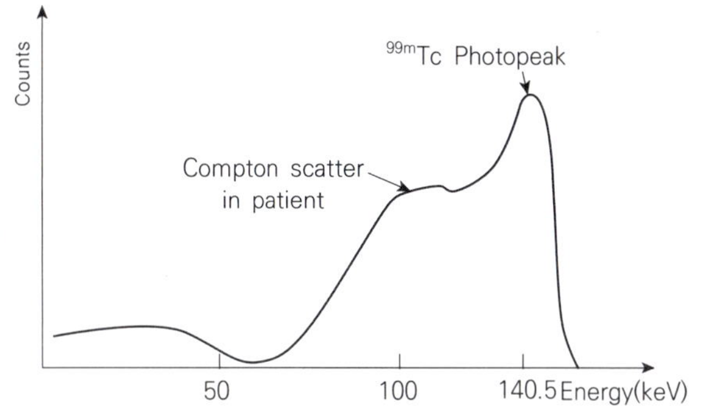

b. ^{99m}Tc Spectrum from Patient

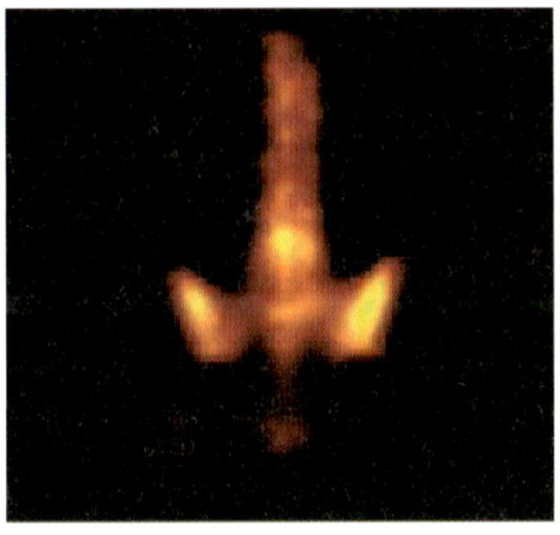

Window width 10%

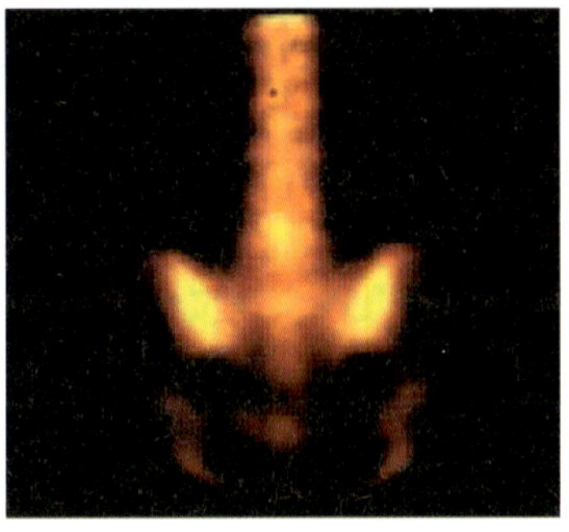

Window width 20%

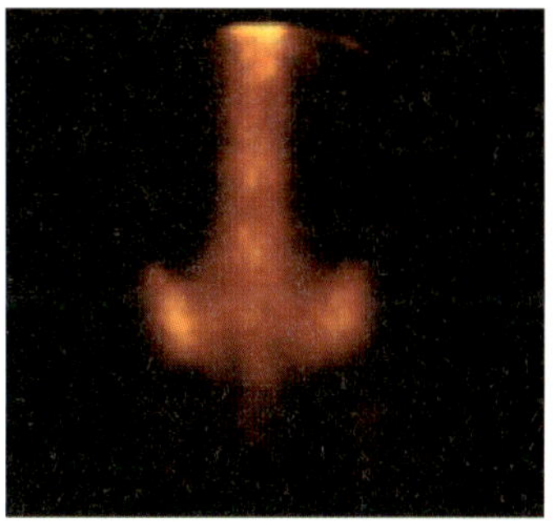

Window width 40%

c. 윈도우 폭의 증가에 따른 해상도 비교

a: Point source에서 나오는 방사능에 의한 ^{99m}Tc의 에너지 Spectrum
b: 환자 몸에서 나오는 ^{99m}Tc의 방사능에 의한 에너지 Spectrum(환자 몸 안에서 산란선의 결과로서 발생하는 Photo peak의 컴프턴 산란의 양)
c. 윈도우 폭의 증가는 계수율을 증가하지만 산란된 광자 수를 증가시켜 해상도를 떨어뜨린다.

그림 4-91 ^{99m}Tc 에너지 분광상(spectrum)과 식별영역 폭에 따른 해상도 비교

① 광전피크(Photopeak)

감마선은 검출기 안에서 광전흡수 또는 컴프턴산란 형태로 상호작용을 한다. 감마선 에너지가 전달되어 전자가 원자로부터 방출되며 원자는 여기상태로 남는다. 이 원자는 다시 특성 엑스선(characteristic X-ray) 또는 오제전자(auger electron)의 방출을 통해 탈 여기하며 발생한 광전자, 오제전자 그리고 특성 엑스선은 검출기 안에 흡수된다. 결국 입사 감마선의 에너지가 모두 흡수되어 140 keV의 파고의 분광상(spectrum)이 생긴다.

분광상은 광전피크(photopeak)의 식별영역폭(window width)으로 검출기성능을 평가하며 광전피크(photopeak)는 가늘고 길수록 좋으며 반치폭(FWHM)은 작을수록 해상력이 좋은 영상을 획득할 수가 있다.

② 옥소탈출절정(Iodine Escape Peak)

옥소의 K각 특성 엑스선은 비교적 강하여(28 keV) 광전흡수 후에 특성 엑스선이 광전피크를 탈출할 수 있다. 그 결과 결정 안에 흡수되는 에너지는 입사 감마선에너지(140 keV)에서 특성 엑스선의 에너지를 뺀 차이인 112 keV이며 광전피크 아래 28 keV만큼 작은 절정을 형성한다.

③ 후방산란절정(Backscatter Peak)

분광상에서 광전피크(photopeak) 아래에 또 다른 절정이 간혹 보이며 180°산란 후 검출기에 완전히 흡수되는 감마선에 의해 생긴다.

④ 납 엑스선절정(Lead X-ray Peak)

NaI(Tl)검출기를 이용할 때 대개 납으로 차폐한 조준기를 사용하기 때문에 감마선이 납 안에서 광전흡수를 일으키고 여기서 방출된 납의 특성 엑스선(75 ~ 90 keV)이 검출기에 흡수될 때 생긴다.

⑤ 검출기 내 컴프턴단(Compton Edge)

검출기 내 컴프턴산란효과는 검출기의 에너지 분광상에 영향을 준다. 컴프턴산란은 선원이 포함된 검출기 결정체 및 결정체와 선원사이의 물체 등 각 단계에서 일어날 수 있다. 이는 50 keV에서 컴프턴 분포로 구성된 날카로운 모서리를 컴프턴 단(compton edge)이라 부르고 이는 감마선이 180˚로 산란할 때 전자에 전달된 에너지양이다.

⑥ 종합분광상(Composite Spectrum)

종합분광상(composite spectrum)은 그림 4-92 e와 같이 감마선에너지의 절정의 총합으로 각 구성요소의 상대적인 기여는 절차와 유형 등 여러 요인에 따라 다르며 정확한 형태보다는 개념을 보여준다. 종합스펙트럼의 대부분 경우 원하는(desirable) 요소와 원하지 않은(undesirable) 요소로 구성되어져 있다. Photopeak는 방사성 소스에서 직접 오는 광자를 나타내며 일반적으로 바람직한 구성요소로 간주된다. 종합스펙트럼은 서로 다른 스펙트럼 구성요소가 추가되어 있다. 따라서 그림 4-92 f와 같이 파고분석기를 사용하여 원하는 영역의 γ-선 분광상에 필요한 부분에서 식별영역 폭을 설정하여 검출할 수 있다. 이와 같이 실제로 기준 및 창설정은 영상이나 데이터 수집에 사용되는 스펙트럼의 부분을 결정한다.

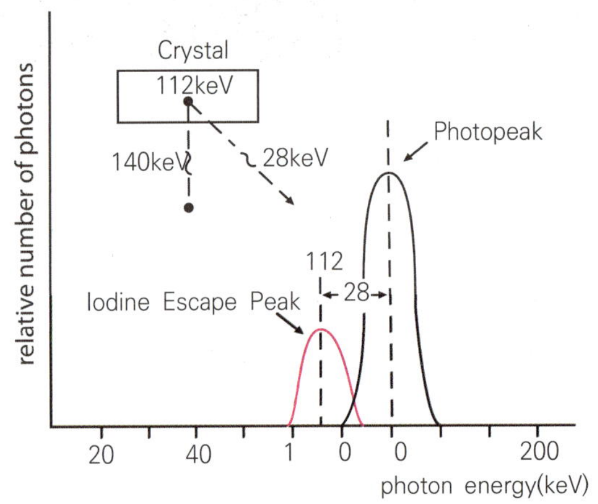

a. 옥소탈출절정(iodine escape peak)

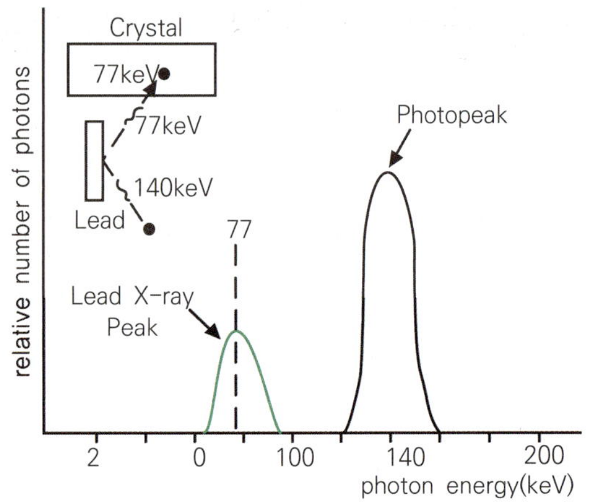

b. 납 엑스선절정(lead X-ray peak)

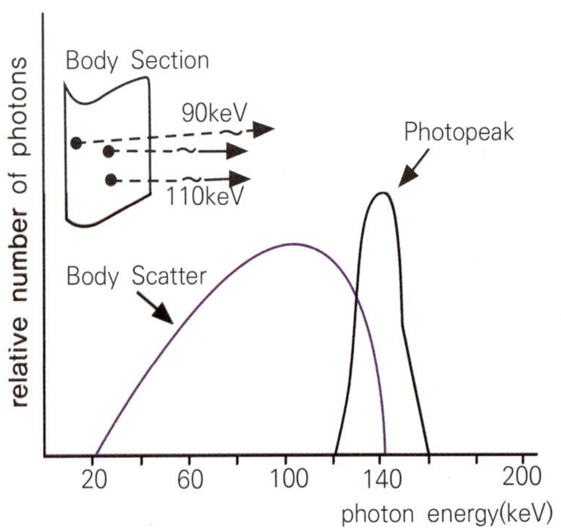

c. compton scatter in patient

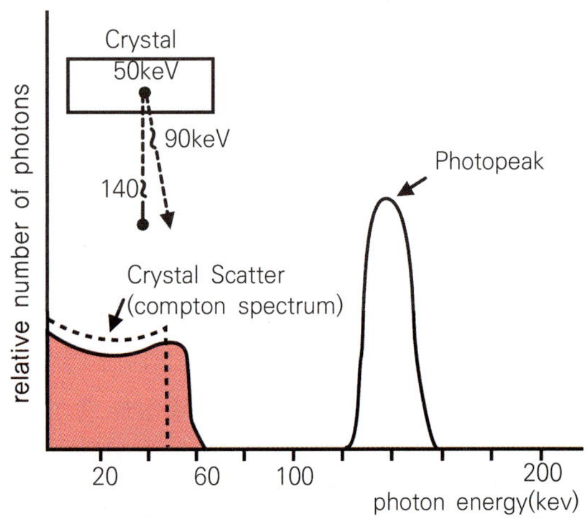

d. 컴프턴단(compton edge)

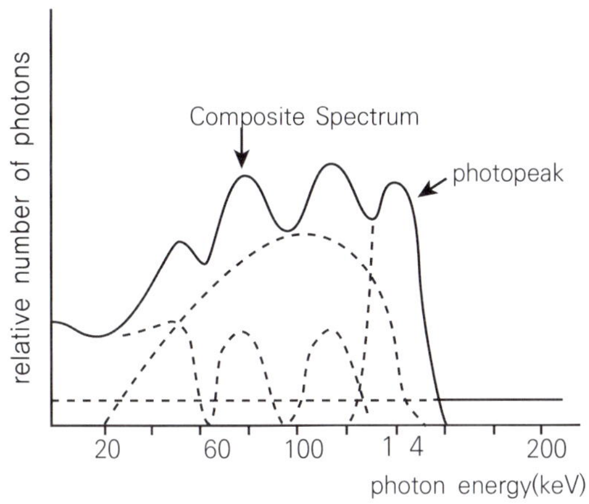

e. composite spectrum(종합분광상)

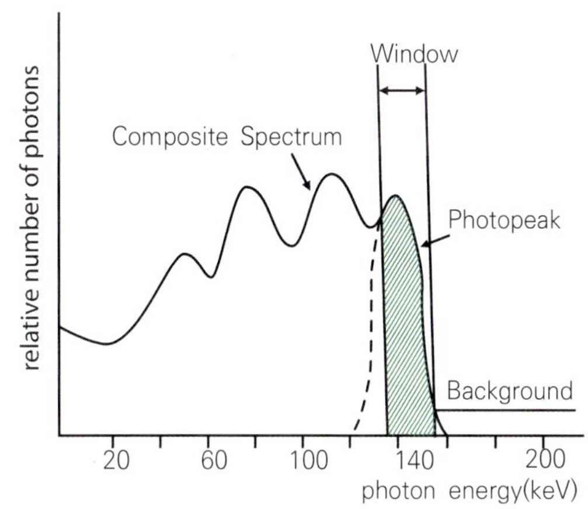

f. composite spectrum의 PHA 설정

그림 4-92 광전피크의 분광상(Spectrum)

9) 핵의학 컴퓨터처리시스템

핵의학 컴퓨터처리시스템은 주로 핵의학장치의 조작에서 영상의 재구성까지 모든 과정이 컴퓨터에 의해 수행된다. 컴퓨터 시스템의 주요기능은 다음과 같다.

- 영상자료의 정량화
- 동적촬영의 입력과 분석
- Computer 영상의 조작
- 영상자료의 보존
- 단층촬영상의 수집과 재구성의 5가지로 구분할 수 있다.

핵의학 컴퓨터처리시스템의 중요한 구성요소는 컴퓨터와 감마카메라의 신호를 디지털로 변형시키는 부속 전자장치로 구성되어 있다. 초기에는 이들 시스템은 컴퓨터 전문제조업체에서 생산하였으나 최근에는 감마카메라 제조업체에서 디지털카메라 시스템과 결합시켜 공급하고 있다.

Computer 사용기능과 성능은 hardware와 software에 의해 결정된다. Hardware는 전자회로기판, 모니터, 키보드, 프린터, 디스크와 같은 물리적인 부분에 해당하며 software는 computer처리수행 명령이나 각종 프로그램을 의미한다. Hardware는 핵의학응용에 별도로 특별한 장치는 필요하지 않으며 software는 핵의학영상의 조작과 처리를 위해 제조사별로 프로그래밍 된다.

- Hard-wired System 혹은 Turn-key System
  Computer 조작이 장비와 영구적으로 연결되어 있는 것(다른 목적의 사용을 위해 재 프로그램을 할 수 없음). Read-only memory(ROM)을 말한다.
- 일반 목적의 Computer System
  많은 유통성을 제공하기 위해 쉽게 재 프로그램을 할 수 있다(random access memory: RAM).

(1) Computer의 기초개념

Digital computer는 반도체로 만들어진 회로를 조합하여 만들어진 일종의 전자장치로 이러한 장치의 기본동작은 전자신호의 유무에 따라 결정되며 일반적으로 On(1)과 Off(0)로 표시한다. 1과 0은 bits(binary digits)라 부르며 컴퓨터 내에서는 숫자나 문자를 표현하는 데 사용된다.

기본적으로 컴퓨터를 작동할 수 있는 비트(bit)의 모음은 바이트(byte: 8 bits)나 워드(word: byte의 fixed number(보통 2))라 하고 이 크기는 computer에서 사용할 수 있는 자료의 입력 양과 처리되는 가장 큰 숫자의 크기에 의해 정해지며, 이 크기는 컴퓨터의 처리속도에도 영향을 준다. 대부분 핵의학에서 사용되는 computer system은 기본 자료단위가 16비트(bit)이며 이를 10진법으로 나타내면 65,536에 해당되며, 이것을 편의상 64 K 워드라고도 한다(2^{16} = 65536, 1 K = 2^{10} = 1024). (2바이트 = 1 word).

Computer는 수를 저장하는 것처럼 단어와 명령들을 비트의 형식으로 저장하는데 부분적인 조작과 작동을 수행하기 위해 디지털 전자회로를 이용한다. 모든 단어와 명령들은 컴퓨터의 처리를 위해 code로 만들어지고 이 code로 만들어진 명령의 조합을 program이라 한다.

(2) Hardware

Hardware는 기계적인 구성요소와 전자회로라고 말할 수 있으며 컴퓨터의 기본 hardware 구성요소는 그림 4-93에서 볼 수 있다.

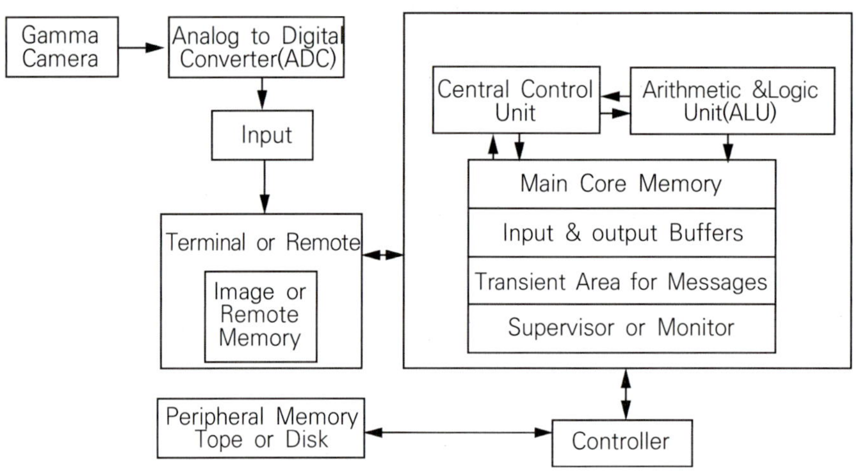

그림 4-93 Computer hardware 구성요소와 정보흐름의 도해도

① 중앙처리장치(central processing unit: CPU)

산술, 논리 그리고 제어회로로 구성되어 있고 컴퓨터 내에서 각종 계산과 논리작업을 수행하며 메모리와 디스크 사이에서 발생하는 데이터의 이동제어도 중앙처리장치에서 수행한다.

a. Supervisor 혹은 Monitor

컴퓨터의 조작을 재조합, program의 명령을 해석해서 컴퓨터의 나머지 부분에 명령을 수행하도록 보낸다.

b. 128 K 혹은 256 K의 Main(core) Memory

Registers와 Buffers로 나누어지는데, Register는 신속히 access되도록 컴퓨터에 의해 사용되어지는 데이터나 명령어 정보를 보관한다. 16비트 컴퓨터에서는 최소한 64 K워드 혹은 128 K워드가 필요하지만 효율적인 컴퓨터 처리를 위해서 회로기판에 1 ~ 4 M바이트까지 확장시켜 사용하는 경우가 많다. Buffer는 데이터를 조작하기 위해 메모리에서 만들어지는 일시적 작업공간이다. 메모리의 각 분할된 부분은 컴퓨터가 특별한 정보의 부분을 찾을 수 있도록 해주는 주소(address)를 가진다.

c. 연산논리 장치(arithmetic and logic unit: ALU)

연산, 논리조작과 계산기와 같은 기능을 수행하는 것으로 단층촬영영상의 재구성 시 중앙처리장치의 속도는 처리시간에 영향을 미치므로 숫자계산을 전담하는 array processor 등의 보조 전자회로장치를 사용하면 효과적이다(예: data-filtering routines를 위해 사용하는 먼저 program된 계산 장치).

② 버스(Bus)

컴퓨터 내에서 이루어지는 자료처리 과정에서 각 처리부분으로 data가 이동하는 통로를 말한다(전기적 data가 이동하는 고속도로). 버스의 폭은 이동하는 최대워드의 크기로 결정되며 16비트(1 워드)일 경우에는 최소한 16개의 선이 필요하다.

③ 입출력장치

이 장치는 컴퓨터외부에 부속된 장치이므로 컴퓨터주변장치라고도 한다. 이들 기능은 컴퓨터가 data를 받아들이고 처리된 data를 외부로 전달해 주는 것으로 keyboard와 printer 또는 디스플레이장치(visual display unit: VDU) 등이 있다.

대부분의 디스플레이 장치는 512 × 512 정도의 해상력을 가지고 있으며, 디스플레이장치에는 8 비트 크기의 메모리버퍼를 가지고 있고, 이것은 동적영상이나 멀티포멧영상 그리고 문자 표현을 신속하게 처리할 수 있도록 해준다.

④ Data 저장장치

중앙처리장치에서 하나 이상의 영상을 처리하기 위해서는 많은 data량을 신속히 읽어 들여야 하는데 주기억장치의 용량으로는 충분하지 않다.

주기억장치의 용량을 크게 늘린다 해도 이는 경제성문제가 따른다. 이 문제를 해결하기 위해 보조기억장치로 disk 또는 magnetic tape를 사용하고 있다.

과거 가장 일반적으로 사용되는 보조기억장치는 Winchester형 자기디스크로 작게는 40 MB 크게는 1 GB까지 다양하게 이용했으며, 오랫동안 저장을 요하거나 software를 보관하기 위해서 floppy disk를 사용하였으나 근래에는 PACS환경과 더불어 의료에 사용되는 컴퓨터 환경도 눈부시게 발전되었고 저장장치의 디지털화로 테라급의 보조기억장치인 HDD가 주를 이룬다.

⑤ 감마카메라 인터페이스(Gamma Camera Interface)

감마카메라로부터 영상 data를 받는 주요 입력장치로서 2개의 아날로그-디지털 변환기(analog digital converter: ADC)와 주기와 신호를 합성하는 회로로 구성되어 있다.

일반적으로 감마카메라의 영상신호로 위치를 설정하는 좌표값(X, Y)인 아날로그 신호는 ADC에 의해 디지털 신호로 변환된다. 한편 Z신호는 Computer에 입력되는 X, Y신호의 출력을 제어하는 데 사용되며, 디지털 변환 시 정밀성은 비트의 크기에 따라 달라지며 이 값이 클수록 정밀성이 높아진다(ADC의 처리시간이 증가).

(3) Software

소프트웨어는 computer system의 성능을 좌우하며 가격 면에서도 큰 비중을 차지하고 있으며 software는 구조와 역할에 따라 몇 가지로 구분할 수 있다.

① 핵의학 소프트웨어

과거의 영상입력 소프트웨어(gated, static 그리고 dynamic acqusition software)나 영상조작, 처리 소프트웨어(ROI, smoothing 등)는 주로 어셈블리어를 사용하여 만들어진다. 이 소프트웨어는 command나 menu방식으로 사용자가 키보드를 사용하여 편리하게 선택할 수 있도록 했으며, 최근의 장비는 윈도우 체계의 환경을 제공함으로서 과거와 달리 사용자환경에 더욱 가깝게 접근한 윈도우 메뉴방식을 제공한다.

소프트웨어의 선택은 제조업체로부터의 제공에 따라 대체로 제한적일 수밖에 없다. 대부분 제조업체에서 제공되는 소프트웨어는 필수적인 기본 특징과 사용방법이 사용자에게 쉽게 접근이 가능해야 하고, 전문 제조업체에서는 패키지 형식으로 소프트웨어를 제공하며 command방식이나 menu방식 등으로 사용자가 사용할 수 있도록 하고 있다.

② 운영체제(Operating System)

전반적인 컴퓨터 운영업무를 관리하는 일련의 프로그램조합으로 사용자는 평상시 이 기능이 수행되는 것을 느끼지 못한다. 운영체제(OS) 프로그램은 빠른 처리를 위해 일반적으로 이진수나 기계코드가 사용된다. 근래에는 UNIX와 같은 표준 운영체제 시스템이 많이 채용되고 있으며, UNIX는 여러 사용자가 사용할 수 있도록 복수작업(Multi-job)을 지원해준다. 핵의학에서 사용되는 운영체제의 특징은 동시작업(dual ground) 또는 전후작업(foreground-background)이 있다.

③ 임상응용소프트웨어(Clinical Application Software)

영상data를 특별한 방법에 의해 처리하고자 할 때 이용하는 특수 소프트웨어들을 말하며 대부분 상업적으로 제조회사에 의해 공급된다.

④ Utility Program

사용자가 환경의 기능을 수행하도록 해준다.

예: Data Copy, File의 Deletion, Rename, 모든 Study나 File의 Listing 등

(4) 영상획득(Image Acquisition)

Data는 Frame Mode(matrix mode)나 List Mode에 의해 얻을 수 있다.

① 프레임모드(Frame Mode, Matrix Mode)

영상입력의 가장 일반적인 형태로 화소(picture element)의 행렬을 카메라의 유효시야에 대응시켜 영상을 구현하는 것이다. 각 화소는 컴퓨터 내의 memory에 입력위치로 할당되는 데 이들 위치에 저장된 값은 카메라에서 들어오는 감마선 계수의 숫자가 되는 것이다.

화소의 크기와 수는 컴퓨터의 입력장치의 성능, 입력 시 발생되는 전체 영상 수, 각 영상에 포함되는 계수, 사용자에 의해 설정된 영상의 시간간격과 해상력에 따라 달라지게 된다.

a. Matrix 수의 크기가 클수록 해상력은 좋으나 더 많은 기억용량이 필요하다.
b. 화소 당 방사능 계수가 낮은 영상에서는 Byte Mode를 사용하여 전체 데이터 저장용량을 줄인다.
c. List Mode보다 적은 memory가 요구되고 Gated Cardiac Studies를 제외한 일반적인 검사에 사용한다.

② 리스트 모드(List Mode)

동적영상 중 영상의 시간간격이 매우 짧은 경우(100 msec 이하) list mode 입력이 필요하다. 섬광계수가 발생한 지점의 위치좌표를 수집하여 순차적으로 입력되는 계수의 평면좌표만을 영상구성 없이 연속적으로 저장한 후 촬영이 끝나면 컴퓨터에서 재배열하는 방식이다.

a. List Mode 영상을 처리하기 위해서는 입력 후 Frame Mode로 변형시켜야만 하고 그에 따른 software와 처리시간이 필요하여 번거롭다.
b. 입력된 영상은 사용자가 원하는 여러 가지의 매트릭스 형태나 시간간격을 바꾸어 재구성할 수 있다는 장점이 있다.
c. 낮은 acquisition rate(획득율)와 많은 memory가 요구된다.

(5) Matrix Size

Matrix Size는 각 Matrix 면의 화소(picture elements)의 수를 말하며, 이들 화소는 Byte나 Word가 될 수 있다. 16 bit computer에서 Byte는 8 bits이고 Word는 16 bits이다. 8 bit 화소(pixel)에 의해 나타낼 수 있는 최대 count 수는 Pixel당 2^8 혹은 0 ~ 255(256개의 다른 값)이고, 16 bit 화소(pixel)에 의해 나타낼 수 있는 최대 count 수는 Pixel당 2^{16} 혹은 0 ~ 65535(65536개의 다른 값)이다.

① Matrix Size는 영상 해상력을 결정한다.

② Matrix Size와 바라는 count의 수는 중요하지만, 요구되는 memory에 영향을 미친다.

표 4-9 Matrix size에 따른 해상력

Matrix size	Maximum counts/pixel당	Memory Required(words)
64 × 64	255	2k
64 × 64	65,535	4k
128 × 128	255	8k
128 × 128	65,535	16k
256 × 256	255	32k
256 × 256	65,535	64k
512 × 512	255	128k
512 × 512	65,535	256k

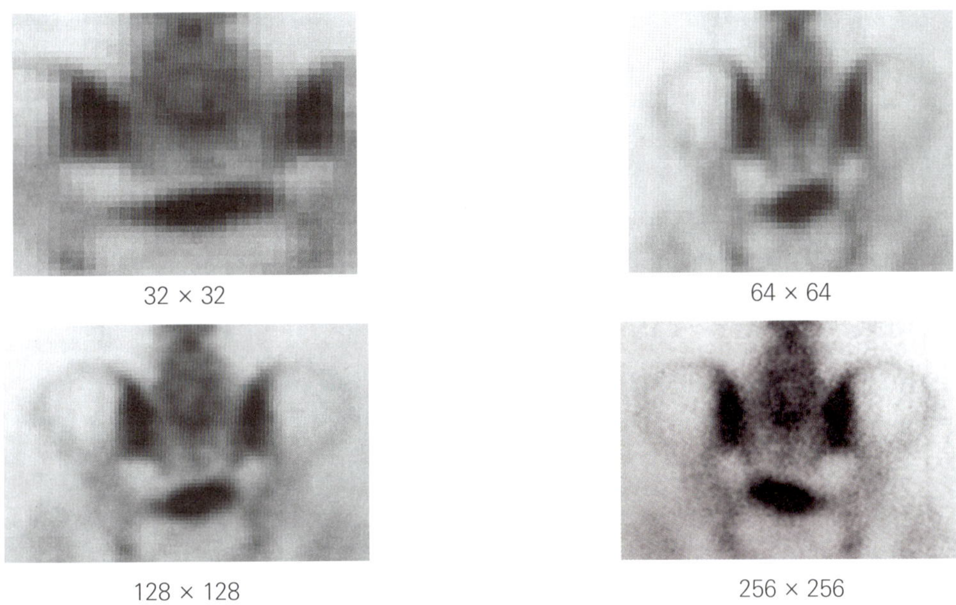

그림 4-94 디지털 핵의학영상의 해상도 비교

(6) 영상의 입력형태

① 정적영상(Static Image)

촬영시간의 설정(preset time) 또는 계수를 설정(preset count)하여 영상을 입력한다.

② 동적영상(Dynamic Image)

체내에서 빠르게 변화하는 방사능의 변화 분포를 영상으로 얻기 위해 시간을 설정하여 연속적으로 입력한다.

동적영상은 매트릭스 종류나 시간설정을 달리하는 몇 개의 Group으로 나누어 다양한 입력조건을 사용할 수도 있으며 최대영상의 수와 영상간격의 최소시간은 컴퓨터의 성능과 디스크 전송속도에 따라 다르다.

③ 이중핵종영상(Dual Isotope Image)

핵의학 computer system은 다중감마선 방출 또는 2개의 서로 다른 감마선 방출과 같은 1개 이상의 에너지를 갖는 영상을 입력하는 것도 가능하다. 입력버퍼가 충분하다면 두개의 에너지 신호에 대응하는 Z신호를 컴퓨터를 이용하여 각기 다른 X와 Y로 구성된 동적 혹은 정적영상을 동시에 얻을 수 있다.

④ 게이트영상(Gate Image)

게이트 신호를 이용하면 동적영상을 외부에서 조정 가능한 영상으로 입력할 수 있으며 대부분 환자의 심전도를 이용한다. 이 방법을 일반적으로 MUGA(Multigated acquisition)라고 한다. MUGA 스캔은 휴식이나 운동 중에 심장이 얼마나 펌핑을 잘하는지 확인하는 영상검사로 심장에서 심박동신호를 취하여 심장혈액풀(cardiac blood pool)영상을 얻을 수 있도록 한다. MUGA Scan은 핵종 심실조영술(Nuclear ventriculography), 방사성핵종 혈관조영술(Radionuclide angiography) 또는 심장혈액풀 스캔(Cardiac blood pool scan)이라고도 한다.

심전도의 R-파가 영상의 입력시작신호로 이용되며 심실운동을 자세히 관찰하기 위해서 1 주기에 20 ~ 30영상을 얻도록 한다. 전체영상은 메모리 버퍼(memory buffer)에 저장되며 프레임시간은 실제의 R - R간격에 의해 결정되는데, R-파 신호가 버퍼에 기록되면 정해진 시간동안 영상데이터가 수집되기 시작하여 다음의 R신호가 나타날 때까지 각 프레임에 영상데이터를 채우게 된다. 이 같은 과정은 각각의 프레임이 충분한 계수(300 ~ 600 K)가 될 때까지 반복되어 완전한 1 주기의 심장박동운동의 영상이 만들어지는 것이다.

부정맥이 발생하면 영상데이터 수집을 중지하고 이후의 심장박동주기가 다시 평균치 영역에 들어오면 Gate List로 입력할 수 있다. Gate List방법은 게이트 신호가 추가로 입력되는 점을 제외하고는 리스트 모드와 유사한 방법이다. 또한 이 방법은 심박동주기가 일정하지 않은 경우에도 입력 후에 심박동주기 분포의 빈도 히스토그램을 참고로 하여 유효 심박동주기를 사용자가 임의로 선택하여 이용할 수 있으며 리스트모드의 영상데이터는 프레임모드보다 많은 저장용량(1 ~ 3 MB)을 필요로 한다.

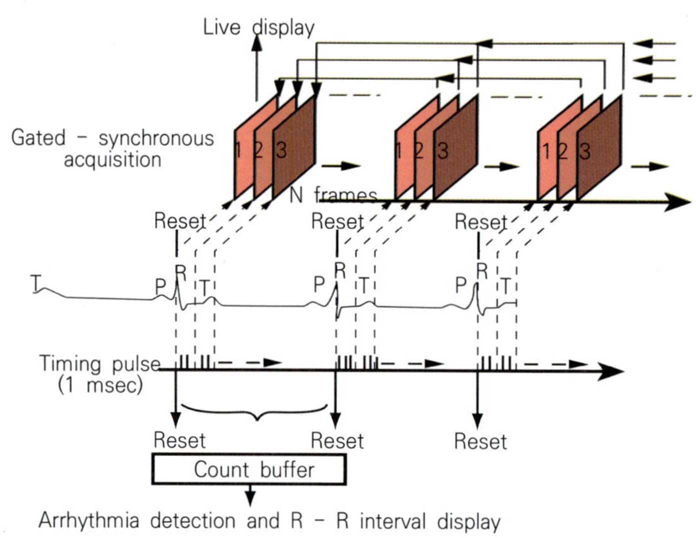

그림 4-95 Gate 영상의 수집원리

10) 직선이동형 스캐너(Rectilinear Scanner)와 감마카메라(scintillation camera)

표 4-10 직선이동형 스캐너와 섬광카메라의 비교

순서	비교	직선이동형 스캐너(Rectilinear Scanner)	감마카메라(Scintilation Camera)
1	이동	이동형 장치	고정형 장치
2	해상력	나쁘다	좋다
3	영상기록	Point by point recording	Whole recording
4	시간	Time consuming	Time saving
5	가격	싸다	비싸다
6	영상크기	1:1 영상크기	축소된 영상크기
7	에너지	High 에너지에 적당 ^{131}I	Lower(100 ~ 200 keV)에너지에 적당 ^{99m}Tc
8	가능한 영상	정적영상	정적 그리고 동적영상
9	감지효율	낮은 방사선 감지 효율	높은 방사선 감지 효율
10	단층스캔	가능, 연속촬영불가	불가능(SPECT, PET에서 가능), 연속촬영가능

3. 단일광자전산화단층촬영장치 (Single Photon Emission Computed Tomography; SPECT)

체내에 단일광자(감마선)을 방출하는 방사성 의약품을 투여한 후 체내에서 발생한 감마선을 검출기가 몸 주위를 180° 또는 360° 회전시켜 여러 각도에서 계측하여 방사성의약품의 체내분포에 대한 체적정보를 체축을 중심으로 여러 방향의 2차원 투사상(projection)을 얻고, 이를 사이노그램 형태로 변환한 후 영상 재구성 기법을 적용하여 단일광자방출핵종의 체내 분포를 영상화하는 진단기기이다.

※ 사이노그램(sinogram)이란? 한 방향에서 획득한 투사 데이터를 투사 방향에 따라 순차적으로 배열한 것으로 각 행이 갖는 화소 값들은 해당 프로파일의 해당 위치에서의 크기(amplitude)와 같다.
PET(positron emission tomography, 양전자방출 단층촬영기술)과 SPECT(single photon emission computed tomography, 단일광자방출 단층촬영기술)은 여러 가지 질병을 저침습적, 고감도로 관찰할 수 있으며 암의 검출이나 뇌변성 질환에서 조직의 고해상도 구조 영상의 CT나 MRI보다 신경수용체나 유전자발현 같은 생화학적 기능 영상을 제공하여 조기 진단을 가능하게 한다.

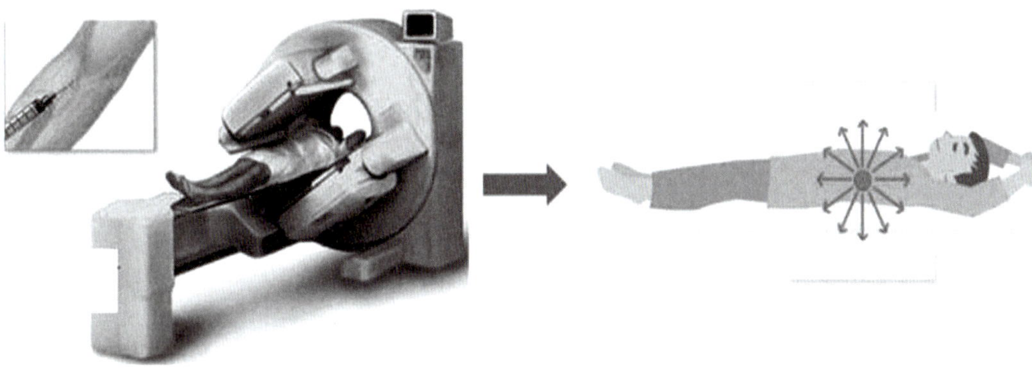

그림 4-96 SPECT장비 및 감마카메라

1) 원리(Principles)

SPECT 카메라는 방사성 의약품을 체내투여 한 후 투여된 의약품의 체내 분포를 체축을 중심으로 여러 방향에서 계측하여 영상화하는 장치로 1950년대 최초의 감마카메라를 개발한 Hal Anger의 이름을 따서 명명된 Anger카메라를 기반으로 한다. SPECT 카메라는 테이블과 함께 갠트리에 장착된 하나 이상의 헤드로 구성되고 헤드는 광전자 증배관과 결합된 검출기로 구성된다.

감마선이 NaI(Tl)결정에 의해 감지되면 NaI(Tl)결정은 감마선을 청자색의 광자로 바꿔 광전자 증배관에 전달하면 광전자증배관에서 빛을 전기 신호로 변환한다. 변환된 전기신호는 컴퓨터에 의해 기록되고 컴퓨터는 계측된 체내 방사성의약품의 분포 및 상대농도를 반영하는 모니터에 2D 이미지로 출력한다.

스캔방법과 질병의 진단 유형에 따라, 방사성의약품이 투여되는 즉시 동적영상을 획득하거나 일정시간 지연 후 영상을 획득하며 일반적으로 영상획득 가능시간은 평면영상(planar) 획득과 동일하다. SPECT 카메라는 정적(step by step)으로 영상을 획득하거나 신체 윤곽(continuous)을 따라 영상을 획득할 수도 있다.

SPECT 카메라는 환자주위를 회전하여 촬영된 2D 영상이 360도에 걸쳐 일정한 각도로 신체 주위를 촬영한 데이터를 획득하기 때문에 단일광자전산화단층촬영장치(single photon emission computer tomography)라 하며, 재구성하여 3차원(3D) 영상을 얻을 수 있다.

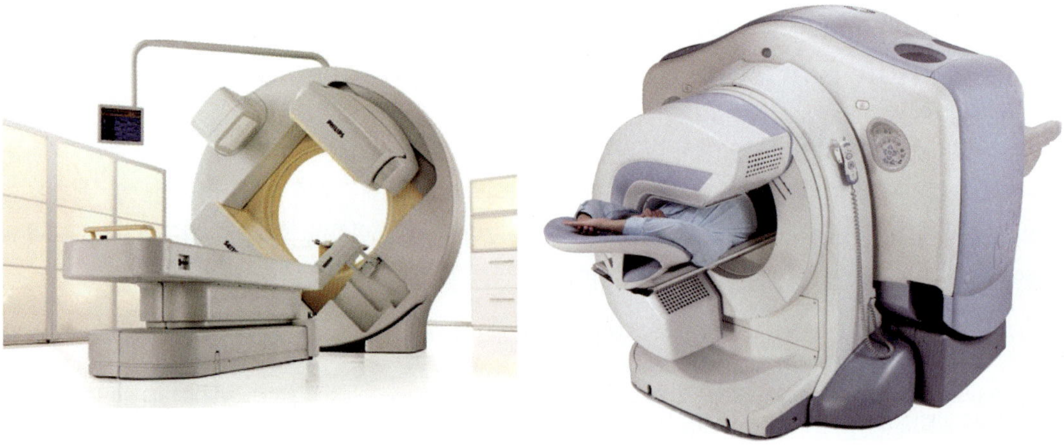

그림 4-97 임상 SPECT 및 SPECT/CT 시스템(Courtesy: Philips and GE.)

2) 구성(Configuration)

감마카메라는 생체의 관심부위에서 일정방향으로 감마선을 입사시키는 조준기(collimator), 입사감마선 검출용 섬광결정(scintillation crystal), 광전자증배관(PMT) 어레이 및 감마선원의 위치를 알려주는 위치논리회로(position logistic circuits)로 구성되어 있다.

감마카메라의 SPECT는 피사체를 중심으로 검출기가 180 또는 360° 회전하여 투영 데이터를 수집한다. 감마카메라의 SPECT 영상에 가장 일반적으로 이중(double) 헤드가 사용되며, 트리플(triple) 헤드 감마카메라도 사용할 수 있다. 현재 기능적 및 해부학적 정보를 종합적으로 획득하기 위한 하이브리드 영상시스템인 SPECT/CT의 사용이 증가하고 있다. 주요 SPECT 응용 프로그램에는 심장과 뇌에 관류 영상이 포함되어 있다.

조준기(collimator)의 일반적인 특징은 감마카메라와 동일하다. 단일광자영상에서는 하나의 광자가 임의의 방향으로 방출되고 그 방향을 예측할 수 없으므로 관심장기 부위에서 방출되는 감마선만을 섬광결정에 입사하도록 하는 장치로 카메라에 입사되는 감마선 광자의 방향이 조준기 구멍(hole)에 평행이 되는 감마선만을 선택하여 섬광결정에 입사하도록 한다. 조준기의 종류는 바늘구멍(pinhole) 조준기, 확산형 조준기, 집속형 조준기, 평행구멍 조준기 등이 있다.

특히 바늘구멍(pin-hole) SPECT는 작은 동물 영상을 위해 바늘구멍 조준기가 일반적으로 높은 공간 해상도를 달성하는데 사용된다. 작은 구멍의 직경을 갖는 바늘구멍 조준기 시스템에서 보다 높은 공간해상도로 영상을 얻을 수 있다. 높은 공간 분해능을 얻기 위한 바늘구멍 조준기의 감도는 구멍직경에 반비례하기 때문에 직경의 크기에 따른 감도손실이 있다. 따라서 작은 구경에서 감도손실을 보상하기 위해 대부분의 작은 동물용 SPECT 시스템은 다중 바늘구멍 조준기를 사용하여 다수의 구멍에서 동시에 투영 데이터를 수집한다. 다중 바늘구멍 조준기 기술은 임상 SPECT 시스템에서 발전되었다. 고정형 다중 바늘구멍 조준기는 심장관련 SPECT에 사용되며, 각 바늘구멍의 구멍입구는 심근에 초점을 맞추고 카메라가 회전하지 않고 고정되어 정지 데이터 수집에 충분한 각도 데이터를 제공한다.

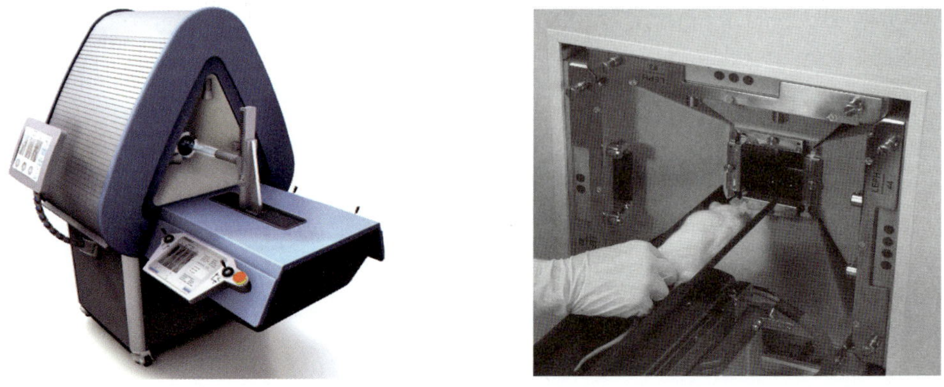

그림 4-98 작은 동물용 SPECT/CT 시스템(Courtesy: MILab and Bioscan.)

3) 특징

종양의 전이위치 같은 해부학적 영상과 혈류량, 세포의 신진대사 등 생체의 생화학적 현상에 따른 생체기능영상을 제공하지만, CT, MRI, PET보다 해상도가 떨어지는 단점이 있고 조준기의 사용으로 인해 민감도가 낮다.

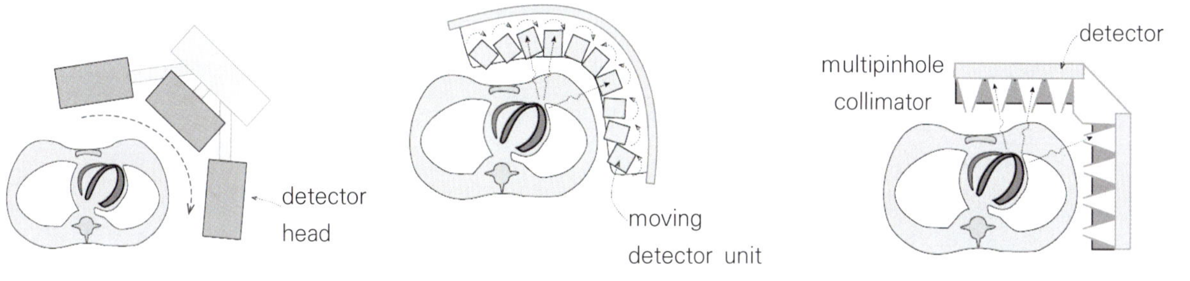

a. 다중헤드 b. 내부 이동 감지기가 장착 된 고정식 헤드 c. 핀 홀 콜리메이터가 달린 고정식 헤드

그림 4-99 최신 심장 SPECT 카메라

4. 양전자방출단층촬영(Positron Emission Tomography; PET)

양전자방출단층촬영기는 양전자를 방출하는 방사성의약품을 체내에 정맥 또는 흡입 투여하고, 양전자 소멸현상에 의해 발생하여 생체를 투과한 511 keV의 감마선을 원형링 모양의 검출기가 계측하고 양전자 방출핵종의 체내 분포를 수치화하여 연산처리 과정을 거쳐 영상으로 재구성하는 기술이다. 질환은 대사 및 생물학적 활동으로 언제나 해부생리학적 흔적이나 생화학적 흔적을 남긴다. 양전자방출단층촬영(positron emission tomography; PET)은 컴퓨터단층촬영(computed tomography; CT)이나 자기공명단층촬영(magnetic resonance imaging; MRI)과 같이 인체 내부를 영상화하는 장비이다. CT와 MRI는 인체의 내부구조를 해부학적으로 보여 주는데 반하여 PET은 해부학적 영상을 대체하지 못하지만, 신체 내부의 정상 또는 질병조직에 분자의 진행 분포를 단층상으로 계측하여 각종 장기들에 생화학적 물질의 생체 내 분포를 영상화하여 인체 내에 생리적 지표들을 정량적으로 측정할 수 있어 생화학 또는 병리현상의 규명과 질병진단, 치료 예후판정 및 치료계획 등에 이용된다. 즉 엑스선촬영, CT, MRI는 해부학적 형태의 이상을 볼 수 있다면 PET는 분자수준 분석으로 정상과 비정상조직의 생화학적 활동에 대한 생체기능영상을 제공한다. PET은 임상진단과 연구에 있어 매우 빠른 속도로 발전하고 있으며 노령인구의 증가와 더불어 종양, 심혈관 그리고 뇌영상 등 다양하게 이용된다.

양전자방출단층촬영은 양전자 방출핵종에 무기 또는 유기화합물을 표지시킨 방사성의약품을 인체 내에 투여하면 방사성의약품이 생리적, 생화학적 작용에 의해 각 장기에 집적된다. 그림 4-100 a와 같이 주입된 양전자 방출핵종(^{11}C나 ^{18}F 등)이 붕괴할 때 양전자가 원자핵으로부터 방출되며 방출 후 1 mm 정도 투과하여 양전자가 가지고 있는 운동에너지가 수 eV로 될 때 조직을 구성하고 있는 원자의 전자와 충돌하여 양전자는 소멸하고 이때 전자 또는 양전자는 질량에 상당하는 511 keV의 에너지가 정반대의(180°±0.25°) 방향으로 방사되는 2개의 광자(photon)로 변형되면서 소멸된다.

이 반응을 소멸방사선(annihilation radiation)이라고 하며 이때 방출되는 2개의 광자(소멸방사선)를 그림 4-100 b와 같이 한 쌍의 γ선 검출기를 통해 동시에 검출함으로써 단층영상을 획득하는 방법으로 양전자 소멸위치를 통과하는 응답선을 측정할 수 있다. 따라서 다수의 γ선 검출기를 피사체 주위에 원형(ring)형식으로 배치하여 모든 방향에서 측정하여 SPECT와 같은 영상 재구성으로 양전자 방출핵종의 분포를 영상화 한다. 또한 단일광자영상과 달리 기계적 조준기를 사용하지 않기 때문에 감마선 검출의 민감도가 높은 장점이 있는 반면, 2개의 감마선을 동시에 검출하여야하기 때문에 물리적 오차요인에 영향이 크다. 그리고 사이클로트론(cyclotron)의 발전에 따라 FDG를 대량으로 합성할 수 있게 되었으며 PET의 성능향상으로 3D 영상의 작성이나 전신영상(whole body image)촬영이 가능하여 CT나 MRI보다 조기에 암병소를 정밀하게 진단할 수 있게 되었다.

대부분의 질병은 해부학적인 형태변화가 생기기 전에 기능적, 생화학적인 변화가 일어나는데 이를 영상화함으로써 각종 질병을 조기에 진단하고 미세한 변화를 파악할 수 있다. 현재는 기존의 PET장치에 CT 또는 MRI를 결합시켜 환자의 CT 또는 MRI영상과 PET영상을 동시에 획득할 수 있어 병소의 형태학적 변화와 생화학적 변화를 함께 볼 수 있기 때문에 질병의 진단이 보다 정확해졌다.

이용 분야는 암질환의 조기진단, 치료효과 판정, 재발의 발견 등이다. 특히 폐암, 식도암, 두경부암, 림프종, 유방암, 갑상샘암, 자궁암, 이자암, 위암, 큰창자(대장)암, 뇌종양에서 많이 이용하고 있으며 알츠하이머병, 파킨슨씨병, 간질과 같은 뇌 질환과 일부 심혈관질환 진단에 이용한다.

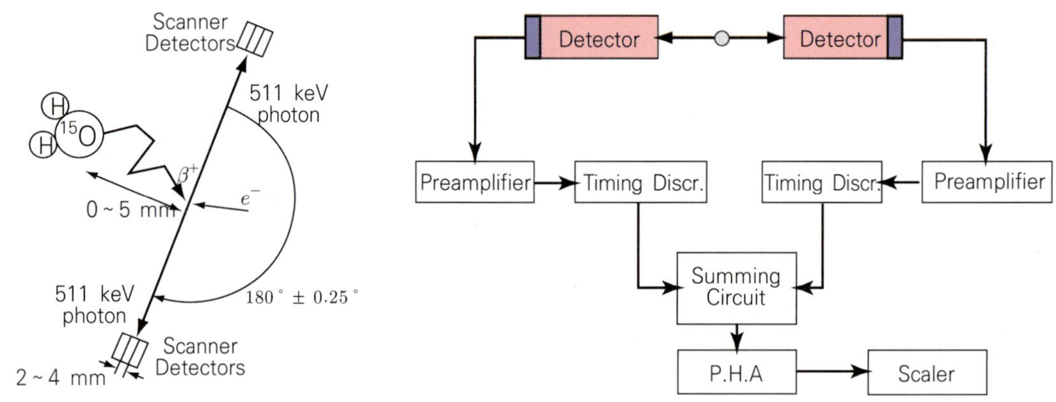

(a) 소멸방사선(annihilation radiation) (b) 동시계수회로(coincidence circuit)

그림 4-100 동시계수회로(coincidence circuit)

1) 개요

(1) 역사적 배경

양전자방출 방사성의약품을 인체에 투여 후 체내 분포를 측정하는 시도는 1950년대에 시작되었으며 단층상으로 재구성하기 위한 노력이 1960년대부터 시작되어 왔다. 그러나 핵의학검사에 따르는 복잡성 때문에 영상재구성법의 진보에는 많은 시간이 걸렸으며 엑스선 진단단층촬영법이 먼저 개발되었고 1972년에 이르러 엑스선 CT장치로서 임상에 이용됐다. 엑스선 CT기술에서 생겨난 영상재구성법을 도입 1975년에 PET장치가 처음으로 개발되어 핵의학검사에 사용할 수 있게 되었다.

그러나 단지 엑스선 CT기술을 전용하는 것만으로는 PET가 가지는 잠재적 능력을 충분히 끌어낼 수는 없었고 1980년대 후반부터는 영상의 정량성을 높여 화질을 향상시키기 위해 PET가 가지는 본래의 특징을 활용하는 독자적 영상재구성법 및 장치의 연구개발이 추진되었다. 그 후 1990년 후반 양전자방출핵종을 사용하는 PET장치를 이용함으로서 세포의 기능학적접근이 가능하게 되었고 이는 새로운 표지화합물의 개발과 함께 인체질환의 더욱 다양한 정보를 획득할 수 있게 되었다.

2000년 PET장치에 CT장치를 결합한 PET-CT는 해부학적인 CT영상을 보완함으로서 병소정보의 정확성을 높였다(표 4-11). 우리나라에서도 2002년 PET-CT를 처음 도입하여 현재에 이르렀으며 PET-CT, Fusion PET, CT-corrected PET, CT-PET의 다양한 이름의 핵의학 검사장치가 임상에 활용되고 있다. 뿐만 아니라 2011년에는 PET-MRI를 도입하면서 연부조직의 초정밀검사가 가능하게 되었다.

표 4-11 임상 PET스캐너의 일반적 성능비교

구 분	1974	1984	2000
공간해상도(mm)	25 × 25	8 × 10	4 × 4
전형적안 볼륨해상도(cm^3)	117	1.44	0.064
효율(kcps/μCi/cc) 2-D	0.5	40	200
3-D			1,000
Axial field of view	2.5	8	15
검출기 수	24	264	≥ 20,000
2-D응답의 동시계수 선	12	15,000	≥ 6 × 10^6
3-D			≥ 75 × 10^6
동시평면영상기록 수			≥ 60

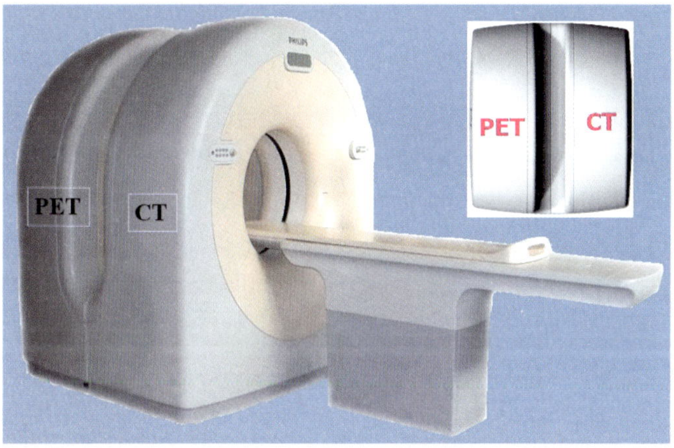

Terminology
* PET-CT
* CT-corrected PET
* Fusion PET
* CT-PET

그림 4-101 PET-CT와 Terminology

(2) 양전자(Positron)

양전자(positron)는 전자와 전기량, 질량, 스핀(spin) 등은 같으나 양의 전하를 띠는 소립자의 하나로 에너지가 큰 감마선이 물질과 접촉할 때나, 인공방사능의 성질을 가진 원자핵 가운데에서 발견된다. 영국의 이론물리학자 디랙(Paul Adrian Maurice Dirac)이 존재를 예언했고 미국의 앤더슨(Anderson Carl David)이 1932년 지구의 대기 중으로 쏟아져 내려오는 우주선 속에서 발견하였다. 원자는 원자핵과 그 주위를 돌고 있는 전자로 구성되어 있다. 양전자는 전자와 같은 질량 9.1094 $\times 10^{-31}$ kg이고, 양전하는 1.6021 $\times 10^{-19}$ C를 가진 전자의 반입자이다. 양전하를 가진 양전자와 음전하를 가진 전자가 서로 끌어당기므로 양전자는 전자와 결합하여 소멸되고, 이때 2개의 광자를 서로 반대방향으로 방출한다. 발생되는 에너지는 전자의 정지에너지와 동일한 511 keV이고 양전자를 방출하는 원소를 양전자 방출 핵종이라 한다.

일반적으로 양전자 방출 핵종은 방사능이 반으로 감소하는 시간인 반감기가 짧아서, 먼 거리까지 공급하기 어렵기 때문에 소형 사이클로트론을 이용하여 생산한 후 바로 사용한다. ^{18}F-FDG를 많이 이용하는 이유 중 하나가 반감기가 110분으로 다른 생산핵종에 비해 길어서 1 ~ 2시간 내의 가까운 거리에 공급할 수 있기 때문에 사이클로트론(cyclotron)이 없어도 이용할 수 있어 가장 많이 사용된다.

(3) 소멸방사선

양전자 방출 방사성핵종에서는 직접 감마선이 방출되지 않고 일단 양전자가 방출되어 이 양전자가 매우 짧은 거리(1 mm)를 조직 내에서 비행하는 동안 운동에너지를 상실하여 정지하고 음전하(negative charge)를 띤 보통의 전자와 결합한다(10^{-10}초). 이 과정을 소멸반응(annihilation process)이라고 하며, 양전자는 체내에서 곧바로 소멸되기 때문에 직접 검출하는 일은 어렵지만 가까이 있는 전자와 결합해서 소멸할 때 전자의 정지질량분의 에너지 511 keV에 상당하는 극히 짧은 파장의 전자파(광자)를 두 개 방출한다. 에너지가 큰 광자를 소멸방사선이라고 하며 양전자 소멸 뒤 서로 반대방향(180°)으로 방사하기 때문에 서로 마주보는 두 개의 감마선검출기에 의해 한 쌍의 소멸방사선을 동시에 검출하면 소멸한 양전자는 감마선검출기를 연결하는 동시계수선상에 있었다는 것을 알 수 있다. 엑스선 진단에서 보통 사용되는 광자와 비교해서 소멸방사선의 에너지는 5 ~ 10배 높기 때문에 투과력이 크다. 예를 들면 체표면으로부터 14 cm의 깊이에 선원이 있는 경우에 흡수도 산란도 되지 않고 몸으로부터 직진해서 검출기를 향하는 광자의 비율은 진단용 엑스선에서는 약 4%로 낮은데 비해 소멸방사선에서는 25%로 높다. 다만, 검출하는 측에서 보면 투과력이 높은 광자일수록 고감도검출기를 실현하는 일이 어렵게 된다. 양전자검출기는 NaI(Tl), $Bi_4Ge_3O_{12}$(BGO), Gd_2SiO_5(GSO), Lu_2SiO_5(LSO) 등을 형광체로 한다.

(4) 해상도와 감도

양전자의 비정과 소멸방사선의 각도요동이 원인으로 실제로 동시 계수한 검출기를 연결하는 선상에 양전자방출 방사성동위원소가 존재하는 것이 아니다. 원자핵에서 방출된 양전자는 초기의 높은 운동에너지로 인해 전자와 바로 결합하지 못하고 일정 거리를 비행하며 주변 원자들과의 상호작용을 통하여 점차적으로 운동에너지를 잃어 거의 정지 상태에 도달했을 때 전자와 만나 쌍소멸이 일어난다. 이와 같이 양전자가 원자핵에서 방출되어 궤도전자를 만나 쌍소멸이 일어날 때까지 비행한 수직거리를 비정거리(positron range)라 한다. 비정거리는 초기에 갖는 운동에너지가 높을수록 양전자는 멀리 비행할 수 있으므로 초기 운동에너지가 높을수록 길어진다. 이는 양전자가 전자와 결합하는 순간 완전히 정지상태가 아님으로 운동량의 합이 정확히 0이 되지 않아 한 쌍의 소멸방사선은 궤도전자가 가지고 있던 운동에너지 때문에 완전한 반대방향으로의 비행이 되지 않고 180°보다 ±0.25°의 비직선소멸(non-collinear annihilation)에 의한 불확실성을 가지고 방출된다. 이것을 쌍소멸방사선의 각도요동이라고 하며, PET의 해상도저하를 가져오는 또 다른 물리적 요인이다.

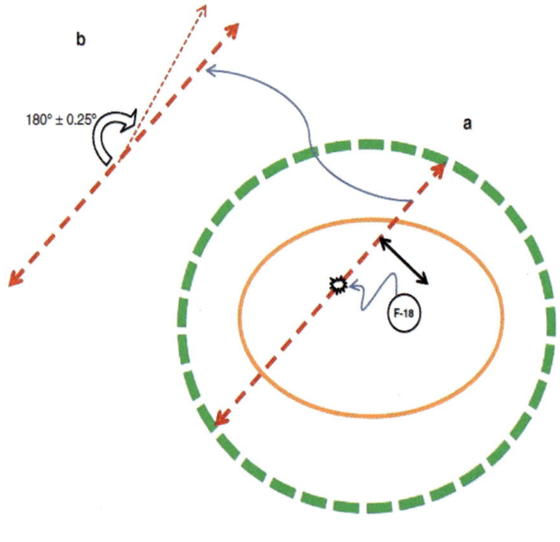

그림 4-102 PET의 공간분해능을 제한하는 인자

표 4-12 Positron의 비정

핵종	최대에너지(MeV)	오차(반치폭)
^{11}C	0.961	0.28 mm
^{13}N	1.20	0.60 mm
^{15}O	1.73	1.1 mm
^{18}F	0.634	0.22 mm
^{68}Ga	1.90	1.4 mm

표 4-13 각도 흔들림

검출기간거리	오차(반치폭)
50 cm	1.2 mm
100 cm	2.5 mm

이와 같이 PET영상의 해상도는 양전자의 비정과 쌍소멸방사선의 각도요동 때문에 1 mm보다 작게 한다는 것은 곤란하며, 특히 검출기간의 거리가 크면 각도요동의 영향은 그 거리에 비례해서 크게 된다. 작은 동물용 PET장치에서는 2 mm 이하의 해상도가 가능하지만 현재의 임상용 PET장치에서는 4 ~ 5 mm의 해상도가 일반적이다. 해상도가 향상되어도 통계잡음이 크기 때문에 결국은 화면의 평활화를 하게 된다. 동시에 발생한 두개 511 keV 감마선은 빛의 속도로 비행하여 PET시스템에 의해서 검출된다. 이때 두 감마선이 발생하여 검출될 때까지 비행한 시간을 TOF(time of flight)라 하고, 두 검출기에서 측정된 TOF시간 차이와 빛의 속도를 곱하면 LOR상에서 감마선 쌍의 발생위치를 추정할 수 있다. 그러나 PET검출기는 제한된 시간분해능을 가지므로 정확한 위치는 알 수 없지만, 대략적인 발생위치를 추정하여 PET영상의 특성을 향상시키는데 활용할 수 있다.

(5) PET의 일반적인 특징

양전자 쌍소멸(pair annihilation)에 의한 511 keV의 높은 에너지에 감마선을 검출하기 위하여 서로 마주보는 한 쌍의 대칭성검출소자인 동시회로(coincidence circuit)를 사용하여 거의 같은 시간에 도달된 감마선만을 검출하기 때문에 정량성과 분해능이 우수한 단층영상을 획득할 수가 있으며, 해부학적인 변화를 나타내는 CT나 MRI보다 생리화학적인 신진대사의 변화를 정확하게 나타낼 수 있다. PET는 SPECT에 비하여 사이클로트론과 표지화합물 생성장치 등의 주변보조 장치가 필요하다. PET에 가장 많이 사용되는 양전자방출 방사성핵종들은 반감기가 매우 짧기 때문에 PET장치 근처에서 곧바로 방사성핵종을 생성할 수 있는 사이클로트론이 있어야 한다. 대부분의 생성핵종들은 수초에서 수분으로 물리학적 반감기가 매우 짧아 생성 후 곧바로 사용하는 것들이 대부분이나 ^{18}F은 반감기 110분으로 다른 핵종보다 길기 때문에 생산된 곳과 다른 곳에서도 사용 가능하며, 발생기에서 얻을 수 있는 ^{82}Rb, ^{68}Ga 등도 사이클로트론을 설치 없이도 사용할 수 있다. 또한 방사성핵종들을 단시간에 추적화합물과 표지할 수 있는 자동화된 방사성핵종 표지화합물 생성장치가 필요하다. 현재 PET센터를 개설한 대부분의 의료기관에서 사용하는 PET의 해상력은 4 ~ 5 mm로 향상된 것이며 동시에 30 slice 이상의 영상을 얻을 수 있는 제4세대 기기이다. 단점으로 PET 스캔기기와 사이클로트론이 고가이며 유지비가 많이 든다.

(6) PET와 SPECT의 차이

핵의학검사에 널리 이용되는 방사성동위원소 ^{99m}Tc은 단일감마선을 방출하며 지향성을 위해서 감마선검출기에 조준기(collimator)를 장착하여 촬영한 후 방사성동위원소의 체내분포를 재구성하는 것이 단일광자방출전산화단층촬영(SPECT)이다. SPECT는 PET와 달리 감도와 해상도를 동시에 향상시키기는 곤란하다. 예를 들면 조준기의 구멍을 작게 하면 해상도는 향상되지만 감도는 저하된다. 한편 PET에서는 동시계수법이라는 전기적인 조준기를 사용하기 때문에 기계적인 조준기를 사용하는 SPECT에 비해 해상도가 높고 대폭적으로 감도를 높일 수가 있다. 감도와 해상도를 함께 향상시킬 수 있다는 것은 양전자방출 단층촬영기(PET)가 가지는 우수한 점의 하나이다.

동시계수가 손상되는 흡수보정인자는 다음 그림 4-103과 같이 체내의 점 S에서 발생한 한 쌍의 소멸방사선이 검출기 쌍 A, B에서 검출되는 각각의 흡수보정인자를 곱한 것으로 표시되기 때문에, 선원의 위치에 의존하지 않고 검출기 사이의 예상되는 흡수체의 조성, 형상만으로 결정된다.

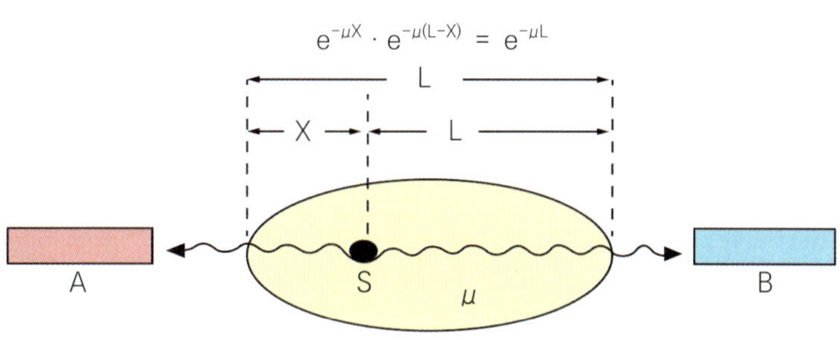

그림 4-103 PET의 흡수보정인자

이 때문에 PET은 외부선원에 의하여 엑스선 CT와 같은 원리로 흡수보정인자를 바르게 측정할 수 있으나 동시계수를 하지 않는 SPECT에서는 불가능하다. 두 종류의 미지량 가운데 흡수계수 분포만을 따로 떼어 측정할 수 있기 때문에 흡수를 받지 않는 방사능의 투영데이터가 산출가능하며 영상재구성 문제를 방사능 농도분포라는 한 종류의 미지량에 관한 문제로서 처리할 수 있다.

표 4-14 PET와 SPECT 비교

	PET	SPECT
방사선	소멸방사선(^{11}C, ^{13}N, ^{15}O, ^{18}F)	감마선(^{99m}Tc, ^{123}I등)
장치	양전자방출카메라	감마카메라
공간분해능	4 mm	8 mm
정량성	높음	낮음
방사성약품 조제	사이클로트론 필요	외부공급시스템
유지	많은 인력필요	적은 인력필요
감도와 해상도	동시향상 가능	동시향상 불가능
흡수보정인자	측정가능	불가능
영상	대사, 수용체영상	기능, 혈류영상
예)	^{18}F-FDG(당대사)	^{123}I-IMP(뇌혈류)
	^{11}C-methionine(아미노산)	^{201}Tl(심근혈류)
	^{18}F-spiperone(수용체)	^{99m}Tc-MAG_3(콩팥기능)

2) PET원리

(1) PET의 구성

양전자방출단층촬영기(PET)는 원자핵 내에 양성자 수가 중성자 수보다 상대적으로 많아 불안정한 방사성동위원소인 ^{11}C, ^{13}N, ^{15}O, ^{18}F 등이 주로 이용된다. 체내에 투여된 양전자방출방사성의약품은 생리적인 기전에 의해 영상화하려는 특정 영역에서 많은 수의 양전자를 방출한다. 방출된 양전자는 일정거리를 이동한 후 원자핵 주변의 전자와 결합하여 소멸되면서 이때 에너지와 운동량 보존법칙에 의하여 ±0.25°의 작은 오차 범위 안에서 180°의 서로 다른 방향으로 511 keV의 에너지를 갖는 한 쌍의 감마선 광자를 양방향으로 방출한다. 방출된 광자는 PET검출기의 BGO 등 형광체에 의해 가시광선으로 바뀌게 되고 가시광선은 PMT(Photomultiplier)에 의해 증폭된 전기신호로 변환됨으로써 PET 스캐너는 이 두 개의 감마선이 방출된 위치와 감마선의 비행 방향에 대한 정보를 제공하는 응답선(line of response; LOR)을 결정한다. 이와 같이 PET는 한 쌍의 감마선을 검출하기 위해서는 마주보는 한 쌍의 검출기가 감마선을 동시계수 함으로서 감마선이 방출된 위치를 알 수 있다. 이 위치를 알기 위하여 필요한 장치가 동시회로(coincidence circuit)이다. 각 검출기 쌍에 대하여 하나의 동시회로를 부착하여 특정 시간 내(보통 〈 12 nsec) 동시에 검출기에 도달한 감마선만을 선택한 후 방출위치를 계산하거나 유효 감마선만을 추출하여 두 위치를 연결하는 선을 사이노그램의 형태로 저장하게 된다. 이렇게 검출된 감마선량을 이용하여 영상을 재구성하는 방법은 SPECT의 경우와 거의 동일하나 이는 소멸방사선과 CT의 원리를 응용하여 인체 내에서 붕괴하는 방사성핵종의 부위별 분포를 컴퓨터를 이용하여 저장된 데이터를 역투영(backprojection) 알고리즘을 이용하여 재구성하여 단층촬영된 영상을 얻는 특수기법이다. PET은 생리적, 병리적으로 기본이 되는 생체 내 생화학적현상을 비침습적으로 비교적 간단하고 정확하게 영상화하고 정량화 할 수 있는 도구로써 사용되고 있다. PET 영상을 이용하여 혈류량, 기저 대사율 및 합성율과 같은 생화학적 현상의 측정뿐만 아니라, 신경수용체와 전달체의 농도 그리고 유전자의 영상화도 가능하다. 이러한 생화학적 현상의 영상화로 PET 영상은 기능영상을 제공한다.

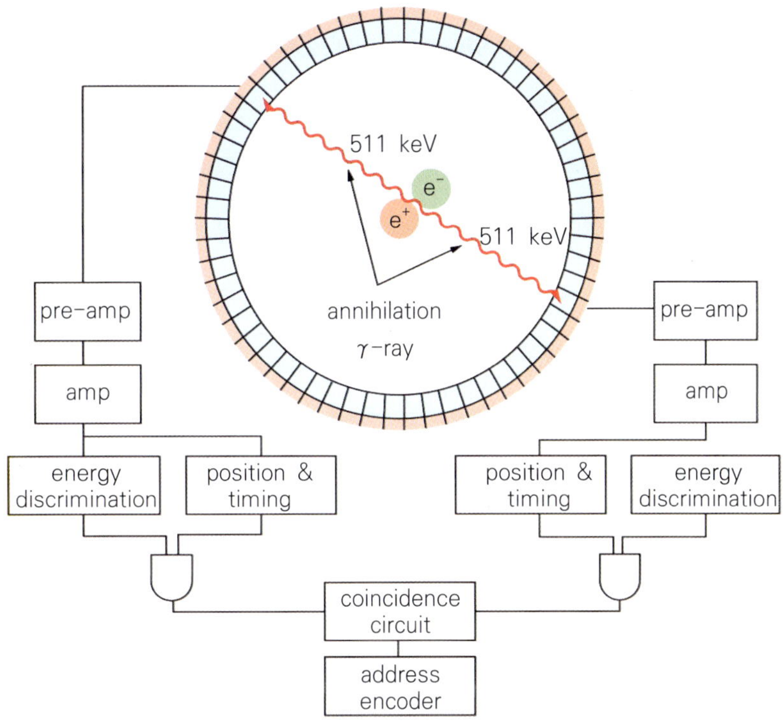

- 양전자가 소멸하면서 발생하는 감마선 쌍을 검출기에서 검출한 후 증폭하고 에너지와 감마선 검출위치 및 시간 판별 후 동시계수기를 이용하여 특정 시간 간격 내에 검출된 두 감마선 정보 저장

그림 4-104 PET 기기의 장치와 구성

(2) 검출원리

양전자방출단층촬영기(PET)는 원자핵 내에 양성자 수가 중성자 수보다 상대적으로 많아 불안정한 방사성동위원소인 ^{11}C, ^{13}N, ^{15}O, ^{18}F 등이 주로 이용된다. 이들 핵종은 원자핵에서 하나의 양성자가 중성자로 변화되면서 양전자를 방출하고 안정된 상태로 된다. 이렇게 방출된 양전자는 일정거리를 이동한 후 원자핵 주변의 전자를 만나 소멸하고 이때 에너지와 운동량 보존법칙에 의하여 ±0.25°의 작은 오차 범위 안에서 180°의 서로 다른 방향으로 511 keV의 에너지를 갖는 두 개의 감마선을 방출하게 되는데, PET 스캐너는 이 두 개의 감마선을 검출하여 감마선이 방출된 위치와 감마선의 비행 방향에 대한 정보를 제공하는 응답선(line of response; LOR)을 결정한다. 이는 동시에 일정 시간간격(timing window: 시간창) 내에 검출된 두 감마선은 같은 직선상에서 생성(line of response: LOR)되었다는 것을 알 수 있다. 이와 같이 동시에 방출된 감마선을 검출하여 방출 방향과 위치를 기록하는 것이다. 양전자 방출핵종 ^{11}C은 핵 내의 양전자를 방출하고 ^{11}C 전자 핵은 ^{11}B(붕소)로 변한다.

방출된 양전자는 소멸되고 한 쌍의 γ선이 생성된다. 검출을 위해 그림 4-105 a와 같이 다수의 검출기를 원형(ring)형태로 배열하여 어느 것이든 두개의 검출기 A와 B가 동시에 γ선을 검출했을 경우에 양쪽검출기를 연결하는 직선 A, B상에 양전자방출핵종이 존재한다는 것을 알 수 있다. 즉 그림 4-105 b에서와 같이 짧은 시간 내에 어느 것이든 두 개의 검출기가 511 keV의 γ선을 검출했을 때 검출기 쌍이 소멸 γ선을 검출했다고 간주하여 그 쌍을 하나의 계수로 하고 이를 동시계수(coincidence)라 한다. 이처럼 동시계수에 의해 γ선의 입사방향을 정하는 것이 PET의 본질이다.

PET가 γ-camera나 SPECT와 근본적으로 다른 점은 분해능과 정량성이 우수한 것도 이 때문이다.

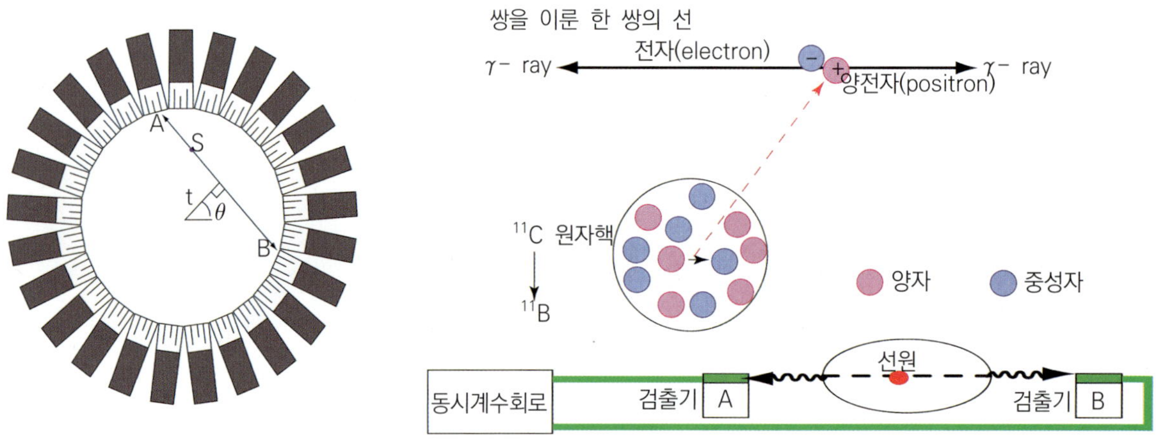

a. PET의 감마선검출 원리　　b. 동시계수(coincidence)

그림 4-105 동시계측 정보의 측정

또한 PET에서 사용되는 핵종에서 서로 다른 것은 방출되는 에너지와 비정이며 소멸 감마선의 에너지는 핵종이 다르더라도 일정하다. 따라서 검출기의 에너지 식별은 한 번 설정해 두면 핵종에 따라 변환할 필요가 없다. 그리고 방사능과 계수율의 특성도 핵종이 다르더라도 일정하므로 다른 핵종으로 계측된 데이터를 직접비교하여 연산할 수 있다. 또한 감도보정용 스캔이나 흡수보정용 스캔도 임의의 핵종을 사용하여 시행할 수 있다. 그러나 단일광자로 시행되는 것과 같이 두 핵종을 동시에 투여하고 에너지분포 차이를 이용하여 각각의 영상을 획득할 수는 없다.

(3) PET 검출기

거의 대부분의 PET검출기는 단일광자영상장치의 검출기와 같이 섬광결정을 이용한 섬광검출기와 광전자증배관 및 전치증폭기로 구성되어 있다. 양전자방출핵종으로부터 소멸방사선인 감마선이 형광체에 γ선이 입사되면 흡수된 에너지에 대응하여 감마선 에너지가 섬광결정에 의하여 가시광선이나 자외선을 방출한다. PET 측정의 기본 단계는 양전자 방출에 따른 소멸 감마선에 대응하는 반응선(Line Of Response, LOR)의 공간 좌표를 얻는 것이다. 이는 동시계수회로에서 두 γ선에 대한 첫 번째 이벤트의 좌표 P(x, y, z)를 측정하여 얻을 수 있다. PET 검출기가 제공하는 정보는 검출기 자체에서 511 keV γ선의 소멸방사선 발생 위치, 방출되는 에너지 및 동시계수를 위한 도착 시간이다. 이와 같은 정보를 제공하기 위해 다양한 검출기 기술이 개발되었다(그림 4-106). 현재 가장 널리 사용되는 PET 검출기는 섬광 물질과 PMT가 결합된 구조이다.

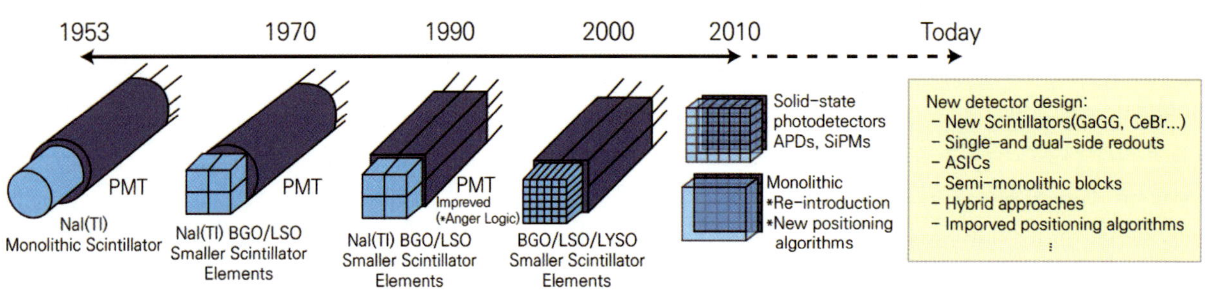

그림 4-106 PET 검출기의 발전

① 형광체(scintillator)

양전자단층촬영의 효시는 1951년 한 쌍의 NaI(Tl) 검출기로 뇌종양 위치를 검출한 것이었다.

감마카메라의 γ선 검출기에 사용하는 NaI(Tl) 형광체(scintillator)를 PET장치에 사용했을 경우 양전자방출핵종에서 방출되는 소멸방사선의 에너지가 매우 높기 때문에 NaI(Tl) 형광체를 투과하기 쉬우며 γ선 효율이 저하된다(실효원자번호 51, 선 흡수계수 0.34 cm^{-1}). BGO(Bismuth Germanate Oxide) 검출기소자는 1977년 원형 PET도입 이후부터 양전자단층촬영기 대부분은 원형타입으로 BGO소자를 사용하여 제작되었다. 비스무스산 게르마늄($Bi_4Ge_3O_{12}$; BGO)은 밀도가 크고(7.13) 실효원자번호가 높기(74, 선흡수계수: 0.44 cm^{-1}) 때문에 신틸레이터 내에서 소멸방사선의 감약율이 크고 검출효율이 높다. 그 외에도 BGO신틸레이터의 특징은 NaI(Tl) 형광체(scintillator)와 같이 쉽게 깨지지 않고 흡수작용이 없으며 신틸레이터를 밀봉할 필요가 없다.

그러나 511 keV의 감마선에 대한 저지능은 크지만 발광효율이 NaI(Tl)의 약 20%로 낮으며 형광감쇄시간이 300 ns로 길다는 것이 결점이다(NaI의 감쇠시간 230 ns). 따라서 최근 PET에 주로 사용되는 섬광결정은 BGO($Bi_4Ge_3O_{12}$)보다 좋은 특성을 가진 LSO(Lu_2SiO_5:Ce), LYSO((Lu, Y)$_2SiO_5$:Ce), LGSO($Lu_{1.8}O_2SiO_3$:Ce), GSO(Gd_2Si_5O:Ce) 등으로 이들은 원자번호와 밀도가 높아 511 keV 감마선에 대한 검출효율이 상대적으로 높고, 섬광의 붕괴시간(decay time)이 짧아 감마선 검출빈도가 높은 PET 시스템에 적합하다. 특히, 표 4-15에서와 같이 LSO(Lu_2SiO_5; lutetium Oxyorthosilicate)는 실효원자번호 66, 선흡수계수 0.87 cm^{-1}, 형광감쇄시간 47 nsec로 비교적 높은 분해능의 영상을 나타낼 수 있어 많이 이용되고 있다.

표 4-15 핵의학 영상시스템에 적용되는 섬광 결정의 물리적 특성

Property	NaI(Tl)	BGO	LSO	GSO	LYSO	BaF_2
Effective atomic number(Z)	51	74	66	59	60	54
Linear attenuation coefficient(cm^{-1})	0.34	0.92	0.87	0.62	0.86	0.44
Density(g/cm^3)	3.67	7.13	7.4	6.7	7.1	4.89
Index of refraction	1.85	2.15	1.82	1.85	1.81	-
Light yield(%NaI(Tl))	100	15	75	30	80	5
Peak wavelength(nm)	410	480	420	430	420	220
Decay constant(ns)	230	300	40	65	41	38
Hygroscopic	Yes	No	No	No	No	Slight

형광체의 크기는 PET영상의 분해능에 크게 영향을 주기 때문에 가능한 작은 것이 바람직하나 형광체에 부착되어 있는 광전자 증배관의 크기에 한도가 있기 때문에 형광체는 그다지 작지 않다. 따라서 최근 다수의 형광체에 다수의 증배관을 부착한 Block형 검출기가 개발되었다(그림 4-107 b). 대부분의 PET 스캐너의 기본 모듈은 블록 검출기이다. 블록 검출기에서 섬광 결정 어레이는 포토센서의 어레이와 결합된다. 감마선 상호작용의 위치를 결정하기 위해 여러 광센서로 가시광선을 공유하는 것이 PET 블록검출기에서 사용되는 일반적인 방법이다. 그러나 각 크리스탈 요소와 각 포토센서의 직접 연결도 가능하다. 블록 검출기는 PET 검출기 링을 구성하고 PET 스캐너의 축 방향 시야는 검출기 블록의 다중 링 조합으로 확장될 수 있다.

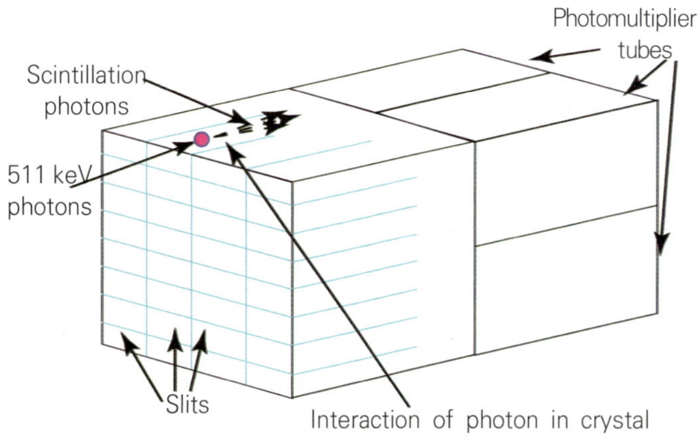

a. PET의 Crystal과 PMT의 배열관계

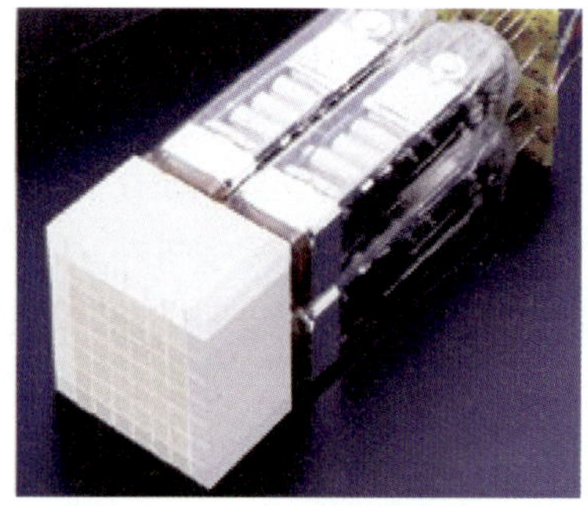

b. PET섬광검출기

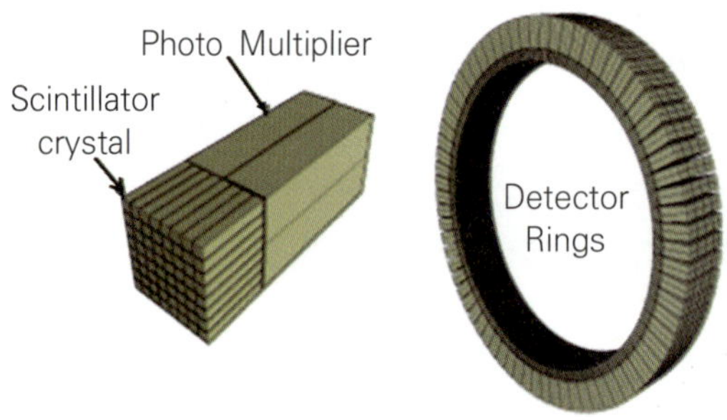

c. PET-detector system

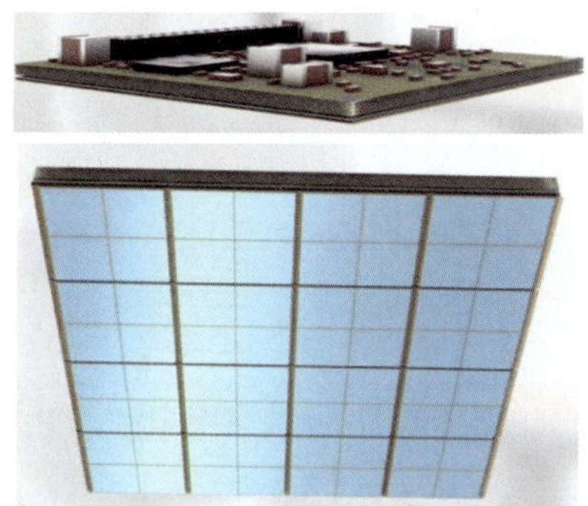

d. 광다이오드(Digital detection)

그림 4-107 PET-detector

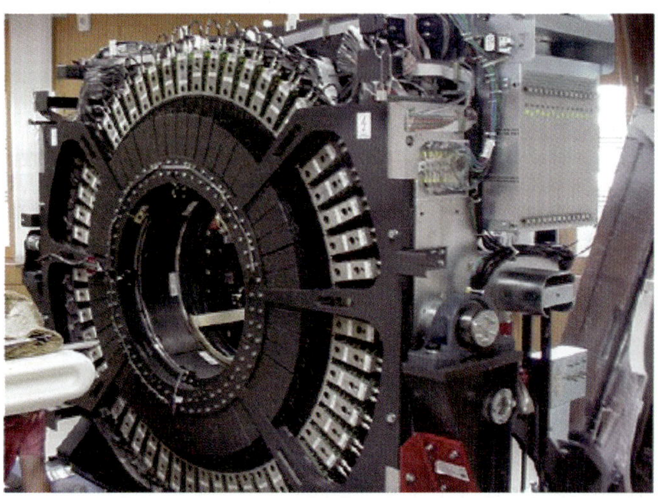

a. Multiring PET scanner의 P-M tube

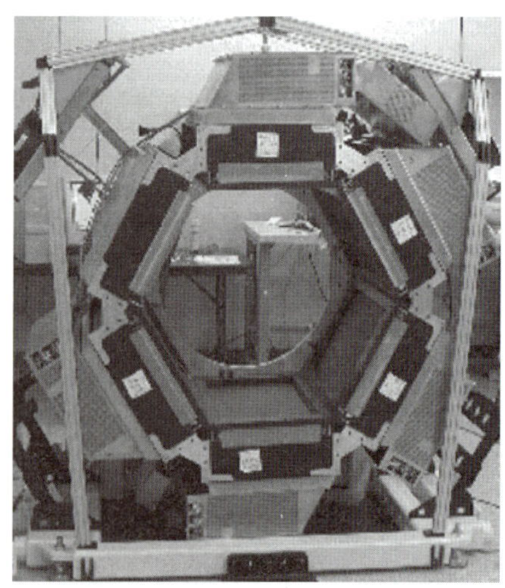

b. PET scanner의 flat panel LSO detector

그림 4-108 PET detector의 구성 예

그림 4-109 a의 BGO결정과 광전자 증배관은 한 변이 2 ~ 3 cm인 정사각형 4개의 광전자 증배관과 4 × 8개 BGO 형광체로 구성되었으며 소멸방사선의 위치는 4개의 광전자 증배관의 출력신호의 상대적인 강도로부터 산출된다.

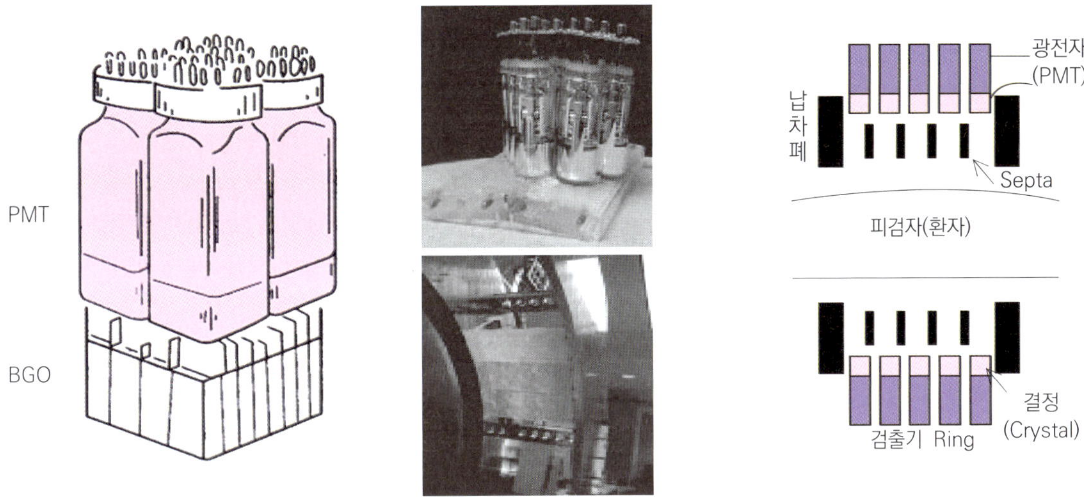

a. BGO결정과 광전자 증배관

b. 다층형 PET장치의 검출기 Ring의 단면도

그림 4-109 양전자촬영장치의 P-M Tube의 구성

근래의 PET 장치에서는 8 × 8개의 신틸레이터가 사용되고 있으며 장비의 개발은 더욱 발전되고 있다. PET장치는 그림 4-110과 같이 검출기의 배열방법에 의해 2검출기 대향형, 6각형 배열형, 원형(ring)으로 분류하며 최근에는 원형(ring)이 주를 이루고 있다.

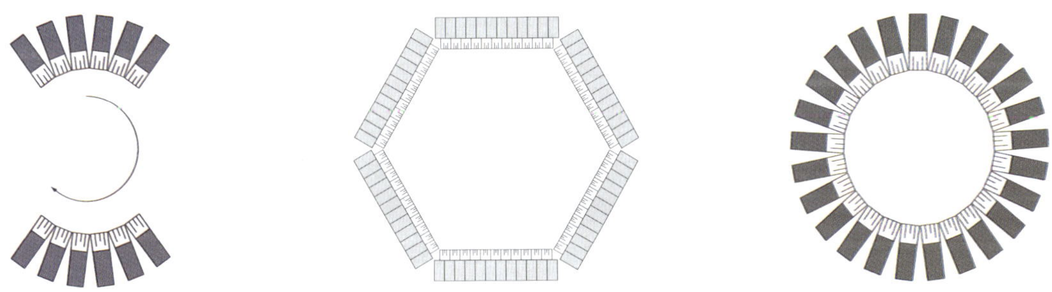

a. 2 검출기 대향형

b. 6각형 배열형

c. 원형(ring type)

그림 4-110 검출기의 배열방법

또한 원형(ring type)은 동시에 다수의 횡단면을 촬영할 수 있도록 다층으로 되어 있으며 그림 4-109 b의 다층형 PET장치의 검출기 원형(ring)의 단면도와 같이 측정부위 이외에서 직접 입사하는 소멸방사선이나 산란선을 차폐하기 위하여 각 원형(ring)의 경계 및 양측이 납(Pb)으로 설계되어 있다.

② 광전자 증배관(Photomultiplier Tube, PMT)

광전자 증배관은 입사된 광자를 전자로 변환시킨 뒤 전기장 하에서 가속하여 증폭시키는 역할을 하는 광센서이다. 증폭, 변환된 전기신호는 그림 4-104와 같이 동시계수회로로 보낸다. 반응선(LOR)은 이러한 입사 광자의 위치와 방향에 관한 정보를 제공하기 때문에 PET 스캐너는 감마카메라와 달리 기계식 조준기가 필요하지 않다. PET는 감마선에 대부분을 조준기에 의해 흡수되는 단일 광자 영상장치의 감마카메라와 비교하여 보다 우수한 감도와 해상도를 갖는 이유이다. 증폭률은 100만 배에 가깝고 PET의 광센서로 광전자 증배관이 주로 쓰인다. 그러나 자기장 환경에서는 움직임에 영향을 받아 PET/MRI에서는 사용할 수가 없기 때문에 최근 디지털 시스템에서 사용되는 그림 4-107 d와 같은 외부자장에 영향을 받지 않는 광다이오드(Digital detection)를 쓰이기도 한다.

광전자 증배관(PMT)은 가시광선 또는 근가시광선을 전기신호로 변환할 수 있는 장치이다. APMT는 일반적으로 다이노드라고 불리는 일련의 전극이 포함된 진공 유리관으로 만들어진다. 유리관 입구 창의 내부 표면은 광자가 부딪힐 때 전자를 방출(광전자 방출)하는 광전 음극이라는 물질의 얇은 층으로 코팅되어 있다.

광음극은 음전위로 유지되어 전자가 음전위에서 멀어지며 가속된다. 각 광자에 도달할 때마다 전자가 방출될 확률을 양자 효율(QE)이라고 하며, 들어오는 광자의 파장에 따라 달라지며 최대 15 ~ 25% 정도이다. 그런 다음 전자는 전압 분배기 회로에 의해 이전 전위보다 더 높은 전위로 유지되는 일련의 다이노드에 의해 가속 및 증폭(약 10^6배) 된다. 전체 증폭 단계가 매우 짧은 시간 내에 이루어지므로 PMT는 ns 미만의 전자시간 분해능을 제공할 수 있다.

③ 블록 검출기(Block Detector)

PET 검출기의 표준 구성은 1986년 Casey와 Nutt가 개발한 블록 검출기가 대표된다.
검출기는 측면 치수가 수 cm이고 두께가 약 2 cm인 신틸레이터로 구성된다.

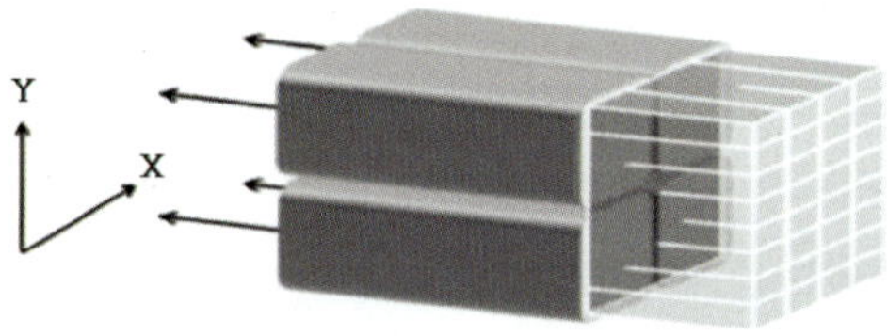

그림 4-111 Block Detector

신틸레이터는 그림 4-111에 표시된 것처럼 광전자 증배관(PMT) 2×2 매트릭스 배열에 연결된다. 각 PMT에 의해 수집된 빛을 충돌하는 광자의 상호작용 위치와 연관시키기 위해 다양한 깊이의 컷 세트가 신틸레이터에 새겨져 검출기를 고정된 차원의 "픽셀"로 세분화한다. 이러한 절단은 신틸레이터 표면에 대해 규칙적이고 직각으로 새기며(고정 치수의 픽셀 제공) 반사 재료로 덮여 있다. 또한, 블록의 측면 픽셀을 식별하는 능력을 높이기 위해 컷은 검출기 가장자리에 더 깊게 새겨진다. 광자 상호작용 위치의 X 및 Y 좌표는 다음 공식을 사용하여 결정할 수 있다.

$$X = \frac{(S_1+S_2)-(S_3+S_4)}{S_1+S_2+S_3+S_4} \qquad Y = \frac{(S_1+S_3)-(S_2+S_4)}{S_1+S_2+S_3+S_4} \text{ (S: Photomultiplier Tube, PMT)} \tag{4-23}$$

여기서 Si는 i번째 PMT에 의해 생성된 신호이고, 분모는 4개의 PMT 신호의 합으로 신틸레이터에서 방출되는 총 에너지와 관련이 있다. 그만큼 재구성된 X-Y 위치는 Flood map이라는 클러스터를 제공하며, 각 클러스터는 신틸레이터의 픽셀에 해당한다. flood map의 각 영역은 소위 픽셀식별 프로세스를 통해 블록의 픽셀에 할당되어 룩업 장치에 저장된다. 이러한 검출을 통해 소멸 감마선 발생 위치를 동일한 픽셀 크기로 재구성될 수 있다. 그러나 이웃 클러스터를 구별하기 위해서는 매우 얇은 픽셀을 사용할 수 없다.

전신 PET 스캐너의 경우 일반적으로 4 ~ 5 mm의 측면두께가 사용된다. 이런 유형의 검출기에 가장 장점은 신틸레이터의 절단으로 인해 4개의 광검출기만 사용하여 많은 수의 픽셀을 디코딩할 수 있다는 것이다.

④ 고체 광검출기(Solid-State Photodetectors)

고체 광검출기는 신틸레이션에서 생성된 광학 광자를 감지하기 위해 실리콘 p-n 접합의 특성을 활용한다. 접합을 구성하는 층의 배열, 도핑 수준 및 적용된 바이어스 전압에 따라 들어오는 광자에 의해 애벌랜치(avalanche, 전자사태)가 촉발되어 다양한 수준의 증폭 신호가 생성된다. 이는 애벌랜치 다이오드(avalanche photodiodes, APD) 또는 가이거 모드 애벌랜치(single-photon avalanche diode, SPAD)장치에 감지되는 각 단일 광자를 구별할 수 있게 된다. 이런 SPAD 셀의 매트릭스를 생성하여 실리콘 광전자 증배관(SiPM)이라는 단일 광자 검출기를 만들 수 있다. 실제로 고체 소자는 자기장에 민감하지 않기 때문에 하이브리드 PET/MR 시스템에 적합하고 크기가 작고 매트릭스로 쉽게 배열할 수 있어(단일 검출기의 크기가 수 mm^2) 연구용 PET 시스템에 채택된 얇은 신틸레이터를 식별할 수 있다. 또한, SiPM은 속도가 빠르며 비행시간 보정(TOF)을 통해 차세대 PET 시스템을 구현하는 데 적합하다.

가. APD(Avalanche Photodiode)

APD(Avalanche Photodiode)는 고체 광검출기 장치이다. 높은 역바이어스 전압을 적용함으로써 장치의 활성 영역에서 생성된 자유 전자를 충분히 가속하여 다른 전자-정공(e/h)을 생성할 수 있다. 음극 쪽으로 이동하면서 이온화에 의해 쌍을 이룬다. e/h 쌍이 광학 광자의 상호 작용에 의해 생성되면 전하는 수집된 신호를 수백 배까지 늘릴 수 있는 전자사태를 유발한다. 그럼에도 불구하고 이러한 장치는 일반적인 PMT의 장점보다 훨씬 작다. 또한, 쉽게 처리할 수 있는 신호를 생성하려면 외부 증폭이 필요하고 시간 경과에 따라 신호 드리프트를 방지하려면 효과적인 냉각 시스템이 필요하다.

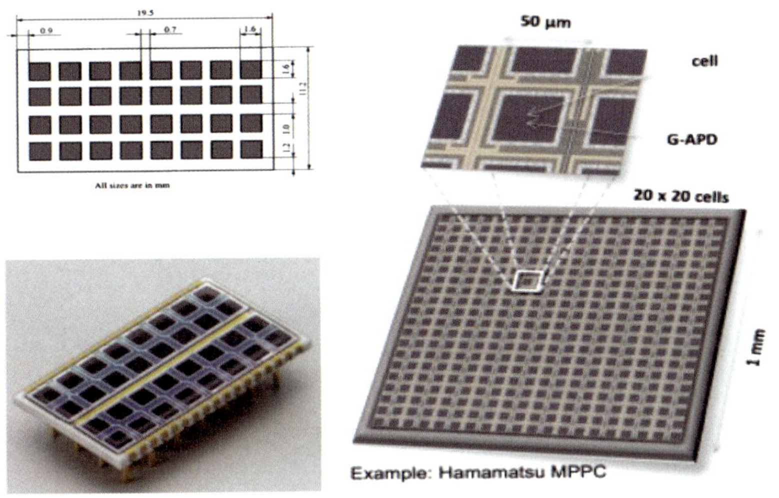

그림 4-112 Hamamatsu 社의 APD(좌)와 MPPC(우)

나. SiPM(Silicon Photomultipliers)

SPAD에서 접합부의 전기장은 전자와 정공이 모두 새로운 캐리어를 생성하는 자발적 전자사태(Geiger avalanche)를 유발할 만큼 충분히 높다. 전자사태는 캐리어에 의해 생성된 전류에 따라 장치의 전압을 감소시켜 이를 소거하는 접합부에 직렬로 연결된 외부 저항기를 통해 소멸시킬 수 있다. 이러한 장치는 광자가 감지되면 고정 진폭의 신호를 생성하고 한 번에 광자 한 개 이상을 식별할 수 없으므로 여러 광자를 계산해야 하는 경우 SPAD 배열이 필요하다.

이러한 장치를 SiPM이라 하며 Geiger-mode avalanche photodiode, G-APD(G-APD) 또는 Multi-pixel photon counter(MPPC)로도 불리운다. SiPM은 수천 개의 셀로 구성되며, 각 셀은 SPAD와 그 소광 저항으로 구성되며, 모든 셀은 병렬로 연결되므로 최종 신호는 각 트리거 셀에서 생성된 신호의 합이 된다. 각 SPAD의 크기는 수십 마이크로미터이며, 전체 감지기의 표면은 몇 mm^2이다. PET에서 일반적으로 사용되는 밝은 신틸레이터와 결합될 때에는 포화를 방지하기 위해 많은 수의 SPAD의 SiPM이 요구된다. 가이거 메커니즘을 채택하여 PMT와 비슷한 10^6배 정도의 증폭을 얻을 수 있고 생성된 신호는 매우 빠르다. 단일 광자 신호로 80 ps의 해상도에 도달한 반면, 고속 레이저 소스를 사용하여 더 많은 수의 광자를 SiPM에 조사하면 약 20 ps에까지 도달할 수 있다. 실리콘 기판 위에 센서를 제작하면서 각 셀에 대한 Active quenching 회로, 정의된 시간에서 트리거 수를 계산하는 추가 회로, 이벤트의 타임 스탬프를 추출하는 시간-디지털 변환기가 장착된 장치가 완전히 통합된 디지털 부품으로 구성된 SiPM도 개발되었다. 이러한 광검출기를 일반적으로 디지털 실리콘 광증배기 또는 dSiPM이라고 한다. 이러한 장치에서는 아날로그 신호처리가 필요하지 않으므로 시스템의 소형화를 개선하고 아날로그 신호 전파 시 픽업 노이즈를 최소화할 수 있다.

다. PET검출기 발전

임상 PET 장치는 한 번에 하나의 LOR을 측정하는 두 개의 검출기에서 인체 전체를 동시에 커버하는 564,480개의 결정체를 갖춘 시스템으로 발전하여 거의 1,011개의 LOR을 획득할 수 있게 됐다. 최대 Solid angle coverage로 인해 매우 낮은 선량 검사가 가능한 감도 범위에 도달할 수 있는 PET 장치가 개발되었다. 이러한 성공에 힘입어 1 ~ 2 m의 넓은 축 방향 시야를 가진 전신 PET 또는 PET를 제공하는 여러 연구 활동과 제품이 출시되었다(그림 4-113).

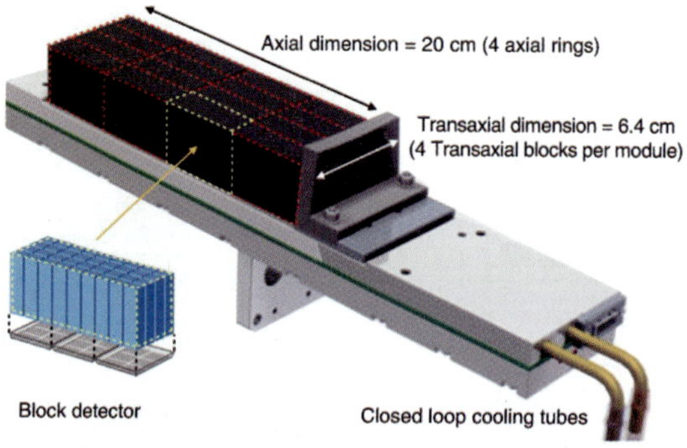

그림 4-113 GE社 4ring dSiPM

SiPM 기반 검출기는 확장성이 매우 뛰어날 뿐만 아니라, 전신 PET는 새로운 시스템에서 달성한 210 ps의 뛰어난 시간 분해능 값을 갖는다. TOF-PET은 새로운 아이디어도 아니며 1980년대에 이미 사용되었지만, 적절한 신틸레이터와 고감도의 빠르고 저렴한 광센서, 동기화된 병렬 채널이 매우 많은 적응형 통합 전자 장치의 개발만이 임상 적용 가능한 더욱 뛰어난 TOF-PET으로 이끌 수 있다. 작은 동물 영상을 위한 고해상도 PET 시스템 설계는 매우 작은 결정(1 ~ 1.5 mm 측면 길이) 배열 내에서 이벤트 위치를 탁월하게 식별할 수 있는 PSPMT의 개발로 큰 혜택을 받았다. 동시에 PET/MR뿐만 아니라 SiPM을 기반으로 하는 여러 실험용 PET 시스템이 개발되었다. 검출기의 Solid angle coverage가 넓어지면 감도가 향상되지만, 적절한 재구성 알고리즘을 포함한 TOF-PET을 통해 이미지 품질을 더욱 향상시킬 수 있다. 특히 시간 해상도를 개선하기 위한 경쟁은 아직 끝나지 않았으며, 재구성이 필요 없는 PET 영상(시스템 시간 해상도 10 ps 필요)의 꿈이 현실화될 수 있을지는 아직 먼 이야기이다. 그럼에도 불구하고 현재 이 방향에 대한 매우 흥미로운 초기 노력이 진행 중이다.

⑤ PET 갠트리(Gantry)

범용 PET 스캐너의 전신용 검출기 링 직경은 80 ~ 90 cm, 축 방향 종축 시야(axial field of view)는 15 ~ 20 cm 이며, 스캐너 내경에 표면 직경은 일반적으로 약 55 ~ 60 cm 정도이다. 뇌전용 PET의 경우 검출기 링은 해상도 및 민감도 향상을 위해서 직경을 약 40 cm 정도 작게 설계하고 매우 높은 해상도와 민감도를 요구하는 작은 동물용 PET의 검출기 링 직경은 10 ~ 20 cm을 이용한다. 현재의 PET 갠트리는 CT 갠트리와 직렬로 연결된 PET-CT 스캐너가 주로 사용된다. PET은 감마카메라 보다 민감도가 우수함으로서 빠른 영상 획득이 가능하다.

(4) 동시계수회로

동시계수(coincidence)는 그림 4-105 a에서 A, B를 연결한 수직선의 길이를 t, 방향을 θ로 하면 검출기 쌍 A, B가 검출한 계수는 Slice면 내의 θ방향으로 원점에서 t의 거리에 있는 직선상에 분포하는 방사능에 비례함으로 이를 여러 검출기 쌍의 조합에 대해 실시하면 방사능 분포의 투영(projection)이 얻어진다. 소멸방사선이 BGO형광체에 흡수되어 형광체가 발광하며 이는 광전자증배관에 의해 전기펄스로 변환 증폭된 후 그림 4-108의 동시계수회로로 보내기 전에 다음 3가지 처리가 이루어진다.

① 검출기 Block 내의 4개의 광전자증배관의 출력으로부터 소멸방사선을 검출한 형광체를 구한다.
② 검출한 방사선이 소멸방사선인가를 판정하기 위하여 일정한 에너지레벨 이하의 방사선을 산란선으로 제거한다.
③ PET로부터 펄스신호에 의해 발생한 시간을 측정하고 시간신호를 동시계수회로로 보내고, 동시계수회로는 앞에서 기술한 처리 후의 정보를 바탕으로 동시계수를 판정한다. 이 판정은 시간정보를 근거로 1개의 양전자소멸에 의해 방출된 소멸방사선인가 아닌가를 판정하여 양쪽의 검출기로부터의 펄스가 동시에 입력되었을 때만 출력신호를 발생한다. 동시계수회로의 정보를 바탕으로 동시계수한 2개의 검출기를 연결하는 동시계수선을 구하여 그 각도와 시야중심으로부터 거리마다 그 수를 가산한 방사능 분포의 투영(projection)데이터가 얻어지며 Sinogram으로 보관된다. 즉, 각(r, θ)별로 동시계수의 수를 합계한 것이 PET영상재구성 데이터가 된다.

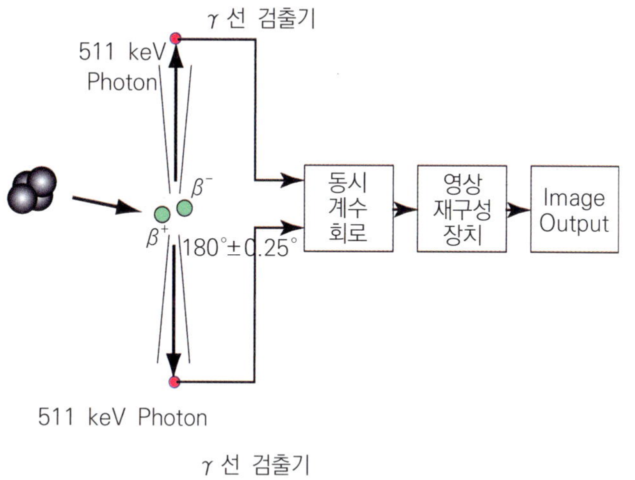

그림 4-114 PET장치의 동시계수회로 구성

(5) 동시계측에 따른 분류

에너지 이외에 엑스선 CT진단과 PET검사가 본질적으로 다른 방사선측정 조건 첫 번째는 구하고자 하는 미지량의 수에 나타난다. 엑스선 CT는 투과한 엑스선량의 비율에서 체내 흡수계수의 분포를 그려내는 것으로 미지량은 한 종류이다. 그러나 PET에서는 체내방사능 농도분포와 흡수계수 분포의 두 종류가 된다. 두 번째는 방사선조사의 방향이 제어 가능한가의 여부이다. 엑스선 진단에서는 선원을 생체의 외부로부터 조사하고 맞은편 위치에 검출기를 배치하는데, PET검사에서는 방사성의약품을 생체에 주사하기 때문에 방사선원이 생체 내에 있으며 방사선이 방출되는 방향을 제어할 수가 없다. 세 번째는 전류계측인지 펄스계측인지의 차이이다. PET에서는 동시계수를 해야 할 필요 때문에 소멸방사선을 펄스계측 한다. 한 쌍의 검출기로부터 출력하는 두 개의 펄스신호가 어느 시간 폭 내에 도달했다는 것으로 동시계수가 이루어지는데 독립된 양전자 소멸현상에 의한 신호가 우연히 그 시간 폭 안에 날아 들어올 가능성이 있다. 이를 랜덤계수(random count)라 하고 참계수(true count)에 배경잡음으로 추가된다.

랜덤계수를 낮추기 위해서는 검출기의 시간분해능이 증가되어야 하며 시간분해능 및 검출효율이 높은 검출기를 실현하기 위해 PET용 검출기는 특유의 발전을 해왔다. PET가 펄스계측을 바탕으로 하고 있기 때문에 계측데이터 자체에 확률적 요소가 내재해 있으며 통계노이즈에 PET영상이 좌우된다는 점도 PET의 큰 특징이다. PET 영상은 동시에 발생한 감마선 쌍을 측정(동시계수)하여 얻어지는데, PET에서 검출되는 동시계수는 참계수, 산란계수, 우연계수, 다중계수의 4종류로 구분할 수 있다.

① 참계수(True count)

실제로 동시에 발생한 두 개의 511 keV 감마선이 감쇠(attenuation), 산란(scatter) 등의 아무런 물리적 영향을 받지 않고 온전하게 검출된 경우를 의미한다.

② **산란계수(Scattered count)**

소멸감마선이 생체 내를 통과하는 중 약 7 cm마다 50%가 상호작용으로 컴프턴산란에 의해 비 산란선과 구별되지 않고 감마선산란에 의해 감마선 방향이 바뀌는 경우 유효하지 않은 동시계측이 일어나 응답선(LOR)의 검출 위치가 달라진다. 피검자의 PET측정 데이터에는 10 ~ 20% 정도의 산란선이 포함되어 있어 랜덤계수처럼 재구성 영상에서 광범위한 저주파 인공음영을 만들고 피검자 신체의 심부에서는 흡수보정에 의해 성분이 증가된다. 이러한 산란계수는 재구성된 PET영상의 배경잡음을 증가시켜 대조도를 감소시킨다. PET에서는 두 감마선 중 하나만 산란을 일으켜도 LOR의 위치가 달라지므로 산란에 의한 영향이 단일광자영상보다 크다. 또한 산란각이 큰 경우 실제 물체가 존재하지 않는 배경 부분에서도 LOR이 발생한 것으로 인식될 수 있다. 산란선보정은 우발동시계측 보정 후에 이루어진다.

③ **랜덤계수(Random count)**

응답선(LOR)의 비행시간 차이와 검출회로의 시간분해능을 고려한 동시계수회로에서 수 ns(nanosecond)의 시간창을 사용하게 된다. 그런데 그 시간동안 우연히 두 단일계수(single count)가 검출되어 동시계수로 보이는 경우를 랜덤계수라 한다. 우발 동시계측 된 랜덤계수는 재구성 영상에서 광범위한 저주파 인공음영(artifact)을 만든다. 특히 피검자 신체의 심부에서 흡수보정에 의해 그 성분이 증가된다. 재구성 영역에서 피검자 신체 심부의 흡수보정에 의한 저주파 인공음영은 신체 심부의 흡수보정에 의해 동위원소 강도의 제곱으로 증가하므로 동위원소를 환자에게 많이 투여하여도 좋은 영상을 획득할 수가 없다. 이러한 랜덤계수는 영상 전체에 걸친 배경 잡음을 증가시킨다.

④ **다중계수(Multiple count)**

다중계수는 서로 다른 2개 이상의 LOR이 동시계수 시간 창 내에 검출되는 것으로 가능한 LOR의 개수가 많아져 정확한 LOR을 판별할 수 없는 문제가 있다. 이러한 다중 계수를 제외하기 위해서는 검출된 총 에너지의 합이 특정 값을 넘는 경우 무시하는 방법이 있다. 랜덤계수와 다중계수는 모두 시간 창이 길수록 방사능이 높을수록 증가하는 특성을 가지고 있다.

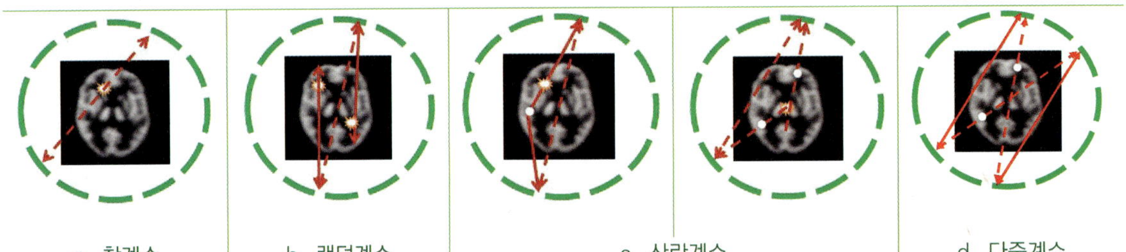

그림 4-115 PET 동시계수의 종류

3) PET 데이터 획득 및 보정

(1) 데이터 획득

① **투과 및 방출스캔**

양전자 단층촬영의 스캔 모드는 체내에서 방출되는 감마선을 검출하는 방출스캔과 감쇠계수를 획득하기 위해 보어에 외부선원을 이용한 투과스캔으로 구분한다.

가. 투과(Transmission)스캔

체내 감마선 투과율을 구하기 위한 수집으로 장기에 의한 방사능의 흡수로 감쇠보정의 기본 데이터가 되고 이는 PET의 최대 특징인 정량성이 유지된다. 과거 PET의 흡수보정은 68Ge나 137Cs를 밀봉한 선상 선원을 그림

4-117, 그림 4-119 a와 같이 신체 주위로 회전시켜 체내에서 감마선투과량의 분포를 구하여 시행한다. 촬영은 방출(emission)스캔과 동일한 위치에서 시행해야만 정확한 흡수보정을 할 수 있다. 감마선의 체내투과율은 투과데이터를 블랭크데이터(blank data)로 제거하여 구할 수 있다. 최근 PET-CT에서는 이 과정이 생략되고 CT 스캔영상으로 추정할 수 있다. 투과영상 수집시간은 선원강도나 환자의 체격에 따라 변화하지만 실 측정에 의한 정확한 흡수맵(μ-맵)을 작성하기 위해서는 한 시야 당 5 ~ 10분간의 수집이 필요하다. 그러나 최근 PET-CT는 제4세대 CT를 사용함으로서 1분 이내의 수집시간이 소요된다.

나. 방출(Emission) 스캔

방사성의약품 투여 후 투여한 방사성의약품이 목적하는 장기에 최대 집적되는 시간에 따라 체내에 분포된 방사성의약품의 분포를 알기 위해 촬영하는 것(그림 4-117)으로 시공간적 분포에 대한 정보를 제공한다. 흡수보정을 위해서는 투과스캔과 동일한 촬영위치에서 방출스캔을 실시해야 한다. 일반적으로 사용하는 정성적 영상을 얻을 경우에 방출스캔은 1회 또는 지연추가영상을 포함하여 2회 촬영을 한다. 충분한 계수를 획득하기 위해서는 수분에서 수십분 방출스캔을 시행하기도 하며, 5 ~ 10 베드의 전신스캔을 시행하기도 한다. 혈류량이나 대사량 등을 정량적으로 구할 경우에는 약제투여와 동시에 동적으로 영상수집이 필요하다. 정량화를 위해서는 대부분의 경우 혈중방사능 변화의 연속적인 계측도 필요하기 때문에 더 복잡한 기술을 요한다. ^{13}N 암모니아나 ^{18}F-FDG에 의한 심근혈류영상이나 심근, 당대사영상을 스캔할 때는 심전도와 동시에 PET영상도 가능하다. 심전도 동기 PET영상에 의해 심장기능의 동시평가가 가능하나 많은 계수를 수집하기 위해 장시간의 영상수집이 필요하다.

② 2차원(2D)과 3차원(3D) 스캔

PET는 기계적 조준기를 사용하지 않으나 영상 수집은 그림 4-116과 같이 슬라이스 셉터(slice septa)의 유무에 따라 2차원(2D) 수집과 3차원(3D) 수집으로 나눈다. PET에 의한 심근이나 뇌혈류, 대사계측법에는 정량성이 뛰어난 2D 스캔, 종양진단을 위한 전신촬영에는 단시간 촬영이 가능한 3D 스캔이 이용되는 경우가 많다.

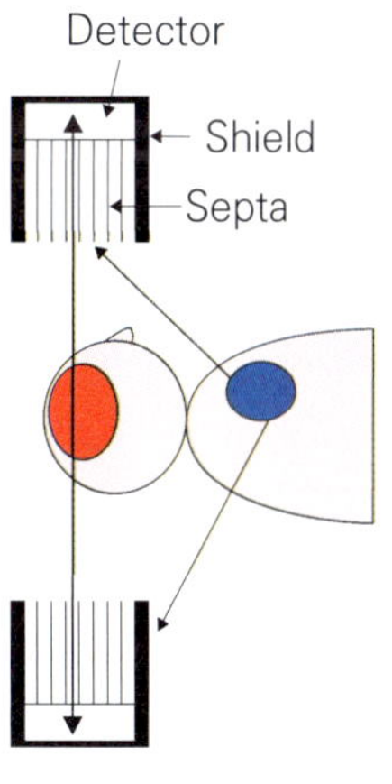

a. 2D Mode(셉터되풀이)

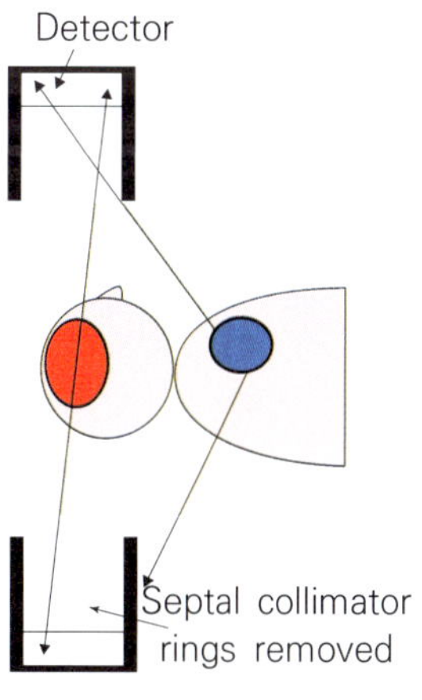

b. 3D Mode(셉터철수)

그림 4-116 2D 모드와 3D 모드 PET

가. 2D모드 스캔

2D모드 PET은 엑스선 CT의 방법을 적용한 방법이며 체축에 직교하는 방사선만을 검출하여 slice image를 얻는 평면계측법이다. 몸을 둘러싸는 다각형 또는 원형을 따라 검출기를 조밀하게 배열한 검출기 링(ring)이 일반적으로 사용된다. 검출기 링 내의 검출소자 간 동시계수데이터를 수집하여 투영데이터의 계수를 얻는다. 검출기 링을 다층으로 포개는 것으로 동시에 연속된 Slice의 투영데이터가 얻어지기 때문에 slice마다에 2차원 영상을 재구성해서 3차원 재구성영상을 얻을 수가 있다. 다만 체축과 직교하지 않는 대부분(99% 이상)의 방사선이 검출되지 않는다는

점은 다층검출기 링에서도 동일하다. 검출기 링 사이에 원환상의 납판(septa)을 삽입하여 종축사선방향으로 입사되는 대부분의 감마선을 차단하여 각 슬라이스마다 선원의 검출영역을 제한함으로써 우발동시계수를 저하시키기 위한 것으로 LOR의 두 감마선이 동일한 링 내에서 검출된 경우(direct LOR)와 바로 인접한 두 링에 의해서 검출된 경우(cross LOR)만을 받아들여 사용한다. 2D PET 스캔은 N + (N - 1) = 2N - 1개의 횡단면을 얻을 수 있다(2D 횡단면 수 = 2N - 1, N: 물리적 링의 개수)

나. 3D모드 스캔

3D모드 PET은 어떤 방향의 방사선이라도 검출하도록 한 입체계측법으로 링 사이의 격벽을 제거하여 입사된 모든 LOR을 검출하여 기록하는 방식이다. 3차원 스캔은 소멸감마선이 차폐되지 않고 다수의 링 사이에서 동시계측이 가능하게 된다. 최대 N^2개의 사이노그램이 얻어지며 민감도를 최대화할 수 있다(3D 횡단면수 = N^2). 원리적으로 2D 모드의 100배 감도를 달성할 수 있지만 기술적으로 현재 2D모드 수집에 비해 7배 정도의 고감도까지 실용화되어 있다. 이와 같이 다수 링의 동시계측선이 많아진 만큼 데이터양이 많고 산란 및 랜덤에 의한 영상잡음이 심하여 과거에는 많이 사용되지 않았지만 컴퓨터기술의 발전으로 데이터 저장 공간 및 계산 속도에 대한 제한이 줄어들고 우수한 성능의 물리적 보정 알고리즘이 개발되면서 현재는 보편적으로 사용되고 있다. 3차원 스캔은 감도는 향상되지만 일정한 각도로 입사하는 감마선이 분해능이나 위치정보의 정밀도를 저하시키는 원인으로 작용한다.

(2) 데이터 보정

PET에서 측정되는 데이터는 통계적 잡음(noise), 선의 흡수산란, 우발동시계측, 검출기감도 등에 영향을 받으며 화질과 정량성을 확보하기 위해서는 적절한 데이터 보정법에 의한 영상재구성이 필요하다. PET 영상재구성을 시행할 때 투영데이터를 그대로 이용하는 것은 불가능하다. 그 이유 중 하나는 소멸방사선이 검출되기 전에 피사체에서 흡수되기 때문에 이 투영 데이터는 양전자방출 핵종의 분포를 정확히 나타나지 않기 때문이다. 투영데이터의 보정은 정규화보정, 감쇠보정, 우연보정, 산란보정, 불응시간보정, 붕괴보정 등이 있다.

① 정규화보정(Normalization correction)

PET 카메라를 구성하는 다수의 검출기 감도를 교정용 밀봉선원을 이용하여 균일하게 한다. 1개의 검출기 감도가 결정자체의 성능 변화나 광전자증배관의 불량으로 저하되거나 또는 이상적으로 상승하면 재구성 영상에 인공음영(artifact)을 일으키는 원인이 되기 때문에 사용 전에 양전자방출 핵종을 넣은 막대형의 교정용선원(line source)을 이용하여 각 검출기의 감도를 점검할 필요가 있다.

정규화보정은 각 PET검출기 쌍에 검출되는 LOR 검출빈도의 불균일성을 보정하는 것을 의미한다. 이러한 LOR검출의 불균일성은 PET기기에 이용되는 다수의 검출기 감도는 제품마다 다르고, 사용 환경의 습도조건, 전기회로의 조정상태 등에 의하여 크게 영향을 받는다. 투영 데이터의 각 점도 감도(계수율/투영선상의 방사능)가 다르며, 그대로는 영상이 복원되지 않는다. 그러므로 균일한 외부선원을 사용하여 PET 보어(bore) 내에 흡수체가 존재하지 않는 상태에서 투과용 선원을 회전시키는 것으로 충분한 감마선 카운트를 얻어 선원에 대한 각 검출기의 감도를 구한다(gamma camera나 SPECT의 flood data에 상당한다).

표준외부선원은 양전자 방출핵종으로 만들어진 원통상 선원으로 Positologica-Ⅲ에서는 ^{68}Ge-^{68}Ga로 만들어진 판상선원을 연속회전 시킴으로서 등가적인 원통선원을 얻을 수 있으며 이 선원은 흡수보정용 Transmission scan에도 이용된다. 교정용 밀봉선원의 방사능 강도 변화에 따라서 교정 데이터가 영향을 받기 때문에 기기와 선원을 포함한 종합적인 감도의 균일화를 이룬다. 따라서 동시계수검출기 쌍의 감도 불균일성(non uniformity)을 조사하기 위하여 그림 4-117 a와 같이 ^{68}Ge 교정용 막대형선원을 일정한 속도로 원주형으로 회전하거나 또는 원통형으로 막대선원을 나열한 것을 이용하여 데이터를 수집한다. 이를 Blank Data라 하며, 교차보정과 동시에 수집하는 것이 바람직하지만 PET 기종에 따라서는 스케줄 기능을 이용하여 매일 아침 검사시작 전에 자동적으로 수집하기도 한다.

검출기의 감도는 날에 따라 엄밀히는 같은 날이라도 시간에 따라 변동하므로 PET의 정량성을 유지하기 위해서는 검사하기 바로직전 Blank Scan을 시행해야 한다. PET-CT 경우 보어에 흡수체를 제거한 상태에서 CT스캔으로 동일하게 실시한다. 그림 4-117 b와 같이 피사체 내에 있어서 소멸방사선의 감약을 조사하기 위해 피사체를 교정용

Ring 선원의 내측에서 측정하는데 이것을 Transmission Data라고 한다. 그리고 교정용 선원을 제거하고 그림 4-117 c와 같이 피검체에 방사성의약품을 투여하고 측정한 것을 Emission Data라고 한다. 감도보정은 방출(emission) 또는 투과량(transmission)의 데이터를 Blank Data로 나눔으로서 검출기 감도의 불균일을 보정할 수 있다. PET 카메라의 높은 정량성이나 고화질을 유지하기 위해서는 충분한 감마선계측에 의한 감도보정 자료를 수집할 필요가 있으며, 선원의 물리학적인 감쇠나 기기의 안정성을 고려하여 2주일에 1회 이상 가능하면 매주 표준화 스캔을 시행하도록 한다.

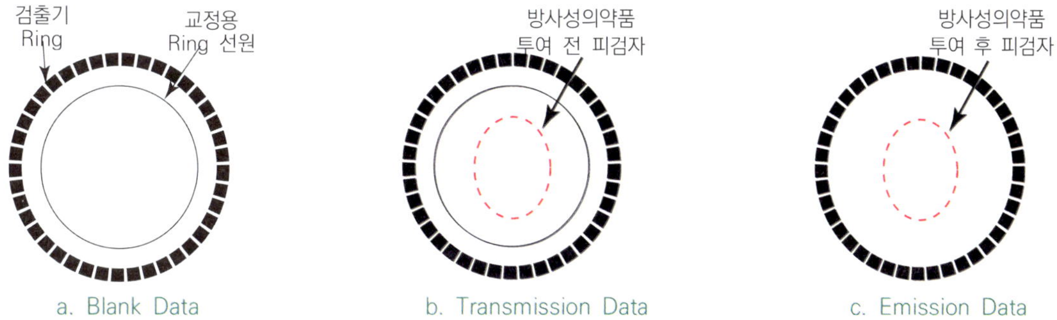

그림 4-117 각 보정 데이터 측정법

② 교차교정상수(Cross calibration factor)

장기국소의 생리학적 및 생화학적 성질을 절대치로 평가하기 위해서는 투여량 또는 동맥혈을 측정하여야 한다. 투여량은 Curie meter(단위 Bq)이고 동맥혈의 방사능은 우물형 섬광계수기(단위 cps)로 측정되므로 PET영상의 단위를 PET치에서 방사능의 절대치(Bq또는 cps)로 변환할 필요가 있다. PET영상에서 관심영역(region of interest; ROI) 정보를 방사능 농도(Bq/mL 또는 cps/mL)로 변환하고 약제분포량을 정량화하기 위하여 필수적인 과정이며, ^{18}F 또는 ^{68}Ga 수용액으로 방사능 농도가 균일한 원통팬톰을 작성한다. 그림 4-118과 같이 PET카메라로 촬영하여 단면의 관심영역 카운트를 구하는 동시에 용액의 일부를 우물형 섬광계수기로 측정하여 촬영시작 시각에서 단위체적(또는 단위중량)당 계수를 구한다.

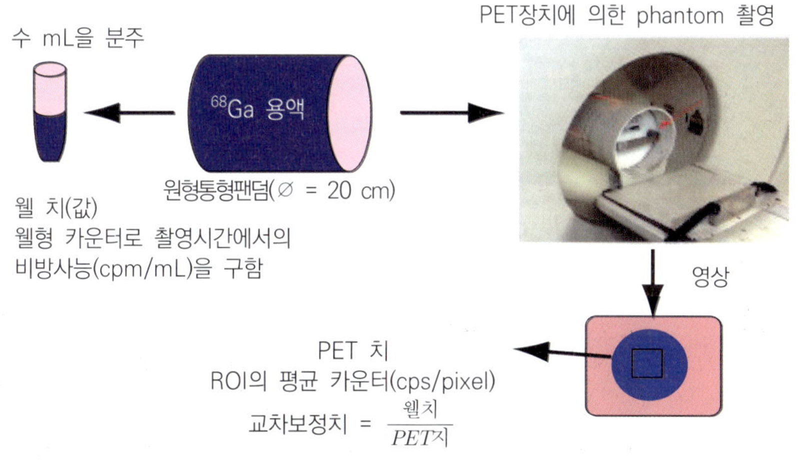

그림 4-118 교차보정(cross calibration)

영상에서 관심영역 카운트와 용액 방사능에서 교정계수(cpm/mL)/(ROI 카운트)를 구한다. 이때 용액의 정확한 비방사능을 선량계(베크렐 미터) 등으로 측정하면 cps/mL은 Bq/mL로 변환이 가능하다. PET영상의 교차보정을 통하여 영상의 카운트 정보를 방사능농도로 변환할 수 있고 PET의 최대 특징인 혈류량이나 대사량의 정량측정도 가능하다. 교정계수는 시간적 변동을 기록해 두어 장치의 안정성을 나타내는 하나의 지표가 된다. 표준화스캔 시행 후에는 반드시 교차보정을 한다. PET치는 국소의 방사능(또는 붕괴수)에 비례하므로 기기의 정량성이 확립되어 있을 경우, 미리 방사능농도를 알고 있는 적당한 팬톰을 이용하여 PET치와 방사능(또는 붕괴수)의 비례정수를 구한 후, 이를 사용하여 임상영상을 방사능의 절대치 단위로 변환한다. 이 비례정수를 교차교정상수(cross-calibration factor)라 하고 이때 이용되는 팬톰이 교차교정팬톰(cross-calibration phantom)이다. 일반적으로 20 cm 직경의 원주팬톰을 이용하고 있다. 교차교정상수(cross-calibration factor)는 동일표준 외부선원을 사용하는 한 일정해야 하지만 실측치는 검출기의 감도, 안전성을 포함한 정량성의 정도나 실험방법, 통계적인 잡음 등에 의해 변동된다.

③ 감쇠보정(Attenuation correction)

인체에 투여되는 방사성의약품은 생화학적 반응에 따라 체내조직에 분포하며 그림 4-119, 그림 4-120과 같이 체내 깊은 곳에서 방출된 방사선은 인체 내부에서 흡수될 확률이 높아 체외에서 검출하기 어려워진다. 반대로 체표면 근처에 분포된 약제의 방사선은 흡수되지 않기 때문에 검출이 쉽다. 감쇠현상은 광자가 물질을 투과할 때 광전효과(photoelectric effect) 혹은 컴프턴산란(compton scattering) 등의 물리적 현상에 의하여 광자가 흡수되거나 산란되는 현상을 말한다. 각 에너지 영역별로 주로 일어나는 물리적 현상이 달라서, 50 keV 이하의 에너지 영역에서 광전효과, 30 ~ 130 keV의 에너지 영역에서는 광전효과와 컴프턴 산란효과, 200 ~ 1,000 keV 영역에서는 컴프턴 산란이 주로 일어난다. 광자가 감쇠되는 정도는 광자의 에너지에 반비례하고 투과하는 매질의 원자번호와 전자밀도에 비례한다. 감쇠보정은 광자가 매질을 통과할 때 광전효과, 컴프턴산란 등으로 인해 검출기에 도달하지 못하는 확률을 보정하는 것을 의미한다. 이와 같이 체내 감마선 흡수의 불균일성을 보정하기 위한 처리가 감쇠보정이다. 따라서 PET가 SPECT에 비해서 흡수보정이 정확하게 행해지기 때문에 월등히 정량성이 우수하다. 이는 피검체 내의 한 점에서 발생한 소멸방사선이 검출기 쌍 방향으로 방사되는 경우 투과율은 발생위치나 방사능분포와 무관하며 검출기와 피검체의 위치 관계만 결정한다. 감마선은 에너지가 높을수록 물질 투과율이 높다. 511 keV의 감마선을 사용하는 PET이 단일광자영상에 비해서 감쇠 현상이 보다 적을 것으로 생각할 수 있다. 그러나 하나의 감마선은 적으나 PET은 두 개의 감마선이 동시 검출되어야 동시계수가 성립함으로써 감쇠현상이 단일광자영상에 비해서 더 크기 때문에 감쇠보정이 필수적이다. 감쇠보정을 함으로써 방사선원의 위치에 영향을 받지 않는 정확한 약제 분포를 알 수

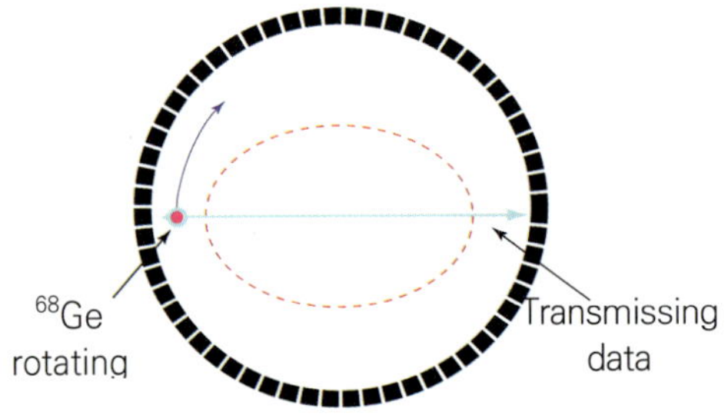

a. ^{68}Ge을 이용한 투과(transmission) Data 획득원리

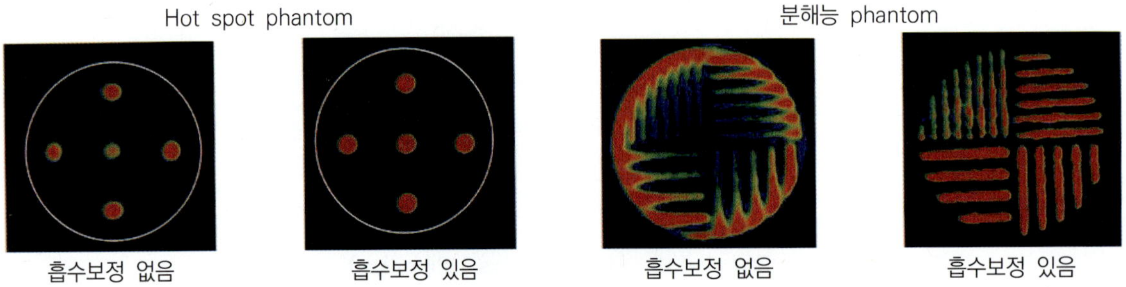

b. 팬톰의 흡수보정의 효과

그림 4-119 ^{68}Ge을 이용한 투과(transmission) Data와 감쇠보정

있고 높은 정량성과 신뢰성을 가진 영상자료를 얻을 수 있다. 보정을 위하여 먼저 시야 내에 흡수체가 존재하지 않는 상태에서 투과용 선원을 회전시켜 빈 데이터를 얻을 필요가 있으며 감마선 흡수량은 a=(빈 데이터)/(투과영상 데이터)에서 얻을 수 있고 흡수량의 역수, 즉 투과율은 영상 재구성에 이용된다. PET에서 감쇠보정방법으로는 감마선원을 이용하는 방법과 X-선원을 이용하는 방법, 그리고 방출영상만을 이용한 감쇠보정법이 있다. 그림 4-120 b와 같이 PET-CT는 방사성의약품을 이용한 투과스캔을 시행하지 않고도 장착된 엑스선 CT를 이용하여 CT영상을 단순히 선형 변환하여 PET의 감쇠 및 산란보정에 사용할 수 있다.

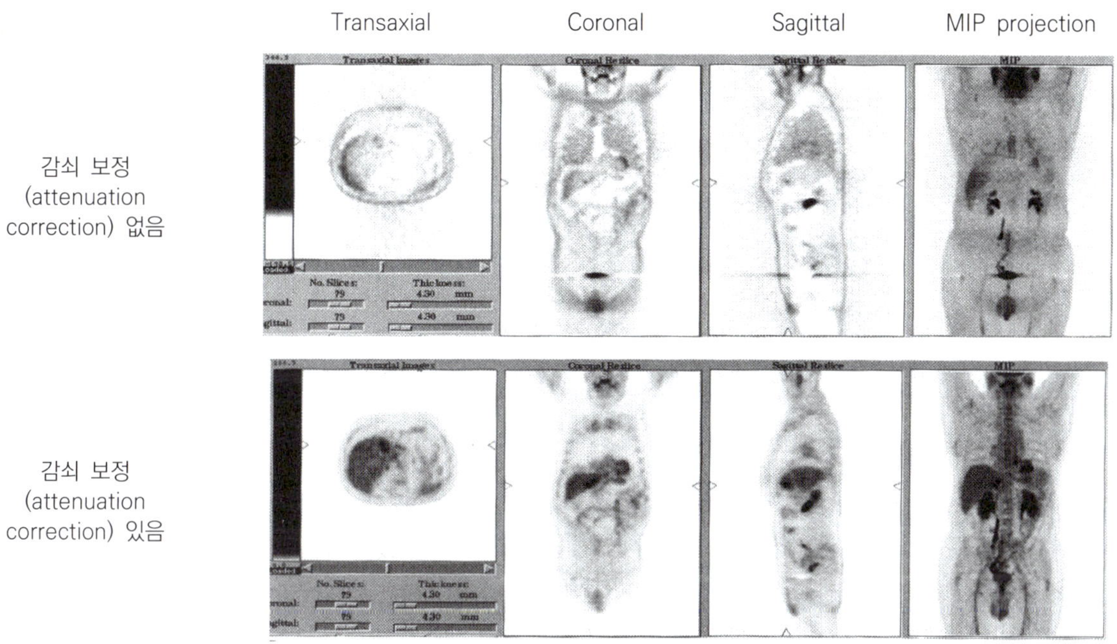

a. PET 영상

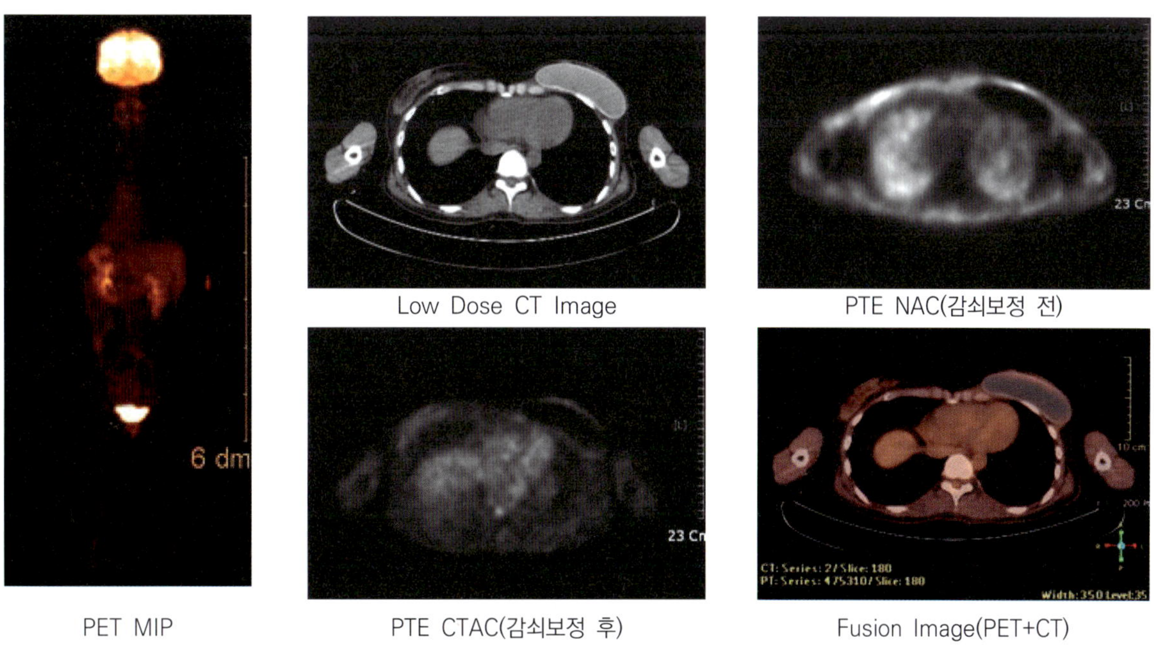

b. PET-CT Transaxial 영상

그림 4-120 PET-CT 감쇠보정 전, 후(임상 예)

④ 우연보정(Random correction)

서로 독립한 양전자소멸에 의해 발생한 서로 연관이 없는 2개의 방사선을 우연히 동시 계수하여 검출하는 것으로 우연계수는 동시계수 시간창이 넓어질수록, 방사능의 세기가 클수록 커지며, 배경잡음 수준을 증가시키게 된다. 그림 4-121 a와 같이 실제 동시 계수치에 대하여 배후산란선으로 된다. 따라서 이러한 우연계수의 분포를 추정하여 제거해 주는 것이 필요하다. 보정은 단일계수율을 측정하고 이와 동시회로의 시간창 정보를 이용하여 랜덤계수율을 추정하는 방법과 지연(delayed) 동시계수 회로를 이용하여 랜덤계수율을 구하는 방법이 사용된다.

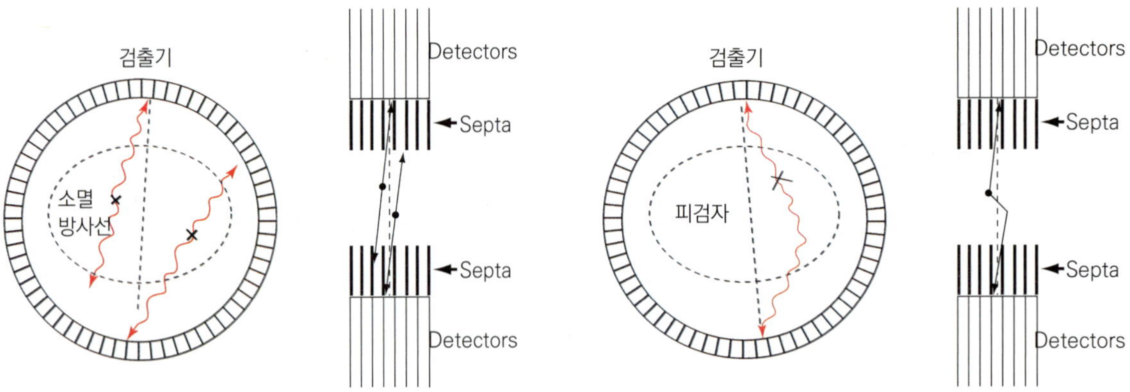

a. 우발동시계수(accidental coincidence) 또는 랜덤계수(random count)

b. 산란동시계수(scatter coincidence) 또는 산란계수(scatter count)

그림 4-121 우발동시계수와 산란동시계수

⑤ 산란보정(Scatter correction)

산란동시계수(scatter coincidence)는 양전자소멸에 의해 방출된 소멸방사선이 피사체 내에서 산란하여 방향이 바뀐 후에 다른 위치에서 검출되는 것이다. 이는 PET영상의 질을 저하시키는 요인의 하나로 3D PET의 경우 전체 동시계수에 절반정도를 차지할 정도로 영향이 크다. PET에서 감마선의 산란은 피사체 내에서 일어나기도 하고 섬광결정 내에서 일어나기도 하는데, 그림 4-121 b와 같이 이 소멸방사선은 생체 내를 투과할 때 반가층은 약 7 cm로 대부분이 컴프턴산란에 의해 전방으로 산란된다. 일반적으로 큰 섬광결정을 사용하는 인체용 PET는 피사체에서 일어나는 산란이 주요 대상이다. 전방산란 에너지는 0.511 MeV보다 약간 작게 변화할 뿐이며 비 산란선과 구별 없이 동시계수회로에 입력되어 재구성 영상에서 배후산란선으로 작용한다. 피사체가 작고 미세한 섬광결정을 사용하는 작은 동물전용PET은 섬광결정 내 산란의 영향이 크다. 그러므로 시스템 특성에 맞는 적절한 보정법의 선택이 중요하다. 산란선 성분은 직경 20 cm의 원통형 팬텀에 물을 채우고 그 속에 선상 선원을 넣고 측정한다. 그 결과 영상치 선원 이외의 곳에 계수가 산란에 의한 것으로 통상 15 ~ 30%의 산란동시계수가 포함되어 있어 정량성을 손실하는 큰 원인이 된다. 산란보정은 에너지 기반 산란보정방법과 중첩적분 기반 산란보정방법, 그리고 시뮬레이션 기반 산란보정 등으로 구분할 수 있다.

⑥ 불응시간보정(Dead-time correction)

일반적으로 방사선계측장치는 불감시간에 의한 계수손실(dead time count loss)을 일으키며 PET 장치에서도 하나의 신호를 처리하고 있는 사이(dead time)에 다음 신호가 들어오면 계수손실 계수누락(dead time count)이 일어나 계수율(핵종농도)이 높을수록 계수손실의 효과가 증가한다. 불응시간 보정은 팬텀을 이용하여 방사능 세기와 PET 계수간의 관계를 나타내는 실측계수 곡선을 얻고, 이를 낮은 방사능 농도에서 측정하여 추정한 이상적 직선과 비교하여 PET실측계수에 따른 보정계수 분포를 얻는 방법(global dead-time correction)을 사용할 수 있다.

⑦ 붕괴보정(Decay correction)

PET는 스캔시간에 비하여 상대적으로 반감기가 짧은 단수명 방사선핵종을 이용하기 때문에 선원강도는 시간과 함께 감약되고 그 수명에 따라 방사능 감약을 보정하는 것이 필수적이다. 스캔시간이 전체적으로 긴 동적영상(dynamic images)이나 전신영상(whole-body image)의 경우 각 프레임 또는 각 베드 영상과 표준섭취계수(standardized uptake value; SUV)를 계산에도 붕괴보정이 필수적이며, 방사능 붕괴는 붕괴공식에 의해서 역으로 보정될 수 있다.

4) PET 장치의 성능을 결정하는 인자

PET영상이 감마카메라나 SPECT 영상에 비해 우수한 점은 측정치에 대한 재현성이 있으며 PET값과 방사능농도와의 사이에 비례관계가 성립한다는 데 있다. 이 측정치의 재현성과 방사능농도와의 비례관계는 PET장치의 검출감도, 해상력, 정량성에 의해 좌우된다.

(1) 검출기의 특성

PET장치의 검출감도는 직경 20 cm의 원통형 팬텀의 단위 방사능농도 당 동시계수율(cps/MBq/mL)로 나타내고, 검출감도는 검출기의 수에 비례하고 검출효율 및 단면두께의 2승에 비례하며 검출기 원형(ring)의 직경에 반비례한다. 검출감도를 증가시키기 위하여 단면두께를 크게 하면 우발동시계수나 산란동시계수가 증가하고 그로 인해 산란성분이 증가하여 재구성영상의 화질의 저하를 초래하게 된다. 따라서 검출감도와 화질과의 균형을 고려하여 이용하는 것이 중요하다(검출기 소재, 결정(crystal)크기, 결정두께, 검출기 링의 지름).

(2) 분해능

형광체(scintillator)를 사용한 PET장치의 분해능은 4 ~ 12 mm 정도이며 공간 분해능은 검출기의 크기와 양전자의 비정거리, 그리고 소멸 감마선의 방출각도의 180°로부터의 차이(non-colinearity)에 의해 결정된다. 분해능을 좌우하는 인자는 다음과 같이 들 수 있다.

① 검출기의 크기

PET 검출기에 사용되는 섬광체는 에너지가 511 keV로 높기 때문에 검출기의 두께가 커지게 된다. 입사면의 한 모서리 길이가 3 ~ 4 mm인 정사각형으로 높이 즉, 검출기의 두께는 3 ~ 10 cm로서 사각기둥형이다. 형광체가 작을수록 재구성 영상의 분해능은 좋아지며, 그 분해능은 형광체 폭의 1/2로 알려져 있다. 그러나 PET장치 전체의 분해능은 형광체 이외의 분해능을 나쁘게 하는 인자가 추가되기 때문에 형광체 폭의 1/2보다 커진다.

② Sampling 간격

데이터 수집을 위한 검출기의 회전각을 말하며 회전각의 간격이 좁을수록 고분해능의 재구성영상을 얻을 수 있으며 일반적으로 측정 중 검출기 링(ring)를 회전시켜 어느 점에서 데이터를 수집하는 방법을 취한다.

③ 양전자의 비정

체내에서 양전자방출 핵종으로부터 방출한 양전자가 전자와 충돌하여 소멸하기까지 조직 내를 이동한다. 따라서 양전자방출 핵종의 위치는 소멸방사선을 검출한 2개의 검출기를 연결한 선상으로부터 약간의 차이가 있다(그림 4-102와 표 4-12). 따라서 거리만큼 양전자방출 핵종 분포의 재구성영상에 불선명(Blurring)이 생긴다. 그 평균 이동거리는 방사되는 양전자의 에너지에 의존하며 ^{18}F은 0.6 mm, ^{82}Rb은 5 mm 정도이다.

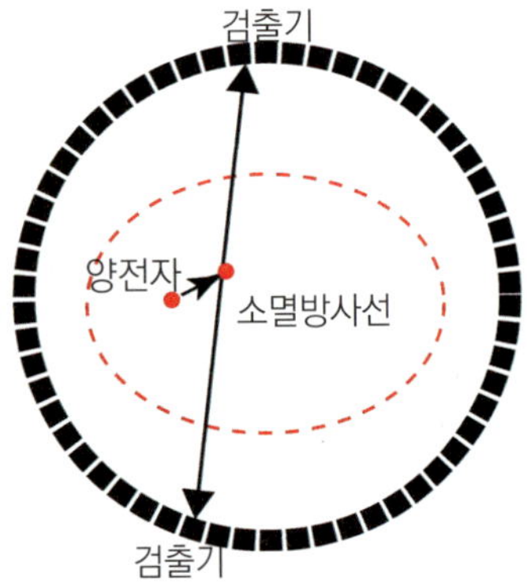

• 양전자가 소멸하기 전에 진행하는 거리를 Positron Range라 하며, 양전자의 에너지가 클수록 길다. 이에 의한 분해능의 변화를 Positron Range Effect라 하며, PET 분해능의 이론적인 한계가 된다.
수중에서 양전자가 75% 소멸하는 범위(75% range)는 ^{18}F에서 1.2 mm, ^{68}Ga에서 5.4 mm, ^{82}Rb에서 12.4 mm로 추정된다.

그림 4-122 양전자의 비정에 따른 검출기의 위상차

④ 소멸방사선의 각도편차

양전자방출 핵종으로부터 방출된 양전자는 어느 정도 크기의 에너지를 소유하고 있기 때문에 속도를 지니고 이동한다. 양전자가 소멸하기 직전에 가지고 있던 운동량 때문에 2개의 소멸 γ선의 각도는 정확히 180°가 되지 않으며, 이를 각도편차(angular deviation)라 한다. 따라서 그림 4-123 a와 같이 양전자가 전자와 충돌하여 방사된 소멸방사선도 정확히 180° 반대방향으로 방출되지 않고 양전자의 이동방향으로 이동하며 그 차이는 0.3 ~ 0.5°(약 ±0.25°로 추정) 정도이다.

이때 소멸방사선을 발생한 위치검출기의 차이는 검출기 원형(ring)직경이 클수록 증가하며 때문에 분해능의 저하를 초래한다. 그림 4-123 b에서와 같이 일반적으로는 소멸방사선의 각도편차에 의한 분해능의 저하는 직경 100 cm 크기의 원형(ring)에서 약 2.2 mm, 60 cm는 1.3 mm 정도로 알려져 있다.

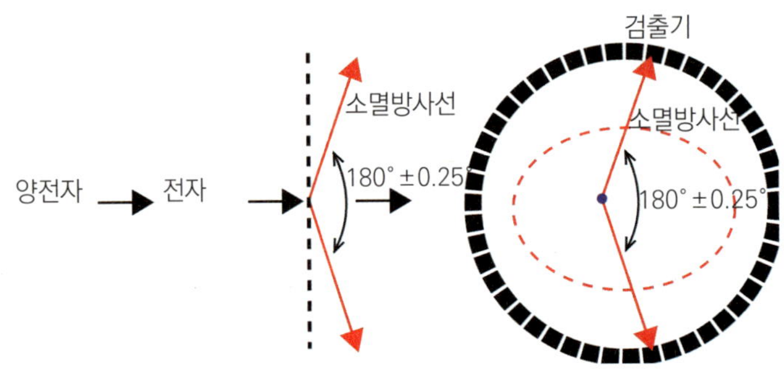

a. 양전자의 에너지에 의한 검출기의 각도 차

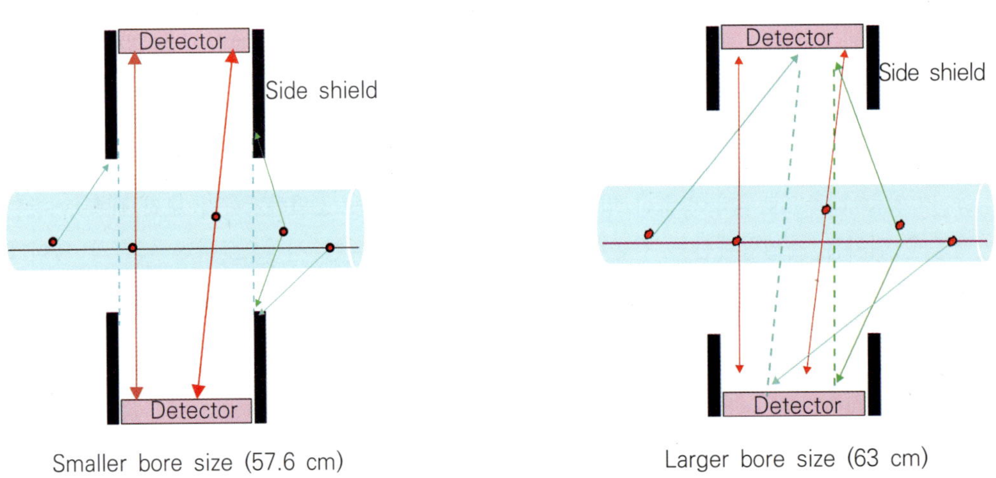

b. Bore Size크기에 따른 산란선

그림 4-123 에너지에 의한 검출기의 각도 차이와 Bore Size에 따른 산란선 비교

⑤ 소멸방사선의 산란

소멸방사선이 검출기에 도달하기까지 체내에서 산란된다. 즉 소멸방사선의 진행각도가 변화하여 180°에서 검출되지 않고 ±0.25도 벗어나서 검출되기 때문에 노이즈(noise)의 원인이 되어 분해능을 저하시킨다.

⑥ 영상재구성 시 필터함수 및 평활처리

영상재구성 시 재구성 영상의 통계잡음을 적게 하기 위하여 필터함수 및 평활처리를 시행하는데, 이것은 일정한 크기 이하의 구조를 제거하도록 설정되어 있으나 cut off 이하의 정보도 잃게 되어 분해능을 저하시킨다.

⑦ 시야중심으로부터 거리증가에 따른 저하

시야중심에서 발생한 소멸방사선은 검출기가 원형(ring)으로 배열되어 있어 검출기에 대하여 수직으로 입사한다. 그러나 시야 중심으로부터 떨어진 곳에서 발생한 소멸방사선은 검출기에 대하여 경사지게 입사되어 결정을 투과해서 인접된 결정에서 흡수될 경우가 발생하며 이때 소멸이 일어난 위치는 이동하여 분해능을 저하시킨다.

또한 검사 중에 환자의 움직임도 분해능을 저하시키는 원인이 되므로 충분한 주의를 해야 하며 분해능측정법은 양전자방출 핵종에서 충분히 가느다란 선상선원(line source)을 이용하여 촬영하고 PET 영상에서 양성(hot spot)상을 작성하여 이상의 중심을 통과하는 직선상의 프로파일(profile) 곡선을 작성한다. 따라서 이 곡선의 반치폭(FWHM)을 분해능으로 표시한다.

기타 관계인자로 계수율, 에너지분해능, 신호처리속도 등에 관한 전자회로의 성능, 총 결정구, 링 수, 감도와 체축방향의 유효시야 등이 있으며, 임상적 유용성측면을 고려할 때 촬영시간 및 영상자료 처리속도의 단축과 피폭선량이 중요한 인자이다.

(3) 정량성

PET 장치로 구한 방사능 영상은 국소방사능 분포에 비례하는 영상이므로 투여량의 몇%가 장기국소에 섭취되는가를 계산하거나 동맥혈로 운반된 방사능의 몇%가 섭취되었는가를 평가하여 뇌혈류나 대사율의 절대량을 계산하는 것이 가능하다. 따라서 미리 PET값과 방사능과의 환산 값을 팬텀을 이용하여 구해둘 필요가 있고, 이 관계의 교정상수를 교차보정계수(cross calibration factor)라고 한다.

이 때 원통형 팬텀에 방사능농도를 알고 있는 방사능용액을 봉입하고 PET로 투영하여 PET 값이 몇 Bq/mL에 상당하는가를 구하고, 측정된 교차보정계수는 PET 부속 컴퓨터에 입력해 놓으면 영상재구성시 자동적으로 보정이 이루어져 방사능 영상에 Bq/mL이 작성된다.

이는 종양진단을 비롯하여 발전이 예상되는 유전자 발현과 관련된 분자 영상의 정량성 등이 필요에 대응하기 위해서는 보다 고감도, 고해상도, 고속의 PET기기가 필요하다. 이러한 관점에서 PET기기의 성능 판단 인자를 고려하면 PET의 물리학적 정량성에 영향을 미치는 인자로 흡수, 산란선, 계수손실, 우발동시계수, 부분용적효과, 통계 잡음, 감도변동 등이 있다.

5) PET영상 재구성처리

영상재구성은 기본적으로는 CT와 거의 같은 방법으로 이루어지며, PET은 섬광검출기(형광체: scintillator)가 360°로 배열된 PET검출기 링에 두개의 소멸 γ선이 입사되고 동시계측회로를 통해 검출기 위치 정보 등의 자료가 들어가면 컴퓨터는 방향과 위치에 따른 방사능의 강도 분포를 작성한다.

이 강도 분포를 투사(projection)라 하며 PET장치 내에 검출기가 동심원으로 나란히 배열되어 있어 어느 방향만을 빼내는 것으로 그 방향의 강도분포를 얻고 흡수나 산란 등을 보정한(s, ∅) 그림 4-124 a을 2차원데이터를 여현곡선, 즉 cosine곡선(sinogram)이라 하고 영상재구성에 이용된다. 재구성 된 PET 데이터를 얻기 위해 OSEM 알고리즘과 같은 반복적인 재구성 알고리즘이 일반적으로 사용된다.

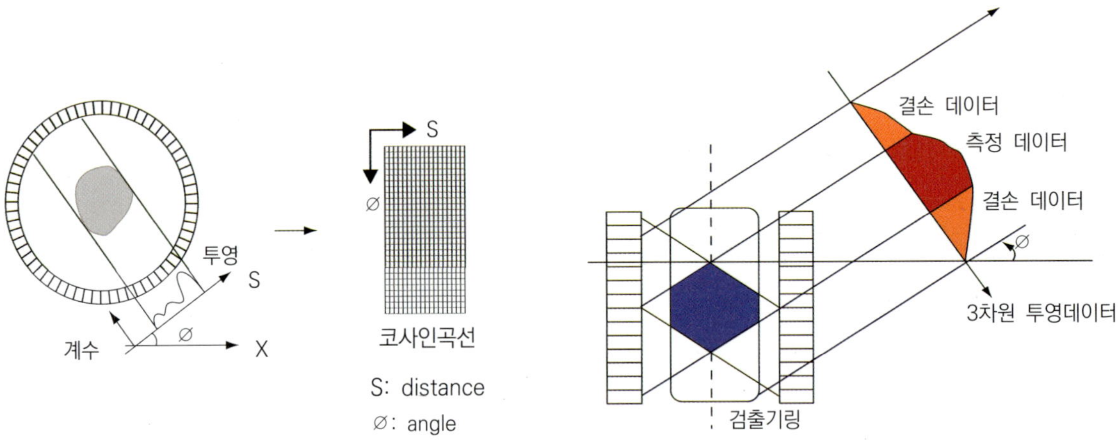

a. 2차원 촬영(projection)데이터의 작성 b. 3D-PET에서 3차원 투사 데이터의 작성방법

그림 4-124 투사 데이터 작성

3D촬영모드에서는 격벽(septa)이라는 조준기를 배치하지 않아 검출효율이 높지만 산란선이 많아 정량적 측정에는 2D모드가 사용된다. 다음 그림 4-124 b는 3D-PET의 재투사(reprojection법)에 의한 투사자료의 작성원리를 보여주며 결손 데이터를 추정하여 3차원 코사인곡선을 작성한다.

PET 장치에 부속되어 있는 격벽이라고 부르는 체축방향으로 배치된 조준기를 떼어내고 촬영한다. 따라서 체축에 대해 기울어진 방향에 입사되는 소멸 γ선도 검출된다. 그림 4-124의 결손 데이터는 다른 각도의 데이터를 기본으로 한 계산에 의해 추정할 수 있고 이와 같이 3차원 투사데이터를 이용해 3차원 재구성영상을 작성하는 영상구성법을 PROMIS법(reprojection of missing projections)라고 한다.

이와 같이 각 방향의 방사 데이터에 감도보정 및 흡수보정 등을 시행한 투영데이터를 만들어 이것을 각 투영방향에 따라 영상면에 역투영(back projection)하여 단층상을 구성한다.

영상재구성법으로는 중첩적분법(filtered back projection: FBP)이 가장 널리 이용되고 있고 이 방법은 투영 데이터에 적당한 보정함수를 중첩 적분하여 역투영하는 방법으로 비교적 조작이 간단하고 보정함수를 자유로이 선택할 수 있는 것이 특징이다.

(1) 여과 후 역투사(Filtered Back Projection)와 반복적 재구성법

① 여과 후 역투사(Filtered Back Projection)

투사데이터에서 2차원 영상으로 돌아가는 것을 역투사(back projection)라고 한다. 그림 4-123에서 역투사하면 피사체 주위에 퍼짐현상(blurring)이 생기므로 이를 없애기 위해서 투사데이터에 Ramp필터 등을 사용하여 합성영상을 작성한다. 이 방법은 해석적 수학기법으로 여과 후 역투사(filtered back projection; FBP)라고 부른다.

투사데이터의 통계적 흩어짐을 줄이기 위해서 데이터의 고주파성분이 어느정도 강조되어야하며 사용하는 Butter worth 필터 등을 편평화(smoothing)필터라 하고 화질개선 목적으로 사용한다. 3차원 투사데이터를 이용하여 3차원 재구성영상을 작성하는 PROMIS법은 자료양이 방대하기 때문에 많은 시간이 소요된다. 그러나 fourier rebinning(FORE)방법을 사용하면 3차원 여현곡선을 2차원 여현곡선으로 변환할 수 있고 이를 통하여 FBP를 시행하면 PROMIS법에 비해 계산을 수십 분의 1정도로 줄일 수 있다.

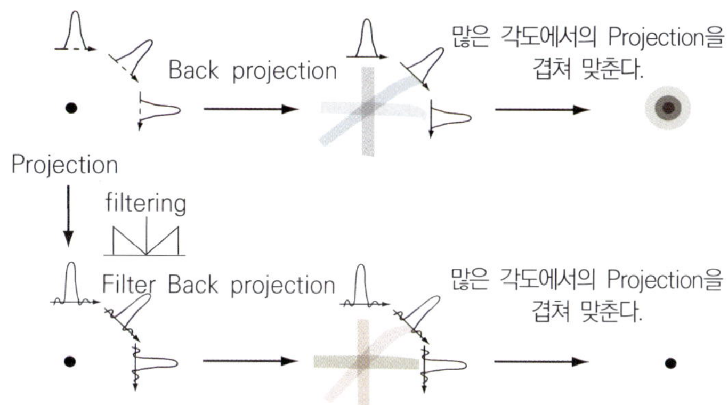

그림 4-125 Filtered Back Projection(FBP)과 Back Projection(BP)와 비교

② **반복적 재구성법(Iterative reconstruction)**

통계적 방법을 이용한 반복 계산 재구성 방법은 반복적으로 역투사-투사-역투사 과정을 수행하여 픽셀 값을 보정한다. 이 알고리즘은 감쇠, 산란 보정을 재구성과정에 수행할 수 있으며 필터나 선행치(prior)를 사용하여 오차를 최소화할 수 있다. 반복연산에 의한 재구성 기법으로 그림 4-126은 여과 후 역투사방법의 단점을 극복하기 위하여 방법으로 다음과 같다.

a. 균일한 화소 값 분포를 가정하거나 여과후역투사 결과를 초기 값으로 하는 재구성된 영상의 초기 값을 가정한다.
b. 투사데이터의 추정치를 영상획득과 과정과 동일하게 재구성 영상을 투사시켜 얻는다.
c. 실제로 측정 투사데이터와 추정한 투사데이터를 비교한다.
d. 비교의 차이가 충분히 작으면 재구성 영상을 적절히 추정한 것으로 반복 연산을 중단하고 그렇지 않은 경우 재구성 영상을 수정해 준다.
e. 실제로 측정 투사데이터와 추정한 투사데이터의 차이가 충분히 작아질 때까지, 또는 미리 정한 회수 만큼 a ~ d 과정을 반복(iteration)한다.

PET에 일반적으로 이용되는 대표적인 반복적 재구성법은 mLEM(Maximum Likelihood Expectation Maximization)기법으로 mLEM 알고리즘의 가속 기법으로 재구성 시간을 단축하는 OSEM(Ordered Subsets Expectation Maximization)이 가장 많이 사용되고 현재 널리 쓰이고 있다. 최근 잡음을 제거하기 위해 선행치를 사용하여 재구성하는 MAP(Maximum a Posteriori)방법이 개발되고 있으며 핵의학 영상시스템의 특징에 따라 시스템 매트릭스 또는 점 퍼짐 함수(Point Spread Function)를 사용하여 영상을 보정하는 방법이 개발되고 있다.

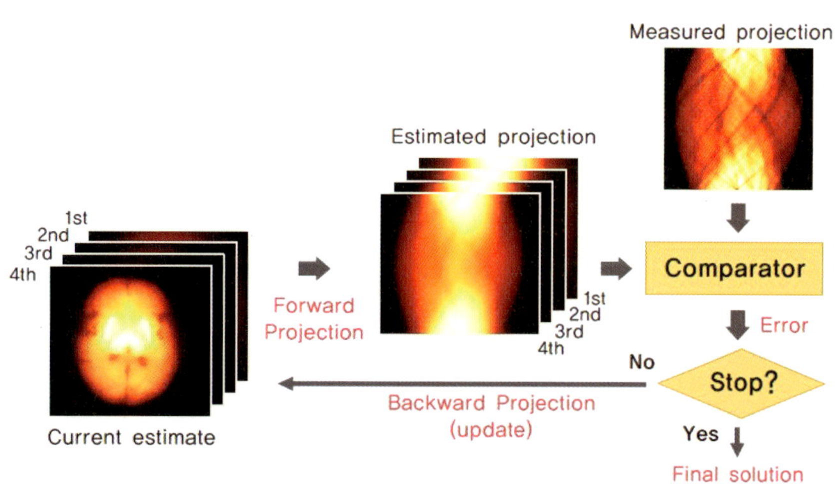

그림 4-126 반복적(iterative) 영상 재구성법

(2) 최대강도투사 영상(maximum intensity projection; MIP)

PET에서 얻은 동일 방향에서 본 n수의 슬라이스 화면에서 각 슬라이스 영상의 투영선상의 화소 중 최대 신호강도 부분만을 선택해서 2차원 영상으로 겹쳐 맞춘 영상을 최대강도투사 영상(MIP)이라고 한다.

MIP작성에는 각 슬라이스 영상의 콘트라스트(대비, 선명도)가 높을수록 좋다.

최대강도투사 영상은 임의의 방향에서 투과상의 작성과 스테레오 투시영상을 작성할 수 있다. 대상 부위의 전후관계가 바르게 영상화되지 않는 경우가 있다. Target MIP 또는 fartial MIP는 진단에 필요한 조직 등이 촬영되지 않은 슬라이스를 MIP 영상에서 원래 영상을 제거하여 작성하는 영상처리법이다. 이를 위해서는 병변분포 등을 파악할 필요가 있다.

(3) TOF 영상재구성

TOF 정보를 측정할 수 있는 경우에는 감마선이 발생했을 가능성이 높은 영역에는 많은 계수를 더해 주고 그렇지 않은 부분에는 계수를 더해주지 않는 역투사 방법을 적용할 수 있다. 따라서 실제 감마선이 발생하지 않은 영역에 계수를 역투사로 생기는 배경잡음(background noise)을 줄일 수 있다. 이처럼 TOF 정보에 의해서 배경잡음이 줄어들면 병변 검출능(lesion detectibility)이 향상되고 적은양의 계수만을 획득하더라도 동일한 영상 질 및 병변 검출능을 기대할 수 있다. 따라서 TOF 정보 이용은 동일 시간의 검사를 통해 영상 질을 향상시키거나, 전체 스캔 시간을 줄여서도 동일한 질의 영상을 얻을 수 있는 장점이 있다.

(4) 분해능

섬광 검출기의 크기 등에 의해 결정되는 장치 고유의 분해능으로 영상 재구성에서 필터 관수나 화소의 크기(매트릭스 크기)로 결정되는 분해능이다. 분해능은 한 대의 검출기 중앙에서 매우 작은 내경을 가진 선상 선원을 이동시켜 얻은 동시계측율과 선원 위치 관계에서 획득한 곡선의 전체반값 두께(full width half maximum: FWHM)로 정의된다.

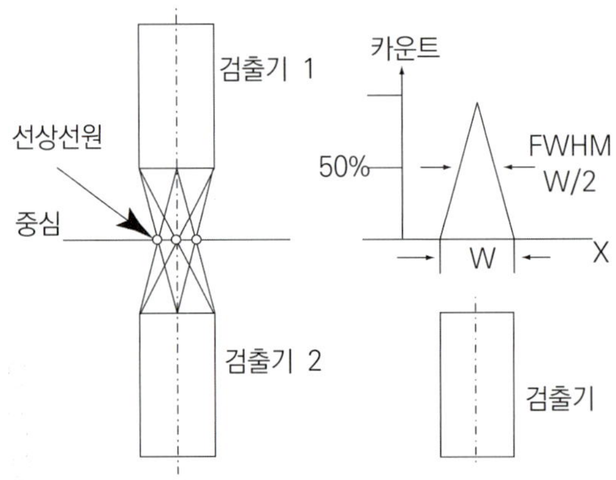

• 마주보고 있는 검출기 1과 검출기 2의 중심에 선상 선원을 세우고 X 방향으로 이동시켜 동시계측하면 카운트 수는 오른쪽처럼 삼각형 피크가 된다. 최고점 높이의 반을 전체 반값 두께(full width half maximum; FWHM)라고 한다.

그림 4-127 분해능 측정방법

이때 획득한 곡선을 선 확산함수라고 부르며, FWHM은 두개의 선원을 근접시켜서 식별할 수 있는 최단거리에 해당되므로 분해능의 지표가 된다. 그림 4-128에서와 같이 선원이 FWHM보다 가까우면 2점을 식별할 수 없게 되고, 떨어진 경우에는 식별이 가능하다. 이 때문에 FWHM을 분해능 지표로 사용하고 있다. PET의 분해능은 중심에서 가장 좋고 주변부로 갈수록 나빠진다. 또한 분해능이 높을수록 선원 분포를 자세히 볼 수 있다.

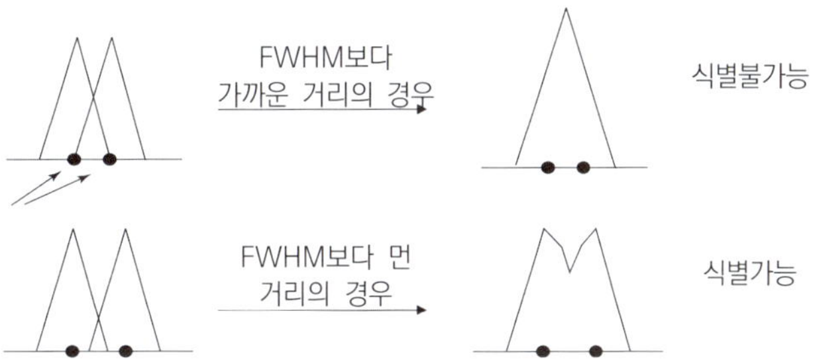

그림 4-128 선원의 식별과 FWHM의 관계

① 선 확산함수

선 확산함수는 검출기 반대의 중립위치에서 삼각형이 되고 밑변의 길이는 검출기의 폭(W)이다. 따라서 FWHM은 검출기폭의 반(W/2)이 된다. 그러나 실제로는 동시 계측한 검출기를 연결한 선상에 양전자 방출 방사선 동위원소가 있다고 할 수 없으며 장치의 분해능이 높아지더라도 일정 단계이상에서는 공간 분해능에 한계가 있다. 이는 비정과 소멸 γ선의 각도 변화 때문이다. 비정은 양전자의 에너지가 높을수록 길어지고 각도 변동은 검출기 간의 거리가 멀어질수록 커지는 특성의 공간분해능은 장치 고유의 분해능이고 실제 PET 영상은 필터 관수 등에 의존한 분해능과의 합계로 표시되고 실험적으로는 선 선원팬텀 등을 이용하여 정량한다.

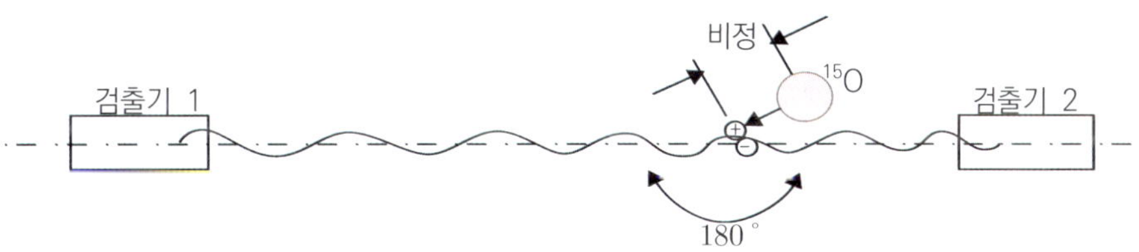

• 양전자가 멈추기까지의 거리와 각도변동 때문에 양전자 선원인 ^{15}O의 위치가 넓게 보인다. 더욱이 양전자에는 에너지 분포가 있고 ^{15}O의 경우에는 최대 1.73 MeV로 수중에서 비정은 약 8 mm가 된다.

그림 4-129 선원의 식별과 FWHM의 관계

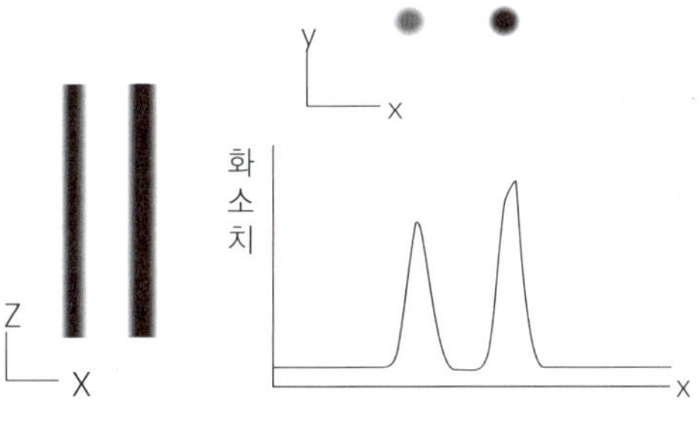

• 장치의 이상이 없는 동일 조건 하에서 선 선원을 촬영하여 과거의 영상과 비교하여 분해능이 변화되지 않았는지 조사한다.

그림 4-130 선 선원의 영상

② 영상의 분해능

영상의 공간 분해능 W는 장치 고유의 분해능 W_i와 필터관수 등에 의해 결정되는 W_s에 의해 근사값으로 $W = \sqrt{Wi^2 + Ws^2}$로 계산한다. (4-22)

③ 화질을 좌우하는 인자

분해능, 신호대잡음비(Signal to Noise ratio: SNR), 콘트라스트, 인공음영 등이 있다. 공간분해능은 재구성된 영상에 인접한 두 점을 구분할 수 있는 능력을 말한다. PET에 있어서 공간 분해능은 검출기의 크기와 양전자의 비정거리, 그리고 소멸 감마선의 방출각도의 180°로부터의 차이(non-colinearity)에 의해 결정된다. PET 검출기는 SPECT와는 달리 조준기가 사용되지 않으므로 검출기 즉, 섬광체의 크기가 공간 분해능을 결정한다. 한 쌍의 감마선이 마주보는 검출기에 도착한 시간차이(시간분해능)를 Δt 라고 하면, 감마선을 방출하는 소멸반응이 일어난 위치정확도 Δd는 다음과 같다. $\Delta d = (c \times \Delta t)/2$, 이때, c는 빛의 속도이다($3 \times 10^{10}$cm/sec). TOF 정보는 영상 재구성 시 SNR(Signal to Noise Ratio, 신호대잡음비율)을 향상시킬 수 있는 파라미터로써, SNR 상관관계는 SNR = Diameter of Object/Δd과 같다. 콘트라스트는 명암의 선명도를 나타낸다. 콘트라스트를 낮게 하면 어두운 부분에서 밝은 부분까지 폭이 넓어지고 흑에서 백까지 매끄러운 톤으로 표현할 수 있지만 너무 내리면 흐릿한 영상이 된다. 인공음영은 본래 존재하지 않는 영상정보가 여러 가지 원인으로 영상에 나타나는 것으로 PET에서 보이는 전형적인 인공음영은 선상 인공음영(streak artifact), 운동성 인공음영(motion artifact), 부분용적 효과(partial volume effect) 등이 있다.

(4) 영상의 S/N비

일반적으로 방사선계측에서 측정계수치 N에 대하여 ±N의 오차(통계오차)를 가지며, 작은 영역마다 방사선 계측을 하여 평면영상을 얻는 경우에 상대오차 N/N = 1/N이 된다(그림 4-131 a). 통계 오차가 재구성 영상에 반영된 경우 재구성 영상의 평가에 사용되는 S/N비는 통계잡음이라고 부른다.

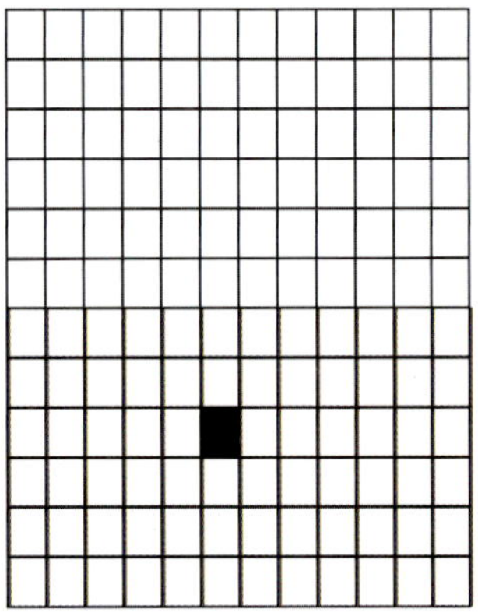

a. 작은 영역에서 방사선 계측으로서 얻을 수 있는 평면영상

- 이 경우의 오차는 각각의 화소계수에서 구할 수 있다.

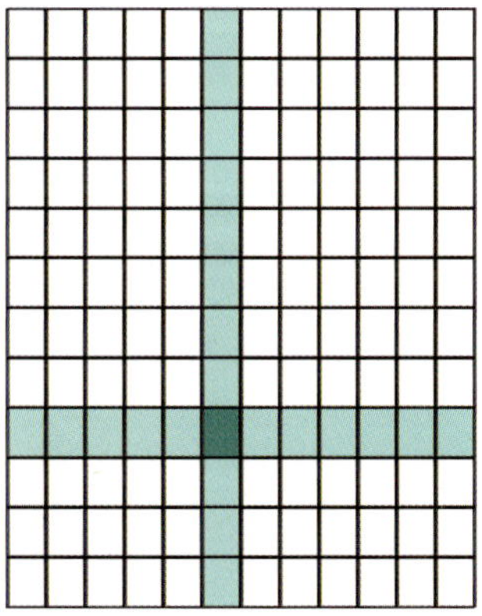

b. 여러 방향에서 투영을 거듭하여 얻은 재구성영상

- 재구성영상의 각 화소치는 많은 화소와 관련되며 그 결과 한 화소의 오차는 투영방향의 각 화소 수의 계수에 의존한다.

그림 4-131 영상 작성법에 따른 오차계산 방법의 차이

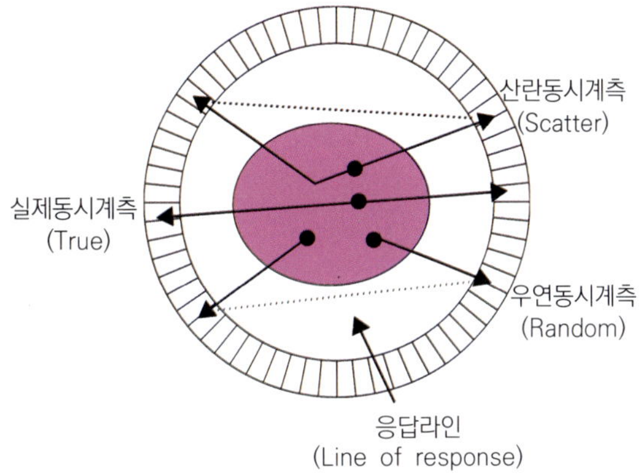

그림 4-132 PET검출링에서 동시계측의 종류

투영데이터는 산란 동시계측과 우연동시계측이 포함되고 있고 실제로 동시계측에 포함되어 있으며 검은 점은 선원을 표시한다. 이러한 불필요 성분을 제거하는 몇 가지 방법이 제시되어 있으며 일반적으로 통계 잡음은 산란 동시계측이나 우연 동시계측이 없는 경우에 비해 증가한다. 이렇게 보정을 고려한 잡음 등가계수(noise equivalent count; NEC)가 통계잡음의 평가에 사용되고 있다. 통계수치가 많아도 NEC가 저하하면 보정성분의 잡음에 의해 화질이 떨어진다. NEC는 선원농도에 의존하며 촬영모드에 의해서도 달라진다.

그림 4-133은 NEC와 실제 동시계측의 선원농도 의존성 2D와 3D 데이터 수집모드의 비교이다. 어느 선원농도까지는 3D모드 계측의 화질이 좋고 선원농도를 늘리면 2D모드의 화질이 좋아지는 것을 볼 수 있다. 즉 3D모드에서는 저 투여량으로도 고화질이 된다.

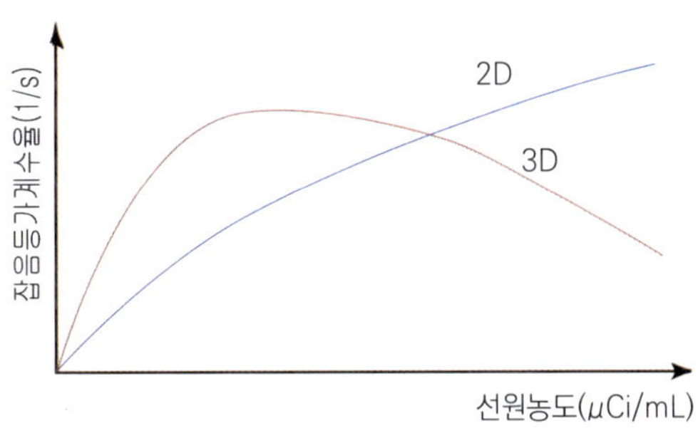

• PET기기나 흡수상황 등에 따라 값이 다르므로 상대적인 값을 나타냄.

그림 4-133 NEC와 실제 동시 계측의 선원 농도 의존성을 보이는 개념도

① NEC(잡음등가 계수, noise equivalent count)

$$NEC = \frac{T^2}{T+S+fR} \qquad (4\text{-}24)$$

T : 실제 동시계측 S : 산란 동시계측

R : 우연 동시계측 f : 보정법에 의한 다른 값으로 1 ~ 2까지의 값을 취한다.

NEC는 외관상, 산란동시계측이나 우연동시계측이 없는 경우에 얻을 수 있는 영상의 잡음과 같아지는 실제 동시계측 값이다.

* SC Strother, et al.:IEEE Trans. Nucl Sci, NS-37, 783, 1990.

② 콘트라스트

영상의 명암선명도를 나타내는 것으로, 콘트라스트를 낮게 하면 어두운 부분에서 밝은 부분까지 폭이 넓어지고 흑(black)에서 백(white)까지 매끄러운 톤으로 표현할 수 있지만 너무 내리면 흐릿한 영상이 된다.

7) 인공음영(Artifact)

본래 존재하지 않는 영상정보가 여러 가지 원인으로 영상에 나타나는 것으로 오진하는 계기가 될 수 있다. 인공음영은 시스템에서 유래하는 것, 영상 재구성 등 데이터 분석에서 유래하는 것, 환자의 움직임에서 유래하는 것 등이 있으며 PET에서 보이는 전형적인 인공음영은 선상 인공음영(streak artifact), 운동성 인공음영(motion artifact), 부분용적 효과(partial volume effect) 등이 있다.

(1) 선상 인공음영(streak artifact)

검출기나 데이터 수집회로의 불량이나 FBP법에 의한 재구성 필터의 영향에 의해 생긴다. OSEM법 등의 축차근사법에서는 통계잡음(영상상의 잡음 성분)이 작기 때문에 특히, 저 방사능 농도 영역의 재구성 영상인 신호대 잡음비(signal to noise ratio; SNR)가 해석적인 여과 후 역투사(filtered back projection; FBP) 등에 비해 좋아 인공음영이 보이지 않는다.

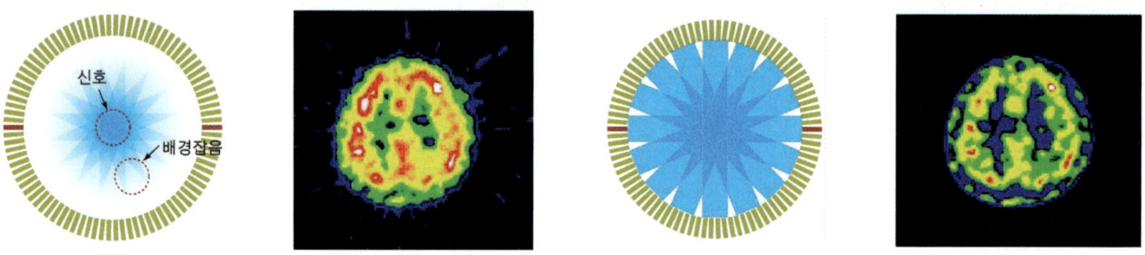

a. FBP　　b. OSEM

• OSEM법에서는 인공음영이 보이지 않는다.

그림 4-134 선상 인공음영의 예

(2) 운동성 인공음영(motion artifact)

피검자가 데이터 수집 중에 움직이면 영상이 흐려질 뿐만 아니라 여러 가지 인공음영을 만들게 되는데, 보통 뇌의 PET에서는 머리를 고정하는 기구가 사용되지만 이러한 고정은 피검자에게 부담을 준다. 체동 보정시스템이라는 몸 움직임을 모니터링하고 움직임을 해석하는 시스템을 넣어 운동성 인공음영을 감소시키려는 연구가 있다. 체동보정 효과는 그림과 같다.

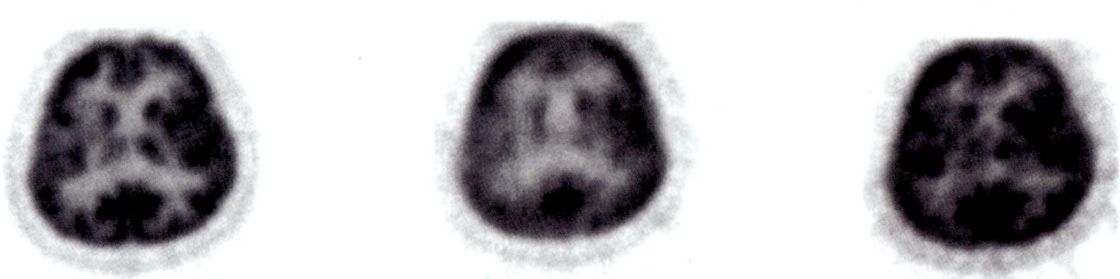

a. 머리고정　　b. 머리고정 없음　　c. 체동보정 후

• 정상 지원자의 뇌 이미지에 대한 체동 보정의 효과

그림 4-135 체동보정 시스템의 효과

(3) 부분용적 효과(Partial Volume Effect)

복셀이 제한된 분해능을 가진 것에서 생기는 효과로 부분용적효과(partial volume effect: PVE)는 특히 PET/CT 3D 영상 획득에서 발생되는 것으로 평가 값이 저평가되어 영상의 정확도를 떨어뜨리는 현상이다. 특히 이는 병소의 크기가 작고 분해능이 저하될수록 더 큰 오차를 초래하여 검사결과에 영향을 줄 수 있다. 선원 분포가 PET 분해능보다 작아지면 최대계수치가 실제 방사선량보다 낮게 측정된다. 그림 4-136 a의 그림에서는 저분해능 PET시스템에서 부분용적효과가 크다는 것을 보인다. 그림 4-136 b 그림에서는 선량농도가 일정한 선원을 나열해도 부분용적 효과 때문에 실제 분포에 해당하는 화소치를 얻는 것과 실제보다 낮게 측정된 화소치가 있음을 알 수 있다. 이는 방사성 물질이 옆으로 넘쳐나는 것을 알 수 있으며 조직의 불균일성이 영상에 반영되지 않는다. 균일한 선원분포를 가정한 그림 4-137 a의 영상재구성의 시뮬레이션을 하면 그림 4-137 b와 같이 부분용적 효과 때문에 화소치가 낮아진 부분이 있음을 알 수 있다.

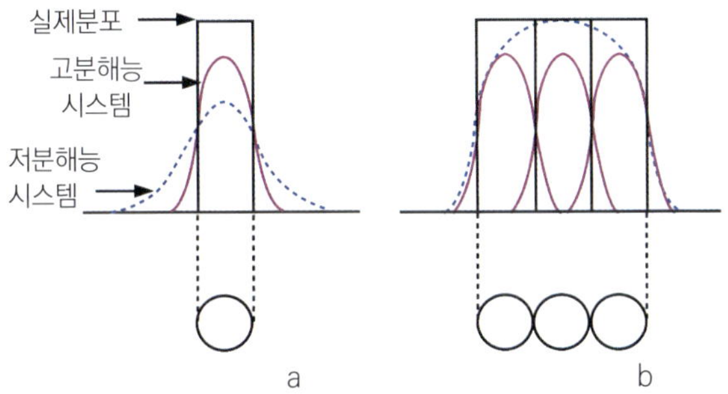

그림 4-136 선원의 크기나 시스템의 분해능에 의한 화소치의 차이

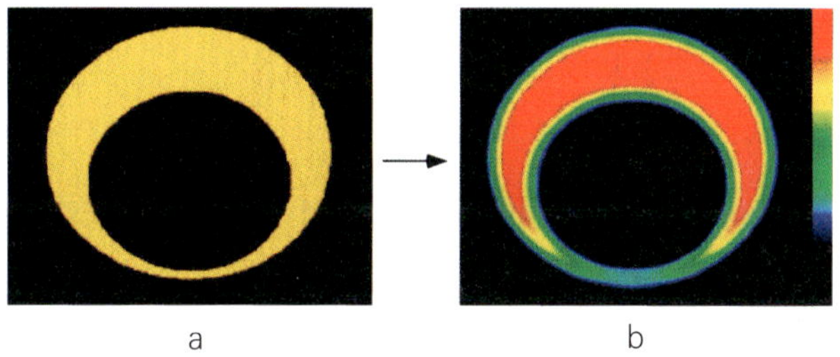

그림 4-137 균일한 선원의 PET영상

8) 사이클로트론(cyclotron)

(1) 원리 및 구성

사이클로트론은 미국의 Lawrence가 1932년 최초로 개발하였다. 의료용 사이클로트론 대부분은 8 MeV 이상의 양성자를 인출할 수 있도록 설계되어 있으며, 원자목표물에 높은 에너지의 전파를 가진 입자, 즉 수소하전입자를 사이클로트론의 원형진공관 내에서 가속시킴으로써 수소하전입자에 운동에너지를 가한 높은 에너지(수 MeV 이상)의 양성자를 표적물질에 조사시켜 핵반응을 통하여 양전자방출핵종을 얻는다. 이때 생성된 방사성동위원소는 표적물질과 다른 원소가 되며 사용하는 표적물질에 따라 다양한 양전자방출핵종을 얻을 수 있다. 이 핵종들은 상대적으로 중성자가 부족한 상태이므로 대개 양전자를 방출한다. 대표적인 양전자방출 방사성동위원소인 ^{11}C, ^{13}N, ^{15}O, ^{18}F은 양성자와 중양자를 10 ~ 20 MeV로 가속하는 소형 사이클로트론으로 제조한다. 이들 핵종은 생체를 구성하는 원소이며 생체활성물질 등에 표지하는데 용이하다. 이와 같이 양전자방출핵종생산은 사이클로트론 빔의 특성과 표적물질의 종류에 따라 생산 조건이 결정되며, 이때 표적물질에 조사하는 입자의 종류, 적절한 핵반응 선택, 최적 에너지 범위, 냉각능력, 그리고 입자 전류의 세기 등을 고려하여야 한다. 이들은 수분에서 수 시간에 붕괴하는 단수명 방사성동위원소이기 때문에 방사성약제를 단시간에 제조하는 자동합성 장치가 필요하다. 사이클로트론은 진공시스템, 자석시스템, RF 시스템, 이온원 시스템, 빔 인출 장치 그리고 표적 시스템으로 구성된다.

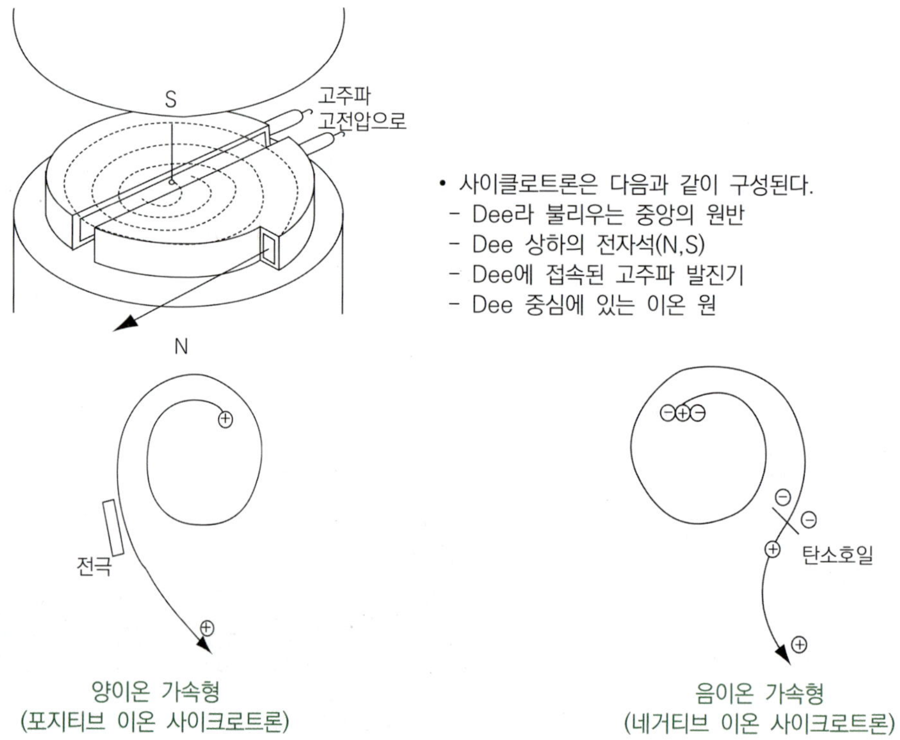

그림 4-138 사이클로트론의 원리

표 4-16 양전자방출핵종의 표적물질 및 핵반응과 반감기

핵종	표적물질	핵반응	반감기
^{18}F	$H_2{}^{18}O$	$^{18}O(p,n)^{18}F$	109.7 m
^{11}C	$^{14}N_2(1\%\ O_2)$	$^{14}N(p,\alpha)^{11}C$	20.4 m
^{13}N	$H_2{}^{16}O$	$^{16}O(p,\alpha)^{13}N$	9.96 m
^{15}O	$^{15}N_2(1\%\ O_2)$	$^{15}N(p,n)^{15}O$	2.07 m
^{64}Cu	^{64}Ni	$^{64}Ni(p,n)^{64}Cu$	12.7 h
^{124}I	^{124}Te	$^{124}Te(p,n)^{124}I$	4.17 d

(2) 양전자방출핵종의 생성과 표지

① ^{11}C : 질소 가스를 표적물질로 하여 $^{14}N(p, \alpha)^{11}C$의 핵반응으로 생산한다. 양자는 MeV로 가속한 것을 사용하며 이 경우 ^{11}C의 핵반응 생성물 속에 ^{13}N이 혼입되어 있으므로 이것을 피할 경우에는 10 MeV 정도의 양자에너지로 생산한다. 이 외에 핵반응 생성물 중에 ^{14}O도 혼입되어 있으나 이 핵종의 반감기가 대단히 짧기 때문에 그다지 문제가 되지 않는다.

② ^{13}N : 탄산가스를 표적물질로 하여 $^{12}C(d, n)^{13}N$ 반응으로 생성되며, 또한 물을 표적물질로 하여 $^{16}O(p, d)^{13}N$ 반응에서 15 MeV 또는 그이상의 에너지의 양자를 조사함으로서 $^{13}NH_3$의 화학형으로 생산된다. 심장이나 뇌의 혈류 측정에 사용된다.

③ ^{15}O : 질소가스의 표적물질에 6 ~ 7 MeV의 중양자를 조사하여 $^{14}N(d, n)^{15}O$의 핵반응으로 생성한다. $^{15}O_2$의 생산에는 N_2가스 + 0.1 ~ 5% O_2의 혼합가스, $C^{15}O_2$의 생산에는 N_2가스 +0.1 ~ 5% CO_2의 혼합가스를 표적물질로 하고 있다. ^{15}O의 반감기가 2분으로 대단히 짧기 때문에 10 ~ 20분 간격으로 반복 측정할

수 있는 것이 장점이다. 이 표지물질의 화학형은 $C^{15}O_2$, $H_2{}^{15}O$, $^{15}O_2$, $C^{15}O$ 등이 있으며, ^{15}O표지가스 정상흡입법이나 $H_2{}^{13}O$ 정맥 주사법으로 투여하여 특히 뇌의 정량성이 높은 혈류량이나 뇌경색 및 뇌종양에서 산소 섭취량 측정에 이용되고 있다.

④ ^{18}F : 미량의 F_2를 함유하는 Ne 가스를 표적물질로 하여 여기에 9 ~ 10 MeV의 중양자를 조사한 $^{20}Ne(d, d)^{18}F$의 핵반응, 또는 농축 $H_2{}^{18}O$의 표적물질에 15 MeV 정도의 양자를 조사하여 $^{18}O(p, n)^{18}F$의 핵반응에 의해 생성한다. ^{18}F-FDG표지 핵종은 뇌 및 심근에서 당 대사측정에 이용된다. 특히 간질이나 알츠하이머형 노인성 치매나 종양의 악성도 평가의 진단에 이용된다.

9) PET용 발생기시스템

간편하게 현장에서 방사성동위원소의 생산하여 사용할 수 있는 간편한 방법으로 사용하고자 할 때 용출하여 바로 방사성의약품을 합성하여 사용할 수 있으며, 유지비나 설치공간이 사이클로트론과 같이 많이 필요하지 않은 장점이 있다. 발생기는 1926년 Failla가 ^{222}Rn-^{224}Th를 최초로 개발하였으며, 가장 대표적인 발생기로 1960년대 개발한 ^{99}Mo-^{99m}Tc 발생기이다. PET용으로 개발된 실용적인 발생기 시스템은 많지 않으나 대표적인 발생기로 ^{68}Ge-^{68}Ga, ^{82}Sr-^{82}Rb 발생기가 있으며 사이클로트론에서 바로 생산하여 만들어 사용하는 ^{62}Zn-^{62}Cu 발생기가 있다. 발생기는 이론적으로 용출 후 딸핵종의 4반감기가 경과하면 처음 용출한 양의 90% 정도를 다시 용출할 수 있기 때문에 딸핵종의 반감기가 짧을수록 일일 용출 가능한 횟수는 증가한다. 그러나 딸핵종의 반감기가 너무 짧으면 방사성의약품을 합성, 정제하는 시간과 인체에 투여 후 목적 장기나 조직에 분포되는 과정에 소요되는 시간까지 충분하지 못하여 실용적이지 못할 수 있기 때문에 적당한 반감기를 갖는 딸핵종이 좋다. 발생기는 모핵종이 포함된 고체지지체와 컬럼, 액체이송라인 및 차폐체로 구성되어 있다. 이상적인 발생기 시스템은 사용자의 피폭을 최소화하기 위해 효과적으로 발생기를 차폐되어야 하며, 가격이 저렴하고 모핵종의 반감기는 적당히 길고 딸핵종의 반감기가 짧아 일일 여러 번 용출하여 사용 가능해야 한다. 또한 발생기는 멸균 상태를 유지할 수 있어야 하고 발열성 물질이 없어야 한다. 그리고 모핵종과 딸핵종의 분리가 용이하고 식염수와 같은 수용액으로 딸핵종의 용출이 가능하고, 발생기를 구입 후 장시간 사용이 가능하면 좋다.

(1) ^{68}Ge-^{68}Ga 발생기

^{68}Ge은 반감기가 278일로 길고 고에너지 사이클로트론에서 생산한다. 발생기 구입 후 1년 이상 사용이 가능하다. 모핵종을 흡착시키는 컬럼 내부 충진물로 TiO_2나 SnO_2을 사용하며 모핵종(^{68}Ge)의 반감기가 길어 환자의 안전에 문제가 될 수도 있다. 컬럼 내부 TiO_2을 충진물로 사용하는 발생기는 주로 0.1M 염산수용액(HCl)으로 용출한다. 그러나 SnO_2을 사용한 발생기는 0.6~0.7 M의 HCl로 용출해야 하므로 표지 후 중화를 위해 더 많은 양의 알칼리성 완충액을 사용해야 하므로 불편하기 때문에 TiO_2로 컬럼 내부를 충진한 발생기가 주로 사용된다. 자핵종(^{68}Ga)은 반감기가 68분으로 용출 약 4시간이 지나면 처음 용출 양의 약 90%의 방사성동위원소가 생산됨으로 일일 4회 이상 용출이 가능하고 평소 사용하지 않을 때에도 HCl을 채워둬야 한다. ^{68}Ga는 금속성 방사성동위원소로 자체로는 일반 분자에 표지할 수 없고 양기능성킬레이트제(NOTA와 DOTA)를 이용하여야 생리활성물질과 결합시킬 수 있다. ^{68}Ga은 반드시 킬레이트나 착체를 형성하여 방사성의약품에 표지를 해야 하므로 뇌 수용체 영상용이나 세포내 수용체 영상용 방사성의약품개발은 거의 불가능하다는 한계점이 있다.

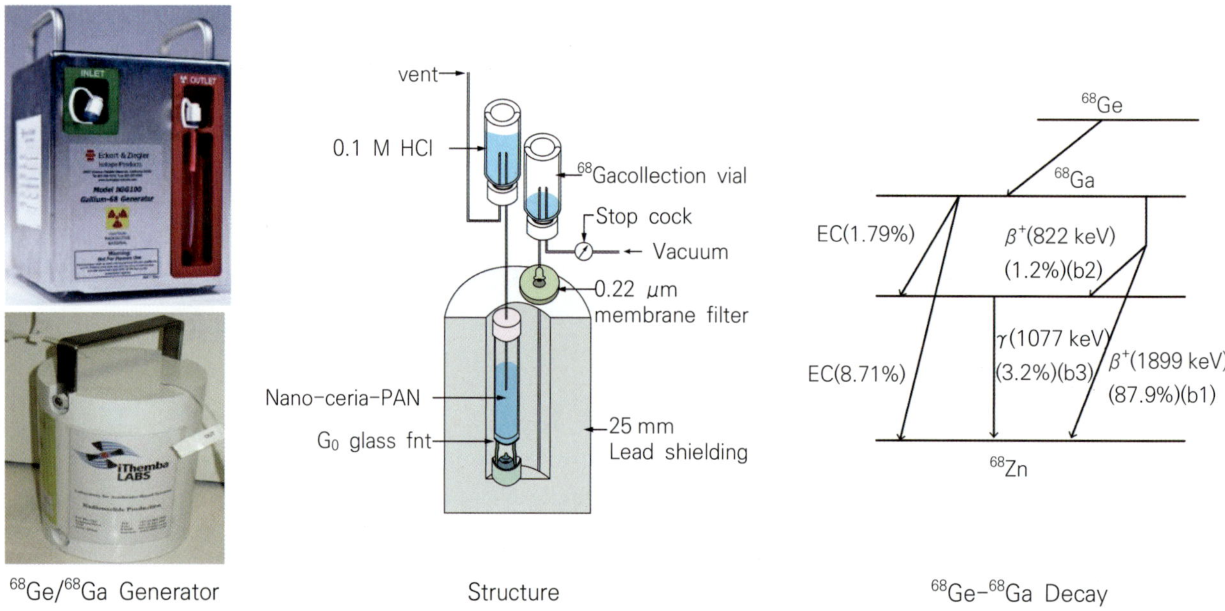

그림 4-139 ^{68}Ge-^{68}Ga 발생기와 붕괴도

(2) ^{82}Sr-^{82}Rb 발생기

^{82}Rb는 1989년부터 국소심근혈류를 측정하기 위한 심장영상용 PET에 사용하고 있으며, 최초로 미국 FDA 승인을 받은 PET용 방사성의약품이다. ^{82}Sr는 사이클로트론에서 생산이 가능하고 주로 SnO_2를 고체지지체로 사용한다. 25일의 반감기로 구입 후 대략 2~3달 사용이 가능하다. ^{82}Rb는 반감기가 75초로 용출 약 5분 후 재 용출이 가능하여 환자에게 주입펌프를 설치하고 연속적으로 주사하며 영상을 획득할 수 있다. ^{82}Rb는 생리식염수로 용출하며, 그 자체로 양이온을 띠는 원소로 용출된 상태 그대로 생리식염수에 녹아 환자에게 주사한다.

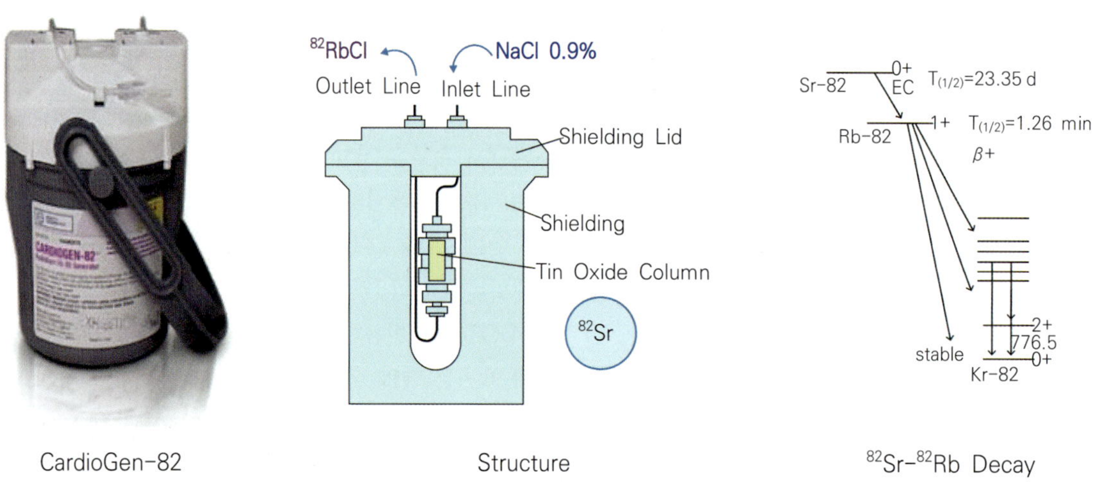

그림 4-140 ^{82}Sr-^{82}Rb 발생기와 붕괴도

5. Hybrid System

1) FDG-SPECT(Using Camera Based Imaging)

PET보다 간편한 SPECT를 사용하여 PET 영상을 촬영할 수 있는 기기로 감마카메라에서 PET 제제(^{18}FDG 등)를 이용하여 검사하는 방법이다. 고에너지 검출기(511 keV용)를 사용하여 촬영하며, 동시계측 회로에 의해 측정한다. 즉 동시계측 회로를 이용한 장치를 Hybrid PET라고 하며, 2개의 검출기를 마주 보게 배치하고, 동시계측하여 PET 영상을 얻는다. 이는 SPECT와 PET영상을 동일장치로 촬영할 수 있어 임상적 활용도가 높지만, SPECT에 의한 동시계측 모드의 PET 영상은 PET 전용기기에 비해 화질이 떨어지지만 임상적으로 유용한 영상을 얻을 수 있으나 최근에는 PET 및 PET/CT의 급격한 보급으로 이용도가 낮다.

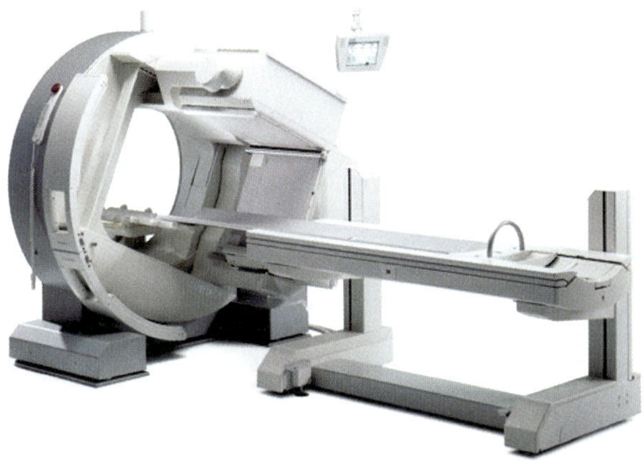

그림 4-141 Hybrid PET(도시바 E.CAM Signature Duet)

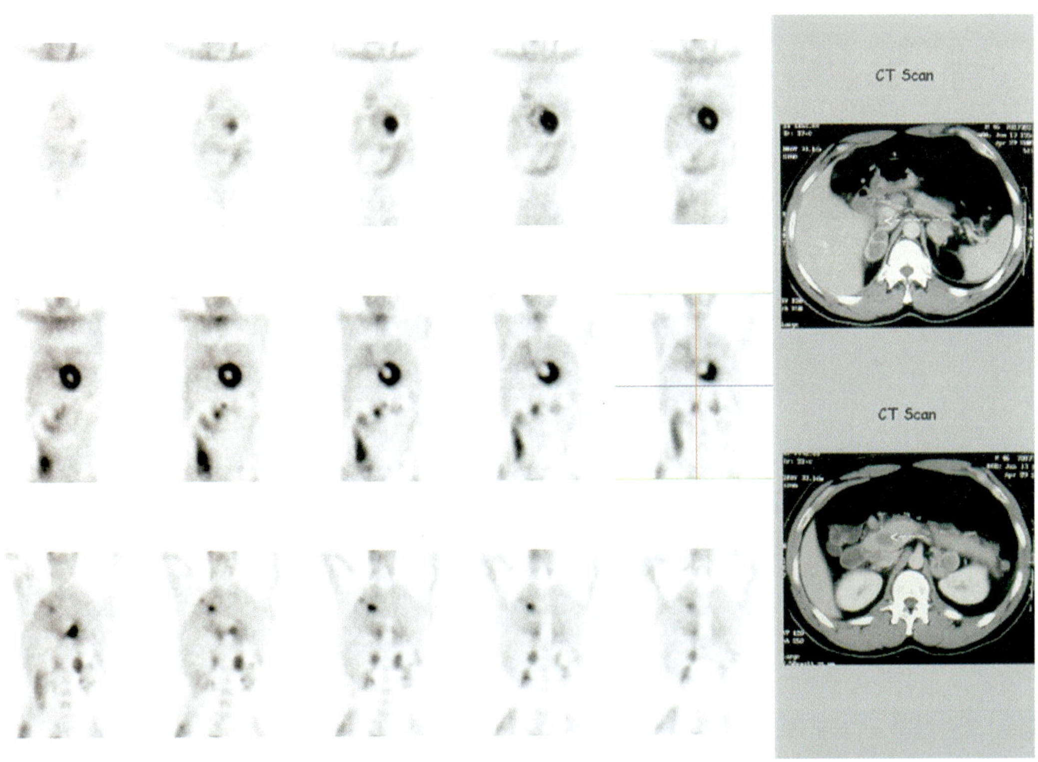

그림 4-142 Hybrid PET(도시바 E. CAM Signature Duet)로 얻은 동시계측영상

2) SPECT-CT(Single photon emission computed tomography / Computed tomography)

(1) 구성

단층촬영(SPECT)이 가능한 기존의 감마카메라에 CT 장비를 융합시켜서 SPECT에서 관찰되는 병소의 정확한 위치를 CT상에서 찾을 수 있는 진단기기이다.

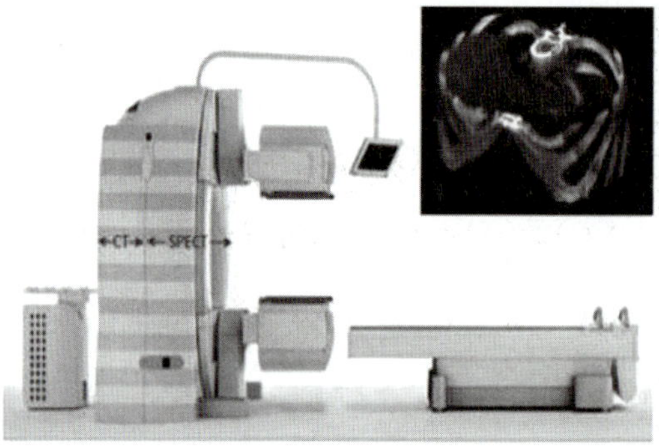

그림 4-143 SPECT/CT(Siemens Healthcare)

SPECT-CT는 SPECT의 기능적 영상검사 기능과 순차적으로 수집된 CT 영상의 정확한 해부학적인 형태적 영상을 결합한다. 동일한 회전 플랫폼에 SPECT 및 CT 검출기가 모두 장착된 저용량 단일 슬라이스 또는 다중 슬라이스 CT를 사용하며, 높은 공간 분해능과 빠른 스캔시간이 특징이다.

표 4-17 CT, SPECT 및 SPECT-CT 비교

CT		SPECT/CT
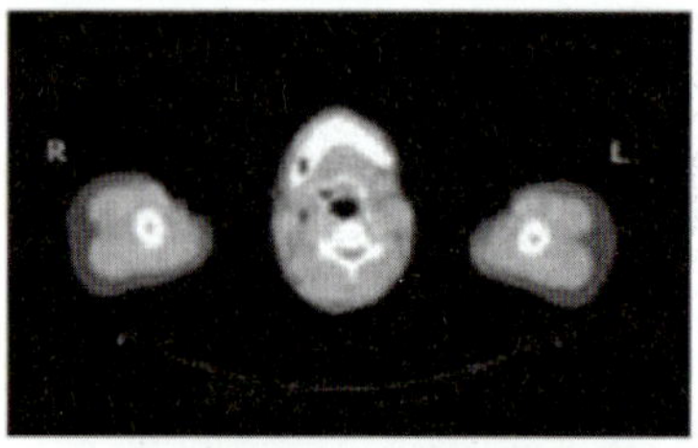	·원리: X선을 360도 방향에서 촬영하여 영상화 ·특징: 조직의 밀도차이를 이용하며 특히 움직이는 장기(심장, 폐, 내장)촬영에 적합함	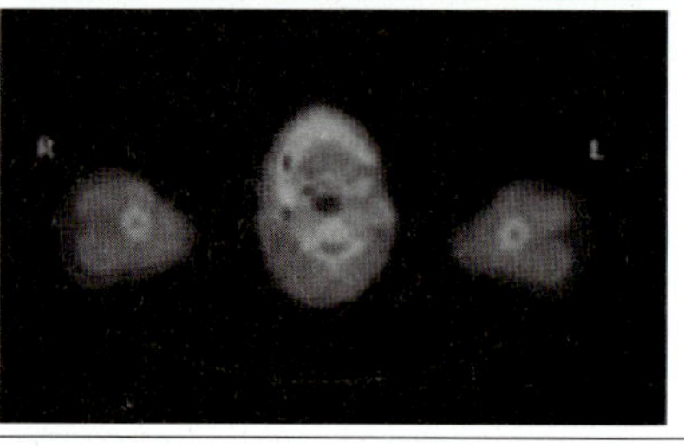
SPECT		·원리: SPECT와 CT를 결합하여 융합영상 획득 ·특징: 질환의 형태적 영상(CT)과 기능적 영상(SPECT)을 동시에 획득하여 병소의 정확한 위치와 대사변화 진단
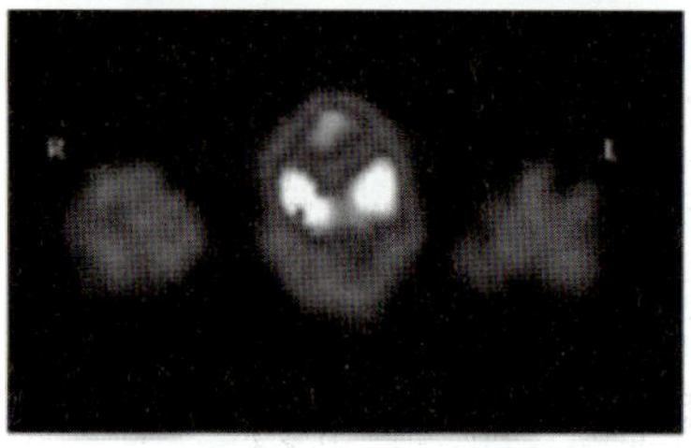	·원리: 방사성의약품 주입 후 생체 내에 발생한 감마선을 체축 주위를 감마카메라로 계측하여 영상화 ·특징: 갑상샘 기능, 심근관류, 암의 뼈 전이 평가 등 다양하게 응용	

(2) 특징

SPECT-CT는 일반적으로 PET-CT에 비해 가격이 저렴하고 인체의 여러 부분을 진단 가능하다. 그러나 SPECT에 사용되는 조준기의 구멍과 모양에 따라 영상의 질에 영향을 주며 해상도가 높지 않으며 해부학적인 영상획득이 어렵다 따라서 CT를 이용한 해부학적인 영상을 획득함으로서 보완적인 영상을 획득할 수 있다. 그러나 검사 시간이 길고 전신 촬영이 어렵다.

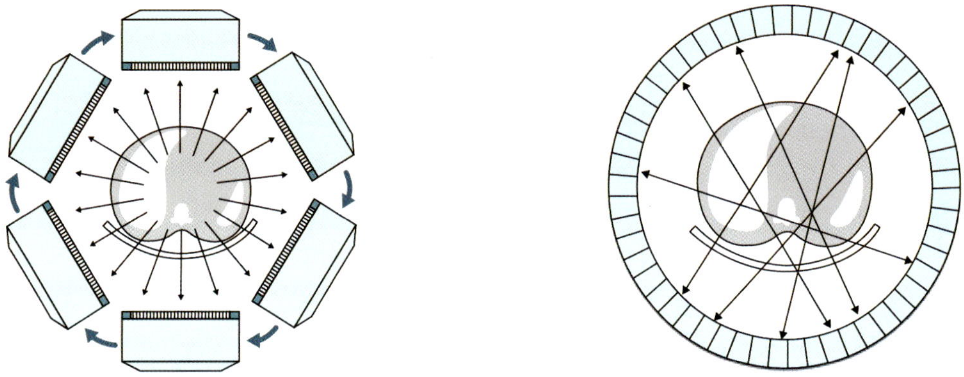

a. SPECT
피검자의 주위를 감마카메라로 일정시간과 간격으로 촬영하여 영상 획득

b. PET
180도 방출되는 감마선을 일정 시간 내에 피검자 주위의 검출기를 통하여 계측 촬영한 후 영상 획득

그림 4-144 SPECT와 PET의 감마선 검출 원리

표 4-18 SPECT과 PET 비교

구분	SPECT			PET		
핵 종	종류	반감기	주요에너지(keV)	종류	반감기	주요에너지(keV)
	^{99m}Tc	6 h	140	^{11}C	20.4 m	511
	^{201}Tl	72.91 h	71,135,167	^{13}N	10.0 m	
	^{111}In	2.81 d	171,245	^{15}O	2.04 m	
	^{123}I	13.2 h	159	^{18}F	110.0 m	
	^{133}Xe	5.24 d	81	** 사이클로트론생성		
조준기 (Collimator)	조준기 사용			불필요		
특 징	비 생리적인 다양한 핵종을 사용하며, 제조업체로부터 완제품 형태로 공급받음			생리적 핵종을 사용하며 대부분 반감기가 짧아 자체 생산하는 사이클로트론 설치가 필요하기도 함		
장 점	PET보다 설치 및 유지비가 낮다			세포의 기능평가가 가능하며 높은 검출 감도, 정량분석이 우수		
단 점	심장검사 등은 장시간 소요			설치 및 유지비가 높다.		

3) PET-CT(Positron Emission Tomography/Computed Tomography)

현재의 Positron Emission Tomography - Computed Tomography(PET-CT)시스템은 방사성동위원소의 투과정보를 감쇠 보정 데이터로 사용하는 기존의 단일 PET시스템에 비하여 CT를 감쇠 보정 정보로 사용함으로써 PET 영상획득을 위한 소요시간을 획기적으로 감소시켜 주었다. 또한 CT와의 융합 영상을 제공해 줌으로써 그 진단적 가치를 높인 장비이다. 단일 PET은 조직의 기능상 비정상과 해부학적 위치선별이 우수하지만 높은 해상력의 해부학적 구조를 명확하게 나타내는 데는 부족하다. 이와 같은 PET의 해부학적 미세구조의 부족한 부분을 CT영상과 병합(fusion)시킴으로서 보완할 수 있다. PET-CT 장치는 환자를 겐트리(gantry) 내에서 CT 스캔을 시행한 후 바로 PET을 시행하여 각 영상을 병합(fusion)하여 최종영상을 얻을 수 있는 장치이다.

단일 PET에서는 ^{68}Ge 또는 ^{137}Cs과 같은 방사성동위원소를 이용하여 감쇠지도용 투과영상을 획득하였으나 PET-CT 시스템에서는 감쇠지도용 투과영상을 CT스캔으로 대체할 수 있게 되었다. 이는 기존에 약 20여 분이 소요되었던 감쇠지도 영상의 획득을 수십 초 만에 가능하게 함으로써 데이터 획득시간을 획기적으로 단축시켜 주었다. 줄어든 검사시간에 의하여 호흡 및 환자움직임의 영향 역시 감소하였을 뿐만 아니라, CT 데이터정보의 양이 동위원소를 이용한 투과스캔보다 많기 때문에 잡음 제거 측면에서도 그 우수함을 나타내었다.

첫 번째 PET-CT는 나선형(spiral) CT 장치와 부분적으로 원형(ring) 모양의 PET 검출기(detector)를 회전시켜 방사능을 검출하는 장치였으며, 2000년에 소개된 PET-CT 장치에서는 고정된 BGO를 이용한 원형검출기(ring detector)가 사용되었다. 2002년에는 여러 개의 원형검출기로 LSO PET 검출기가 사용되어 wholebody 스캔 시간을 20~30분 내로 단축시켰으며 2003년에는 16 slice CT와 LSO PET장치가 사용되어 영상의 질 향상과 스캔 시간을 단축시킬 수 있게 되었다.

PET-CT 스캔을 통하여 해부학적, 기능학적인 면에서 정확히 일치되는 영상을 얻을 수 있게 됨으로서 PET에서의 단점을 보완할 수 있게 되었고 또한 잡음(noise)의 양을 함께 감소시킬 수 있으므로 영상의 질이 향상되었다. 그러나 아직도 더 연구가 되어야 할 부분은 CT 스캔과 PET 스캔 시 환자호흡이나 환자체위가 변했을 때 2개의 영상간의 결합오차(fusion error)에 의한 영상의 결합과 511 keV와 그 보다 낮은 엑스선에너지의 사용으로 환자 몸에 금속이물(metallic foreign body)이 있을 경우 발생되는 결함영상(artifact)에 대한 문제점으로 연구가 계속되고 있다.

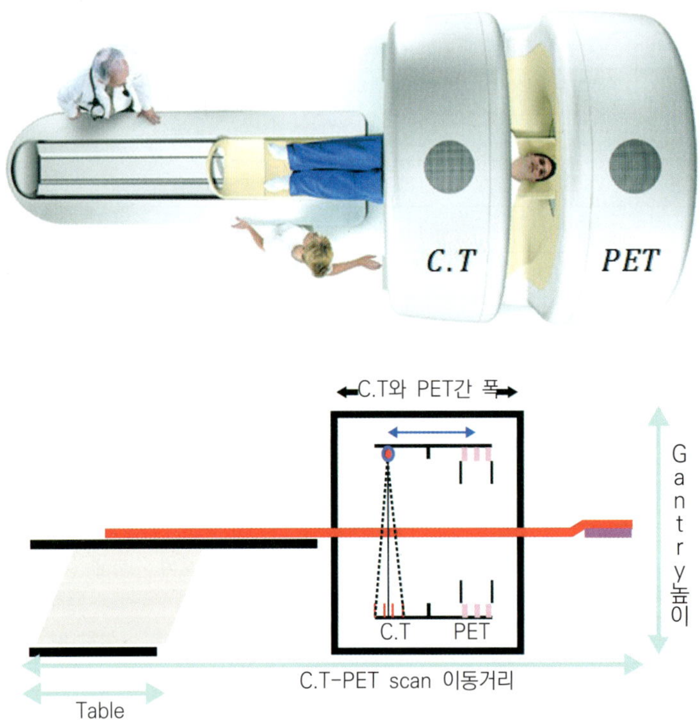

그림 4-145 PET-CT 장치

PET-CT는 전신 PET기기와 CT기기를 기능적으로 융합시킨 장치로 환자가 같은 검사대에서 이동할 필요가 없이 단 시간에 2가지 검사를 동시에 시행할 수 있으며 PET의 대사정보와 CT영상의 해부학적 정보를 정확하게 융합할 수 있다. 또한 엑스선 CT정보를 PET의 흡수 보정 데이터로 이용하기 때문에 기존 PET보다 PET-CT에서 검사시간이 단축된다. 이러한 PET-CT에 의한 종양진단의 주요 장점으로 PET 단독 시행에 비해 CT를 이용함으로써 우수한 흡수보정 영상에 의해 PET 영상의 고화질화가 기능하고, 병소에 의한 이상 섭취와 정상장기 섭취의 구별이 쉽고, 종양 여부에 대한 진단능의 향상 및 검사시간이 단축되었다. 또한 해부학적 위치를 제공함으로써 병소의 크기를 보다 정확하게 평가할 수 있어 방사선 치료계획의 정밀도 향상 뿐만 아니라 병기진단의 보다 정확한 평가가 가능하여 판독자 간에 판독결과의 차이를 PET 단독시행 시보다 줄일 수 있다.

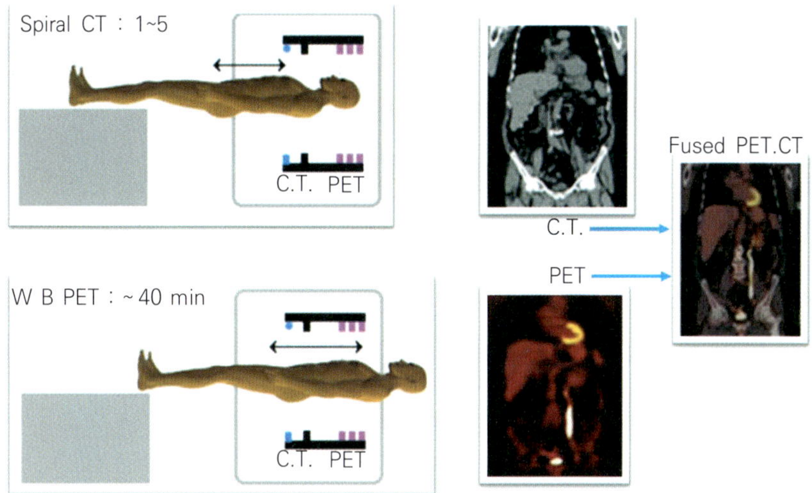

a. PET-CT 영상원리

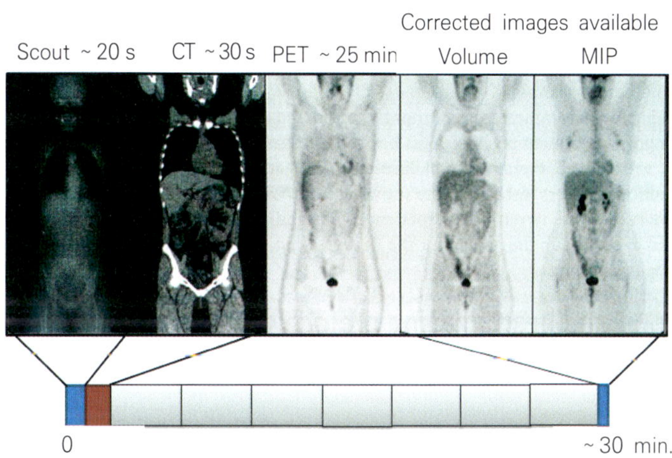

b. PET-CT Whole-body image 프로토콜

- Scout scan은 CT와 PET scan을 위해 시행한다. scout시행 후 CT scan은 감쇠수정을 위한 데이터 활용과 검사 결과 최종영상의 PET영상과 융합영상으로 사용된다. PET-CT 검사시간의 대부분은 PET scan이 차지한다.

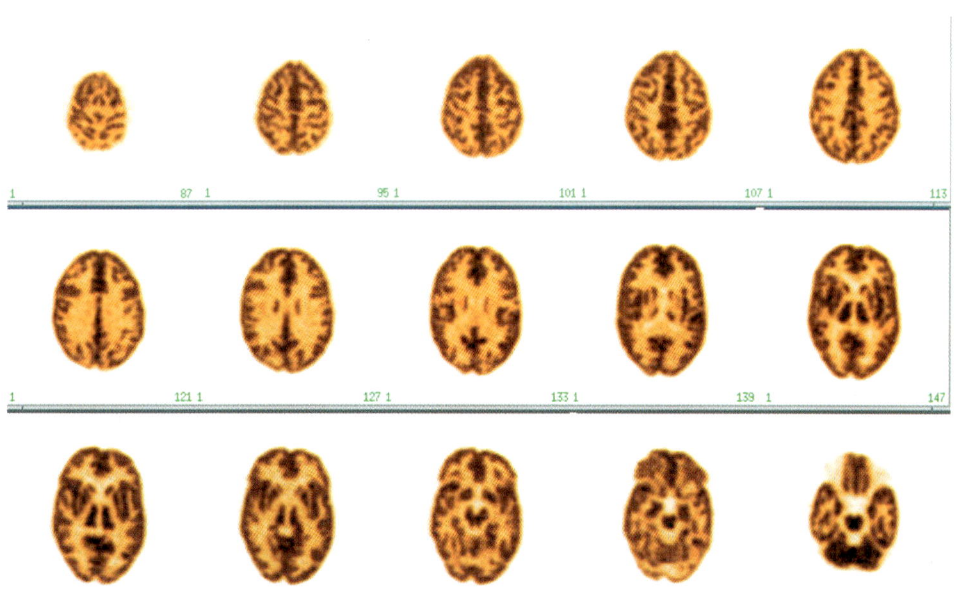

c. PET 영상(brain PET)

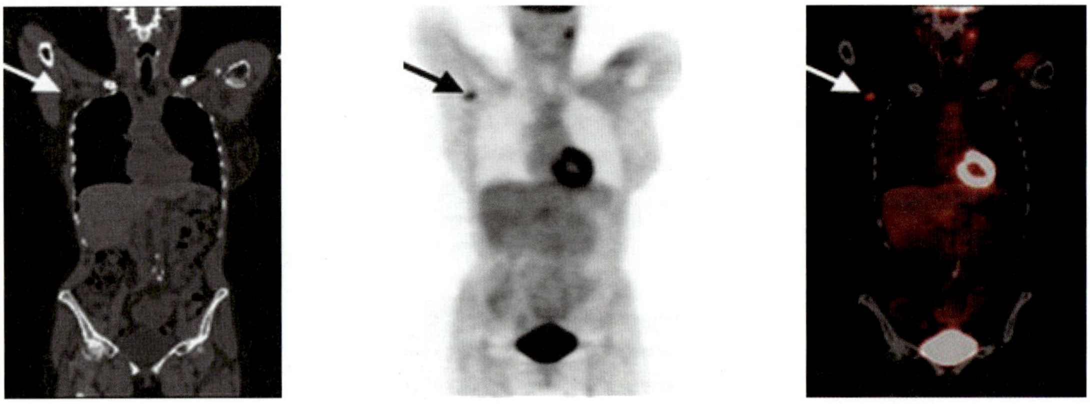

C.T scan PET scan Fusion PET

d. PET-CT 영상

그림 4-146 PET-CT원리 및 PET과 PET-CT임상영상 예

표 4-19 PET-CT 장비의 성능비교

분류	비교
Number of Crystal	많을수록 정확한 검사가능
Crystal Size	작을수록 해상력 높음
PET Image resolution	작을수록 작은 종양을 조기에 진단
CT slice	클수록 촬영속도가 빠르고 이미지 좋음
CT slice Tickness	작을수록 이미지 좋음
Scan Time	빠른 검사 시간으로 검사자 편의성 증대

4) PET-MRI(Positron emission tomography/Magnetic resonance imaging)

자기공명영상은 현존하는 영상기기 중 가장 높은 공간해상능력을 가진 영상기기인 반면 양전자방출단층촬영기는 자기공명영상에서는 어려운 다양한 형태의 분자과학적인 영상화가 가능한 촬영기기이다. PET-MRI는 자기공명영상기기와 양전자방출단층촬영기를 하나로 통합하여 영상을 동시 획득할 수 있도록 한 의료영상장비이다.

(1) 자기공명영상(Magnetic Resonance Imaging; MRI)

① 개요(Introduction)

MRI는 인체조직내의 물 분자 중 수소원자의 자기모멘트(magnetic moment) 성질을 이용하는 것으로, 강력한 자기장 내에서 고주파(radio frequency)를 발생시키고 이때 수소원자에서 방출되는 에너지를 측정하여 인체의 내부구조를 영상화한다. 전산화단층촬영(CT)에 비해 공간해상도가 우수하고 다양한 영상 파라미터(T_1과 T_2)에 의한 다양한 영상기법이 가능하다. 특히 뇌, 척수, 근육, 심장 등과 같은 인체 연부조직을 관찰하는데 효과적이다. 또한 MRI는 CT와 달리 전리방사선(ionizing radiation)을 방출하지 않기 때문에 방사선피폭이 없어 인체에 무해하고, 횡단면(axial plane)뿐만 아니라 관상면(coronal plane)과 시상면(sagittal plane)의 영상을 얻을 수 있는 많은 장점으로 인해 현재 임상에서 가장 널리 사용되고 있다. Lauterbur 등에 의해 처음 영상이 얻어진 이래 1977년 사람을 대상으로 하는 최초의 연구가 발표되고 이후 비약적인 발전을 거듭하였다. MRI는 자기공명 부피측정법(MRIvolumetry), 복셀기반 형태계측(voxel based mormphometry, VBM), 기능자기공명영상(functional MRI, fMRI), 확산텐서영상(diffusion tensor imaging, DTI) 등의 다양한 기술이 개발되고 양전자방출 단층기기와 결합뿐만 아니라 다양한 MRI와 결합하는 장치의 연구가 활발히 진행 중이다.

② 영상 원리

자기공명영상기는 극한의 온도에서 무저항을 갖는 초전도 자석을 사용하여 아주 강한 자장을 만들어낸다. 인체의 대부분이 물로 이루어져 있으므로 몸에 고자장을 걸어주면 몸 안에 있는 수소원자는 자장의 순방향 또는 역방향으로 자화가 된다. 이때 특정 송신코일을 이용하여 수소원자와 같은 주파수대(RF)의 전자파를 가해주면 공명 현상에 의해 에너지를 흡수하여 여기 된다. 여기 된 에너지는 원래 상태로 돌아가면서 에너지를 외부로 방출하게 된다. 이를 수신 코일을 이용하여 발생된 유도전류를 측정함으로써 신호를 기록한다. 그러나 기록된 신호는 모든 위치의 신호가 합쳐진 신호이므로 각 위치의 신호를 분리해 낼 수가 없다. 따라서 각 위치마다 다른 크기의 자기장(slice selection gradient, phase encoding gradient, reading gradient)을 사전에 적절히 가해 줌으로써 획득한 신호가 영상의 푸리에 변환된 신호가 될 수 있도록 한다. 저장된 신호를 그대로 푸리에 역변환을 하게 되면 원하는 영상을 재구성할 수 있게 된다.

(2) 양전자방출단층촬영(Positron Emission Tomography; PET)

양전자방출단층촬영은 MRI, CT와 함께 광범위하게 사용되는 의학영상기법 중 하나로, 주로 암의 진단이나 뇌와 심장의 기능을 측정하는데 사용되고 있다. 양전자를 발생시키는 방사성 의약품을 신체에 투여하여 해당 물질이 대사가 항진된 부위에서 집적되어 방출된 양전자는 주위의 다른 전자와 결합하여 소멸하면서 감마선을 방출하게 된다. PET은 이러한 감마선을 검출하여 영상을 재구성하고 이를 3차원 단층 영상으로 나타낸다. Kuhl 등에 의해 개념이 도입된 이래 Robertson(1961)에 의해 첫 영상이 촬영되었고, Robertson과 Cho 등에 의해 오늘날의 형태의 PET이 개발되었다. PET은 MRI에 비하여 공간해상도가 비교적 떨어지나 이를 보완하기 위해 PET과 CT 또는 MRI를 하나로 결합시켜 PET-CT나 PET-MRI 등으로 이용되고 있다.

(3) PET-MRI의 장단점

독립적인 PET에 비해 PET-CT는 장점이 많지만, PET-CT의 몇 가지 제한점이 있다. CT 스캔과 PET 스캔 사이의 신체 및 장기의 생리학적 또는 자발적 움직임은 종종 동시에 획득되지 않기 때문에 융합된 영상에 인공물을 유발한다. 또한 PET-CT 검사 중 방사선 피폭은 독립 PET 또는 CT의 2배이다. 그러나 MRI는 CT와 달리 전리방사선(ionizing radiation)을 방출하지 않아 방사선피폭이 없어 인체에 무해하기 때문에 PET-MRI는 소아과 연구 및 치료 모니터링을 위한 반복스캔에 특히 유용하다. 또한 MRI의 연조직 대비가 높다. 따라서 PET-MRI는 특히 뇌 연구에서 PET-CT의 우수한 진단 정확성을 기대할 수 있다. 또한 MRI의 보다 높은 연조직 대비가 도움이 되는 국소 종양 평가 및 전신 병기결정에 유용하다. 그러나 PET-MRI 영상을 동시 획득하는 것은 기존 PET스캐너의 PMT가 자기장으로부터 매우 민감하기 때문에 기술적으로 어렵다. 따라서 MRI 기기에서 전통적인 PMT 기반 PET 스캐너를 분리하는 방식인 탠덤 유형과 자기장의 영향을 받지 않는 PET에서 반도체 광센서를 사용하는 통합형 방식이 있다.

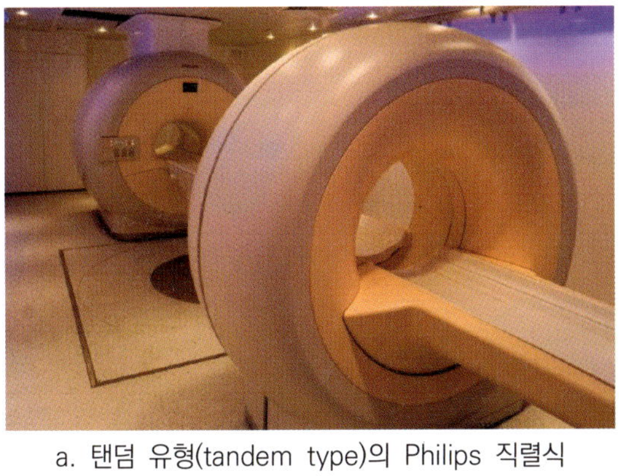

a. 탠덤 유형(tandem type)의 Philips 직렬식

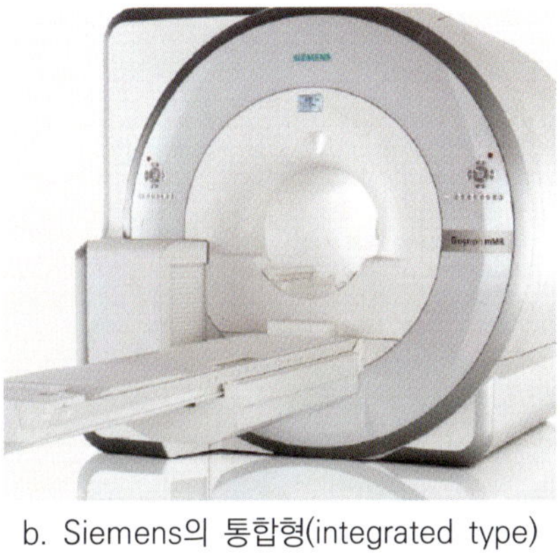

b. Siemens의 통합형(integrated type)

그림 4-147 임상 PET-MRI의 형태

chapter 05

성능평가 및 정도관리

목차

학습목적

핵의학 장비의 정도관리를 체계적으로 습득함으로써 양질의 영상획득과 더불어 환자의 안전을 도모하고, 관련 장비를 효율적으로 운용할 수 있는 능력을 배양한다.

학습목표

1. 정도관리의 필요성을 설명한다.
2. 정도관리에 사용되는 방사선원을 설명한다.
3. 정도관리에 이용되는 팬텀의 종류를 나열하고 특징을 설명한다.
4. 섬광카메라의 정도관리 방법을 설명한다.
5. SPECT장치의 정도관리를 설명한다.
6. PET장비의 정도관리를 설명한다.
7. 섬광카메라 정도관리 주기를 설명한다.

제 5 장

Nuclear Medicine Calibration and Quality Control

성능평가 및 정도관리

핵의학장치는 데이터 수집을 위한 감마카메라 장치에서부터 재구성과 제어를 위한 컴퓨터 시스템에 이르기까지 일련된 부분을 포함한다. 데이터 수집을 위한 대부분 검출기 구성이 단일검출기(single detector)이거나 다중검출기(multi detector; 2중 또는 3중 검출기)로 주변장치 및 소프트웨어는 각 제조사별 약간의 차이는 있으나 수학 및 물리학을 기본원리로 한다는 측면에서 모두 동일하다고 할 수 있다.

아날로그장비(analogue system)에서 디지털장비(digital system)에 이르기까지 아무리 우수한 분해능을 가진 시스템이라 할지라도 최적의 상태와 조건을 유지할 수 있도록 장비의 정도관리와 성능평가를 실시해야 한다.

최근 디지털장비의 대부분이 평면영상(planar image)과 입체영상(SPECT image)을 동일 장비에서 획득할 수 있도록 장치가 구성되어 있으므로 섬광카메라(scintillation camera)의 일반적인 평면영상획득을 위한 점검에서부터 SPECT 영상을 위한 정도관리까지 모두 실시해야 한다. 이러한 점검과 정도관리는 외부 육안검사부터 영상획득과 데이터재구성, 표시, 저장을 위한 컴퓨터 시스템이 모두 포함된다. 특히, SPECT의 경우 성능평가와 영상처리에 이르기까지 사용자가 최종적으로 획득한 영상은 컴퓨터를 통한 영상 재구성이 절대적으로 필요한 만큼 컴퓨터 의존성이 상대적으로 높다. 장비자체의 정도관리가 이루어지지 않아 발생하는 인공음영(artifact)은 영상을 재구성하는 과정에서 수정할 수 없는 절대적인 부분이므로 이는 평소의 철저한 정도관리를 통해서만 질 좋은 영상획득이 가능하다.

평면영상이나 SPECT의 재구성영상에서 결점의 주 원인으로 검출기의 부적합한 균일도(uniformity)보정을 지적할 수 있다. 회전중심(center of rotation; COR)의 불일치는 단층영상(SPECT image)에서의 "열소(hot)" 또는 "냉소(cold)"의 인공음영(artifact)을 유발할 수 있는 원인으로 작용할 수 있으며 과도하거나 부정확한 여과(filter)나 감약 또는 보정(attenuation & correction)으로 인하여 잘 보이는 병소를 흐리게 할 수 있다.

핵의학 초기 장치인 직선이동형 스캐너(linear scintiscanner)는 영상정보를 단순히 정보밀도(information density; ID)의 계산에 불과 했다. 그러나 초기에는 기계적인 장치에 국한되었으나 최근에는 기계적인 장치뿐만 아니라 영상처리장치까지 폭넓은 영역으로 확대되었다. 특히, SPECT 영상처리는 최종판독에 앞서 검사자의 직접적인 데이터처리가 선행되므로 정도관리의 측면이 더욱 중요하게 되었으며 처리되는 영상의 질은 임상영상에서 누구나 신뢰할 수 있는 수준이 되어야 한다. 따라서 모든 핵의학검사에 대한 신뢰도는 정기적인 점검 및 입력 등 모든 것에 이르기까지 정도관리가 전반적으로 필요하다.

SPECT의 정도관리는 실질적인 시행과 필요성 면에서 감마카메라의 정도관리 보다 더 강조된다. 왜냐하면 재구성 SPECT영상은 감마카메라로 수집한 각각 정적영상의 투영상을 합성한 것이기 때문이다. 즉 재구성은 32 ~ 180개의 정적영상을 합성한 것이기 때문에 각각의 독립된 영상 중에 포함된 인공음영은 비례적으로 증가할 수밖에 없는 것이다. 따라서 섬광카메라의 제조 시 통일된 가이드라인을 제공함으로 구매자로 하여금 성능기술을 가늠할 수 있게 성능측정에 관한 제반사항을 규정한 NEMA의 성능평가법을 따르고 있다.

1. 정도관리(Quality Control)

섬광카메라는 여러 단계의 수행력 검사가 요구되며 제조는 성능측정에 관한 제반사항을 규정한 NEMA의 성능평가법을 따른다. 하나의 통일된 가이드라인을 제공하기 위한 NEMA평가법은 구매자로 하여금 성능의 기술을 가늠하게 하는 중요한 역할을 하고 미분균일도, 적분균일도, 직선성, 공간 및 에너지 분해능 뿐만 아니라 불감시간과 같은 항목들 모두를 실제로 평가한다.

제조업자는 장치설치 후 운송과정에서 생길 수 있는 많은 문제들이 장치의 신뢰도에 영향을 미칠 수 있기 때문에 NEMA가 권고하는 모든 항목에 전체에 대한 시험을 할 의무를 지며, 시험 후 정도관리에 대한 베이스라인으로 시험 성적서 사본을 교부해야 한다.

이와 같이 제조업자는 감마카메라 사용설명서의 세부항목(specifications)에 맞는지 확인하기 위한 검사가 제조공장에서 수행된다. 이 검사는 미국전자기기 제조협회(The national electrical manufactures association; NEMA)의 절차(protocol)에 따라 실시하고 각 카메라의 결과는 선적하기 전에 검사결과와 각 감마카메라에 제공된 세부항목(manual specifications)과 비교하는 것이 미국에서는 공인되어있다. NEMA 수행성 표준은 전 세계적으로 인정되고 있기 때문에 새로운 카메라에 대해서 한 제조업자의 내역은 곧바로 다른 제조업자의 내역과 비교된다.

이 검사는 대부분 카메라 자체의 본질적인(intrinsic)검사로 조준기(collimator) 혹은 다른 액세서리 없이 수행되기 때문에 단지 카메라의 특징을 반영하는 것이지 임상에서 조작의 수행성에는 필요하지 않다. 이후 단계는 설치 후 제조사의 감마카메라 세부내역(specification)이 맞게 설치되는지 확인하기 위한 것으로 설치 후에 사용자에 의해서 수행된다. 이 시험(test) 역시 NEMA 절차(protocol)에 충실해야 하고 충분히 비슷해야만 한다.

또한 임상상태에서 조작 수행력을 반영하고 일상검사에서 반복되어지는 시험(test)을 수행하여야 한다. 이 시험은 조준기와 부수적인 액세서리를 부착하고 검사한다. 최종적으로 매일 장비를 사용하기 위한 점검(check)이 실시되어야 한다. 따라서 정확한 검사를 위한 감마카메라 정도관리는 매우 중요하며 검사방법이나 기타사항은 각 제조사별 약간의 차이가 발생할 수 있다.

정도관리 수행지침을 제안하는 국제적으로 인정된 전문기구로는

- 국제 전자기기 제조협회(National Electrical Manufacturers Association; NEMA)
- 국제원자력 에너지기구(International Atomic Energy Agency; IAEA)
- 미 의학물리협회(American Association of Physicists in Medicine; AAPM)
- 미국 방사선방어위원회(National Council on Radiation Protection; NCRP)

가 있다.

섬광카메라(scintillation camera)는 여러 가지 상호관계에 의해 영향을 받을 수 있다. 이러한 인자들은 곧바로 감마카메라의 성능과 관계된다. 환경적인 인자로 적당한 온도와 습도(온도 약 21 ~ 25℃, 70°F 습도 약 50%), 전력의 공급형태, 공기의 오염도와 배후방사능(BKG radiation) 등이 카메라의 성능에 영향을 줄 수 있다. 안정되지 못한 전력공급으로 인해서 장비가 충분한 성능을 발휘할 수 없는 주원인이 될 수 있으며 실내온도의 갑작스런 변화는 감마카메라 형광체(crystal) 파손을 가져올 수 있다. 따라서 실내온도와 습도는 감마카메라의 성능유지를 위해서 항상 일정해야 한다. 이와 같은 요인들은 감마카메라 영상에 많은 영향을 주며 분해능과 감도저하의 원인이 되기도 한다.

환경적인 요인 이외 감마카메라의 성능은 주로 공간해상력(분해능, spatial resolution), 장균일도(uniformity), 공간왜곡(직선성, linearity), 예민도(sensitivity), 계수율 특성, 에너지 분해능 등이 있으며, 성능평가 변수들 서로 간에 영향을 미치기 때문에 각각 독립적으로 Solid-disk type(평판소스)나 Liquid filled planar source(flood source)를 방사선원(source)으로 하여 측정·평가하며 측정을 위한 에너지는 다음 표와 같이 구분할 수 있다.

표 5-1 Calibration 방사선원(source)별 종류

방사성핵종	에너지	반감기	방사능(SI단위)
^{57}Co	122 keV	271일	185 MBq(5 mCi)
^{60}Co	1173/1332 keV	5.3년	1.9 MBq(50 μCi)
^{137}Cs	662 keV	30년	7.4 MBq(200 μCi)
^{133}Ba	81/356 keV	10.5년	9.3 MBq(250 μCi)

• Gamma camera에서 주로 사용되는 QC용 방사성핵종은 ^{99m}Tc과 ^{57}Co이다.

공간 분해능 및 직선성, 왜곡도를 측정하기 위한 각 팬톰(phantom)은 반투명 아크릴 합성수지(루사이트; lucite)에 Lead Bar가 함몰되어 있거나 납(Pb)판에 구멍이 뚫어져 있는 방식으로 만들어져 감마선이 팬톰을 통과하여 조준기에 입사하도록 한다. 이러한 투과팬톰(transmission phantom) 종류에는 Hine-Duley phantom, Four-quadrant bar phantom, Parallel-line equal space(PLES) phantom, Smith Orthogonal-hole phantom이 있으며 카메라의 검출기와 선원(source) 사이에 놓고 영상을 기록한다.

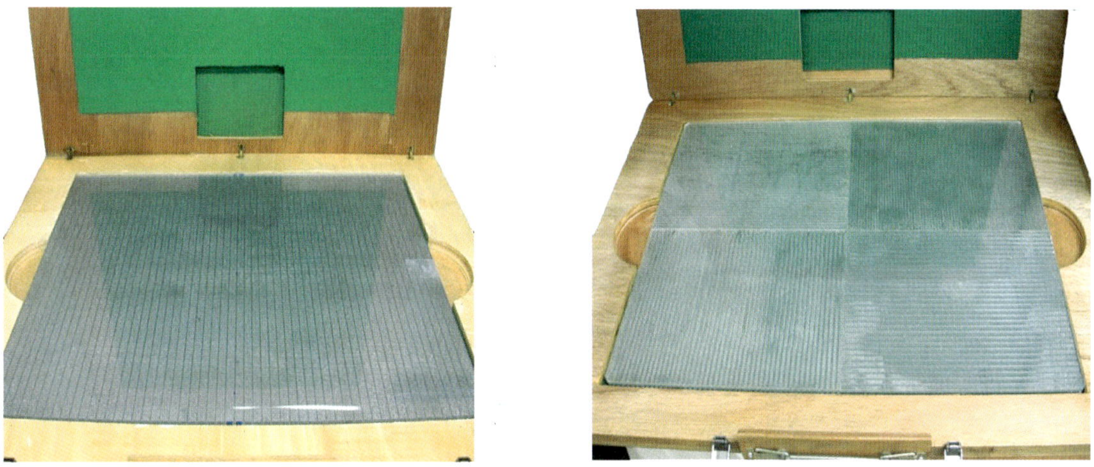

a. PLES Phantom b. Four Quadrant Phantom

그림 5-1 투과(transmission) Phantom(PLES, Four quadrant phantom)

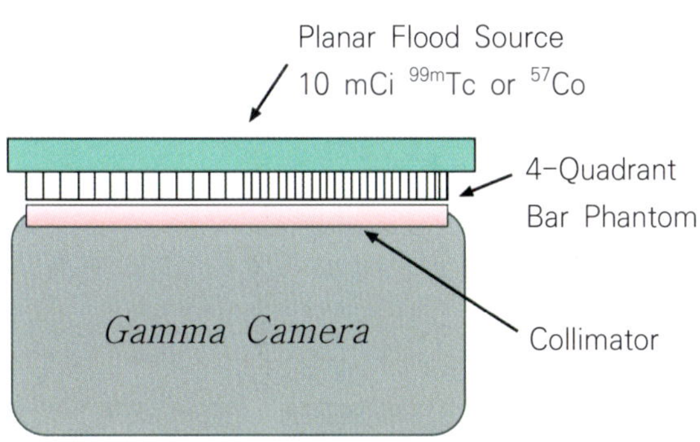

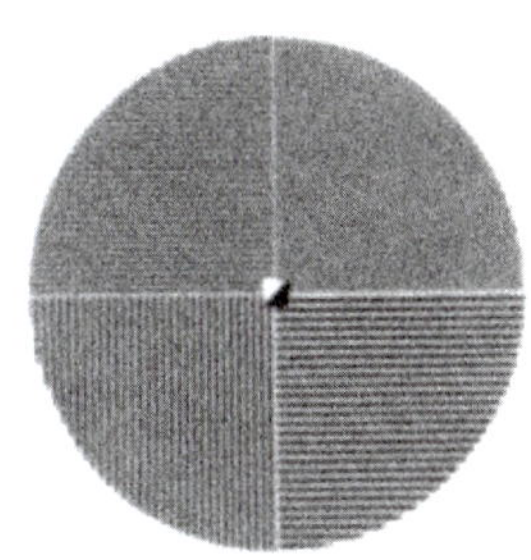

Four-quadrant bar phantom

그림 5-2 Extrinsic Spatial Resolution Measurement

Hine-Duley phantom은 공간분해능, 왜곡도와 직선성을 동시에 측정할 수 있으며 Four-quadrant bar phantom(사분막대 팬톰)은 공간분해능 측정은 가능하지만 직선성, 왜곡도 측정에는 적당하지 못하다. 팬톰을 회전시켜가며 3번 이상 검사해야 하며 중앙부분의 분해능 측정이 어렵다는 단점을 가지고 있다. Parallel-line equal space(PLES) phantom도 분해능을 측정하지 못한다. Anger와 Star 팬톰은 선선원이고 Anger와 Star 팬톰 모두 분해능을 측정할 때 사용하며 직선성 측정에는 Smith Orthogonal hole phantom을 사용한다.

1) 정도관리(Quality Control)의 필요성

이상적인 정도관리는 장치를 설치하고 곧바로 최초 정도관리를 시작해야 하며 처음으로 시행되는 평가는 제조업자가 아닌 설치 후 시행되는 최초의 완벽한 승인시험의 의미를 담고 있다. 이때 모든 과정이 정확히 시행되었을 경우 최초의 승인 시험과정에서 획득한 모든 자료는 장비의 참고범위를 설정하거나 지속적이고 실제 사용가능한 프로토콜로서 사용하기 위해서 정기적인 정도관리를 해야 한다.

표준형 평면 감마카메라의 성능특성에는 고유공간분해능, 직선성 그리고 균일도에 대한 측정이 반드시 포함된다. 이와 같은 성능관리는 장비설치 시점부터 계속 실시하므로 작은 변화도 최소의 조건으로 발견하고 보정할 수 있다.

평면분해능과 직선성은 단순히 규정 선선원에 대한 반치폭(full width at half maximum; FWHM)과 십치폭(full width at tenth maximum; FWTM)을 평가하는 것만으로 평가가 가능하다. 선원은 미국 전자기기 제조협회(The national electrical manufactures association; NEMA)가 정한 납으로 된 시트에 1 mm폭의 슬릿(slit)을 연속적으로 정렬한 것을 사용하며, 외인성 측정에는 직경이 1 mm인 미세관을 사용하기도 한다.

평면분해능은 내인성(intrinsic) 혹은 외인성(extrinsic)으로 나누어 측정되고, 정기적인 측정에서 무엇보다도 중요한 것은 데이터 수집기술의 일관성을 유지해야 한다.

고유균일도 평가는 제조업자가 정한 검사법과 다른 감마카메라 장치에 적용되어야 할 검사법에 큰 차이는 없으며, 설치직후 평가 및 기록은 디지털 평면영상에 직접적으로 영향을 미치는 모든 요소에 대하여 이루어져야 한다. 이는 각 평면상에서 나타나는 부정적 영향이 SPECT에서 증가되어 나타나기 때문이고 에너지 직선성, 에너지 보정, 디지털 매트릭스의 x, y 영상좌표 그리고 조준기의 외형 등의 항목들은 설치시점에서 최상의 상태여야 하며 카메라의 수명이 다할 때까지 유지되어야 한다.

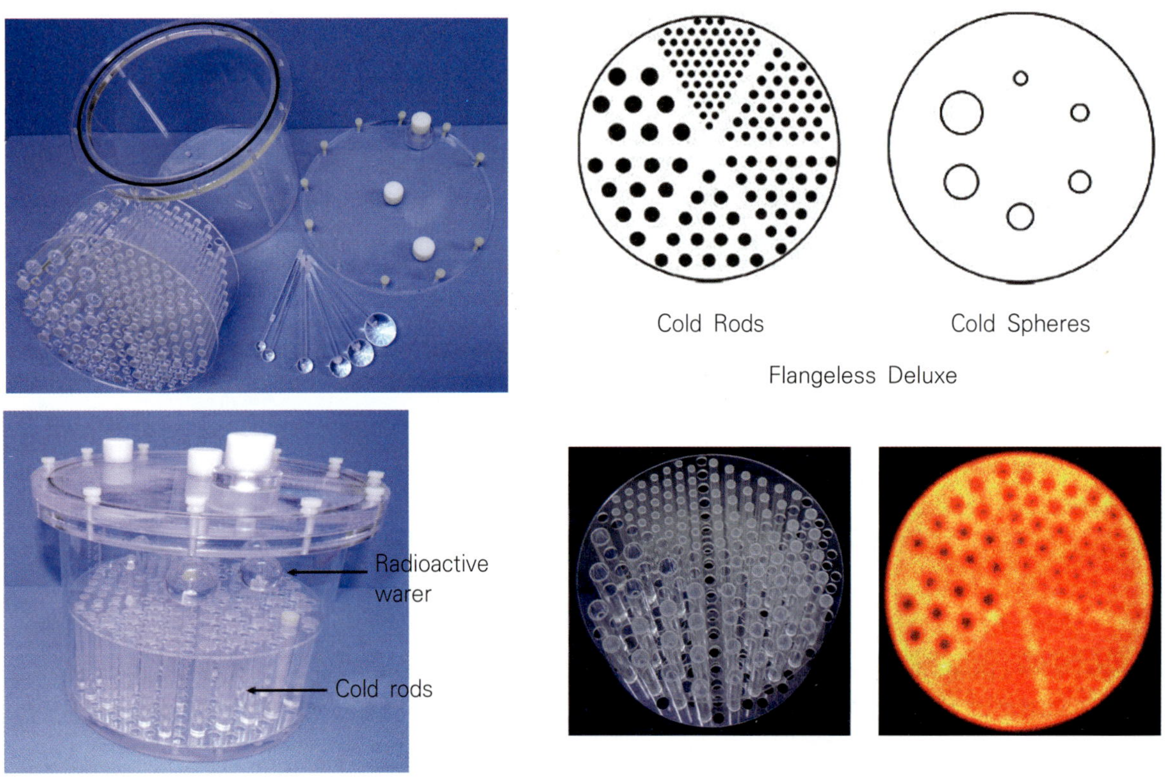

Jaszczak Phantom:
Cold Rods: 12.7, 11.1, 9.5, 7.9, 6.4, 4.8 mm
Cold Spheres: 31.8, 25.4, 19.1, 15.9, 12.7, 9.5 mm
SPECT성능평가를 위한 "열소" 및 "냉소" 삽입물을 내장한 실린더형 팬톰

그림 5-3 실린더형 SPECT Phantom

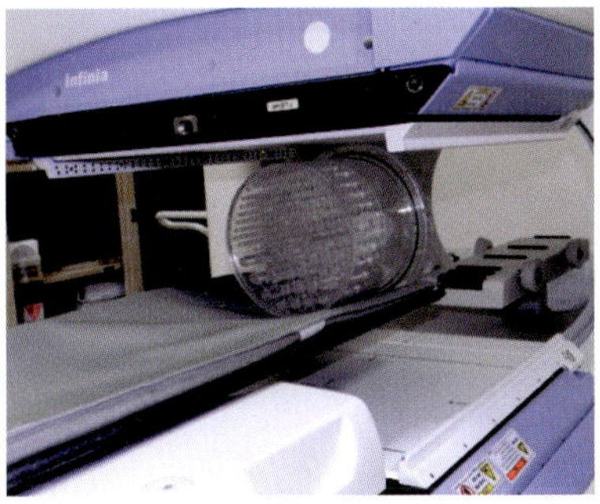

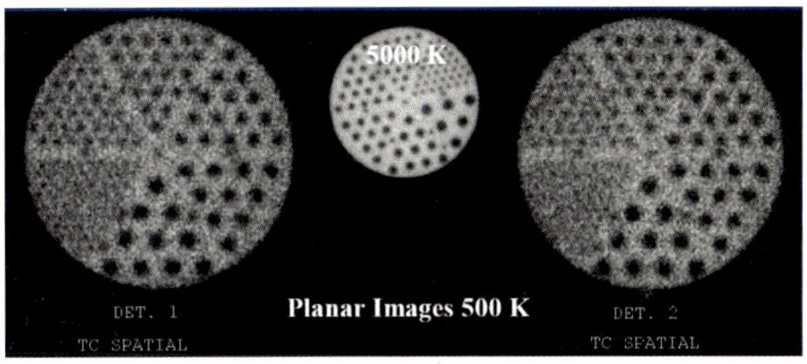

그림 5-4 ACR SPECT Phantom Planar Extrinsic Spatial Resolution

감마카메라 설치 시 최상의 평면영상을 획득하는 것도 중요하지만 회전형 감마카메라의 본래 목적이 SPECT 데이터를 수집하고 처리하는 것에 있기 때문에 카메라의 평면성능이 만족할지라도 추가적으로 SPECT의 이상적인 수집조건을 유도해 내지 않으면 안 된다. 뿐만 아니라 이상적인 수집데이터는 똑같은 조건의 실험을 위해 기록되어 져야 하며, SPECT분해능과 균일도의 지속적인 측정과 평가를 위해 실린더형 투과선원을 사용하여 장치의 성능을 폭넓게 평가할 수 있다.

또한, 기본적인 정도관리는 특정 정도관리항목의 경우, 단층검사상의 큰 문제가 없다 할지라도 정기적인 측정을 해야 하며, 모든 일일표준 QC항목에 대해 측정이 불가능 할지라도 고카운터의 균일도 보정과 회전중심축의 일치 및 확인은 SPECT 정도관리에 반드시 시행하기를 권장한다.

2) 사용되는 방시선원 및 핵종

(1) 사용되는 방사선원

① 균일선원(flood source) : 가운데 부분이 루사이트(Lucite)와 같은 (반)투명 아크릴 합성수지유리(plexiglass)로 만들어져 방사성 액체로 채워진다.
② 평판선원(sheet source) : ^{57}Co로 균등하게 퍼져있는 고체판(solid disk)
③ 점선원(point source) : Syringe Cap 안에 넣은 $^{99m}TcO_4^-$점선원

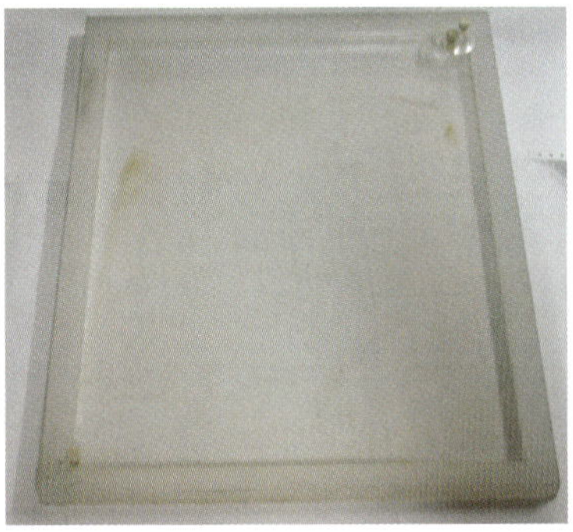

a. Flood Phantom(사각형)

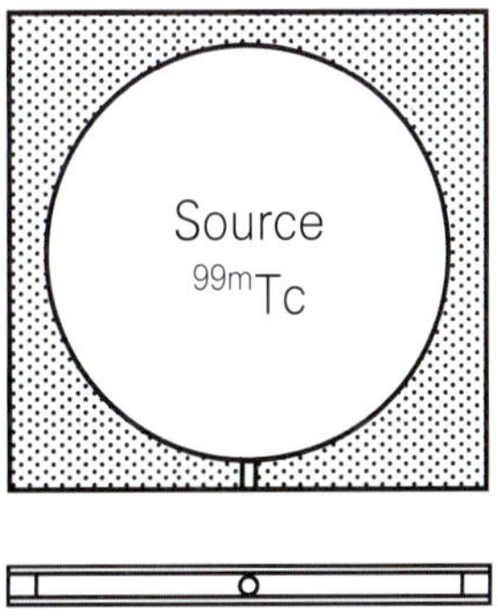

b. Liquid-filled Planar Source (flood phantom)

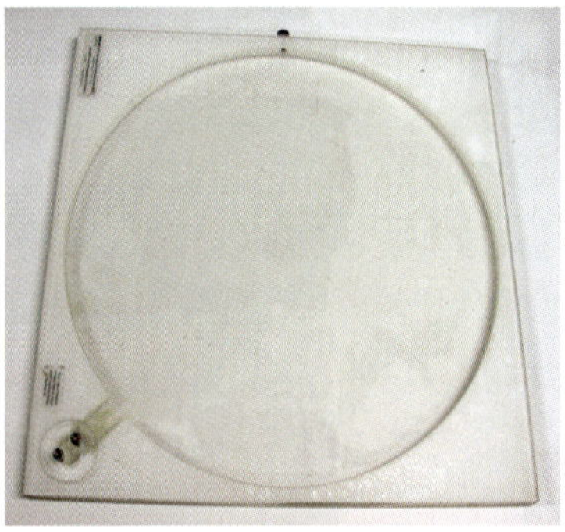

c. Flood Phantom(원형)

그림 5-5 Liquid-filled Planar Source

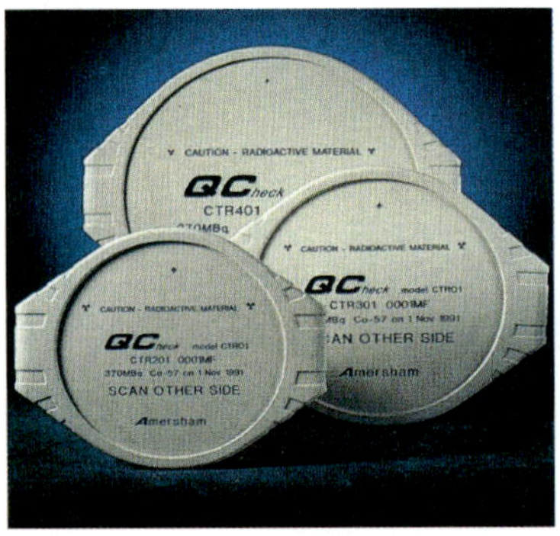

a. ^{57}Co Sheet Source(원형)

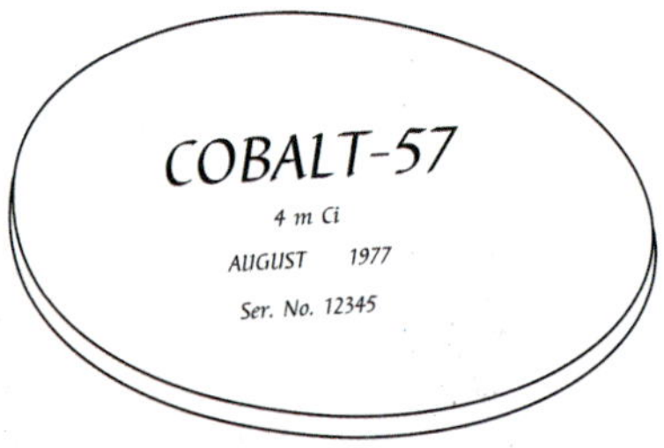

b. ^{57}Co Solid-disk Flood Source

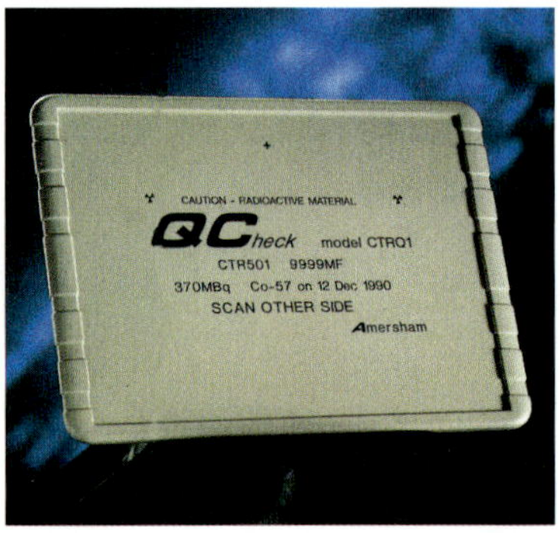

c. ^{57}Co Sheet Source(사각형)

그림 5-6 Solid-disk Flood Source(평판선원)

(2) 사용되는 방사성 핵종

주로 $^{99m}TcO_4$ 혹은 ^{57}Co이 사용된다.

(3) $^{99m}TcO_4^-$의 장단점

① 장점

a. 값이 싸다.
b. 대부분의 영상과정에 사용되는 ^{99m}Tc의 광전피크(photopeak)에 대한 전자공학적 검사가 가능하다.

② 단점

a. 반감기 6시간
b. Flood Phantom을 매일 준비해야 한다.
c. $^{99m}TcO_4^-$액체의 혼합이 철저하지 않으면 균일하게 되지 않는다(nonuniformity).
d. 액체선원이 흘러나오면 방사성오염 가능성.

(4) ^{57}Co의 장단점

① 장점

a. 반감기가 270일로 매일 만들지 않아도 된다.
b. 장비의 감도(sensitivity) check에 사용할 수 있다.

② 단점

a. 가격이 비싸다.
b. ^{99m}Tc에 대한 광전피크(photopeak)를 전자공학적으로 정확하게 검사할 수 없다.
c. 구입 초기에 방사능이 너무 높다.

3) 투과팬텀(Transmission Phantom)

감마카메라의 성능시험에 사용되는 투과팬텀(transmission phantom)의 종류는 Hine Duley phantom, PLES (parallel-line equal space) phantom, 사분막대 팬텀(four-quadrant bar phantom) 등의 막대팬텀과 Smith Orthogonal hole phantom, Anger와 Star 팬텀, solid disk flood source, flood phantom 등이 있다.

a. Hine-Duley bar phantom

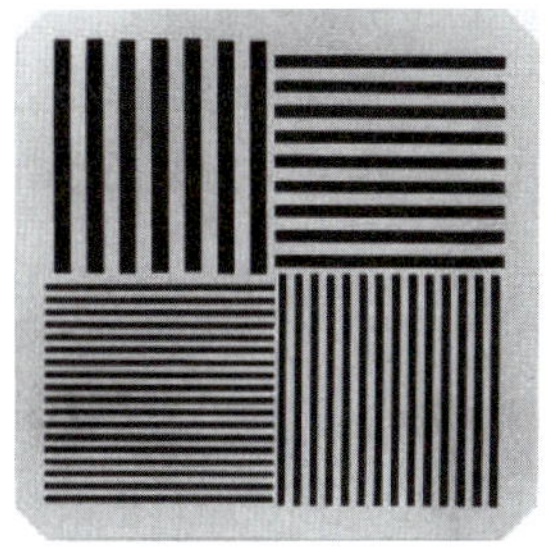

b. Four-quadrant bar phantoms

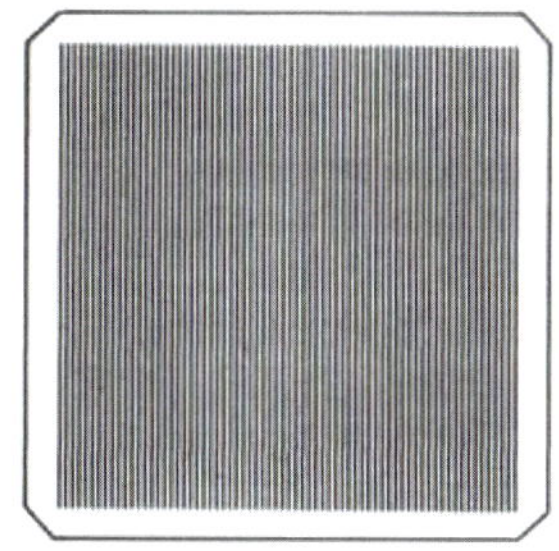

c. PLES(parallel-line equal space) phantom

그림 5-7 Bar Phantoms

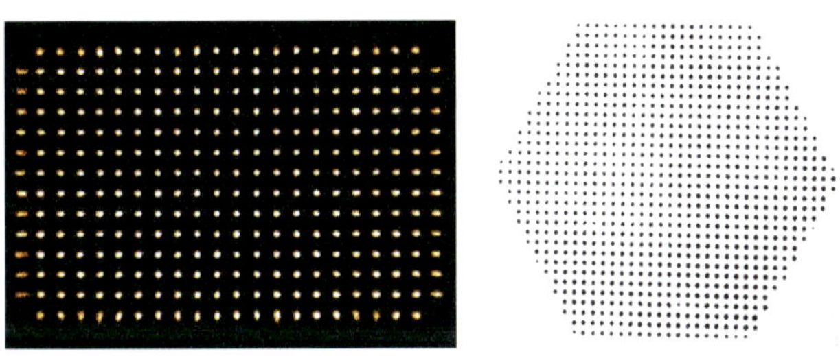

그림 5-8 Smith Orthogonal Hole Phantom

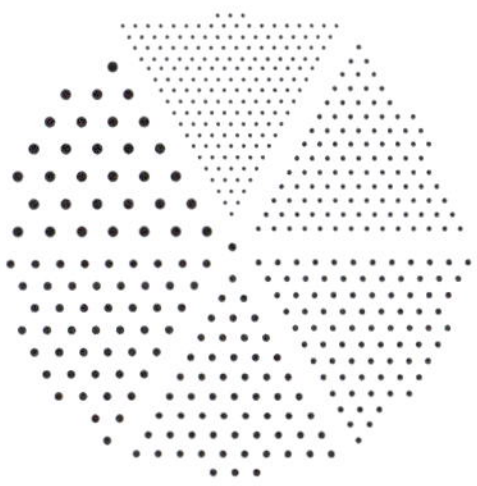

Anger phantom

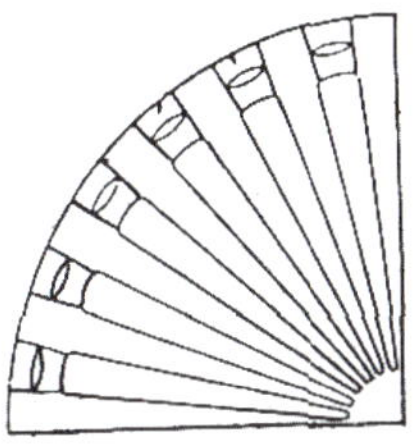

Star phantom

그림 5-9 Anger, Star 팬톰

(1) 직선성, 공간분해능을 동시에 측정할 수 있는 bar팬텀에는 Hine Duley phantom과 사분막대 팬텀이 있으며 직선성, 왜곡도 측정의 PLES 팬텀 등이 있다. bar팬텀의 Hine Duley phantom과 사분막대 팬텀은 굵기가 다르기 때문에 균일도(Uniformity)와 감도측정이 불가능하다. 또한 사분막대 팬텀은 팬텀을 90°회전시켜 3번 이상 검사해야하고 중앙부분의 분해능 측정이 어렵다는 단점을 가지고 있다.

(2) Anger와 Star 팬텀 : Star는 선선원이고 Anger와 Star 팬텀 모두 분해능을 측정할 때 사용한다.

(3) Smith Orthogonal hole phantom: 직선성 측정용으로 사용한다.

4) 섬광카메라(감마카메라) 성능평가 및 정도관리 항목

(1) 육안적 검사(physical inspection)
(2) 파고분석기의 자동과 수동설정(ipreset & manual PHA window setting)
(3) 균일도(uniformity)
(4) 파고분석의 입력폭의 변화에 따른 고유균일도
(5) 공간분해능(spatial resolution)
(6) 공간적 직선성(spatial linerity)
(7) 계수율(count-rate performance)
(8) 최대 계수율(maximum count rate)
(9) 시스템 계수율(system count-rate performance)
(10) 시스템 감도측정(system plane sensitivity)
(11) 에너지 분해능(energy resolution)
(12) 다수 입력폭의 공간적 좌표 일치성 측정
(13) 전신영상장치의 성능평가
(14) 총체적 성능평가

2. 섬광카메라 정도관리(Quality Control)

감마카메라의 성능평가에서 가장 중요한 요소는 분해능(해상력)과 예민도이다. 분해능은 영상에서 식별가능한 촬영체의 최소단위 크기로 정의할 수 있으며 조준기 제거상태에서 NaI(Tl)결정과 광전자 증배관 만의 해상력을 평가할 수 있는 내인성 공간해상력(intrinsic resolution)과 조준기 장착 후 행하여지는 기기해상력(system resolution)이 있다. 성능시험의 주요항목은 공간 분해능(spatial resolution), 장 균일도(field-uniformity), 직선성(linearity), 계수율성능(count rate capability) 및 에너지분해능(energy resolution) 등이 있으며, 이들 상호간 연관되어 있다. 즉 에너지분해능이 시스템의 공간분해능에 영향을 미치는 반면, 비균일의 약 60%가 공간적 왜곡 때문이다. 따라서 섬광카메라의 정도관리는 장비인수 시 파손유무와 시스템의 설치시점에서 장비의 성능을 점검하고 이후 정기적인 점검을 통해 장비의 성능을 관리하며 성능시험은 내인성과 외인성 측정이 포함된다.

1) 내인성 측정(Intrinsic spatial resolution)

- 장 균일도(field uniformity)
- 공간분해능(spatial resolution)
- 에너지분해능(energy resolution)
- 공간직선성(spatial linearity)

(1) 균일도(Uniformity)

평면영상(planar image)이나 재구성영상에 결점의 주원인 중 하나는 섬광검출기의 불균일성(nonuniformity)이다. 균일도 보정은 정도관리 항목에서 가장 중요한 것 중의 하나로 감마카메라에 영향을 줄 수 있는 요인으로는 내인성, 외인성 요인들은 감도 및 직선성이 불균일한 검출기로부터 유래된다. 이러한 원인은 각 섬광에너지의 반응이 검출기 시야 전체에 고르지 못하는 이유일 수도 있으며 SPECT 경우 검출기가 회전하는 동안 광전자 증배관에 미치는 자계의 세기에 차이가 있을 수 있다. 그러나 통상적인 플러드영상에서 이를 확인하기란 거의 불가능하며 아날로그 디지털변환기(analogue to digital converter; ADC)의 미분비직선성 및 조준기의 구조적 불균등이나 외상에 기인한 문제일 경우 고카운터 플러드로서 확인할 수 있다.

자계의 영향은 차폐를 완벽하게 고려하여 설계한 오늘날은 광전자 증배관에 큰 문제가 되지 않는다.

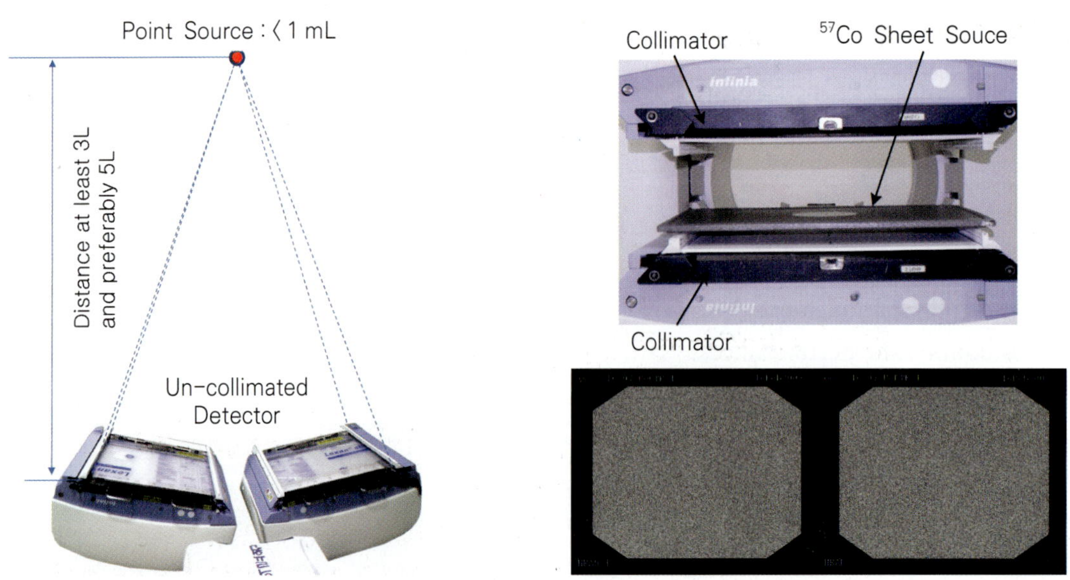

a. Intrinsic Uniformity　　b. Extrinsic Uniformity

그림 5-10 감마카메라 균일도 측정

수평 및 수직의 디지털 선들은 부적합한 미분 직선성 내지 일직선상의 화소에서 카운트 돌출에 의한 것으로, 30M 혹은 그 이상의 카운터 플러드에서 잘 보이지 않는다. 만일 카운터가 감소된 부분에 360°에 걸쳐 일정하게 영향을 미친다고 가정했을 때 재구성한 플러드의 횡단면 영상은 "Bulls-eye"로 불리는 원모양의 카운터 손실영역이 나타나며 불균일한 인공음영은 재구성영상의 시야 중 최 외곽보다는 중심부에 더 큰 영향을 준다. 여러 원인에 의한 검출기의 불균일도는 대조도가 향상되는 만큼이나 증가되기 마련이고 SPECT의 인공음영을 최소화하기 위해서는 고카운터 보정플러드를 사용하여 평면투영상을 보정함으로서 통계적 중요성을 감소시킨다.

대부분의 제조업사가 제공하는 플러드 보정은 아래와 같다.

$$F_i = \frac{mean\ \ flood\ \ counts}{C_i} \tag{5-1}$$

F_i : 투영영상의 각화소에 적용되는 보정계수

C_i : i번째 화소카운터

평면촬영을 위한 표준균일도 보정회로는 동적검사에 매우 유용한 7 ~ 12 M Counts의 보정 플러드를 저장하고 적용할 수 있도록 되어 있다.

외인성 플러드 보정의 수집에는 밀봉 또는 재충전식 투과용선원이 필요하다. 투과용선원을 사용하는 과정에서 완벽한 충전이 쉽지 않을 뿐만 아니라 오히려 투과용선원 자체가 균일한 보정의 차이를 유발하는 원인으로 작용할 수 있기 때문이다. 조정이 잘된 장치를 사용했다 할지라도 기포나 부풀어 오른 선원의 표면으로 인한 인공음영이 발생할 수 있으며 기포가 모인 선원의 가장자리에는 카운터가 감소하여 최종영상에서 고리모양의 열소로 나타난다.

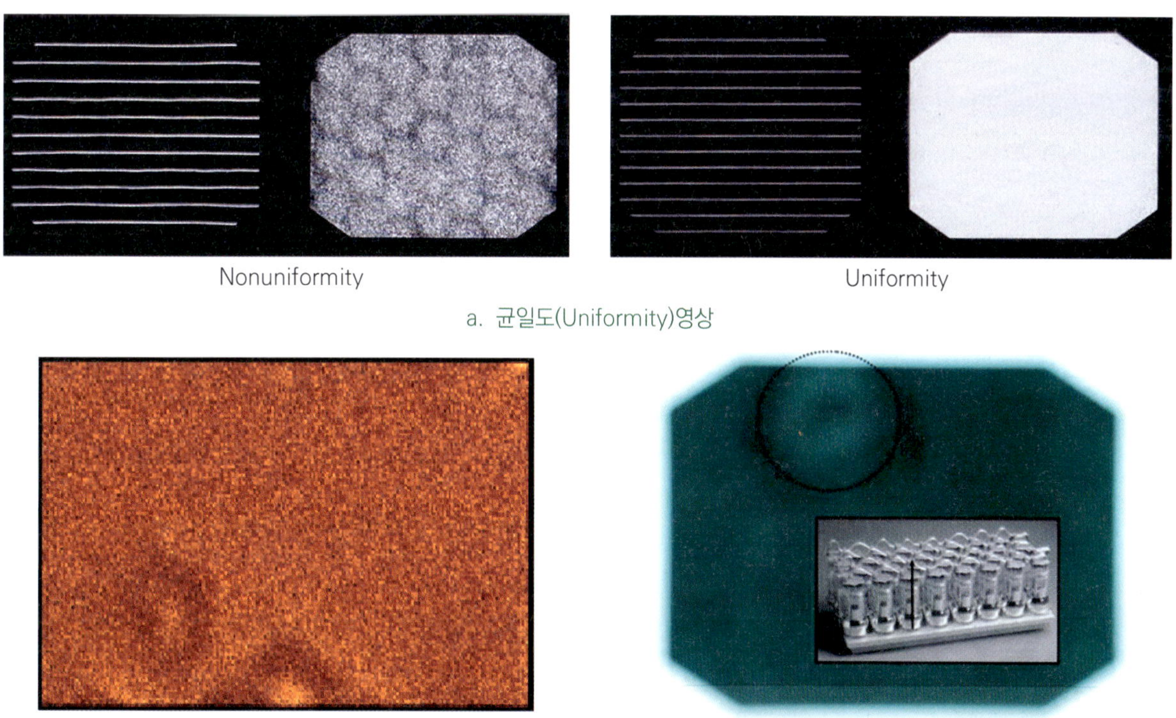

a. 균일도(Uniformity)영상

b. PM tube 불균형

c. Optic coupling 밀착불량

그림 5-11 Flood Phantom을 이용한 균일도(Uniformity)영상

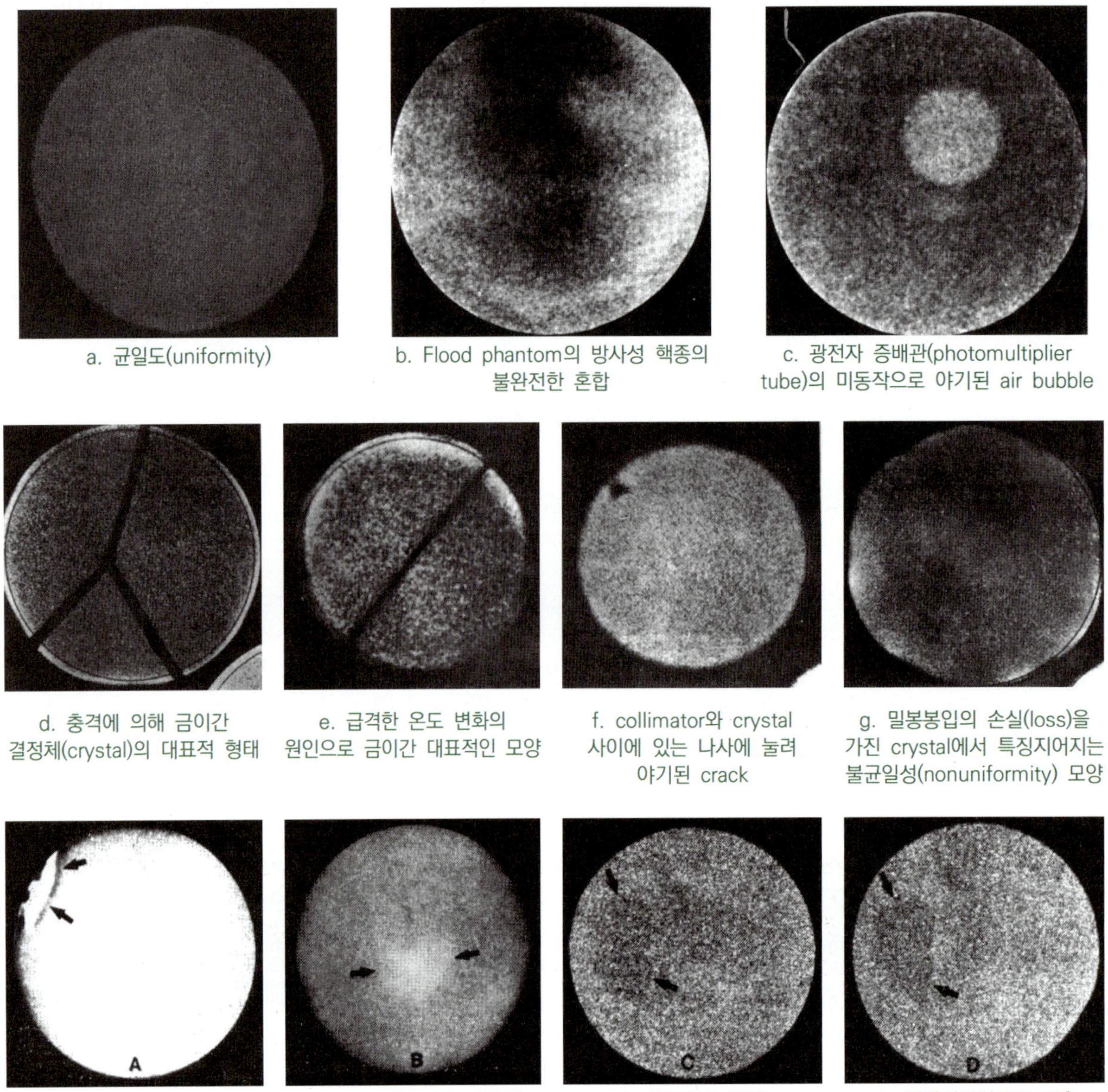

a. 균일도(uniformity)

b. Flood phantom의 방사성 핵종의 불완전한 혼합

c. 광전자 증배관(photomultiplier tube)의 미동작으로 야기된 air bubble

d. 충격에 의해 금이간 결정체(crystal)의 대표적 형태

e. 급격한 온도 변화의 원인으로 금이간 대표적인 모양

f. collimator와 crystal 사이에 있는 나사에 눌려 야기된 crack

g. 밀봉봉입의 손실(loss)을 가진 crystal에서 특징지어지는 불균일성(nonuniformity) 모양

h. 압박 받은 결정체모서리

i. crystal과 PMTs 사이에 광학적결합(optical coupling)의 손실(loss)

j. CRT위의 먼지

k. 전자기기적으로 90° 회전하면 CRT 위의 먼지는 움직이지 않다.

그림 5-12 Flood Field영상

만일 환자검사에 LEAP(low energy all purpose) 조준기를 사용하여 64 × 64 매트릭스의 영상을 획득할 경우라면, 이때 적용하는 보정플러드는 64 × 64 매트릭스의 플러드 영상이어야 한다. 이는 128 × 128 매트릭스에서도 마찬가지이고, 전체 카운터의 측면에서 보면 64 × 64 매트릭스에서 1%의 통계적 오차를 유지하기 위해서는 30M 계수를 얻어야 한다. 반면, 128 × 128 매트릭스에서는 이보다 4배의 카운터를 획득해야만 한다. 따라서 64 × 64 플러드 매트릭스와 같은 화소 당 카운터를 유지하기 위해서는 128 × 128 매트릭스에서는 이보다 4배의 카운터를 획득해야 한다.

이와 같이 섬광카메라의 균일도는 균일하게 방출되는 선원에 대해 PM tube의 Balance, 크리스탈(crystal)의 온전성(integrity of crystal), Optic coupling 밀착여부, Light pipe와 Detector의 성능, 크리스탈의 파손여부 등 검출기의 각 부위가 균일하게 반응하는가의 여부를 확인하는 것이 균일성검사의 이유이기도 하다. 조준기를 부착한 상태와 부착하지 않은 상태에서 측정하며, 이는 모든 결정(crystal) 표면으로부터 균일한 영상을 만들 수 있는 영상 시스템의 능력이다.

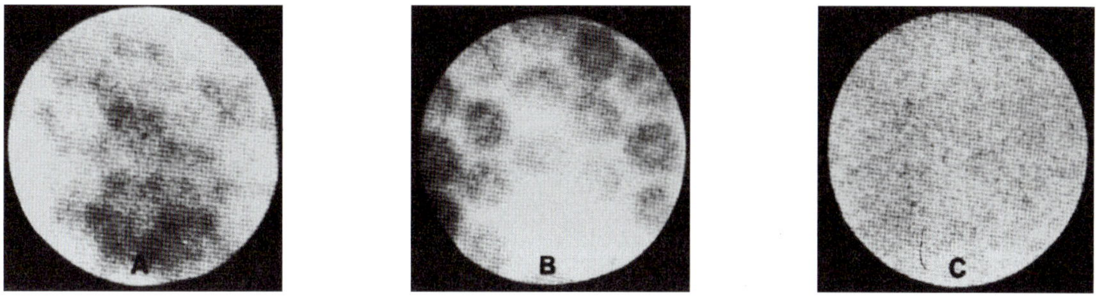

a. PMTs(광전자증배관)가 cold 결손으로 나타나는 것을 야기하는 50% 이상의 광전피크(photopeak) 설정으로 얻은 flood field 영상

b. PMTs(광전자증배관)가 hot 결손으로 나타나는 것을 야기하는 50% 이하의 광전피크(photopeak) 설정으로 얻은 flood field 영상

c. 올바르게 설정한 영상

그림 5-13 Energy Window의 부적절한 설정의 효과

① 고유균일도(Intrinsic Uniformity)

$^{99m}TcO_4^-$ 점선원 10 ~ 20 MBq(300 ~ 500 μCi) 20%의 입력 폭에 20,000계수/초가 넘지 않도록 준비한다.

a. 방법

조준기를 제거하고 납 마스크로 가장자리를 가리고 점 선원을 디텍터의 직경에 4 ~ 5배가 넘는 거리의 중심에 위치시킨다. 64 × 64 매트릭스에서 한 화소 당 10,000계수가 되도록 하고 이 과정을 고에너지(^{131}I)와 저에너지(^{201}Tl 또는 ^{133}Xe)의 방사성 핵종을 사용하여 각각 실시한다.

b. 분석

b-1. 육안적 영상평가 방법

육안으로 필름의 밝기 및 흑화정도의 변화를 평가한다.

b-2. 디지털 영상평가 방법

고유균일도는 조준기를 제거하고 평판팬텀을 이용하여 영상을 획득한다. 점선원(point source)은 감마카메라의 전면에서 유효시야(useful field of view; UFOV)의 4 ~ 5배의 거리에 $^{99m}TcO_4^-$ 선원을 위치시키고 선원의 방사능은 ≤ 30,000 cps을 획득하며 평판영상은 각 픽셀영상은 최소 4,000 카운트 획득과 가중치(weightings)를 이용한 9 포인트 스무딩필터(9-point; 3 × 3, smoothing filter)를 평활화시킨다.

$$\begin{matrix} 1 & 2 & 1 \\ 2 & 4 & 2 \\ 1 & 2 & 1 \end{matrix}$$

유효시야(useful field of view; UFOV)는 조준기를 제거한 상태에서 γ선을 조사했을 때 모니터상에 영상을 나타날 수 있는 시야 중에서 주위에 edge효과를 제외한 감도가 균일한 영역의 직경을 실제크기로 환산하여 표시하며 각 화소의 평균계수값에 반이 되는 반경의 95%되는 지점으로 유효시야는 Scintillator 직경보다 작다. 중심시야(central field of view; CFOV)는 유효시야의 75% 내측영역을 반경으로 설정한다. 즉, 장시야(field of view; FOV)는 유효시야와 중심시야로 설정된다.

유효시야는 감마카메라로 촬영영상을 구할 수 있는 면적으로 장시야 반경의 95%되는 지점이며 중심시야는 유효시야의 75%에 해당하는 면적으로 가장 왜곡이 없는 영상을 구성할 수 있는 영역이다. 장시야의 균일도를 평가하기 위해서는 유효시야와 중심시야에 대한 화소(pixel)계수의 값의 평균과 표준편차를 측정하여 비교함으로서 균일도를 평가한다. 적분균일도(integral uniformity; IU)는 일반적으로 2 ~ 4%이다.

$$\text{적분균일도}(I.U)\% = 100 \times \frac{\underset{(\text{최대 계수값})}{\max.\,pixel\,count} - \underset{(\text{최소 계수값})}{\min.\,pixel\,count}}{\underset{(\text{최대 계수값})}{\max.\,pixel\,count} + \underset{(\text{최소 계수값})}{\min.\,pixel\,count}} \tag{5-2}$$

미분균일도(differential uniformity; DU)는 5개의 연속된 화소에 걸쳐 모든 횡축과 종축의 영상의 카운트변화에 기초하며 유효시야와 중심시야에서 횡축(X축)과 종축(Y축)으로 각각 인접된 5개의 화소에서 최대계수 차의 최고치를 결정하여 미분균일도(differential uniformity)를 구한다.

$$\text{미분균일도}(D.U)\% = 100 \times \frac{hihg(\text{최고치}) - low(\text{최소치})}{high(\text{최고치}) + low(\text{최소치})} \tag{5-3}$$

여기서의 최고치와 최저치는 계수차가 가장 큰 화소에서의 최고치와 최저치이며, 입력계수를 계수시간과 방사능으로 나눠서 감도를 구한다(계수/초/Bq). 이 실험은 장비 인수 시와 수리 후에 그리고 매 분기마다 시행하고, 시행결과 장비인수 시 적분 또는 미분균일도가 제조회사의 참고 값에서 10%를 벗어나면 안 되며 정기점검 시는 참고 값에서 20% 이상 오차가 나면 보정을 실시하도록 한다.

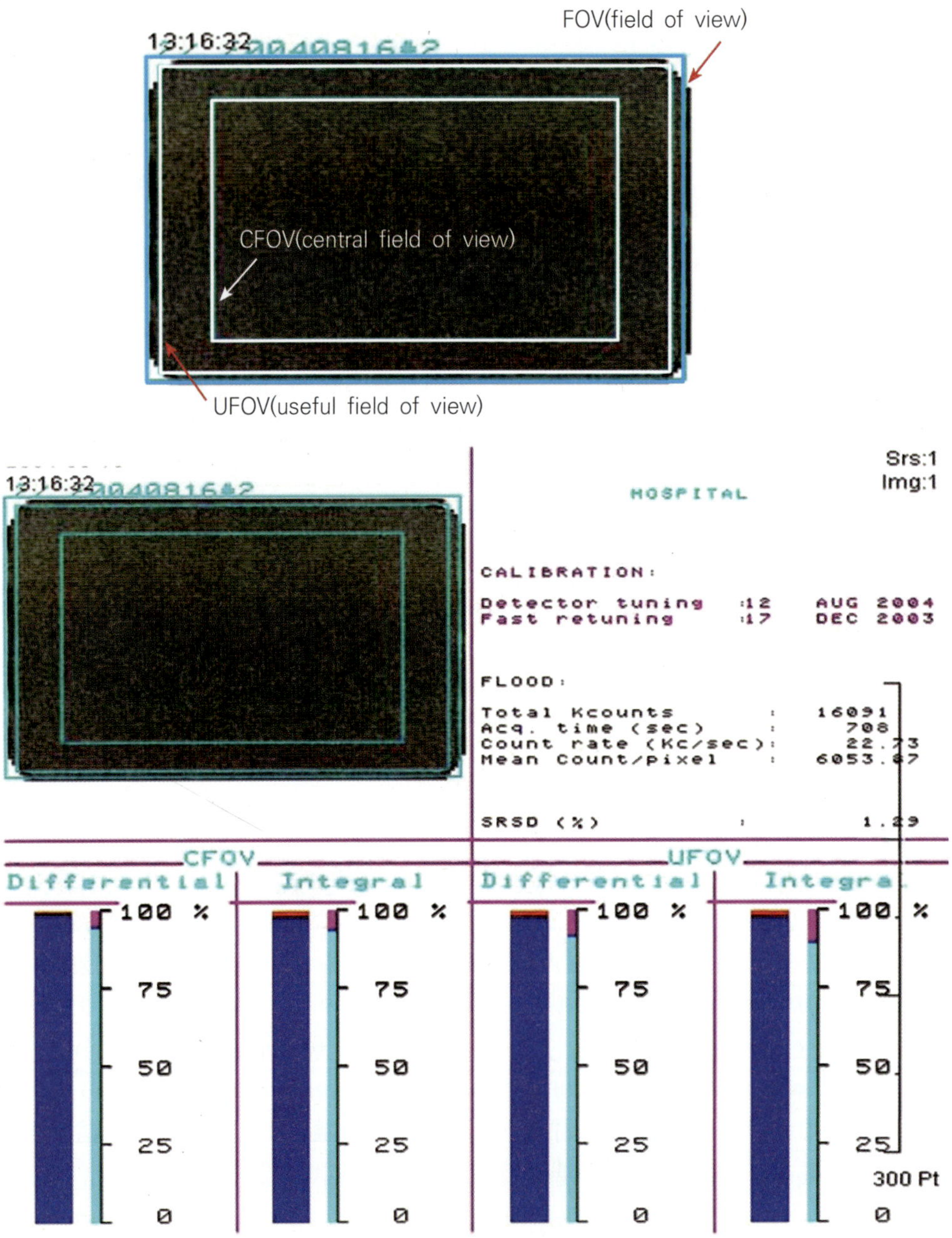

그림 5-14 Flood Source 이용한 미분, 적분균일도

그림 5-15 Low to High Count Rate Intrinsic Floods

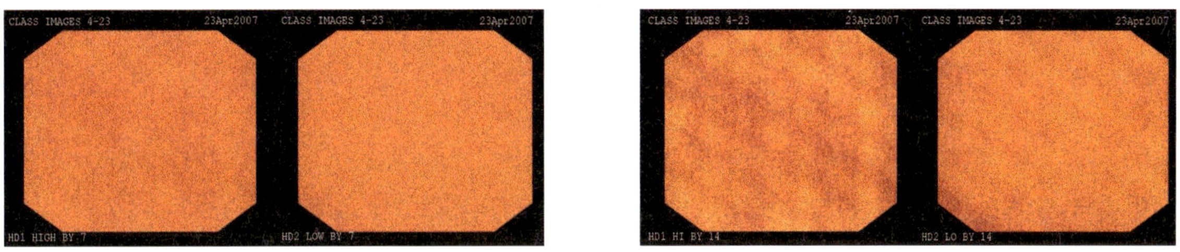

그림 5-16 Flood Images - Off Peak

② 시스템 균일도(System Uniformity)

Flood Phantom, $^{99m}TcO_4^-$ 185 MBq(5 mCi)를 미리 준비한다.

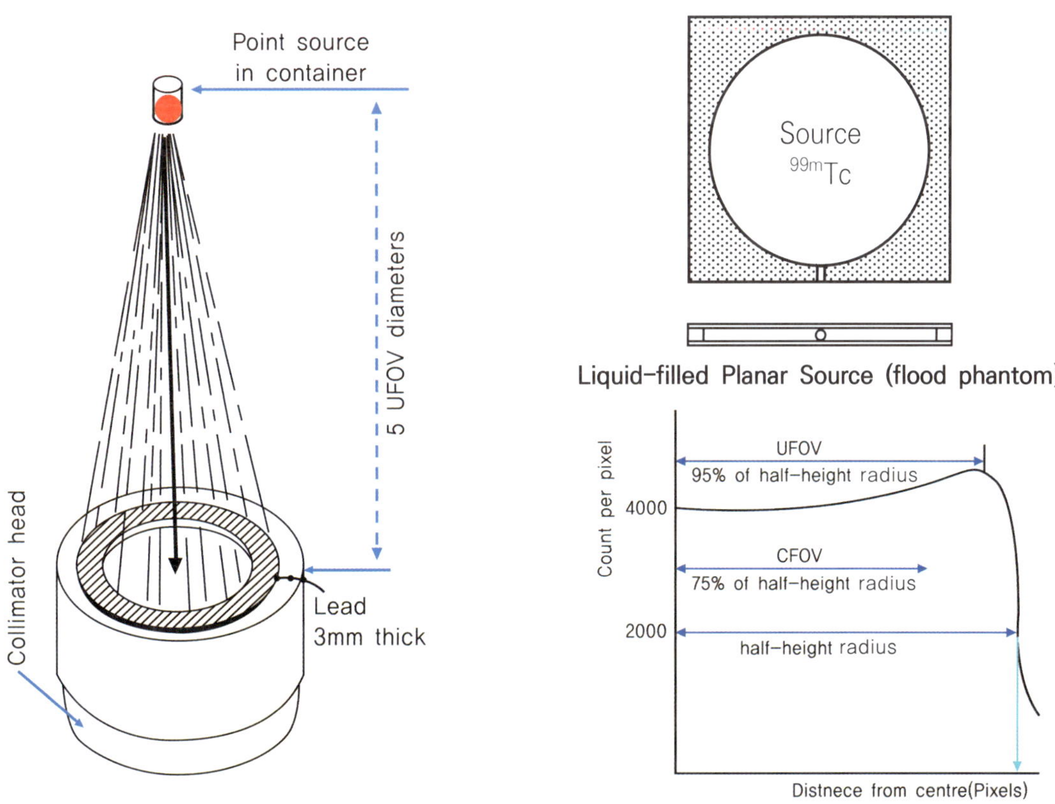

그림 5-17 균일도 측정에 사용되는 Flood Phantom과 시야결정

a. 방법

밀봉평판선원(solid-disk flood source) 또는 재충전식 평판소스(liquid-filled planar source)를 사용하며 liquid-filled planar source를 이용 할 경우 $^{99m}TcO_4^-$ 185 MBq(5 mCi)의 준비된 선원을 flood phantom에 넣고 잘 섞는다. 이때 주입한 시간과 양을 기록하고 가능하면 1시간 정도를 방치시켜 균일하게 섞이도록 한다.

감마카메라는 저에너지범용 조준기를 정착하고 검출기의 조준기 면이 위로 향하게 하고 flood phantom을 올려 놓는다.

파고분석기의 입력 폭(window)을 임상조건과 동일하게 하고 아날로그 영상을 2백만 계수로 얻는다. 각 조준기 마다 실시한다.

b. 분석

육안으로 영상의 불균일성을 평가하고 붕괴보정을 시킨 후 입력 시간과 방사능으로 나누어 감도를 구한다(계수/초/Bq). 이는 장비인수 시와 매월 실시한다. 조준기의 격벽은 납으로 구성되어 운반 도중 손상되기 쉬우므로 장비인수 시 특히 필요하다. 검사결과 시스템균일도가 고유균일도와 현저하게 다를 때 조준기의 교환을 요청하고 내인성 장균일도의 평가는 매일 그리고 바람직한 방식으로 시행되어야 한다. 적분균일도는 유효시야이든 중심시야(central field of view)든 지정된 시야에서의 최대 최소카운트와 변화율을 퍼센트(%)로 나타낸다.

적분균일도는 상대적으로 넓은 범위에 대한 최대 및 최소변화를 나타내는 것이기 때문에 장균일도에서의 미세변화를 진단할 수 있다.

미분균일도는 x 혹은 y 방향, 즉 매트릭스 각 열과 행에서 연속되는 5화소의 최대변화를 의미하는 것으로 드리프팅과 PMT와 같은 장균일도에서 예리하고 특이한 변화를 나타내는데 유리하다.

(2) 공간분해능(해상력, Spatial Resolution)

공간분해능은 섬광카메라가 인접해 있는 두개의 점선원이나 선선원을 분리된 상태로 촬영할 수 있는 능력, 즉 실제로 구분해 낼 수 있는 최대의 능력에 대한 측정으로 가깝게 교차하는 방사능의 공간분해능인 정성적인 시험(예 bar phantom)은 1 ~ 2주일마다 그리고 정량적인평가는 1년 단위로 시행하여야 한다.

정량적인 시험은 밀리미터 단위의 공간분해능을 계산하기 위해서 FWHM과 FWTM을 산출하기 위해 NEMA 슬릿 마스크(slit mask)를 사용하여 수행된다. NEMA 슬릿 마스크는 9개의 1 mm 평행슬릿이 30 mm격으로 배열된 일종의 납시트이다.

이는 선선원을 이용해 구한 반치폭(full width half maximum; FWHM)으로 나타내거나 막대팬텀(bar phantom) 또는 등간격구멍팬텀(graded spacing hole phantom)을 이용해 육안으로 구분할 수 있는 최소단위로 나타낸다.

시스템의 공간분해능(R_s)은 감마카메라의 검출기가 가지는 분해능(R_i)과 조준기가 가지는 공간분해능(R_c)과의 관계는 $R_s^2 = R_i^2 + R_c^2$ 가 된다. 따라서 시스템의 공간분해능(R_s)은

$$R_s = \sqrt{R_i^2 + R_c^2} \tag{5-4}$$

즉, 검출기의 공간분해능(고유해상력)과 조준기의 공간분해능의 기하평균치가 그 카메라의 공간분해능이 된다.

카메라의 임상적인 성능을 측정하는 것이 아님에도 불구하고 내인성 FWHM은 시스템성능에 대한 가장 좋은 지표라 할 수 있다. FWHM은 산란선이 존재하는 상황에서 분해능을 말하는 기준으로도 쓰인다.

① 분해능 측정방법(디지털 영상법)

고유해상력팬텀(intrinsic resolution phantom), $^{99m}TcO_4^-$ 750 MBq(20 mCi)와 차폐용기(point source shielder)를 준비한다.

a. 방법

감마카메라의 검출기에서 조준기를 제거하고 팬텀을 감마카메라의 중앙에 팬텀중심의 선(slit)과 일치시켜 놓고 두께가 최소한 3 mm 이상 되는 납줄로 유효시야(useful field of view; UFOV)의 가장자리를 최대한 가린다. 밀봉되

지 않은 상태의 750 MBq(20 mCi)의 $^{99m}TcO_4^-$선원을 유효시야의 4 ~ 5배되는 거리에 중앙에 놓고 컴퓨터에 2백만(2,000 K)계수를 256 × 256 매트릭스로 입력시킨다.

계수값의 단면도(profile)를 구한 후 각 화소들의 계수값을 구하고 계수치는 값의 통계적 오차를 줄이기 위해 최소한 1,000 K 계수 이상이 되게 하며 X축과 Y축을 각각 실시한다.

② 분석

입력된 계수값이 다음과 같다고 했을 때,

측면화소 번호(Profile Pixel Number) X_i (channei number)	측면화소 값(Profile Pixel Value) Y_i (counts pixel-1)
123	173
124	508
125	3704
126	13424
127	25218
128	**27614**
129	17748
130	6054
131	1133

반치폭을 구하기 위해서는 단면도의 중심점이 컴퓨터 영상의 정중앙(128번째 화소)과 일치하였는가를 확인하고 일치하지 않을 경우에는 팬텀의 위치를 새조절하어 입력한다. 위에시 구힌 각 값 중 최고의 값은 27614(128번째 화소)이다. 반치폭을 구하기 위해서 이 값의 반을 구하면 13807이 된다.

최고값을 중심으로 양옆으로 13807값까지의 화소수가 반치폭이 된다. 13807값의 위치가 나타나 있지 않으므로, 그 위치를 직선 내삽법(linear interpolation)으로 구한 반치폭은 다음과 같다.

$$\text{반치폭(화소)} = 2\text{화소} + \frac{25318-13807}{25218-13424} + \frac{17748-13807}{17748-6054} = 3.30$$

한 화소의 실제크기가 1.6 mm라고 하면 반치폭은 3.30 × 1.6 = 5.28 mm가 된다(resolition). 각 위치에서의 반치폭을 구해 평균값을 구하고 최고치에서 1/10되는 10가치폭(full width tenth maximum; FWTM)을 X축과 Y축에서 구한다.

이는 장비인수 시와 6개월 간격으로 실시하며 정성적 검사는 매주 시행한다. 반치폭 내에 최소한 10개 이상의 화소가 포함되도록 큰 매트릭스형을 사용하며 사용하는 팬텀의 틈 간격은 1 mm가 넘지 않도록 한다.

측정결과 장비인수 시 측정한 X축과 Y축의 반치폭과 제조회사의 최저값을 비교하고 정기점검 시에는 참고값과 비교한다. 만약 유효시야 내에 부분들의 분해능이 저하되어 있으면 분해저하의 정도를 파악하고 보정을 실시한다.

허용한도는 장비인수 시의 검사에서 제조회사의 최저치보다 반치폭이나 10가치 폭이 10% 이상 차이가 나면 교정을 실시하여야 하며 정기점검 시 검사에서의 반치폭이나 10가치폭이 참고치보다 20% 이상 차이가 나면 교정을 실시한다.

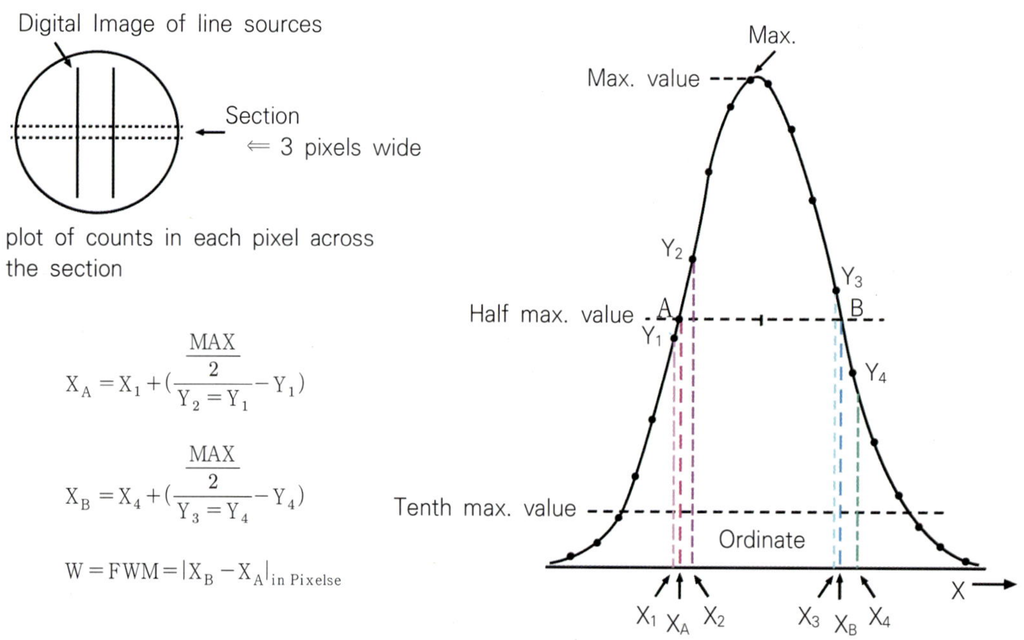

그림 5-18 반치폭 및 십가치폭의 측정법

② 분해능 측정방법(아날로그 영상법)

20 ~ 37 MBq(0.5 ~ 1 mCi)의 $^{99m}TcO_4^-$선원을 유효시야의 5배되는 거리에 중앙에 위치하고 검출기에서 조준기를 제거한 상태에서 사분막대팬텀(four-quadrant bar phantoms)이나 등간격구멍팬텀(graded-space hole phantom)을 검출기의 중심과 팬텀을 일치시켜 놓는다.

200만 계수로 팬텀을 90° 회전시켜가며 영상을 획득하고 팬텀을 뒤집어 X, Y축이 바뀌도록 하여 총 8개의 영상을 획득한다. 영상획득 후 육안으로 구분할 수 있는 막대 크기를 X, Y축에서 결정하고 분해능이 저하되어 있는 부위가 있으면 광전자증배관(phototube)과 일치하는 부위인지 가장자리인지 확인하고 X, Y축의 고유분해능은 반치폭 = 1.75 × (식별되는 최소막대의 크기)로 나타낸다.

이는 장비인수 시와 6개월 단위로 실시하며 팬텀의 막대나 홀의 크기가 최소 한 종류 이상을 감마카메라가 구분해 낼 수 없을 정도이어야 정확히 측정할 수 있다.

(3) 에너지 분해능(Energy Resolution)

섬광카메라에 입사되는 감마선을 각 에너지별로 정확하게 구별해내는 장치의 성능을 평가하는데 있다. 에너지를 식별할 수 있는 장치의 능력을 측정하는 것으로 %FWHM으로 계산되며 공간분해능과 별 차이 없이 에너지 분해능은 특정핵종의 에너지 스펙트럼 중간에서의 폭으로 계산한다.

에너지가 서로 다른 2개의 선원을 가지고 데이터를 수집한 다음 먼저 두 결정사이의 차를 구하여 이로부터 스펙트럼의 x축 상에서 단위거리에 해당하는 keV를 산출한다. 에너지절정으로부터 반으로 떨어지는 점을 수평으로 연장하여 스펙트럼 안에서 폭을 에너지로 환산한 다음 이를 절정에너지로 나누고 100을 곱함으로서 퍼센트로 환산할 수 있다.

에너지 분해능을 검사하기 위해서는 $^{99m}TcO_4^-$ 점선원, ^{57}Co 점선원, 선원용기, 검출기 마스크를 미리 준비한다.

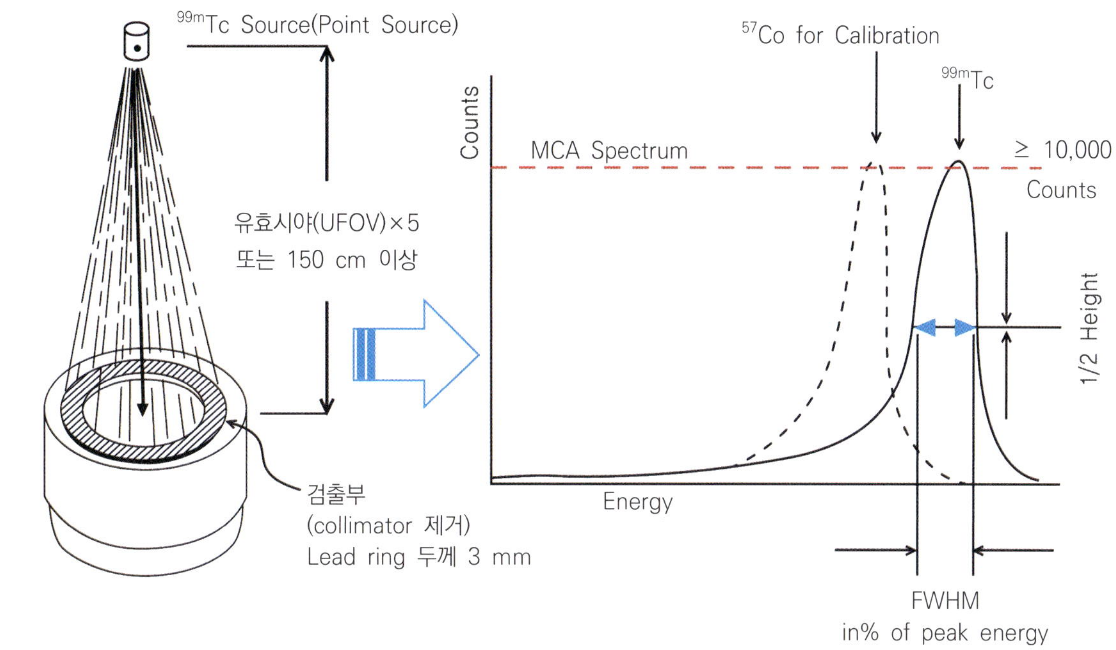

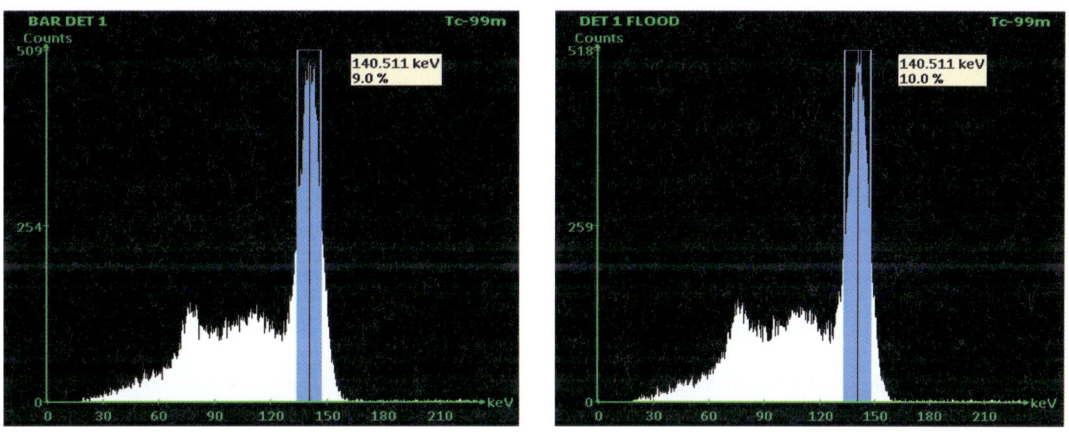

a. 에너지 스펙트럼

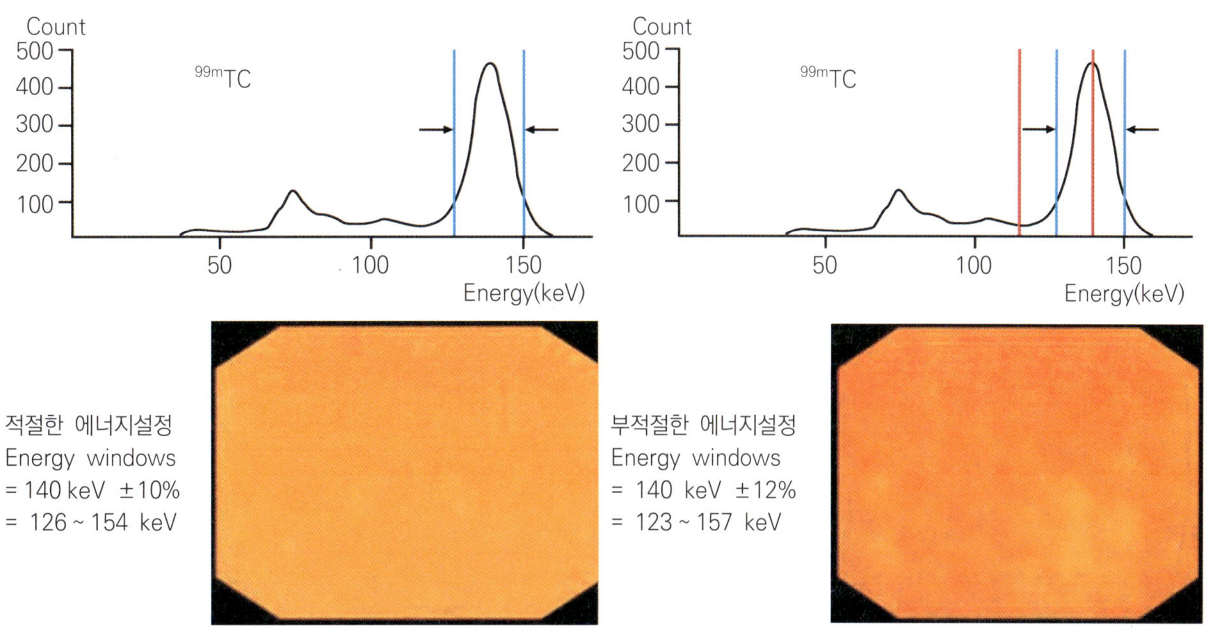

b. 에너지 설정과 획득영상

그림 5-19 에너지 분해능 측정방법(점선원)

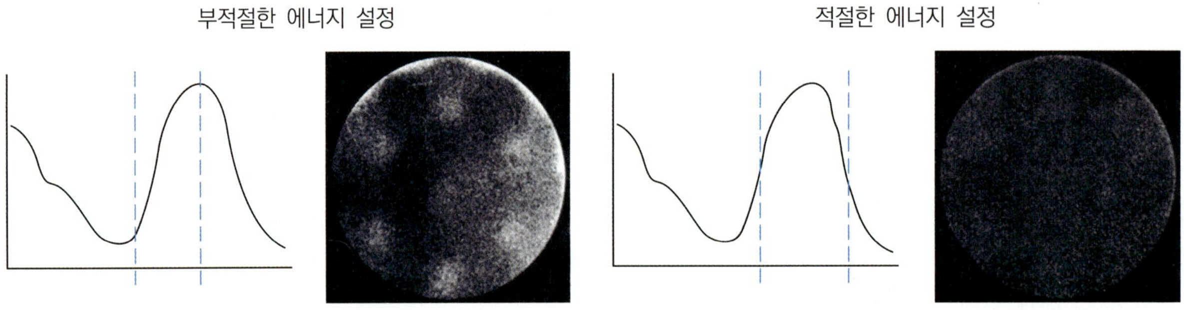

a. 저에너지 영역(PMT의 불균일한 Hot Spot)　　b. 적절한 에너지 설정 후

그림 5-20 Flood source을 이용한 에너지 분해능 측정방법(평판선원)

① 방법

검출기로부터 조준기를 제거하고 유효시야만 입력되도록 3 mm두께의 납 마스크를 씌우고 $^{99m}TcO_4^-$ 점선원을 용기에 넣어 벽이나 주위 물체로부터 발생되는 산란선이 없이 선원이 검출기에 도달할 수 있도록 한다. 선원은 검출기의 정 중앙에 놓고 유효시야의 5배 거리를 띄운 다음 계수율은 초당 20,000계수가 넘지 않도록 한다.

변형되지 않은 에너지 신호(에너지 신호 보정회로를 사용치 않은 상태)를 다채널 분석기(multi-channel analyser)로 보내고 광전피크(photopeak)의 반치폭(FWHM) 내에 10채널 이상이 되도록 한 후 광전피크(photopeak) 채널에 최소한 10,000계수 이상이 될 때까지 입력한다.

^{57}Co 점선원을 한 채널당 몇 keV인지를 구하기 위해서 $^{99m}TcO_4^-$ 점선원 대신 놓고 광전피크(photopeak) 채널에 10,000계수 이상이 될 때까지 입력한다.

② 분석

^{99m}Tc스펙트럼의 중심과 광전피크(photopeak; 140.5 keV)의 반치폭을 공간분해능에서 이용한 직선내삽법을 이용하여 몇 채널이 되는지를 구한다. 그리고 ^{57}Co 스펙트럼 광전피크(photopeak; 122.1 keV)의 중심 채널을 구한 다음 두 개의 광전피크(photopeak)의 중심에 채널 당 keV를 계산하여 보정계수(F)를 구한다.

$$F = \frac{18.4}{C_{C_r} - C_{C_0}} \tag{5-5}$$

F : 보정계수(keV/채널)

C_r : ^{99m}Tc 광결정의 채널

C_0 : ^{67}Co 광결정의 채널

에너지 분해능의 계산은

$$E(\%) = \frac{FWHM \times F}{140.5} \times 100 \tag{5-6}$$

이는 장비인수 시와 3개월마다 실시하며 검사결과 제조회사의 참고치와 비교하여 10% 이상의 차이가 나면 보정 및 교체를 의뢰하고 정기점검 시는 참고치에 20% 이상 벗어나지 않도록 한다.

(4) 공간적 직선성(Spatial Linearity), 공간왜곡(Spatial Distortion)

공간적 직선성은 직선선원을 직선영상으로 전환할 수 있는 시스템 능력을 흔히 공간 직선성이라 하며 NEMA 슬릿 마스크를 사용하여 x, y 양 방향으로 2개의 영상이 수집되면 일렬로 늘어선 열과 행의 화소를 따라 선선원과의 편차를 계산한다.

이와 같이 감마카메라가 검출부에 도달된 감마선의 발생위치 좌표를 생성하는데 계통오차(systematic error)와 확률오차(random error)가 발생할 수 있으며 그 결과 영상구성 시에 그릇된 화소에 계수를 할당하게 되어 왜곡된 영상을 가져오게 한다. 이러한 현상을 공간왜곡 또는 공간적 직선성이라 하며 동일한 간격으로 된 평행선선원(parallel line source)이나 격자형선원(grid source)을 이용하여 평가한다.

① 시스템 공간적 직선성(flood선원 또는 ^{57}Co평판선원 이용 경우)

시스템 공간적 직선성을 보기위해서는 ^{99m}Tc 185 MBq(5 mCi)의 균일팬텀(flood phantom) 또는 ^{57}Co평판선원(sheet source) 사용과 등간격구멍배열팬텀(orthogonal hole transmission phantom), 사분막대팬텀(four quadrant bar phantom), 또는 등간격선배열팬텀(parallel line equal spacing phantom; PLES) 중에 가능한 것을 이용한다.

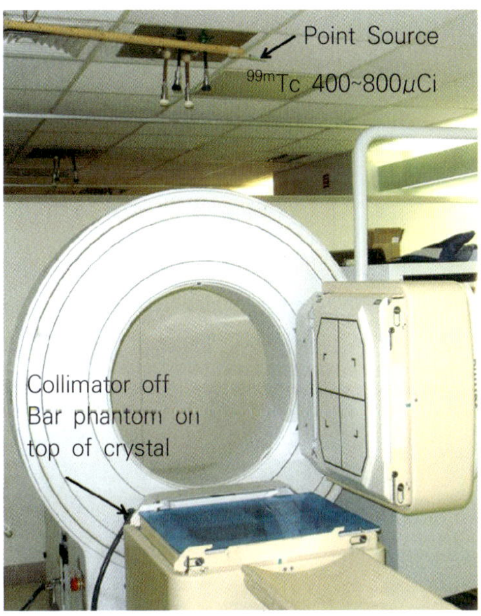

a. Intrinsic Spatial Resolution

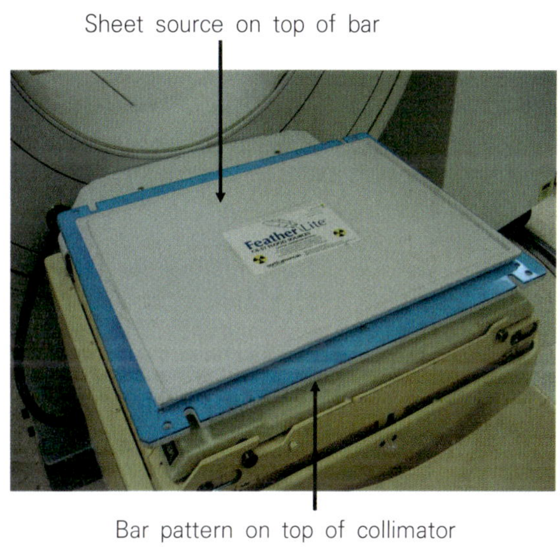

b. Extrinsic Spatial Resolution

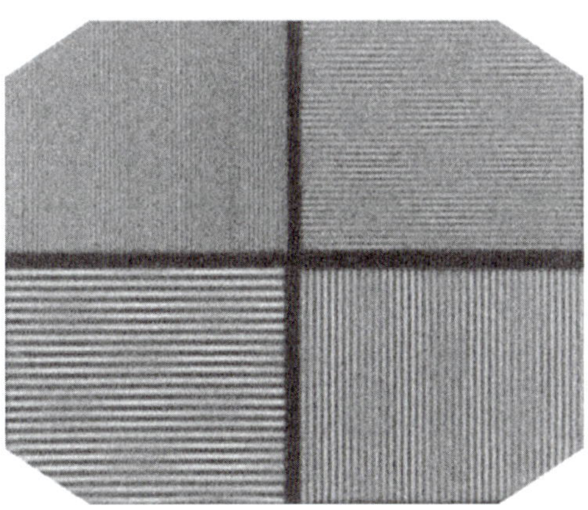

a-1. Intrinsic Spatial Resolution

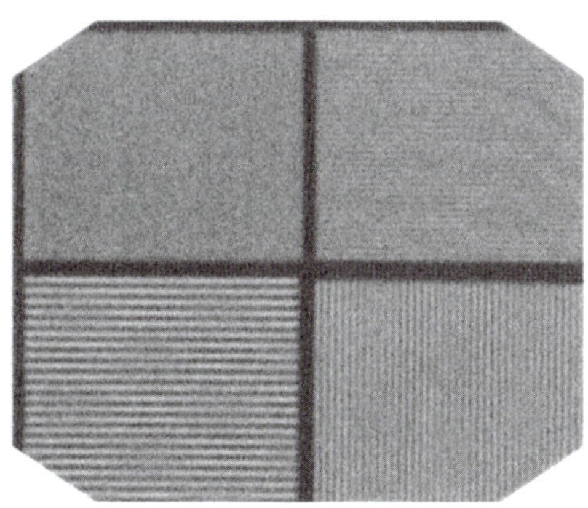

b-1. Extrinsic Spatial Resolution

* Intrinsic - better resolution than extrinsic

그림 5-21 Bar pattern - Intrinsic vs. Extrinsic

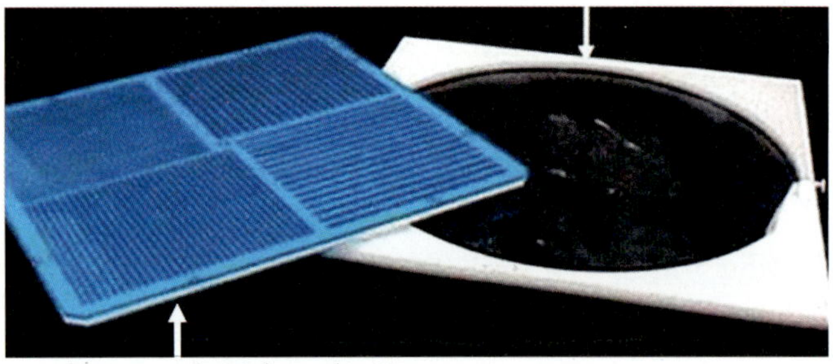

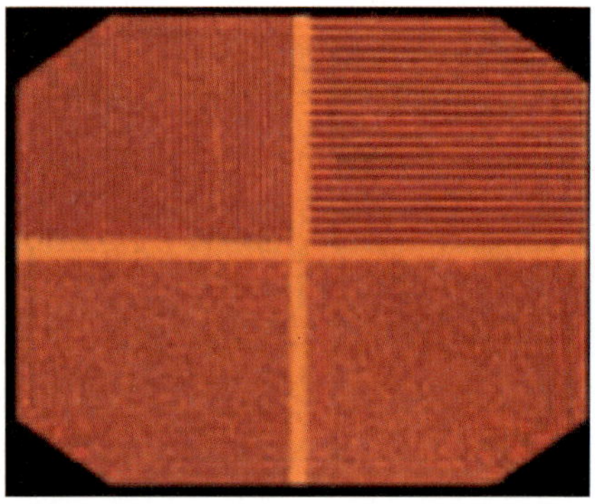

그림 5-22 플러드 팬텀(flood phantom)

a. 방법

저에너지 고 분해능 조준기를 장착한 검출기의 조준기면이 위로 향하게 하고 사용가능한 팬텀을 X, Y축에 일치하도록 검출기의 조준기면 위에 Flood Phantom이나 Sheet Phantom을 올려놓는다. 이 성능검사에는 같은 조준기를 계속 사용하여야 한다.

임상적으로 사용하는 파고분석기의 중심과 폭을 맞추고 영상을 최소 1백만 계수로 설정하여 얻는다.

b. 분석

분석은 육안으로 나타난 영상의 배열이 X축과 Y축으로 균일한가를 관찰하고 이 검사는 장비인수 시에 실시하며 정기점검 시는 매주 간격으로 실시하도록 한다.

등간격구멍배열팬텀(orthogonal hole transmission phantom)외에 사분막대팬텀(four quadrant bar phantom) 또는 등간격선배열팬텀(parallel line equal spacing phantom; PLES)을 사용해도 되며 X, Y축을 측정하기 위해서는 90° 회전시켜 실시하여야 한다. 점검결과 공간직선성이 저하되면 보정을 한다.

② 고유 공간적 직선성-정성적 방법(점 선원 이용 경우)

$^{99m}TcO_4^-$ 37 ~ 111 MBq(1 ~ 3 mCi), 선선원용 차폐용기, 등간격구멍배열팬텀을 준비한다.

a. 방법

조준기를 검출기에서 제거하고 검출기의 중심선상에 선원이 오도록 한다. 등간격구멍배열팬텀을 검출기위에 가능한 가깝게 올려놓고 검출기의 X, Y축에 일치하도록 놓는다. 임상적으로 사용하는 파고분석기의 중심과 폭을 맞추고 영상을 최소한 1백만 계수로 하여 획득한다.

b. 분석

시스템 공간적 직선성 방법과 동일하다.

$^{99m}TcO_4^-$ 점 선원 사용방법의 경우에 균일(flood)선원보다 적은 양을 사용한다는 점과 팬텀에 선원을 채우지 않아도 되는 장점이 있는 반면, 조준기를 제거시키므로 크리스탈(crystal)에 손상이 갈 우려가 높아지는 점이 있다.

③ 고유공간적 직선성-정량적 방법(점선원이용)

고유공간의 직선성을 평가하는데 입력된 데이터가 어느 정도의 굴곡성을 가지는가를 평가하는 미분직선성과 본래 입력되어야 할 절대기준 점에서 어느 정도의 직선형성에 편차를 이루고 있는지를 평가하는 절대 직선성의 값으로 구하여 정량적인 평가가 되도록 하고 먼저 ^{99m}Tc 37 ~ 111 MBq(1 ~ 3 mCi), 선원용기, 직선성 팬텀을 준비한다.

a. 방법

검출기에서 조준기를 제거한 상태에서 직선성 팬텀을 팬텀의 중심선이 검출기의 수직선과 ±1 mm 내에 일치하여 올려놓는다. $^{99m}TcO_4^-$ 선원은 유효시야의 4 ~ 5배되는 거리에 중앙에 놓고 컴퓨터에 1024 × 1024 매트릭스 이상으로 최고 정점부위가 1,000계수 이상 되도록 입력하고 X축 방향과 Y축 방향을 입력한다.

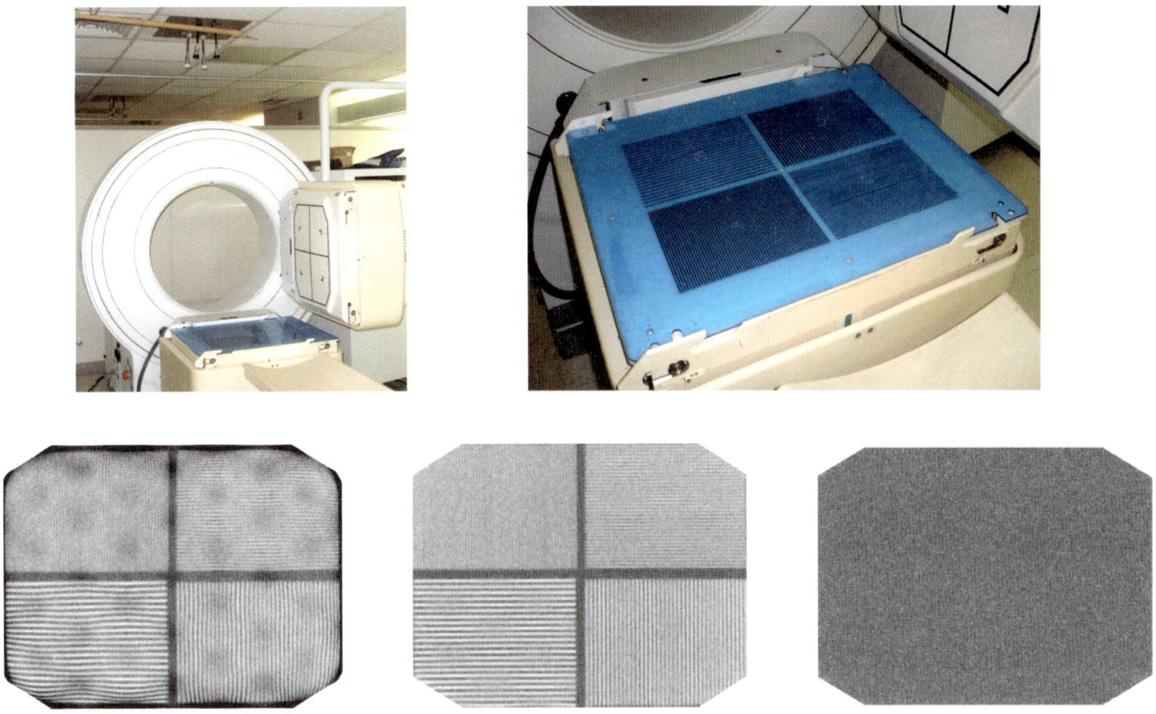

Intrinsic Bars - Linearity Correction Off

All Corrections On

그림 5-23 점선원을 이용한 4분면 팬텀 직선성(linearity) QC

b. 분석

b-1. 미분직선성(Differential Linearity)

회선확장기능(line spread function)이 형성되도록 선방향에 평행하게 30 mm 이하의 범위에서 선의 데이터를 더한다. 정점의 절반값에 위치하는 두 지점을 구하고 반치폭의 위치는 그 점에 인접한 두 개의 값을 가지고 직접 내삽법으로 구하고 반치폭의 위치가 구해지면 두 지점의 위치 값을 더해 2로 나누어 중심점의 위치 값을 구한 다음 각 지점에서 구해진 중심점의 값을 가지고 평균값을 구한다. 평균값에 벗어난 각 지점들의 표준편차를 구하고 각 선(slits 또는 lines)에서의 표준편차를 구하고 X축, Y축의 표준편차의 평균값이 그 장비의 미분직선성이 되는데 이를 유효시야와 중심시야에서 각각 구한 후 이 값을 화소 변환 계수를 이용해 mm로 변환한다.

b-2. 절대직선성(Absolute Linearity)

미분직선성에서 각 중심점의 평균값을 기준으로 값을 구한 것과는 달리 선이 형성되어지는 절대위치를 기준으로(팬텀의 선 위치가 분석 소프트웨어 상에 절대위치로 설정되어 있음) 벗어난 차이를 최소 제곱법(least squares minimization technique)을 이용해 구하고 최대편차를 X축과 Y축에서 구하는데 이를 유효시야와 중심시야에서 각각 구한 후 이 값을 화소변환 계수를 이용해 mm로 변환한다.

2) 외인성 측정

(1) 시스템 감도(System Sensitivity)

감도측정은 노화에 따른 섬광 카메라의 성능을 감시할 수 있는 아주 유용한 방법으로 선원의 단위 방사능당 검출되는 카운트 수의 측정은 각 조준기별로 계수율 성능을 평가하는 외인성시험이라 할 수 있다. 사용자 감도측정의 시행주기는 정해져 있지 않으나 분기별로 시행함으로서 시스템의 감도 혹은 시스템의 재현성과 관련된 잠재적인 문제를 파악할 수 있다.

(2) 분해능거리(Resolution Versus Distance)

측정하고자 하는 조준기로부터 각기 다른 거리에서 시행하는 선선원에 대한 분기별 혹은 반기별 데이터 수집 및 분석은 분해능저하의 시간관련 지표를 제공한다. SPECT에서 특히 중요하며 측정 시 문제점은 거리와 감약이다.

3) 총체적 성능 평가

표시 장치, 디지털 영상 분석기를 포함한 감마카메라 전체의 기능을 임상적인 조건에서 평가하기 위한 것으로 총체적 성능평가를 위해서 갑상샘 팬텀(thyroid phantom)과 7.4 MBq(200 μCi)의 $^{99m}TcO_4^-$ 또는 간팬텀(liver slice phantom)과 74 MBq(2 mCi)의 $^{99m}TcO_4^-$을 미리 준비한다.

(1) 방법

임상에서 사용하는 조준기를 장착하고 파고분석기의 에너지 중심과 폭을 맞춘다. 팬텀은 임상적인 조건과 유사하며 다음에도 같은 조건에서 측정할 수 있도록 준비하여 검출기중심에 놓고 아날로그 영상을 임상적인 조건과 유사하게 얻은 다음 또한 디지털영상도 입력시킨다.

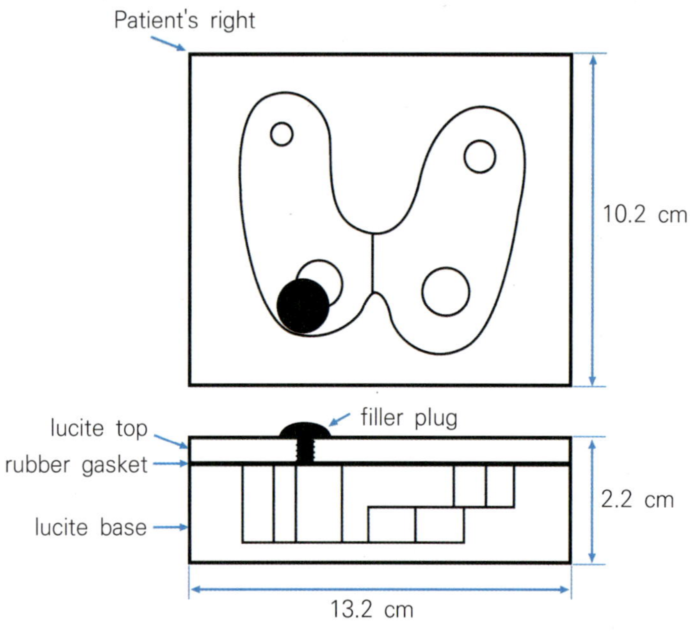

a. Thyroid Phantom 구조

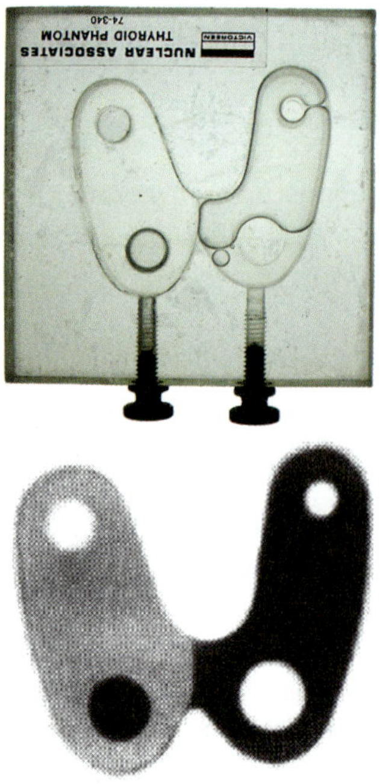

b. Thyroid Phantom

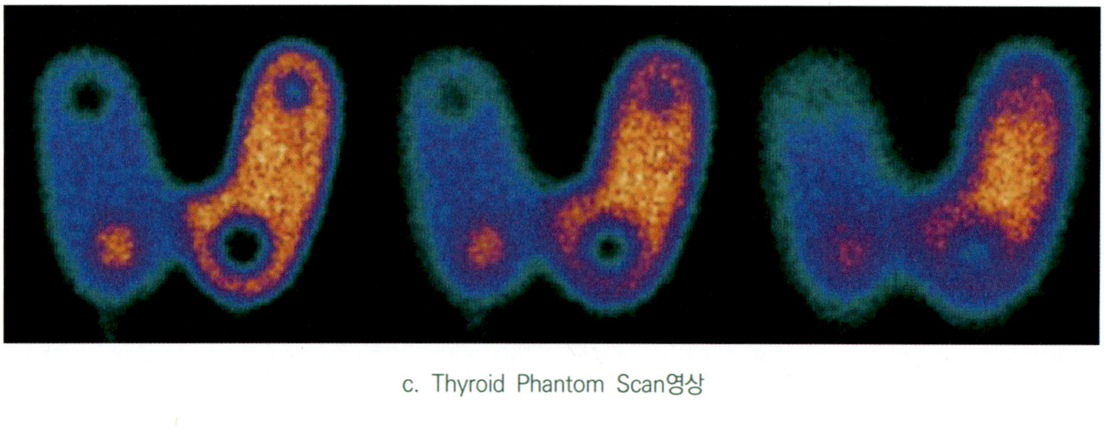

c. Thyroid Phantom Scan영상

그림 5-24 Thyroid Phantom

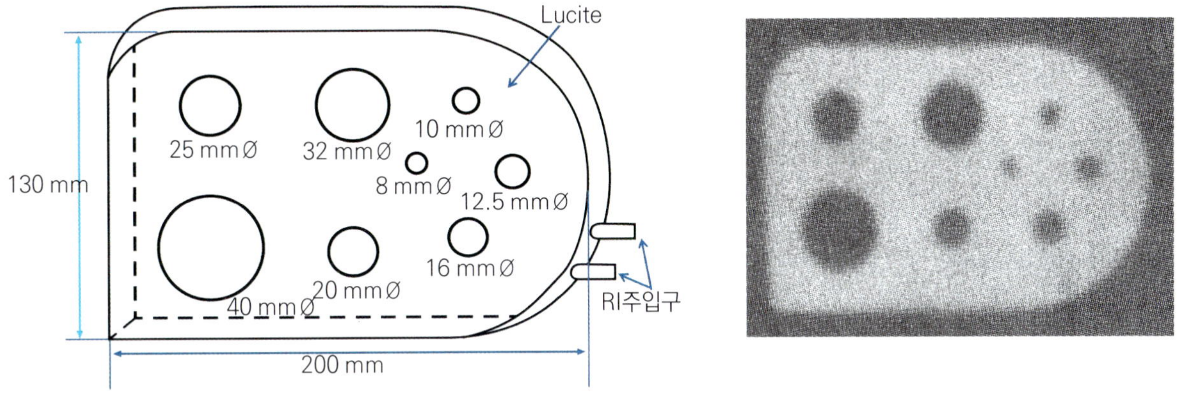

a. Liver Slice Phantom 구조 b. Liver Slice Phantom영상

그림 5-25 Liver Phantom

(2) 분석

장비인수 시에 실시하며 정기점검은 매주 단위로 실시하며 육안으로 참고영상과 비교한다. 결과영상과 참고영상을 비교하여 저하되는 점이 나타나면 그 원인을 찾기 위한 점검을 실시하며 그에 따른 교정을 실시한다.

3. SPECT장치의 정도관리(Quality Control)

1) 단일광자방출전산화 단층촬영기(SPECT)시스템 균일성(Uniformity) 검사

감마카메라 정도관리와 동일하며 매일 사용 전에 시행하며 SPECT용 감마카메라의 균일성은 영상재구성시 균일성과 관계된 인공음영(artifact)을 피하기 위해 ±1% 이내로 유지되어야 한다. 현재 사용되는 감마카메라는 이 정도 수준의 내재적 균일성(intrinsic uniformity)을 달성할 수 없으므로 소프트웨어나 하드웨어에 의한 균일성 교정이 필요하다.

균일성 교정은 조준기를 부착한 후 $^{99m}TcO_4^-$를 넣은 플러드모형(flood phantom) 또는 ^{57}Co평판선원을 사용하여 시행할 수 있다. 균일선원이 없으면 조준기를 제거하고 $^{99m}TcO_4^-$ 점 선원으로 하고, 사용하는 동위원소에 맞게 카메라 에너지 정점(peak)을 맞춘다. 에너지창의 폭(window width)은 20%로 하고 계수율은 10K cps를 넘지 않도록 동위원소의 방사능을 조정한다. 매일 실시하며 64 × 64 매트릭스 사용 시 3,000만 계수로, 128 × 128 매트릭스 사용 시는 1억 계수의 플러드교정 매트릭스 영상(flood correction matrix image)을 컴퓨터에 수록한다. 이 영상들은 단층상 재구성 시 교정 매트릭스를 만드는데 사용한다.

매일 300만 계수정도의 정도관리용 플러드영상(flood quality control image)을 컴퓨터에 기록하여 감마카메라 정도관리를 수행한다. 컴퓨터 소프트웨어가 있으면 중심시야 및 가용시야에 대한 적분, 미분균일성의 평가수치를 구하고 이 수치들은 시간경과에 따른 균일성의 변화를 추적하는데 사용한다. 이때 수치가 ±1%를 넘으면 플러드교정 매트릭스 영상을 다시 수집한다. 매 분기마다 회전각에 따른 카메라의 균일성에 변화가 없는지 확인 검사하고, 0°, 90°, 180° 및 270°에서 300만 계수의 정도관리용 영상(quality control image)을 얻어 0°에서 구한 교정인자로 영상을 교정하는데 모든 영상의 균일성은 ±1%을 초과하지 않아야 한다.

2) SPECT시스템 회전 중심결정(Center of Rotation; COR)

회전검출기에 의한 SPECT에서 회전촬영에 대한 재현성을 말하며 검출기 회전형 신틸레이션 카메라에서 회전중심이 벗어나면 재구성된 SPECT 영상에 왜곡이 일어난다. 회전중심축검사 시행 시 회전중심축 데이터를 얻고 이를 분석한 후 보정계수를 정해주는 것이다. 이는 동일한 검출기로 앞쪽 0°와 뒤쪽 180°에서 중심에 위치한 점 선원으로부터 방출되는 평행방향의 광자들을 수집하였을 때 똑같은 위치에 있는지를 알아보는 것으로 감마카메라를 평행구멍형 조준기의 중격이 정확하게 일치된 상태로 360° 원주를 따라 회전한다는 것은 거의 불가능하다.

중력과 기어 및 베어링의 지속적으로 발생하는 기계적 특성의 변화, 시간경과와 같이 발생하는 장치의 마모현상 등의 원인으로 대칭성의 저하와 회전의 불일치 요인으로 작용한다. 이러한 현상은 감마카메라에서 공통적으로 발생할 수 있는 것으로 이와 같이 카메라 정렬(alignment)의 변화나 아날로그-디지털변환기(ADC) 또는 다른 영향으로 카메라의 회전중심은 기계적인 축과 달라질 수 있으며 COR은 분기단위로 실시한다.

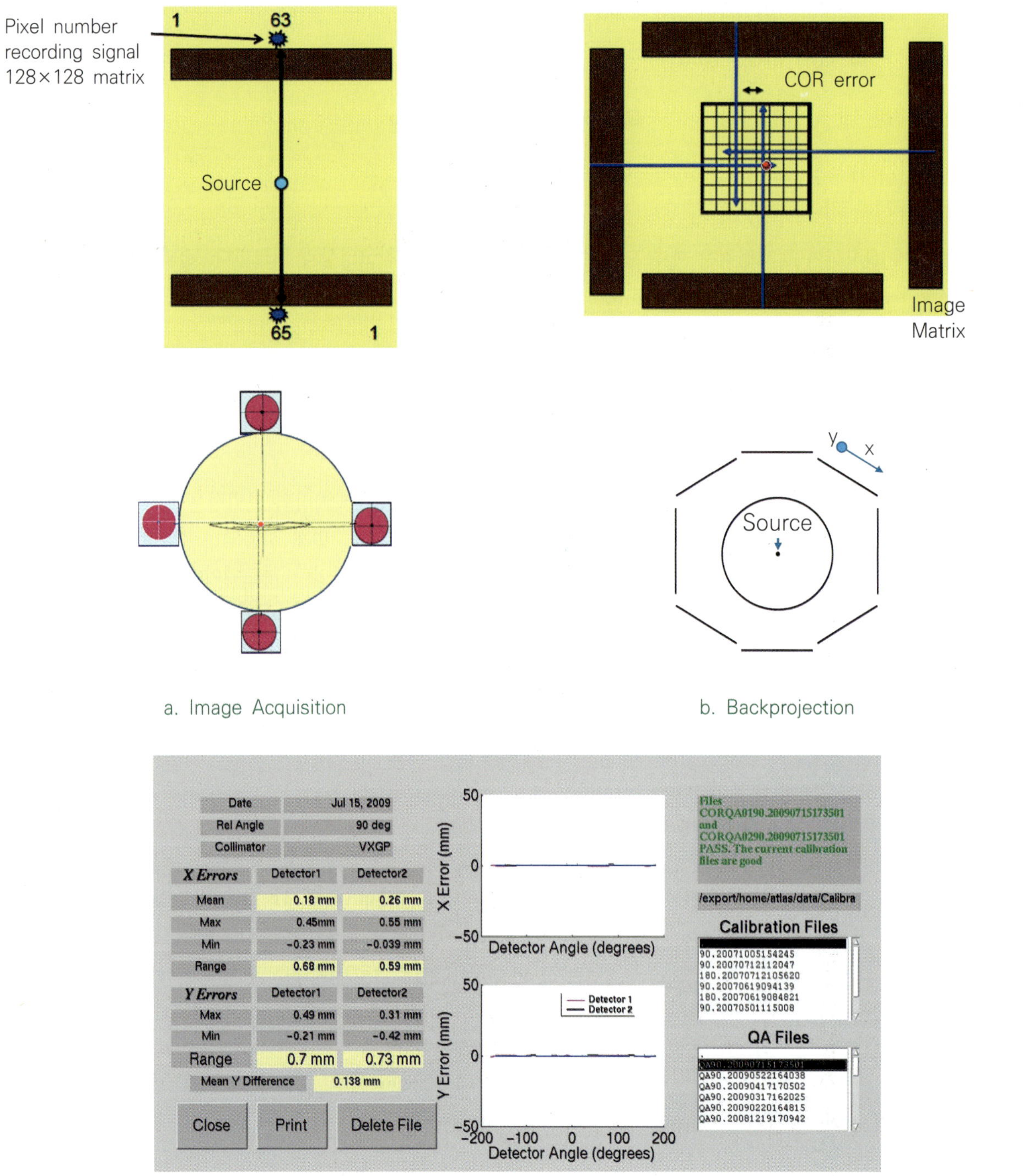

그림 5-26 COR Calibration

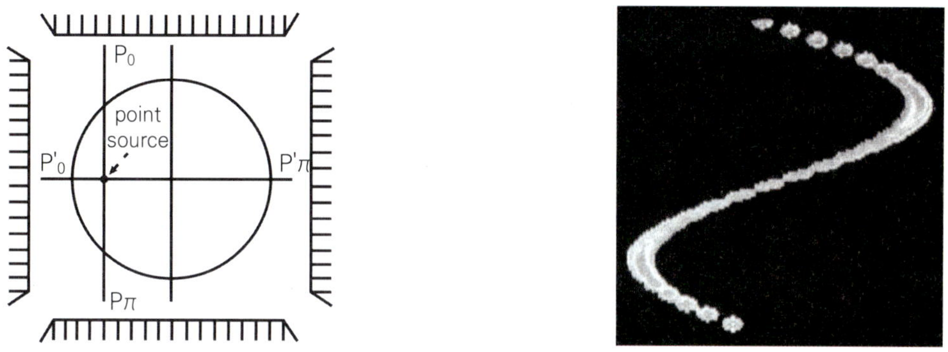

a. 검출기 회전중심의 차이 측정 b. Sinogram

그림 5-27 SPECT Center of the Rotation

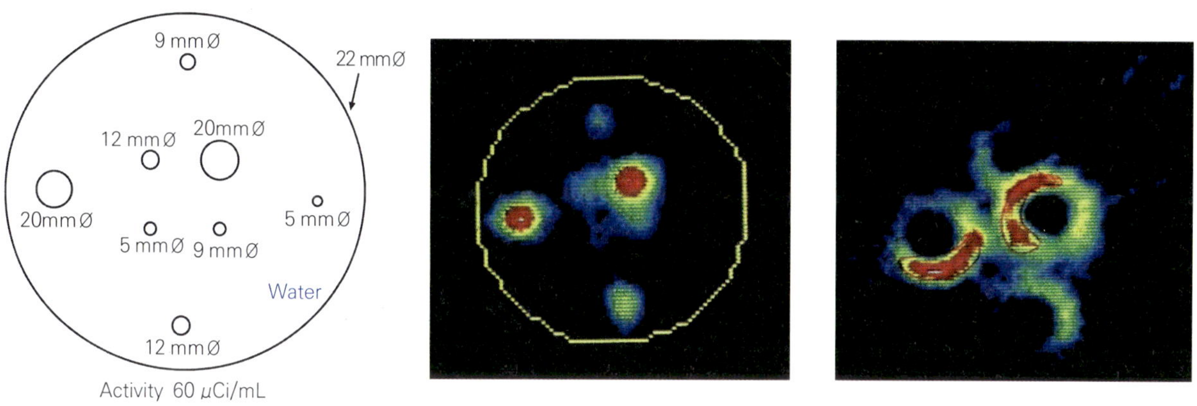

a. 회전중심이 3 pixel 차인 경우의 SPECT 상의 왜곡 b. 회전중심이 일치되었을 때 c. 회전중심이 불일치되었을 때

그림 5-28 회전중심축 불일치에 의한 영상비교

평행구멍형 조준기를 장착한 검출기를 직각방향으로 순차적으로 회전시켜 획득한 4개의 영상이 이상적인 상황이라면, 각각의 맞은편 중격은 그것과 역순의 중격과 완벽하게 일치될 것이다. 만일, 이 4개의 시야를 각각 64 × 64 매트릭스로 했다면 정 중앙에 놓인 점선원은 32.5, 32.5의 이상적인 좌표를 가질 것이다. 또한 평면상에서의 점선원은 모든 영상에서 매트릭스와 동일 좌표 상에 놓이게 될 것이며, 이러한 현상은 존재할 수 없기 때문에 불일치 보정을 위한 보정계수가 필요하다.

장치의 COR평가는 사용 중인 모든 조준기에 대해서도 분기(3개월) 단위로 시행하고 그 기록을 유지해야 한다. 통상적인 데이터 수집은 회전시야의 중심에 놓인 점선원 내지는 선선원을 가지고 이루어지며 정해진 각도에서 전체적으로 짝수개의 투영상을 얻는 다음 공식에 의해 맞은편 상에 대한 COR보정계수를 계산하게 된다.

$$\frac{P_a + P_b}{2} \tag{5-7}$$

P_a와 P_b는 서로 맞은편에 위치한 최대 카운트화소.

수작업으로 할 경우 미리 설정한 수만큼 투영상 쌍을 얻고 180° 맞은편에 있는 점선원사이의 화소 관계를 분석한 다음 다시 그 경과를 기록하고 수집 각도를 함수로 하여 COR계수 곡선을 그리는 순서로 진행해야 한다. 최근장치에는 다양한 형태의 오차보정기능을 갖추고 있고 COR평가는 반드시 분기단위로 시행되어져야 하며 약 1/2이상의 편차가 있을 경우 재구성 영상에서 질적 저하가 눈에 띄게 나타난다. 대부분의 SPECT장치에서 불일치 정도는 1/4 화소 이하로 잘 유지가 된다.

보통은 SPECT 시스템 제조회사에서 제공하는 소프트웨어를 사용하면, 회전중심을 쉽게 결정할 수 있다. $^{99m}TcO_4^-$ 한 방울 약 18.5 MBq(0.5 mCi)이나 ^{57}Co로 채워진 선선원이나 점선원 모형이 필요하다. 선선원의 직경은 1 mm를 넘지 않게 하며, 선원은 스캔테이블(table)의 머리쪽 끝 너머까지 붙이고, 점선원을 관찰하면서 전면 0°와 측면 90° 또는 180° 두 영상에서 시야의 중심에 놓이도록 하고 각 회전각에 대한 투사상을 얻어 제조회사의 설명서와 같이 분석하며 회전중심과 Y축 방향 편향의 변이가 ±0.5화소(pixel) 또는 ±2 mm를 넘지 않아야 한다.

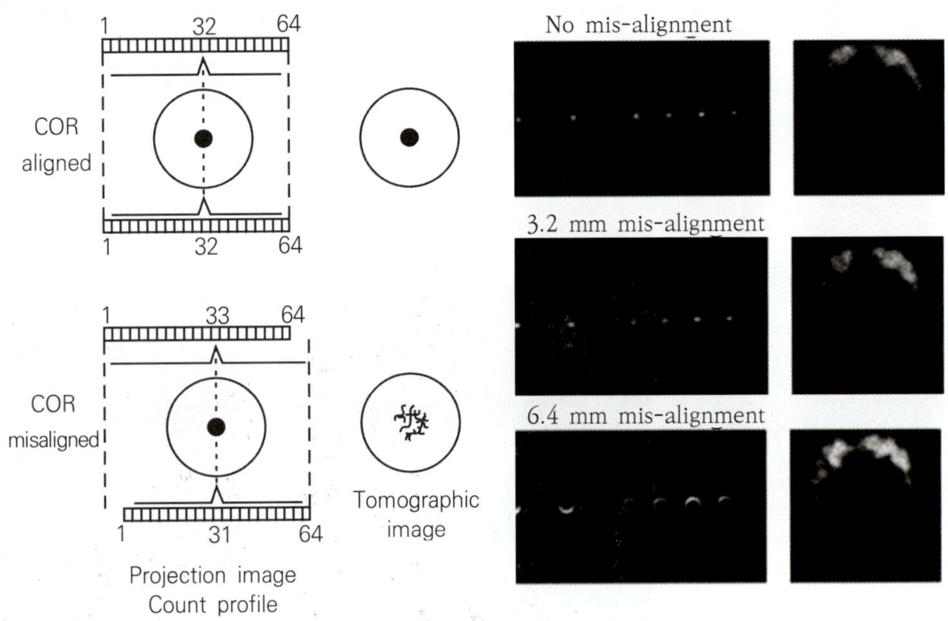

그림 5-29 회전형 감마SPECT의 COR정렬과 비정렬 영상의 Blurring 인공음영영상

3) SPECT시스템의 화소크기(Pixel Size) 측정

감쇠보정 알고리즘(algorithm)을 정확히 사용하기 위해서는 재구성된 단층상에서 각 화소의 실제 크기를 정확히 하려면 화소크기 측정이 믿을 수 있어야 한다. 제조회사에서 제공하는 특수 보정(calibration) 소프트웨어와 약 37 MBq(1 mCi)의 $^{99m}TcO_4^-$이나 ^{57}Co을 넣은 이중 선선원 모형(dual line source phantom)이 사용된다.

SPECT에서의 화소 크기의 측정은 3개월에 한번은 이루어 질 수 있도록 해야 하고 측정은 단순히 사전에 알고 있는 거리에 대한 화소수를 세는 것만으로 가능하다. 원형의 대시야 검출기의 직경이 41 cm인 경우 이 시야를 64 × 64 매트릭스로 나타낸다고 했을 때 화소의 크기 6.4 mm, 다시 128 × 128 매트릭스로 나타낼 경우 화소의 크기는 3.2 mm가 되어야 한다. 이는 화소의 크기만을 나타낼 뿐 분해능과 혼돈하지 말아야 한다.

선선원의 내경은 1 mm를 넘지 않아야 하며 길이는 카메라의 유효시야(UFOV)보다 길고 100 ±0.5 mm 정도의 정확한 거리로 두 선원이 분리되어 있어야 한다.

이들의 측정값을 확인하기 위해서는 직경이 1 mm인 2개의 평행한 선선원을 10 mm 떼어 놓고 영상을 얻은 다음 두 선선원에 대한 히스토그램을 그린 후 절정과 절정사이의 화소수를 세면된다. 10 mm 떨어진 2개의 선선원은 화소 폭이 3.2 mm인 128 × 128 매트릭스로 나타낼 때 3화소 차이를 보이는 것이 정상이다.

선 선원모형을 주사 테이블 위에 놓고 한 개 또는 여러 개의 영상을 얻어 제조회사 설명서에 따라 분석하고 화소크기측정은 X축, Y축 모두 측정하며 평균을 구한다.

그 결과는 반드시 이상적인 절대값과 비교해 보아야 하고 x, y 방향에서의 화소 크기는 일치해야 하며, 시간이 경과하여도 항상 일정해야 한다. 차이가 ±5%보다 크면 아날로그-디지털변환기의 이득(gain)을 조정할 필요가 있다. 이와 같이 값의 차이가 있을 경우 x, y 이득을 조정 또는 ADC를 확인해보아야 하며 때에 따라 서비스를 요구 할 수도 있다.

4) SPECT 시스템의 전체적인 성능검사(Overall Image Performance)

매주 시행함을 원칙으로 하고 SPECT시스템의 전체적인 성능검사에는 SPECT용 성능검사모형(image performance phantom)을 사용한다. 환자 촬영조건과 동일한 조건하에서 영상을 얻고 평가해야 하며 영상은 인공음영(artifact) 여부 및 영상의 질이 매주 변하는지 신중히 평가하여야 한다. 이때 인공음영이 있으면 시스템을 수리하거나 조정해야한다.

- SPECT 전체성능 시험용 팬텀 : SPECT Phantom(Jaszczak, Derenzo 팬텀 등)
- SPECT 장기 모형 팬텀 : Hoffman 팬텀, Heart 팬텀 등.

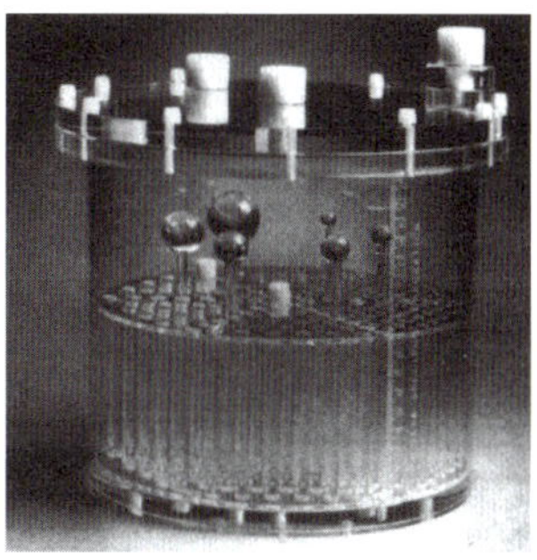

SPECT Phantom은 SPECT나 PET카메라 System에 대한 수행성(performance) 정보 제공

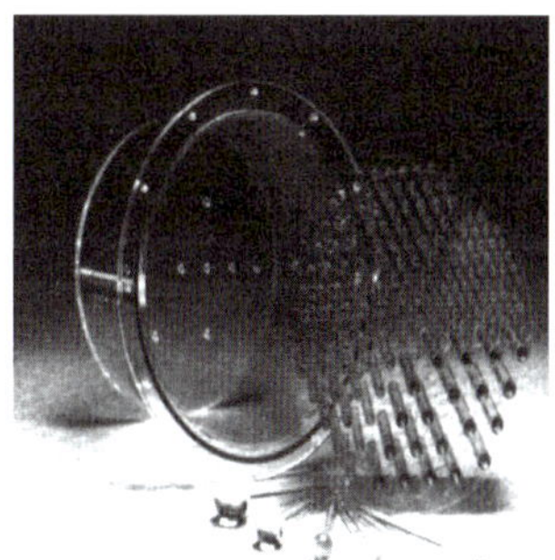

SPECT Phantom의 속 모습

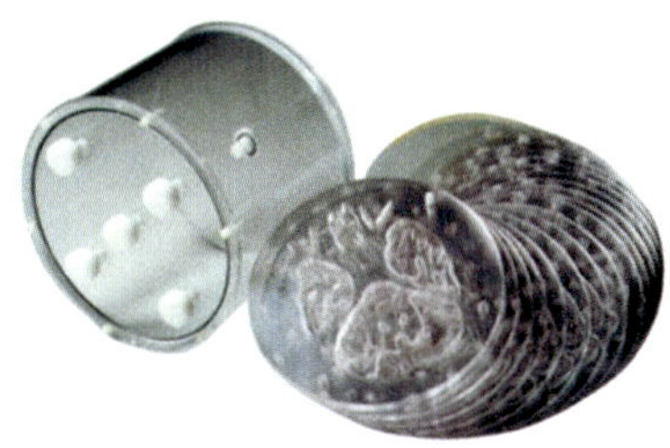

Hoffman brain phantom(3D)

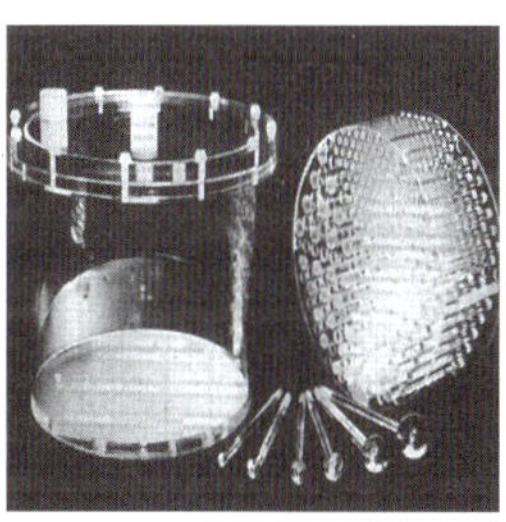

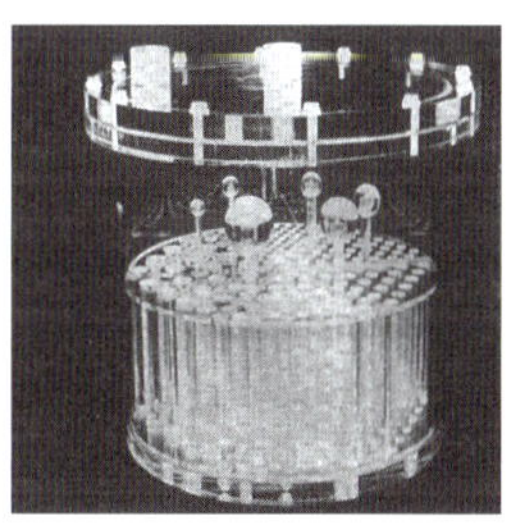

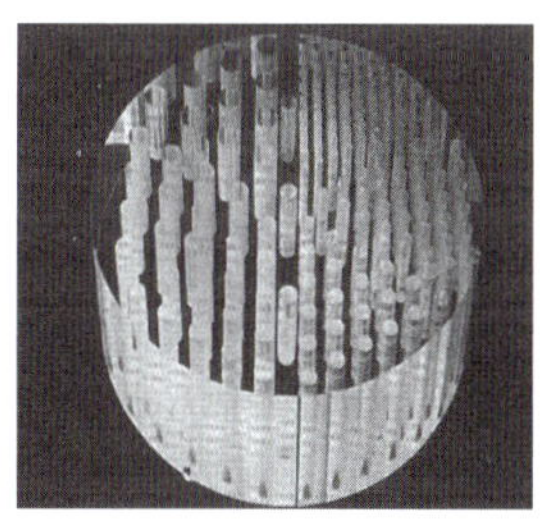

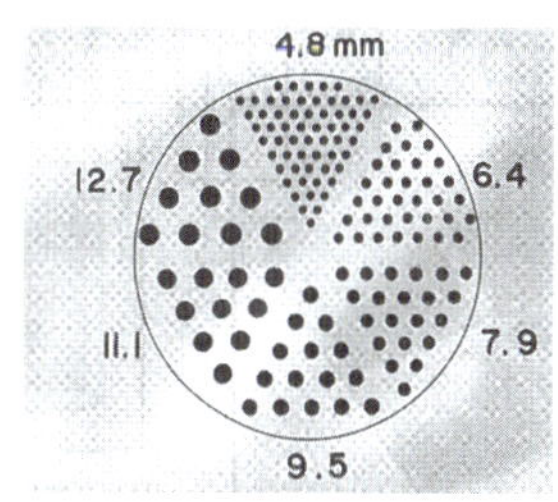

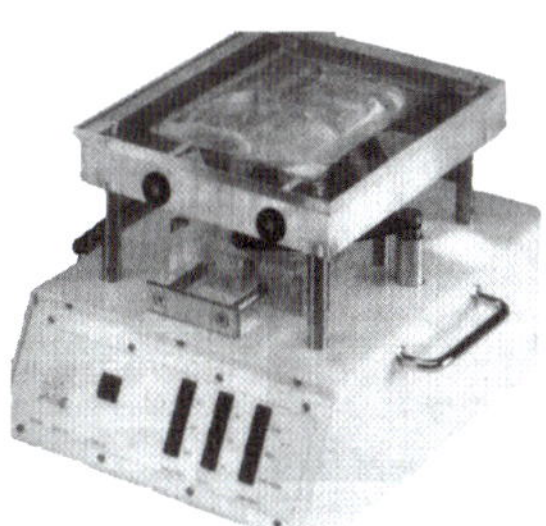

Dyanmic cardiac function phantom

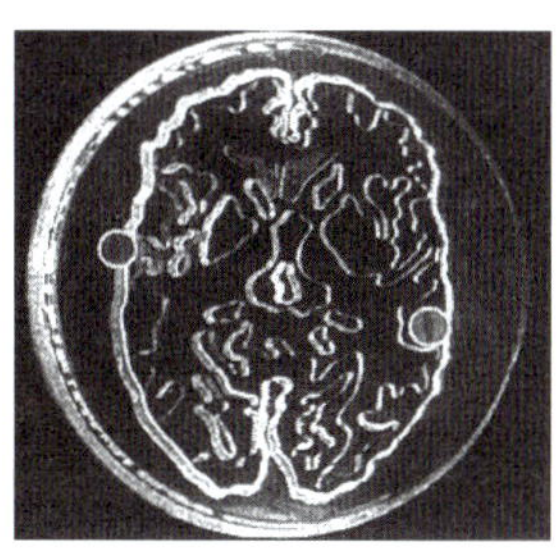

Hoffman brain phantom(2D)

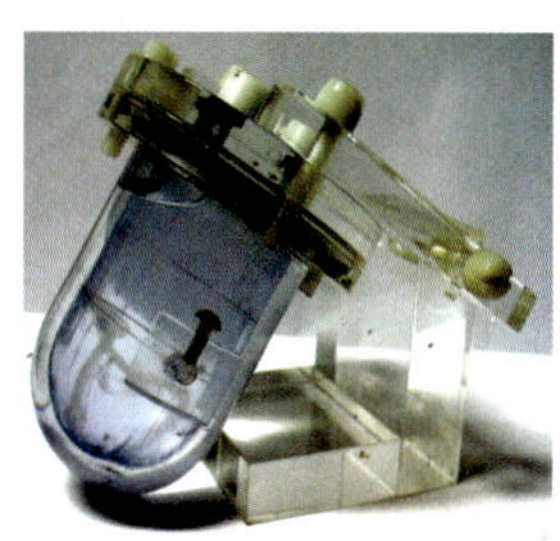

Heart phantom

- Heart phantom : 9종류의 심근경색(infarction)을 만들 수 있고 심근관류의 SPECT와 PET의 정확도를 위해 사용
- Dyanmic cardiac function phantom : 심실박출계수를 구하기 위한 Gated Blood Pool검사의 질적관리를 제공하는 phantom

그림 5-30 SPECT Phantom

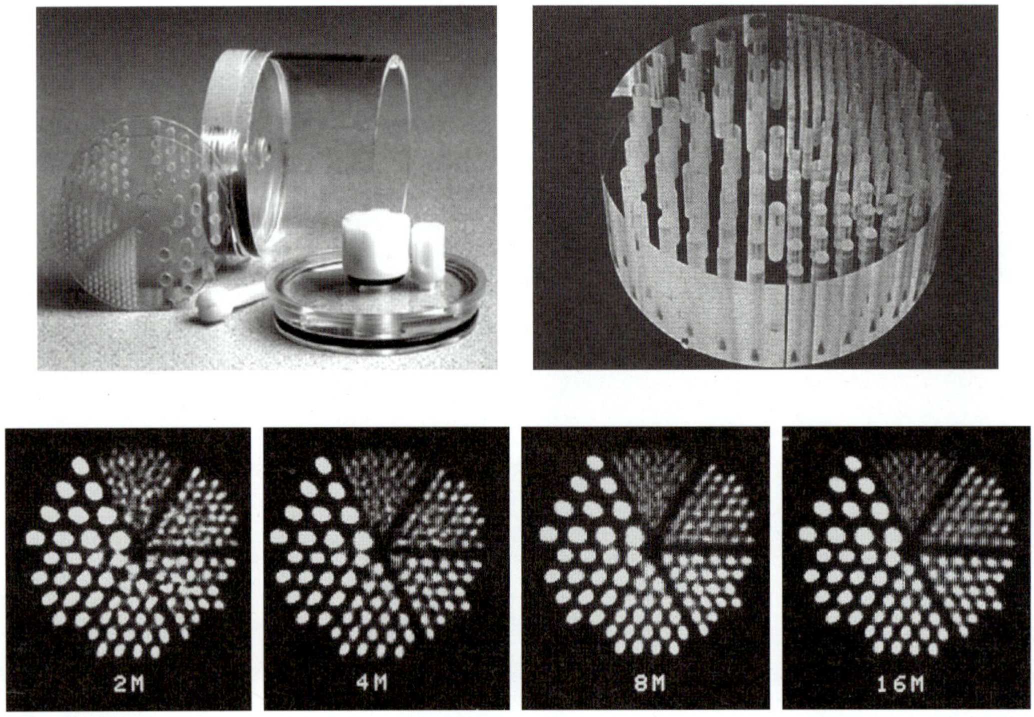

그림 5-31 Derenzo Phantom

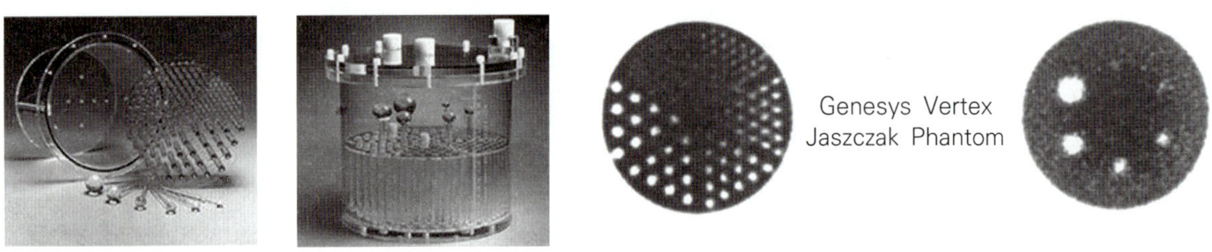

a. 구성(측면)　　b. 디럭스 Jaszczak 팬텀　　Jaszczak Phantom Image

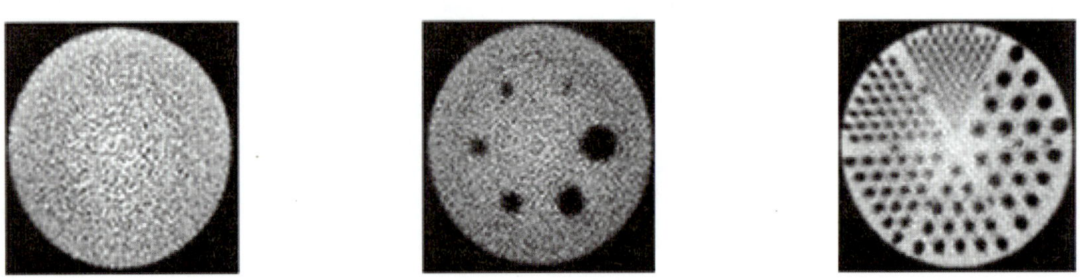

c. 단층 균일성　　d. cold sphere 대조도　　e. cold rods 공간적 분해능

단층 이미지 시스템의 전반적인 성능 평가를 위해 사용된다.
d. 직경 9.5 ~ 31.8 mm : rodscold-sphere contrast(대비)의 평가
e. 3.2 ~ 11.1 mm solid(cold) rods : reconstructed spatial resolution(공간분해능)평가

그림 5-32 Jaszczak Phantom

5) 기타

(1) 조준기 무결성(Integrity)

선원과 검출기 사이에 위치한 부드럽고 유연한 벌집모양의 금속판의 조준기는 모든 변수들을 저하시킬 따름이지만 양질의 재구성 영상을 생성하는 주요한 역할을 담당하는 SPECT장치에서 없어서는 안 될 중요한 요소이다.

균일도, 분해능, 감도와 전체적인 검출기의 성능은 검출기의 고유한 특성에 의하여 결정된다. 검출기, 겐트리 그리고 컴퓨터의 성능에 문제가 없을 경우 어떤 원인을 찾는다면 그것은 조준기일 가능성이 높다. 이는 선원으로부터 광자가 제일 먼저 접촉하는 부분이기 때문이다. 이것은 제작과정에서의 내부에 남을 수 있는 인공구조물, 흠집 그리고 외부 충격에 의한 외상은 곧바로 검출기 장치로 전달되고 이는 영상 재구성 과정에서 증폭된다.

고유균일도 보정은 조준기와 검출기로부터의 고유한 불균일도를 보정하기 위해서 반드시 조준기를 장착한 후 시행토록 한다. 조준기를 장착하고 고카운터의 플러드영상을 획득함으로서 예기치 못한 조준기의 흠집을 발견할 수 있고 조준기의 외상은 저카운터의 플러드 영상 및 육안적 관찰에서는 잘 발견되지 않는다. 조준기 무결성(integrity)에 대한 주기적인 관찰은 육안적 그리고 고카운터 외인성 플러드 영상을 통하여 이루어지는 것이 바람직하다. 만일 충격에 외부손상이 있는 것으로 확인될 경우 그 결함을 보정할 수 있도록 보다 많은 데이터를 수집해야하며 심할 경우 조준기를 교체해야 한다.

(2) 영상/매트릭스 정렬

보통 자동으로 중심을 정렬해 주는 기능을 갖추고 있지만 오래된 대다수의 장비는 카메라 장치에서 아날로그 영상좌표를 디지털영상 매트릭스 상에 수동으로 정렬해 주어야 하고 영상에 대한 정렬평가는 예리한 조준이 가능한 점선원을 가지고 쉽게 시행할 수 있다. 약 5 μCi의 ^{99m}Tc을 0.5 mL 용량의 시험관에 넣고 이를 다시 바닥에 1 ~ 2 mm 직경의 구멍을 가진 납관에 담는다. 불일치 점검은 조준기를 탈착한 상태로 이루어지기 때문에 사용하는 납관의 경우 점선원을 원활하게 차폐할 수 있는 두께여야 하며 검출기의 중심이 매트릭스의 중심에 확실히 일치하도록 해야 한다.

(3) 테이블/검출기 정렬

SPECT영상의 횡축 재구성영상은 모든 투영영상들을 검출기 회전축에 수직인 면에서 얻은 것으로 가정한 것이다. 이러한 이유로 검출기의 y 방향이 테이블 중심에 평행이 되도록 할 필요가 있으며 이는 재구성면이 완전한 수평면에 가깝다는 것을 확인시켜 주는 것이기도 하다. 사용자는 90°와 270°의 측면에서 정렬을 확인해야 하며 확인은 테이블 측면으로 검출기를 고정시키고 고정된 점선원에 대한 영상을 얻은 다음 선원과 검출기를 그대로 둔 상태에서 2 ~ 3일 후 똑같은 방법으로 반복하는 것으로 확인한다. 두 점사이의 불일치는 시간이 지나면 테이블이 가라앉는다는 징표가 된다.

평행구멍형 조준기를 사용하는 경우에도 검출기 회전축에 수직이 되도록 해야 하며 수평이 맞지 않은 검출기는 몇 개의 인접한 재구성 단면에서 데이터를 중첩시키게 된다.

(4) 수집 정도관리

부적절한 환자의 정렬이나 자세이다. 원형궤도법으로 심근관류 검사시 180°로 데이터를 수집하는 과정에서 심장의 좌심실이 RAO, ANT 그리고 LAO에서 시야의 중심에 올 수 있도록 환자의 자세를 잡고 수정하지만 좌측면에 대해서 소홀히 하는 경향이 있다. 좌측면에서 심장이 시야에 너무 앞쪽에 있을 경우 원형궤도법에 의한 LPO방향의 투영상에서 심장의 전부 내지 일부를 놓치기 쉬우며 이러한 문제를 해결하기 위해서 검출기를 좌측으로 돌려 표적의 중심이 검출기의 중심과 일치하도록 테이블을 위 아래로 조정함으로 방지할 수 있다. 또한 데이터 수집에 있어 비표적대상이 시야 내에 남는 것을 방지하기 위해 노력해야 한다. 이때 불필요한 열소는 재구성영상의 치명적인 영향을 준다.

4. 섬광카메라 정도관리(Scinticamera Quality Control) 주기

신뢰성 있는 영상을 획득하기 위해서는 섬광카메라의 성능을 항상 최적상태로 유지 관리하는 것이 중요하며 이를 위해서는 장비의 성능을 주기적으로 점검 및 조정할 필요가 있다. 정기점검은 기기의 설치 시의 성능을 기준으로 하며 다음의 각 항목별 성능검사를 실시하는 것이 바람직하다. 정기적인 검사는 동일조건으로 실시하여야 하며 성능의 변화를 파악하는 것이 필요하다.

1) 설치 시 및 정비종료 후

(1) 위치 분해능

고유분해능
종합분해능(정비종료 후 불필요)

(2) 시야감도 균일성

고유감도균일성
종합감도균일성(정비종료 후 불필요)

(3) 영상왜곡직선성

고유영상왜곡
종합영상왜곡(정비종료 후 불필요)

(4) 종합감도

(5) 계수율 특성

(6) 에너지분해능

(7) 상 축소율

(8) 유효시야

(9) 배후방사능(사용 핵종에서 energy window에서 자연방사능)

2) 일일 검사

(1) 육안검사(visual check)

(2) 자연방사능(백그라운드 및 오염검사)

(3) 감도불균일성(저계수 장균일도, Low Count Flood Uniformity)

(4) Energy Window조정

3) 1~2주일 검사

성능이 저하되면 조정 수리실시한다.

(1) 고유균일성(고계수 장균일도, High Count Flood Uniformity - 가능한 매일 실시)

(2) 고유영상왜곡(막대팬텀을 이용한 내인성 공간분해능, intrinsic spatial resolution)

(3) 축소율

4) 3개월(분기) 검사

(1) 고유분해능

(2) 에너지분해능(energy resolution)

(3) 회전축검사(center of rotation; COR)

(4) 화소크기검사(pixel size)

(5) 회전각편향검사(tilt angle check)

(6) 점선원재구성분해능(reconstructed point source resolution)

(7) 원통형 팬텀 재구성 균일도(reconstructed cylindrical phantom uniformity)

5) 부정기적 검사

영상의 이상이나 성능저하가 의심되는 현상이 발생될 때 현상에 대한 성능검사 실시하여 필요한 조치를 취한다.

(1) 계수율 특성

(2) 종합감도 균일성

균일성(uniformity)과 광전피크(photopeak) 에너지는 매일 검사시작 전에 확인하고 균일저하나 광결정에너지의 변화가 있을 경우 조치를 취한다. 또한 분해능측정과 직선성은 적어도 매주 해야 하며 카메라의 SPECT를 사용하는 경우 적어도 분기별 COR을 확인, 보정한다.

점검 후 고유 감도균일성에는 변화가 없으나 종합감도 균일성에 변화가 있을 경우 조준기의 변형 또는 파손을 의심할 수 있다. 특히 성능검사중 감도균일성 시험의 상대적 불균일도나 최대편차, 위치분해능시험의 반치폭 등은 컴퓨터나 데이터처리로 가능하며 시각직 평가에 의한 방법으로도 실시가 가능하다.

6) PET기기의 성능시험

(1) 공간분해능

각 기기에는 고유의 분해능이 있으며 이는 검출기(결정) 개구부의 폭, sampling 간격, 재구성 algorithm 등에 의해 결정된다. 실제로 사용하는 경우에는 통계잡음을 감소시키기 위하여 영상을 평활화하여 표시하는 경우가 많다. 따라서 종합분해능 R은 다음 식으로 나타낸다.

$$R = \sqrt{R_i^2 + R_c^2}$$

R_i: 기기 고유의 분해능

R_c: 평활함수의 반치폭

(2) Slice두께 측정

직경 20 cm의 원주형 수조에 ^{22}Na 점선원을 넣고 이것을 slice면의 직각방향(체축방향)으로 4 mm씩 이동하여 100 mm의 거리에 걸쳐서 측정하며 선원의 회전중심에서의 거리는 0, 4, 8 cm로 한다. 조준기의 측정 mode는 shadow mask를 사용하지 않은 저 분해능 mode로 행하고 내주 scepter가 없는 저 정량성 mode와 내주 scepter가 있는 고 정량성 mode에 대하여 행한다. 얻어진 25매의 연속영상에서 반치폭을 구하며 내주 scepter가 있고 없는 경우에 있어서 선원의 회전중심에의 거리(cm)와 반치폭(mm)의 관계를 확인하고 선원에서의 거리의 영향 및 내주 scepter의 효과에 대해서 검토한다.

chapter 06

내분비계

목차

학습목적

핵의학을 이용한 내분비계 질환의 체내 검사법을 습득하고 임상검사에 응용할 수 있는 능력을 배양한다.

학습목표

1. 내분비 생리 및 특징에 대해 설명한다.
2. 내분비계와 외분비계의 차이를 이해한다.
3. 체외계측검사의 종류를 열거한다.
4. 갑상샘 섭취율 측정법과 의의를 설명한다.
5. 갑상샘의 T_3 억제시험 및 TRH 자극시험 검사법과 의의를 설명한다.
6. 내분비계 영상검사 종류 및 방사성의약품을 열거하고 특징을 설명한다.
7. 방사성의약품의 생리학적 기전을 설명한다.
8. 내분비계 핵의학 영상법 및 응용에 대해 설명한다.
9. 영상소거법에 의한 부갑상샘 영상법을 설명한다.
10. 내분비계 스캔영상에 대한 특징을 설명한다.

제 6 장
Endocrine System
내분비계

Ⅰ. 해부생리(Anatomy and Physiology)

샘은 세포가 생산한 물질을 배출하는 방법에 따라서 내분비샘(endocrine glands)과 외분비샘(exocrine glands)으로 구별된다. 이와 같이 내분비계통(endocrine system)은 도관(duct) 없이 혈액이나 림프를 통해 표적기관에 호르몬을 분비하는 내분비샘과 도관을 통해 내외표면으로 화학물질을 분비하는 외분비샘이 있다. 내분비샘에는 뇌하수체, 갑상샘, 부갑상샘, 콩팥위샘(부신), 랑거한스샘, 성샘 등이 있고 외분비샘에는 땀샘, 침샘, 위샘, 장샘, 이자샘 등이 있다.

내분비샘에서 분비되는 화학물질을 호르몬(hormone)이라 하며 "움직임을 시작한다"는 그리스말 hormon에서 유래되었다. 호르몬은 단백질, 아미노산 관련물질, 스테로이드와 같은 지질성분으로 호르몬이 조직에 작용하게 되면 각 조직 활동성은 증가하거나 감소한다. 호르몬은 혈액이나 림프를 통해 전신에 분포하지만 오직 특정표적조직(target tissue)만이 호르몬에 반응한다. 표적조직은 특정호르몬에 대한 수용기(receptor)가 있는 세포로 구성되어 있고 각 호르몬은 특정수용체에만 결합할 수 있어 특정수용체를 갖지 않는 세포에는 영향을 줄 수 없다. 호르몬의 분비는 음성되먹임기전(negative feedback mechanism)에 의해 조절된다.

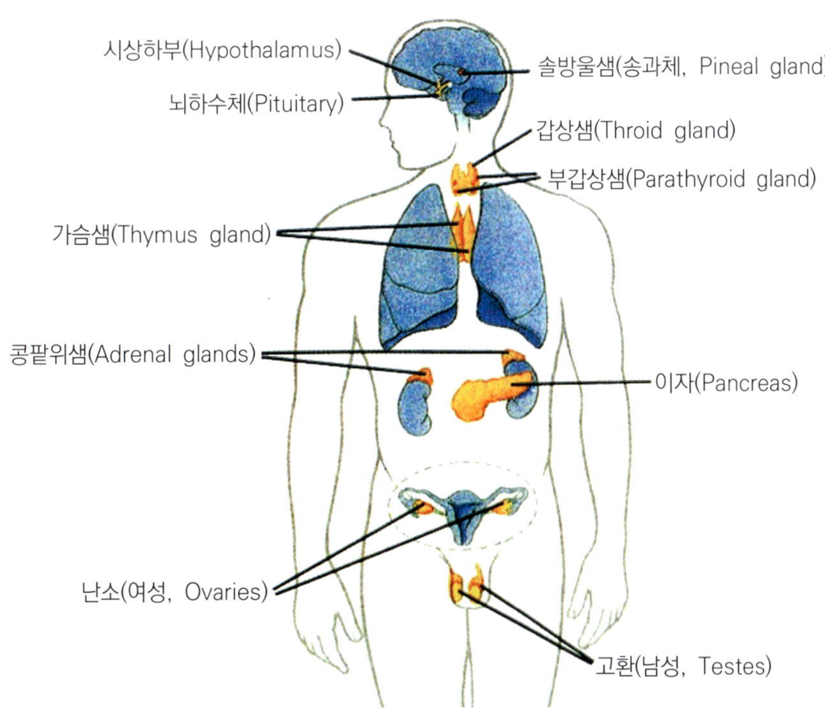

그림 6-1 내분비샘(endocrine gland)의 위치

1. 갑상샘(Thyroid Gland)

갑상샘은 인체에서 가장 큰 내분비샘으로 갑상샘연골(thyroid cartilage) 아래쪽 기관(trachea) 앞면에 위치하고 나비형 또는 U자형으로 좌우 2개의 엽(lobe)이 협부(isthmus)에 의해서 연결되어 있다.

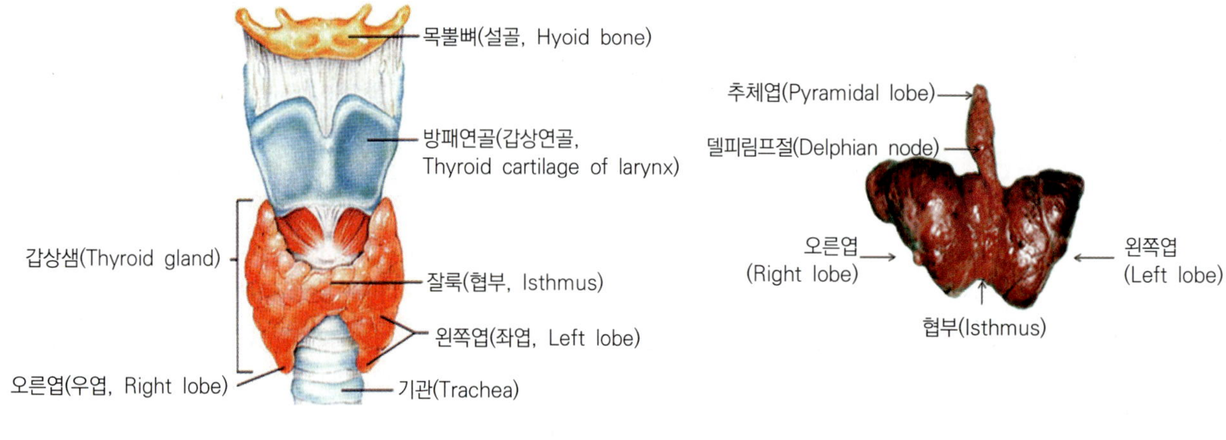

그림 6-2 갑상샘의 해부학적 위치와 구조

협부(isthmus)는 환상연골(cricoid cartilage) 바로 아래 기관연골(tracheal cartilage) 앞을 지나 후두(larynx)와 기관(trachea) 위쪽의 양 측면에 밀착되어 있다.

갑상샘의 좌·우엽 길이는 각각 3.95 ±1.46 cm, 4.67 ±0.4 cm으로 길이가 약 4 cm로 우엽이 약간 길다. 폭의 길이는 각각 1.78 ±0.35 cm, 1.9 ±0.86 cm으로 두께가 약 2 ~ 2.5 cm으로 양엽이 비슷하다. 성인 갑상샘 무게는 15 ~ 20 g 정도로 갑상샘이 비대해지면 무게가 30 ~ 50 g에 이르고 30 g 이상일 때 외부에서 쉽게 만져진다.

양엽의 갑상샘 뒷면에는 두 쌍의 부갑상샘(parathyroid)이 위치하고 있으며 가쪽목동맥(external carotid artery)의 분지인 위갑상샘동맥(superior thyroid artery)과 빗장밑동맥(subclavian artery)의 분지인 아래갑상샘동맥(inferior thyroid artery)으로부터 혈액공급을 받고 있다.

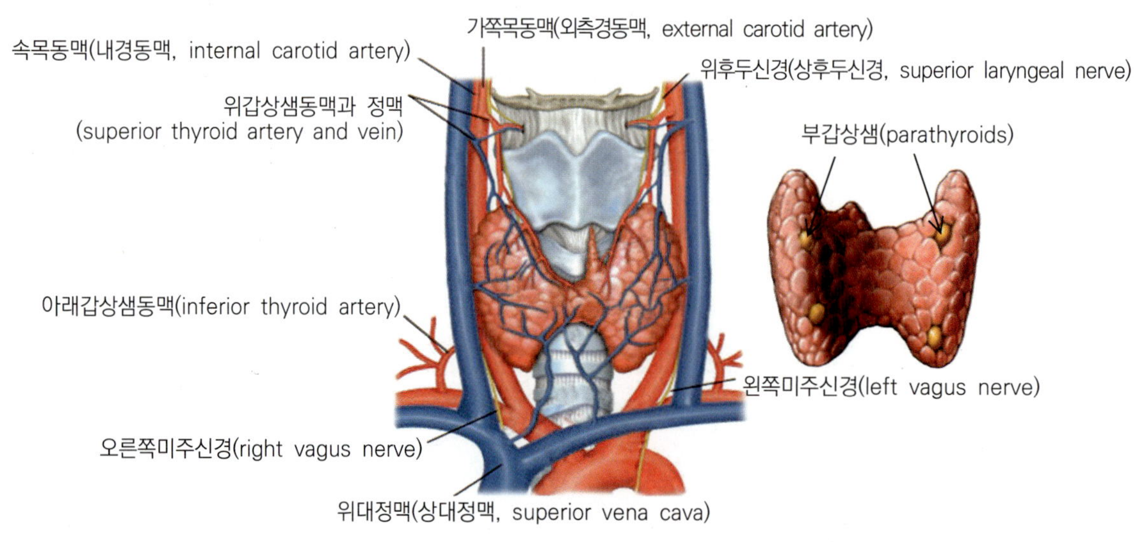

그림 6-3 갑상샘, 부갑상샘의 위치와 혈액공급

갑상샘은 뇌하수체앞엽(anterior pituitary)에서 분비되는 호르몬의 일종인 사이로트로핀(thyrotropin) 혹은 갑상샘자극호르몬(thyroid stimulating hormone; TSH)에 의해 직접통제를 받는다.

TSH분비는 TRH(thyrotropinreleasing hormone)에 의해 자극받으며 시상하부(hypothalamus)에 의해 트리펩타이드(tripeptide)가 형성되고 중앙융기(median eminence)의 신경세포(neuron)를 따라 흘러들어간다. 즉 갑상샘(thyroid)-뇌하수체(pituitary)-시상하부(hypothalamus)는 음성되먹임시스템(negative feedback system)을 형성하고 있기 때문에 시상하부는 혈청 내에서 갑상샘 호르몬의 수치변화에 민감하게 작용하며 T_3, T_4호르몬이 부족할 경우 TRH분비가 증가되어 TSH방출을 증대시킨다.

갑상샘은 자율신경계(autonomic nerve)의 지배를 받으며 교감신경(sympathetic nerve)은 목신경얼기(cervical plexus)에, 부교감신경(parasympathetic nerve)은 미주신경(vagus nerve)에 그 기시부(origin)를 두고 있다.

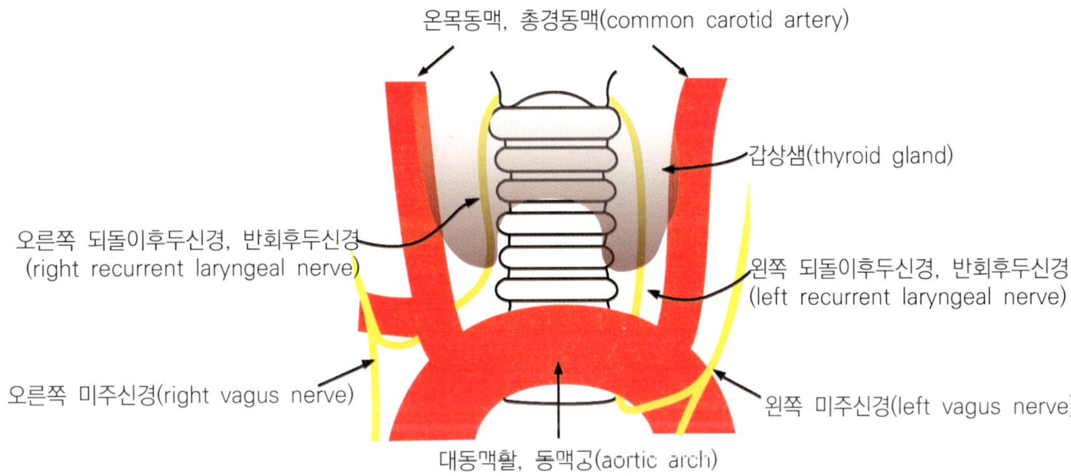

그림 6-4 회귀후두신경(recurrent laryngeal nerve)과 갑상샘의 관계

이들 신경은 갑상샘 여포상피(follicular epithelium)의 기능을 직접 지배하지는 않으나 혈관수축과 확장에 관여하여 혈류를 조절한다. 또한 갑상샘은 콩팥(kidney) 무게의 1/10이지만 콩팥혈류량(renal blood flow; RBF)이 분당 1,000 ~ 1,200 mL에 비교하여 갑상샘혈류량은 분당 100 ~ 150 mL 정도로 갑상샘은 혈관분포가 풍부하여 혈류량이 많고 옥소호르몬을 저장하고 분비·합성하는 주요기능을 한다.

1) 옥소(Iodine)의 갑상샘 외 대사(Extrathyroid Metabolism)

음식으로 섭취된 옥소는 소장상부에서 음이온옥소(iodide; I^-)로 환원되어 처음 1시간 이내에 약 90%가 흡수된다. 혈액에서 옥소(iodide)는 염소(chloride; Cl^-)와 유사하게 대사하고 혈장 옥소농도는 음식물에 의한 옥소섭취량에 따라 변화가 크다. 옥소는 주로 갑상샘(20%)과 콩팥(80%)을 통하여 혈장 내에서 제거되나 극소량의 옥소가 침샘(salivary gland)이나 위점막(gastric mucous membrane)에 섭취되어 재순환에 의해서 혈액으로 다시 돌아온다. 정상 성인의 1일 T_4는 80 ~ 90 μg, T_3는 3 ~ 6 μg이 분비되고 혈중의 T_3는 T_4가 변화(deiodination)한 것이다.

옥소는 토리(신사구체 glomerulus)에서 완전히 여과(filtration)되지만 성인 1일 콩팥제거율(renal clearance rate)은 30 ~ 40 mL/min이고 나머지는 신세뇨관(renal tubule)에서 재흡수된다.

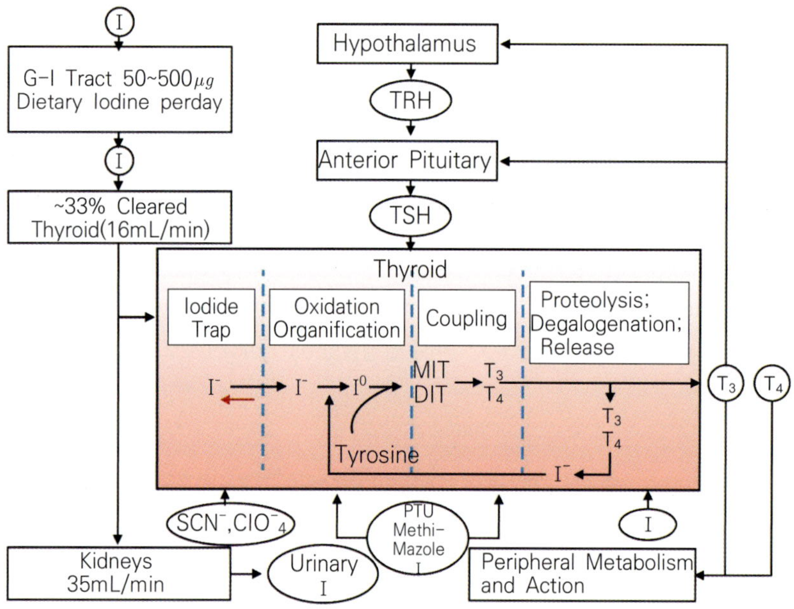

그림 6-5 갑상샘 주변조직과 옥소 호르몬과의 관계

옥소의 콩팥제거율(renal clearance rate)은 갑상샘기능항진증과 에스트로젠(estrogen)에 의해서 증가되고 갑상샘기능저하증, 신부전증(renal failure)과 심부전증(heart failure)에 의해 감소한다.

옥소(iodide)의 갑상샘제거율은 정상성인의 경우 5 ~ 40 mL/min, 옥소결핍 시에는 100 mL/min까지 증가되지만 옥소과잉상태에서는 2 ~ 5 mL/min로 감소된다.

갑상샘은 세포대사(cell metabolism) 작용에 필요한 옥소화 호르몬을 합성하고 저장, 분비하는 기능이 있다. 혈액속의 갑상샘 호르몬은 갑상샘기능 그 자체보다 다른 요인에 의해서 좌우된다. 특히 갑상샘섭취율 검사나 스캔(scan)시 과테크네슘(technetium; $^{99m}TcO_4^-$)과 방사성 옥소(^{131}I, ^{123}I) 사용의 차이점에 유의해야 한다. $^{99m}TcO_4^-$는 갑상샘에서 포획(trapping)과 농축(concentration)은 되지만 갑상샘호르몬 생성에 직접 관여하지는 못한다. 그러나 방사성옥소는 갑상샘에 포획과 유기화되어 T_3, T_4 호르몬 생성에 직접 참여한다. 이와 같은 차이는 검사 시 생리적 차이에 의해서 다음과 같은 점을 고려해야 한다.

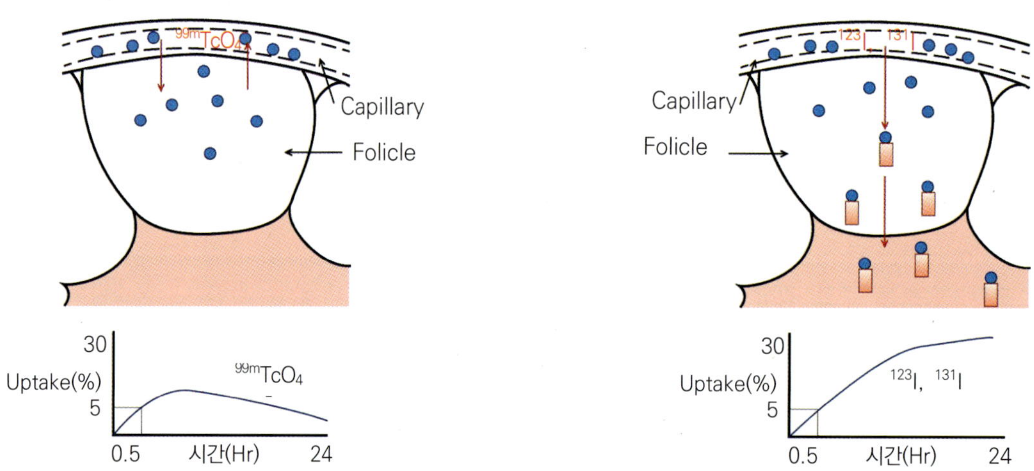

$^{99m}TcO_4^-$는 결합하지 않고 단지 포획만 됨

방사성요오드(^{131}I)는 포획과 결합함

그림 6-6 호르몬(hormone) 생성과 분비 및 $^{99m}TcO_4^-$과 방사성 옥소와의 차이점 비교

호르몬 합성능력이 없는 결절(nodule)을 진단할 경우에 과테크네슘($^{99m}TcO_4^-$)과 방사성옥소의 영상차이가 발생할 수 있다. 과염소산(potassium perchlorate) 방출검사는 방사성옥소를 사용할 필요가 있으며, 암(cancer)은 포획(trapping)되지만 방사성옥소와 결합하지는 않는다. 따라서 과테크네슘($^{99m}TcO_4^-$)에서 양성상(positive, hot area, 열소)으로 보이지만 방사성옥소에서는 음성상(negative, cold area, 냉소)으로 나타난다. 그리고 과테크네슘($^{99m}TcO_4^-$) 주입 후 20분에 섭취율 최고치가 3 ~ 7%이나 방사성옥소(^{131}I)는 24시간에 30 ~ 40% 정도를 갑상샘에서 섭취한다.

갑상샘 영상에서 결절(nodule)은 보통 방사능 집적상태에 따라 구분되며 냉결절(cold nodule)은 방사능 집적이 없는 부위를 의미하고 열결절(hot nodule)은 정상조직에 비해 방사능 집적이 집중적으로 증가된 부위를 의미한다.

열소(hot)나 냉소(cold)부위가 아닌 주위 조직에 비해 약간 증가된 방사능 집적상태를 온결절(warm nodule)이라고 한다.

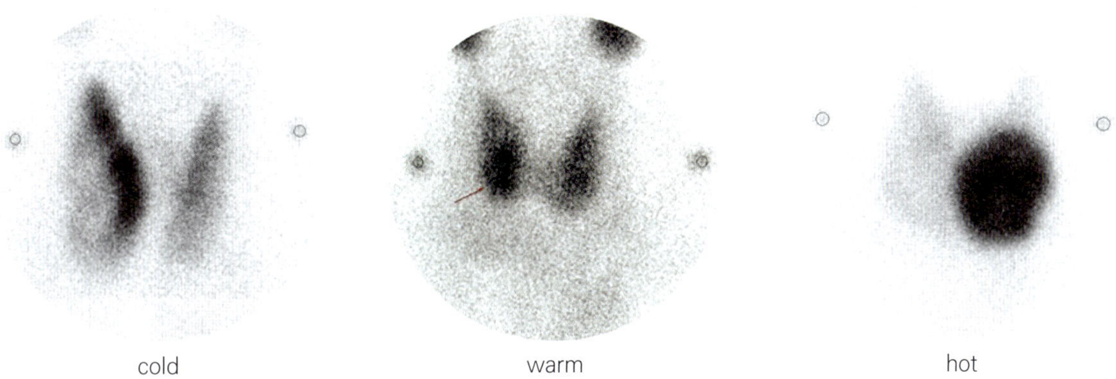

그림 6-7 갑상샘 내 냉소(cold)와 열소(hot)

2) 갑상샘 호르몬의 생성 및 분비

소화관(digestive tract)을 통하여 혈액에 흡수된 옥소는 갑상샘 세포(thyroid cell)에 의해서 옥소를 포획(trapping)하면 갑상샘 과산화효소에 의해서 생성된 H_2O_2에 의해서 옥소가 중성옥소(neutral iodine; I^0)나 hypoiodide(I^-)로 산화된다. 산화된 옥소는 사이로글로불린(thyroglobulin; TG)에 부착된 티로신(tyrosine)에 의해 모노요드티록신(monoiodotyrosine; MIT), 디요오도티록신(diiodotyrosine; DIT)을 형성하고 결합반응에 의해서 T_3(triiodothyronine MIT + DIT)와 T_4(tetraiodothronine = thyroxine, DIT + DIT)호르몬을 생성한다.

생성된 T_3, T_4호르몬은 Thyrotropin(thyroid Stimulating Hormone; TSH)의 자극에 의해서 사이로글로블린(thyroglobulin; TG)에 부착된 상태에서 T_3, T_4 호르몬이 분리되어 혈액내로 방출된다. 이와 같이 갑상샘호르몬의 생성과 분비는 요오드 포획(iodide trapping), 산화(oxidation)와 유기화(organification) 또는 결합(coupling, binding), 방출(release)의 4단계로 이루어진다.

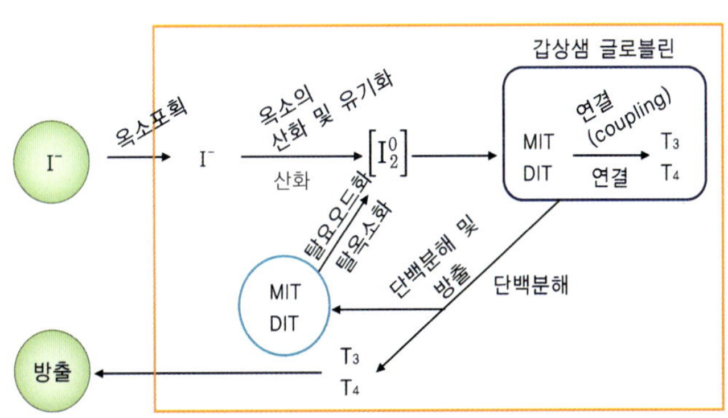

그림 6-8 호르몬 생성과정

(1) 요오드포획(Iodide trapping)

순환혈액 중의 요오드(iodide; I^-)는 갑상샘세포(thyroid cell)에 의해서 포획(trapping)되어 능동운반(active transport)되며 갑상샘기능 상태에 따라 혈중 요오드(iodide)농도 보다 20 ~ 40배 이상 갑상샘에 농축된다. 이 포획(trapping)과정은 Na-K 의존성 ATPase와 관련이 있고 산화적인 인산반응(oxidative phosphorylation)에 의해 좌우된다. 때문에 포획(trapping)과정은 낮은 온도, 산소결핍증, 시안화물(cyanide) 등에 의해 억제되고, 과염소산(potassium perchlorate)이나 과산화 테크네슘(pertechnetate; $^{99m}TcO_4^-$) 등의 단가음이온에 대해서도 억제된다.

이는 갑상샘자극호르몬(TSH)에 의해 촉진되고 갑상샘내 자가 조절기구(autoregulatory system)에 의해 옥소량에 따라 음성되먹임기전(negative feedback)으로 조절된다. 즉 갑상샘조직 안에 옥소량이 많으면 포획(trapping)은 억제되고 옥소량이 적으면 촉진되는 음성되먹임(negative feedback)관계에 있다.

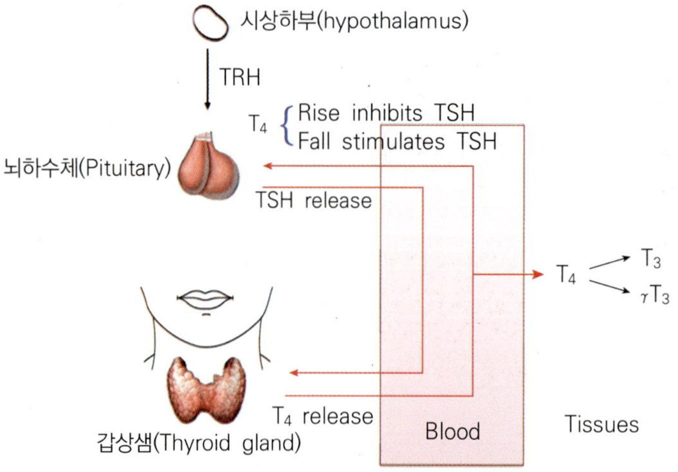

그림 6-9 갑상샘 호르몬(hormone) T_3, T_4 분비

(2) 산화(Oxidation)와 유기화(Organification)

갑상샘 세포 내로 들어온 옥소(iodide; I^-)는 즉시 중성옥소(neutral iodine; I^0)나 Hypoiodide(I_o^-)로 산화되며, 산화(oxidation)된 직후 옥소는 곧 갑상샘 글로블린(thyroglobulin)에 붙어있는 티로신(tyrosine)에 유기화되어 모노요드티록신(monoiodothyrosine; MIT) 디요오드티록신(diiodothyrosine; DIT)을 형성한다.

이 과정은 TSH에 의해 촉진되고 항갑상샘제(antithyroidal drugs)와 다량의 무기옥소에 의해 억제된다.

(3) 결합(Coupling)

산화(oxidation)와 유기화(organification) 과정을 통해서 형성된 모노요오드 티록신(monoiodothyrosine; MIT), 디요오드티록신(diiodothyrosine; DIT)들이 과산화 효소에 의한 산화반응을 통하여 2분자씩 서로 결합하여 T_3 (triiodothyronine), T_4(tetraiodothyronine)를 형성하여 갑상샘 여포성관강(follicular lumen) 내에 저장되며, 결합(coupling)과정 역시 TSH에 의해 촉진되고 항갑상샘제에 의해 억제된다.

(4) 방출(Release)

갑상샘에서 생성된 T_3, T_4는 사이로글로블린(thyroglobulin; TG)에 부착된 상태로 여포성관강(follicular lumen)에 저장되고 여기에 저장된 T_3, T_4는 TSH에 의해서 갑상샘 세포(thyroid cell)내로 들어가 리소솜(lysosome)내의 효소에 의해 단백질 분해가 일어나 TG(thyroglobulin)로 부터 T_3, T_4는 분리되어 혈액내로 분비된다.

이 과정은 옥소(iodide)와 리튬(lithium)에 의해 억제되며, T_3, T_4로 결합이 일어나지 않은 MIT, DIT는 탈옥소효소(deiodinase)에 의해 옥소가 분리되어 세포내 호르몬 합성에 재이용된다.

2. 부갑상샘(Parathyroid Gland)

부갑상샘은 목(neck)의 한가운데 앞으로 튀어나온 물렁뼈 바로 아래쪽에서 숨길 주위를 나비모양으로 둘러싸고 있는 갑상샘 뒤에 있다. 혈중 칼슘이온 농도조절에 필수적인 부갑상샘 호르몬(parathyroid hormone; PTH)을 만드는 내분비기관이다.

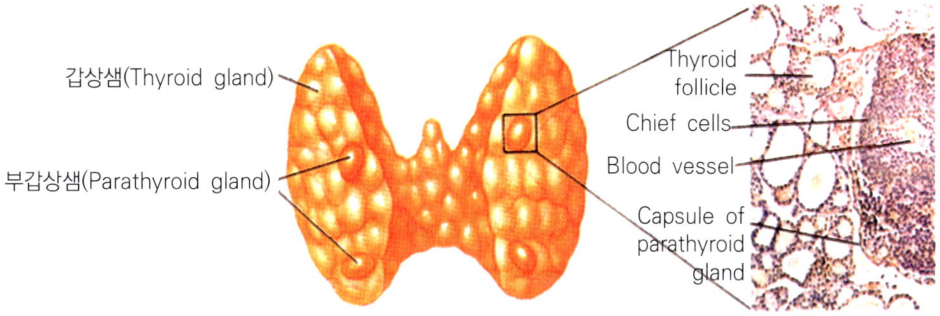

그림 6-10 부갑상샘(dorsal view)

부갑상샘은 길이 약 5 mm 전후의 황색을 띄는 좁쌀 크기의 타원형기관으로 갑상샘의 좌·우엽 뒷면에 아래위 각각 2개씩 붙어있는 4개의 작은 샘이다. 4개의 작은 부갑상샘은 결합조직이 피막으로 싸여 있어서 갑상샘과 떨어져 있고, 길이 5~9 mm, 넓이 3~5 mm, 두께 1~2 mm, 무게 0.2~0.5 g으로 불규칙하게 늘어선 실질세포(parenchymal cell)에는 으뜸세포(주세포, principal cell)와 호산성세포(acidophilic cell) 두 종류가 있으며, 으뜸세포에서 부갑상샘 호르몬인 파라트호르몬(parathormone)이 분비된다.

개별 샘들의 무게는 일정하지 않지만 총 4개의 평균 무게는 남자는 120 mg, 여자는 142 mg이다. 한 개의 무게가 60 mg을 넘을 때 비정상적이라고 할 수 있으며 부갑상샘에서는 부갑상샘 호르몬(parathyroid hormone; PTH)을 분비하여 혈청 칼슘과 인의 대사를 조절하는데 중요한 역할을 한다.

부갑상샘 호르몬은 혈액의 칼슘이온 양을 조절하는 일을 하며 위장관에서 칼슘흡수를 돕는다. 콩팥에서는 칼슘흡수를 증가시키고 인이 재흡수되는 것을 억제하여 혈중 칼슘수치를 상승시키고 인산염의 농도를 감소시킨다. 또한 비타민 D의 전환을 증가시킨다. 부갑상샘 호르몬의 분비가 지나치면 골다공증과 다른 조직의 석회화를 일으킨다.

혈중칼슘이온 농도를 조절하는데 있어 부갑상샘 호르몬은 칼시토닌보다 중요한 역할을 한다. 혈중칼슘이온농도가 감소하면 부갑상샘 호르몬분비가 촉진되고, 혈중칼슘이온농도가 증가하면 부갑상샘 호르몬분비는 감소한다. 이와 같이 부갑상샘 호르몬은 칼슘의 조절을 담당하는데 직접적으로 뼈에 작용하여 뼈에서 칼슘의 동원을 촉진하여 혈청 칼슘치를 상승시켜 콩팥(신장, kidney)에서 칼슘흡수를 촉진하고 인의 재흡수를 억제하여 혈청칼슘 수치를 상승시키고 인수치를 저하시킨다. 작은창자(소장)에서는 칼슘의 흡수를 자극하고 이렇게 혈청 칼슘이 증가하면 음성 되먹이기 기전에 의해 부갑상샘호르몬의 분비가 억제되고 따라서 정상인의 혈청칼슘의 농도는 정상적으로 유지되게 된다.

3. 콩팥위샘(부신, Adrenal Gland)

콩팥위샘(부신, adrenal gland)은 좌우의 콩팥 위에 각각 한 개씩 있는 내분비샘으로 겉질(피질, cortex)과 속질(수질, medulla)로 된 2개의 삼각형 모양의 복막외(extraperitoneal)장기로 콩팥(신장, kidney)과는 구조와 기능이 전혀 다르다. 콩팥위샘속질(수질, medulla)과 그것을 둘러싼 콩팥위샘 겉질(부신피질)로 이루어진 작은 내분비선으로 콩팥위샘겉질(부신피질, adrenal cortex)은 하수체 호르몬인 콩팥위샘겉질 자극호르몬의 지배하에 스테로이드 호르몬인 글루코코르티코이드, 광물코르티코이드(mineralocorticoide), 에스트로겐, 안드로겐, 푸로게스틴 등을 생성한다. 콩팥위샘속질(부신수질, adrenal medulla)은 카테콜아민인 에피네플린(epinephrine 또는 adrenalin)과 노르에피네프린(norepinephrine 또는 noradrenalin)을 분비하며 각각 다른 내분비샘으로서의 기능을 가지고 있다.

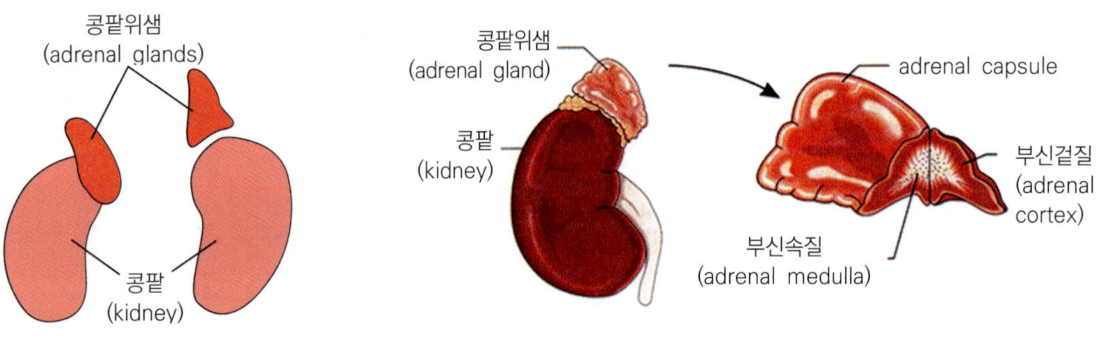

그림 6-11 콩팥위샘(adrenal gland)

콩팥위샘은 성인에 있어 한쪽의 평균 무게가 4.5 g, 너비 25 mm, 길이 50 mm, 두께 5 mm 정도로 11번째 갈비뼈(rib)와 제 1허리뼈 높이에 위치해 있다. 안쪽은 속질(수질, medulla)로 이루어져 있고 바깥쪽은 겉질(피질, cortex)로 이루어져 있다. 성인의 콩팥위샘은 겉질이 거의 90%를 차지하고 있다.

콩팥위샘 겉질에서는 뇌하수체에서 분비된 콩팥위샘겉질자극호르몬의 자극을 받아 코르티솔(cortisol), 알도스테론(aldosterone) 및 안드로겐(남성호르몬, androgen) 등의 스테로이드 호르몬(steroid hormone)을 만들고, 콩팥위샘 속질은 특수한 신경세포로 구성된 내분비기관으로 교감신경의 지배를 받아서 에피네프린과 노르에피네프린 등의 카테콜아민(catecholamine)들을 만든다. 이처럼 콩팥위샘 겉질은 다양한 콩팥위샘겉질호르몬(corticosteroid)을 분비하고, 콩팥위샘 속질은 아드레날린(adrenalin), 노르아드레날린(noradrenalin) 및 도파민(dopamin)을 합성하고 분비한다.

1) 콩팥위샘겉질(부신피질, Adrenal Cortex)

콩팥위샘겉질은 콩팥위샘의 바깥층을 이루고 있는 내분비조직으로 3층으로 구성되어 있으며 당류코르티코이드(glucocorticoid), 광물콩팥위샘겉질호르몬(mineralocorticoide), 안드로겐(androgen) 등 3종류의 스테로이드계의 호르몬을 분비한다.

(1) 당류코르티코이드(Glucocorticoid)

몸의 혈중영양분의 양을 조절하는데 기여하며 주요 당질코르티코이드 호르몬인 코티솔(cortisol)은 단백질과 지방의 분해를 증가시켜 에너지원으로 이용을 증가시키며 코르티솔과 매우 유사한 코르티손(cortisone)은 상처나 일부 알레르기 반응시에 염증반응을 감소시키는 약제로 자주 사용한다.

뇌하수체 앞엽(전엽)에서 분비되는 콩팥위샘겉질자극호르몬(ACTH)은 콩팥위겉질에서 코르티솔의 분비를 자극하므로 콩팥위샘겉질자극호르몬이 없으면 콩팥위샘겉질은 퇴화하고 거의 모든 분비기능이 소실된다.

(2) 광물콩팥위샘 겉질호르몬(Mineralocorticoide)

혈액량, 혈중나트륨이온 및 혈중 칼륨이온을 조절하는데 관여한다.

(3) 안드로젠(Androgen)

대부분 성인 남성의 경우 고환에서 안드로젠이 분비된다. 콩팥위샘에서 분비되는 안드로젠은 음모 및 겨드랑이 털의 성장과 사춘기 이후 성욕에 관계하며 콩팥위샘 겉질에서 과도하게 안드로젠이 분비되면 남녀모두에게서 남성적인 특성을 나타내게 된다.

에디슨병(Addison's disease)은 코르티솔과 알도스테론이 비정상적으로 적게 분비되어 나타나는 증상으로 저혈당, 에너지원으로 단백질과 지방의 사용불가, 혈중나트륨이온 농도감소와 칼슘이온 농도의 증가, 혈압저하 및 다량 소변생산 등을 들을 수 있다. 쿠싱증후군(Cushing's syndrome)은 코르티솔과 알도스테론이 과다하게 분비되어 나타나며 증상으로 고혈당, 과다한 단백질 분해로 인한 근육손실, 몸통부위로 지방축적, 혈중나트륨이온 농도증가와 칼륨이온 농도감소, 고혈압 및 소량의 농축된 소변생성을 들 수 있다.

2) 콩팥위샘속질(부신수질, Adrenal Medulla)

콩팥위샘의 안쪽부분을 형성하는 콩팥위샘속질세포는 자율신경계 교감신경이 자극되면 카테콜아민인 에피네플린(epinephrine 또는 adrenalin)과 소량의 노르에피네프린(norepinephrine 또는 noradrenalin)을 분비한다.

콩팥위샘속질에서 분비되는 호르몬의 작용으로 인하여 교감신경계통의 효과는 보다 강화되며 콩팥위샘속질 호르몬과 교감신경계통은 혈압상승, 땀분비 증가, 신경과민 등 스트레스에 대한 일련의 반응을 일으킨다.

3) 병태생리(Pathophysiology)

콩팥위샘 겉질에서 분비되는 코르티솔(cortisol)은 스트레스에 대응하여 분비되며 몸에 저장되어 있던 에너지, 특히 포도당과 아미노산을 동원하므로 당질대사에 밀접하게 관련되어 있기 때문에 당류 코르티코이드(corticoid)라고 부르기도 한다. 그리고 림프구 등의 면역계를 억제하는 등 면역계(immune system)의 통솔에 주역을 담당하고 있다. 알도스테론(aldosterone)은 염류 코르티코이드(mineralocorticoid)라고 부르며 몸에 체액이 부족하면, 콩팥에서 레닌(renin)을 만들고 이것이 간(liver)에서 나온 안지오텐시노겐(angiotensinogen, hypertensinogen)에 작용하여 만들어지는 안지오텐신(angiotensin)의 자극에 의해 분비되어 콩팥에서 작용하여 염분의 재흡수를 촉진하는 효과를 나타내는 역할을 맡고 있다. 이를 레닌-안지오텐신-알도스테론 체계라고 부른다.

콩팥위샘 속질에서 분비되는 카테콜아민(catecholamine)은 스트레스에 대해 신속히 반응하는 호르몬으로 혈압을 상승시키고 심장박동을 증가시켜 혈액순환을 증대시키며 간과 지방조직 등에 저장되어 있는 포도당과 지방산 등의 에너지를 동원하여 근육 등 필요한 장기에 공급하는 효과를 나타내 전투태세를 갖추게 한다.

에피네프린(epinephrine)과 노르에피네프린(norepinephrine)이 이에 해당되며 흔히 싸우거나 도망가기 위한 급격한 에너지의 동원을 콩팥위샘속질이 맡고 있으며 코르티솔도 역시 에너지 동원에 기여하지만 불급하게 여겨지는 면역계를 일시 억제하고 있는 셈이다.

콩팥위샘질환은 콩팥위샘 속질질환과 콩팥위샘 겉질질환으로 나뉜다. 콩팥위샘 속질에 생기는 질환으로 유일하게 알려진 것은 크롬친화세포종(갈색세포종, pheochromocytoma)으로 이 경우 에피네프린(epinephrine)과 노르에피네프린(norepinephrine)이 지나치게 많이 분비된다. 증상으로는 주기적으로 고혈압이 나타나고 가슴이 두근거리며 땀을 많이 흘리고 망치로 두드리는 듯한 심한 두통과 불안 등을 들 수 있다. 속이 메스껍고 토하기도 하는데 이는 약물요법으로 거의 치료된다.

콩팥위샘 겉질질환은 콩팥위샘 겉질호르몬의 과다분비로 인한 기능항진증과 과소분비로 인한 기능저하증으로 나눌 수 있는데 후자는 에디슨병(Addison's disease)이라고 불린다. 콩팥위샘겉질 기능항진증은 양쪽 콩팥위샘(부신, adrenal)이 모두 커지는 선천성(congenital) 질환이나 콩팥위샘 종양비대(hypertrophy) 등에 의한 후천성(acquired) 질환 때문에 생긴다.

여자아이에게 선천성 콩팥위샘비대가 있으면 남성화와 가성반음양이 되며 남자아이는 성적으로 조숙해지며, 후천성 콩팥위샘 기능항진증은 쿠싱증후군(Cushing's syndrome)이나 콩팥위샘 성기증후군(adrenogenital syndrome)으로 나타난다. 쿠싱증후군은 살이 찌고 얼굴이 달처럼 둥그스름해지며 월경이 없어지고 고혈압, 당뇨병, 골다공증 등과 같은 질환이 생긴다. 피부가 얇아지고 쉽게 멍이 들며 전신에 힘이 없어지고 때로는 정신적인 장애도 나타난다. 콩팥위샘 성기증후군은 여자의 경우는 수염이 나거나 근육이 발달하는 등의 남성화가 진행되고 사춘기 이전의 남자는 성적으로 조숙해진다.

4. 이자(췌장, Pancreas)

이자는 복막뒤(후복막) 장기로 지라(spleen)와 샘창자(십이지장 duodenum) 사이에서 위(stomach) 후방으로 퍼져있는 길이 10 ~ 15 cm의 가늘고 긴 장기로 허리뼈 첫 번째와 두 번째에 위치하고 머리 부분은 샘창자(십이지장)에, 꼬리부분은 허리뼈(요추)부에 위치하고 있다.

이자액(pancreatic juice)을 분비하는 샘 조직과 섬모양의 랑게르한스섬(Langerhans islet)에서는 각종 소화효소와 인슐린(insulin)과 글루카곤(glucagon)을 생산 분비한다. 이것들은 탄수화물의 합성조절과 혈장수준의 조절기능을 갖고 있는데 혈당을 감소시키는 인슐린(insulin)과 혈당을 증가시키는 글루카곤(glucagon)이 그것이다.

이자섬의 총용적은 이자전체의 1 ~ 2%로 α세포와 β세포 두 종류의 세포가 있고 이자액은 무색투명하며 1일 분비량은 평균 700 mg이다.

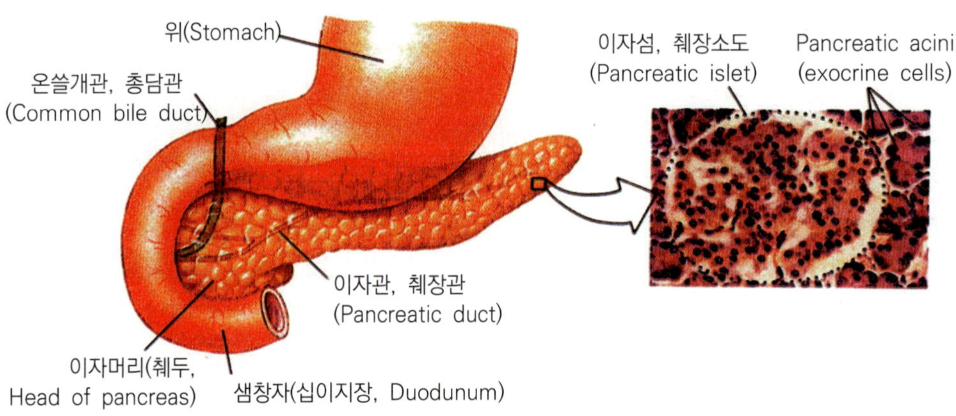

그림 6-12 이자(pancreas)

II 체외계측검사(In-vivo Test)

1. 갑상샘 기능검사(Thyroid Function Test)

옥소를 포함하는 호르몬을 생성, 분비하는 갑상샘의 대사과정을 자연상태 옥소를 대신하여 감마선(γ)을 방출하는 동위원소를 투여한 후 추적하고 이를 이용하여 갑상샘 기능을 평가하는 것이다. 이는 미량의 옥소(^{131}I)를 경구(oral) 또는 정맥주사(intravenous injection)하여 경시적으로 섭취율을 관찰하고 갑상샘 호르몬으로 변화되어 혈중에 유입되는 양의 측정과 소변(urine) 중에 나타나는 옥소(^{131}I)를 측정함으로서 간접적인 갑상샘섭취율(thyroidal uptake)을 알 수 있다.

갑상샘의 옥소(^{131}I) 섭취율은 체외계측이 간편할 뿐만 아니라 진단 및 치료에 필수적인 갑상샘 기능검사법으로 갑상샘의 기능항진이나 저하증, 갑상샘 호르몬 합성장애, 비중독성 갑상샘종, 딴곳갑상샘(이소성 갑상선)호르몬 등을 알아보기 위한 검사이다.

1) 임상적 적응증(Indications)

- 방사성 옥소 치료 시 ^{131}I 투여량 산출
- 아급성, 무통성 갑상샘염 진단
- 항진증, goitor 평가
- 과염소산방출시험
- T_3 억제시험
- 전반적 갑상샘 기능 상태 파악

2) 전처치(Patient Preparation)

과테크네슘(pertechnetate; $^{99m}TcO_4^-$)은 전처치가 필요 없으나 방사성옥소를 사용하여 검사할 경우 방사성의약품 경구투여 전 2주일간 김, 미역, 파래, 다시마와 같은 해초류 등 옥소를 함유한 음식물은 금하여야 한다. 옥소가 많이 들어있는 해초류는 1회 섭취만으로도 대단히 낮은 섭취율을 보이기 때문이다. 따라서 옥소가 많이 들어있는 해초류, 거담제(apophlegmatic), 비타민제, 항갑상샘제, 항응고제(anticoagulation), 항히스타민제(anticoaguation), 수은이뇨제(mercurial diuretic), 대량의 살리실산염제(salicylate drug), 콩팥위샘겉질자극호르몬(adrenocorticotropic hormone; ACTH), 스테로이드제(steroid drug), 술파제(sulfa drug), 갑상샘 호르몬인 T_3(triiodothyronine)와 T_4(tetraiodothyronine) 그리고 외용 옥소제(iodoform), 경구 옥소제 또는 옥소함유물(루골용액(lugol's solution), 옥소 조영제(Hypaque, Conray(I.V), Cholografin, Telepaque(PO), Gastrografin, Telebrix, Hexabrix) 검사를 피하고, ^{131}I 투여 전 적어도 6시간 이상 12시간 금식(nothing by mouth; NPO)한 상태에서 약물을 복용한다.

3) 방사성 의약품(Radiopharmaceutical)

요오드(^{131}I)를 이용한 갑상샘 섭취율 경구 투여량은 0.18 ~ 1.85 MBq(5 ~ 50 μCi)로 사용량은 다양하다. 국제원자력기구(international atom energy agency; IAEA)는 요오드(^{131}I)을 경구투여하고 좋은 계측기를 사용할 때 0.37 MBq(10 μCi)로서 충분하다고 권고하고 있다. 그러나 섭취율을 갑상샘 스캔 등과 동시에 시행하고자 할 때는 각각 0.93 MBq(25 μCi) 또는 1.85 MBq(50 μCi)가 필요하다.

표 6-1 갑상샘 기능검사(Thyroid function test) 방사성의약품

방사성의약품	사용량	투여방법	집적기전	반감기($T_{1/2}$), 에너지(keV), Type
$^{99m}TcO_4^-$	18.5 MBq (500 μCi)	정맥주사	능동이동	6 hours 140 IT, γ, generator
^{131}I	0.185 ~ 1.85 MBq (5 ~ 50 μCi)	경구투여		8.1 days 364(γ), 606(β⁻) β⁻, γ, fission product
^{123}I	11.1 ~ 14.8 MBq (300 ~ 400 μCi)			13.1 hours 159 EC, γ, accelerator

갑상샘 검사에 사용되는 방사성의약품의 ^{131}I은 반감기가 8.1일로 길고, 주 감마선에너지가 364 keV로 크고 베타선을 방출한다. ^{123}I은 13.3시간의 반감기와 베타선을 방출하지 않고, 주 감마선에너지가 159 keV로 사용이 적절하지만 사이클로트론(cyclotron)에서 생성되는 핵종으로 구입이 용이하지 못하고 비용이 비싸다는 단점이 있다.

과테크네슘($^{99m}TcO_4^-$)은 반감기가 6시간, 에너지가 140 keV로 감마카메라로 영상을 획득하기에 물리적 특성이 우수하며, 제너레이터 생성핵종으로 구입이 용이하고 환자의 피폭량이 적기 때문에 영상검사에 주로 사용한다.

^{123}I은 ^{131}I과 비교하여 β방출이 없고 물리적반감기가 13.3시간으로 짧고 ^{131}I과 비교하여 갑상샘 피폭이 약 1/100 정도 적고 좋으나 여러 가지 제약으로 이용도가 떨어진다.

4) 준비물

NaI(Tl) Probe형 Dual rate meter 및 갑상샘 섭취율 표준모형(neck phantom), 자(30 cm), B Filter

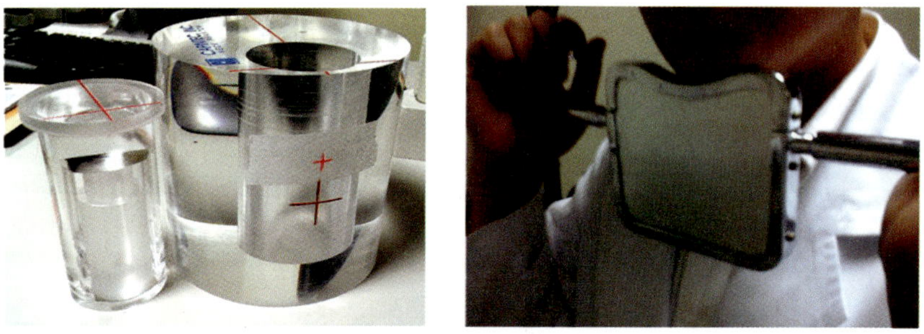

그림 6-13 갑상샘 섭취율 표준모형 및 B 필터

5) 검사방법(Procedure)

(1) 방사성요오드 섭취율(Radioactive Iodine Uptake; RAIU)

소량의 방사성옥소(^{131}I)를 투여하여 갑상샘에 옥소(^{131}I)가 섭취되는 정도를 측정하여 옥소가 갑상샘 호르몬 생성에 이용(incorporation) 및 분비기능 상태를 알아보는 방법으로 그레이브스병(Grave's disease)에 대한 방사성요오드 치료 전에는 반드시 실시한다. 그 외에도 아급성 갑상샘염, 무통성 갑상샘염 등을 진단하는데도 필수적인 검사이다. 갑상샘 기능저하증(hypothyroidism)이 있으면 대개는 방사성옥소 또는 $^{99m}TcO_4^-$ 섭취율이 감소한다. 방사성옥소 섭취율은 음식에 들어있는 옥소나 옥소를 많이 포함하는 약제에 의하여 크게 영향을 받으므로 검사 전에 이러한 음식이나 약제의 사용을 미리 피하여야 한다.

옥소는 갑상샘에 능동적(active transport) 축적되는 친화성원리를 이용하며, 갑상샘 호르몬 생성에 중요한 기질(substrate)로 방사성옥소 투여 후 일정 시간에서 갑상샘 내의 방사능치(radioactivity)로 옥소가 갑상샘에 섭취, 호르몬 생성, 갑상샘 호르몬으로 분비 정도를 종합적으로 알아볼 수 있다. 이는 갑상샘 대사기능의 활성도를 반영하는 지표가 됨으로 옥소 섭취율검사는 방사성옥소가 갑상샘 내 축적되고 호르몬 생성에 이용되는 것과 분비율 등 갑상샘의 전반적인 기능상태를 직접적으로 알아보는 검사법이다.

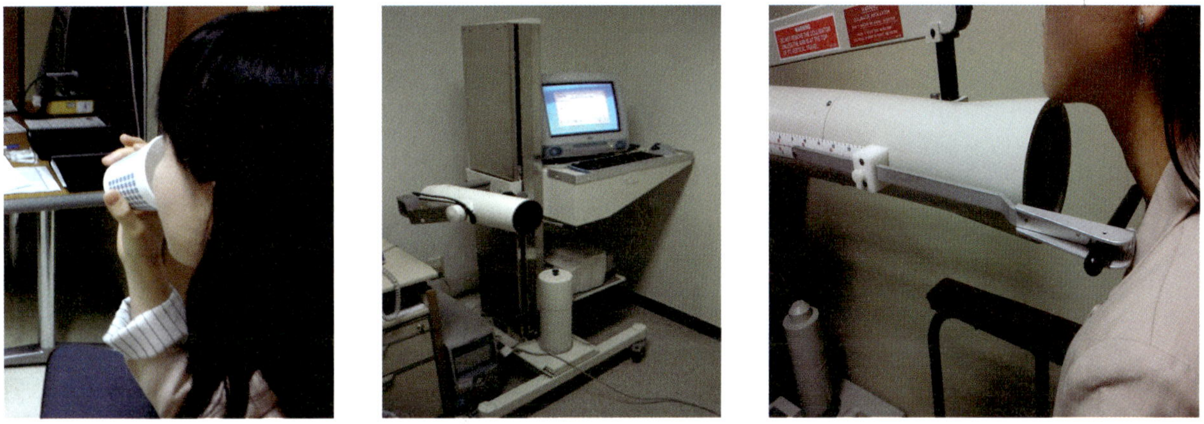

a. 옥소 투여 b. 섭취율 측정기기 c. 섭취율 측정모습

그림 6-14 Thyroid uptake system 및 측정모습

① 방사성 의약품(Radiopharmaceutical)

표 6-2 방사성요오드 섭취율 의약품

방사성의약품	사용량	투여방법	집적기전	집적부위
^{131}I	0.185 ~ 1.85 MBq (5 ~ 50 μCi)	경구투여	능동이동	갑상샘(여포성세포)
^{123}I	11.1 ~ 14.8 MBq 300 ~ 400 μCi			

② 검사방법(Procedure)

a. ^{131}I을 이용한 갑상샘 섭취율검사(Thyroid Uptake Test)

측정은 Probe형 Rate Meter를 전방 25 ~ 30 cm에 위치하고 표준선원의 방사능을 알기위하여 환자에게 투여한 동일 투여량을 표준모형(neck phantom)에 넣고 1분간 측정(standard선원 cpm: S_A)하고 검사실의 백그라운드를 1분간 계측(B형 filter를 이용한 표준선원 배후 방사능: S_{AB})한다.

표준선원에 대한 측정이 끝나면 앉은 자세로 환자의 갑상샘 전방 목(neck)에 주위 배후방사능을 보정하기 위하여 B형 Filter로 목(갑상샘)을 가리고 목의 배후방사능을 계측하거나 자연방사능(BKG)과 거의 유사한 무릎뼈(슬개골 patella) 10 cm 위에 검출기를 놓고 넙다리(대퇴, thigh)의 배후방사능을 1분간 측정한다(B형 filter를 이용한 목 또는 넙다리의 배후방사능: P_{AB}).

배후방사능 측정이 끝나면 동일한 방법으로 B 필터를 제거한 후 갑상샘 내의 방사능을 1분간 계측(neck cpm: P_A)한다. 24시간 측정이 끝나면 다음 공식에 의해 ^{131}I 갑상샘 섭취율(%)을 소수점 2자리까지 구한다. 필요에 따라 2, 4, 6, 12시간에도 측정할 수 있다.

일반적으로 24시간 섭취율이 주로 이용되나 갑상샘 기능항진 환자 중 일부는 조기섭취율이 증가되고 급속히 옥소(iodine)가 방출(discharge)되어 24시간 섭취율이 정상범위로 감소되는 경우가 있어 필요하면 2시간, 6시간에도 옥소(iodine) 섭취율 측정을 한다.

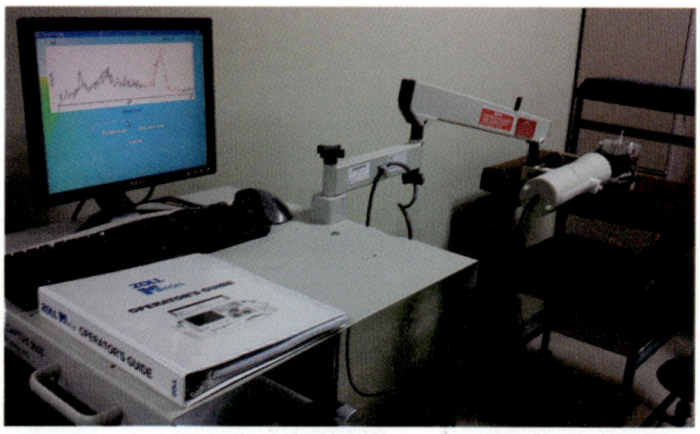
a. 장치구성

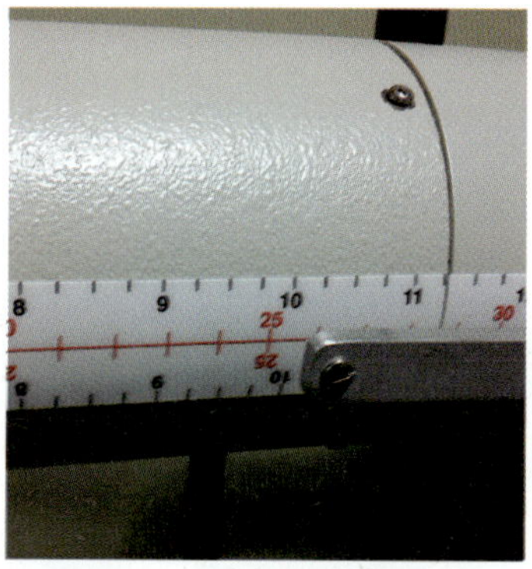
b. Rate meter 25~30 cm

그림 6-15 갑상샘 섭취율 측정장치

$$\text{섭취율(\%)} = \frac{P_A - P_{AB}}{S_A - S_{AB}} \times 100(\%) \tag{6-1}$$

$$= \frac{\text{목 } cpm - B\text{형 } filter\text{를 이용한 목의 } BKG}{Standard\text{ 선원 } cpm - BKG(room)} \times 100$$

$$\text{즉 섭취율(\%)} = \frac{\text{갑상샘 분당계수} - \text{배후방사능계수(대퇴부 분당계수)}}{\text{투여계량수(표준 분당계수)}} \times 100$$

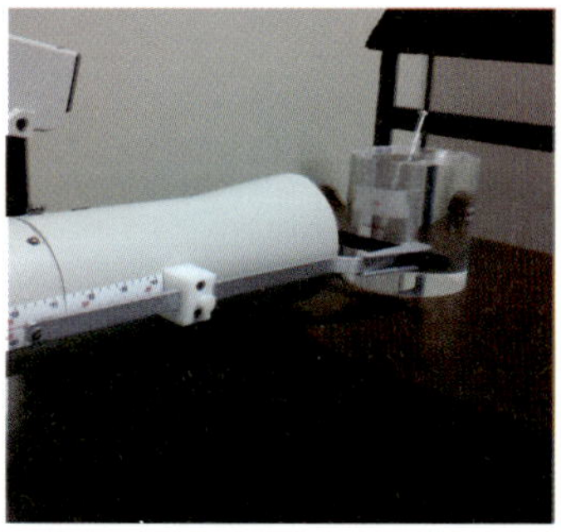
a. Standard선원 cpm: S_A

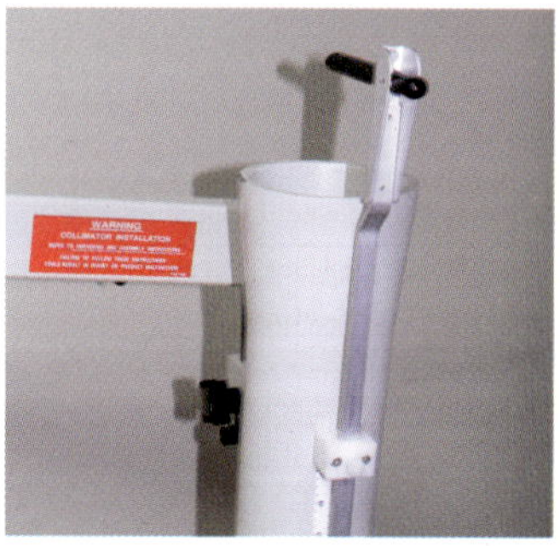
b. Room BKG

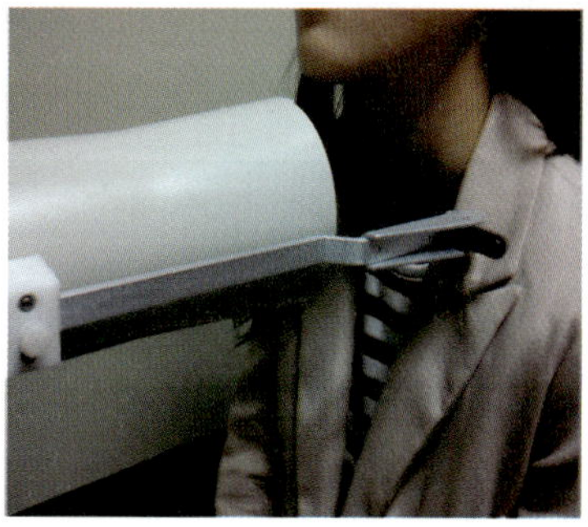
c. 섭취율 측정

그림 6-16 갑상샘 섭취율 측정

^{131}I의 경우 일반적으로 24시간 섭취율을 측정하며, 6시간 섭취율 값으로 24시간 섭취율 예상하여 24시간 섭취율(%)= 73.2 × log10(6시간 섭취율) - 55.7에 의해 계산할 수 있다. 섭취율(%)의 각 시간별 정상치는 다음과 같다.

표 6-3 ^{131}I 섭취율(%) 정상치

Normal	Abnormal
• 2시간 : 6~12% • 6시간 : 8~25% • 24시간 : 10~40%	• 기능저하 : 10% 미만 • 기능항진 : 40% 이상

ref.) 고창순, 고려의학, 핵의학 3판, p.471

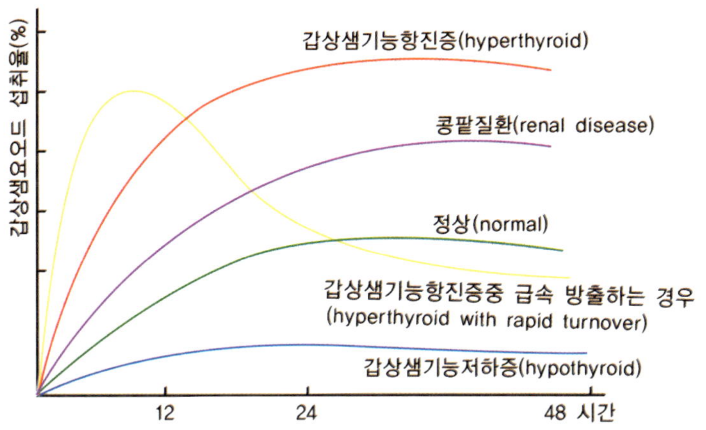

그림 6-17 방사성 요오드섭취율(RAIU) 곡선

b. ^{123}I을 이용한 갑상샘 섭취율검사(Thyroid Uptake Test)

검사를 위한 전처치는 ^{131}I과 동일하다. ^{123}I 400 μCi를 경구 투여하고 ^{131}I과 동일한 방법으로 2시간, 6시간, 24시간의 섭취율 측정 후 24시간 스캔을 실시한다. ^{123}I을 이용한 갑상샘 24시간 섭취율 예상은 ^{131}I 섭취율 예상식과 같다. ^{125}I는 체외검사에 주로 사용되며 반감기가 60일로 길고 에너지는 35(gamma), 27(X-ray), 31(X-ray) keV로 옥소 섭취율이나 갑상샘 스캔에 사용하기는 부적절하나 방사면역측정법에 킷(kit)상태로 공급되어 시료측정에 이용된다.

(2) ^{99m}Tc을 이용한 갑상샘 섭취율검사(^{99m}Tc-pertechnetate thyroid uptake; TCTU)

① 방사성 의약품(Radiopharmaceutical)

표 6-4 ^{99m}Tc 갑상샘 섭취율의약품

방사성의약품	사용량	투여방법	집적기전	집적부위
$^{99m}TcO_4^-$	18.5 MBq (500 μCi)	정맥주사	능동이동	갑상샘(여포성세포)

② 검사방법(Procedure)

옥소와 달리 특별한 전처치는 없다. 갑상샘 섭취율 표준모형 속에 $^{99m}TcO_4^-$ 500 μCi가 들어있는 주사기를 넣은 다음 probe형 rate meter 전방 25 ~ 30 cm 전면에 놓고 10초간 투여할 주사기를 계수하고 계측이 끝나면 환자에게 $^{99m}TcO_4^-$를 정맥주사한 후 주사기의 투여 후 잔량을 10초간 계수한다.

정맥주사 10 ~ 20분에 갑상샘 전방 25 ~ 30 cm에 probe형 rate meter를 놓고 갑상샘 내의 방사능을 10초간 계측(목, neck cpm)하고 B 필터를 이용하여 갑상샘을 가리고 목의 배후 방사능을 측정하거나 환자가 일어선 상태에서 무릎(knee)의 방사능을 10초간 측정한다. 이는 $^{99m}TcO_4^-$ 500 μCi를 정맥주사하고 10 ~ 20분에 옥소섭취율 검사와 동일한 방법으로 방사능을 체외계측하는 방법으로 공식에 의해 $^{99m}TcO_4^-$ 갑상샘 섭취율을 구한다. $^{99m}TcO_4^-$ 섭취율 정상범위는 1.7 ~ 4%이다.

$$\text{섭취율(\%)} = \frac{\text{목 } cpm - \text{무릎 } cpm}{\text{투여 할 주사기의 계수} - \text{투여 후 잔량 계수}} \times 100 \qquad (6\text{-}2)$$

6) 응용(Applications)

방사성옥소 섭취율검사(RAIU)는 일반적으로 24시간 섭취율을 많이 이용하나 갑상샘 기능항진증 환자의 일부에서 조기에 섭취율이 증가되고 비교적 빨리 T_3, T_4,가 ^{131}I 상태로 혈액에 방출되는 경우 24시간 섭취율이 정상범위로 감소됨으로 2, 4, 6시간 섭취율 측정이 필요할 때가 있다. 방사성 옥소 섭취율은 갑상샘 기능항진일 경우 증가하고 저하일 때는 감소한다.

2. 과염소산칼륨(Potassium Perchlorate; $KClO_4^-$) 방출시험(Discharge Test)

과염소산칼륨의 과염소산이온(ClO_4^-)은 단가음이온으로 요오드이온(I^-)과 경쟁적으로 갑상샘 여포성세포(follicular cell)내로 포획되면서 동시에 요오드(iodide)의 포획을 억제해서 유기화되지 못한 요오드이온(I^-)을 방출시키는 점을 이용하여 요오드이온(I^-)의 유기화 과정에서 장애유무를 확인하는 검사법이다.

정상상태의 요오드이온(I^-)은 산화과정과 유기화과정을 거쳐 티로글로브린(thyroglobulin)에 T_3, T_4 상태로 붙어 있는데 비하여 요오드이온의 유기화과정에 장애가 있는 경우에는 포획된 요오드이온들이 세포 밖으로 유출되고 세포 밖으로 나갔던 요오드이온들은 다시 세포내로 포획된다. 그러나 과염소산을 투여하면 요오드이온의 포획이 억제되므로 갑상샘 내의 요오드이온의 농도가 감소한다. 과염소산 방출시험은 이러한 원리를 이용하여 요오드 이온(I^-)의 유기화 과정에 장애가 있는지를 확인한다.

1) 임상적 적응증(Indications)

하시모토갑상샘염(Hashimoto's thyroiditis), 갑상샘 과산화효소(thyroid peroxidase)의 결핍에 의한 선천성 갑상샘종과 같은 요오드(I^-) 유기화(organification) 과정의 장애를 진단한다.

2) 전처치(Patient Preparation)

4시간 이상 금식을 요하며 2주 전부터 해초류(미역, 김, 다시마), 비타민제, 요오드가 들어있는 약제 또는 음식물을 금한다.

- ^{131}I 갑상샘 섭취율검사와 전처치, 측정장치의 조건설정, 환자자세는 동일하다.

3) 방사성 의약품(Radiopharmaceutical)

$Na^{131}I$ 0.18 ~ 0.74 MBq(5 ~ 20 μCi)를 경구투여한다.

4) 준비물

NaI(Tl) Probe형 Rate meter 및 갑상샘 섭취율 표준모형, 자(30 cm)

5) 검사방법(Procedure)

투여전에 갑상샘내 잔존 옥소 방사능섭취율을 측정한 후 공복상태에서 $Na^{131}I$ 5 ~ 20 μCi 보통 20 μCi 경구투여 2시간 후 갑상샘 섭취율을 측정한다(basal uptake- U_I). Basal Uptake 2시간 측정 후에 즉시 $KClO_4^-$ 1 mg을 경구 투여하고(소아는 0.6 gm), 과염소산칼륨($KClO_4^-$) 투여 후 섭취율을 1시간동안 15분 간격으로 4회(15, 30, 45, 60분) 측정한 이후부터 30분 간격으로 90분, 120분에 Basal Uptake와 같은 조건으로 30분 간격으로 갑상샘의 섭취율을 측정한다(secondary uptake 2시간 후 - Us).

Linear Graph종이에 시간변화에 따른 섭취율 변화를 작성하고 과염소산칼륨(potassium perchlorate; $KClO_4^-$) 투여 전, 후의 2시간 섭취율을 비교한다.

6) 응용(Applications)

과염소산칼륨($KClO_4^-$) 투여 2시간 후 얼마나 감소되었는지 섭취율을 계산한다. 정상인의 경우는 갑상샘 내부의 방사능변화가 없다. 그러나 유기화의 결핍 장애가 있으면 갑상샘 내의 방사능은 과염소산칼륨($KClO_4^-$) 1 mg을 복용시키고 섭취율 변화를 본다. 만약 투여 후가 투여 전에 비해 섭취율이 15 ~ 20% 감소하면 양성으로 평가하는데, 이는 하시모토 갑상샘염(Hashimoto thyroiditis), 갑상샘 과산화효소(thyroid peroxidase)결핍에 의한 선천성 갑상샘종(goiter)의 경우는 물론 항갑상샘제(antithyroid drugs) 투여 중인 경우에도 양성으로 나타난다.

$$\text{방출율}(\%) = \frac{U_I - U_s}{U_I} \times 100 (\text{15\% 이상 감소할 경우 양성판단}) \quad (6\text{-}3)$$

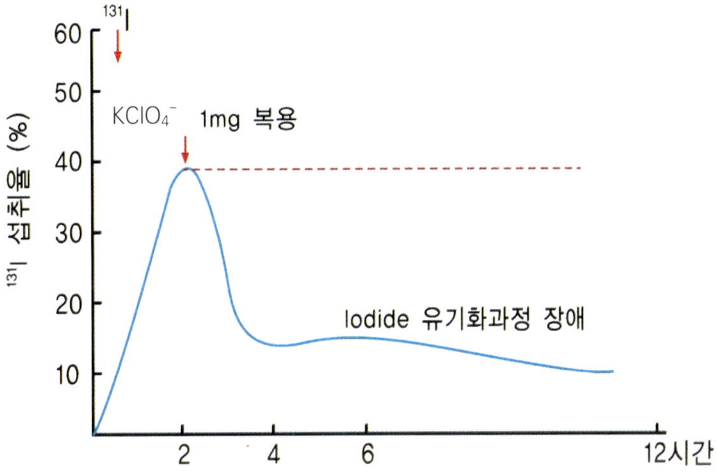

그림 6-18 과염소산칼륨($KClO_4^-$) 방출시험

공복상태에서 ^{131}I를 경구 투여 2시간 후 섭취율을 측정한 다음 즉시 과염소산칼륨($KClO_4^-$) 1 mg을 경구 투여 후 섭취율을 측정했을 때 정상 갑상샘은 방사능 변화가 없으나 유기화결핍이 있으면 갑상샘내의 방사능은 과염소산칼륨(potassium perchlorate; $KClO_4^-$) 투여 전에 비해 15% 이상 감소된다.

3. T_3 억제시험(T_3-Suppression Test)

기저치로 갑상샘 옥소섭취율 검사에 이어 T_3 75 ~ 100 μg/일을 7 ~ 10일간 경구투여한 후 다시 요오드섭취율을 검사하여 비교한다.

T_3(cytomel)억제검사 또는 워너(Werner)검사라고도 하며 뇌하수체의 갑상샘자극호르몬(thyroid stimulating hormone; TSH) 분비에 의한 갑상샘 조절기능을 측정한다. 갑상샘호르몬 또는 T_3(cytomel)를 투여하여 혈중 갑상샘호르몬을 증가시키면 갑상샘 자동조절기전에 의해 TSH분비가 억제되고 따라서 갑상샘요오드섭취율이 감소되는 것을 이용한 검사법이다.

갑상샘자극호르몬(TSH)분비는 혈청 갑상샘호르몬에 의해 조절되는 점을 이용하여 그레이브스병(Grave's disease) 또는 중독성 다결절성 갑상샘종(플러머병; Plummer's disease)과 같은 뇌하수체-갑상샘 이상여부의 자율신경계의 이상 평가에 이용된다.

1) 임상적 적응증(Indications)

뇌하수체-갑상샘의 조절능을 알아보는 표준검사법으로 경도의 갑상샘기능항진증(hyperthyroidism)의 진단과 치료 후 완화(remission)여부 판정에 이용한다.

2) 전처치(Patient Preparation)

요오드(^{131}I) 갑상샘 섭취율 검사와 동일하다. 4시간 금식(NPO)과 2주 전부터 해초류(미역, 김, 다시마), 비타민제, 요오드가 들어있는 약제 또는 음식물을 금한다.

3) 방사성 의약품(Radiopharmaceutical)

표 6-5 T_3 억제시험방사성의약품

방사성의약품	사용량	투여방법	집적기전	집적부위
$Na^{131}I$	0.37 ~ 1.11 MBq (10 ~ 30 μCi)	경구투여	능동이동	갑상샘

4) 준비물

NaI(Tl) probe형 rate meter 및 갑상샘 섭취율 표준모형, 자(30 cm)

5) 검사방법(Procedure)

T_3(cytomel) 경구투여 전후로 2회 실시한다. 방사성의약품(^{131}I)을 경구투여하고 364 keV ± 10% 에너지 폭으로 일반적인 ^{131}I 섭취율 검사와 동일하게 24시간에 섭취율을 측정한다(basal uptake). Basal uptake 측정한 후 T_3(cytomel) 75 ~ 100 μg/일을 7 ~ 10일간 경구투여 한다.

T_3 경구투여 후 전회 측정시의 잔여방사능을 측정한 다음 다시 ^{131}I 10 ~ 30 μCi를 투여하고 다음날 24시간 섭취율 측정한 후 24시간 배후방사능으로 보정한다.

단, ^{131}I를 재투여 할 때 이전에 투여한 갑상샘 내의 잔여방사능을 측정하여 계산 시 배후방사능에 합산하여 보정한다.

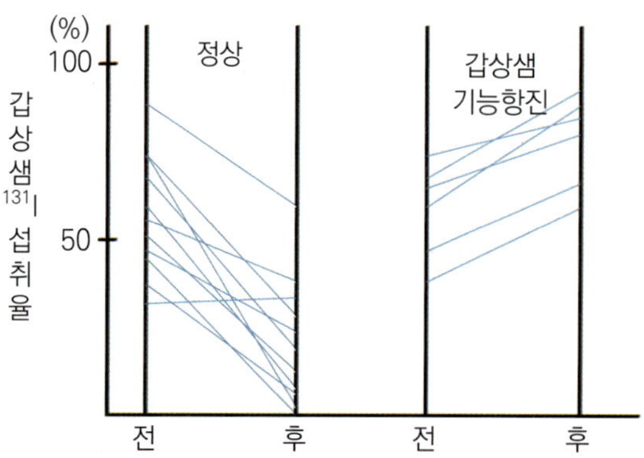

그림 6-19 T_3 억제실험

6) 응용(Applications)

정상일 경우 T_3투여 후 갑상샘 옥소 섭취율이 T_3에 의하여 TSH의 분비가 억제되어 방사성요오드 섭취율이 투여 전 기저치에 비해 50 ~ 60% 감소한다. 이 수치로 정상갑상샘(euthyroid)과 갑상샘기능항진증(hyperthyroid)의 경계값을 구별할 수 있다. 이때 일차성(원발성) 기능항진증인 경우 갑상샘이 억제되지 않는다(억제되지 않고 무변화 또는 약간 상승).

4. TSH자극시험(TSH Stimulating Test)

갑상샘자극호르몬(thyroid stimulating hormone; TSH) 자극에 대한 갑상샘의 반응을 살펴보는 것으로 TSH는 옥소포획(iodide trapping)에서 호르몬분비까지 갑상샘의 모든 효소작용과정을 자극한다. 또한 갑상샘섭취율의 변화를 측정하는데 사용된다.

이 검사는 방사성옥소 24시간 섭취율 검사가 끝난 다음 즉시 TSH 10 unit를 환자에게 3일 동안 천천히 체내 확산을 위해서 근육주사한 후 4일째 방사성옥소 섭취율을 반복해서 측정한다. ^{131}I이 사용되면 정상 갑상샘은 TSH투여 전에 비해 섭취율이 50% 이상 증가한다. 이 검사는 갑상샘 기능저하의 원인에 대하여 원발성(primary, 갑상샘 조직 자체문제)과 속발성(secondary, 뇌하수체 문제)을 감별하는데 있다.

1) 임상적 적응증(Indications)

TSH자극에 대한 갑상샘 섭취율 변화를 응용하여 갑상샘 기능저하의 원인에 대하여 일차성과 속발성(뇌하수체성 갑상샘기능저하증)을 판별하기 위한 검사이다(뇌하수체-갑상샘 조절능 평가).

2) 전처치(Patient Preparation)

4시간 NPO, 2주 전부터 해초류(미역, 김, 다시마), 비타민제, 요오드가 들어있는 약제 또는 음식물을 금한다.

3) 방사성 의약품(Radiopharmaceutical)

표 6-6 TSH자극시험방사성의약품

방사성의약품	사용량	투여방법	집적기전	집적부위
Na^{131}I	0.37 ~ 1.11 MBq(10 ~ 30 μCi)	경구투여	능동이동	갑상샘

4) 준비물

NaI(Tl): Probe형 Rate meter 및 갑상샘 섭취율 표준모형, 자(30 cm)

5) 검사방법(Procedure)

방사성 의약품을 경구 투여하고 24시간 뒤에 섭취율을 측정한다(Basal uptake). Basal uptake가 끝난 후 Bovine TSH 10단위를 3일간 매일 근육주사하고 4일째에 다시 방사성 의약품을 경구 투여하고 24시간 뒤에 섭취율을 측정한다.

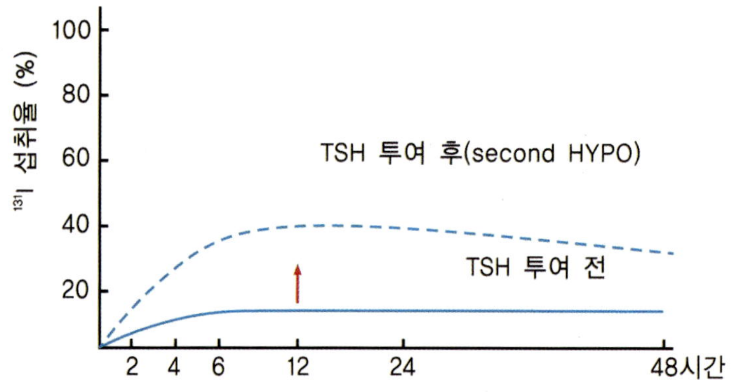

그림 6-20 TSH 자극시험

6) 응용(Applications)

정상은 갑상샘자극호르몬(thyroid stimulation hormone; TSH) 투여 후 옥소섭취율이 투여 전에 비하여 50%이상 증가하며 TSH투여 후 섭취율 변화가 없을 경우 갑상샘실질세포(parenchymal cell)의 파괴로 야기되는 원발성 갑상샘 기능저하증(hypothyroidism)이 의심된다.

TSH자극 시험은 혈청 TSH측정이 가능해지면서 최근에는 사용하지 않는다.

표 6-7 갑상샘 기능저하증의 감별진단

검사	일차성	뇌하수체성	시상하부성
	저하증	저하증	저하증
총 T_4	감소	저하증	감소
TSH	증가	감소, 정상	감소, 정상
TRH	과장	무반응	정상 ~ 지연

Ⅲ. 영상검사(Imaging Procedures)

1. 갑상샘 신티그라피(Thyroid Scintigraphy)

갑상샘 스캔은 갑상샘 질환의 체내(in vivo)진단에서 가장 보편적인 검사법 중의 하나이다. 사용 방사성핵종(radionuclides)으로 ^{131}I(갑상샘암), ^{123}I(일반적인 갑상샘 스캔), ^{99m}Tc(일반적인 갑상샘 스캔)가 주로 이용되고 ^{67}Ga(갑상샘 림프종, 무증상 갑상샘염), ^{201}Tl(갑상샘암, 결절) 등도 갑상샘 암환자에게 일부 이용되나 생리적 측면을 감안할 때 방사성 옥소가 가장 바람직하지만 반감기, 주 감마선에너지의 물리적 특성으로 인한 제약으로 과테크네슘($^{99m}TcO_4^-$)을 가장 많이 이용한다.

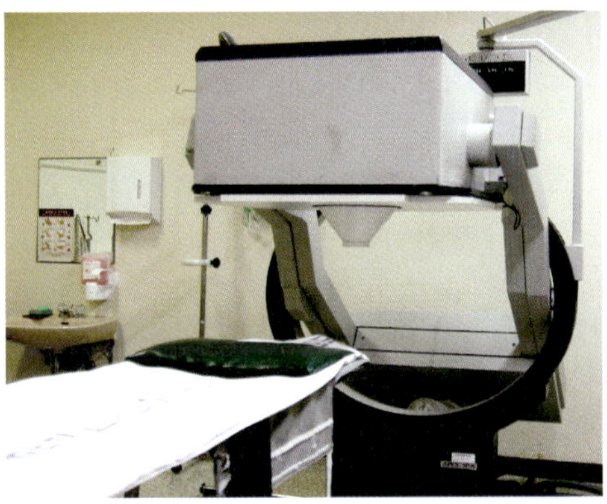

그림 6-21 바늘구멍조준기를 장착한 감마카메라

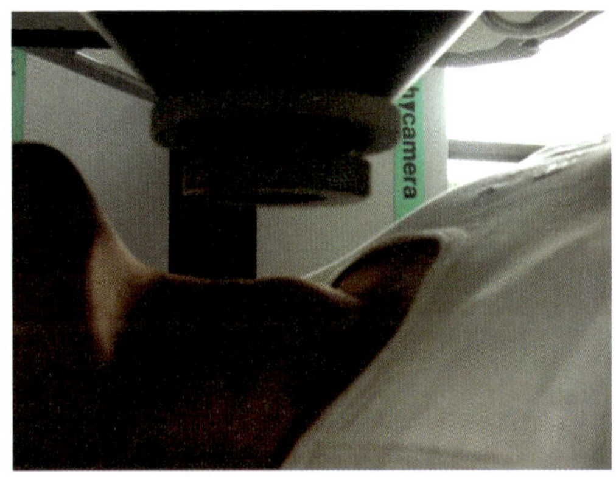

그림 6-22 갑상샘 스캔모습

갑상샘은 옥소와 갑상샘호르몬의 합성물 및 기타 호르몬을 저장하고 필요 시 순환계로 방출시키는데 방사성옥소나 이와 유사하게 작용하는 $^{99m}TcO_4^-$를 투여함으로서 갑상샘을 영상화 할 수 있다.

이처럼 방사성옥소 계통(^{123}I, ^{131}I)은 포획과 유기화(organification)로 갑상샘세포에 의해서 능동적으로 운반되어 T_3, T_4호르몬에 관여하며 T_{eff} = 3 ~ 5일이다. 반면에 ^{99m}Tc-pertechnetate($^{99m}TcO_4^-$)는 포획과 농축(concentration)되어 갑상샘에 모이지만 유기화는 되지 않는다. 따라서 $^{99m}TcO_4^-$는 갑상샘 호르몬에 참여하지 못하는 것이다.

1) 임상적 적응증(Indications)

갑상샘스캔은 갑상샘비대(thyromegaly)가 있거나 목 부위의 결절(nodule)이 촉지 될 때 주로 시행하며 갑상샘의 형상, 위치, 크기 등의 해부학적 평가, 임상적인 갑상샘기능항진(hyperthyroidism) 또는 저하증(hypothyroidism)의 평가, 단독결절의 기능평가, 목(neck)과 세로칸(종격 mediastinum)의 종괴(mass)의 구별, 갑상샘염 경과 관찰, 갑상샘중독증(thyrotoxicosis)인 환자의 Grave's와 Plummer병의 구별, 딴곳갑상샘(이소성 갑상선 ectopic thyroid)과 갑상샘 전이(functioning thyroid metastasis)의 위치, 갑상샘 수술 전·후 관찰과 갑상샘 자극 또는 억제치료 후 그 효과 판정 시에 실시한다.

2) 전처치(Patient Preparation)

$^{99m}TcO_4^-$은 전처치가 필요 없으나 방사성옥소를 투여하여 검사할 경우에는 경구투여 최소 6시간에서 12시간 전부터 금식과 검사 전 최소 1주일간 옥소섭취를 금한다. 즉 옥소가 많이 들어있는 해초류, 비타민제, 항갑상샘제, 살리실산염제(salicylate drug), ACTH, Steroid, Sulfa제, 항히스타민제, T_3(triiodothyronine)와 T_4, 옥소조영제 검사를 피하여야 한다.

3) 방사성 의약품(Radiopharmaceutical)

표 6-8 갑상샘 신티그라피(Thyroid Scintigraphy) 방사성의약품

방사성 의약품	사용량	투여방법	집적기전	집적부위	반감기($T_{1/2}$), 에너지(keV), Type
$^{99m}TcO_4^-$	185 ~ 370 MBq (5 ~ 10 mCi)	정맥주사	능동이동 (active transport)	갑상샘 (여포성세포)	6 hours 140 IT, γ, generator
$Na^{123}I$	3.7 ~ 16.6 MBq (100 ~ 450 μCi)	경구투여			13.1 hours 159 EC, γ, accelerator
$Na^{131}I$	74 ~ 185 MBq (2 ~ 5 mCi)				8.1 days 364(γ), 606(β^-) β^-, γ, fission product

(1) Iodine-131(^{131}I)

^{131}I은 갑상샘 내에 능동적으로 섭취되어 갑상샘 호르몬 합성에 이용됨으로 갑상샘 기능을 파악할 수 있는 큰 장점이 있으나 반감기(half life)가 8.1일로 길고 베타선(β^-)을 방출하기 때문에 환자에게 피폭량이 많다. 주로 옥소섭취율과 치료에 이용되며 일반적인 갑상샘 스캔에는 부적당하다.

^{131}I(옥소)는 갑상샘 암전이(metastasis)를 보기위해서 유리하고, 감마선 에너지가 364 keV로 세로칸(mediastinum)이나 복장뼈아래(substernal)에 위치한 딴곳갑상샘(이소성 갑상선, ectopic thyroid) 조직을 찾아낼 때도 유리한 점이 있다.

(2) Iodine-123(^{123}I)

^{123}I은 반감기가 13.3시간, 베타선방출이 없고 159 keV의 감마에너지를 방출한다. ^{131}I 피폭의 1/100밖에 되지 않고 갑상샘 영상(thyroid image)을 획득하는데 가장 이상적인 물리학적 특성을 갖는 핵종이다. 사이클로트론(cyclotron)에서 생성되는 방사성의약품으로 공급에 제약이 있고, 값이 비싸며 투여량에 제한을 받기 때문에 스캔시간이 오래 걸린다는 단점이 있다.

(3) Technetium-99m($^{99m}TcO_4^-$)

$^{99m}TcO_4^-$는 옥소와 같은 기전으로 갑상샘에 섭취는 되지만 유기화(organification)되지 않기 때문에 ^{131}I 스캔(scan)과는 영상에 있어 차이점이 있다. $^{99m}TcO_4^-$은 반감기 6시간, 에너지 140 keV로 발생기에서 용출하여 사용함으로 간편하여 임상에서 널리 사용되지만 방사성의약품이 갑상샘에 저섭취 될 때 영상의 질이 저하된다. $^{99m}TcO_4^-$는 185 ~ 370 MBq(5 ~ 10 mCi) 정맥주사 후 15 ~ 30분 후 검사가 가능하며 영상획득시간이 짧고 피폭선량이 적으며 상대적으로 해상력이 우수하기 때문에 갑상샘스캔에 가장 많이 사용된다.

(4) ^{99m}Tc과 방사성 옥소와의 비교

- 경우에 따라서 ^{99m}Tc과 방사성 옥소의 영상차이가 발생될 수 있다(^{99m}Tc는 대사되지 않는다).
- 방사성 옥소는 과염소산(perchlorate) 방출검사를 사용할 필요가 있다.
- 어떤 암(cancer)들은 포획은 되지만 방사성 옥소와 결합하지 않는다. 즉, $^{99m}TcO_4^-$에서는 양성상(positive =hot area, 열소)으로 보이지만 방사성 옥소는 음성상(negative=cold area, 냉소)으로 나타난다.
- $^{99m}TcO_4^-$ 주사 후 20분에 섭취율 최고치가 3%(3 ~ 5%)인데 반하여 방사성 옥소(^{131}I)는 24시간에 약 30% 정도가 갑상샘에 섭취된다.

4) 검사방법(Procedure)

$^{99m}TcO_4^-$ 또는 ^{123}I을 이용하여 영상획득 시 저에너지 고분해능 또는 저에너지 범용이나 바늘구멍조준기(pin-hole collimator)의 5 mm 구멍을 이용한다. ^{123}I은 159 keV ± 10%, $^{99m}TcO_4^-$는 140 keV ±10%를 설정하고 ^{123}I은 50,000 ~ 100,000계수, $^{99m}TcO_4^-$는 100,000 ~ 200,000계수 또는 5분간, ^{131}I 이용 시 고에너지 평행구멍형조준기를 이용하여 364 keV ± 10% 설정 후 환자는 바로누운자세로 목의 갑상샘 부분을 일정한 거리에서 영상을 획득한다.

(1) $^{99m}TcO_4^-$ 이용한 갑상샘 영상획득 방법

$^{99m}TcO_4^-$ 185 ~ 370 MBq(5 ~ 10 mCi) 정맥주사 15 ~ 30분 후에 바로누운자세에서 어깨 뒤에 베개를 고이고 턱을 들고 바늘구멍조준기를 갑상샘 중앙에 위치하여 조준기와 목과의 거리를 일정하게 유지한 후 2,000계수/cm^2나 100,000 ~ 200,000계수 또는 5분 동안 영상을 얻는다. 촬영 시 침샘(salivary glands)의 방사능섭취를 제거하기 위하여 레몬주스를 줄 수도 있다. 또한 갑상샘영상 촬영 시 길이가 10 cm되는 Lead Marker의 Point Source 10 ~ 20 μCi를 사용하여 갑상샘 크기를 보기 위해 갑상샘과 중복 투영시켜 영상을 획득하기도 한다. 갑상샘 전면상을 획득하고 필요하면 Lead Maker없이 LAO, RAO의 추가영상을 획득할 수 있으며, 특히 딴곳갑상샘(이소성 갑상샘, ectopic thyroid)을 보기위해서는 바늘구멍조준기를 갑상샘에서 멀리한 후 촬영하거나 저에너지 고분해능 평형다공형(LEHR)을 사용하여 방패연골(갑상연골 thyroid cartilage)과 복장뼈위(suprasternal), Marker Strip, Right Side 등이 포함될 수 있도록 조준기를 목에서 거리를 멀리하고 촬영한다.

아급성 갑상샘염(subacute thyroiditis)이 의심되면 ^{123}I 100 μCi을 복용시켜 3시간 후에 ^{123}I 섭취율을 측정하고, 딴곳갑상샘(이소성 갑상샘)이 의심되면 ^{123}I 10 μCi 복용 후 3시간에 스캔을 시행하고, 필요에 따라 24시간 영상을 획득한다.

(2) ^{123}I 캡슐(Capsul)을 이용한 갑상샘 영상획득 방법

^{123}I 이용한 갑상샘영상 획득은 3.7 ~ 16.6 MBq(100 ~ 450 μCi)를 경구투여 3 ~ 36시간 후에 50,000 ~ 100,000 계수 또는 8 ~ 10분간 영상을 획득하는데 일반적으로 4 ~ 6시간(주로 6시간) 또는 24시간 영상을 주로 스캔한다. 정맥주사 경우 2시간 후에 실시하며 영상획득 방법은 $^{99m}TcO_4^-$를 이용한 갑상샘 스캔과 동일한 방법과 동일하다.

(3) ^{131}I 캡슐(Capsul)을 이용한 갑상샘 영상획득 방법

잔류(residual)와 재발암(recurrent cancer)의 위치를 보기 위해 ^{131}I를 74 ~ 185 MBq(2 ~ 5 mCi) 경구투여 후 24, 48 그리고 72시간 전신영상(whole body image)을 주로 이용한다. 일반적으로 경구투여 24시간 후에 $^{99m}TcO_4^-$와 같은 방법으로 10분 또는 50,000 ~ 100,000계수 영상을 획득한다.

(4) ^{201}Tl 이용한 갑상샘 영상획득 방법

정맥주사 후 10분에 $^{99m}TcO_4^-$와 동일한 방법으로 영상을 획득한다.

표 6-9 갑상샘 영상에 이용되는 방사성의약품

	$^{99m}TcO_4^-$	^{123}I	^{131}I	^{201}Tl
투여용량	185 ~ 370 MBq (5 ~ 10 mCi)	3.7 ~ 14.8 MBq (100 ~ 400 μCi)	74 ~ 185 MBq (2 ~ 5 mCi)	74 ~ 111 MBq (2 ~ 3 mCi)
검사개시 시간	주사 후 15 ~ 30분	경구 투여 후 3 ~ 6h(early) 16 ~ 24h 36h(주로 6h, 24h), 주사 후 2h	경구 투여 후 16 ~ 24h(24h) 36h 48h 72h(1 ~ 3일)	주사 후 10분
Counts	100,000 ~ 200,000 계수 또는 5분간	50,000 ~ 100,000 계수 또는 8~10분간	50,000 ~ 100,000 계수 또는 10분간	100,000 계수

5) 임상영상(Clinical Images)

(1) Rectilinear Scanner Image

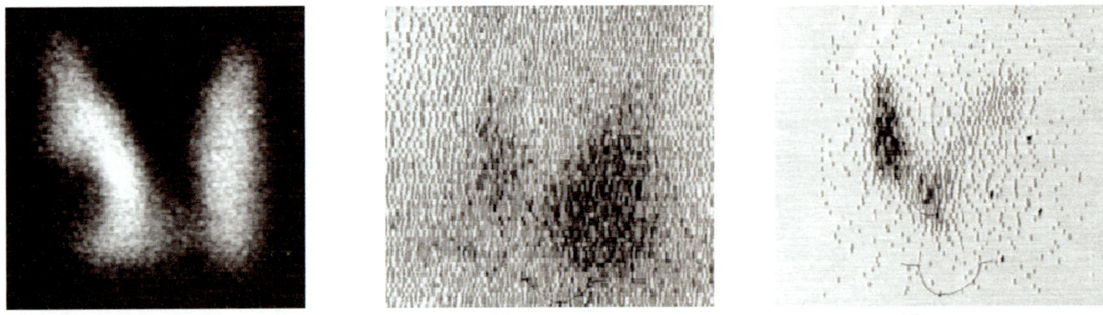

^{99m}Tc Scan pinhole collimator, 150 kc.

Cold nodule

^{99m}Tc Scan

^{123}I Scan

Hot nodule with ^{99m}Tc, cold with iodine

그림 6-23 Rectilinear Scanner Image

(2) Scintillation Scan Image

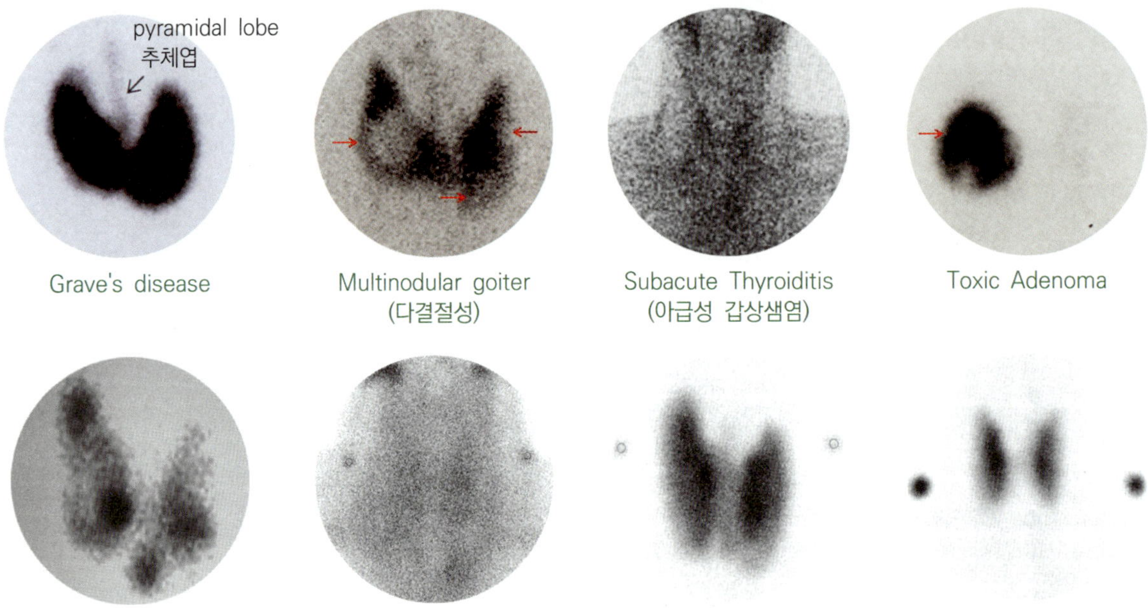

Grave's disease

Multinodular goiter (다결절성)

Subacute Thyroiditis (아급성 갑상샘염)

Toxic Adenoma

Plummers' disease

Hypofunctioning thyroid

Grave's

Normal

그림 6-24 Scintillation Scan의 갑상샘 영상형태

6) 영상응용(Image Applications)

$^{99m}TcO_4^-$ 정맥주사는 촬영 전 환자에게 물을 마시게 하거나 침을 삼키도록 하여 식도방사능이 촬영된 영상에 나타나지 않도록 한다. 갑상샘촬영은 바늘구멍조준기(pin-hole collimator)를 사용하므로 갑상샘과 조준기의 거리에 따라 갑상샘영상의 크기가 변하므로 크기판정에 어려움이 있다. 따라서 검사영상과 실제 갑상샘과의 크기의 비를 알 수 있도록 약 10 cm 간격의 표준거리를 갖는 두 점선원을 만들어 촬영 직후 갑상샘에 올려놓고 영상에 중복 투영시켜 촬영하면 크기를 알 수 있는 영상을 획득할 수 있다.

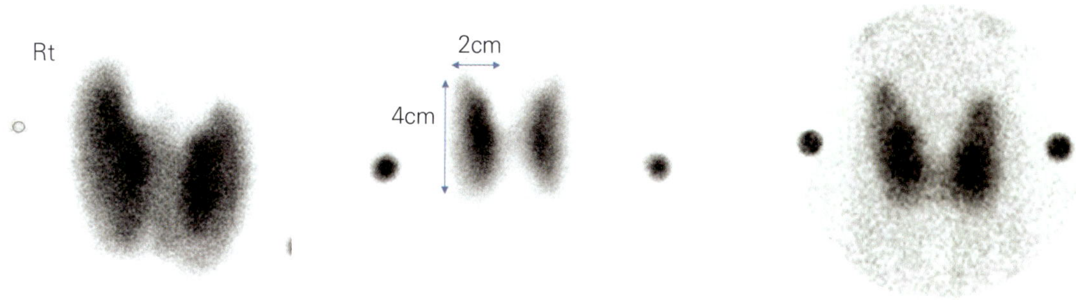

a. Graves' disease b. 정상 c. 두 점선원을 사용한 영상

그림 6-25 표시선원을 이용한 갑상샘 신티그라피

스캔 중에는 가능한 침을 삼키지 않도록 하며, 정상 갑상샘영상은 경계가 뚜렷하고 균등한 방사성동위원소의 섭취를 보인다. 가쪽경계가 뚜렷하고 볼록(convex) 또는 오목(concave)한 경우 외인성(extrinsic)병변을 의심할 수 있다.

표시선원(marking source)은 $^{99m}TcO_4^-$ 또는 ^{131}I 10 ~ 20 μCi의 점선원(point source)을 만들어 사용하고 표시부위는 턱, 방패패임(thyroid notch), 목아래패임(suprasternal notch), 목의 가쪽모서리(lateral border)에 한다.

2. 부갑상샘 신티그라피(Parathyroid Scintigraphy)

부갑상샘(parathyroid)은 길이가 5 ~ 9 mm, 넓이가 3 ~ 5 mm, 두께가 1 ~ 2 mm, 무게는 약 35 mg(0.2 ~ 0.5 g)정도의 아주 작은 기관으로 갑상샘의 좌, 우엽 뒷면 아래위 각각 2개씩 있다.

정상 부갑상샘은 그기기 작으나 부갑상샘 선종(parathyroid adenoma)이나 부갑상샘 과형성(hyperplastic)과 같은 이상이 생기면 크기가 커져서 부갑상샘 신티그라피(parathyroid scintigraphy)로 발견할 수 있다. 또한 부갑상샘 기능항진증(hyperparathyroidism) 수술예정 환자의 위치선정(localization)에 이용된다.

특별한 전처치는 없으나 주사선을 미리 확보한다.

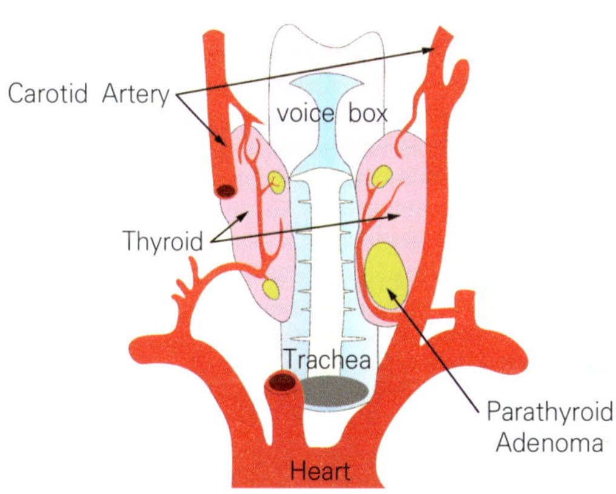

Lt. Posterior Aspect Rt.

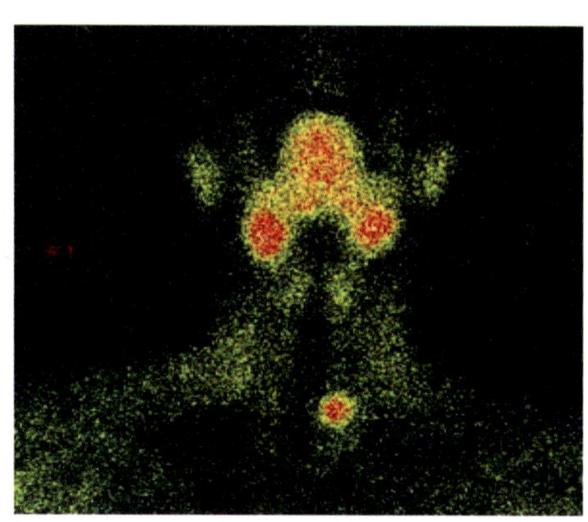
^{99m}Tc-MIBI 부갑상샘 120 min 영상

그림 6-26 Parathyroid glands

1) 방사성 의약품(Radiopharmaceutical)

표 6-10 부갑상샘 신티그라피(parathyroid scintigraphy) 방사성의약품

방사성의약품	사용량	투여방법	집적기전	집적부위	반감기($T_{1/2}$), 에너지(keV), Type
$^{99m}TcO_4^-$	185 ~ 370 MBq (5 ~ 10 mCi)	정맥주사 발(foot)	능동이동	갑상샘	6 hours 140 IT, γ, generator
^{99m}Tc-MIBI/ tetrofosmin	592 ~ 1110 MBq (16 ~ 30 mCi)			갑상샘과 부갑상샘	
^{201}Tl-chloride	74 ~ 111 MBq (2 ~ 3 mCi)				73 hours 69~80특성X선, 70, 135, 167 EC, γ, accelerator
^{123}I-sodium iodide	7.4 ~ 22 MBq (200 ~ 600 μCi)	경구투여		follicular lumen	13.1 hours 159 EC, γ, accelerator

ref.) SNM Practice Guideline for Parathyroid Scintigraphy 4.0

^{99m}Tc-sestaMIBI는 친지성화합물로 혈류에 비례하여 분포하며 일단 세포내로 섭취되면 미토콘드리아에 붙잡혀 갑상샘이나 부갑상샘종(parathyroid adenoma)에 5분 이내 집적되므로 갑상샘스캔에 이용할 수 있다. 시간이 지나면서 갑상샘 섭취는 감소하고 부갑상샘종에는 미토콘드리아 수가 증가되어 섭취가 유지됨으로 비정상조직에서는 정상조직보다 배설이 늦기 때문에(보통 2 ~ 3시간 이상) 지연영상에서 부갑상샘종 영상을 획득할 수 있다. 또한 $^{99m}TcO_4^-$는 갑상샘에 집적되는 기전과 ^{201}Tl-cholide의 집적기전은 밝혀지지 않았지만 포타슘 유도체로서 혈류가 유지된 세포가 있는 갑상샘과 부갑상샘에 집적된다. 이와 같이 특성은 밝혀지지 않았지만 집적되는 원리를 이용하여 ^{201}Tl 영상에서 $^{99m}TcO_4^-$의 영상을 제거(감산 subtraction) 함으로써 부갑상샘 영상을 획득할 수 있으며 예민도는 92%이다.

환자는 검사가 계속되는 동안과 사이에 조금이라도 움직여서는 안 된다. 따라서 검사 전에 환자에게 충분한 설명과 검사협조를 구하도록 하고 미리 정맥주사선(intravenous line)을 확보해야 한다.

2) 검사방법(Procedure)

환자는 갑상샘 촬영과 동일하게 바로누운자세에서 어깨에 베개를 고여 목이 조준기와 평행이 되도록 유지한 후 머리가 움직이지 않도록 고정시킨다. 정맥주사 후 환자의 목과 조준기가 일정한 거리(약 6 cm) 떨어진 곳에서 5 mm 구멍 바늘구멍 조준기(pin-hole collimator) 또는 평행다공형 저에너지 범용조준기를 이용하거나 고분해능 조준기 등을 이용하여 영상획득한다.

이중선원법(dual isotope method)에 의해 시행되는 검사는 각 선원의 에너지를 ^{99m}Tc은 140 keV(±10%), ^{201}Tl은 70 keV(±15%)와 167 keV(±10%)에 광전피크(photo peak)에 대한 에너지 윈도우 설정이 잘 이루어져야 정확한 영상을 얻을 수 있음으로 주의 요한다.

(1) Single-isotope Two-phase

① ^{99m}Tc-MIBI 또는 Tetrofosmin 이용한 영상법

^{99m}Tc-MIBI은 ^{201}Tl 심근영상을 위한 방사성의약품을 대신하여 주로 사용되며 1989년 이후 심장검사 및 $^{99m}TcO_4^-$영상소거법의 부갑상샘 영상기록에 이용된다. 스캔을 위하여 바늘구멍조준기를 주로 이용하나 딴곳갑상샘(이소성, ectopic)을 보기위해서는 평형다공형 조준기를 이용한다.

a. 조기영상(Early Image, 20분 영상, Thyroid Phase)

정맥주사 10 ~ 20분 뒤에 바로누운자세에서 바늘구멍조준기, 저에너지 다목적조준기(LEGP) 또는 저에너지고분해능조준기(LEHR)를 사용하여 조준기 표면(surface)로부터 일정한 거리(약 6 ~ 8 cm)에서 300 ~ 600 sec(≥10만 counts)로 침샘(salivary glands)에서 가슴세로칸(mediastinum)이 전면영상에 포함되게 하여 갑상샘 영상을 획득한다.

b. 지연영상(Delayed Image, 2시간 영상, Parathyroid Phase)

20분 영상획득 후 지연영상은 수술전 영상이라면 정맥주사 1.5 ~ 3시간 영상(주로 2시간)을, 병소로 의심스런 부분이 있으면 4 ~ 6시간 영상을 조기영상 획득조건과 동일한 방법으로 영상을 획득한다. 특히 샘종(선종, adenoma)의 60%는 정상 갑상샘보다 오랫동안 방사성추적자(radiotracer)가 유지된다. 때문에 2시간 지연영상에서 부갑상샘종(parathyroid adenoma)을 볼 수 있으며 2시간 영상획득 후 필요하면 SPECT를 시행하기도 한다.

c. 임상영상(Clinical Images)

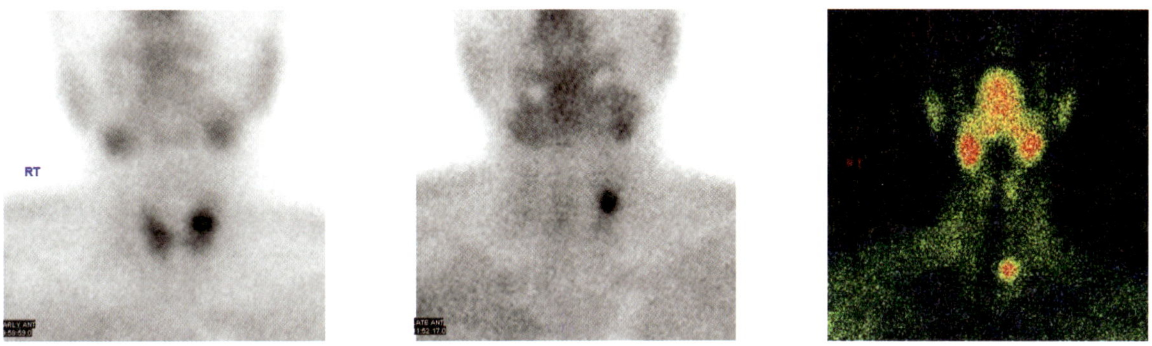

조기영상(early image, 20분 영상) 지연영상(delayed image, 2시간 영상) ^{99m}Tc-sestaMIBI 120 min

그림 6-27 ^{99m}Tc-sestaMIBI를 이용한 부갑상샘 영상

(2) Single or Dual-isotope Subtraction Technique

환자는 누운자세에서 어깨뒤쪽에 베게를 고여 머리를 뒤로 목을 쭉 뻗게 하고 감마카메라를 가슴세로칸(종격, mediastinum)과 목이 포함되게 전면에 위치한다. 감쇄의 원인이 되는 목걸이(necklace)와 악세서리를 제거하고 필요하면 머리를 고정시켜 검사하는 동안 움직이지 않도록 한다.

① ^{99m}Tc와 ^{99m}Tc-sestaMIBI/Testrofosmin 감영영상법(Subtraction Image)

^{99m}Tc-MIBI 주사 20분 후에 조기영상을 획득하고 이후 120분 영상(지연영상)을 획득한다. ^{99m}Tc-MIBI 감영영상을 획득하고자 할 때는 지연영상 획득 직후 동일한 위치에서 $^{99m}TcO_4^-$ 재 주사하고 10 ~ 20분 후에 동일 조건으로 $^{99m}TcO_4^-$ 갑상샘 영상을 획득하여 ^{99m}Tc-MIBI 영상에서 $^{99m}TcO_4^-$ 영상을 소거하여 부갑상샘영상을 얻는다.

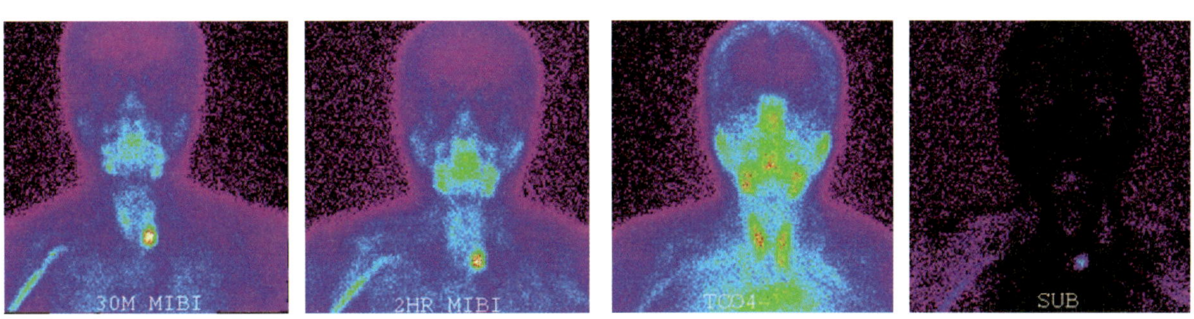

30분 ^{99m}Tc-MIBI 2HR ^{99m}Tc-MIBI $^{99m}TcO_4^-$ Subtraction

그림 6-28 ^{99m}Tc-MIBI 와 $^{99m}TcO_4^-$의 Subtraction을 이용한 부갑상샘 신티그라피

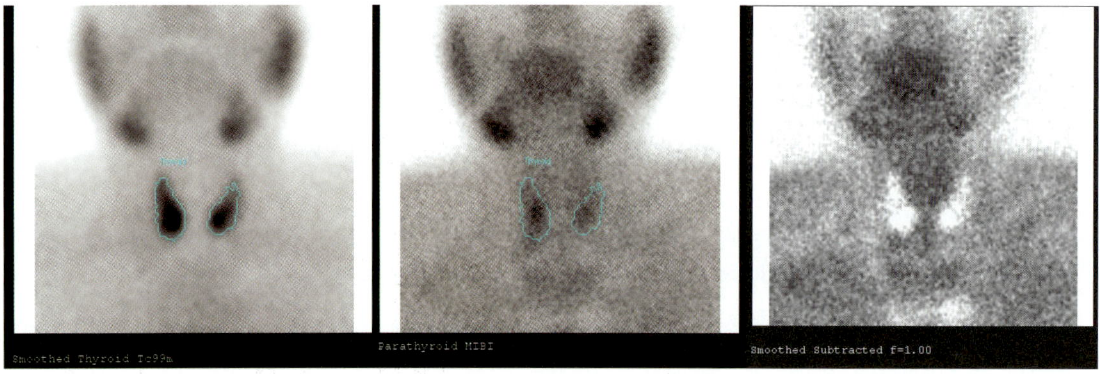

[Conclusion]
Suspicous for parathyroid adenoma, right lobe lower pole.

[Reading]
PARATHYROID ^{99m}Tc MIBI – ^{99m}Tc Pertechnetate SUBTRACTION SCAN:
Clinical info: increased PTH 89.9

The dual phase (20, 120 min) Tc-99m MIBI scan was done followed by Tc-99m pertechnetate scan.
After injection of Tc-99m MIBI, image of anterior neck were taken at 20 minute and 120 minute.
After completion of 120 min MIBI image, the image of thyroid was obtained at 20 minute after the injection of Tc-99m pertechnetate.
The thyroid gland shows normal pattern of uptake in Tc-99m peretechnetate scan.
The Tc-99m MIBI scan shows asymmetrically increased nodular uptake in the lower pole of right lobe of thyroid in the 20 minute image.
Washout tracer uptakes at 120-minutes image of Tc-99m MIBI are noted in the lower pole of right lobe and suspiciously residual uptakes at the right inferior aspect of extrathyroidal areas.
The MIBI-Tc pertechnetate subtraction image shows suspiciously increased residual uptake at the right inferior aspect of extrathyroidal areas.

그림 6-29 Subtraction을 이용한 부갑상샘영상의 임상응용 예

② $^{99m}TcO_4^-$와 ^{201}Tl-chloride 감영영상법(Subtraction Image)

^{201}Tl-chloride와 $^{99m}TcO_4^-$ 이용하여 부갑상샘영상을 획득하기 위해서 저에너지 고분해능 평행다공형(LEHR) 조준기 또는 바늘구멍 조준기를 이용하여 ^{201}Tl-chloride 주사 후 10분에 100,000계수의 ^{201}Tl-cholide(70 ±15%, 167 ±10%) 영상획득 후 바로 동일한 위치에서 $^{99m}TcO_4^-$ 주사 20분 후에 동일조건으로 100,000계수의 $^{99m}TcO_4^-$ 갑상샘영상을 획득한다. ^{201}Tl-chloride 영상에서 $^{99m}TcO_4^-$ 영상을 감산하여 부갑상샘영상을 얻는다. 이때 환자는 움직여서는 안 된다.

a. 임상영상(Clinical Images)

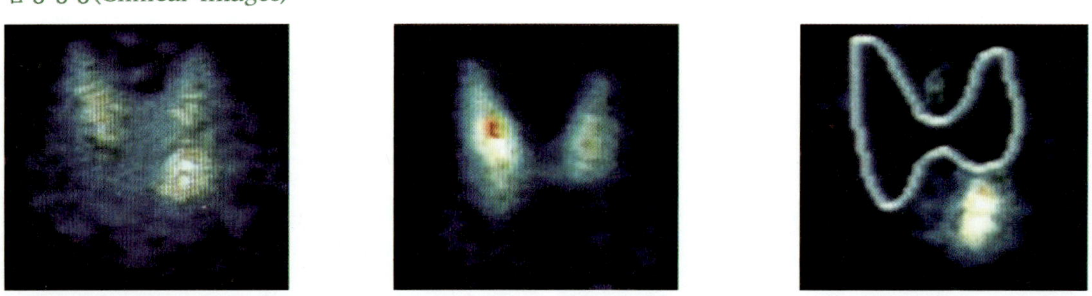

^{201}Tl영상 $^{99m}TcO_4^-$영상 ^{201}Tl영상 – $^{99m}TcO_4$영상 = Subtraction영상

그림 6-30 ^{99m}Tc와 ^{201}Tl-chloride를 이용한 감영영상(subtraction image)

3) 영상응용(Image Applications)

환자는 검사가 진행되는 동안 조금이라도 움직여서는 안 된다. 목 부위의 잔류방사능을 피하기 위해 주사는 발쪽에 시행한다. ^{99m}Tc-pertechnetate대신 ^{123}I을 사용해도 되며, ^{201}Tl대신 ^{131}I-toluidine blue를 사용하여 민감도를 더 높일 수 있는 방법도 있다.

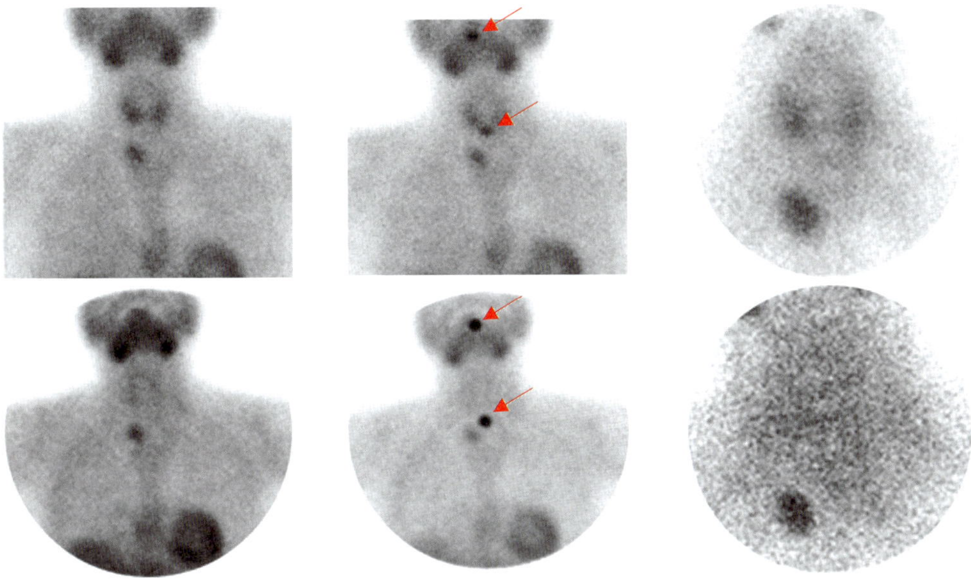

그림 6-31 ^{99m}Tc-sestaMIBI 이용한 Planar Parathyroid Scan

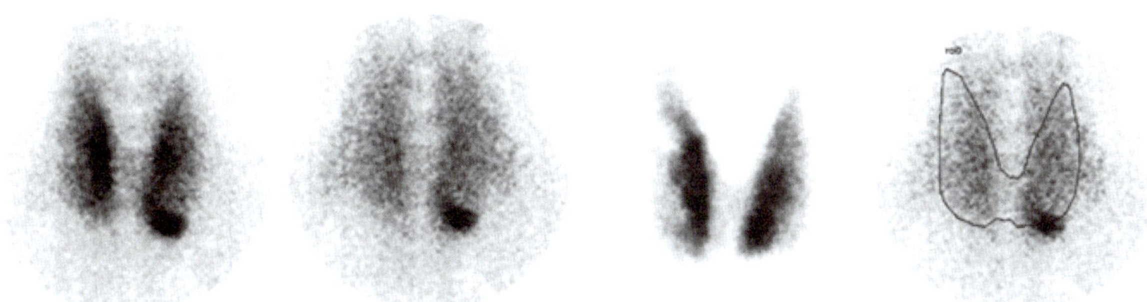

그림 6-32 Parathyroid Subtraction

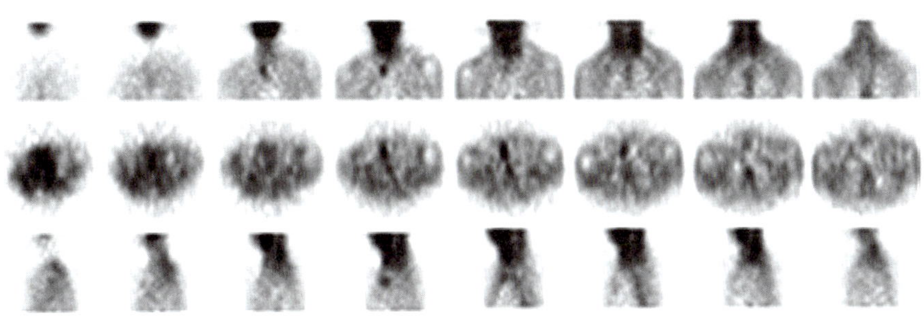

그림 6-33 Parathyroid SPECT

3. 콩팥위샘 신티그라피(Adrenal Gland Scintigraphy; suprarenal gland scan)

표 6-11 콩팥위샘(adrenal gland)방사성의약품

방사성의약품	사용량	투여방법	집적기전	집적부위
^{123}I-MIBG	111 ~ 370 MBq (3 ~ 10 mCi)	30 ~ 300초(5분)에 걸쳐 천천히 투여	능동이동	콩팥위샘속질 (부신수질)
^{131}I-MIBG	18.5 ~ 111 MBq (0.5 ~ 3 mCi)			
^{131}I-6-β-iodomethyl-19 -norcholesterol (^{131}I-NP-59)	37 MBq(1 mCi) (1 mCi)/체표면적 1.7 m^2	2 ~ 3분에 걸쳐 천천히 정맥 내 투여	능동이동	콩팥위샘겉질 (부신피질)
^{75}Se-scintadren	7.4 MBq(200 μCi)			

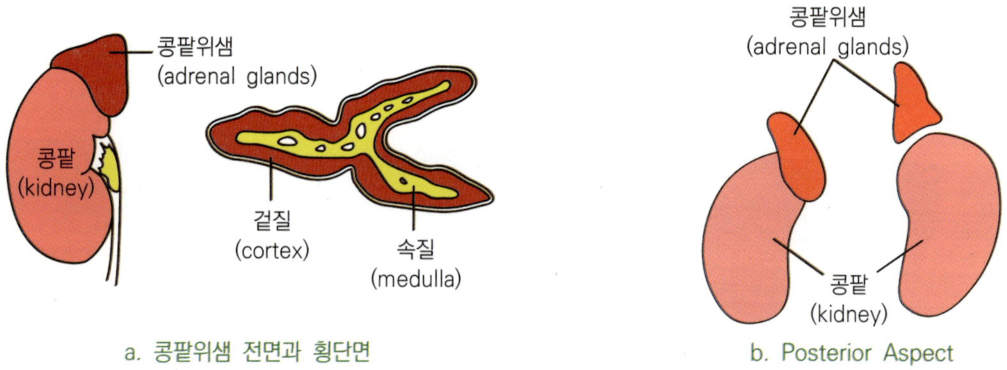

그림 6-34 콩팥위샘(adrenal gland)

1) 콩팥위샘겉질(부신피질) 스캔(Adrenal Cortical Scan)

^{131}I-6-β-iodomethyl-19-norcholesterol(^{131}I-NP-59)은 콩팥위샘겉질과 난소종양에 집적된다. NP-59는 체내 주입 후 저농도지단백질(low-density lipoprotein; LDL)에 흡수된 후 콩팥위샘겉질에 의해 추출되는 성질을 이용한다.

(1) 임상적 적응증(Indications)

쿠싱증후군(Cushing's syndrome)의 감별진단, 일차성 알도스테론증(primary aldosteronism)의 콩팥위샘선종(adrenal adenoma)인지 양측성 콩팥위샘증식증(adrenal hyperplasia)인지 감별, 콩팥위샘안드로겐과잉증(adrenal hyperandrogenism)과 다모증(hirsutism), 생식샘 기능항진증(gonadal hyperfunction)질환을 알 수 있다.

(2) 전처치(Patient Preparation)

경구 피임약이나 염분의 과잉섭취, 콩팥위샘겉질호르몬(corticosteroid, 코르티코스테로이드) 등과 같은 물질들은 NP-59섭취에 영향을 받게 되므로, 영상의 결과에 영향을 미치는 약제 등을 피하여야 한다.

콩팥위샘겉질의 방사능섭취가 감소되는 콩팥위샘코르티코이드, 덱사메타손, 코티솔대사억제제, 프로프라놀올, 스피로노락톤 등의 약제와 반대로 콩팥위샘겉질자극호르몬, 이뇨제, 경구피임제, 콜레스테롤 강화제를 복용하고 있을 경우는 방사능섭취가 증가되어 나타난다. 따라서 작용반감기에 따라 검사 전에 중단해야하며 콜레스테롤은 정상범위를 조절한 다음 신티그라피를 시행함이 바람직하다.

또한 갑상샘의 방사선 피폭을 막기 위하여 NP-59를 정맥주사하기 전 1 ~ 2일간 그리고 주입 후 7 ~ 10일간(약 2주 동안) 루골용액(Lugol's solution; 요오드화 칼륨 10%, 요오드 5%, 물 85%) 3방울씩 하루 2번 복용하여 유리방사성옥소가 갑상샘 또는 침샘으로 가는 것을 차단한다.

가임여성일 경우 주사 전에 반드시 임신여부를 확인하고 수유중일 때 수유를 금지한 후 주사해야 한다. ^{131}I-NP-59 사용 시 촬영 이전 장내방사능을 제거하기 위하여 관장 또는 첫 영상을 얻기 2일 전부터 종료일까지 설사제(완하제, laxative)를 투여한다.

(3) 방사성 의약품(Radiopharmaceutical)

표 6-12 콩팥위샘겉질스캔(adrenal cortical scan) 방사성의약품

방사성의약품	사용량	투여방법	집적기전	집적부위
^{131}I-6-β-iodomethyl-19-norcholesterol (^{131}I-NP-59)	37 MBq(1 mCi) (1 mCi)/체표면적 1.7 m^2	2 ~ 3분에 걸쳐 천천히 정맥 내 투여	능동이동	콩팥위샘겉질

– ^{131}I-6-β-iodomethyl-19-norcholesterol(^{131}I-adosterol)

콩팥위샘겉질영상에 이용되는 방사성의약품은 방사성동위원소표지 콜레스테롤유도체와 스테로이드생산효소억제제 두 가지로 크게 나눌 수 있으며 주로 사용되는 것은 콜레스테롤유도체이다. 기능 항진된 콩팥위샘겉질에서 저밀도지질단백질의 생물학적 반감기는 정상인에서도 2 ~ 3일로 길며 창자사이순환(장간순환 enterohepatic circulation)으로 창자(bowel)와 간(liver)에서 많은 방사능이 보이므로 좋은 겉질(피질, cortex)영상을 획득하기 위해서는 주사 3 ~ 14일 후 영상을 획득하기 위해 비교적 반감기가 긴 방사성동위원소로 표지해야하므로 셀레니움(selenium-75; ^{75}Se)이 주로 사용되었으나 반감기가 120일로 너무 길어서 최근에는 요오드(iodine-131; ^{131}I)가 사용된다.

^{131}I-6-β-iodomethylnorcholesterol(^{131}I-NP-59)은 콩팥위샘 섭취율이 높기 때문에 가장 많이 사용되는 방사성의약품으로 정맥주사 후 저밀도 지질단백질(low-density lipoprotein; LDL)과 같은 기전으로 조직에 의해 섭취된 후 에스테르화(esterification)된다. 그러나 프레그네놀론(pregnenolone)으로 대사되지 않아 조직 콜레스테롤 집적의 지표로 이용할 수 있다.

프레그네놀론(pregnenolone)은 콜레스테롤을 재료로 하여 미토콘드리아가 만드는 세포 내 화합물로서 DHEA와 프로게스테론(황체호르몬, progesterone), 에스트로겐(estrogen), 코티솔, 테스토스테론(testosterone)의 재료가 된다.

(4) 검사방법(Procedure)

방사성의약품을 체표면적 1.7 m^2 당 37 MBq(1 mCi)을 서서히 2 ~ 3분에 걸쳐 정맥주사하고 주사 후 30분간 혈압, 맥박 등의 활력징후(vital sign)를 측정한다. 영상획득시간은 콩팥위샘의 상태에 따라 다르지만 보통은 쿠싱증후군 환자나 콩팥위샘기능이 비정상인 환자 경우 주사 후 5일, 7일에 후면영상(posterior view)을 획득한다. 정상인 경우 콩팥위샘, 간, 쓸개, 큰창자에서 방사능 집적이 보이고 후면영상에서 좌측 콩팥위샘이 우측보다 높게 나타난다. 덱사메타손(dexamethasone)을 투여하는 환자 경우 3, 4, 5일 실시한다. 콩팥위샘 위치를 확인하기 위해서는 5일 영상획득 후 덱사메타손(dexamethasone) 투여를 중단하고 중단 2일 후 영상을 획득하면 위치를 파악할 수 있다.

촬영은 고에너지 평행구멍조준기를 장착한 대시야 감마카메라를 이용하여 364 keV ±10% 범위 내에서 바로누운자세나 엎드린자세 혹은 앉은자세에서 상복부후면과 양쪽 측면상을 각각 5만(50k)계수하거나 20분 동안 영상을 획득한다. 필요 시 전면상과 사위상을 획득할 수 있으며 또한, 영상획득 전날 설사제(완하제, laxative)를 투여하는 것이 도움이 된다. 콩팥위샘의 크기와 위치를 결정하는데 도움이 되기 위해서 칼돌기(xiphoid process)와 갈비모서리(늑골연 costal margin)를 표시한다. 측면상은 콩팥위샘의 깊이를 결정하는데 도움이 되며 콩팥위샘과 방광의 방사능 구별에 도움이 된다. 오른쪽 콩팥위샘은 간의 방사능 때문에 4 ~ 5일째가 더 잘 나타난다.

(5) 임상영상(Clinical Images)

일반적으로 콩팥위샘겉질스캔에서 NP-59는 간에서의 섭취가 두드러지게 나타난다. 간에 섭취된 NP-59의 일부는 대사되지 않고 변하지 않는 상태로, 일부는 대사되어 쓸개즙(담즙, bile juice)의 유사물질(analogue) 상태로 쓸개즙을 통하여 배설되고 다시 장기순환을 하므로 콩팥위샘, 간, 쓸개, 큰창자, 위에 강한 방사능의 집적이 보인다.

따라서 NP-59가 주사 1일이지나 정상콩팥위샘(부신)의 경우 보일 수는 있으나 배후 방사능이 높기 때문에 4일 정도 경과해야 잘 보인다. 그러나 덱사메타손(dexamethasone) 복용 중인 환자의 콩팥위샘이 정상일 경우 NP-59주사 후 5일 이전에는 방사능섭취가 보이지 않는다. 정상콩팥위샘의 방사능섭취는 대칭적이거나 우측이 약간 크게 보이며, 콩팥위샘질환이 아닌 환자가 콩팥위샘의 방사능섭취가 없으면 약제사용이나 콜레스테롤혈증(cholesterolemia)을 확인한다.

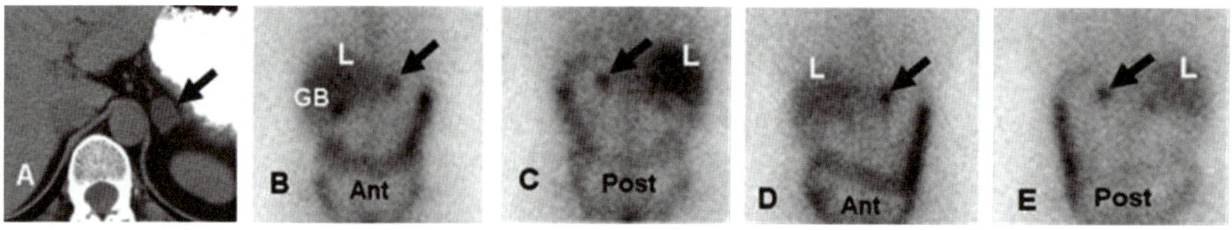

- Abdominal CT (A) demonstrates a 2 cm left adrenal mass (black arrow).
- 주사 후 3일 anterior and posterior abdominal NP-59 scans (B and C).
- 주사 후 5일 anterior and posterior abdominal NP-59 scans (D and E).
- 화살표: left adrenal, 정상섭취.
- (L) : liver, (B) : bowel, (GB) : gallbladder.

그림 6-35 iodine-131-6β-iodomethylnorcholesterol (NP-59) 영상

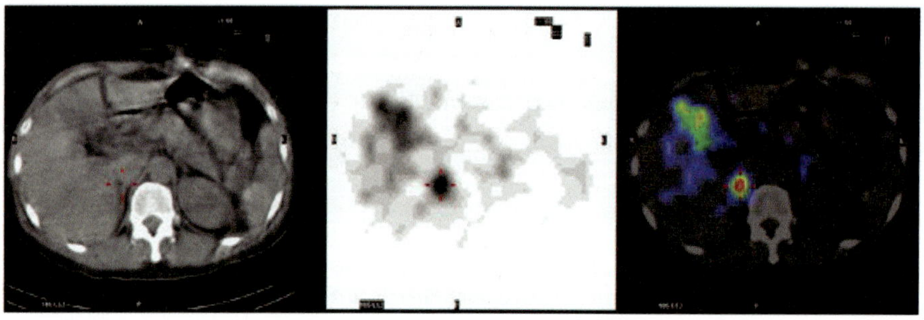

CT Transaxial영상 SPECT SPECT/CT

a. Right adrenal gland(red-cross sign)

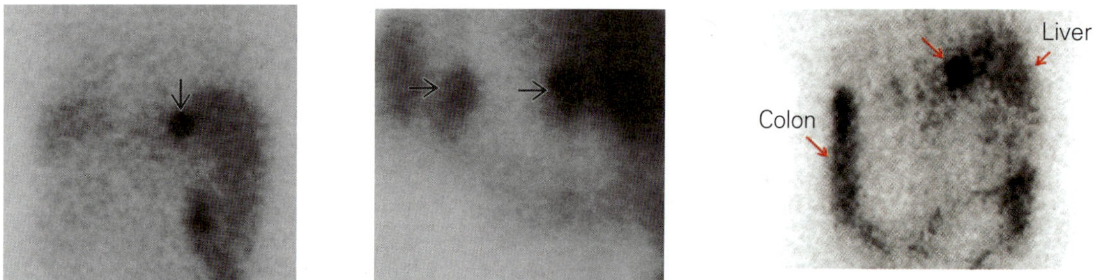

NP-59 37 MBq 72시간

b. Posterior I-131 NP-59 scan(콩팥위샘겉질 스캔)

그림 6-36 I-131 NP-59 SPECT/CT.

2) 콩팥위샘속질 스캔(Medullary Scan); MIBG Scan

요오드표지 메타요오드 벤질구아니딘(metaiodobenzylguanidine; MIBG)는 노르에피네프린(norepinephrine)과 같은 재흡수 기전으로 교감신경 말단이나 콩팥위샘속질에 섭취되므로 갈색세포종(크롬친화세포종, pheochromocytoma)에 높은 감수성을 나타내며 소아의 신경아(모)세포종(neuroblastoma), 속질성 갑상샘암(medullary thyroid cancer), 콩팥위샘경절종(paraganglioma) 그리고 악성종양 등에 섭취가 많이 되어 이들 종양의 진단, 병기결정, 재발 및 전이여부의 진단에 이용된다.

^{123}I-MIBG는 감마카메라로 영상화하기 좋은 감마선을 방출함으로 영상진단에 주로 쓰이고 ^{131}I-MIBG(요오드표지 메타요오드 벤질구아니딘)는 감마선외 베타선도 방출함으로 치료에도 이용된다. ^{131}I-MIBG(^{131}I-metaiodobenzylguanidine)는 교감신경성조직(sympathetic tissue)에 섭취되는 경향을 가진 방사성의약품으로 콩팥위샘속질에 발생하는 내분비 종양인 모든 종류의 갈색세포종을 영상화하는데 안전하고 특이적이며 또 예민하다. 악성전이성 갈색세포종 중 일부는 MIBG를 강하게 섭취하므로 MIBG를 치료용으로도 사용한다. 검사 1 ~ 2일 전부터 1 ~ 2주간 루골용액(Lugol's solution)을 투여하여 갑상샘을 차단한다.

(1) 임상적 적응증(Indications)

- 악성 갈색세포종(pheochromocytoma)의 평가
- 신경아(모)세포종(neuroblastoma)의 진단 및 치료
- 다발성 신생물(종양)(multifocal neoplasis)
- 콩팥위샘질환과 콩팥위샘 외 또는 재발종양(recurrent tumor)의 발견

(2) 전처치(Patient Preparation)

^{123}I-MIBG/^{131}I-MIBG(^{131}I-metaiodobenzylguanidine)투여 전 영상에 영향을 줄 수 있는 삼환계 항우울제(tricyclic antidepressant, TCA), 코카인, 레세르핀, 페노티아진, 라베탈올, 칼슘통로차단제, 교감신경흥분세(특히, 감기약이나 체중감소제) 등의 약제를 사용하고 있을 경우 적당한 기간(보통 1~3주) 중지하여야 하며 가임연령의 경우 임신여부를 확인해야한다. 만일 환자가 수유중일 경우 수유를 중단하고 약품을 투여한다.

유리방사성요오드에 의한 갑상샘의 방사선피폭을 방지하기 위하여 방사성의약품주사 전 ^{131}I-MIBG는 1 ~ 2일 전부터 시작하여 주사 후까지 1 ~ 2주(14일)간, ^{123}I-MIBG경우 주사 전 3일간 하루 2번, 3방울씩 루골용액(Lugol solution)을 투여하여 유리방사성옥소가 갑상샘에 섭취되는 것을 차단한다. 루골용액을 대신하여 KI 120 ~ 150 mg/일을 복용하기도 하며, 주사된 방사성의약품이 콩팥을 통해서도 배설되기 때문에 촬영 직전 반드시 배뇨한다.

표 6-13 MIBG 투여 전 투약 중지 약제

작용기전	약제	투약중지기간(일)
아민섭취-1 기전억제	코카인, 마약제	7 ~ 14
아민섭취-1 기전억제	삼환계우울증약	7 ~ 21
아민섭취-1 기전억제	항정신병제제(페노티아진 등)	7 ~ 28
아민섭취-1 기전억제	레베타올, 메토프롤올	21
저장 소포 섭취억제	레제르핀, 테트라베나진	14
저장 소포 섭취와 경합	노르에피네프린, 세로토닌, 구아네티딘 등	14
저장 소포 내용물의 결핍	레제르핀, 구아네티딘, 라베타올, 교감신경유사작용제	14 ~ 21
섭취증가 및 저장증가	칼슘길항제, 안지오텐신변환효소 억제제	14

(3) 방사성 의약품(Radiopharmaceutical)

표 6-14 콩팥위샘속질 스캔(adrenal medullary scan)방사성의약품

방사성의약품	사용량	투여방법	집적기전	집적부위
^{123}I-MIBG	111 ~ 370 MBq (3 ~ 10 mCi)	30 ~ 300초(5분)에 걸쳐 천천히 정맥 내 투여	능동이동	콩팥위샘속질
^{131}I-MIBG	37 ~ 111 MBq (1 ~ 3 mCi)			

※ 보관방법 : 냉동보관(높은 비방사능으로 인한 자가 방사성분해가 일어나므로 이를 막기 위하여 수송에서부터 보관까지 냉동보관을 요한다.)

• 소아(^{131}I) : 영유아 및 소아에 대한 투여량은 필요최소량으로 하며, 원칙적으로 20 MBq(0.54 mCi)를 초과하지 않는다.

ref.) 케리엠아이비지(^{131}I)주사액, 한국원자력의학원, Ver. 2008.01.15

콩팥위샘속질(adrenal medullary)의 병소 진단용으로 1980년 개발된 ^{131}I-MIBG(요오드 표지 메타요오드벤질구아니딘, ^{131}I-metaiodobenzylguanidine)는 다양한 신경내분비 종양과 신경모세포종(neuroblastoma) 진단과 치료에 유용하다. MIBG는 364 keV의 광자에너지, 물리학적 반감기 8일인 ^{131}I 표지와 광자에너지 159 keV, 물리학적 반감기 13.2시간의 ^{123}I 표지가 이용되고 ^{123}I은 인체 흡수선량과 종양진단에서 ^{131}I보다 우위에 있다.

또한 ^{123}I-MIBG은 많은 선량을 투여할 수 있어 검출효율이 높고 영상의 질이 좋기 때문에 크롬친화세포종(pheochromocytoma)이나 신경모세포종(neuroblastoma)의 영상이 선명하고 전이 병소의 검출효율이 높은 반면 ^{131}I-MIBG는 감마선 뿐 만 아니라 베타선을 방출하기 때문에 치료에도 이용되고 있다.

투여된 체내의 ^{131}I-MIBG는 주사 24시간 이내에 소변으로 배설이 55%가 되고 주사 4일까지 변화하지 않은 ^{131}I-MIBG 상태로 최고 90%가 배설된다. MIBG 주사 시 고혈압을 악화시킬 가능성이 있으므로 바로누운자세에서 방사성 의약품을 30초 ~ 5분 동안 천천히 정맥주사하고 주사 후 30분간 환자의 혈압, 맥박 등 활력징후(vital signs)의 변화를 주시하여야 한다.

(4) 검사방법(Procedure)

① ^{131}I-MIBG(meta-Iodobenzylguanidine)를 이용한 검사방법

검사를 시행하기위해서 ^{131}I-MIBG주사 1 ~ 2일 전부터 루골용액(Lugol's solution)을 1 ~ 2주간 투여하여 갑상샘에 방사성의약품집적을 차단한다. 루골용액은 아침, 저녁식사 후 2회에 걸쳐 1 ~ 3방울씩 물에 타서먹는다. 루골용액 복용 1 ~ 2일 후 30초 ~ 5분에 걸쳐 천천히 ^{131}I-MIBG 37 ~ 111 MBq(1 ~ 3 mCi)를 주사한다.

정맥주사 후 24시간, 48시간, 72시간까지(주로 72시간 영상 획득) 배뇨 후 각각 머리에서 골반하부까지 364 keV ±10 % 범위에서 고에너지 평행구멍 조준기를 장착한 대시야 감마카메라를 이용하여 전신영상(whole body image)을 획득한다.

이때 위치를 알기위해 필요시 표시(marking)하고, 필요에 의해서 또는 전신영상을 획득할 수 없는 장치일 경우 부분(spot)영상을 각 부위별 중복하여 머리, 가슴, 배, 골반부 전후면상을 5 ~ 10만 계수 또는 20분간 촬영한다. 검사가 끝난 후에도 갑상샘을 보호하기 위하여 계속 루골용액을 복용하여 갑상샘에 집적되지 않도록 한다.

② ^{123}I-MIBG을 이용한 검사방법

전처치는 ^{131}I와 동일하며 ^{123}I-MIBG 111 ~ 370 MBq(3 ~ 10 mCi)을 30초 ~ 5분에 걸쳐 천천히 주사한다. 주사 24시간, 48시간 후(주로 24시간 영상획득) 159 keV ±10%의 범위에서 중 에너지 고해상도 범용 평행구멍 조준기를 사용하여 배뇨 후 ^{131}I와 동일한 방법으로 전면상(anterior image), 후면상(posterior image)을 약 5 cm/min의 속도로 전신영상(whole body image)을 획득(주로 24시간 영상 획득)한다.

MIBG는 정상적인 경우에도 심근, 간, 지라, 침샘, 갑상샘 그리고 가끔 큰창자가 나타나며 정상적인 콩팥위샘에서는 ^{131}I-MIBG로 잘 나타나지 않으며, 특히 크롬친화성종양이 양성으로 나타난다. 콩팥위샘의 위치를 확인하기 위해서 작은 양의 ^{99m}Tc-DTPA나 ^{99m}Tc-DMSA를 주입하여 콩팥을 영상화한다.

또한 전신영상을 획득할 수 없는 장치일 경우 부분영상(spot image)을 각 부위별 중복하여 머리, 가슴, 배, 골반부 전·후면상을 5 ~ 10만 계수 또는 10분간 촬영한다.

특히 ^{123}I-MIBG는 주사 17 ~ 24시간에 복부와 하흉부 및 기타질환이 의심되는 부위영상을 획득함으로서 정확한 진단과 국소화에 도움이 된다. 평면영상에서 의심되는 부위를 SPECT 영상으로 획득할 수도 있다.

(5) 임상영상(Clinical Images)

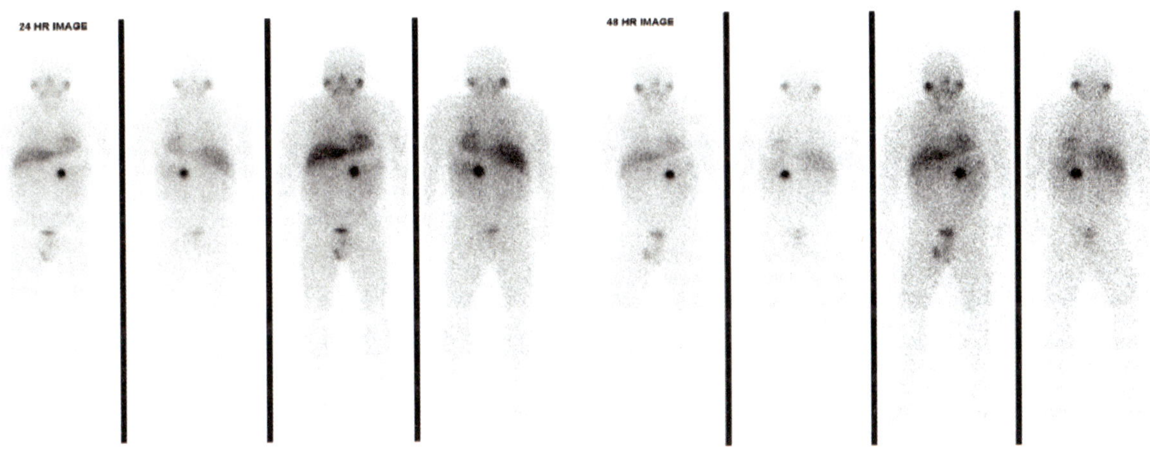

24 hour　　48 hour

[Conclusion]
C/W Pheochromocytoma, left adrenal region.

[Reading]
I-131 MIBG SCINTIGRAPHY:
24-hour and 48-hour images of whole body (anterior & posterior) were obtained after injection of I-131 MIBG.
The I-131 MIBG images show intense focal tracer uptakes in the left adrenal region.
Otherwise, physiologic distribution of tracers.

그림 6-37 ^{131}I-MIBG(meta-Iodobenzylguanidine) Tumor Scintigraphy (Wholebody)

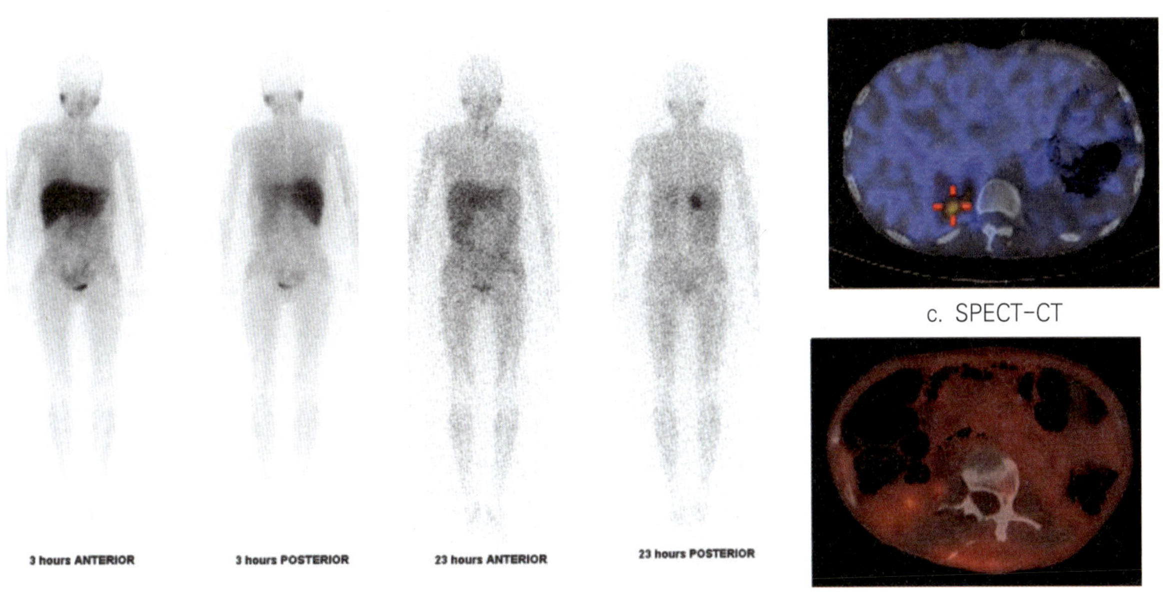

a. ^{123}I-MIBG 3h　b. ^{123}I-MIBG 23h　c. SPECT-CT　d. PET-CT

그림 6-38 체중감소로 내원한 28세 여자환자의 ^{123}I-MIBG 영상과 SPECT/PET-CT

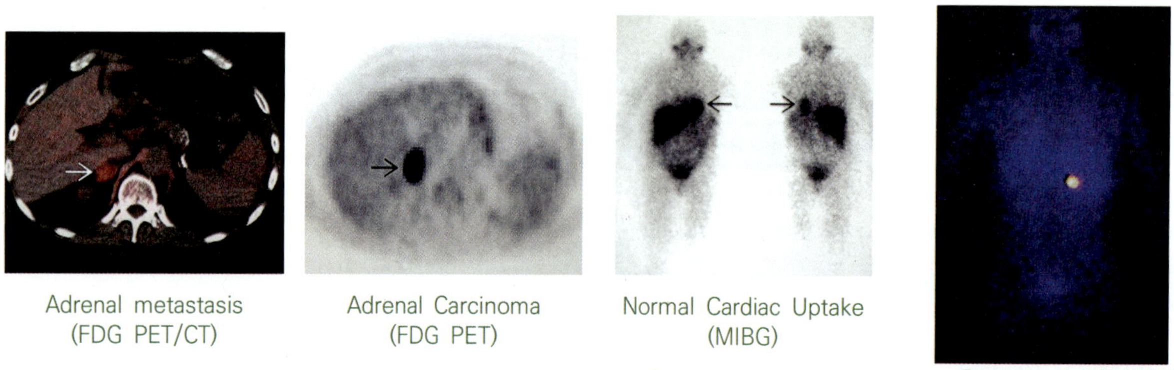

그림 6-39 크롬친화세포종(pheochromocytoma)

(6) 영상응용(Image Applications) 및 기타

정확한 위치를 알기 위하여 다른 방사성핵종을 투여해 인접 장기 및 콩팥위샘의 위치를 확인할 수 있으며, 영상화를 위하여 ^{99m}Tc-DTPA나 ^{99m}Tc-DMSA 주사 후 콩팥을 영상화하기도 한다. ^{131}I-MIBG는 임신 가능한 여성에는 생리주기 시작 후 처음 10일 이내에 투여하는 것이 가장 바람직하다.

특히 치료용량은 방사능 용량연구에 의한 자료를 바탕으로 개개의 투여량을 정하고, 투여용량, 투여간격은 혈액학적 방사능 독성과 종양의 종류에 따라 결정한다. 종양의 진행속도가 빠르면 투여간격도 빨라진다. 일반적으로 치료량은 3.7 ~ 7.4 GBq(100 ~ 200 mCi)이다. 반복투여 시 6 ~ 8개월의 간격이 고려될 수 있으며, 누적 총량은 29.6 GBq (800 mCi)까지 보고된 바 있다. 약품 투여는 1 ~ 4시간에 걸쳐 천천히 정맥주입한다.

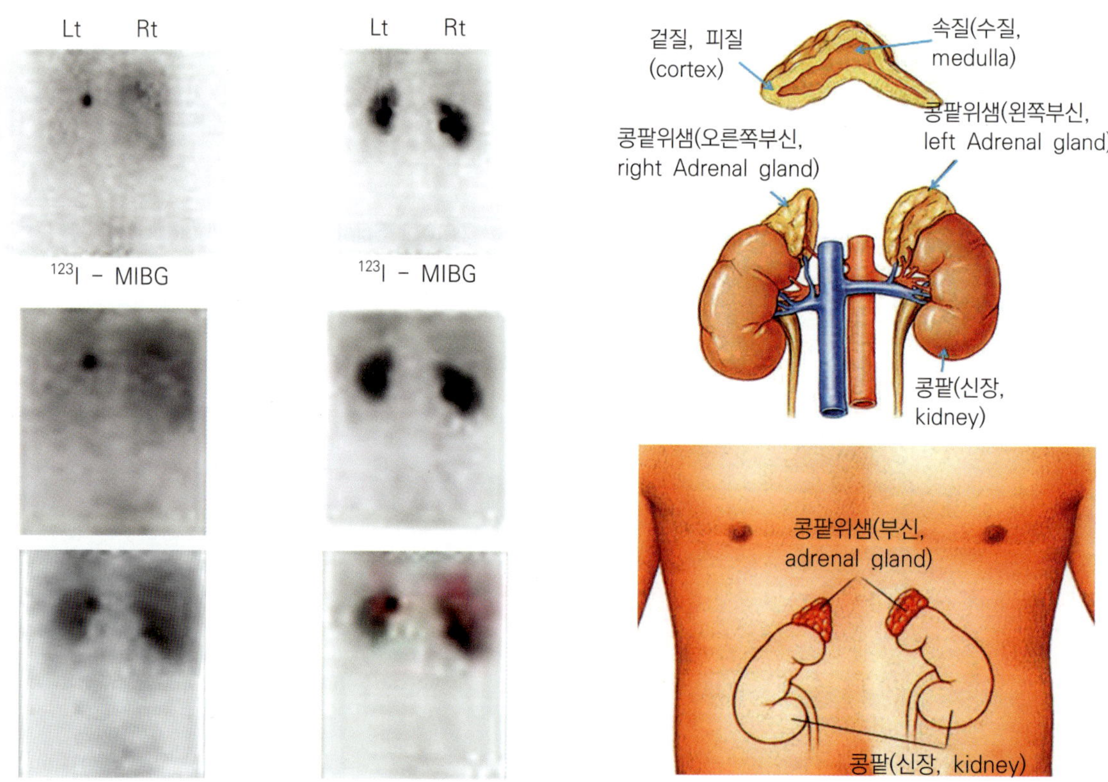

그림 6-40 인접 장기를 영상화를 위한 ^{123}I - MIBG and ^{99m}Tc - DTPA 영상

저장온도는 진단용 2~8℃, 치료용은 -20℃ 이하로 냉동 보관한다. 치료용은 Dry ice에 담아진 상태로 운송되어져야하며, 해동될 때까지 Dry ice에 저장되도록 한다. 제품을 해동시킬 때는 수조물의 온도가 50℃ 이상을 넘기지 않도록 하여 한 시간 동안 천천히 해동시켜 사용하도록 한다. 약품의 유효기간은 검정일로부터 3일간이다.

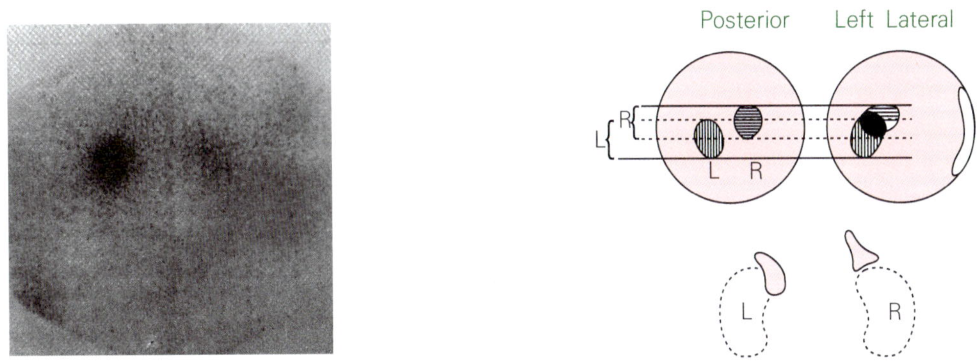

그림 6-41 콩팥위샘겉질 스캔의 비정상 영상과 콩팥위샘 해부학적 위치 형상

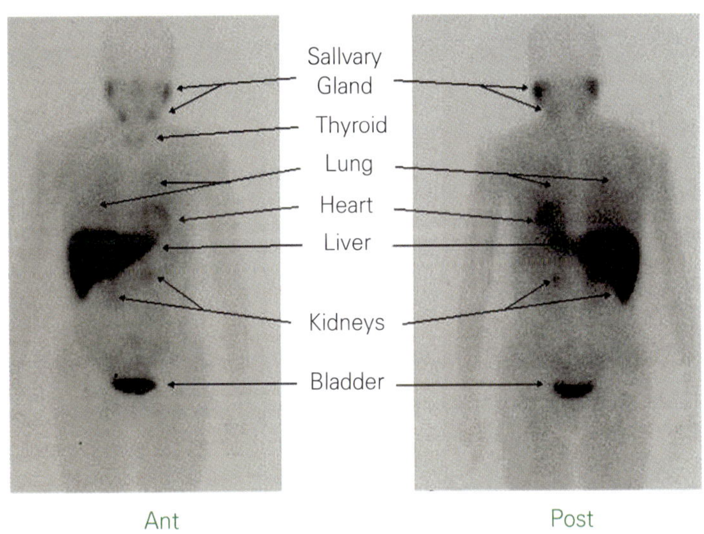

그림 6-42 Adrenal MIBG 정상스캔영상의 해부학적 명칭

4. 이자 신티그라피(Pancreas Scintigraphy)

아미노산(aminoacid)과 비슷한 생물학적 성질을 가진 ^{75}Se-selenomethionine(셀레노메티오닌)을 투여하면 이는 이자의 단백생산에 기질(substrate)로 사용되므로 이자(pancreas) 내에 머무르게 된다. 이자암(췌장암 pancreatic cancer)은 조기발견이 어려우며 예후가 좋지 않다. 방사성의약품 ^{75}Se-selenomethionine(셀레노메티오닌)을 정맥주사한 후 검사하는데, 이는 투여량의 약 7%가 이자에 섭취되고 기타 지라(비장,spleen), 콩팥(신장, kidney) 간(liver)과 고환(testis)에 집적이 된다. 보통 이자(췌장)의 집적량에 6~8배가 되며, 소변으로 80%, 대변으로 15%가 배설된다. 이자종양(pancreatic cancer), 이자낭종(pancreatic cyst.)의 진단, 복막종양에서 이자의 위치이상 검색, 이자염(췌장염, pancreatitis)의 평가, 폐쇄황달(obstructive jaundice)의 평가, 명치통증(epigastric pain)에 이용되며 검사를 위해 고단백 식사 후 30분 정도에 셀레노메티오닌 250 μCi를 정맥투여 후 10분 간격으로 한 시간 동안 경시적으로 촬영한다. 근래는 컴퓨터단층촬영(C.T)나 초음파검사를 주로 이용한다.

1) 임상적 적응증(Indications)

- 공간점유병소(이자 종양, 이자낭종 등)의 진단
- 복막종양에서 이자의 위치이상의 감별진단
- 이자염 이외의 진단
- ^{99m}Tc-MIBI Pancreas Scan & SPECT는 Pancreas transplant patient의 진단을 목적으로 한다.

2) 전처치(Patient Preparation)

검사 전 최소한 6시간 이상 금식을 요하며 가능한 하룻밤 금식하며, 이자(췌장, pancreas) 효소를 촉진하기 위해서 주사 30분 전에 고단백식사(high-protein diet)를 한다. ^{131}I-HIPDM을 사용할 경우 루골용액(Lugol's solution)을 검사 전후에 5방울 정도 투여하여 갑상샘에 섭취되는 것을 차단시킨다. ^{99m}Tc-sestaMIBI 이용 시 특별한 전처치는 없으며 이자이식(췌장이식, pancreas transplantation)이라고 기록한다.

3) 방사성 의약품(Radiopharmaceutical)

^{75}Se-selenomethionine은 에너지 270 keV 반감기 120일로 길고 체내에서 제거되는 속도가 느려서 방사능 피폭이 증가하는 문제가 있다. 또한 감마선이 10개의 광전피크(photopeak)를 갖고 있어 해상력이 나쁜 단점이 있어 현재는 초음파나 CT로 대체되어 거의 사용되지 않으며, 투여량의 7%가 이자에 섭취되고 기타 간과 작은창자의 점막에 많이 섭취된다.

표 6-15 이자(췌장)신티그라피(pancreas scintigraphy) 방사성의약품

방사성의약품	사용량	투여방법	집적기전	집적부위
^{75}Se-selenomethionine (셀레노메티오닌)	111 kBq(3 μCi)/kg 보통 9.25 ~ 11.1 MBq (250 ~ 300 μCi)	정맥주사	능동이동	이자
^{131}I-HIPDM	74 MBq(2 mCi)			
^{99m}Tc-MIBI	740 MBq(20 mCi)			

4) 검사방법(Procedure)

(1) ^{75}Se-selenomethionine

주사 30분 전 고단백(high protein)을 섭취 한 후 방사성 의약품을 ^{75}Se-selenomethionine을 3 μCi/kg 정맥주사하고 중에너지 평행구멍형조준기를 장착한 카메라를 이용하여 바로누운자세로 상복부를 즉시 촬영하고 이후 10분 간격으로 60분간 경시적으로 연속 촬영한다. ^{131}I-HIPDM 사용 시는 정맥주사 후 8시간, 24시간 촬영한다.

(2) ^{99m}Tc-MIBI Pancreas Scan & SPECT

동적(dynamic) 스캔은 matrix size 128×128, zoom 1.2로 설정하고 detector 1을 이용하여 심장에서 pancreas transplant부위를 포함한 이자를 1 sec/frame, 30 sec 동안 전면상(anterior view)을 얻는다. 정적(stastic)은 동적스캔(dynamic scan)이 완료 후 바로 60 sec/frame, 3 frame 영상을 얻는다. SPECT영상은 matrix Size 128×128, zoom 1.4, rotate angle을 4˚, 30 sec/frame, 30 frame 영상을 획득하고, SPECT영상 획득 후 영상 재구성은 back projection, matrix size : 128 ×128, hamming filter, high cut : 0.65로 한다.

5) 임상영상(Clinical Images)

정상 이자는 방사능 분포가 균일하게 묘기되고 병적 이자는 희미하고 불규칙상이 얻어진다.

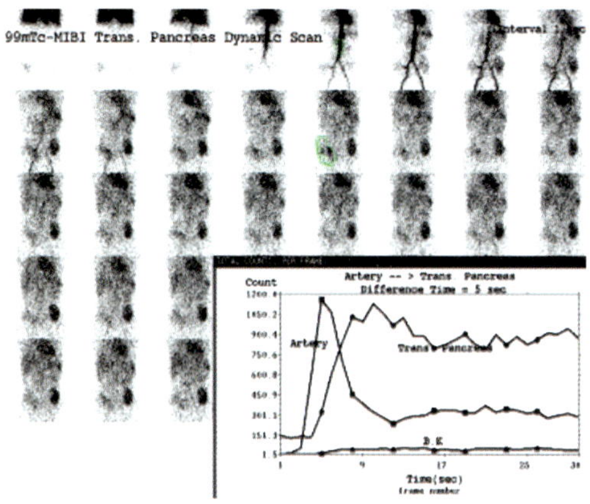

a. ^{99m}Tc-MIBI Pancreas Dynamic Scan

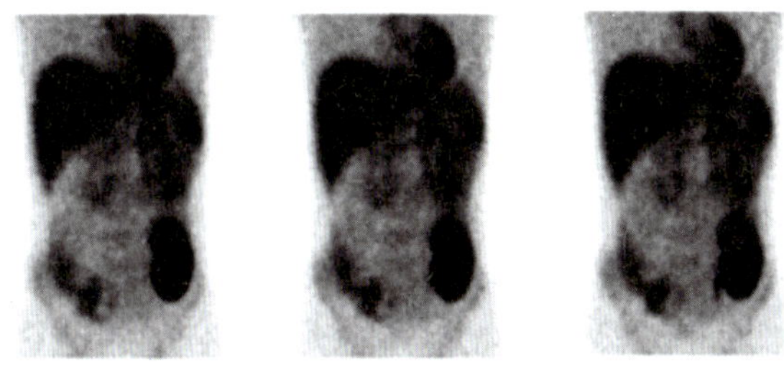

b. ^{99m}Tc-MIBI Pancreas Static Image

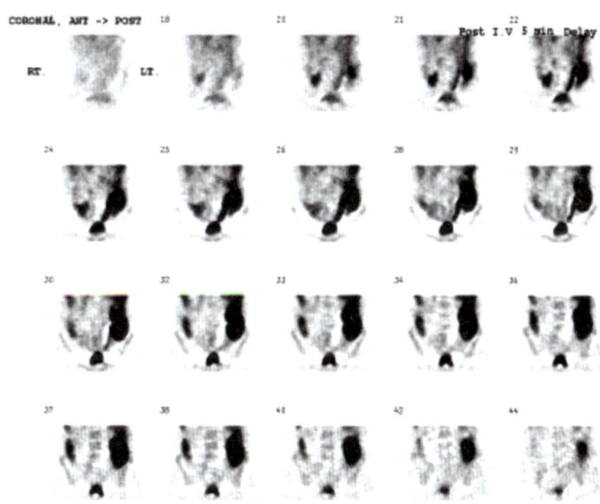

Coronal

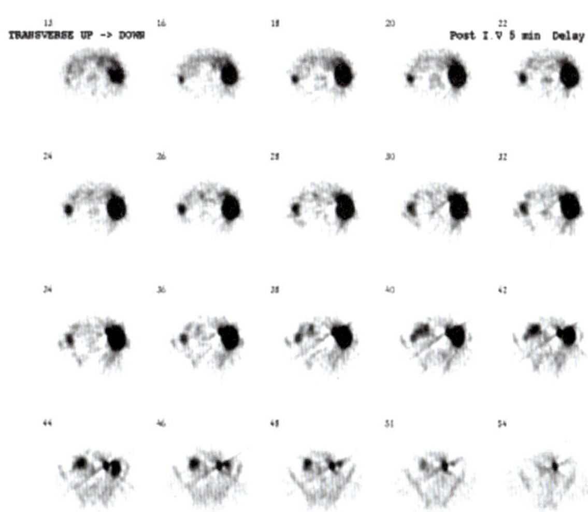

Transverse

c. ^{99m}Tc-sestaMIBI Pancreas SPECT

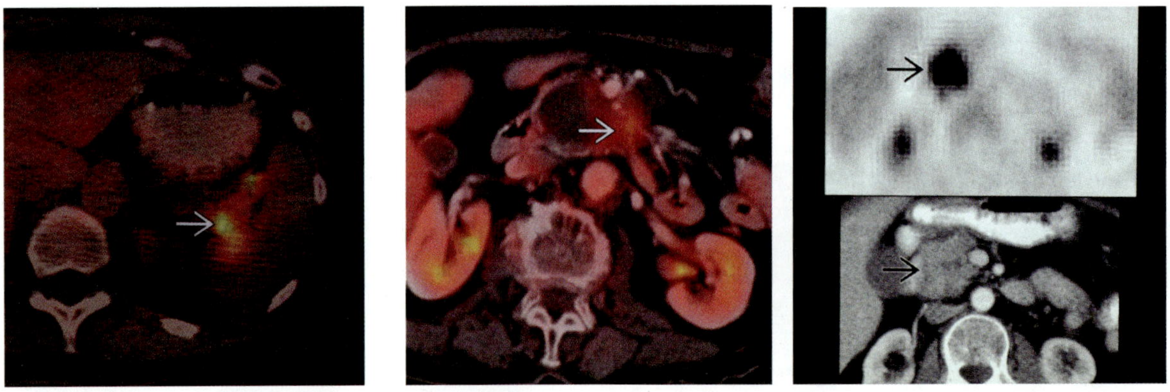

Pancreatic Adenocacinoma　　Mucinous Cystic Tumor　　Pancreatic Cancer

d. Pancreatic Malignant Tumors

그림 6-43 Pancreas 임상핵의학 영상

6) 영상응용(Image Applications)

위치를 알기 위해서는 이자스캔 10 ~ 15분 전 ^{99m}Tc-sulfur colloid 1 mCi를 주사하고 실시할 수 있다. 만약, 같은 날 바륨검사와 중복될 경우 이자스캔을 먼저 시행해야 한다. 만일, GI Barium검사를 실시했다면 관장하고 촬영한다. 또한 고단백을 섭취하지 않은 공복환자는 간 섭취가 증가될 수도 있다. 그리고 검출기를 5~10° 정도 머리 쪽으로 향하게 하고 LAO 25~30°를 취하면 간 영상과 겹치는 것을 피할 수 있다.

5. 요 배설검사(Urinary Excretion of Radioiodine)

대부분 혈장 요오드(iodide)는 갑상샘에 포획되지 않고 콩팥에서 제거되며 정상은 24시간에 25%가 갑상샘에 섭취되고 75%가 소변(urine)으로 배설된다. 이 검사는 우물형 섬광계수기를 이용하여 요중(urine) 옥소 배출량을 측정함으로서 갑상샘의 옥소 섭취율을 간접적으로 평가하는 방법이다.

또한 방사성 옥소 요중(urine)배설 측정은 요오드(iodine-131; ^{131}I)를 이용한 갑상샘치료 시 체내에 남아있는 방사능량을 측정하는데 사용된다.

chapter 07

중추신경계

목차

학습목적

신경계의 생리학적 이해와 방사성의약품 특징 및 신경계 질환의 핵의학적 검사법을 학습함으로써 신경계 핵의학 체내검사에 응용할 수 있는 능력을 배양한다.

학습목표

1. 뇌의 해부생리를 설명한다.
2. 뇌 스캔에 주로 사용되는 방사성의약품의 특징을 설명한다.
3. 뇌 스캔에서 뇌의 병소가 열소로 나타나는 기전을 설명한다.
4. 확산성 방사성의약품과 비확산성 빙사성의약품에 대해 설명한다.
5. 평면영상법과 뇌 단일광자방출 전산화단층촬영법을 설명한다.
6. 국소 뇌혈류 영상에 사용되는 방사성의약품에 특징을 이해한다.
7. 뇌관류 SPECT에 이용하는 ^{99m}Tc 표지 방사성의약품을 열거한다.
8. 뇌수조 조영술, 뇌척수액루, 뇌실 단락기능검사검사 방법을 설명한다.
9. 뇌혈관질환의 뇌 SPECT와 방사선학적 뇌 검사를 설명한다.
10. 아세타졸아마이드 뇌 혈류 SPECT의 원리를 설명한다.
11. ^{133}Xe 및 ^{99m}Tc 표지화합물 SPECT의 장·단점을 비교한다.

제 7 장

Central Nervous System

중추신경계

Ⅰ. 해부생리(Anatomy and Physiology)

1. 뇌(Brain)

뇌(brain)의 무게는 약 1,200 ~ 1,300 g 부피는 약 1,300 ~ 1,500 cc로 1,000억 개 이상의 뉴런(neuron)과 이들의 10배 정도의 신경아교세포(neuroglial cell)가 있다. 이처럼 뇌는 신경세포와 조직으로 구성되어 있으며, 세 가지 주요기관인 대뇌(cerebrum), 소뇌, 뇌간으로 나누어진다.

뇌는 뇌척수막(수막, meninges)이라 불리는 얇은 3겹의 질긴 보호막과 머리뼈(두개골)로 보호되고 있다. 뇌척수막 사이의 공간과 뇌 내부의 공간들은 뇌척수액(cerebrospinal fluid; CSF)으로 채워져 있어 외부로부터의 압력과 충격을 흡수하여 뇌를 보호하고 혈액으로부터의 영양분을 뇌에 공급하는 일과 뇌의 노폐물을 제거하는 일을 한다.

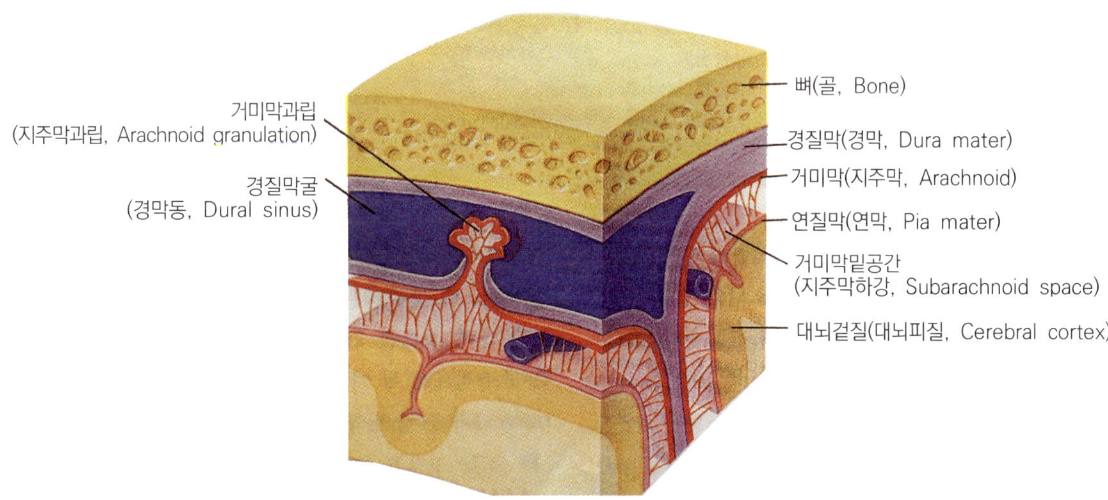

a. 뇌척수막의 해부학적 구조

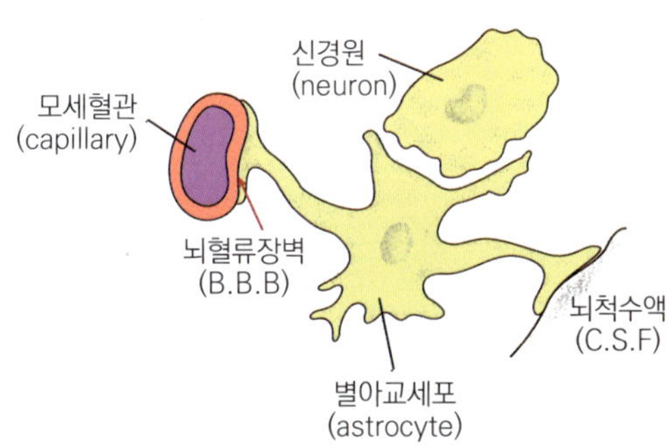

b. 뇌신경세포의 해부학적 구조

그림 7-1 뇌척수막 및 뇌신경세포의 구조

뇌는 심장(heart)에서 나오는 혈액의 15%를 공급받고 몸이 섭취하는 포도당의 75%를 소비한다. 혈액이 뇌로 들어가기 위해서는 먼저 혈관뇌장벽(blood brain barrier; BBB)을 통과해야 하는데, 이 장벽은 빽빽하게 붙어 있는 모세혈관의 내피세포(endothelial cell, endothelium)들과 모세혈관(capillary)을 둘러싸고 있는 별아교세포(성상교세포, astrocytes)로 이루어져 있다.

뇌(brain)는 좌우 2개의 대뇌(cerebrum) 반구와 소뇌로 구분되며 뇌줄기(뇌간, brain stem)에 의해 척수(spinal cord)로 연결된다. 대뇌(cerebrum)는 이마엽(전두엽, frontal lobe), 마루엽(측두엽, parietal lobe)으로 나뉘어진다. 뇌에는 뇌연질막(pia mater), 거미막(지주막, arachnoid) 그리고 이 두 막 사이인 거미막밑공간(지주막하강, subarachnoid space)이 존재하고 이곳은 뇌척수액(cerebrospinal fluid; CSF)으로 채워져 있으며 뇌를 보호하고 뇌의 대사산물을 처리하기도 한다. 뇌척수액은 뇌실의 맥락얼기(choroid plexus)에서 분비된다.

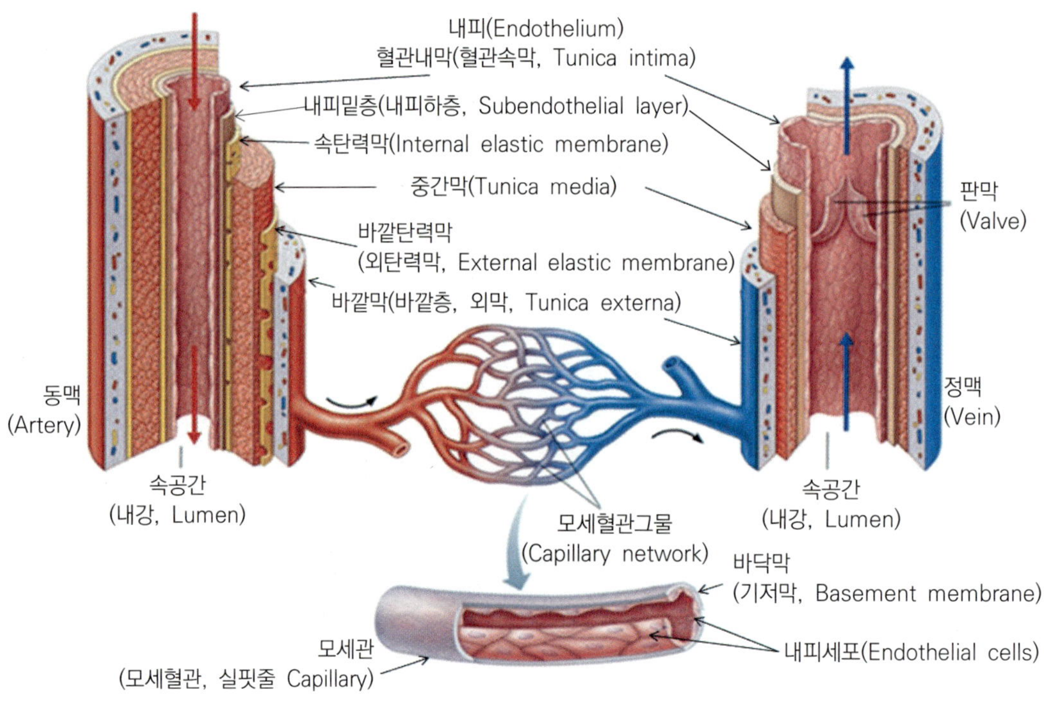

a. 동맥과 정맥의 구조

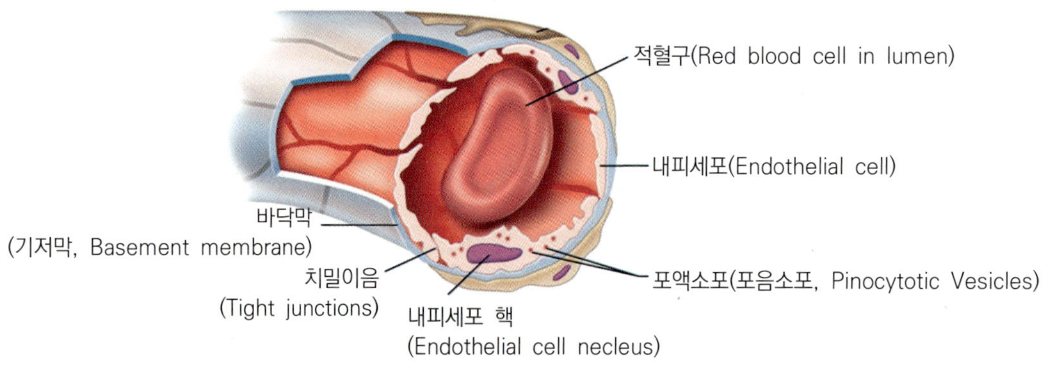

• 중추신경계의 모세혈관(capillary). 내피세포(endothelial cell) 사이에 치밀이음(폐쇄연접, tight junction)이 있어 물질의 자유로운 투과를 방지한다.

b. 모세혈관의 구조

그림 7-2 혈관의 구조

정상인 경우 뇌의 혈액공급은 심박출량의 15%인 750 mL/min이며 뇌혈류량의 증감은 뇌조직 내의 산소의 분압과 이산화탄소의 분압에 의해 좌우되고, 뇌혈류는 혈관과 중추신경계 사이에 존재하는 뇌혈류장벽(BBB)에 제한을 받는다. 이 뇌혈관계와 별아교세포막(astrocyte)은 뇌세포 대사에 직접 작용되지 않지만 높은 지용성 용액이 아닌 대부분의 물질을 효과적으로 배제시킨다. 즉 혈액과 뇌 사이의 불필요한 물질이 뇌신경조직에 유입되는 것을 차단하는 역할을 한다.

2. 뇌혈류장벽(Blood Brain Barrier)

뇌혈류장벽(blood brain barrier; BBB)은 구조상 모세혈관(capillary) 내피세포(endothelial cell, endothelium), 바닥막(기저막, basement membrane), 별아교세포(astrocytes)돌기의 3층의 막으로 되어있다. 모세혈관 내피세포의 융합막으로 구성되어 모세혈관(capillary)을 이루고 있는 내피세포(endothelium) 사이에는 작은 틈이 있어 혈관(vessels)과 세포(cell) 사이에 물질이 드나든다. 모세혈관에서 스며나온 혈액은 뇌에 조밀하게 혈관을 둘러싸여 있는 아교세포(glia cell)로 인해 혈액이 자유롭게 통과하지 못하게 막기 때문에 신경세포(neuron)와 직접 접촉할 수 없으며, 혈액과 뇌 사이에 물질교환이 자유로이 일어나는 것을 제한함으로써 불필요하거나 유해한 물질이 뇌실질로 유입되는 것을 막는다. 또한 혈장 내에서 전해질 및 다른 물질의 농도 변화가 뇌에 바로 영향을 주지 못 하도록 방지하고, 필요에 따라 신경세포 내 대사물질의 운반을 조절시킴으로써 적절한 환경을 만드는 역할을 한다. 뇌세포의 대사에 필요한 필수적인 물질 이외에는 통과시키지 않는 특이한 성질을 가지고 있으며 영양소나 산소 등은 통과되고 큰 대사 분자물질은 통과되지 않는다.

혈액이 뇌척수액(cerebrospinal fluid; CSF)으로 바뀔 때 물질은 선택적으로 이동하는데 이는 뇌혈류장벽(BBB)이 물질 이동을 제한하기 때문이다. 뇌혈류장벽을 구성하는 물질은 대부분 인지질(phospholipid)로 되어있기 때문에 지용성 물질은 통과하나 수용성 물질은 대부분 통과하지 못한다.

일반적인 뇌 핵의학검사에 쓰이는 방사성의약품들은 수용성으로 지용성(지질)보다 물에 잘 녹으며 뇌혈류장벽이 손상되지 않는 한 뇌혈류장벽을 통과하지 못하고 혈장수분과 결합된 채로 남아 있게 되며, 수용성 방사성동위원소 의약품은 혈장수분과 결합하고, 지용성 방사성동위원소 의약품은 혈장단백질과 결합한다.

알코올, 니코틴 등이나 마약으로 분류하는 헤로인, 코카인 등도 뇌혈류장벽을 뚫고 뇌 속으로 쉽게 들어가는데 뇌혈류장벽을 잘 통과하는 물질은 물, 탄산가스, 산소, 지용성 물질 등을 들 수 있다.

따라서 정상인에게 방사성의약품을 주입 했을 때 뇌혈류장벽에 의해 차단되므로 뇌조직 자체에는 방사능집적이 없고 시상정맥굴(sagittal sinus)과 가로정맥굴(횡정맥동, transverse sinus) 같은 큰 혈관 내의 방사능 반응만 나타나게 된다. 그러나 뇌종양(neoplasm), 경색(infarction) 또는 염증성 질환의 농양처럼 미만성대사의 변화가 있는 비정상조직의 뇌혈류장벽은 통과되는 성질을 가지고 있다.

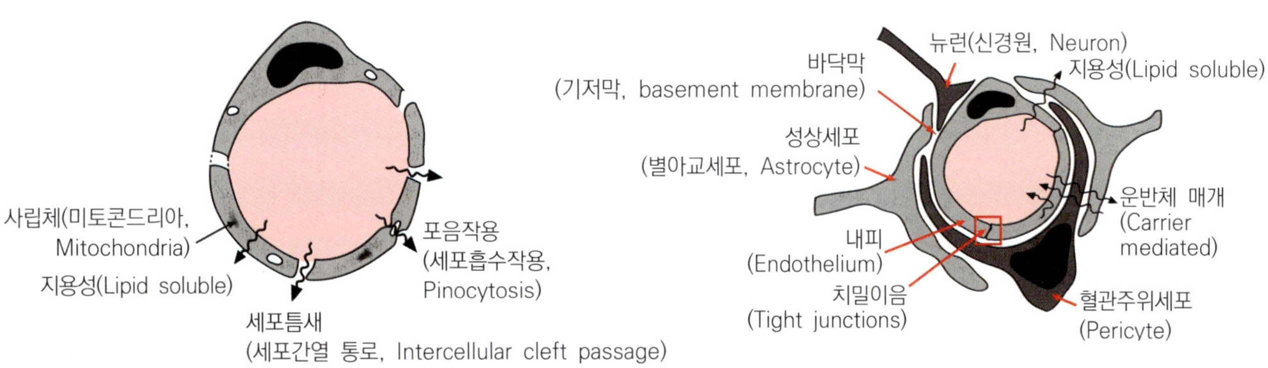

a. General capillary　　b. Brain capillary

그림 7-3 뇌혈류장벽(blood brain barrier)

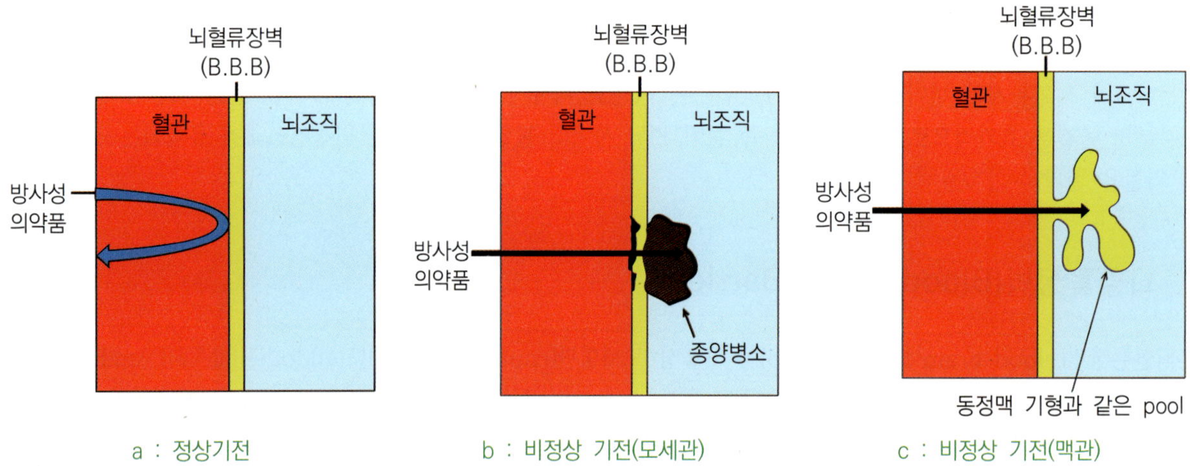

그림 7-4 뇌신경세포의 해부학적 구조 및 방사성의약품 뇌혈류장벽통과기전(Mechanism of Blood Brain Barrier)

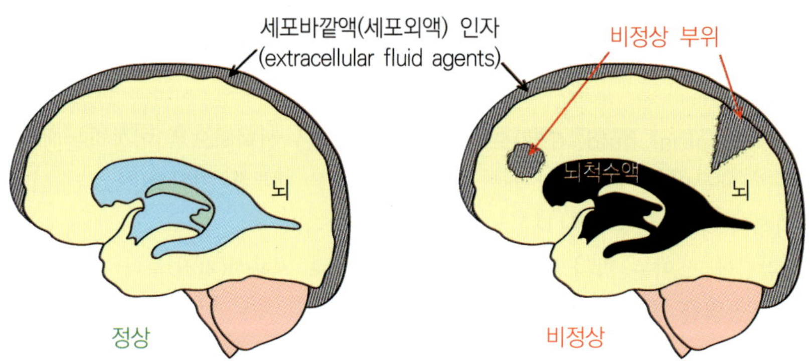

그림 7-5 뇌신경계에 사용되는 방사성의약품의 집적부위 BBB의 침투

뇌 신티그램은 이러한 원리를 이용한 검사법으로 투여된 방사성의약품이 비정상적인 뇌혈류장벽을 통과하게 되면 방사성 약품이 집적을 나타나게 되므로 병소의 위치와 모양을 영상으로 나타낼 수 있다.

뇌에 사용되는 방사성의약품은 뇌혈류장벽의 통과여부에 따라서 확산성과 비확산성 방사성의약품으로 분류할 수 있으며 일반적인 뇌스캔 검사에는 수동확산, 수동수송으로 정상상태에서는 뇌혈류장벽을 통과하지 못하는 수용성 성분으로 친수성, 이온화, 혈장단백과의 결합 또는 분자량이 크기 때문에 뇌혈류장벽을 통과하지 못하는 비확산성의약품을 사용하며 체내의 삼투압이나, 산소압의 차이로 물질이 이동하는 확산기전에 의한다.

3. 뇌척수액(Cerebrospinal fluid; CSF)

뇌척수액은 뇌실과 거미막공간(지주막하강, ventriculosubarachnoid)을 흐르며 뇌실(cerebral ventricle)의 구조는 4개의 뇌실(방)과 좁은 통로 또는 구멍(foramen)으로 구성되어 있다. 뇌척수액은 맥락얼기(choroid plexus)에서 분비되고 뇌와 척수(spinal cord)를 둘러싸고 있어 윤활작용을 하며 물리적인 충격으로부터 뇌를 보호해주는 맑고 투명한 액체로 대뇌(cerebrum)와 척수를 연결하는 뇌줄기(뇌간, brain stem)를 통해 척수 쪽으로 내려가며 주위 조직에 스며들어 중추신경계(central nervous system; CNS) 밖으로 나간다.

뇌척수액은 혈액과 비슷한 약알칼리성으로 적혈구(eythrocyte)가 없고 혈액에 비해 단백질(protein)과 지방(fat)

이 적다. 99%가 물로 0.57 ℃에서 얼고 정상성인은 100 ~ 150 mL 정도로 주로 물리적인 기능을 하며 뇌와 척수가 뇌척수액 속에 잠겨 있어 뇌의 무게를 지탱하는 데 도움을 주고 뇌 및 척수와 주위를 싸고 있는 뼈(bone)가 만나는 면의 마찰을 줄여준다.

또한 외부의 충격을 완화시키는 완충역할을 하며 머리뼈(두개골, cranial bone) 속의 압력을 일정하게 유지시켜준다. 즉, 혈액이나 뇌조직의 부피가 커지면 뇌척수액이 줄어들고 뇌가 위축되는 경우처럼 머리뼈 속 물질의 부피가 줄어들면 뇌척수액이 늘어나서 머리뼈 속의 압력을 일정하게 유지시켜준다. 뇌와 척수에서 생긴 대사 노폐물이나 항체(antibody), 여러 가지 화학물질을 운반하고 뇌와 척수에서 만들어진 병적인 산물을 혈액으로 보내는 일도 하며 약물을 신경조직(nervous tissue)에 보내기도 한다.

4. 뇌척수액(Cerebrospinal fluid; CSF) 생성과 순환

뇌척수액은 각각의 뇌실에 있는 맥락얼기에서 능동적 분비와 수동적 분비 및 재흡수과정을 거쳐 분비되는데 주된 생산은 측뇌실(lateral ventricle)에서 만들어진다. 뇌척수액은 신경계(nervous system)를 싸고 있는 뇌실막(ependyma)을 통해서 나오는 것으로 여겨진다.

뇌척수액의 생산 및 흡수율은 0.35 ~ 0.37 mL/min으로 하루에 400 ~ 500 mL가 생성되고 6 ~ 8시간마다 20%가 교체되어 정맥으로 흡수되는데 뇌신경(cranial nerve)이나 척수신경(spinal nerve)의 뿌리 근처 등 여러 곳에서 뇌나 척수 밖으로 빠져나가며, 일부는 뇌 표면에 있는 정맥에 직접 흡수되기도 하고 소뇌천막을 비롯한 정맥굴로 흡수되어 성인에게는 늘 일정한 140 mL가 들어있다.

뇌척수액을 순환시키는 기관은 따로 없으며 지속적인 분비와 흡수, 인접한 조직의 혈관박동, 호흡, 정맥압(venous pressure), 머리와 몸의 움직임 등에 의해 순환(circulation)하게 된다.

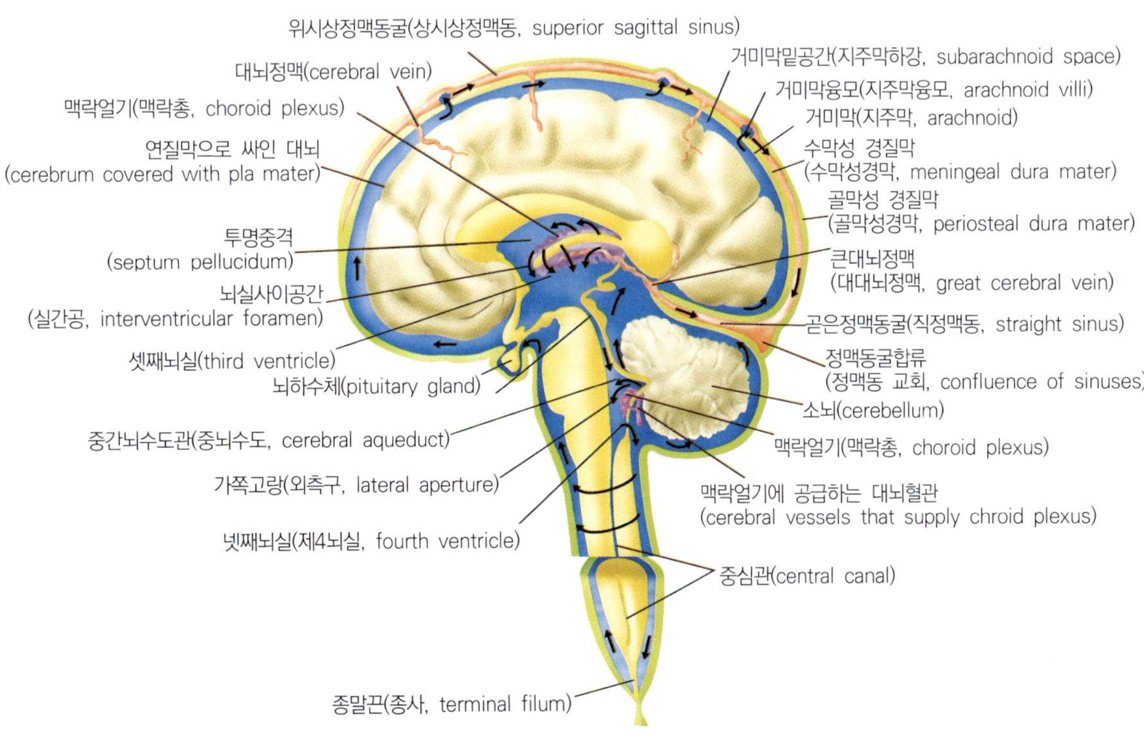

그림 7-6 뇌척수액(cerebrospinal fluid; CSF)의 순환

이처럼 맥락얼기(choroid plexus)에서 만들어진 뇌척수액이 좌우 양쪽의 측뇌실(lateral ventricle), 몬로구멍(foramen of Monro), 제3뇌실(3rd ventricle), 중뇌수도관(cerebral aqueduct of Sylvius) 등을 통하여 제3뇌실에서 제4뇌실(4th ventricle)에 도달하며, 일부는 양측 루시카구멍(foramen of Luschka)을 경유하여 뇌수조바닥(basal cistern)에 도달하고, 일부는 마젠디구멍(foramen of Magendie)을 통하여 소뇌숨뇌구조(cisterna magna)로 배출되고 척추강내 거미막아래공간과 연결되어 순환된다.

뇌수조로 배출된 뇌척수액은 뇌바닥으로부터 위로 올라가 거미막융모(arachnoid villi) 또는 파키오니아과립(Pachionian granulations)을 통해 정맥으로 흡수된다. 거미막융모는 위시상정맥굴(superior sagittal sinus)에 제일 풍부하다. 이처럼 정상인에서 뇌척수액의 생성량과 재흡수량이 같을 때 뇌척수압은 약 110 mmH$_2$O(6 mmHg)로서 정맥압의 2배가 된다. 뇌척수액의 순환경로는 측뇌실 → 제3뇌실 → 중뇌수도 → 제4뇌실을 거쳐 척수중심관으로 내려가 척수끝인 종실에 이른다. 한편 제 4뇌실에서는 외측구와 정중구를 통해 정맥으로 흡수되고 이 순환경로에 어떠한 원인으로 일부가 폐쇄되면 뇌척수액의 순환이 차단되어 물뇌증(수두증, hydrocephalus)이 초래된다.

II. 영상검사(Imaging Procedures)

방사성동위원소를 이용한 신경계 핵의학분야의 기능검사법은 방사성의약품 투여 후 시간적 경과에 따른 국소뇌혈류검사와 방사성의약품 투여직후 또는 충분한 시간이 경과된 어느 시기를 정하여 방사성의약품의 공간적분포를 관찰하는 정적검사로 대별할 수 있다. 1970년대 중반까지만 해도 ^{99m}Tc-pertechetate, ^{99m}Tc-DTPA, ^{99m}Tc-GH 등을 이용한 손상된 뇌혈류장벽의 영상화가 뇌질환진단법으로 이용되어 왔으나 근래는 새로운 방사성의약품과 더불어 단일광자전산화단층촬영(single photon emission computed tomography; SPECT) 및 양전자방출전산화단층촬영(positron emission tomography; PET)으로 국소뇌기능의 영상화가 가능해졌다.

1. 뇌 신티그라피(Brain Scintigraphy)

정상적인 뇌의 경우 뇌혈류장벽(Blood Brain Barrier; BBB)이 있어 혈액과 뇌 사이에 물질교환이 자유로이 일어나는 것을 제한함으로써 불필요하거나 유해한 물질이 뇌실로 유입되는 것을 막아 뇌를 보호하는 기능을 한다. 그리고 뇌세포 대사에 필요한 물질이외에는 통과시키지 않는 특이한 성질을 가지고 있어 영양소나 산소 등은 통과되고 큰 대사분자물의 지용성이 아닌 대부분의 물질을 효과적으로 배제시킨다. 그러나 종양, 경색, 염증 등이 있으면 국소적으로 혈액 뇌관문이 파괴되어 방사성의약품이 집적되므로 뇌종양이나 뇌경색부위, 뇌사(brain death) 등의 검증에 이용된다. 이와 같이 투여된 방사성의약품이 비정상적인 뇌혈류장벽을 통과하게 됨으로써 병소의 위치와 모양을 영상(양성상, hot spot)으로 나타낼 수 있다.

1) 임상적 적응증(Indications)

- 뇌종양(brain tumor)
- 뇌혈관 질환(cerebrovascular disease)
- 염증성 질환(infective disease)
- 머리뼈 및 뇌의 손상(뇌사 검증, 농양, 뇌졸중, 수막염의 검출)

특히 뇌종양(brain tumor)은 약 1 cm 이상의 종양에 출혈이나 부종이 동반되면 발견 확률이 높아진다. 뇌혈관 질환(cerebrovascular disease)의 뇌경색증(cerebral infarction)은 뇌혈관사고 후 1주일 동안은 보통 음성으로 나타나고 2 ~ 4주 경과 후 가장 잘 보이며 경질막밑혈종(subdural hematoma)은 사고 7 ~ 10일에 양성으로 나타난다.

뇌혈관기형(cerebrovascular malfomation)은 크게 동정맥류와 동·정맥기형으로 나눌 수 있으며 선천성 동맥기형의 경우 동맥기형에 방사능 분포가 높게 나타나는 특징적 소견이 있다. 염증성질환(infective disease)의 경우에는 염증이 있는 부분이 도우넛(doughnut)형으로 나타난다.

2) 전처치(Patient Preparation)

테크네슘 표지화합물을 사용하지 않고 $^{99m}TcO_4^-$만을 사용할 때에는 맥락얼기(choroid plexus)나 침샘 등 주변조직에도 축적되기 때문에 나트륨(sodium)혹은 과염화칼륨(potassium perchlorate, $KClO_4^-$) 200 ~ 1,000 mg(보통 600 mg)을 차단제로 30분 ~ 1시간 전에 미리 경구(oral) 투여해야 한다. 보통 소아 경구투여 시 투여량은 50 mg/나이 기준으로 투여하고 과염화칼륨은 보통 검사 1시간 전에 경구투여 한다.

3) 방사성의약품(Radiopharmaceutical)

혈액 중의 비이온성물질은 뇌의 지방친화성에 의해 뇌조직으로 이동한다. 일반적으로 사용되는 Albumin, GHA (glucoheptonate) 등의 방사성의약품은 수용성이어서 뇌혈류장벽을 통과하지 못하고 혈장 내에 존재한다. 비확산성 방사성의약품은 친수성과 이온화성질이 있어 혈장단백과의 결합 또는 분자량이 크기 때문에 뇌혈류장벽을 통과하지 못한다.

표 7-1 뇌 신티그라피(Brain Scintigraphy) 사용 방사성의약품

방사성의약품	사용량	투여방법	집적기전	집적부위
$^{99m}TcO_4^-$	740 MBq(20 mCi)	순간 정맥주사 (bolus injection)	뇌혈류장벽(BBB)	뇌의 병소
^{99m}Tc-DTPA	555 MBq(15 mCi)			
^{99m}Tc-GHA	555 MBq(15 mCi)			

▷ DTPA(Diethylene Triamine Pentaacetic Acid)
▷ GHA(Glucoheptonate)

이와 같이 뇌혈류장벽을 통과하지 못하는 비확산성 방사성의약품은 뇌혈류장벽의 손상이 나타날 때만 뇌혈류장벽을 통과하여 뇌조직에 흡수된다. 이는 종양이나 기타병변으로 인한 뇌혈류장벽의 손상으로 통과되어 집적되므로 양성으로 나타나며 통상적인 뇌스캔(conventional brain scintigraphy)에 있어 방사성의약품의 특징이다.

국소뇌혈류검사를 위한 단일광자전산화단층촬영(single photon emission computed tomography; SPECT) 국소뇌기능의 영상화를 위해서는 뇌혈류장벽을 자유로이 통과할 수 있는 지방친화성과 분자량이 400 ~ 600 정도를 유지해야하고 SPECT검사 시간동안 충분히 안정적으로 조직에 분포하여 뇌조직분포의 변동 없이 정체되므로 뇌혈류영상을 획득할 수 있어야 한다.

이와 같이 뇌에 사용되는 방사성의약품은 크게 확산성과 비확산성 방사성의약품으로 분류할 수 있으며, 동적영상(dynamic image)을 얻기 위한 방사성의약품 투여는 19 ~ 20게이지 나비바늘(scalp needle)을 사용하여 오른쪽팔뚝정맥(전주정맥, right antecubital vein)에 순간정맥주사(bolus injection)한다.

(1) 비 확산성제제

비 확산성 방사성의약품은 친수성과 이온화 성질이 있고 분자량이 커서 뇌혈류 장벽을 통과하지 못한다. 따라서 이러한 비 확산성 방사성의약품은 종양이나 기타 병변으로 인한 뇌혈류 장벽의 손상이 나타날 때만 뇌혈류장벽을 통과하여 뇌조직에 흡수된다.

이처럼 비 확산성 방사성의약품에는 ^{99m}Tc-DTPA, ^{99m}Tc-glucoheptonate(GHA), ^{99m}Tc-pertechnetate 등이 있다. ^{99m}Tc-pertechnetate는 제네레이터(generator)에서 용출 후 직접 사용할 수 있어 좋으나 전처치가 없을 경우 맥락얼기(choroid plexus)가 나타나며 콩팥배설이 늦어서 영상에 Target/Non-target의 비율이 저하되는 문제점이 있다.

또한 혈액 중 적혈구와 결합하여 투여 후 1 ~ 4일 사이에서 최대 8주 후까지도 그 결합에 의한 방사능이 나타나며 침샘(타액선), 비인두(nasopharynx) 등의 점막에 집적되어 방사성핵종으로부터 방사선이 뇌의 영상에 영향을 미친다. 이러한 단점으로 인해 테크네슘 표지화합물을 사용한다.

예로 ^{99m}Tc-DTPA, ^{99m}Tc-GHA는 $^{99m}TcO_4^-$보다 콩팥을 통한 배설이 빨라 Target/Non-target의 비가 높아 빠른 시간 내에 좋은 영상을 기록할 수 있는 장점이 있고, 맥락얼기(choroid plexus)에 집적이 잘되지 않으므로 검사 전 과염화칼륨(potassium perchlorate; $KClO_4^-$)을 이용하여 차단할 필요가 없다.

(2) 확산성제제

확산성방사성의약품은 불활성기체인 제논(^{133}Xe) 가스를 이용한 흡입이나 액체상태에서 정맥주사하여 뇌조직으로 확산되는 방사능분포를 관찰할 수 있다. 그러나 제논은 에너지(81 keV)가 낮아 조직 깊숙한 곳에서 공간분해능이 떨어지고 조직으로부터 신속히 제거되는 단점이 있다.

뇌혈류 방사성의약품의 특징은 뇌혈류장벽을 자유로이 통과할 수 있도록 지방친화성이 있어야 하고, 분자량이 400 ~ 600 정도를 유지해야 한다. 또한 투여 후 최초 순환시 뇌추출 효율이 높고 그 분포가 뇌혈류량에 비례해야 한다. 그리고 SPECT검사 시간동안 충분히 안정적으로 조직에 분포하여야 한다. 뇌혈류 분포에 따라 뇌세포에 섭취되고 겉질부에서 반감시간이 1.52시간의 장시간 뇌조직에 안정적으로 분포할 수 있는 방사성의약품으로 ^{123}I-IMP

(N-isopropyl-p-iodoampetamine)와 ^{123}I-HIPDM이 있다. 이들은 중성, 지용성으로 정맥주사 후 자유로이 혈류장벽을 통과할 수 있고 거의 90% 이상 최초 순환 시 추출되며 혈액으로부터 제거속도가 빠르지만, 조직으로부터 재분포를 나타내는 문제점도 있다.

그 외 ^{99m}Tc화합물인 PnAO(propylene amine oxime)와 현재 많이 사용되는 HMPAO(hexamethyl propylene amine oxime)가 있으며 이는 뇌조직 추출율이 약 76%로 투여 후 1분 이내에 최대 뇌조직 섭취율을 나타내며 투여량의 2.5 ~ 7% 가량이 섭취된다.

표 7-2 확산성과 비확산성 방사성의약품

방사성의약품	감마선에너지(keV)	물리적반감기(hr)	사 용 량	영상개시시간(hr)	비 고
비 확산성(BBB통과가 용이하지 못한 것)					
^{99m}Tc-pertechetate($^{99m}TcO_4^-$)	140	6	555 ~ 740 MBq (15 ~ 20 mCi)	2 ~ 4	$KClO_4^-$, atropine
^{99m}Tc-phosphonate (MDP, HDP)	140	6	555 ~ 740 MBq (15 ~ 20 mCi)	2 ~ 4	경색
^{99m}Tc-GHA	140	6	555 ~ 740 MBq (15 ~ 20 mCi)	1 ~ 4	-
^{99m}Tc-DTPA	140	6	555 ~ 740 MBq (15 ~ 20 mCi)	0.5 ~ 1	
^{99m}Tc-red cell (in vivo)	140	6	555 ~ 740 MBq (15 ~ 20 mCi)	0.5 ~ 1	Blood pool 영상
^{67}Ga-citrate	93, 185, 300	78	111 ~ 222 MBq (3 ~ 6 mCi)	24 ~ 72	염증
^{201}Tl-chloride	70, 135, 167	73	74 ~ 111 MBq (2 ~ 3 mCi)	즉시	전이성질환
확산성(BBB통과가 용이한 것)					
^{99m}Tc-ECD	140	6	740 MBq (20 mCi)	2 ~ 3	국소뇌혈류
^{99m}Tc-HMPAO	140	6	740 MBq (20 mCi)	0.25 ~ 3	
^{123}I-iodoamphetamine (^{123}I-IMP)	159	13.2	111 ~ 185 MBq (3 ~ 5 mCi)	0.5 ~ 1	
^{133}Xe(gas)	81	126(5.2 d)	18.5 ~ 370 MBq (0.5 ~ 10 mCi)	즉시	

뇌방사능은 주사 후 2분 이내에 15%가 제거되며 이후 24시간 동안 ^{99m}Tc의 물리적 붕괴 외에 뇌방사능의 변화가 나타나지 않고 주사 후 2분 이내에 최고치(plateau)에 도달한 후 오랜 시간 뇌조직에 분포의 변동 없이 정체되므로 뇌혈류 영상에 적합하다. 그러나 HMPAO는 체내에서 그리고 표지바이알 내에서 화학적으로 매우 불안정하여 표지 후 적어도 30분 이내에 환자에게 투여하여야 한다.

최초순환 뇌 추출율이 60%인 ^{99m}Tc-ECD(ethyl cysteinate dimer)도 중성, 지용성으로 국소 뇌혈류에 비례하여 뇌조직에 흡수되고, 주사 5분 이내에 최대 뇌방사능을 나타내며 이때 투여량의 6 ~ 7%가 섭취된다. ^{99m}Tc-ECD는 혈액 및 뇌 이외의 부분에서는 빨리 제거되지만 뇌조직으로부터 제거는 다른 장기보다 천천히 일어난다. ECD는 좋은 뇌혈류 방사성의약품으로 HMPAO와 다른 점은 뇌에서 제거율이 늦고 화학적 안정성이 높아 간질이나 발작의 급성 신경학적 질환 이용에 유리하다. ECD는 재분포가 되지 않고 혈액으로부터 제거 속도가 빠른 반면 뇌에서의 제거는 느리다. 처음 1시간 동안 12%가 제거되며 이후 시간당 5 ~ 6%로 알려져 있다. ECD를 이용한 뇌혈류 SPECT의 최적 촬영시간은 연조직방사능의 대부분이 제거되는 주사 후 1시간 또는 그 이후이다. 그 외 ^{201}Tl-DDC (diethyldithiocarbamate), ^{99m}Tc-BATO(boronic acid adducts of technetium dioxime), ^{99m}Tc-MRP(multi-drug resistance-associated protein) 등이 있다. 또한 뇌혈류 PET영상을 위해서는 $H_2{}^{15}O$, $C^{15}O_2$ 등이 사용된다.

(3) 비확산성 의약품 단점

① 혈중제거가 느리다.

주사 후 2시간까지 투여량의 20%가 적혈구나 혈장단백과 결합된 상태로 혈중방사능이 오래 지속된다.

② 맥락총이나 침샘 등 주변조직에 집적된다.

이러한 단점으로 인해 테크네슘 표지화합물인 ^{99m}Tc-DTPA, GHA를 많이 사용한다. $^{99m}TcO_4^-$보다 혈중에서 제거가 빨라 주사 1 ~ 2시간 후 높은 표적/비표적 비를 보이며 맥락총이나 침샘에 축적되지 않는다.

4) 검사방법(Procedure)

테크네슘 표지화합물을 사용하지 않고 $^{99m}TcO_4^-$만을 이용할 경우 검사 30분 ~ 1시간 전에 과염화칼륨(potassium perchlorate; $KClO_4^-$)을 차단제로 미리 경구투여 해야 한다. 저에너지 범용성 조준기(low energy all perpose collimator; LEAP) 평행구멍형을 이용하여 앉은자세나 바로누운자세에서 전면상(anterior)으로 검출기(detector)면이 환자 눈확귓구멍선(안와이공선, orbitometal line; OML)에 수직이 되게 한다. 방사성의약품 15 ~ 20 mCi를 순간주사로 1 ~ 3초/frame 30 ~ 60 sec 동안 대뇌반구(cerebral hemisphere) 뇌혈류상태를 동적으로 연속 촬영한다. 동적영상(dynamic image 또는 angiographic study) 촬영 후 방사성의약품의 뇌조직 분포상태를 보기위하여 1 ~ 2시간 영상을 기록한다. 이때 비정상조직의 집적상태를 확인할 수 있으며 필요에 의해 3 ~ 4시간 지연영상을 획득할 수 있다.

정적영상(static image) 촬영을 위한 환자자세는 다음과 같다.

① 전면상(anterior) 촬영 ; 목(neck)을 신전(extension)시키고 바깥귀길(외이도, external acoustic meatus)과 가쪽눈구석(외안각, outer canthus)사이의 연결선 및 정중시상면(median sagittal plane)이 검출기에 수직이 되도록 턱을 약 15° 정도 당기게 한다.

② 후면상(posterior) 촬영 ; 환자 머리뼈(두개골, cranium)의 후면(post)에 검출기를 두고 정중시상면(median sagittal plane)이 검출기와 수직이 되게 하고 턱을 전하방향으로 20 ~ 30° 정도 당긴다.

③ 측면상(lateral) 촬영 ; 정중시상면이 검출기에 평행이 되도록 한 후 뒷머리뼈우묵(후두개와, posterior fossa)이 완전히 보일 때까지 턱을 아래로 당긴 후 촬영한다.

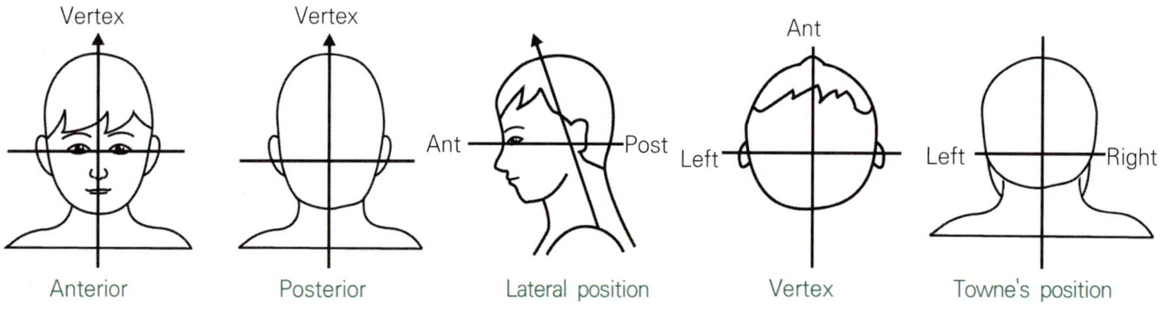

그림 7-7 Brain scan 시 환자자세

(1) 동적영상(Dynamic Image)

동적으로 뇌혈관의 혈류상태를 보기위해서 가능한 머리를 검출기에 밀착시킨 후 19 ~ 20 게이지(G) 나비바늘(scalp needle)을 사용하여 오른쪽팔뚝정맥(right antecubital vein)을 통해 순간주사(bolus injection)함과 동시에 한 화면 당 1 ~ 3초 간격으로 16 ~ 20 화면의 arterial, capillary, venous phase image의 동적영상을 60초 동안 획득한다.

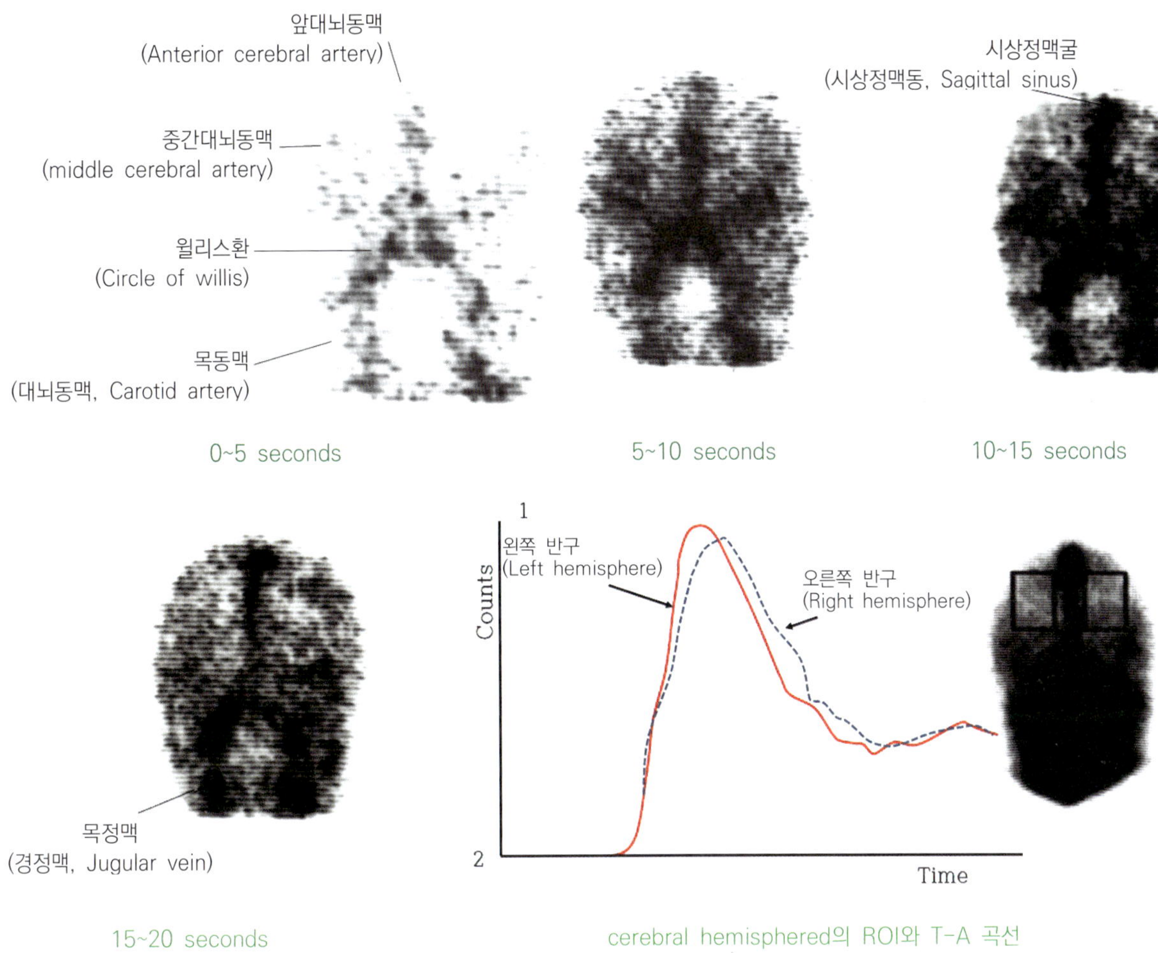

그림 7-8 Normal ^{99m}Tc-DTPA Dynamic Vascular Study(30 sec 획득한 Anterior view)

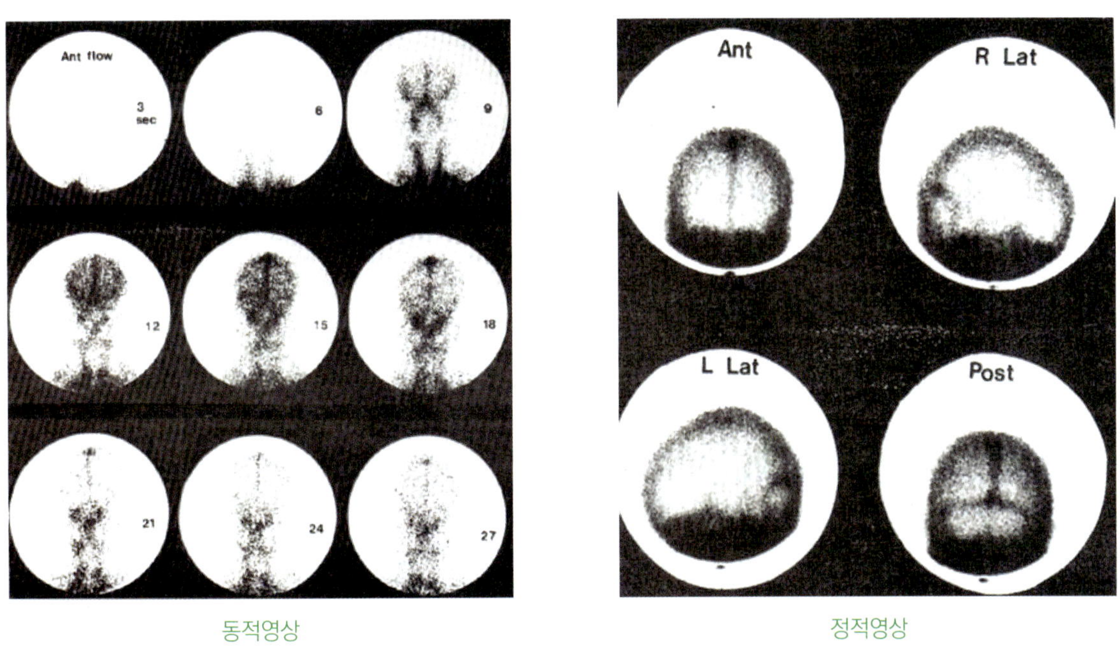

그림 7-9 뇌(brain) 신티그라피

(2) 정적영상(Static Image)

동적촬영 후 정맥주사 1~2시간 후에 뇌조직 분포상태를 영상화하기 위해서 전면(ant), 양측면(RT-LAT, LT-LAT), 후면(post)부위를 각각 40만(400k)계수로 영상을 얻는다.

비정상조직의 집적상태를 알기 위해서 필요시 3~4시간의 지연영상(delay static image)이나 마루점영상(vertex view)을 얻는다. 소아의 경우 30분 정적영상을 얻고 필요 시 2~4시간 영상을 획득하며 사진의 농도는 배후 방사능이 보일정도로 조절한다.

(3) 지연영상(Delay Static Image)

초기검사에서 이상부위를 발견했을 때 3~4시간 경과 후 다시 영상을 기록한다. 이때 시간이 경과했기 때문에 방사능의 강도는 약해지지만 Target/Non-target의 비가 커져 이상부위를 더욱 잘 확인할 수 있다.

지연영상은 경질막밑혈종(subdural hematoma)이 있는 환자의 경우에 반드시 시행해야 하고, 초기영상과 비교함으로써 주변 대뇌겉질 이상(peripheral cortical cerebral abnormality)으로부터 연부조직이나 머리덮개뼈(두개관, calvaria) 방사능과 구별할 수 있다.

일반적으로 뼈(bone)나 연부조직의 표재부위에서는 시간이 경과함에 따라 방사능이 감소되는 반면 뇌조직 부위에서는 더욱 방사능이 집적되어 증가하여 나타나기 때문이다.

5) 임상영상(Clinical Images)

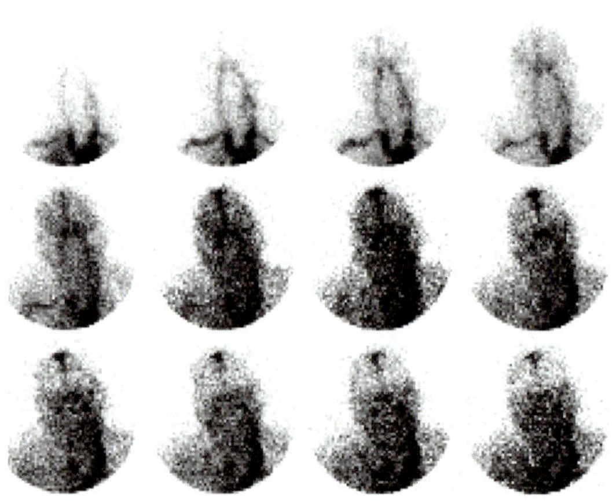

동적영상(dynamic image)

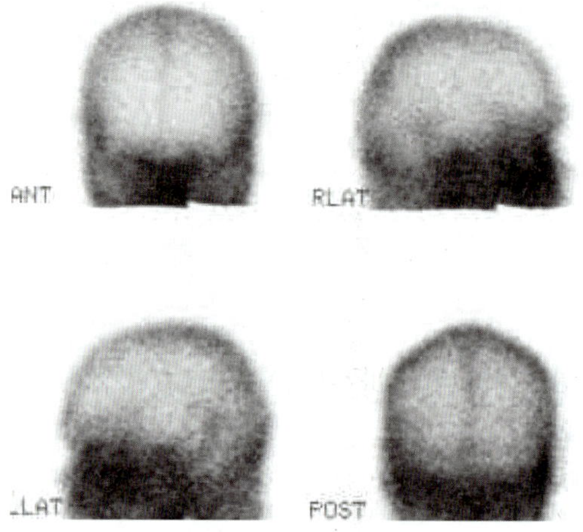

Brain scan static normal image

그림 7-10 Brain Scintigraphy

6) 영상응용(Image Applications)

동적영상(dynamic image) 획득 시 전면상에서 검출기면과 눈확귓구멍선(안와이공선, orbitometal Line; OML)이 수직이 되도록 환자를 위치시킨다.

정적영상(static image) 획득 시의 전면상은 목을 신전(extension)시키고 바깥귀길(외이도, external acoustic meatus)와 가쪽눈구석(외안각, outer canthus)사이의 연결선 및 정중시상면(median sagittal plane)이 검출기에 수직이 되도록 한다. 후면상은 정중시상면이 검출기면에 수직이 되게 한 후 턱은 전 하반으로 20° 기울게 하고, 사진상 뒤통수뼈우묵(posterior fossa)이 하단부에 오도록 한다. 측면상은 정중시상면이 검출기에 평행이 되도록 한 후 뒤통수뼈우묵이 완전히 보일 때까지 턱을 아래로 당기게 한다.

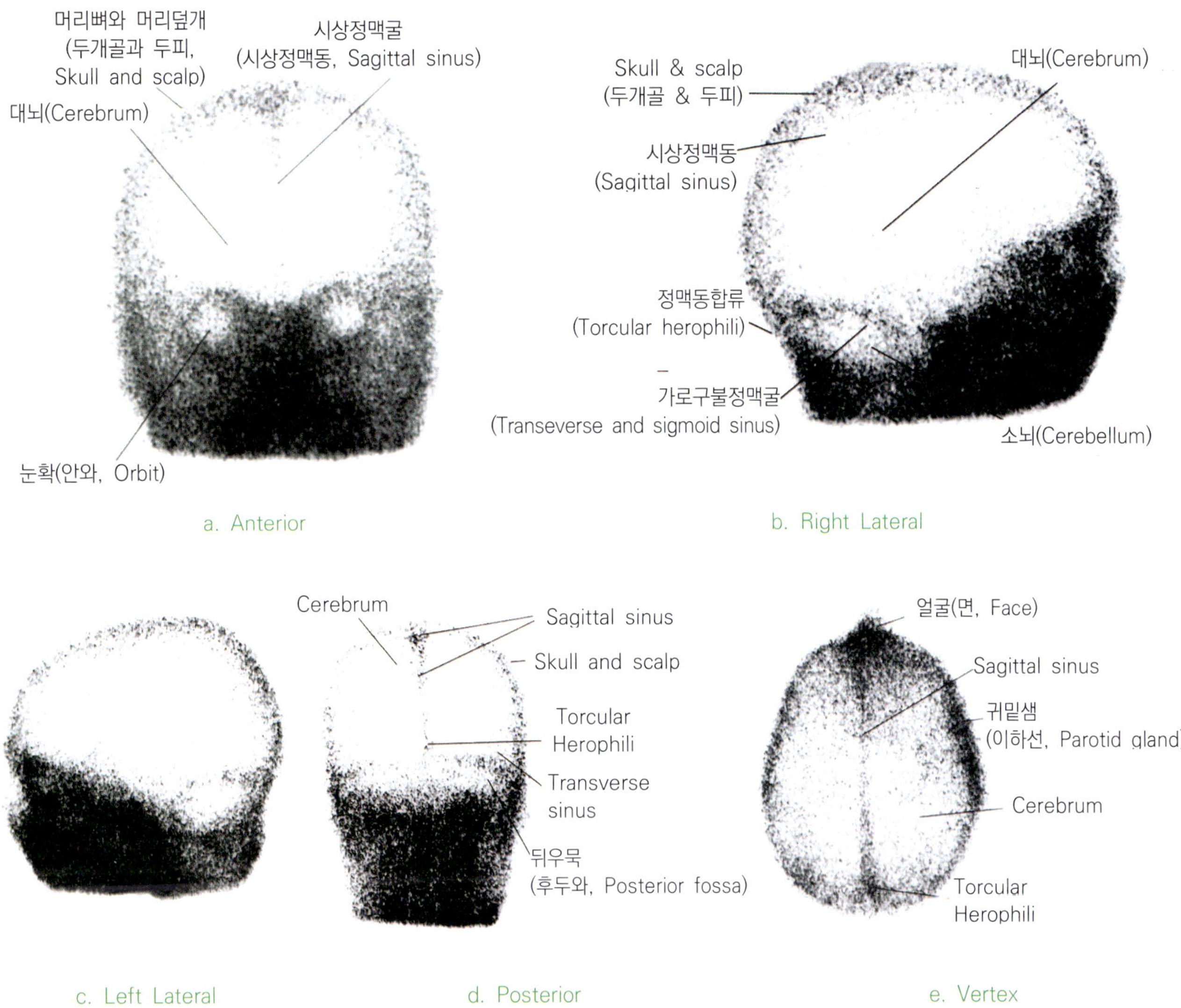

그림 7-11 Normal Brain Scan(^{99m}Tc-DTPA)

2. 뇌 단일광자방출 전산화단층촬영(Brain SPECT)

뇌 신티그라피는 컴퓨터단층촬영(computed tomography; CT)의 등장과 함께 임상적 이용이 급격하게 감소되었지만 단일광자방출 전산화단층촬영(single photon emission computed tomography: SPECT)과 새로운 방사성의약품 개발로 이전에 양전자방출단층촬영(positron emission tomography: PET)으로만 가능하였던 국소뇌혈류(regional cerebral blood flow), 신경수용체 분포 및 국소 뇌대사와 같은 국소뇌기능의 영상화가 SPECT로 가능하게 되었다.

뇌의 SPECT영상은 기존의 평면영상(plannar image)과 비교하여 후두덮개(epiglottis) 및 바닥(기저)부의 병소검출과 병소위치 감별이 우수하고, 병소의 형태나 집적양식의 평가 및 병소가 정중을 초월하였는가의 판정 등 깊이방향의 위치 평가와 수술 후 재발이나 잔존병소의 검출에 우수하다.

또한 엑스선 CT의 정보를 보충하기 위해서 이용되고 있으며 뇌염, 뇌종양 등 머리속 염증 조기검출, 원발성 또는 전이성 종양진단, 적출술 후 재발 및 잔존 병소의 검출, 적절한 두개술을 위한 뇌종양의 국소진단이나 뇌경색진단 등과 옥소과민증으로 CT에서 조영제를 사용할 수 없는 경우 또는 CT에서 동일한 흡수영역을 나타내는 혈종의 검출에 유용하게 이용된다.

1) 임상적 적응증(Indications)

(1) 국소뇌혈류(Regional Cerebral Blood Flow) SPECT

- 뇌혈관질환(cerebrovascular disease)
- 간질(epilepsy)
- 알츠하이머병과 치매(Alzheimer's disease and dementia)
- 뇌종양(brain tumors)
- 뇌사(brain death) 등

(2) ^{201}Tl/^{99m}Tc-MIBI 뇌종양(Brain Tumor) SPECT

- 악성조직의 규명
- 신경교종의 등급 결정
- 종양재발과 종양괴사의 감별
- 종양 성상의 변화 및 진행 추적
- 예후 평가

2) 전처치(Patient Preparation)

(1) 국소뇌혈류(Regional Cerebral Blood Flow) SPECT

^{123}I-IMP, ^{123}I-HIPDM을 이용하는 경우 주사 3시간 전에 루골용액(Lugol's solution) 3방울을 투여하거나 과염소산칼륨($KClO_4^-$) 750 mg을 투여한다. 환자는 방사성의약품을 주입하기 전 검사실을 조용하게 하고 조명을 어둡게 하여 빛의 자극을 피하여 시각겉질(시각피질, visual cortex)에 방사성의약품이 집적되는 것을 피하고 방사성의약품 주사시 통증을 느끼지 않도록 미리 정맥주사선(intravenous line)을 확보한다.

부채꼴빔조준기(fan beam collimator)를 사용하는 경우 영상의 왜곡에 의해 영상범위(field of view; FOV) 내의 뇌부위를 충분히 나타내기 어려우므로 검출기 부분을 가능한 검출기 회전에 방해되지 않는 범위 내에서 환자에 가깝게 조절한 후, 환자의 머리는 움직이지 않게 고정한다.

(2) ^{201}Tl/^{99m}Tc-MIBI 뇌종양(Brain Tumor) SPECT

검사를 위한 환자의 특별한 전처치나 준비사항은 없다. ^{201}Tl, ^{99m}Tc-MIBI의 검사는 주로 뇌종양의 진단 및 등급 결정하는데 사용되며 종양부위가 양성상(hot spot)으로 묘출된다.

3) 뇌영상용 방사성 의약품

단일광자방출 전산화단층촬영(single photon emission computed tomography: SPECT)을 이용한 뇌기능영상을 위한 방사성의약품에는 국소뇌혈류량, 뇌혈액량, 신경수용체영상, 뇌종양영상 방사성의약품으로 구별할 수 있다.

(1) 뇌혈류영상용 방사성의약품

국소뇌혈류에 이용되는 방사성의약품은 확산성 방사성의약품으로 ^{123}I-IMP(isopropyliodoamphetamine), ^{133}Xe(gas), ^{99m}Tc-ECD(ethyl cysteinate dimer), ^{99m}Tc-HMPAO(hexamethyl-propylene amine oxime), ^{123}I-HIPDM(hydro xyisopropyldiamine) 등이 뇌혈류 SPECT에 사용되고 있다. 뇌혈류 방사성의약품은 투여 후 최초 뇌조직추출률(first-pass extraction)이 높아야 하며 분포가 뇌혈류량에 비례하여 분포하고, 뇌혈류 장벽을 자유로이 통과할 수 있도록 중성, 지방친화성물질로 분자량이 400 ~ 600 정도로 작아야한다. 또한 뇌조직에서 대사가 거의 일어나지 않아야 하고 SPECT검사 시간동안 충분히 안정적으로 조직에 분포하여 뇌조직에 정체되고 에너지나 반감기 등 물리적 성질이 적당해야 한다.

(2) 뇌혈액량영상용 방사성의약품

뇌혈액량은 뇌혈류와 함께 뇌순환의 중요한 지표로 뇌혈관의 용적을 반영하며 국소 뇌혈류의 조절인자로서 의의를 가진다. 국소뇌혈액량 영상은 ^{99m}Tc-HSA, ^{99m}Tc-RBC 등 비확산성 추적자를 이용하여 정맥주사 후 영상을 획득할 수 있다.

(3) 신경수용체영상용 방사성의약품

신경수용체에 선택적으로 결합하는 방사능표지물질(방사리간드, radioligand)들의 개발에 따라 도파민(dopamine), 세로토닌(serotonin), 에세틸콜린(acetylcholine), 벤조디아제핀(benzodiazepine) 등과 같은 신경수용체와 모노아민(monoamine) 운반체(transport) 또는 재 섭취부위(reuptake site)의 체내영상이 가능해졌다.

신경수용체 체내방사성의약품은 비 특이적 결합이 적고, 뇌조직 내 침투가 용이하며, 대사물의 뇌조직섭취가 일어나지 않고, 수용체에 대한 높은 친화도를 지녀야 한다.

(4) 뇌종양 영상용 방사성의약품

뇌종양 SPECT영상에 이용되는 방사성의약품은 탈륨(thallium chloride; ^{201}Tl)이 가장 많이 이용해 왔으나 최근 ^{99m}Tc-MIBI의 이용이 증가되고 있는 실정이다. 종양 뇌조직은 정상 뇌조직에 비하여 단백질 합성률이 증가되기 때문에 아미노산 섭취가 증가되는 것에 기초하여 ^{123}I-IMP를 이용하여 뇌종양 SPECT 영상을 획득하기도 한다.

4) 방사성 의약품(Radiopharmaceutical)

(1) 국소뇌혈류(Regional Cerebral Blood Flow)용 방사성의약품

표 7-3 국소뇌혈류(regional cerebral blood flow)용 방사성의약품

방사성의약품	사용량	투어방법	투여 후 검사시간	집적기전	집적부위
^{99m}Tc-HMPAO(Ceretec®)	370 ~ 740 MBq (10 ~ 20 mCi)	정맥주사	5분 ~ (주사 1hr)	단순(수동) 확산	뇌
^{99m}Tc-ECD(NEUROLITE®)	370 ~ 1,110 MBq (10 ~ 30 mCi)		10분		
^{123}I-IMP (p-iodoamphetamine)	111 ~ 185 MBq (3 ~ 5 mCi)		20분		
^{123}I-HIPDM	111 ~ 185 MBq (3 ~ 5 mCi)				
^{133}Xe(gas)	555 MBq (15 mCi)	흡 입	즉 시		

제논(xenon-133; ^{133}Xe)은 반감기 5.3일 에너지 81 keV로 낮아 조직 깊숙한 곳에서 공간분해능이 떨어지고 생화학적 반응이 일어나지 않으며 혈액에서 뇌조직으로 자유롭게 제거되는 불활성기체로 혈액에 의해 뇌조직으로 확산(diffusion)된다. ^{133}Xe은 국소뇌혈류에 의존하여 제거되기 때문에 제거곡선의 반응상수를 구하여 국소뇌혈류의 측정과 SPECT는 국소뇌혈류 절대값을 구할 수 있으며, 영상획득 소요시간과 방사성의약품 제거가 매우 짧기 때문에 곧바로 반복검사를 할 수 있는 장점이 있으나 조직으로부터 신속한 제거와 뇌조직에 재분포의 단점이 있고, 공간해상력이 낮아 많이 이용되지 않는다.

반감기 13시간 에너지 159 keV인 ^{123}I 표지아민(amine)은 ^{133}Xe과 달리 주사 후 수 십분 이상 뇌조직에 정체(stasis)하고 ^{99m}Tc와 같이 영상획득에 적합한 물리적 성질과 방사성동위원소와 표지가 가능하여 임상적 적용이 활발하게 이루어진 최초의 방사성의약품으로 ^{123}I-HIPDM(hydroxyisopropyldiamine), ^{123}I-IMP가 있다.

^{123}I 표지아민은 뇌혈류분포에 따라 뇌세포에 섭취되고 장시간 뇌조직에 안정적으로 분포한다(겉질부에서 반감시간 1.5 ~ 2시간). ^{123}I-IMP, ^{123}I-HIPDM은 중성, 지용성으로 혈뇌장벽(BBB)을 자유롭게 이동하며 최초 순환 시 거

의 100%가 추출된다. 초기 뇌조직분포는 국소혈류에 비례하고 뇌조직에 들어간 방사성의약품은 뇌조직 내에서 비특이적 부위에 결합하여 지용성이 낮은 복합체를 형성함으로써 뇌조직에 정체되고 주사 후 적어도 1시간까지는 방사성의약품의 뇌조직분포에 변동이 없다.

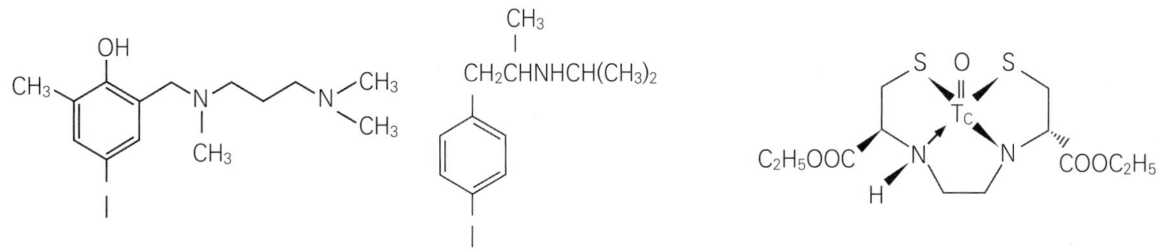

HIPDM IMP ^{99m}Tc-ECD

그림 7-12 화학적 구조(chemical structure)

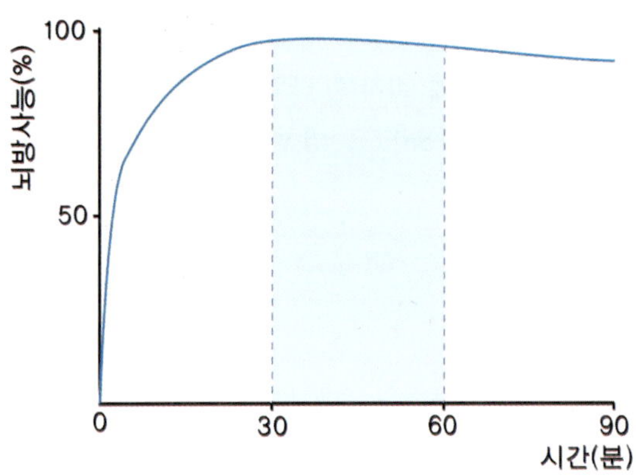

• 의약품투여 20 ~ 30분에 방사능이 최고에 도달 후 천천히 감소한다.

a. ^{123}I-IMP 뇌 시간방사능곡선

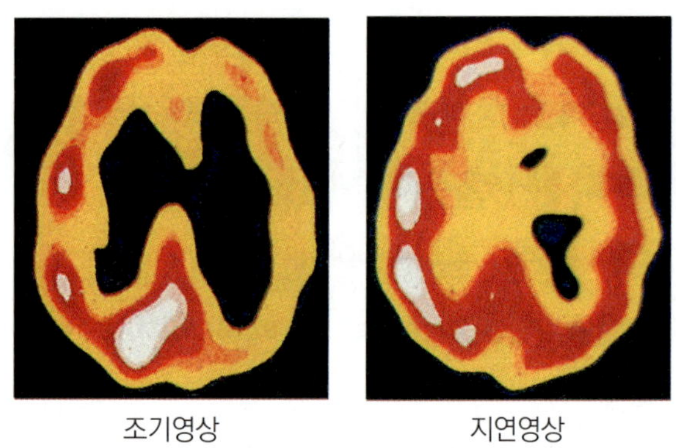

• 조기영상의 관류결손부위가 지연영상에는 IMP가 집적되는 것을 관찰할 수 있다. IMP 재분포는 생존능이 있는 부분에 현저하게 일어난다.

b. ^{123}I-IMP 재분포

그림 7-13 뇌 시간방사능곡선과 ^{123}I-IMP 재분포

^{99m}Tc-HMPAO는 ^{123}I 표지아민을 대체할 수 있는 뇌혈류 방사성의약품으로 지용성, 확산성물질로 세포내 글루타치온(glutathion)과 반응하여 수용성, 비확산성 대사물로 변환하여 뇌조직에 정체된다. 뇌조직에 섭취된 화합물 일부는 수용성물질로 전환하지 않고 혈액으로 역확산되며, 정상 뇌혈류에서 최초 뇌추출률은 약 76%로 정맥주사 후 혈뇌장벽을 자유로이 통과하여 뇌혈류에 비례하여 뇌조직에 분포한다.

주사 후 1분 이내에 최대에 도달하고 주사량의 2.5 ~ 7.0%가 섭취, 2분 이내에 뇌방사능의 15%가 초기역확산(initial back diffusion)으로 제거된다. 이후에는 ^{99m}Tc의 물리적 붕괴를 제외하고 방사능의 변화가 24시간동안 거의 일어나지 않는다. 그러나 HMPAO는 주사 후 뇌에 도달하기 전 혈액 내에서 수용성, 비확산성 화합물로 전환되어 54 ~ 57%의 높은 비율로 혈청단백과 결합하기 때문에 최초 순환 시 뇌조직 추출율이 낮다. 또한 뇌조직에서 혈액으로 지용성, 확산성 추적자의 초기 역확산이 일어남으로 뇌혈류의 절대값을 구하는 과정에서 동맥혈농도를 입력함수(input function)로 사용하는데 문제점이 있다.

^{99m}Tc-HMPAO는 근육과 연조직 및 전신에 광범위하게 분포한다. 의약품투여량의 약 30%가 투여 직후 간과 위장관에 나타나며 이중에서 50%가 투여 직후 48시간 이내에 간담도를 통해 배설되고, 48시간 이내에 전체 투여량의 약 40%가 소변을 통해 배설되어 근육과 연조직의 방사능이 현저하게 감소된다.

^{99m}Tc-HMPAO를 이용한 영상은 ^{123}I-IMP, ^{133}Xe 영상에 비해 혈류저하부위와 정상부위사이의 대조도가 낮고 혈류저하부위의 검출능이 떨어진다. SPECT를 이용한 뇌혈류 측정의 이상적인 추적자는 최초 순환 시 뇌추출률이

90% 이상 되어야 하고 뇌조직으로부터 제거가 거의 일어나지 않아야 하며 ^{99m}Tc-HMPAO는 체내(in vivo)나 시험관내(in vitro)에서 모두 화학적으로 불안정하다. 따라서 과산화테크네슘($^{99m}TcO_4^-$) 표지 후 20 ~ 30분 이내에 사용하도록 하고 ^{99m}Tc-ECD, ^{99m}Tc-HMPAO에 사용하는 ^{99m}Tc는 발생기에서 처음 용출한 과산화테크네슘($^{99m}TcO_4^-$)은 사용하지 말아야 한다.

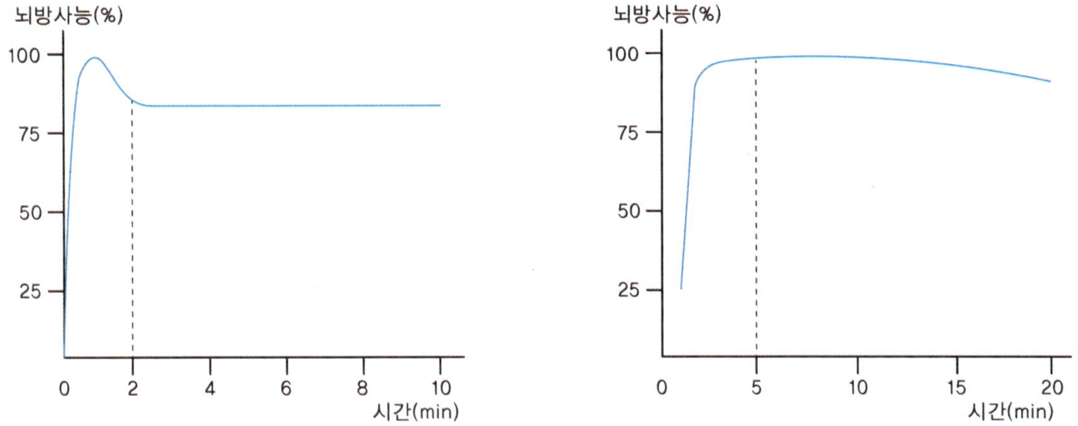

• 의약품투여 1분 이내에 최고값에 도달하고 2분 이내에 15%가 제거되고 이후 24시간동안 변화가 거의 일어나지 않는다.

a. ^{99m}Tc-HMPAO

• 뇌방사능은 약품투여 5분 이내 최고에 달하고 이후에는 천천히 감소한다.

b. ^{99m}Tc-ECD

그림 7-14 뇌 시간방사능곡선

^{99m}Tc-ECD는 ^{99m}Tc-HMPAO와 달리 방사화학적 안정성이 높아서 사용하기 편리하고 단순 부분간질 발작과 같은 급성신경학적 상태의 환자에게 미리 제조해 즉각 사용할 수 있으며, 특히 급성신경학적 질환에서 뇌혈류영상진단에 뛰어나다. ^{99m}Tc-ECD는 중성, 지용성 뇌혈류영상용 방사성의약품으로 최초순환 뇌추출효율은 60%로 국소뇌혈류에 비례하여 섭취되고 주사 후 5분 이내 최대 방사능을 내며 이때 투여량의 6 ~ 7%가 섭취된다.

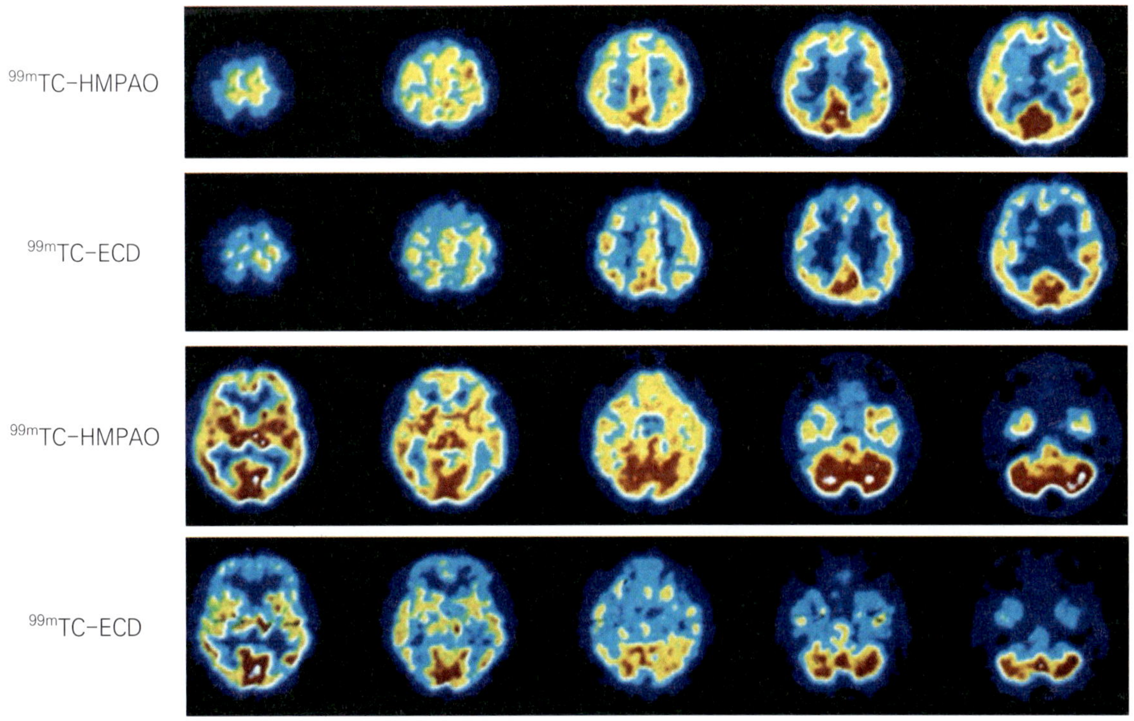

그림 7-15 ^{99m}Tc-HMPAO / ECD 뇌혈류 비교

^{99m}Tc-ECD의 뇌조직 정체기전은 섭취된 ^{99m}Tc-ECD는 혈뇌장벽을 통과하지 못하는 수용성 대사물로 재빨리 탈에스테르화(deesterification) 됨으로써 특이가수분해되어 결과적으로 수용성 산이 뇌조직 내에 확산되는 것이다.

^{99m}Tc-ECD는 뇌를 제외한 혈액 및 기타 장기로부터 빨리 제거되기 때문에 양질의 영상을 얻을 수 있다. 이와 같이 뇌조직의 방사능 제거가 다른 장기보다 천천히 일어남으로 뇌와 연조직(soft tissue)의 방사능비는 주사 후 적어도 수 시간 동안 시간경과에 따라 높고 뇌의 제거가 비교적 느리기 때문에 뇌혈류/뇌 혈액량 검사에 적합한 우수한 뇌혈류용 방사성의약품이다.

일반적으로 ^{99m}Tc-ECD는 ^{123}I-IMP, ^{99m}Tc-HMPAO영상보다 병소와 정상조직 간의 대조비와 공간해상력이 더 높기 때문에 허혈성 병소를 더 잘 볼 수 있다. ^{99m}Tc-ECD의 뇌 제거속도는 느리며 처음 1시간 동안은 12%, 이후 시간당 5 ~ 6%가 제거된다. ^{99m}Tc-ECD의 주 배설경로는 콩팥(신장)으로 주사 후 2시간까지 투여량의 55%가 소변으로 배출된다.

^{99m}Tc-ECD는 ^{99m}Tc-HMPAO와 마찬가지로 조기 가수분해결과로 뇌조직에 집적되고 콩팥(신장)을 통하여 빠르게 배설되므로 연부조직에서 나타나는 배후방사능(BKG)은 HMPAO보다 낮다.

뇌혈류 SPECT 최적시간은 연조직의 방사능이 제거되는 주사 후 1시간 또는 그 이후이다.

(2) 뇌종양(Brain Tumor)용 방사성의약품

표 7-4 뇌종양(brain tumor)용 방사성의약품

방사성의약품	사용량	투여방법	투여 후 검사시간	집적기전	집적부위
^{201}Tl	74 ~ 111 MBq (2 ~ 3 mCi)	정맥 주사	15분	능동이동	뇌종양
^{99m}Tc-MIBI	740 MBq (20 mCi)		15분	확산	

탈륨(thallium chloride; ^{201}Tl)의 세포내 이동은 Na^{+}-k^{+} APTase 의존성 세포막펌프를 통한 능동수송에 의해 일어나며, 이는 조직의 생존력과 대사활성과 밀접한 관계가 있다. 탈륨의 뇌종양 섭취기전에는 종양혈류, 혈뇌장벽의 투과성, 종양세포의 생존력과 성장속도 등의 3가지 요소가 복합적으로 관여한다. 탈륨 SPECT영상은 수술 전 신경아교종(glioma)의 등급, 생검 중 발생할 수 있는 부적합 조직채취 가능성최소화, 탈륨의 섭취도를 추적함으로써 치료경과에 따른 종양의 변화를 파악할 수 있다.

탈륨은 신경아교종(neuroglioma), 림프종(lymphoma), 골원성육종(osterosarcoma), 폐의 소세포암(small cell carcinoma) 등의 전이암(metastatic cancer) 수막종 등에서 섭취를 보이며 방사선 괴사(necrosis)나 화학요법에 의한 종양괴사, 수술 후 섬유화 조직 및 종양주변 부종(edema)에는 섭취되지 않는다. 이처럼 탈륨은 원발성 및 전이성 뇌종양에 섭취가 일어나는 반면 정상 뇌조직에는 섭취가 거의 일어나지 않는다. 이와 같이 탈륨은 종양의 혈류뿐 만아니라 종양의 생존력 및 세포의 성장속도에 의존하므로 탈륨섭취정도는 종양의 악성도를 반영한다. 따라서 종양재발 또는 잔여종양 방사선치료 또는 화학요법 후 또는 수술 후 섬유화의 감별과 탈륨섭취를 통한 악성도를 반영할 수 있다.

^{99m}Tc-sestaMIBI의 명확한 섭취기전은 밝혀지지 않았으나 섭취를 위해서는 적절한 혈류가 필요하며 세포막전위(cell membrane potential)와 미토콘드리아막 전위에 의존하여 수동확산에 의해 섭취된다. 탈륨영상에 비하여 ^{99m}Tc-sestaMIBI영상이 높은 광자속(photon flux)으로 영상 재구성에 수반되는 불필요한 음영(artifact)이 줄어들기 때문에 병변을 더 잘 관찰할 수 있는 반면에 정상적으로 맥락얼기(choroid plexus)에 섭취되기 때문에 뇌실주변 종양을 관찰하기 어려운 경우가 있다.

5) 방사성 의약품조제

(1) ^{99m}Tc-ECD(Ethyl Cysteinate Dimmer)

① ECD의 A 바이알(vial)은 분말, B vial은 액체 상태로 되어있으며 ECD A vial과 B vial을 실온에 약 10분간 둔 후에 표지한다.

② 5 cc 주사기를 이용하여 3 cc 생리식염수(saline)와 2 cc 주사기 2개, $^{99m}TcO_4^-$ 적당량을 준비한다.

③ A vial에 생리식염수(N.S) 2 cc를 첨가하여 약 10초간 천천히 흔들어 혼합한 후 A vial에서 2 cc 주사기로 1 cc를 뽑아놓는다.

④ B vial을 vial shield에 넣고 B vial에 $^{99m}TcO_4^-$를 첨가하며, 이때 $^{99m}TcO_4^-$는 2회 주사해야 하므로 적당량 약 90 ~ 120 mCi, 총 용적(total volume)은 2 mL 이내가 되도록 하여 첨가하고 B 바이알(vial)에 최대 3,700 MBq(100 mCi)로 용적이 2 cc 맞춘다.

⑤ 즉시 A vial에서 취하여 보관한 A vial용액을 B vial에 넣고 약 30 ~ 40초간(약 1분) 동안 흔들어 혼합한다. 이때 A vial에서 취한 용액을 B vial에 주입하는데 소요시간은 최대한 줄여야 하며 약 30초 이내에 완료해야 한다.

^{99m}Tc-ECD 제조의 모든 과정이 끝나고 약 30분 정도 방치한 후 사용한다. 또한, ^{99m}Tc-ECD표지(tagging)하기 위한 $^{99m}TcO_4^-$사용은 발생기 구입 후 처음 용출한 $^{99m}TcO_4^-$를 사용해서는 안 된다. 처음 용출한 $^{99m}TcO_4^-$는 몰리브덴(molybdenum-99; ^{99}Mo)에서 ^{99m}Tc를 거쳐 ^{99}Tc로 변환되어 $^{99m}TcO_4^-$용출액 중에는 ^{99}Tc가 많은 양이 포함되어 있어 표지를 방해한다. 또한 새로운 발생기 컬럼 내에는 운반 중 테크네슘 7가의 Pertechnetate상태로 유지시켜 주기위하여 산화제(hydrogen peroxide나 sodium hypochlorite)가 첨가되어 있기 때문에 Neurolite®나 HMPAO®표지시 부적합하며 ECD는 조제 후 6시간 이내 사용한다.

(2) ^{99m}Tc-HMPAO(Hexamethylpropylene Amine Oxime)

의약품을 실온에 10분간 둔 후 충분하게 사용할 만큼 $^{99m}TcO_4^-$를 HMPAO® vial에 넣고 이때 양압(positive pressure)이 발생하지 않도록 주입량만큼 공기를 제거하고 약 10초간 흔들어 혼합한 후 1 ~ 2분 방치한 후에 30분 ~ 5시간 사이에 사용하도록 한다. 바이알(vial)은 최대 5 mL(0.37 ~ 1.11 GBq / 5 mL)로 만들어 표지하여 사용할 수 있다.

(3) ^{99m}Tc-sestaMIBI

^{99m}Tc-sestaMIBI 조제방법에는 수조가열법(boiling water bath procedure)과 열순환기법(recon-o-stat(thermal cycler) procedure)이 있으나 수조가열법을 주로 사용한다. 약품을 취급하기 위해서는 약품 조제 시 방수장갑을 착용하고 바이알의 플라스틱 디스크를 제거한다. 사용하고자 하는 약품의 주사액 제조 후 환자에게 투여하기 전에 변색 또는 미립자의 유무를 육안으로 확인하고, 조제한 의약품은 멸균 차폐된 주사기를 사용하여 주사액을 무균으로 추출하여 조제 6시간 이내에 사용하여야 한다. 환자에게 투여하기 전에 방사능 TLC(thin layer chromatography)법에 따라서 방사화학적 순도를 측정한다. ^{99m}Tc-sestaMIBI의 조제는 다음과 같다.

^{99m}Tc-sestaMIBI 바이알을 차폐하기 위해 납으로 된 바이알 콘테이너에 넣어 뚜껑을 닫아 방사선차폐체 L블럭 뒤에 놓고, 무균 차폐된 주사기로 첨가제가 없고 무균의 비발열성 과테크네튬산나트륨($^{99m}TcO_4^-$) 주사액 925 ~ 5550 MBq(25 ~ 150 mCi) 약 1 ~ 3 mL를 취한다. 바이알이 차폐된 상태에서 표지용 바이알에 $^{99m}TcO_4^-$ 주사액을 무균적으로 주입한다. 주입 시 표지바이알 내에 공기가 들어가지 않도록 주의하고, 바이알 내의 압력이 양압이 되지 않도록 정상화하기 위하여 용액상층으로부터 주입한 용액과 동일한 부피의 가스를 빼낸다.

바이알을 수초동안 흔든 후 수조용 바이알 차폐체에 넣어 10분 동안 항온수조(constant-temperature water tank)에 수직으로 놓고 가열하여 10분 후 항온수조에서 바이알을 꺼내어 납으로 차폐된 곳에 놓고 서늘하게 약 15분 정도 방치하여 식힌다. 표지된 바이알은 방사능표식(radiation warning symbol)을 부착하여 사용자 누구나 알 수 있도록 한다.

6) 검사방법(Procedure)

(1) 국소뇌혈류(Regional Cerebral Blood Flow) SPECT

① ^{99m}Tc-HMPAO, ^{99m}Tc-ECD을 이용한 국소뇌혈류 SPECT

검출기가 수평이 되도록 조정한 후 의식이 있는 환자의 경우 검사에 대해 충분히 설명하고 검사시간을 알려준 후 검사도중 움직이지 않도록 협조를 구한다.

방사성의약품 투여는 은은한 조명과 조용한 분위기에서 눈을 뜬 상태에서 정신적으로는 활동인 상태를 유지한다. 국소뇌혈류(regional cerebral blood flow)용 방사성의약품 투여 후 뇌분포가 결정되는 시간은 ^{99m}Tc-HMPAO, ^{99m}Tc-ECD의 5분에서 ^{123}I-IMP, ^{123}I-HIPDM 경우 20분 동안은 재현성이 있는 상태를 유지하도록 주의해야 한다.

어린이의 경우 팔정맥(상지정맥, vein of the upper limb) 주사선을 미리 10 ~ 30분 전에 확보하고 검사실 분위기에 적응하도록 한다. 촬영 시 움직임을 방지하기 위하여 신경안정제 투여를 필요로 할 경우 방사성의약품 투여 후 뇌 분포 결정에 충분한 시간이 경과된 이후 안정제를 투여해야 한다.

일정시간 후 저에너지 고해상도 또는 범용 조준기나 더 좋은 해상도를 획득하기 위하여 부채빗살조준기(fan beam collimator)를 장착한 회전 감마카메라를 이용하여 검출기가 수평이 되었는지 확인하고 환자를 바로누운자세로 Table 위에 눕힌 후 환자머리를 검출기 시야의 중심에 위치시킨다. 초긴장상태로 검출기가 어깨에 닿지 않는 범위 내에서 최대한 밀착시키고 환자의 뇌실질 부위가 검출기의 중심 중앙에 있는 지를 0°와 90°에서 확인 조정한 후에 눈확바깥귓구멍선(orbitomeatal line)이 검출기 회전축에 수직이 되도록 환자의 머리가 움직이지 않게 고정한다. ^{99m}Tc-HMPAO를 이용할 경우 주사 후 5분 이후로 약품투여 후 최적의 스캔시작 시간은 5 ~ 60분, ^{99m}Tc-ECD는 정맥주사 후 10분 이후로 최적스캔시간은 1시간 또는 그 이후이다. ^{123}I-IMP, ^{123}I-HIPDM는 정맥주사 후 10 ~ 20분, ^{133}Xe는 즉시 SPECT를 시행한다.

^{99m}Tc-HMPAO, ^{99m}Tc-ECD SPECT검사의 컴퓨터 입력데이터 수집은 128(8비트) 매트릭스(matrix), 프레임당 20초, 입력회전폭 3°, 저에너지 고분해능 Fan Beam 조준기 사용 또는 회전각도를 6° 간격 60 frame으로 360° 또는 3°간격 120 frame으로 투영수를 60 투사면(projections)으로 설정하고 계수 및 시간을 한 화면 당 7만 계수 기준하여 30초가 넘지 않게 한다. Matrix을 64 × 64 또는 128 × 128, 40sec/frame로 Brain SPECT를 한다.

^{123}I-IMP, ^{123}I-HIPDM의 데이터 수집은 128(8비트) 매트릭스, 프레임당 30초, 입력회전폭 3°, 중에너지 조준기를 사용하여 SPECT 영상을 획득한다.

다중검출기를 이용할 경우 단일검출기의 2.5 ~ 3배 광자검출의 예민도와 효율이 높으며, 수록된 영상은 여과 후 역투사를 이용하여 횡단면상을 재구성하며 재구성하기 전 또는 후에 Chang 또는 Sorensen의 방법을 이용하여 감쇄보정 하고, 재구성된 횡단면으로부터 관상단면상과 시상단면상을 재구성한다.

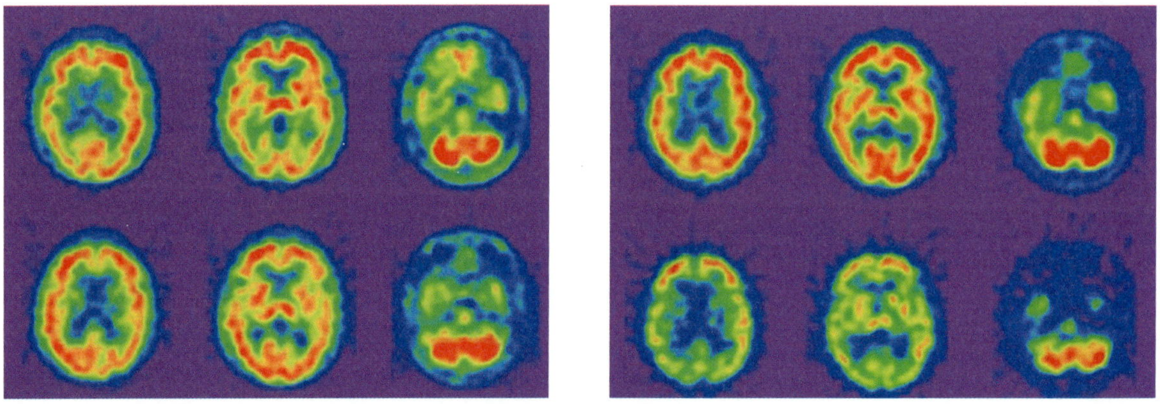

a. ^{99m}Tc-HMPAO b. ^{99m}Tc-ECD

그림 7-16 Brain SPECT 영상

② Diamox(acetazolamide) 부하(Stress)를 이용한 뇌 SPECT 검사방법

a. One-day method

One-day method는 하루에 기저스캔(basal scan)과 부하스캔(diamox stress검사) 모두를 시행하는 것으로 1st acquisition(basal scan) 시행 후 2nd. acquisition에서 diamox stress scan을 시행하는 방법으로 다음과 같다. 환자를 검사 테이블에 눕히고 조명을 어둡게 한 후 눈을 뜨고 있는 상태에서 5분간 안정을 취한 후 방사성의약품 ^{99m}Tc-ECD 또는 ^{99m}Tc-HMPAO 370 ~ 740 MBq(10 ~ 20 mCi) 정맥주사 한다. 정맥주사 5 ~ 20분 후에 검출기 1개(single detector)의 fan beam collimator를 사용할 경우 128 × 128 Matrix로 평형다공형인 경우 64 × 64 또는 128 × 128 matrix로 3° 간격 20 sec/frame, 120 view의 SPECT영상을 획득한다. 검출기 2개 또는 3개(triple head)일 경우 128 × 128 matrix로 3° 간격 15 sec/frame, 120 view의 SPECT영상으로 1st acquisition의 basal SPECT영상을 획득한다.

1st acquisition 이후 2nd. acquisition(diamox stress scan)은 뇌혈류 질환의심 또는 진단된 환자의 경우 혈관 확장제인 에세타졸라마이드(acetazolamide)를 정맥주사하고 검사한다. 성인의 경우 바로누운 상태에서 diamox (acetazolamide) 1 g을 주사하기 위해서는 500 mg 2 vial을 각각 500 mg + 증류수 5 cc를 첨가하여 2개 만들어 총용량 10 cc를 환자에게 2 ~ 5분에 걸쳐 서서히 정맥 내 주입하고 20여 분 동안 혈압과 환자상태를 관찰한다.

혈관 확장제(diamox)주사 후 20분에 ^{99m}Tc-ECD 또는 ^{99m}Tc-HMPAO를 555 ~ 1,110 MBq(15 ~ 30 mCi)을 10 mL의 생리식염수를 이용하여 천천히 주사한다. 2nd. acquisition 또한 1st와 같이 검출기 1개 경우 fan beam collimator를 사용할 경우 128 × 128 matrix로 평형다공형(parallel hole)인 경우 64 × 64 또는 128 × 128 Matrix로 3° 간격으로 15 sec/frame으로 120 view의 SPECT영상을 획득한다. 검출기 2개(dual) 또는 3개(triple head)의 경우 128 × 128 matrix로 3° 간격 10 sec/frame 120 view SPECT영상으로 방사성의약품 정맥주사 후 1st acquisition과 같이 5 ~ 20분 후에 SPECT영상을 획득한다.

b. Two-day method

1st acquisition 1일차 SPECT로 diamox brain SPECT를 먼저 시행하며 one-day method와 동일하다. Diamox 15 mg/kg(소아) 혹은 1 g(성인)을 2 ~ 5분에 걸쳐 서서히 정맥주사 한 후 방사성의약품 10 ~ 20 mCi를 정맥주사하고 5 ~ 20분 후에 SPECT실시한 후 1일 또는 2일(24 ~ 48시간) 후에 one-day method의 basal brain SPECT와 같은 조건으로 SPECT한다.

(2) 뇌종양(Brain Tumor) SPECT

뇌종양의 기능적 관점에서 평가할 수 있으며 뇌종양의 해부학적정보를 제공하는 CT, MRI와 서로 보완적으로 이용가능하다. 뇌 SPECT영상 방사성의약품은 탈륨(thallium chloride; ^{201}Tl), ^{99m}Tc-sestaMIBI가 있다. 뇌종양 SPECT 영상화에 가장 널리 이용되고 있는 방사성의약품은 ^{201}Tl이다. 탈륨섭취는 종양의 국소혈류량 뿐만 아니라 뇌종양의 종양생존력 및 세포성장 속도와 밀접한 관계가 있으므로 종양의 ^{201}Tl 섭취 정도는 악성도를 반영한다.

탈륨의 종양 섭취정도를 정량화하여 종양의 악성도를 추적함으로써 종양의 재발이나 잔여종양을 종양괴사나 수술 후 섬유화로부터 용이하게 감별할 수 있다. ^{201}Tl 또는 ^{99m}Tc-MIBI을 이용한 검사는 뇌종양의 진단 및 등급을 결정하는데 사용되며 종양부위가 양성(hot spot)상으로 묘출된다. 검사를 위한 환자의 특별한 전처치나 준비사항은 없다.

탈륨(^{201}Tl)은 사이클로트론(cyclotron)에서 생산되며 반감기 73시간, 에너지는 70 keV, 135 keV, 167 keV을 방출한다. SPECT사용 시 70 keV ±15%, 167 keV ±10% 두개의 에너지 폭을 주로 사용한다.

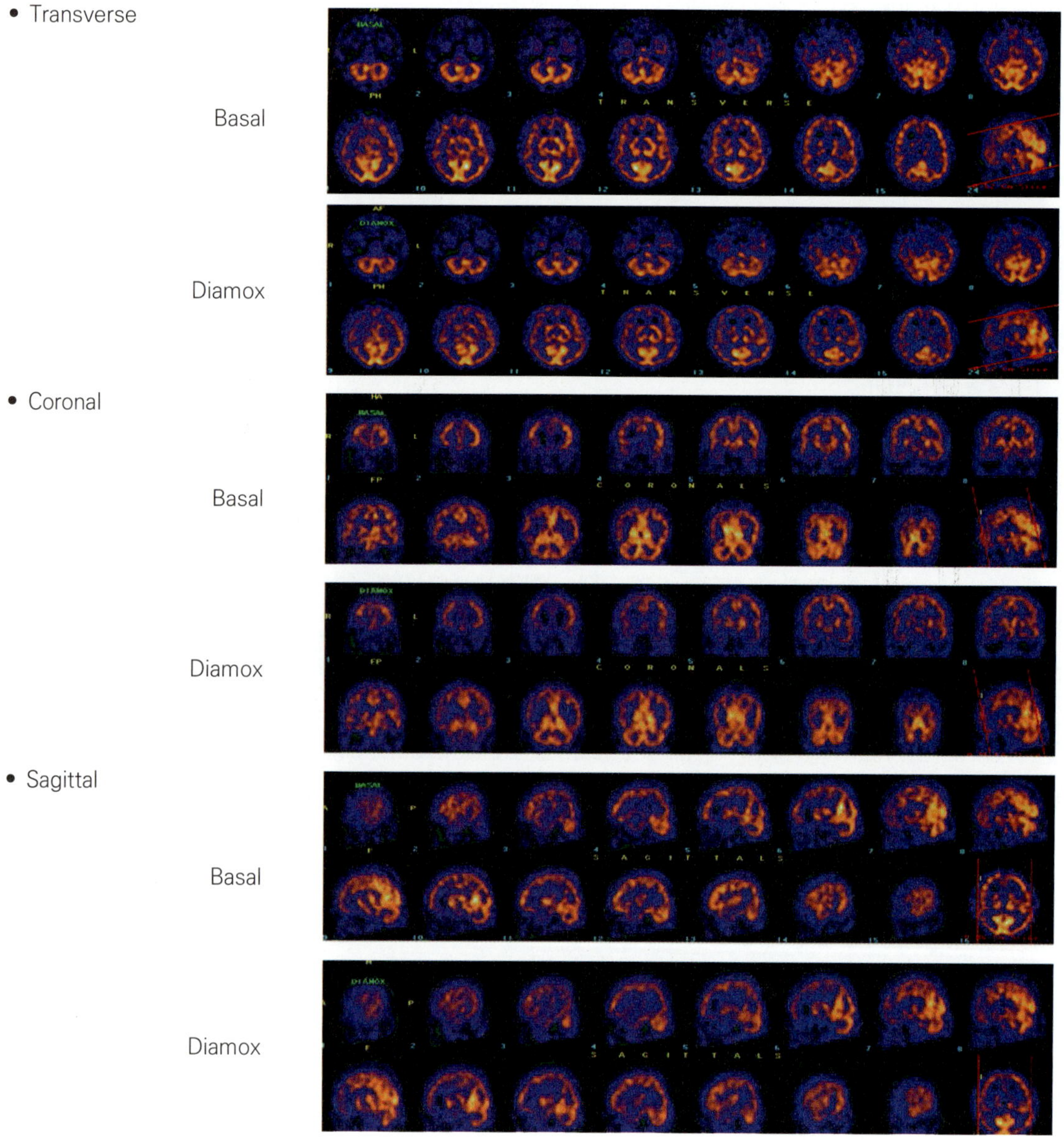

그림 7-17 **Brain SPECT(ECD + Diamox) Transverse, Coronal, Sagittal 영상**

Brain SPECT의 높은 해상력의 영상을 획득하기 위해서는 회전형 감마카메라의 검출기를 가능한 환자머리와 가깝게 위치하여 회전해야 한다. 그러나 환자 어깨로 인하여 검출기와 머리가 떨어지면 공간해상력이 떨어지게 되는 현상이 발생한다. 이러한 문제점을 보완하고 해상력을 높이기 위해서 한쪽언저리가 잘려져 환자 머리에 가깝게 접근할 수 있도록 고안된 검출기 사용과 부채빗살조준기(fan beam collimator) 또는 긴 구멍조준기(long bore collimator), 조준기 중격이 감마카메라의 회전중심에 수직인 사면구멍조준기(slant hole collimator)를 이용한다.

탈륨 또는 ^{99m}Tc-MIBI 뇌종양(brain tumor) SPECT검사를 위해서는 대시야 저에너지 범용조준기 또는 부채빗살조준기를 이용하여 탈륨 2 ~ 3 mCi 또는 ^{99m}Tc-MIBI 20 mCi를 정맥주사 후 ^{99m}Tc-HMPAO사용 시와 같은 방법으로 주사 후 15분에 SPECT를 실시한다. 필요에 따라 3시간 지연영상을 획득하고 SPECT를 실시하기도 한다.

^{99m}Tc-MIBI는 탈륨영상에 비해 종양섭취가 높아 병변을 더 잘 관찰할 수는 있으나 정상적으로 맥락얼기에 섭취되기 때문에 뇌실주변의 종양을 관찰하기 어려운 경우가 있으며, 통상촬영으로 ^{201}Tl Brain SPECT 시행 후 ^{99m}Tc-MIBI 20 mCi를 정맥주사하고 15분 후에 시행한다.

7) 임상영상(Clinical Images)

(1) 국소뇌혈류(Regional Cerebral Blood Flow) SPECT

① ^{99m}Tc-ECD을 이용한 국소뇌혈류 SPECT

a. One-day Method 임상영상(그림 7-17)

b. Two-day Method 임상영상(그림 7-18, 7-19)

• 1일차 Stress : Diamox Brain SPECT

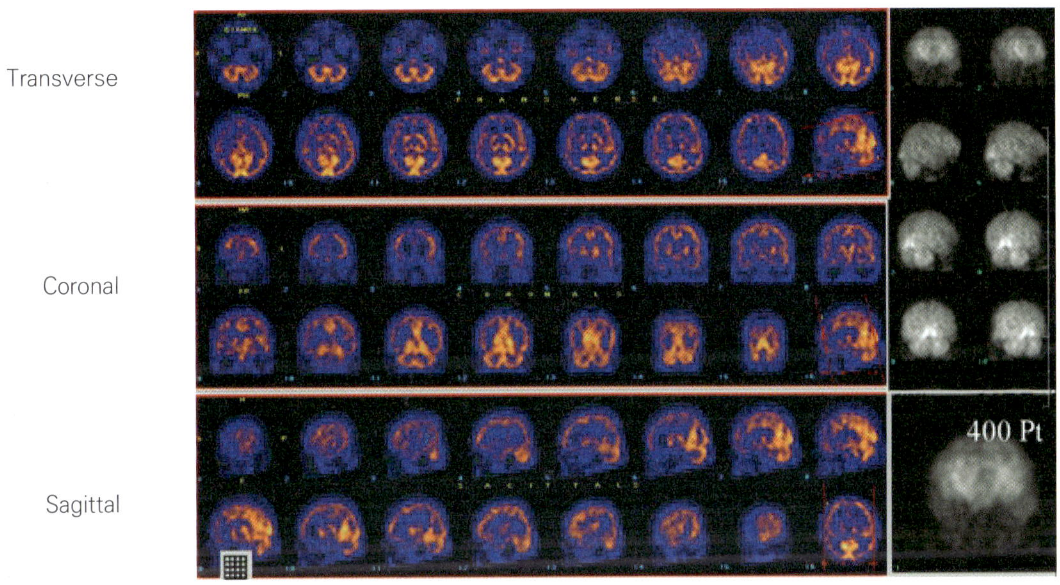

그림 7-18 Diamox Stress 영상(Transverse, Coronal, Sagittal)

• 2일차 Basal Brain SPECT(ECD)

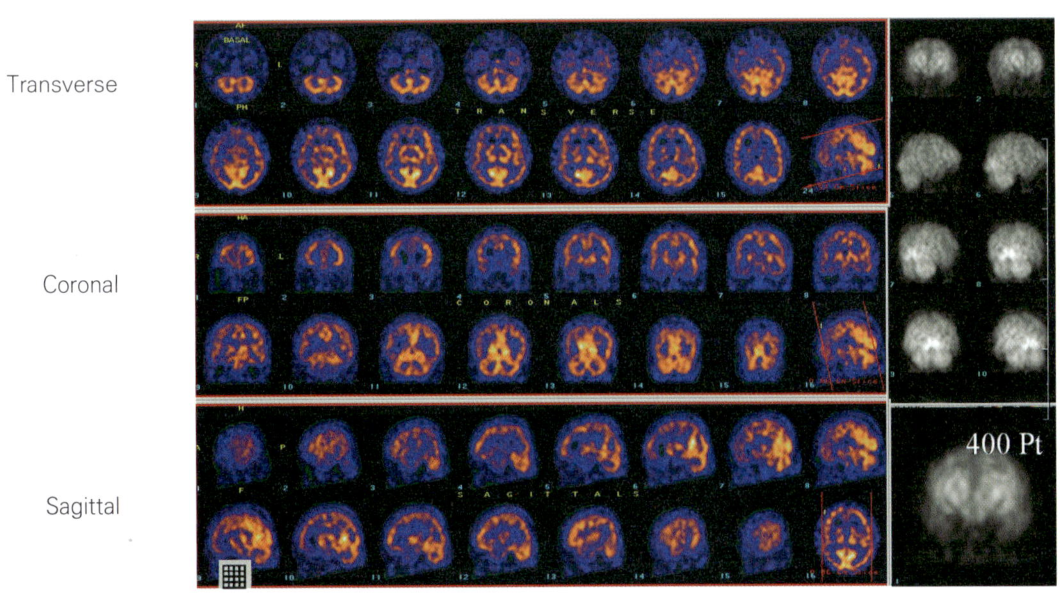

그림 7-19 ^{99m}Tc-ECD Basal 영상(Transverse, Coronal, Sagittal)

② ^{99m}Tc-HMPAO을 이용한 국소뇌혈류 SPECT

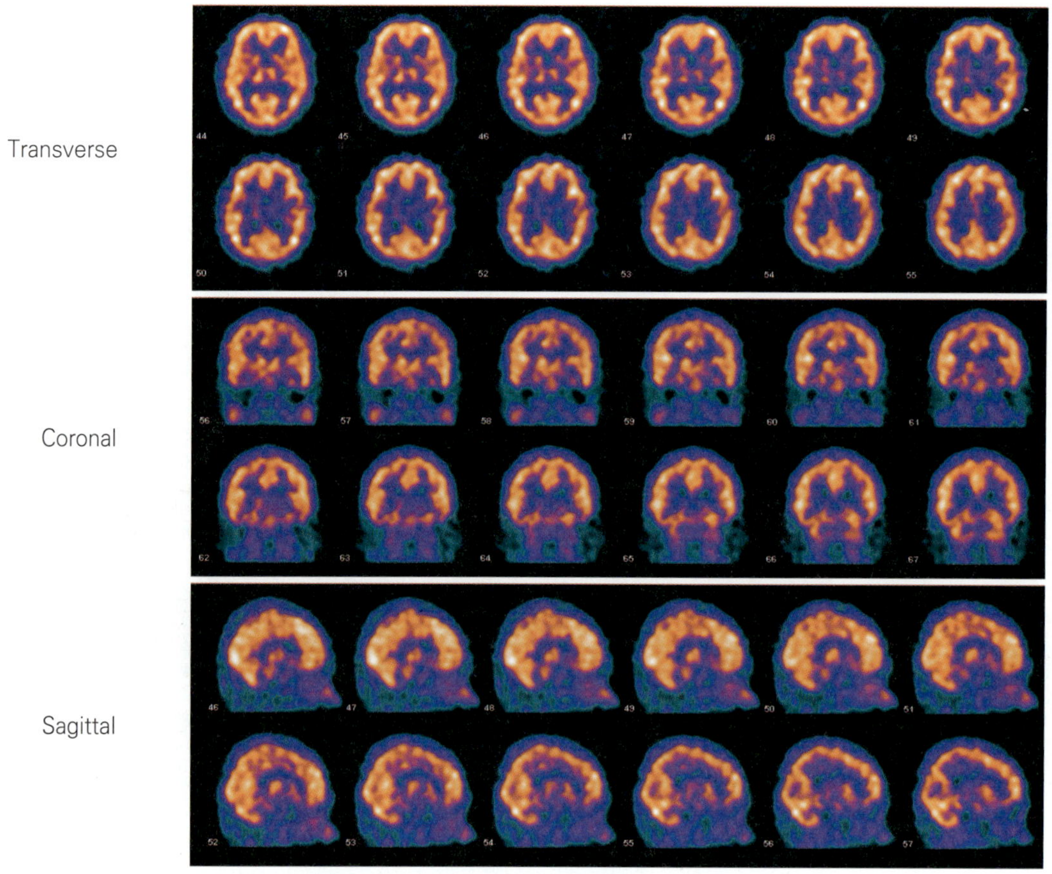

그림 7-20 ^{99m}Tc-HMPAO SPECT 영상

③ Diamox(acetazollamide) 부하(stress)와 Basal SPECT 혈류비교

- ^{99m}Tc-ECD Basal brain SPECT

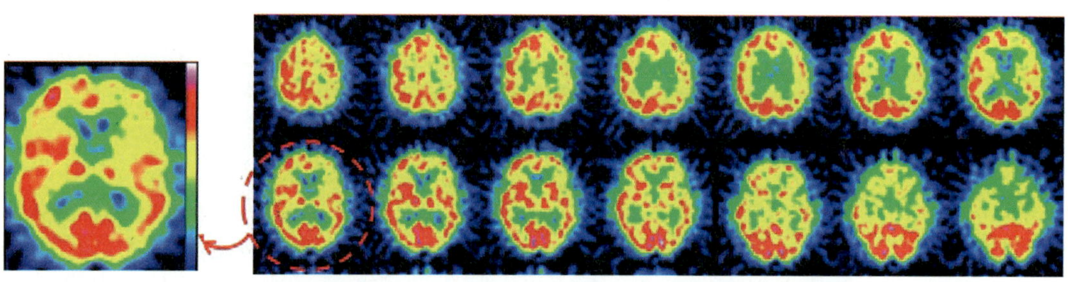

- ^{99m}Tc-ECD(Diamox) Stress SPECT

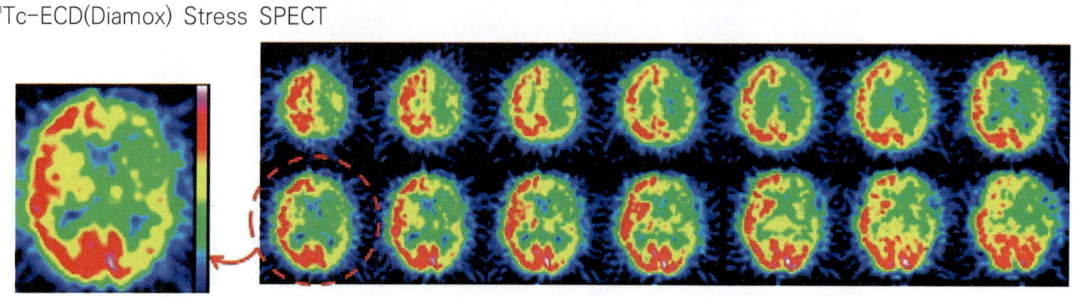

그림 7-21 Diamox(acetazollamide) 부하(stress)와 Basal SPECT 혈류비교

그림 7-21은 뇌 혈류부하 단층 영상검사(Diamox Brain Perfusion SPECT)로 허혈성 뇌혈관 질환 환자에서는 뇌혈관의 협착으로 뇌관류압이 감소하고 측부혈류(collateral flow)가 충분하지 않은 부위는 뇌 혈류를 정상으로 유지하고자 말초 뇌혈관의 확장이 일어나는데 이때 Diamox(탈 탄산효소 억제제, carbonic anhydrase inhibitor)와 같은 뇌혈관 확장제를 투여하면 정상부위보다 혈관확장이 둔화하므로 뇌혈관 확장 예비능을 평가할 수 있다.

따라서 이 검사는 일과성 허혈발작(transient ischemic attack) 환자의 감별진단, 뇌의 대사(metabolism) 감소로 인한 이차적인 뇌 혈류 감소와 뇌혈관질환에 의한 혈류감소의 감별, 뇌 혈관질환자(내경동맥이나 뇌혈관의 협착, 모야모야병 등)에서 뇌 허혈 부위의 범위와 그 예후를 평가하여 혈관 우회로술(arterial bypass surgery)이나 경동맥 내막절제술(carotid endarterectomy) 등의 대상 환자를 선정하고 뇌혈관수술 후에 경과를 평가하고자 시행한다.

그림 7-21은 Basal brain 영상의 기저영상에서 Diamox 약물 투여 후 Stress SPECT 영상의 좌측 전두엽 피질에 Activity가 중등도로 감소되어 혈관예비능(Perfusion Reserve)이 감소된 것을 확인할 수 있다.

④ ^{99m}Tc-HMPAO와 ECD 혈류비교

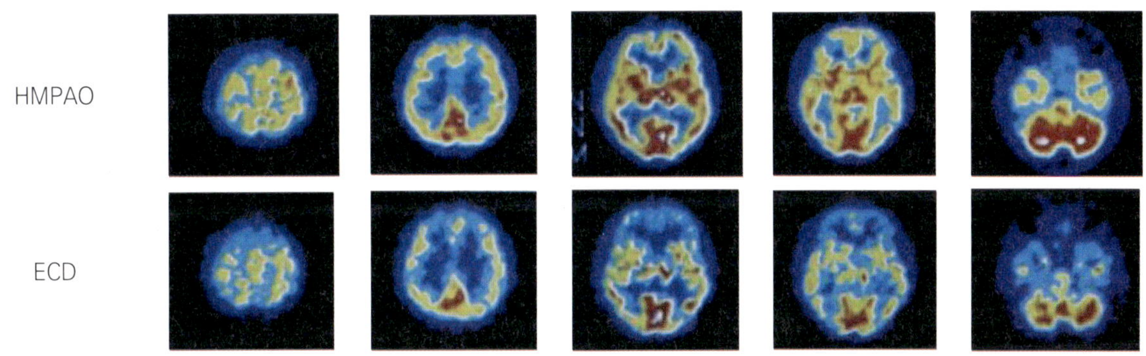

그림 7-22 ^{99m}Tc-HMPAO와 ECD SPECT 비교

(2) 뇌종양(Brain Tumor) SPECT

① ^{201}Tl Brain SPECT

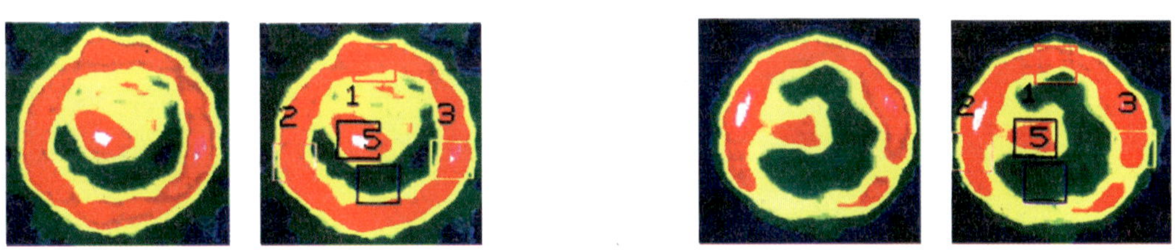

a. 15 분　　b. 3 시간

- ^{201}Tl Brain SPECT 영상은 양성상으로 비확산성 방사성의약품이며 필요하면 Tl index를 구해준다.
  Tl index= Tumor count/ Normal count.

그림 7-23 ^{201}Tl Brain SPECT 영상

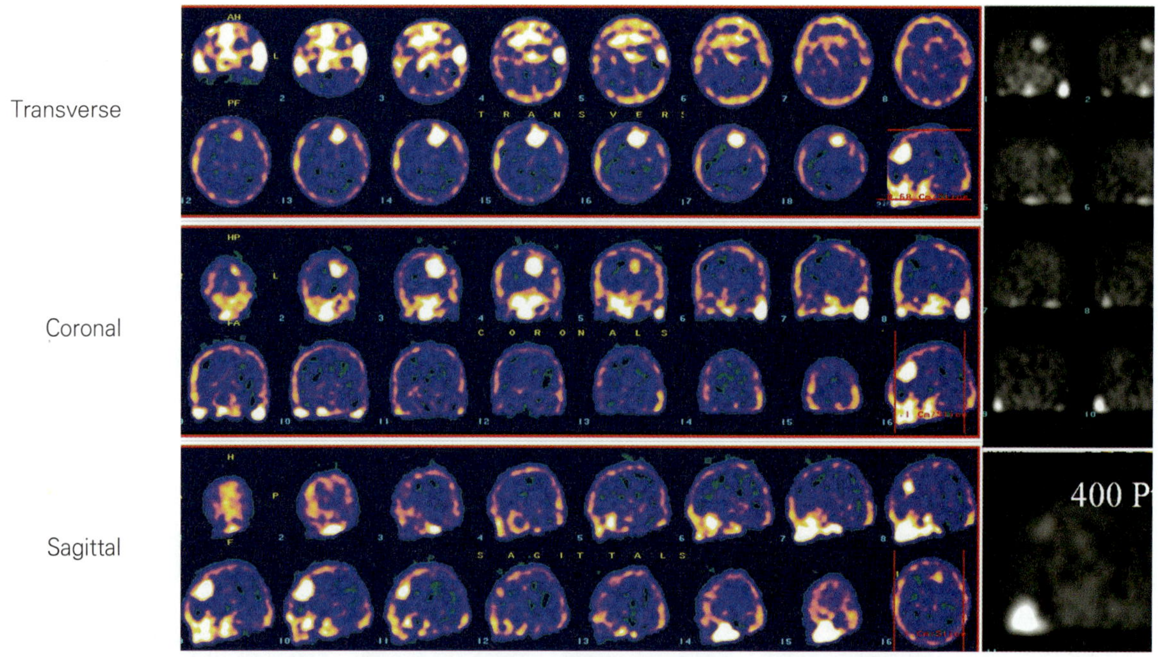

그림 7-24 ^{201}Tl Brain SPECT Transverse, Cororal, Sagittal

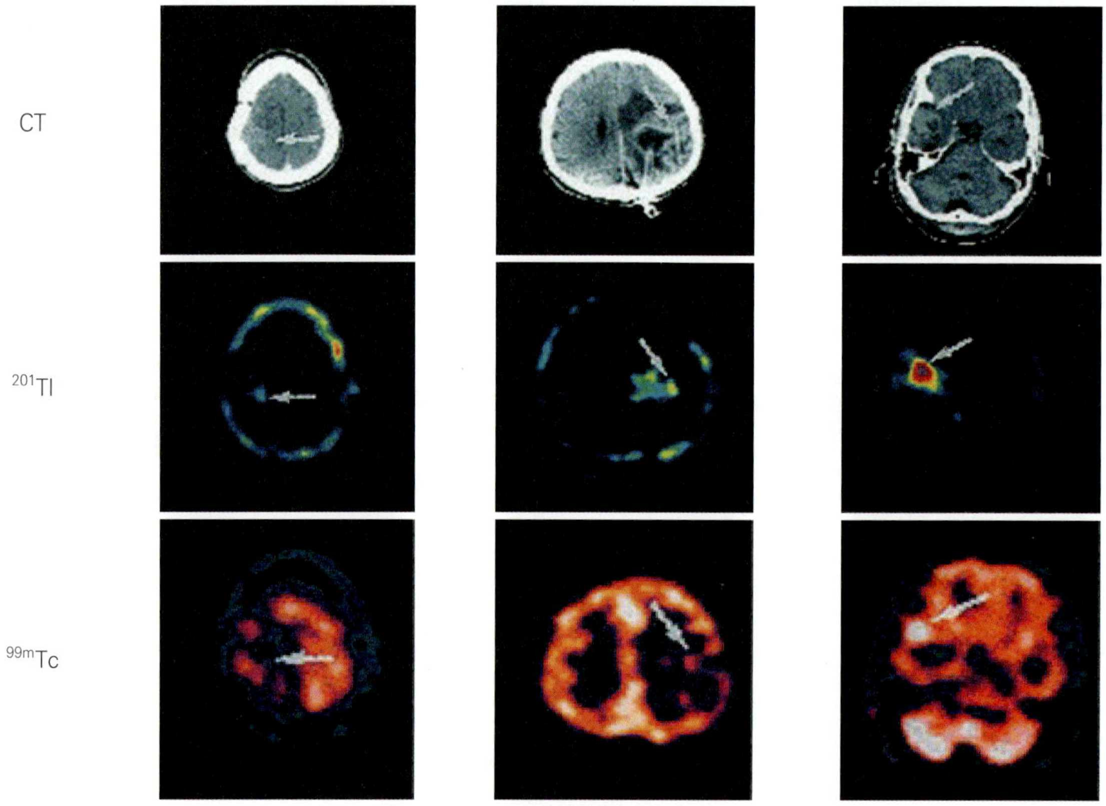

그림 7-25 핵종에 따른 비교영상

8) 영상응용(Image Applications)

(1) 국소뇌혈류 영상

① ^{99m}Tc-HMPAO나 ECD를 이용한 정상적인 영상의 경우

뇌반구의 양측에서 방사성의약품이 대칭적인 분포를 나타내며 뇌의 백질(2 ~ 30 mL/min/100 g)보다는 회백질 부위(70 ~ 90 mL/min/100 g)에서 혈류량이 많기 때문에 방사능은 회백질부와 신경절 바닥(저부, base) 그리고 시상부에서 증가되어 나타난다. 또한 방사성의약품 주입 시 조명을 밝게 하고, 환자가 눈을 뜨고 있는 경우 시각겉질(후두엽의 대뇌피질)에 방사능이 집적된 영상을 얻게 되고, 정적영상(static image)을 촬영할 경우 주사 5 ~ 10분 후에 뇌의 앞면(anterior), 옆면(lateral), 뒷면(posterior)의 영상을 획득한다.

② Diamox(Acetazolamide, ACZ)

뇌혈류 질환이 의심되는 환자의 경우 혈관확장제인 아세타졸아마이드(acetazolamide)을 정맥주사하고 검사한다. 정상적인 경우에는 혈관확장제인 아세타졸아마이드(acetazolamide)를 투여한 후 영상에서 뇌혈류량이 증가되지만 뇌혈관의 질환이 있을 경우는 변화가 없거나 부분적으로 혈류 감소부분이 뚜렷해진다. 따라서 혈관확장제를 이용할 경우 20 ~ 50% 뇌혈류가 증가한다.

Diamox(acetazolamide) 부하(stress)를 이용한 뇌 SPECT검사는 경동맥 및 뇌혈관질환 환자의 뇌관류와 관류예비능을 평가하는데 있다. 관류예비능은 정상 뇌에서 자동조절(autoregulation)에 의해 뇌관류압이 50 ~ 150 mmHg 내에서 변하더라도 뇌혈류는 거의 일정하게 유지되지만 뇌관류압이 자동조절범위 아래로 감소되면 뇌혈관확장이 일어나는데 이를 뇌혈관예비능이라고 한다. 혈관예비능 평가방법으로 이산화탄소(CO_2)흡입, 아세타졸아미드 정맥주사와 같은 뇌혈관 확장자극에 대한 국소 뇌혈류반응을 관찰함으로서 혈관예비능을 평가할 수 있다.

아세타졸아마이드(acetazolamide)는 정맥주사 후 10분 이내에 뇌혈관 확장작용 및 뇌혈류가 증가하고 주사 후 25분경에 최대반응하며 작용반감기는 90분이고 성인은 대개 1 g을 정맥주사 한다. 대체로 아세타졸아마이드 투여 전에 비해 약 30%의 균등한 혈류증가를 보인다.

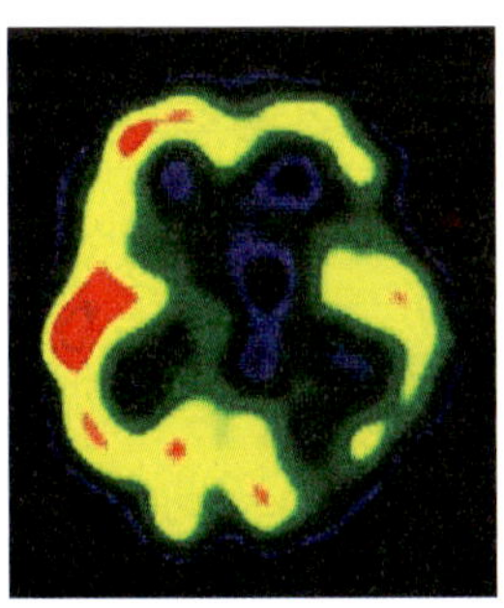

Diamox(acetazolamide) 부하 전

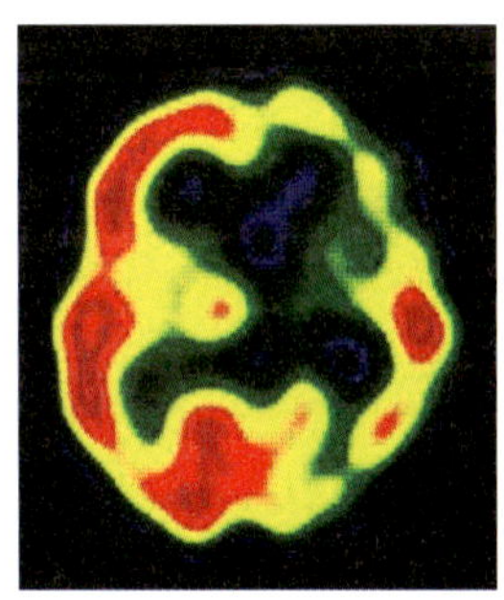

Diamox(acetazolamide) 부하 후

그림 7-26 Diamox(acetazolamide) 부하(stress) 전, 후의 혈류비교

(2) 뇌종양 영상

중추신경계 종양은 전체종양의 약 2 ~ 5%를 차지한다. SPECT나 PET의 뇌기능 영상은 종양의 악성도, 생존력, 괴사와 재발 평가와 같이 뇌종양을 기능적 관점에서 평가할 수 있으며, 해부학적 정보를 제공하는 CT와 MRI 같은 뇌영상과 함께 서로 보완적으로 이용된다. ^{201}Tl Brain SPECT 영상단면 병소와 대칭인 반대 부위와의 비가 1.5를 경계로 높으면 악성종양으로 본다.

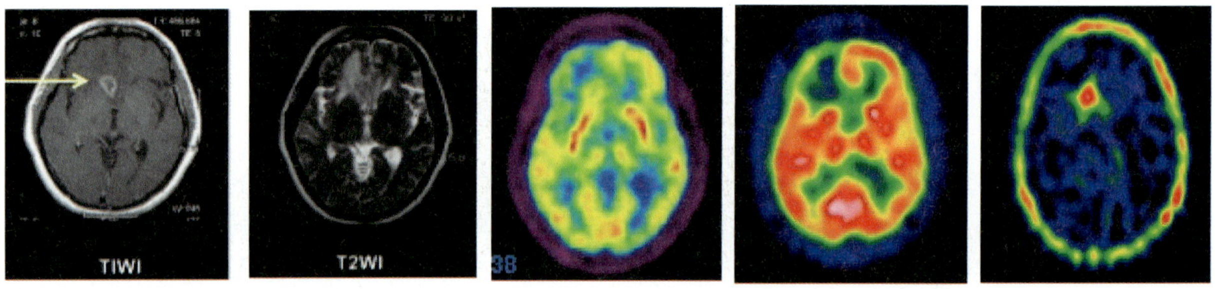

MRI(T1) MRI(T2) FDG-PET ECD Thallium

그림 7-27 Brain Tumor Image 비교

뇌영상은 Brain SPECT 전용으로 원형검출기인 CELAR SPECT 카메라(원형 검출기를 가진 카메라)를 이용하면 해상력이 뛰어난 영상을 얻을 수 있다. 또한 단일검출기, 이중검출기, 삼중검출기에 따라 SPECT 검사시간, 촬영 및 분석방법이 모두 다르다. 재구성 분석에는 장기흡수차 감쇄보정 Chang(또는 Sorenson)의 방법을 이용하여 감쇄보정(attenuation correction)을 하고, 영상처리는 Hann방법을 이용하여 횡단면(transverse plane), 시상면(sagittal plane), 관상면(coronal plane)을 구성하여 분석한다. 또한 뇌종양의 분석에는 병소부위와 정상부위 즉 병소의 반대측 부위에 탈륨의 섭취율을 구하고(Tl index = Tumor count / Normal count), 초기영상과 지연영상과의 섭취율과 정체율을 구한다.

(3) 뇌사(Brain Death)판정을 위한 검사

뇌사상태를 영상으로 기록하기 위해서 740 MBq(20 mCi)를 혈관 내 주입하고 영상을 기록한다. 환자 머리를 전면상으로 하고 동적영상은 순간주사(bolus injection)로 2초 간격으로 30초 동안 연속영상을 획득한 후 주사 5~10분 후 전면상(Ant.), 양측면(Both Lat.)의 정적영상을 얻는다.

뇌사판정을 위한 검사(brain death study)는 동적검사(dynamic study)에서 대뇌내동맥(intracerebral artery), 모세혈관(capillary) 또는 정맥혈류(venous blood flow)가 나타나지 않고 즉시 실시한 정지영상(static image)에서도 시상굴(sagittal sinus)이 나타나지 않는 것이 특징이다. 또한 뇌사상태에 있는 경우 혈류영상이나 정지영상에서 뇌반구로 방사성의약품의 유입이 나타나지 않는다. 필요에 따라 방사성의약품 주입 10분 후 SPECT를 실시한다. ^{123}I-IMP 촬영시 3~4시간 지연영상에서 재 분포되는 양상으로 뇌세포의 생존도를 평가할 수 있다.

① 뇌사(Brain Death)판정 Scan 임상영상

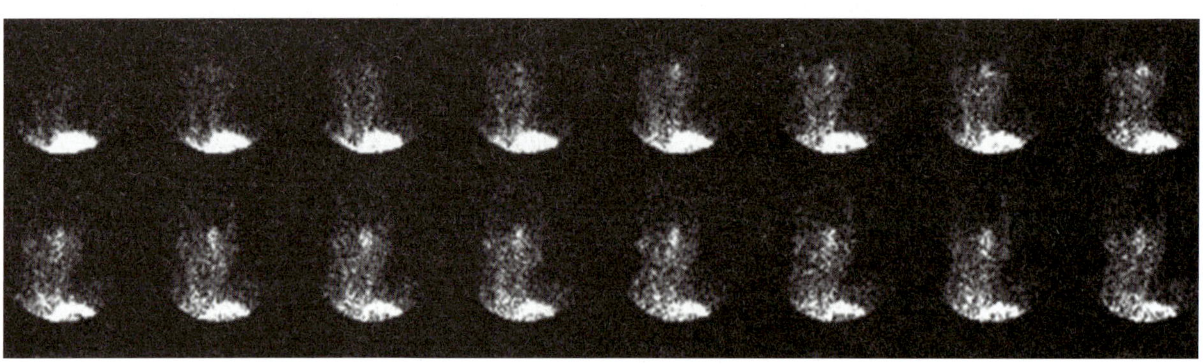

그림 7-28 Intravenous Bolus Injection of ^{99m}Tc-HMPAO

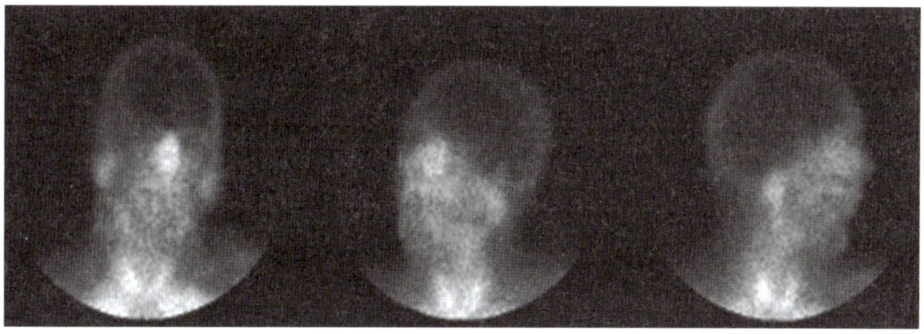

그림 7-29 Delayed(주사 후 5 ~ 10분 전면과 양측면 영상)

② 뇌사(Brain Death)판정 SPECT 영상

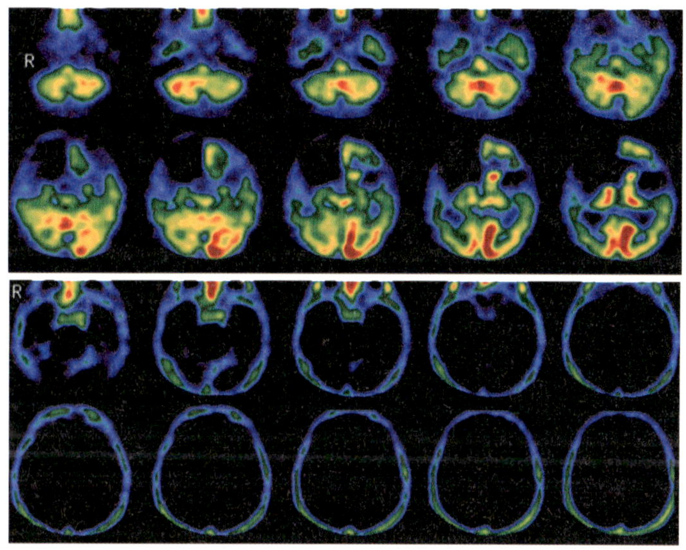

그림 7-30 Brain Death(before & after) Transaxial Image

3. 뇌척수액 영상법(Cerebrospinal Fluid Imaging)

1) 방사성동위원소 뇌수조 조영술(Radioisotope Cisternography)

비 확산성 방사성의약품을 허리천자(요추천자, lumbar puncture)로 수막강내(intrathecal)에 투여하여 뇌척수액(cerebrospinal fluid; CSF)이 흐르는 양을 측정하고 해부학적인 구조를 보는데 이용된다. 투여된 방사성의약품은 뇌척수액과 혼합되어 강내(intracavitary)로 확산되므로 척수강(intraspinal)의 형태와 순환과정을 검사한다.

(1) 해부생리(Anatomy and Physiology)

뇌실(cerebral ventricle)의 크기는 20 ~ 30 mL 정도로 뇌척수액(cerebrospinal fluid; CSF)은 뇌와 척수가 잠겨있는 투명한 액체이다. 뇌와 척수의 신경세포(nerve cell)들은 뇌척수액과 직접 맞닿아 산소와 양분을 공급받으며 뇌실과 거미막밑공간(지주막하강, subarachnoid space)을 흐르고 있으며, 측뇌실(lateral ventricle) 맥락얼기(choroid plexus)에서 정상인 경우 1일 400 ~ 500 cc 생성된다.

뇌척수액(CSF)의 양은 120 ~ 150 mL 정도를 항상 유지하고, 뇌척수액은 약 6 ~ 8시간이면 20%가 순환 교체되며 가장 큰 기능은 뇌를 보호하고 급격한 체위변동에 따른 정맥과 동맥압의 변화가 바로 뇌에 미치지 않도록 하며 물질대사와 용질을 운반하고 대사산물, 약물 및 혈액에서 뇌로 확산되는 기타물질의 신경노폐물을 제거한다.

(2) 임상적 적응증(Indications)

- 물뇌증(수두증, hydrocephalus)과 뇌척수액강의 협착 감별 진단.
- 뇌척수액의 누출(fistular) 검출, CSF flow의 평가.

(3) 전처치(Patient Preparation)

특별한 전처치는 필요치 않으나 검사를 위해 허리천자(요추천자, lumbar puncture)를 하기 위해서 척추천자 세트를 준비한다. 모든 조작은 방사성의약품이 무균상태(asepsis)와 발열인자(pyrogen)가 없는 상태로 주입되어야 하며, 때로는 소량의 발열인자가 섞여 무균성 뇌막염 증세를 일으킬 수 있으나 대부분 저절로 소멸되고 후유증을 남기지 않지만 약품의 제조에서 투여될 때까지 무균상태를 유지하여야 한다. 또한 허리천자로 거미막밑공간에 주입방사능의 용적은 0.2 mL가 넘지 않도록 하여 주입한다.

허리천자는 20게이지(G) 주사침으로 L_4 ~ L_5사이에서 시행하고 동위원소는 2 ~ 3번 뇌척수액을 관류한다. 요추천자시 경질막바깥(경막외, epidural) 또는 지주막밑공간 외에 투여되지 않도록 주의해야 한다. 출혈성천자(bloody tap)가 되는 경우에는 투여한 방사성의약품이 콩팥으로 배설되므로 거미막밑공간(지주막하강)을 영상화 할 수 없다. 허리천자 부위는 정중선 L_3 ~ L_4 또는 L_4 ~ L_5, 엉덩뼈능선(장골능선, iliac crest)은 L_4의 가시돌기(극돌기, spinous process) 높이에 있다. 허리천자 후 머리를 낮추고 바로누운상태로 2시간 정도 유지하여 일시적인 뇌 척수액의 불균형으로 인한 두통(headache)을 방지한다.

(4) 방사성 의약품(Radiopharmaceutical)

표 7-5 뇌수조 신티그라피(radionuclide cisternography) 방사성의약품

방사성의약품	사용량	투여방법	집적기전	집적부위
^{99m}Tc-DTPA ^{99m}Tc-HSA	74 MBq (2 mCi)	무균조작으로 허리천자(요추천자, lumbar puncture)를 통해 거미막밑공간(지주막하강, subarachnoid space)에 주입	구획구분	뇌수조
^{111}In-DTPA	11 ~ 37 MBq (0.3 ~ 1 mCi)			

^{111}In-DTPA는 에너지 173 keV, 274 keV의 감마선을 방출하고 반감기 2.8일로 단락(shunt)영상을 획득하기에 적당하다. 또한 ^{99m}Tc-DTPA 또는 HSA는 낮은 피폭선량과 140 keV의 감마선에너지로 영상을 획득하는데 적합하지만 반감기가 6시간으로 짧기 때문에 뇌척수액(CSF)의 단락기능이나 누출(leakage)평가에는 좋으나 24 ~ 72시간 지연영상을 경시적으로 획득하기는 곤란하다.

특히 방사성의약품의 뇌수조촬영에 이용하기 위해서는 감마선 에너지와 반감기가 적당하고 표지(labelling)가 쉬워야 하며 뇌척수액에 대사되거나 지방에 용해되지 않고, 자극이 없고 수막자극(irritation)이나 발열반응이 없어야 한다. 또한 흡수배설이 빨라야 하며 비항원성으로 항체를 만들지 않아야 하며 멸균이 쉬워야 한다.

이러한 뇌수조 신티그램에 ^{99m}Tc-DTPA, ^{111}In-DTPA을 많이 사용되는 이유는 뇌척수액 내에서 대사되지 않고, 지방에 녹지 않으며, 발열반응과 수막자극이 없다. 뇌척수액 성분과 반응하지 않고, 맥락얼기에 흡수되지 않으며 장뇌실로 확산되지 않을 뿐만 아니라 순환혈액 중에서 빨리 제거되어 배후방사능이 낮고, 표지 및 소독(disinfection)이 용이하기 때문이다.

(5) 검사방법(Procedure)

^{99m}Tc-DTPA 사용 시에는 저에너지 범용평행구멍형조준기, ^{111}In-DTPA 사용 시에는 중에너지 평행다공형조준기를 사용하여 바로누운자세로 머리와 천자 부위의 영상을 획득한다. 촬영부위는 머리(skull)의 전면상(ant), 측면상(rt-lat)을 얻고, 필요에 따라 마루부위 영상(두정부 영상 vertex view)을 얻을 수 있다. 방사성핵종 주입 후 20만

계수로 2시간, 4시간, 6시간에 촬영하고 필요 시 24시간의 지연영상을 얻는다. 반감기가 2.8일인 ^{111}In-DTPA는 48시간의 지연영상을 얻을 수 있어 좋으며, 필요에 따라 72시간 촬영할 수도 있고, 마루점부위(두정부, vertex view) 영상을 획득할 수 있다. 2시간 영상획득 전에 천자부위의 영상을 획득하여 방사성의약품의 주사형태를 확인하기 위해 촬영할 수도 있다.

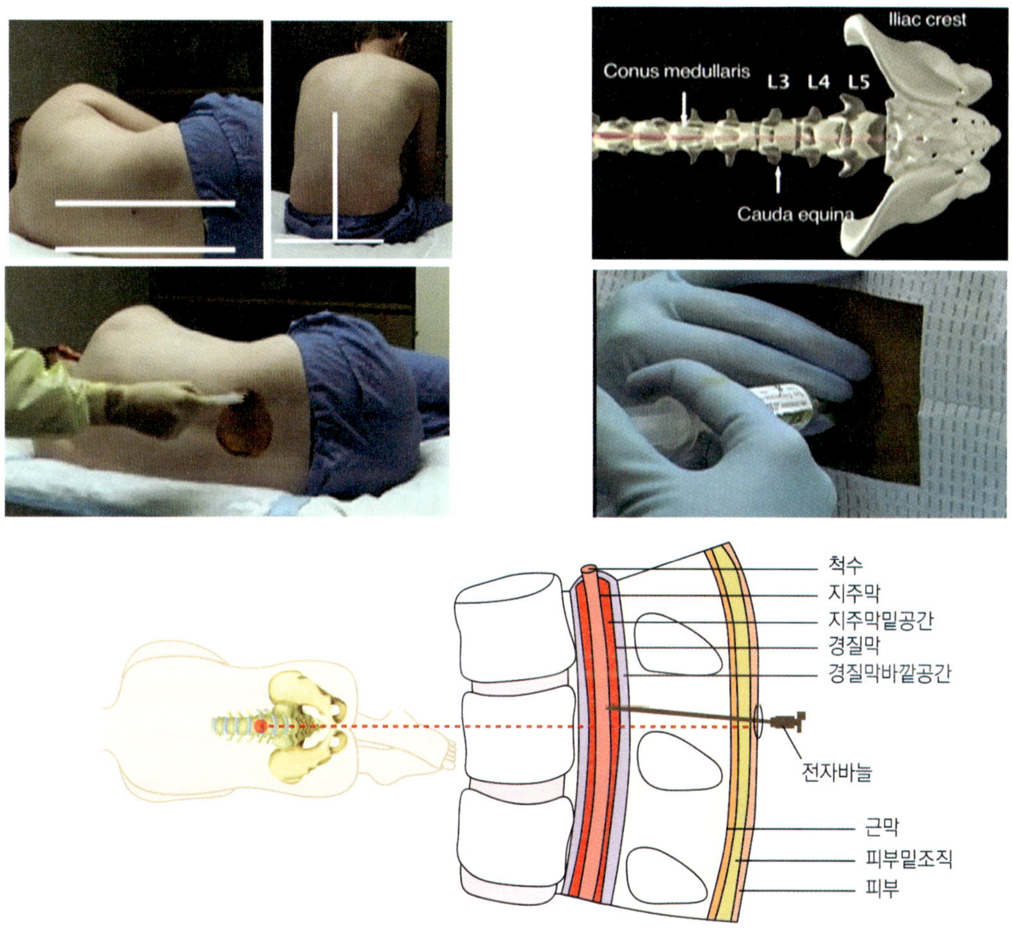

그림 7-31 허리천자(요추천자, lumbar puncture)

정상적으로 방사성의약품이 주입된 경우 60 ~ 90분에 머리에 방사능이 도달하여 대수조(cisterna magna), 뇌바닥수조(basal cistern)에 방사능이 보인다. 1시간에 뇌바닥수조, 2 ~ 6시간에 이마(fontal region)와 실비우스구(Sylvian fissure), 12시간은 대뇌철면(cerebral convexity), 24시간에 거미막융모(arachnoid villi)와 시상정맥굴에 도달한다.

- Normal image
- 2hr : 뇌바닥수조(뇌저, basal cistern)가 가장 잘 보임
- 4hr : 실비우스틈새(실비우스열, sylvian fissure)의 윤곽이 잘 보임
- 6hr : 시상주변까지 방사능이 나타나고 실비우스(sylvian)부위가 낮아지거나 없어진다.
- 12hr : 대뇌철면(cerebral convexity)
- 24hr : 거미막융모와 시상정맥굴에 도달. 방사성의약품이 대뇌겉질로 들어가서 뇌척수강은 보이지 않고 뇌의 방사능 분포를 볼 수 있다. 24hr 이후는 뇌바닥수조나 실비우스열 부위의 방사능이 없어지고 방사성의약품이 대뇌(cerebrum)로 들어가서 뇌척수강은 보이지 않고 대뇌에서만 방사능이 보임

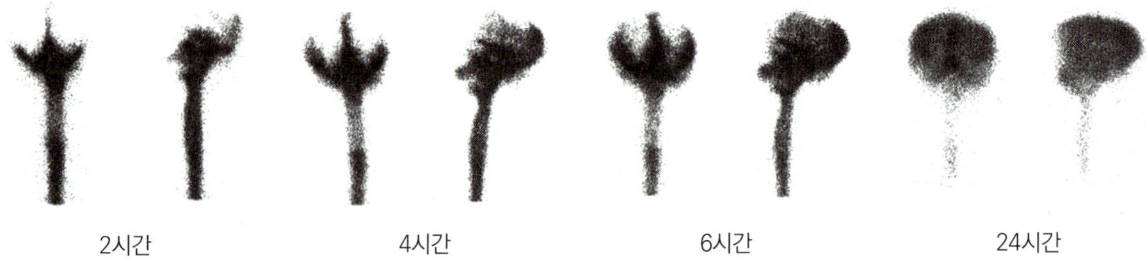

그림 7-32 Cisternography의 시간별 Normal image

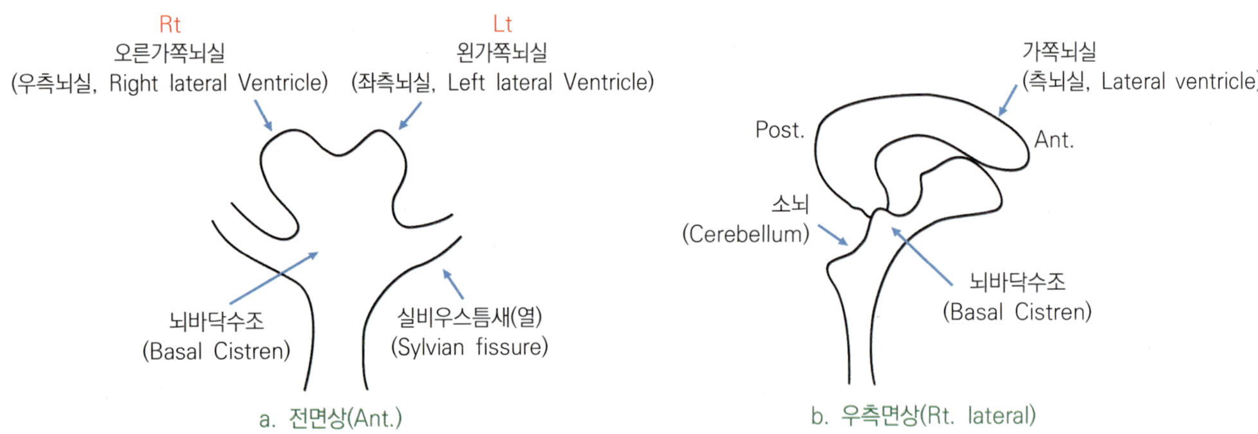

그림 7-33 정상 뇌수조신티그램의 해부학적 위치

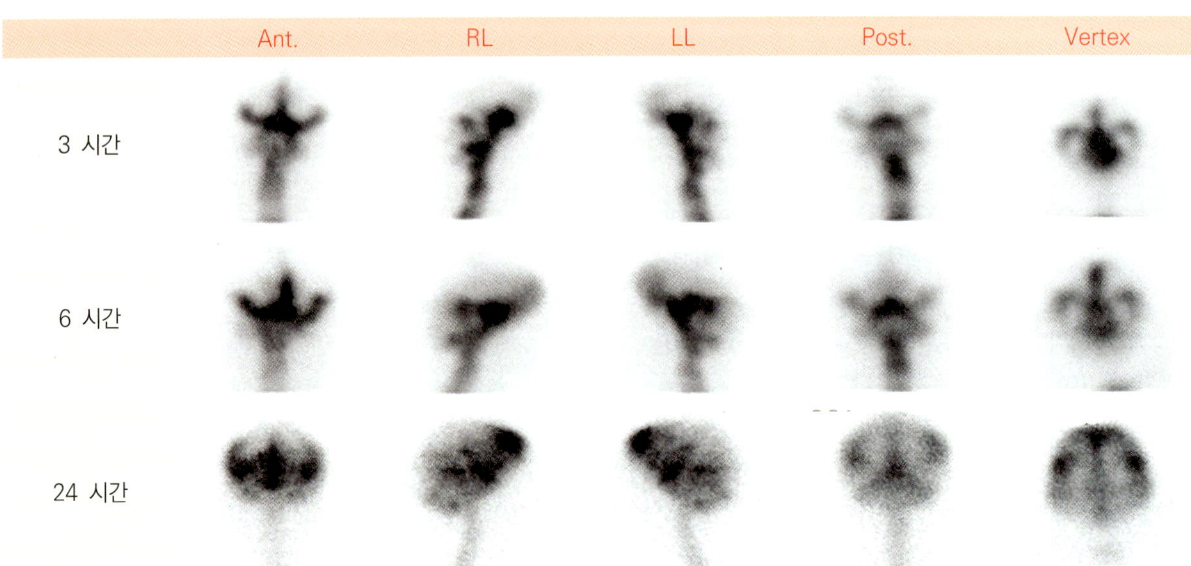

그림 7-34 뇌수조신티그램의 3, 6, 24시간 영상

(6) 임상영상(Clinical Images)

방사성동원원소 뇌조조영술은 CSF의 흐름방향에 변화가 있는지 여부와 뇌수종을 감별하는데 있다. 척추의 지주막 하강은 평활하고 측면으로 확장 없이 끊어진 데가 없어야 한다. Basal cistern은 2시간에 보여야 하며, Sylvian fissure의 방사능이 4시간에 관찰되어야한다. 24시간 지연 영상에는 Basal cistern에는 방사능이 보이지 않고 대뇌 반구표면(convexity)으로 방사능 섭취가 진행되어야 한다. 뇌실로는 정상적으로 역류가 없어야 한다.

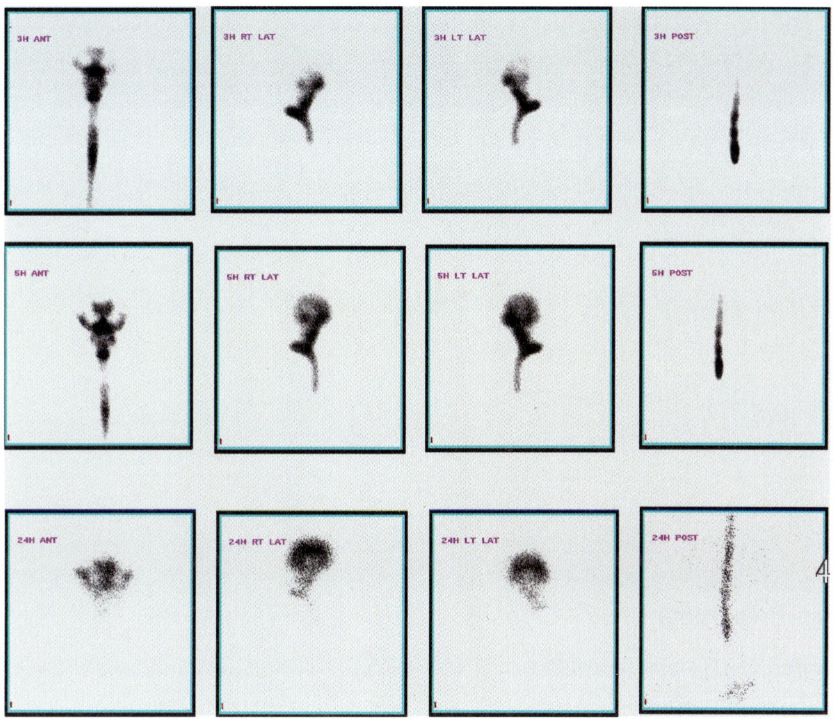

그림 7-35 뇌수조 신티그라피(radionuclide cisternography)

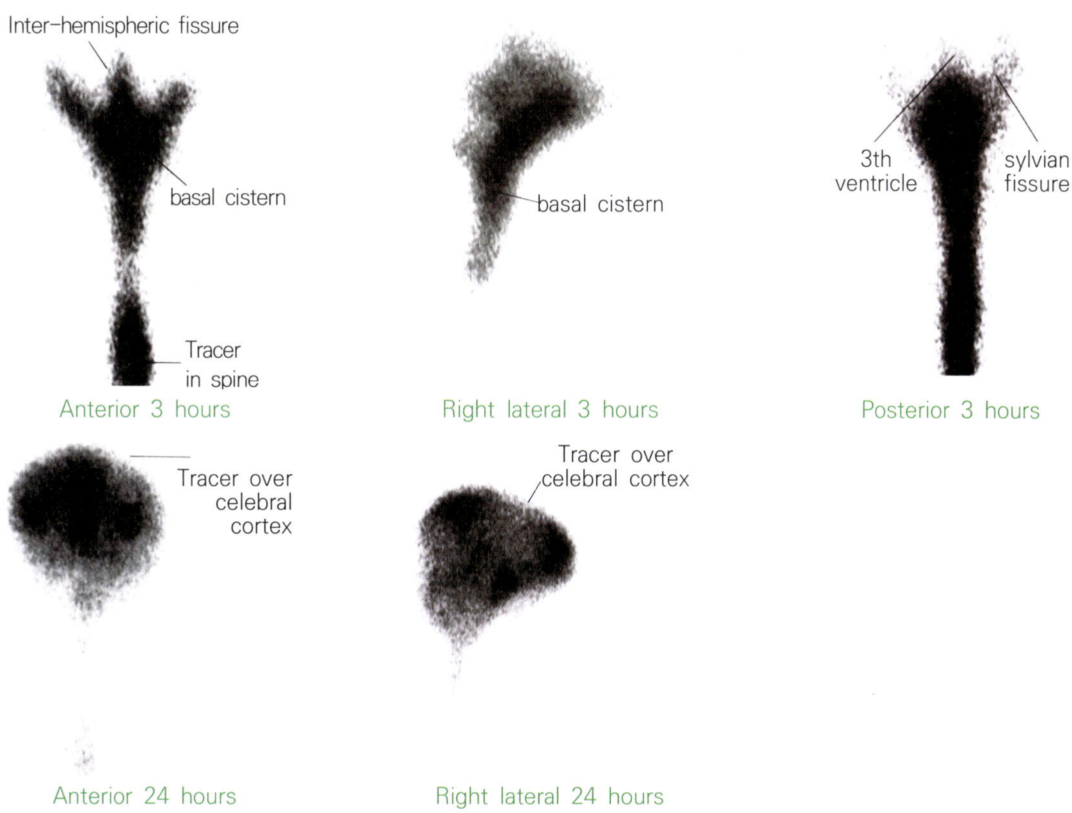

그림 7-36 Normal ^{111}In-DTPA Cisternogram

2) 뇌척수액루(CSF Fistular)신티그라피

뇌척수액누출(CSF Fistular)은 뇌척수액비루(cerebrospinal fluid rhinorrhea)의 약 80%가 직접적인 머리외상에 의하고 16%는 수술 중에 일어난 외인성 외상, 4%는 자발성 또는 비외상성으로 생긴다. 뇌척수액 콧물(비루, rhinorrhea)이나 귓물(이루, otorrhea)은 두개골 내의 거미막밑공간과 가운데 귀(middle ear)가 뇌척수액 누출에 의하여 연결되었을 때 나타나며 뇌척수액 누출을 일으킬 수 있는 위치는 이마굴, 벌집굴, 바위뼈이며 이마굴과 벌집굴이 가장 흔하다.

뇌척수액 누출은 콧물의 포도당을 측정하여 30 mg/dl 이상이거나 혈청이나 침, 눈물, 임파액 등이 존재하지 않는 β_2-transferrin을 누출액에서 검출함으로서 증명할 수 있고, 뇌척수액 누출을 진단하고 누출부위를 정하는데 이용하는 방법 중의 하나가 방사성동위원소 뇌수조조영술이다.

(1) 임상적 적응증(Indications)

- 두뇌손상환자
- 뇌기저부 머리뼈 골절환자
- 뇌종양
- 수두종
- 선천성기형

(2) 전처치(Patient Preparation)

특별한 전처치는 없다.

방사성의약품, 주의사항이나 주입방법 및 전처치는 방사성핵종 뇌수조신티그라피와 같다.

주입방사성의약품의 용적은 0.2 mL이 넘지 않도록 한다.

(3) 방사성 의약품(Radiopharmaceutical)

표 7-6 뇌척수액루(CSF Fistular)신티그라피 방사성의약품

방사성의약품	사용량	투여방법	집적기전	집적부위
^{99m}Tc-DTPA	185 MBq (5 mCi)	무균조작으로 허리천자(요추천자, lumbar puncture)를 통해 거미막밑공간(지주막하강, subarachnoid space)에 주입	구획구분	뇌수조
^{111}In-DTPA	37 MBq (1 mCi)			

(4) 검사방법(Procedure)

거즈(gauze) 무게를 측정한 후 거즈를 양쪽 콧구멍에 packing한 후 ^{99m}Tc-DTPA를 37 ~ 185 MBq(1 ~ 5 mCi)를 허리천자로 거미막밑공간에 투여한다. 1시간까지 누워있도록 하고 투여 1시간 후 머리 영상을 획득하고, 촬영 1시간 후부터는 누출이 잘되는 체위를 유지하거나 또는 앉아서 고개를 앞으로 기울여 뇌척수액을 유도한 다음 6시간까지 전면상과 측면상을 획득한다. 촬영시간은 간헐적 누출이 있을 때는 누출이 일어나는 때로 한다.

주사 전 또는 주사 후 2시간 후부터 4시간까지는 코안(비강) 내에 넣어둔 거즈를 꺼내 무게를 재고 양쪽 콧구멍의 거즈의 방사능을 각각 측정하고 거즈를 제거할 때 채혈하여 같은 무게의 혈장과 거즈의 방사능비를 구한다.

정상은 거즈 대 혈장방사능비가 1.3이며, 뇌척수액의 콧물(비루, rhinorrhea)이나 코에 넣어둔 솜 또는 거즈에서 방사능을 측정하여 그 당시 혈청 내의 방사능치보다 거즈 대 혈장방사능비가 1.5배 이상 높으면 뇌척수액 콧물(비루) 또는 귓물(이루, otorrhea)의 누출을 의심한다. 뇌척수액 누출이 있을 경우 보통 2 ~ 10이다.

(5) 임상영상(Clinical Images)

뇌수조조영술 6시간과 24시간 우측면상에서 뇌척수액이 코로 누출(CSF rhinorrhea)되는 것을 확인할 수 있다.

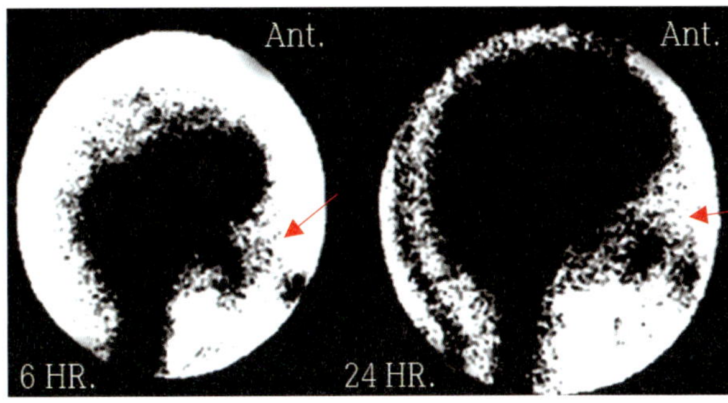

그림 7-37 방사성동위원소 뇌수조조영술 6시간과 24시간 우측면상

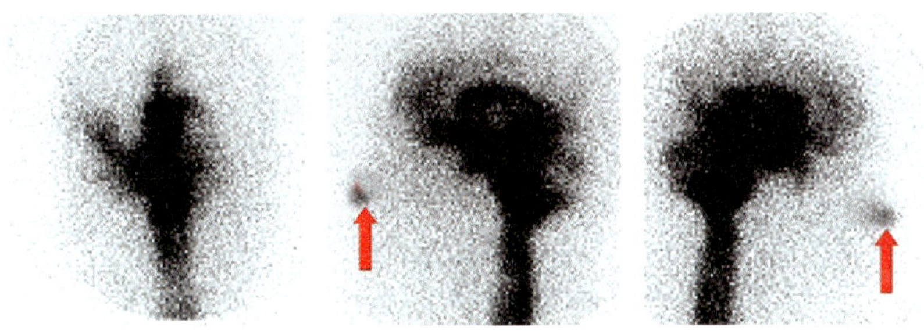

정면상 좌측면상 우측면상

그림 7-38 뇌척수액(cerebrospinal fluid; CSF) 비루(rhinorrhea) 신티그램

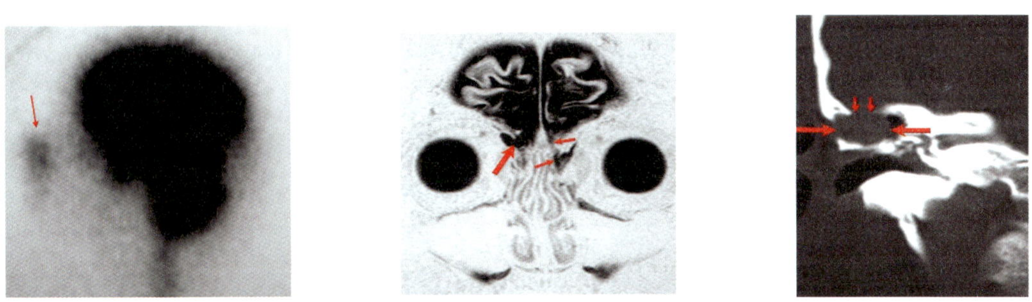

Lateral 24-hour scan image MRI image CT image

그림 7-39 뇌척수액(cerebrospinal fluid; CSF) Fistula Image

3) 뇌실 단락기능검사(Shunt Function Test, V-P Shunt)

물뇌증(수두증, hydrocephalus) 치료를 위해 만들어 놓은 저장소(reservoir)에 수술 후 기능적 평가를 위해 방사성의약품을 주사한 후 저장소에서 빠져나가는 방사능의 양을 영상화하여 단락(shunt)의 기능을 확인하기 위해 시행하는 검사로 뇌척수액의 생성량은 분당 약 0.4 mL이다.

(1) 단락장치 구성

압력 차에 의해 열리는 단락 valve와 valve보다 위에 위치하는 저장소(reservoir)는 뇌척수액의 압력 측정, 뇌척수액 채취, 단락이 막혔는지 여부검사, 약물주입 등을 위해 설치하며 저장소와 도관(catheter)으로 구성된다.

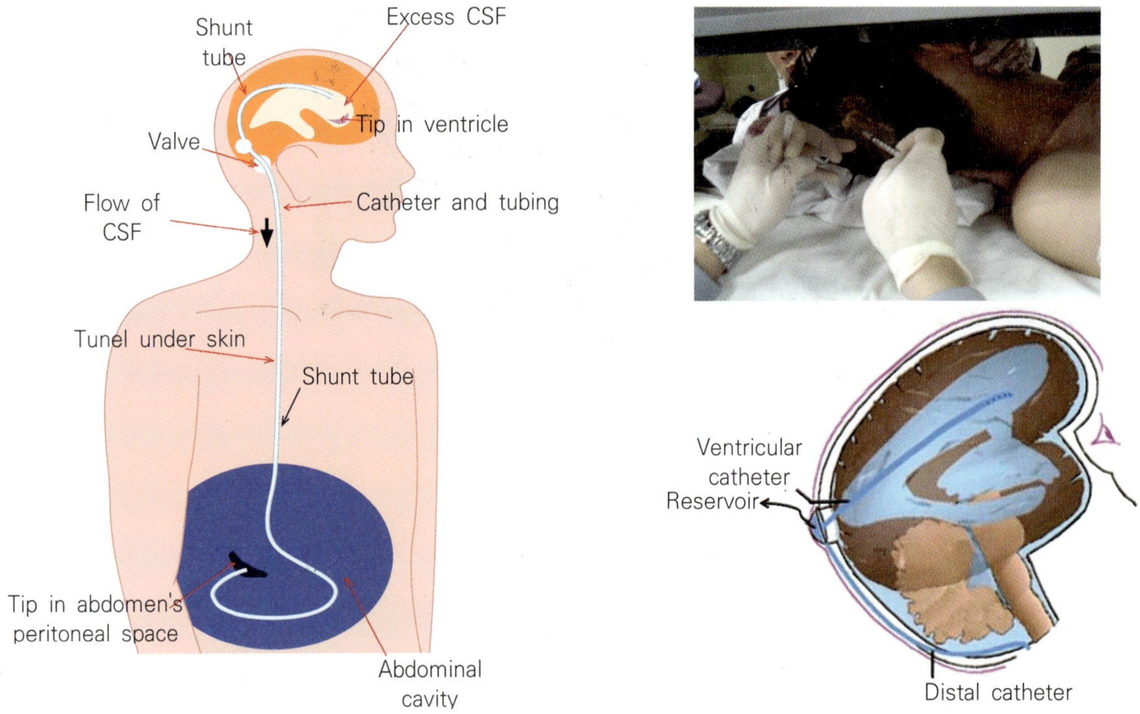

그림 7-40 저장소(shunt reservoir) 위치와 CSF의 순환

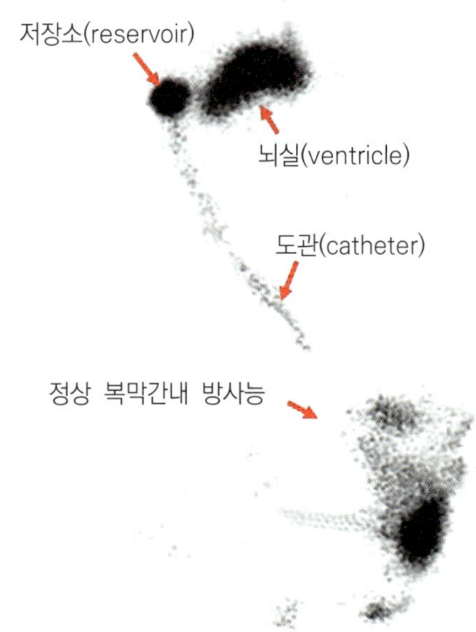

그림 7-41 정상 뇌척수액(cerebrospinal fluid; CSF) 단락 영상

(2) 임상적 적응증(Indications)

물뇌증(수두증, hydrocephalus)을 단락(shunt)수술로 치료하게 됨에 따라, 수술 후 단락이 정상적으로 기능을 하는지 알아볼 필요가 생긴다. 이때 뇌수두증의 단락 수술 후 기능평가를 위한 뇌실-복막 단락(ventriculoperitoneal shunt) 검사는 저장소가 막히는 원인을 알기 위해 시행한다.

(3) 전처치(Patient Preparation)

주사 할 저장소 주위의 머리카락을 면도기로 주사 전 미리 제거한 후 소독약(베타딘)으로 소독한 후에 신경외과의사가 직접 방사성의약품을 저장소(shunt reservoir)에 주입하도록 한다. 면도기, 소독 및 주사set를 미리 준비하고 전 과정을 무균조작한다.

(4) 방사성 의약품(Radiopharmaceutical)

표 7-7 뇌실 단락기능검사(Shunt Function Test)사용 의약품

방사성의약품	사용량	투여방법	집적기전	집적부위
^{99m}Tc-DTPA	18 ~ 37 MBq 0.5 ~ 1 mCi/0.2 mL	저장소에 직접 주입	구획구분	뇌실-복막유출
^{111}In-DTPA	0.3 mCi			

(5) 검사방법(Procedure)

조준기, 체위는 뇌조 신티그라피와 같다. 즉 환자는 바로누운자세에서 저에너지 범용성 평형다공형 조준기가 장착된 감마카메라를 이용하여, 한 화면 당 10초 간격으로 20분간 64 × 64 또는 128 × 128 matrix로 입력하고, 방사성동위원소의 흐름을 촬영하여 시간-방사능 곡선(time-activity curve)을 그린 후 이 곡선으로부터 최고치가 반으로 줄어드는 데 걸리는 시간인 반감기($T_{1/2}$)를 측정하거나, 동일 자세에서 환자머리를 움직이지 않은 상태에서 40만 계수로 주사 후 immed, 1분, 5분, 10분, 15분, 20분 영상을 얻고 20분 후 복부영상을 얻어 복강 내의 뇌척수액의 확산유무를 관찰을 위해 영상을 획득하는 방법으로 진행한다.

모든 과정은 무균상태를 유지해야 하고 주사될 방사성의약품은 0.2 mL 이하가 되도록 한다. 환자는 검사 10분 전 안정 상태를 유지한 상태로 바로누운자세(supine position)에서 저장소가 잘 보이도록 머리를 옆으로 돌리고 머리털을 제거하고 소독한 후 신경외과 의사가 저장소에 직접주입(injection)한다.

주사 시 역류방지를 위해 단락관(shunt tube)을 눌러주기도 한다. 또한 뇌실(ventricle) 내로 방사능이 들어가는지를 확인하기 위해서 먼쪽(distal) 부위를 누르면서 주사한다.

주사(injection)와 동시에 컴퓨터(computer)에 자료를 획득(data acqusition)하게 되는데 64 × 64 매트릭스로 1화면 당 1초 간격으로 10초간 혹은 128 × 128 Matrix로 어린이는 10초/frame 120 frame을 20분 동안 얻는다. 저장소의 하단부를 20초간 누르면서 방사성의약품을 주사하고 이때 뇌실로 들어가는지를 모니터로 관찰하고 모니터를 관찰하면서 방사능이 잘 빠지지 않으면 5분 후 한쪽 목정맥(경정맥, jugular vein)을 누르고 이어 다른 쪽 경정맥을 누른다.

보통은 20만 계수로 저장소 하단을 누르면서 주사 후 immed, 1, 3분, 누른 곳 떼고 5분 촬영 후 저장소에 내려가지 않으면 pumping후 10분, 15, 20분 저장소(shunt reservoir) 부위의 영상을 얻으며 20분 복부영상을 얻어 복강 내 척수액을 확인한다. 이때 20분 후 복부영상은 칼돌기(검상돌기, xiphoid)와 배꼽(umbilicus)을 점 선원으로 표시(marking)하고 복부(abdomen)영상을 획득한다. 제거(washout)가 되지 않을 경우 기립(선)상태(erect position)에서 5분 뒤에 머리와 목(head & Neck), 복부(abdomen)영상을 획득할 수도 있다.

필요하면 저장소에 관심영역(ROI)를 설정하여 시간-방사능곡선에서 반감시간($T_{1/2}$)을 계산하고 필요에 따라 다음 공식에 의해 뇌척수액의 유속을 산출한다.

F(flow) = λ × V이며 λ = 0.693/.$T_{1/2}$ (F : 뇌척수액의 유속, V : 저장소 용적, λ : 붕괴상수)이다.

$$\text{즉, } F(flow) = \lambda \cdot V = \frac{0.693}{T_{1/2}} \times V \tag{7-1}$$

F : 뇌척수액(cerebrospinal fluid; CSF)의 유속

V : 저장소의 용적

$$\lambda : \text{붕괴상수} = \frac{0.693}{T_{1/2}}$$

뇌척수액(cerebrospinal fluid; CSF)의 정상유속은 0.05 ~ 0.25 mL/min이다.

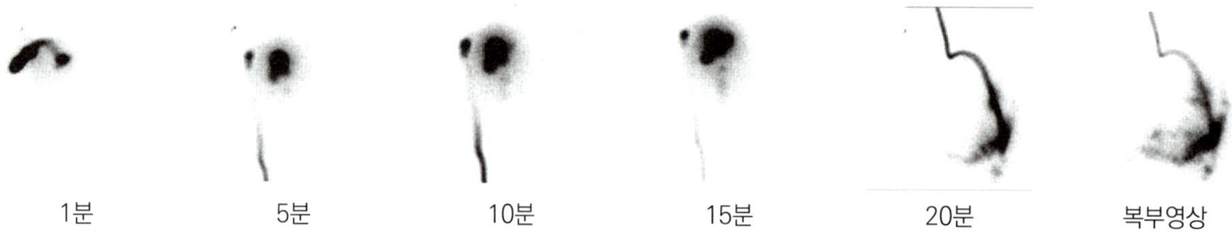

그림 7-42 뇌실 단락기능검사(Shunt Function Test)

(6) 임상영상(Clinical Images)

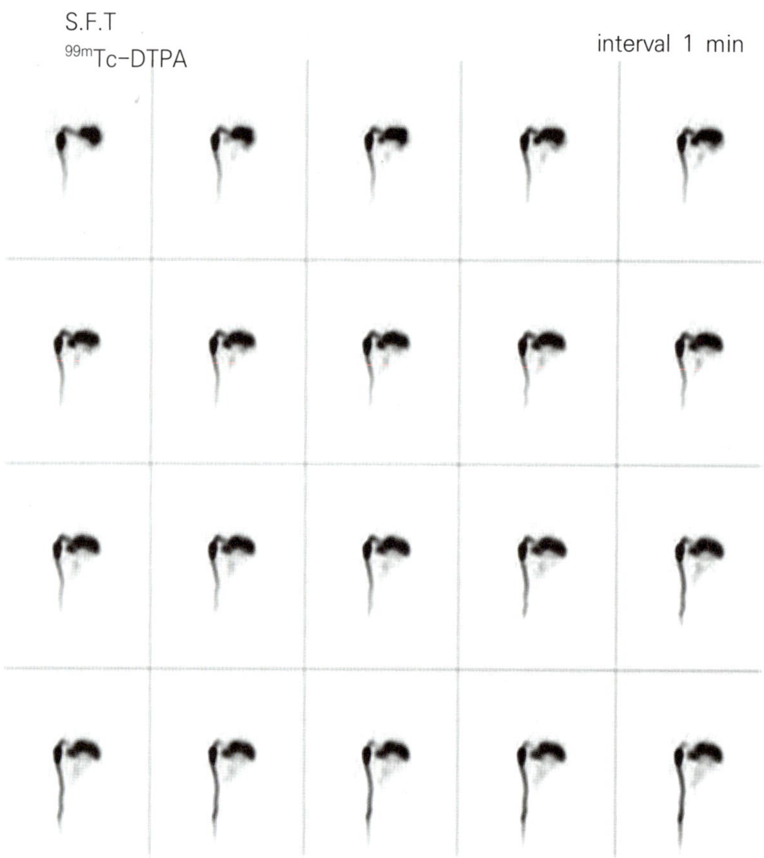

a. Dynamic study

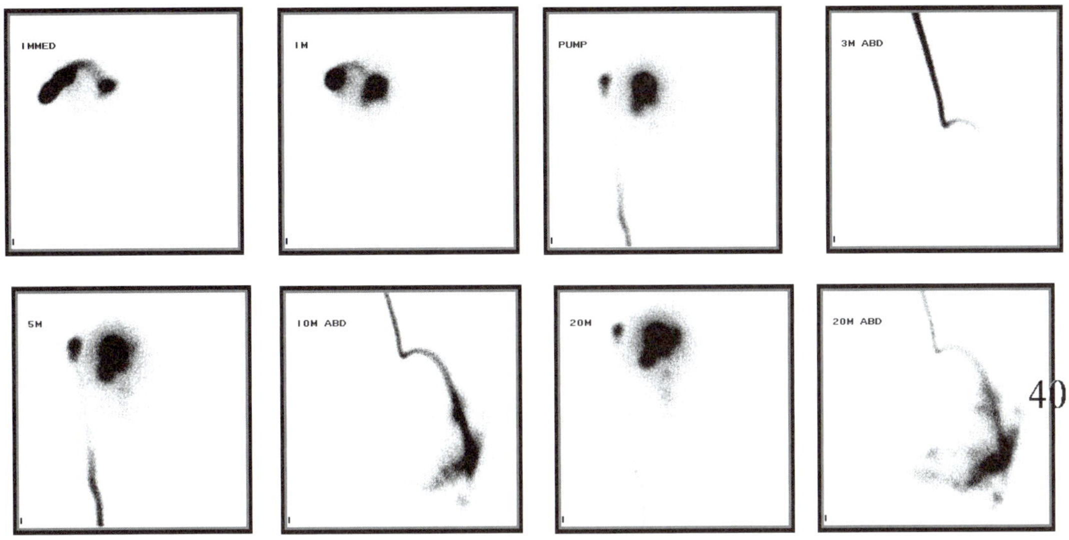

b. 정적영상

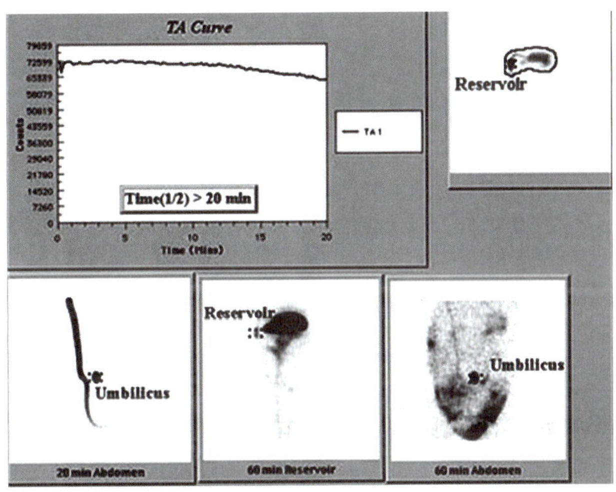

c. T-A Curve

그림 7-43 Brain Shuntography 영상

(7) 영상응용(Image Applications)

모든 과정은 무균적으로 시행되어져야 하며, 단락기능이 정상적으로 유지되었을 경우 뇌실의 충만이 관찰되고 원위부 카테터의 방사능과 함께 배안에 퍼져있는 방사능이 보인다.

보통 단락수술방법 중 뇌실-복막단락(ventriculoperitoneal shunt)을 가장 많이 시행한다.

chapter 08

호흡기계

목차

학습목적

허파의 해부생리를 이해하고 허파스캔에 사용되는 방사성의약품 특징을 응용하여 허파질환에 이용되는 관류 및 환기스캔 등 핵의학 검사의 원리와 검사방법을 습득하여 임상검사에 응용할 수 있는 능력을 배양한다.

학습목표

1. 허파의 해부생리를 설명한다.
2. 허파 관류스캔에 이용되는 방사성의약품을 열거하고 섭취원리를 설명한다.
3. 허파 환기스캔에 이용되는 방사성의약품과 영상원리를 설명한다.
4. 허파스캔에 사용되는 방사성의약품의 제조방법에 대해 설명한다.
5. 허파 스캔방법을 설명하고 허파관류스캔과 환기스캔의 특징을 설명한다.
6. 환기스캔에 사용되는 방사성의약품을 다루는 방법에 대해 설명한다.
7. 허파검사를 위한 방사서의약품의 투여 시 주의사항을 설명한다.
8. ^{99m}Tc-MAA의 기타 응용되는 검사에 대해 설명한다.

제 8 장
Respiratory system
호흡기계

Ⅰ. 해부생리(Anatomy and Physiology)

1. 호흡기계(Respiratory System)

기관(trachea)은 우측과 좌측의 주기관지(main bronchus)로 분리되고, 더 작은 단위인 엽기관지(lobar bronchus)로 나누어지며, 이것은 종말 세기관지(terminal bronchiole)로 되어 흡입된 공기와 교환이 일어나는 허파꽈리(폐포, alveolus)에 연결된다.

허파의 주기능은 기체교환으로 대기 내 산소를 유입하고 CO_2 등의 체내노폐물을 배출하는 것이다. 성인 허파꽈리 총수는 2억5천 ~ 3억 개 평균직경은 허파꽈리당 150 μm이다. 허파에 유입되는 혈류 중 약 90%는 허파동맥(pulmonary artery)에서 공급받고 약 10%는 대동맥에서 나오는 기관지 동맥(bronchial artery)에서 공급받는다. 종말허파세동맥(terminal pulmonary arteriole)의 허파꽈리 직경은 약 32 ~ 35 μm이고 허파모세혈관은 약 1,000개 직경 7 ~ 10 μm이다.

정상적으로 호흡될 때, 허파의 공기용적은 날숨(호기, expiration) 시의 공기량을 호흡량(tidal volume)이라 하며 정상에서 500 mL이고, 온허파용적은 가능한 최대흡입시의 허파 내 공기용적으로 정상에서 6,000 mL이다. 흡기 예비용적은 정상적인 들숨(흡기, inspiration) 후에도 더 들이마실 수 있는 양으로 2,000 ~ 3,000 mL이고, 호기 예비용적은 정상적인 호기 후에도 더 들이마실 수 있는 양으로 750 ~ 1,000 mL이다. 또한 잔유용적은 최대 호기 후에도 허파에 남아 있는 양으로 1,200 mL이다.

허파 안에서 환기와 혈류는 균등하지 않으며 위치와 중력의 방향에 따라 다르다.

- 내호흡(세포호흡)
  - 미토콘드리아에서 수행되는 세포의 신진대사
- 외호흡
  - 조직세포와 모세혈관 사이에서 O_2와 CO_2의 대사. 허파꽈리와 모세혈관 사이의 가스 교환

허파꽈리 $\xrightarrow{O_2}$ 모세혈관 $\xrightarrow{O_2}$ 조직세포
허파꽈리 $\xleftarrow[CO_2]{}$ 모세혈관 $\xleftarrow[CO_2]{}$ 조직세포
(외호흡) (내호흡)

허파꽈리 모세혈관 : 7 ~ 10 μm
전 모세혈관 : 35 μm

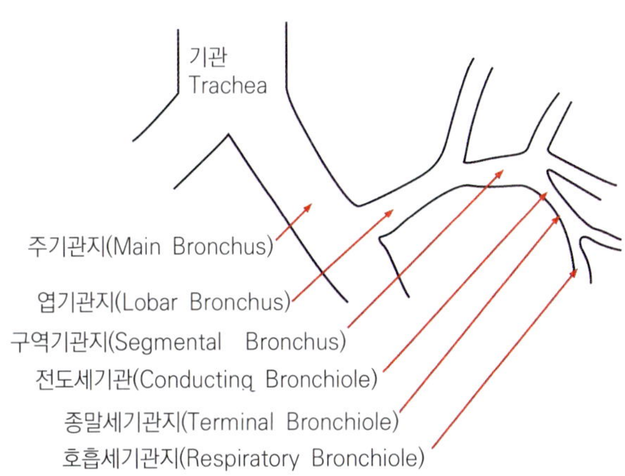

그림 8-1 기관의 세부구조와 명칭

호흡기계통은 크게 2 부분으로 코와 코안(비강)과 인두로 구성되는 위쪽 호흡계통과 후두, 기관지, 허파를 포함하는 아래쪽 호흡기계통으로 분류할 수 있다.

1) 코안(비강, Nasal Cavity)

코안은 코(nose)의 입구인 콧구멍(nostril)에서 인두까지의 공간으로 코중격(비중격, nasal septum)에 의해 좌우로 나누어진다. 코안(비강, nasal cavity)은 외부의 공기를 받아들이는 통로 역할을 하며 흡입공기의 불순물 여과와 공기를 데워주고 습도조절을 해주는 후각기관으로 작용한다.

2) 인두(Pharynx)

인두는 비강과 구강 뒤에 위치하고 있는 길이 약 12 cm의 근육성 관으로 소화기계통과 호흡기계통을 공유하고 있다. 인두는 뒤 콧구멍에서부터 식도 시작부위(제 6목뼈 높이)까지 수직으로 위치해 있으며 위치하고 있는 부위에 따라서 코인두, 입인두, 후두인두로 나눈다. 인두는 호흡기와 소화기의 양쪽 기능을 갖고 있으며 인두벽에는 환상근과 종주근이 있어 환상근은 음식물이 식도로 들어가는 데 도움이 되도록 인두를 꽉 죄어주고 공기를 삼키지 않게 하며 종주근은 음식을 삼킬 때 인두벽을 끌어 올린다.

3) 후두(Larynx)

후두(larynx)는 기도 상단의 인두와 기관 사이에 위치하며 성대가 있어 발성기관의 역할을 하는 곳으로 공기를 허파로 전달하는 역할을 하며 목소리를 내고 음식물과 다른 이물질이 아래쪽 기도로 들어가는 것을 막아준다. 후두가 닫히면 가슴우리(흉곽)가 고정되고 숨을 모아 복압을 높일 수도 있다.

4) 기관(Trachea)과 기관지

기관(trachea)은 후두에서 가슴안(흉강)까지 걸쳐있는 탄력을 가진 12 cm의 긴 점막성 관으로 다수의 섬모세포를 가진 원주상피와 점액을 분비하는 잔세포(배상세포)가 기관을 싸고 있다. 섬모는 인두쪽으로 점액과 이물질을 밀어내어 식도로 들어가서 삼킴작용(연하작용)이 일어나게 된다.

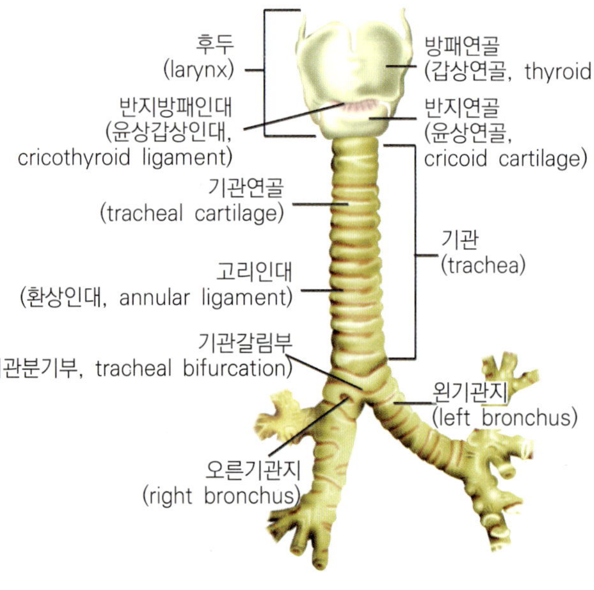

a. 기관과 기관지

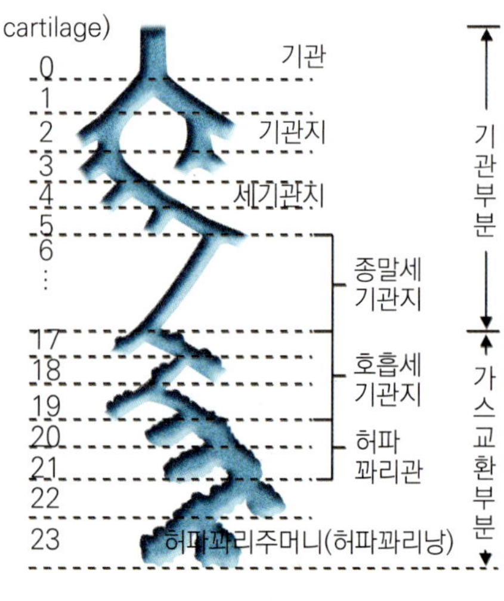

b. 기도의 분지

그림 8-2 기도

기관은 15 ~ 20개의 C자 모양의 연골로 강화된 민무늬근육(평활근)과 결체조직으로 이루어져 있으며 기관의 앞부분과 가쪽(외측)부는 단단한 연골로서 공기의 통로를 유지한다. 삼킴작용시에 식도 음식물은 식도의 지름을 증가시키기도 하고 음식물이 식도를 통과할 때 확대된 식도 부분이 기관에 연골이 없는 부분 내로 돌출되어 들어가기도 한다. 기관은 기관에서 허파까지 뻗어있는 왼 · 오른 일차기관지로 나뉘어지며 기관처럼 일차기관지는 섬모상 원주상피로 싸여있고, C자 모양의 연결고리에 의해 지지된다.

5) 허파(폐, Lung)

허파는 호흡의 주요기관으로 오른쪽 허파는 상, 중, 하 3개의 엽(lobe)으로 왼쪽허파는 상, 하 2개의 엽으로 구성된다. 각각의 엽은 결합조직에 의해 분리된 소엽으로 나뉘고 주요 혈관과 기관지는 결합조직을 통과하지 않으므로 각각의 질병에 이완된 소엽을 허파의 나머지 부분을 손상시키지 않고 외과적으로 제거할 수 있다. 왼쪽 허파에는 9개의 소엽이 있으며 오른쪽 허파에는 10개의 소엽이 있다.

허파 내부에는 기관지에 의해 형성되는 공기통로가 있고 기관지는 다시 가늘게 나누어진 세기관지로 이어진다. 기관지는 느슨한 결합조직으로 싸여 있고 이 결합조직은 허파의 결합조직과 연결된다. 기관지의 외측은 불규칙하게 배열된 섬유성 연골막으로 되어 있고 내측은 상피세포로 된 점막으로 구성되어 있으며 그 사이에는 민무늬근으로 된 근육층이 있다. 바깥쪽의 섬유성 막에는 림프관, 신경, 작은 혈관들이 있으며 이 혈관이 체순환계로부터 기관지벽에 혈액을 공급해준다.

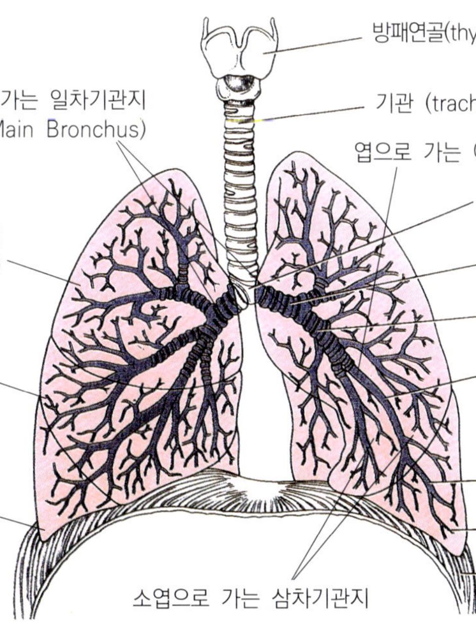

a. 허파 안 기관지

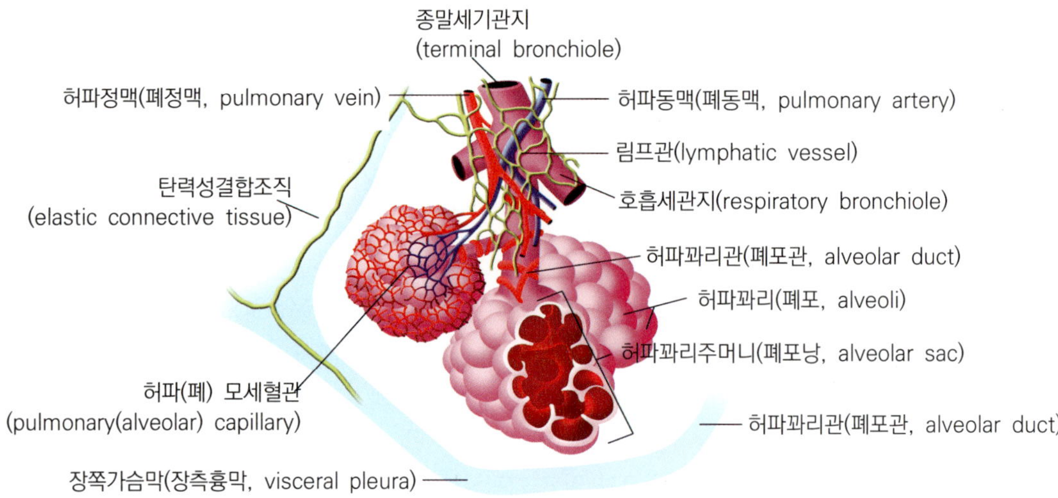

b. 허파꽈리의 미세구조

그림 8-3 허파의 구조

2. 호흡기계(Respiratory System) 응용

방사성의약품을 이용한 허파영상(lung image)에는 모세혈관차단(capillary blockage)을 이용한 허파관류(perfusion) 스캔과 Xenon과 같은 가스방사체를 이용한 환기(ventilation)스캔이 있다. 이러한 방법을 통해서 국소 폐환기(regional ventilation)와 국소관류(regional perfusion), 허파의 생리해부학적 구조, 허파기능을 결정하는 기계적 요소 그리고 허파의 대사기능에 대한 정보를 얻을 수 있다.

영상으로부터 수집된 정보는 허파질환의 진단과 치료에 이용되고 국소적인 기도(air way)와 혈관계통의 묘출은 비침습적인 허파색전증(pulmonary embolism) 진단에 기본적인 형태이다.

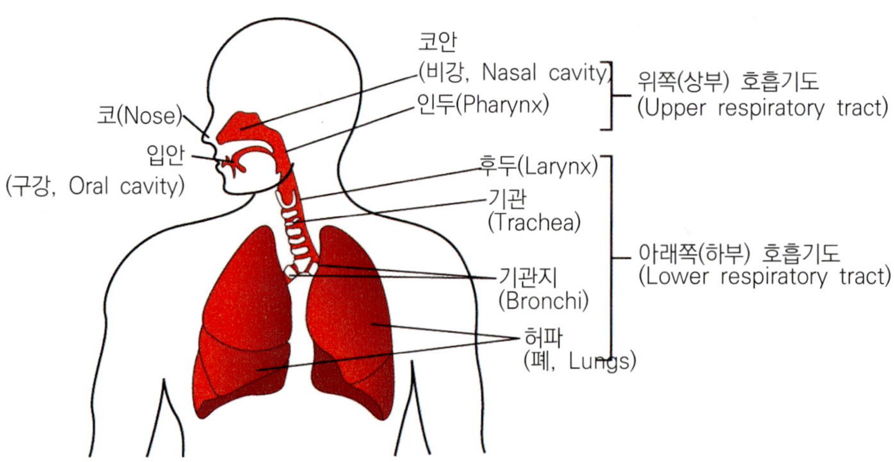

그림 8-4 호흡기계통

Ⅱ. 영상검사(Imaging Procedures)

1. 허파관류(혈류) 신티그라피(Lung Perfusion Scintigraphy)

허파관류영상에는 ^{99m}Tc표지화합물인 방사성의약품으로 MAA, HAM이 주로 사용되는데 방사성입자가 허파동맥 순환 중에 모세혈관차단(미세색전증, microembolism)을 일으켜 종말허파세동맥을 폐쇄시킴으로써 허파혈류 분포를 볼 수 있으며 이를 모세혈관 차단에 의한 집적이라 한다.

이러한 모세혈관 차단을 위해서 ^{99m}Tc-MAA, HAM을 똑바로 누운자세에서 자쪽피부정맥(전주정맥, antecubital vein)에 15초 이상 서서히 주사하며 주사하는 동안 2 ~ 3회 심호흡시키면 입자의 균등한 분포에 도움이 된다. 주사된 ^{99m}Tc-MAA는 우심방을 지나 우심실에서 혈액과 혼합되어 우심실에서 허파모세혈관에 걸리게 된다. 허파꽈리 모세혈관의 직경은 7 ~ 10 μm(평균직경 7 ~ 8 μm)이고 모세혈관이전세동맥(precapillary arteriole)의 직경이 32 ~ 35 μm이므로 10 ~ 50 μm 크기의 방사성 입자를 정맥투여 하면 입자의 거의 대부분이 모세혈관이전세동맥(precapillary arteriole)에서 걸리게 되며 단락(우-좌 단락)이 없는 경우 투여된 입자의 95%가 첫 허파순환시에 허파모세혈관에 일시적으로 걸리게 되어 폐쇄가 일어나고, 나머지 5%는 직경이 5 μm보다 작은 입자로서 허파에 걸린 ^{99m}Tc-MAA가 알부민으로 분리되고 작아진 알부민은 모세혈관을 통과하여 세망내피계에 탐식된다. 주사된 ^{99m}Tc-MAA가 세망내피계로 제거되는 생물학적 반감기는 약 6시간이다.

방사성의약품의 체내분포는 허파동맥 혈류에 비례하므로 촬영 전 수십 초에서 수 분간 환자를 휴식시킨 후 정상 호흡상태를 유지하도록 하여 정맥주사 후 2분 정도 편안히 누운상태를 유지한다.

허파관류스캔을 위해서는 입자의 직경이 균등해야 하고 영상을 얻기 위한 최소 100,000개가 주입되어야 하며, 이상적인 허파영상을 위해서는 200,000 ~ 1,200,000개의 입자가 필요하다. 가장 적당한 입자 수는 1회 투여 시 600,000개($60 \times 10^3 \sim 700 \times 10^3$)이며, 투여된 입자는 전체 모세혈관상의 0.1% 이하만을 막게 된다. 허파색전증이 의심되는 환자는 허파혈류 검사 전 반드시 허파환기검사를 먼저 시행한다.

1) 임상적 적응증(Indications)

- 허파혈관계질환의 허파색전증(pulmonary embolism) 진단, 국소허파관류의 평가로 허파엽절제술을 고려하는 환자에서 수술 후 잔여기능 예측과 허파동맥 수술 후 치료효과의 정량적인 평가, 혈전(thrombus), 종양(tumor), 폐암(lung cancer), 육아종(granuloma), 결핵(tuberculosis).
- 폐쇄성 질환인 만성기관지염(chronic bronchitis), 폐기종(emphysema), 기관지 천식(bronchial asthma), 기관지 확장증(bronchiectasis).
- 기타질환의 폐렴(pneumonia), 허파경색증(pulmonary infarction), 가슴막삼출(pleural effusion), 공기가슴(기흉, pneumothorax).

2) 전처치(Patient Preparation)

특별히 검사를 위한 준비나 전처치 사항은 없지만, 환기스캔과 동시에 이루어질 경우 환기스캔을 먼저 시행하고 관류스캔을 한다. 환기스캔을 먼저 시행하는 이유는 제논(^{133}Xe)의 에너지가 81 keV로 허파에 침착되는 연무양이 허파혈류 ^{99m}Tc보다 상대적으로 낮기 때문에 ^{99m}Tc-MAA관류보다 먼저 시행해야 한다.

3) 방사성 의약품(Radiopharmaceutical)

^{99m}Tc-MAA의 입자크기는 10 ~ 90 μm 범위이며 90%는 10 ~ 40 μm 범위 내에 있고 150 μm를 초과하지 않으며 10 ~ 15 μm 이상의 입자는 허파의 모세혈관 내 집적되며 주입 후 1 ~ 5분 이내에 주입량의 90% 이상이 허파동맥과 모세혈관 내로 모인다.

허파에서 생물학적 반감기는 2 ~ 9시간이고, 입자들은 더 작은 입자로 되어 순환하면서 간과 지라에 의해 제거된다.

표 8-1 허파 관류영상에 주로 사용되는 방사성의약품

방사성의약품	사용량	투여방법	투여 후 검사시간	집적기전	입자직경 number	직접부위
^{99m}Tc-MAA	37 ~ 370 MBq (1 ~ 10 mCi)	정맥주사 (누운상태에서)	30초 ~ 3분 후	모세혈관 차단 (폐쇄)	10 ~ 50 μm 20 ~ 25만 개 투여	허파모세혈관
^{99m}Tc-HAM					15 ~ 45 μm 100,000	

- HAM : human albumin microsphere
- MAA : macro aggregated albumin
- 어린이 0.5 ~ 2.0 MBq/kg(0.02 ~ 0.08 mCi/kg) 최소 7 ~ 8 MBq(0.2 mCi)
- 심한 폐동맥고혈압이나 우좌단락(R-L Shunt) 경우 정량의 1/2만 투여한다. 10 ~ 25만 개.

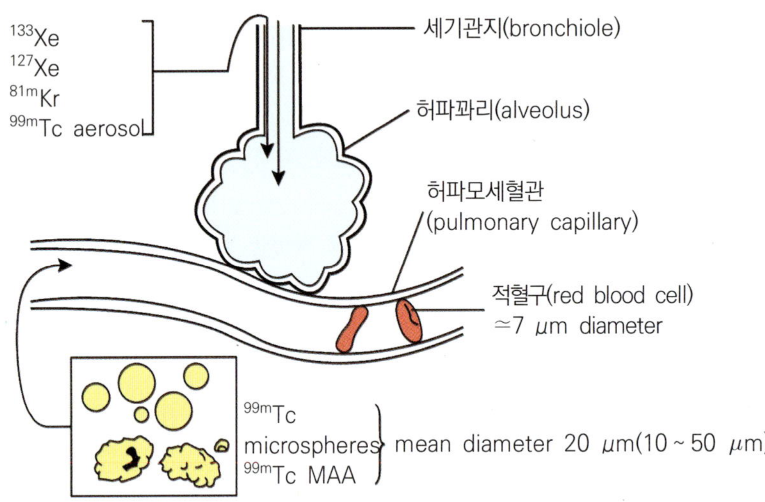

그림 8-5 Perfusion/Ventilation lung 영상의 기본원리

^{99m}Tc-HAM은 MAA보다 가격이 비싸지만 입자의 크기가 균등하여 15 ~ 45 μm 범위 내에 있고 허파에서 생물학적 반감기가 약간 길며 $^{99m}TcO_4^-$ 형태로 허파를 통하여 배출된다. MAA(macro aggregated albumin)는 혈관상이 감소된 상태의 허파성 고혈압증(pulmonary hypertension)이 심한 환자에게는 특별한 관찰이 요구되며 우좌단락(right to left shunt)이 있는 경우의 환자는 입자가 말초순환에 도달한 후 뇌, 콩팥, 심장 및 기타장기에 전색(embolism)을 유발시키므로 주의를 요하며 폐절제술(pneumonectomy)을 받은 환자는 방사성의약품 용량을 반으로 줄여 사용하도록 한다. 또한 HSA(human serum albumin)을 함유한 약품에 과민반응을 갖는 환자에게는 사용하면 안 된다.

허파동맥압은 신체 내의 동맥압에 비해서 낮기 때문에 중력의 영향으로 체위에 따라 동위원소의 분포가 다르게 된다. 앉은 자세에서 상부 허파의 환기는 하부 허파 환기량에 1.5 ~ 2배 증가한다. 혈류량은 상부허파에 비해 하부허파에서 3배 정도 증가하며 바로누운자세에서는 혈류가 균등해지며 전후로 약간의 차이가 있기 때문에 관류검사에는 반드시 바로누운자세에서 방사성의약품을 투여하여야만 균등한 혈류분포를 볼 수 있으며 주사 후 2분 정도 바로누운자세상태의 유지가 필요하다.

바이알(vial)의 내용물은 공기와 접촉이 없어야 하고 덩어리로 되어 있거나 기포(거품)가 발생되어 있으면 사용하지 말아야 한다. 개봉이후 즉시 사용하지 않을 경우 차폐하여 보관하여야 하며 시간이 경과되면 응고되므로 개봉 후

6시간 이내에 투여하도록 한다. 또한 주사 도중 주사기로 혈액이 흡입되지 않도록 주의를 기울여야 한다. 만일 혈액이 주사기에 흡입되어 응고되면 응고된 혈병(clot)에 방사성입자가 흡수되고 열소(hot spot)로 다시 주입되면 인공물(artifact)영상으로 묘출될 수 있다. 필요시 SPECT를 시행한다.

4) 검사방법(Procedure)

MAA 표지 후 입자들이 가라앉기 때문에 사용할 때 매번 흔들어 사용한다. 누운 자세에서 자쪽피부정맥(전주정맥, antecubital vein)에 모세혈관 차단을 위해 표지된 MAA를 15초 이상 천천히 주사한다. 앉은 상태에서 주사하면 폐첨부에 관류 결손이 있는 것처럼 보일 수도 있다. 주사하는 동안 2~3회 심호흡시키면 입자의 균등한 분포에 도움이 된다. MAA입자에 의해 일시적으로 막히게 되는 폐 모세혈관은 전체 모세혈관의 0.1~0.3% 정도이다. 안전을 위하여 심한 폐동맥 고혈압, 허파심장증(폐심장증, cor pulmonale), 폐 절제술을 받은 환자는 주사량을 줄이도록 하고, 방사성의약품의 폐내 분포는 허파동맥혈류에 비례함으로 촬영 전 수 분간 휴식으로 정상호흡 상태를 유지하도록 정맥주사 이후 3~5분간은 편하게 누운 상태를 유지한다. 영상은 Ant, Post, Rt lat, Lt lat, RAO 45°, LAO 45°, RPO 45°, LPO 45°의 영상을 획득한다. 환자는 검사 24시간 전에 흉부 X선 사진을 확인하고 폐색전이 의심될 경우 폐혈류 검사 전에 반드시 허파 환기검사를 먼저 시행해야 한다. 체내 주사된 방사성의약품은 한 번 순환과정에서 입자들 모두 허파 모세혈관에 걸리므로 주사한 즉시 스캔이 가능하고, 주사된 후에는 자세를 바꾸어도 영상획득에 영향을 주지 않는다. 늑막삼출액이 있는 경우 누우면 등 쪽으로 몰려 판독에 혼동을 초래할 수 있으므로 가능하면 앉아서 촬영하는 것이 유리하다.

5) 임상영상(Clinical image)

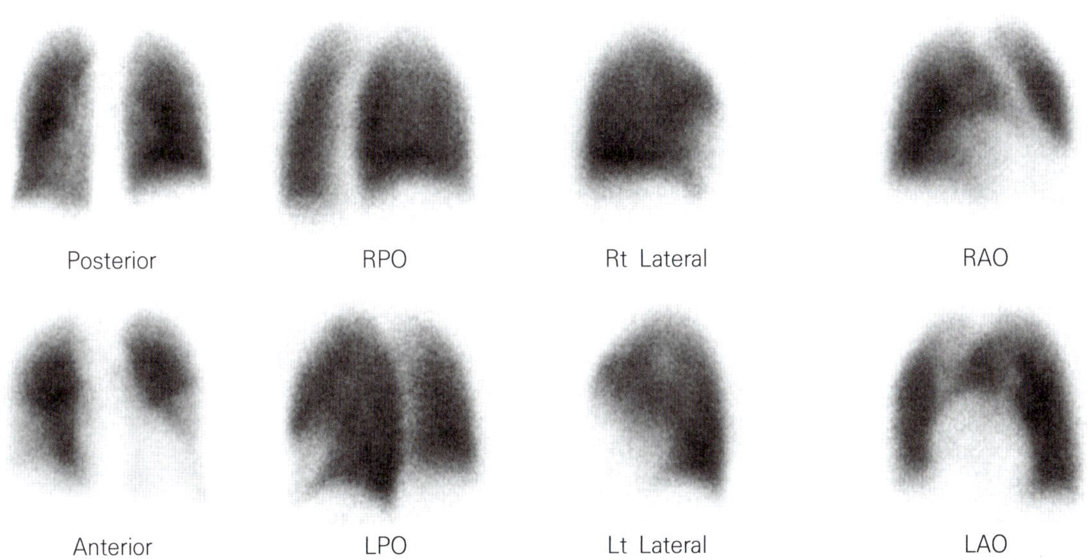

그림 8-6 ^{99m}Tc-MAA Lung Perfusion Scintigram

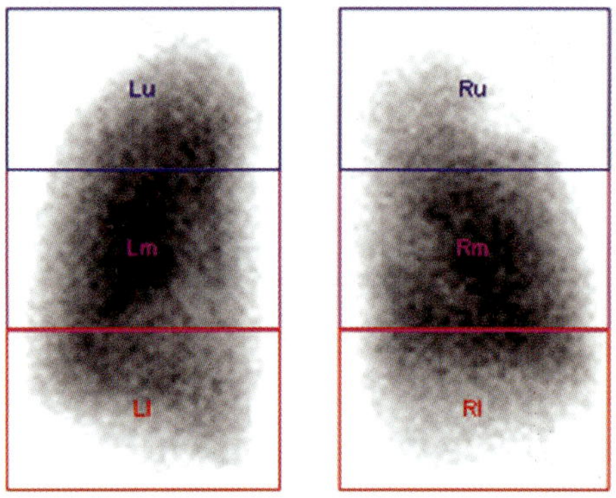

	Left Lung		Right Lung	
	%	Kct	%	Kct
Upper Zone:	12.3	82.39	8.7	58.02
Middle Zone:	24.4	162.69	24.6	164.04
Lower Zone:	15.2	101.53	14.9	99.27
Total Lung:	51.9	346.62	48.1	321.32

Conclusion〉
Lt:Rt= 51.9%: 48.1%

[Reading]
Tc-99m MAA LUNG PERFUSION SCAN:

Clinical information: Lung cancer, RUL. for preoperative evaluation

After injection of Tc-99m MAA, anterior, posterior, both lateral and both oblique view were obtained.
Nonsegmental perfusion defect in RUL.
- Underlying lung lesion.

The fractional uptake (function) of both lung zones
LULZ 12.3% RULZ 8.7%
LMLZ 24.4% RMLZ 24.6%
LLLZ 15.2% RLLZ 14.9%
Lt:Rt = 51.9%: 48.1%

그림 8-7 허파혈류 영상과 분석

6) 영상응용(Image Applications)

방사성동위원소 입자의 허파에 포획은 허파혈류량에 비례하므로 그 분포를 통하여 허파혈류의 국소적 분포이상을 알 수 있다. 허파 관류스캔은 허파동맥조영 소견과 일치하며 피검자의 부담이 가볍고 용이하게 검사할 수 있는 이점이 있으며, 허파 동맥혈류의 분포장애 부위는 스캔상에 결손상으로 관찰된다. 사용되는 방사성의약품의 특징으로는 다음과 같다.

(1) ^{99m}Tc-MAA(macroaggregated albumin)

- 입자의 모양이 HAM보다 균일하지 않기 때문에 응집되는 경향이 높다.
- 허파 신티그램상 인공물(artifact)이 자주 관찰된다.

(2) ^{99m}Tc-HAM(human serum albumin microspheres)

- 입자 모양이 일정하다.
- 입자가 균일하기 때문에 MAA보다 쉽게 응집이 되지 않는다.
- HAM은 MAA보다 더 단단하여 허파 내 잔류시간이 길다.

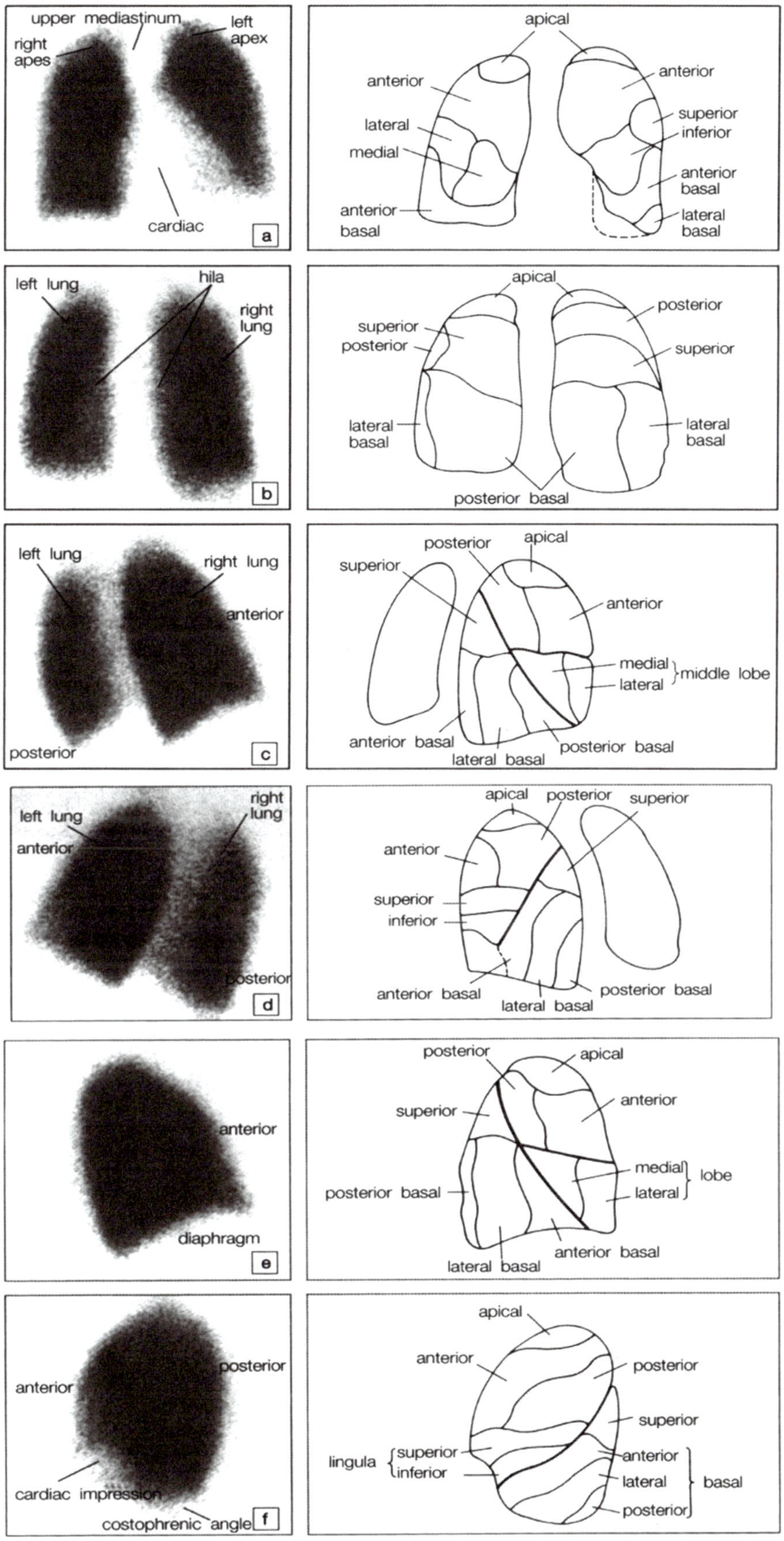

a. anterior b. posterior c. right posterior oblique d. left posterior oblique e. right lateral f. left lateral

그림 8-8 ^{99m}Tc-MAA 정상 허파혈류영상의 방사능 분포와 해부학적 위치

2. 허파환기 신티그라피(Pulmonary(lung) Ventilation Scintigraphy)

환기스캔은 허파의 환기를 평가하거나 관류스캔과 병행하여 실시함으로서 폐색전증 진단의 정확성을 높일 목적으로 사용한다. 따라서 국소환기 기능을 평가하거나 관류스캔의 특이도를 보완하여 개선시킬 목적으로 허파관류스캔에서 관찰되는 관류결손이 허파색전에 의한 것인지 감별하기 위하여 허파환기/흡입스캔을 시행한다. 허파환기를 평가하기 위해 방사능을 내는 기체와 에어로졸을 이용할 수 있다. 엄밀한 의미의 허파환기는 방사성 기체를 이용하여야 한다. 환기스캔에 사용하는 방사성 기체는 제논(xenon-133; ^{133}Xe)이 가장 흔히 사용되고 제논(^{133}Xe, ^{127}Xe) 등과 같은 방사성 기체를 사용하기 위해서는 기체를 환자에게 투여하고 날숨(호기, exhalation)으로 배출된 기체를 대기가 오염되지 않게 수거하기 위한 특별한 장치가 필요하다. 사용되는 방사성 기체는 호흡 시 코와 입을 통해 체내에 들어가고 기관(trachea)과 기관지(bronchus)를 거쳐 종말세기관지(terminal bronchiole)에 이르며, 다시 허파꽈리관(alveolar duct)을 거쳐 허파꽈리(alveoli)에서 가스교환이 일어나 기도에 유입된 의약품은 허파꽈리와 허파꽈리 사이를 직접 연결시키고, 큰공(dore of kohn)이나 종말 세기관지(terminal bronchiole)와 허파꽈리관(alveolar duct) 사이를 연결시키고 있는 람버트관(canal of lambert)을 통해 인근 허파꽈리까지 이른다. 따라서 세기관지가 막힌 경우에도 측부환기의 역할을 하여 허파엽의 냉소(cold)부분에 지연된 상태의 방사능 분포를 보이게 된다.

이러한 기전에 의해 가스를 흡입시키면 허파 환기기능이 정상일 때는 허파 전반에 걸쳐 균등하게 분포되고 비정상일 때는 방사성 가스분포가 지연 또는 분포가 일어나지 않는다. 이는 방사성 제논(xenon) 1회 호흡은 허파환기를 나타내고, 평형상태의 허파방사능 분포는 국소환기와는 관계없이 허파용적에 비례한다.

또한 제거(wash-out) 단계에서는 환기에 의해 허파방사능치가 빠르게 제거된다. 그러므로 제거영상에서 산소나 실내공기를 유입하면 정상부위에서의 방사능가스가 유출되고 기능이 저하되거나 폐쇄성허파질환(obstructive pulmonary disease)이 있는 부위는 방사능이 제거되지 않은 상태로 소실(clearance)이 지연되어 나타나게 된다.

1) 임상적 적응증(Indications)

- 만성 기관지염(chronic bronchitis)
- 폐기종(emphysema)
- 기관지 천식(bronchial asthma)
- 기타 기관지 확장증, 낭포성 섬유종, 폐렴, 허파부종 등
- 폐암(lung cancer)의 일부
- 간질성 허파질환(interstitial lung disease)
- 폐색전증(pulmonary embolism)
- 만성폐쇄성 허파질환(chronic obstructive pulmonary disease: COPD)

2) 전처치(Patient preparation)

검사를 위한 특별한 전처치(Patient Preparation)는 없다.

3) 방사성의약품(Radiopharmaceutical)

표 8-2 허파환기 신티그라피에 사용되는 방사성의약품

방사성 의약품	사용량	투여방법	투여 후 검사시간	집적기전	집적부위	반감기($T_{1/2}$), 에너지(keV), Type
^{133}Xe (gas)	370 ~ 740 MBq (10 ~ 20 mCi)	허파흡입	즉시	구획구분	허파꽈리	5.25 days 80 β^-, γ, fission product
^{127}Xe (gas)						36.4 days 375,203,172 accelerator
^{81m}Kr (gas)	37 ~ 370 MBq (1 ~ 10 mCi)					13 sec 190 generator
$^{99m}TcO_4^-$ (Technegas)	259 ~ 370 MBq (7 ~ 10 mCi)			침착		6 hours 140 generator

* Technegas aerosole particle size : 0.02 ~ 0.2 μm

표 8-3 방사성핵종의 물리적 특성

Radionuclide	T1/2	Photopeak(keV)	Decay
^{99m}Tc	6 hour	140	IT
^{133}Xe	5.2 days	81	Beta
^{81m}Kr	13 seconds	190	IT

* IT = Isomeric Transition

^{133}Xe은 환기검사에 주로 이용되는 방사성의약품으로 물리적 반감기는 5.2일이며, 생물학적 반감기는 30초이다. 에너지가 81 keV로 낮아 10 cm 이상의 허파조직에 의해 1/2 이상 감약되기 때문에 영상의 질이 다소 떨어지나 가격이 싸고 반감기가 5.24일로 길어 허파환기 스캔에서 가장 많이 사용하며 유방과 같이 연부조직과 겹친 피하조직에서 이물질(artifact)을 형성할 수 있기 때문에 후면(posterior position)으로 환기스캔(ventilation scan)을 하면 이러한 현상을 피할 수 있다. ^{133}Xe은 지질친화성 물질이므로 지방간이 있는 경우에는 간에 흡착이 나타날 수 있으며, 관류영상과 환기영상을 같은 날 시행하는 경우에는 관류영상보다 먼저 시행해야 한다. ^{133}Xe(Xenon-133)은 공기보다 무거우므로 공기 중으로 누출되면 바닥에 깔린다. 방사능 오염 방지를 위하여 외부 환기시설을 갖추어야 한다.

크립톤(krypton; ^{81m}Kr)은 반감기 13초로 감마선 에너지가 190 keV로 허파 관류 영상 이후에 시행할 수 있고 다면상을 얻을 수 있으며 해상력이 좋지만 반감기가 너무 짧으므로 폐포 말단의 환기를 제대로 반영하지 못할 가능성이 있다. 방사능 노출이 적고, 차폐가 필요 없으며, 환자의 협조 여부가 영향을 적게 준다는 장점이 있음에도 불구하고, 가격이 비싸고 발생기가 Rubidum(^{81}Rb)-generator의 모핵종에서 생성되고 발생기(generator)의 반감기가 4.5시간으로 짧기 때문에 발생기를 매일 교체하여야 하므로 비경제적이어서 사용에 불편함이 있다.

크립톤(krypton; ^{81m}Kr)은 허파용적보다는 국소 허파환기에 적합하며, 환기검사는 방사성 Aerosol을 주입함으로써 상태의 변화를 검사할 수 있다. 이때 연무제(aerosol)는 평균 0.5 μm의 직경을 가져야 하며 허파에서 소실(clearance)되는 반감시간은 비흡연자 45 ~ 60분 흡연자는 20분이다.

^{127}Xe는 반감기는 36.4일 감마선 에너지는 172, 203, 375 keV로 ^{133}Xe에 비해 가격이 비싸나 테크네슘보다 에너지가 높아서 ^{99m}Tc-MAA를 이용한 허파관류 영상보다 나중에 시행할 수 있는 장점이 있다. 이런 장점을 이용하여 폐관류 영상에서 이상이 있는 환자에 대하여 선택적으로 환기 스캔을 시행할 수 있다. 그러나 ^{127}Xe생성을 위해서는

고에너지 선형가속기(linear accelerator)가 필요하므로 이용에 제한이 있고 가격이 비싸며 물리적 반감기가 길어 방사능 오염이 문제가 되므로 일반적으로 이용되지 않는다. 다른 방법으로 ^{13}N(10분), ^{15}O(2분) 5 mCi를 사용하여 양전자단층촬영(PET)을 이용한 허파환기 검사를 실시할 수 있다.

4) 검사방법(Procedure)

대시야의 감마카메라를 이용하여 환자는 앉은자세(sitting) 또는 바로누운자세(supine)로 양측허파가 검출기 내에 포함되도록 한다. 이는 후면상(posterior view)으로 하여 Table 아래에 검출기가 오도록 바로누운자세를 취하거나 환자 바로 뒤에 검출기가 오도록 앉은 자세를 취하고 전면(ant.)의 심장음영을 피하기 위하여 후면상으로 몸의 중앙이 검출기 면의 중앙에 평행이 되도록 조절한다.

방사성의약품 분배장치의 입마개를 물게 한 후 코에 집게를 부착시키고 방사성동위원소 투여 전에 호흡시켜 본다.

방사성 기체를 투여한 후 온허파용량(total lung capacity: 총폐용량)으로 흡입시키고 환기 촬영하는 동안의 약 15초 정도 호흡을 중지하고, 분배장치를 통해 실내 공기를 흡입하고 배출장치로 배기하도록 맞춘 후 30초 간격으로 약 3~5분간 또는 허파 부위 방사능이 제거될 때까지 연속적으로 환기 촬영을 실시한다. 촬영은 흡입(wash-in; 1 phase), 평행(equilibrium; 2 phase), 배출(wash-out; 3 phase)영상을 획득한다.

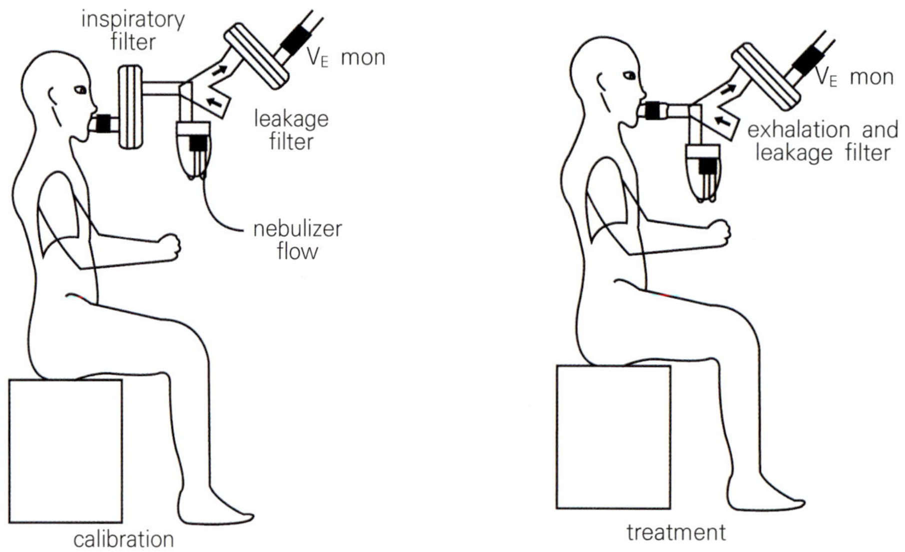

그림 8-9 호흡기계 분배장치 기술 모형

(1) 제논(^{133}Xe)

얼굴마스크(face mask)나 입마개(mouth piece)를 이용하여 환기검사 장치에 앉은 자세에서 후면상(posterior view)으로 영상을 획득할 수 있도록 준비한다. Face mask 이용 시 코와 입을 마스크 내에 포함하도록 하고, 입마개 이용 시 코를 반드시 집게(클램프, clamp)로 막아 환자가 날숨(expiration) 시에 공기 중으로 방사성의약품이 내보내지는 것을 방지한다. 환자의 양측 허파가 검출기 내에 포함되도록 하고 입에 방사성의약품 분배장치의 입마개를 물게 한 후 코에 집게를 부착시키고 방사성동위원소 투여 전에 호흡을 시켜 본다.

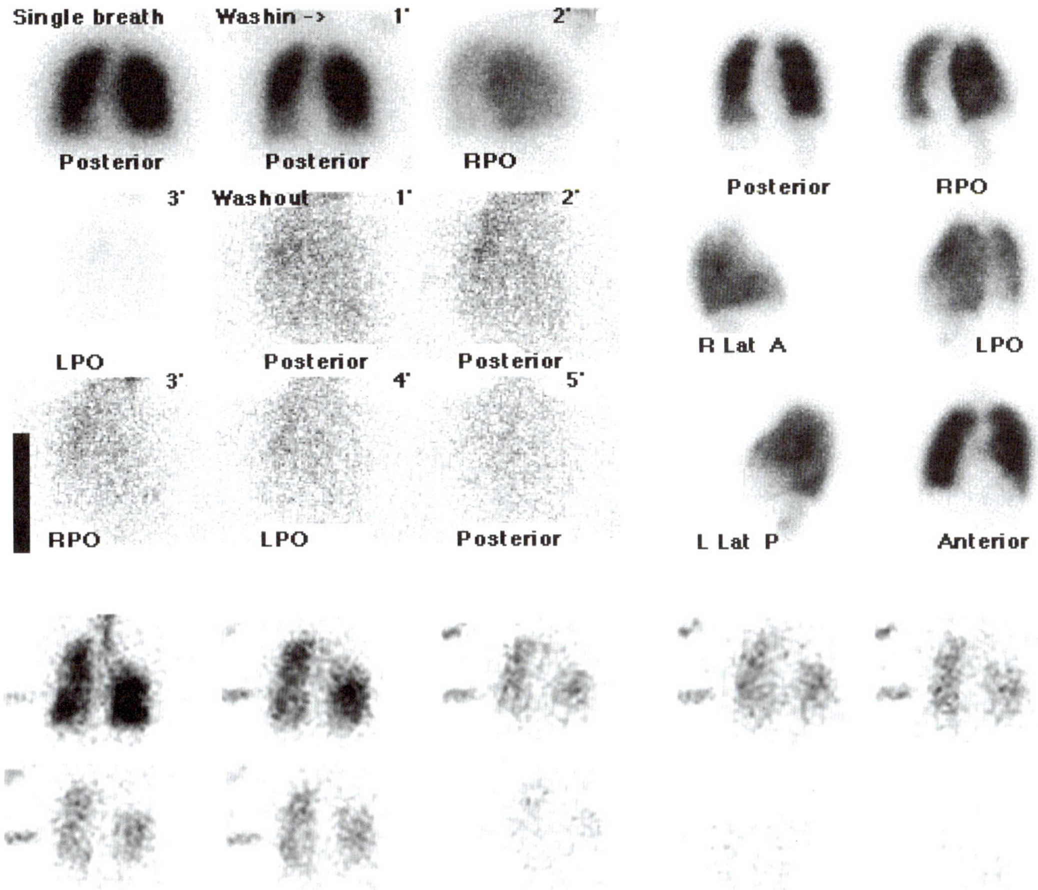

a. Supine Position

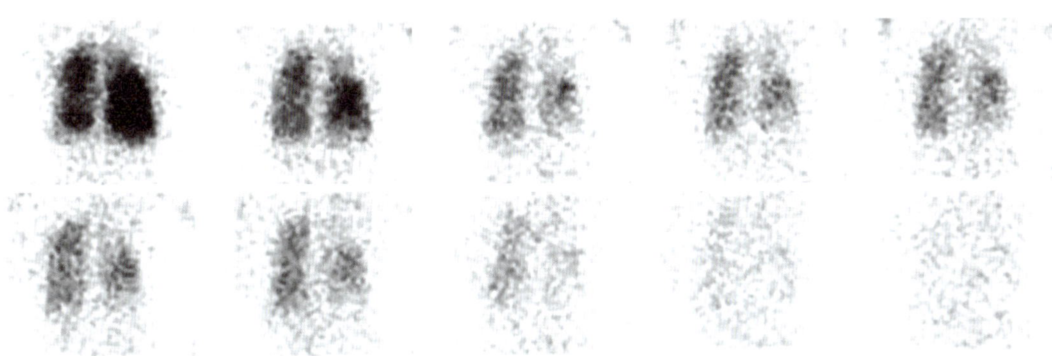

b. Rt. Down Decubitus

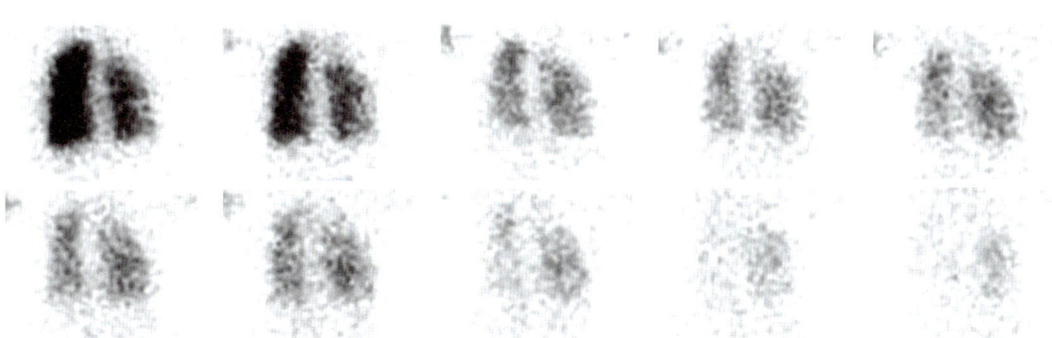

c. Lt. Down Decubitus

그림 8-10 ^{133}Xe Ventilation Image

환자로 하여금 힘껏 숨을 내쉬게 한 후 방사성 기체를 투여한 후 온허파용적으로 1회 깊게 흡입(산소유입속도: 6 ~ 8 liter/min)시키고 호흡을 정지시킨 채 단회 호흡영상을 15초간 10만 계수를 획득한다. 영상기록은 저에너지 범용 평행구멍형 또는 저에너지 고감도 콜리메이터를 이용하여 64 × 64 Matrix, 5 sec/frame 영상으로 20개의 영상을 획득한다. 흡입영상(first breath image; wash-in image)은 세기관지가 막힐 경우 허파엽이 냉소(cold)부위로 나타나며 흡입영상 기록 후 폐쇄식 장치 내에서 산소와 방사성 의약품을 2 ~ 3분 재호흡 후 평형상태영상(equilibrium image)을 획득한다. 이때 허파의 방사능 농도는 환기기능 정도와 관계없이 나타나며 120초 후면상으로 평형영상(equilibrium image)을 획득한다.

평형상태 영상기록 후 다시 실내공기를 오염시키지 않도록 폐쇄회로를 통하여 외기를 호흡하면서 제거영상을 얻는다. 이때 호기되는 공기는 실내공기여야 하며 실내가 오염되지 않도록 주의해야 한다. 이때 제거영상으로 15초 간격으로 20개 영상을 64 × 64 Matrix 기록 또는 3개의 45초 후면상과 우 후사위상(RPO 45°)과 좌 후사위상(LPO 45°)을 얻고, 마지막에 전면상으로 영상은 1회 흡입, 평형, 제거 영상의 3단계로 이루어진다. 제거영상은 환기장애가 있는 경우 장애부분은 방사능소멸이 늦어지게 된다. ^{133}Xe은 생물학적 반감기가 짧아 제거 영상에서 빠르게 방사능이 소실되는 것이 정상 소견이다.

(2) 크립톤(Krypton-81m)

검사 전 특별한 준비사항은 없으며 습도를 알맞게 유지한 산소를 face mask나 mouth piece를 통하여 3 liter/min의 속도로 유입시켜 정상적으로 환자가 호흡하게 한다. 환자는 앉은 자세에서 움직이지 않게 하고 호흡을 통하여 370 ~ 740 MBq(10 ~ 20 mCi) 산소와 함께 크립톤(krypton; ^{81m}Kr)을 투여한다.

영상획득은 190 keV의 Photopeak에 주 에너지를 맞추고 중에너지 조준기를 장착하고 15초 간격으로 20개 영상을 64 × 64 Matrix 기록 또는 3개의 45초 후면상(post view)과 우후사위상(RPO 45°)과 좌후사위상(LPO 45°) 얻고 마지막에 전면상(ant view)을 ^{133}Xe을 이용한 환기영상획득과 동일하게 획득한다. 영상획득이 끝나면 방사성 가스의 유입을 차단한다.

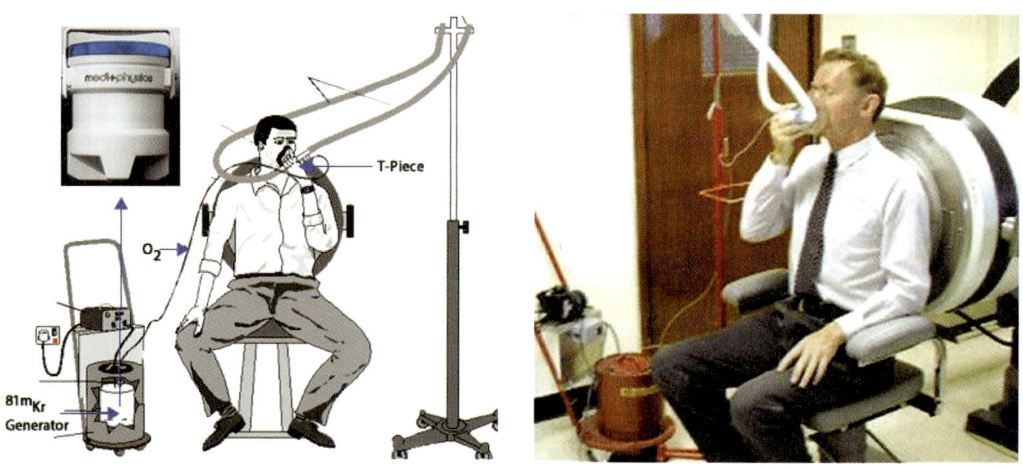

그림 8-11 ^{81m}Kr Delivery System

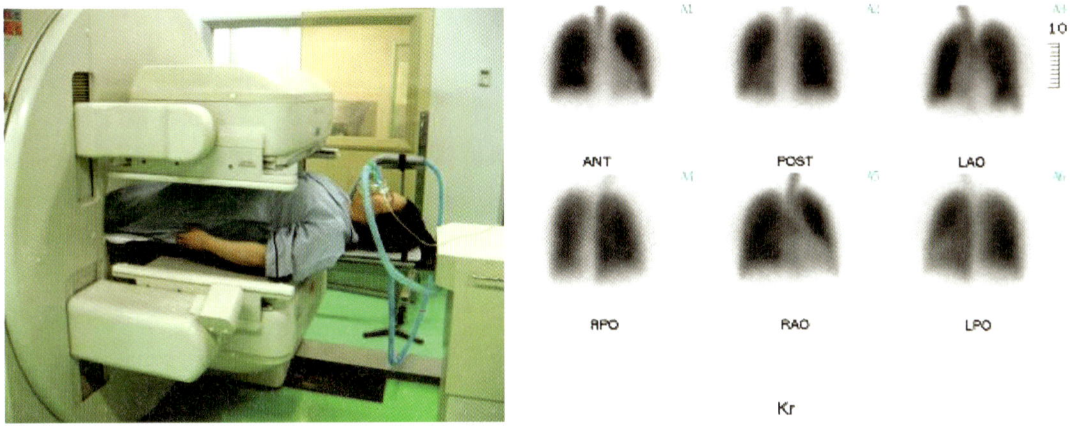

^{81m}Kr Ventilation scan　　^{81m}Kr scan image

그림 8-12 ^{81m}Kr(kryton)을 이용한 Ventilation Scan & Image

Rb-Kr 발생기는 짧은 반감기로 인해 사용 당일 구입하여 사용한다. ^{81}Rb은 약 6시간의 유용한 저장수명을 갖는다. 또한, ^{81m}Kr의 반감기($T_{1/2}$)는 13초로 매우 짧기 때문에 음압실 필요하지 않으며, 영상화하는 동안 환자가 가스를 지속적으로 흡입하게 된다. 흡입된 가스는 환기량에 비례하는 평형의 카운트속도에 도달한다. 또한 에너지가 ^{99m}Tc보다 높기 때문에 관류가 먼저 완료될 수 있으며, 관류에서 병소로 보이는 부분의 영상은 어느 각도에서도 영상을 획득할 수 있다.

(3) 테크네가스 허파환기스캔(Technegas Lung Ventilation Scan)

사용 방사성의약품인 테크네가스(technegas)는 $^{99m}TcO_4^-$로 표지된 아주 미세한 탄소수소물이 현탁된 것으로 입자의 크기는 20 nm 이하(0.02 ~ 0.2 μm)이고, 담체가스로 아르곤을 사용한다. 테크네가스는 탄소로 만들어진 작은 용기에 0.1 mL 용적의 $^{99m}TcO_4^-$를 넣고 아르곤 가스로 채워진 밀폐 공간에서 2500 ℃로 가열하여 만든다.

따라서 생성되는 물질은 ^{99m}Tc가 표지된 탄소증기라 할 수 있으며 허파색전증의 진단이나 만성폐쇄성 허파질환의 환기평가 등을 목적으로 테크네가스를 흡입시켜 허파꽈리 및 미세 기관지에 축척되게 한 후 6방향에서 정적스캔 및 컴퓨터 정량측정을 하는 검사이다. 이때 사용되는 Technegas는 $^{99m}TcO_4^-$로 표지된 미세한 탄소입자로 Technegas 발생기에서 생산되는 입자는 0.005 μm로 매우 작기 때문에 DTPA처럼 응집(clumping)을 만들지 않아 좋은 영상을 만들 수 있으며, 흡입 시 공기와 거의 같은 정도의 침투력을 가지고 있기 때문에 허파심부까지 깊숙이 들어가 허파꽈리 벽에 침착한다.

이 검사법은 허파기능이 나쁜 환자에게서도 허파 주변부로의 침투가 가능하므로 기존의 검사보다 우수하고 정확한 환기영상을 얻을 수 있어 허파색전증 등의 진단에 유용하다. 테크네가스는 비방사능이 높아 1 ~ 2번 흡입으로 동적인 영상을 얻을 수 있으며, carbon set는 탄소봉, 필터가 들어있는 Mask, Mouth Piece Tube가 있다.

환자는 앉은 자세(sitting) 또는 바로누운자세(supine)를 취하며 만약 환자가 누운 자세로 검사하기 위해서는 검출기를 후면상(post)으로 하여 테이블 아래에 검출기가 오도록 바로누운자세를 취하거나 환자 바로 뒤에 검출기가 오도록 앉은 자세를 취한다. 저에너지 범용 평행구멍형 조준기를 장착한 검출기가 환자 몸의 중앙이 검출기 면의 중앙에 평행이 되도록 조절한다.

테크네가스 발생기를 이용하여 탄소봉(graphite crucible) 안에 $^{99m}TcO_4^-$ 370 MBq 10 mCi를 넣고 아르곤 가스 속에서 2,500 ℃로 15초간 가열한다. 이때 생기는 증기와 아르곤 가스와의 혼합물을 Technegas Generator와 연결된 얼굴마스크(face mask)나 입마개(mouth pice)를 통하여 1 ~ 3회 깊게 호흡을 하도록 한 후 3 ~ 5초간 호흡을 멈추도록 한다. 환자 체내유입 방사능은 ^{99m}Tc 1 mCi 정도로 Single Head System 경우 3 kcps 계수율이 적당하다.

만약 영상기록 계수율이 1 kcps 이하인 경우 방사성의약품을 다시 흡입하도록 하고 흡입함과 동시에 20초씩 60 frames으로 동적영상을 획득한다. 정적영상획득은 20만 계수로 전면상(ant), 후면상(post)과 좌·우 측면상(Rt lat, Lt lat), 좌·우 후사위상(LPO 45°, RPO 45°), 좌·우 전사위(RAO 45°, LAO 45°) view를 각각 얻는다. ^{99m}Tc-technegas를 이용한 허파 흡입스캔에서 방사능의 분포는 흡기 시의 공기의 양과 비례하며 방사능이 관찰되지 않는 부분이 환기 결손부위이다. 테크가스는 비 방사능이 높아 1 ~ 2회 흡입으로 동적인 영상을 획득할 수 있다.

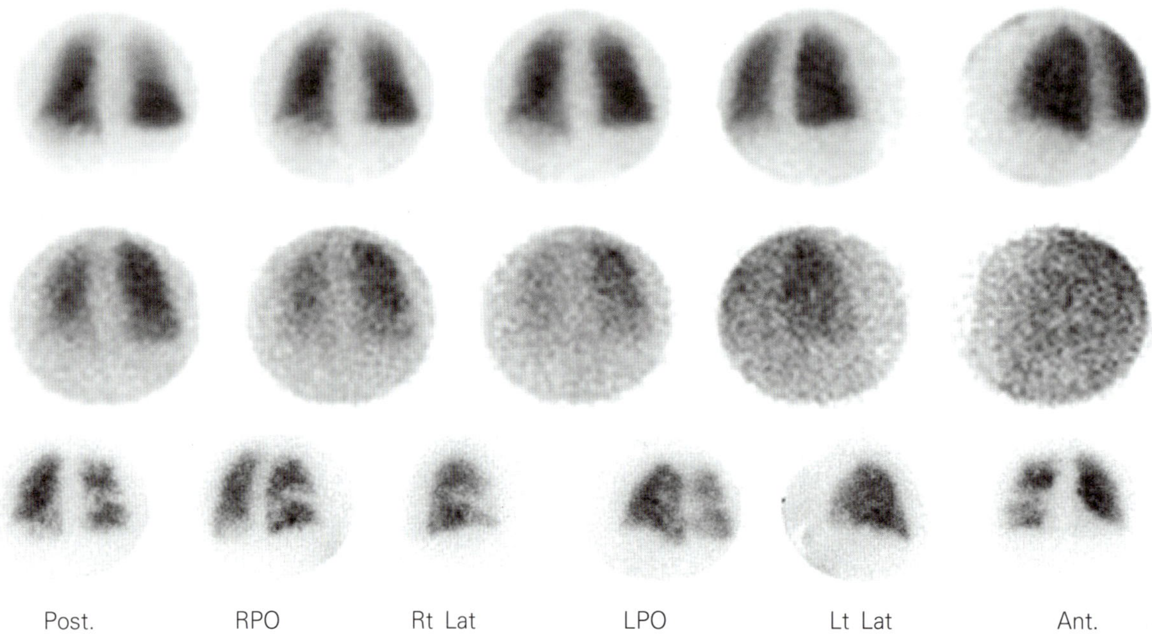

그림 8-13 **허파 환기(Lung Ventilation)신티그램(동적/정적영상)**

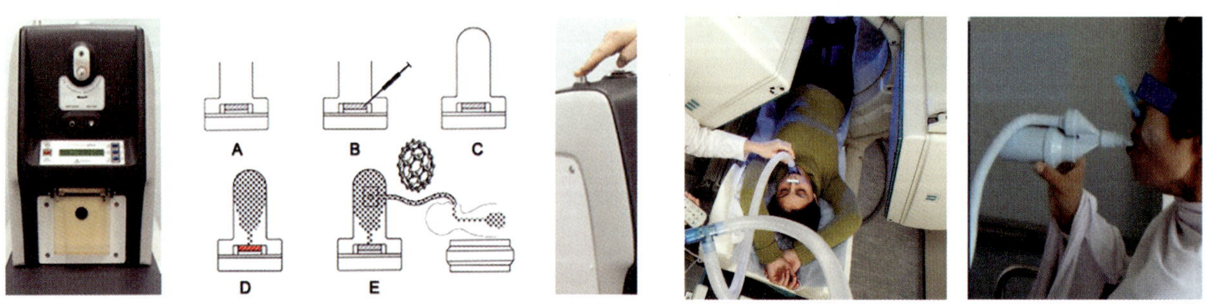

테크가스 생성순서 검사모습

그림 8-14 **Technegas 생성 및 검사모습**

테크가스 생성은 다음과 같다.

(A) 아르곤의 흐름을 켜고 도가니를 테크네 가스 발전기에 넣는다.

(B) $^{99m}TcO_4^-$를 알코올 습윤 흑연 도가니에 넣는다.

(C) 6L 쉴드 챔버를 닫고 끓인 단계가 시작된다. 도가니는 가열되어 캠버 내의 모든 액체 및 공기를 증발시킨다. 이것을 아르곤으로 대체한다.

(D) 시작 버튼을 선택하고 버키볼(Buckyballs)을 생산하기 위해 6분 과정이 시작된다.

※ Buckyballs은 직경 범위는 5 ~ 35 nm로 방사성핵종을 감싸는 ^{99m}Tc 원자로 코팅된 흑연 마이크로 에어로졸(ultra-fine microaerosol)이다.

- "simmering" 단계로 서서히 1,500 ℃까지 가열한다.
- 다음은 "연소" 단계로 2,500 ℃의 온도로 15초 동안 가열한다.

(E) 환자는 부착된 호흡 장치를 통해 2 ~ 3회 흡입하고 약 1.0 mCi 용량을 투여한다.

- 입자가 매우 작고 화학적으로 비활성이기 때문에 입자는 폐포에 침착한다.
- 환기검사는 관류검사 전에 실시한다.

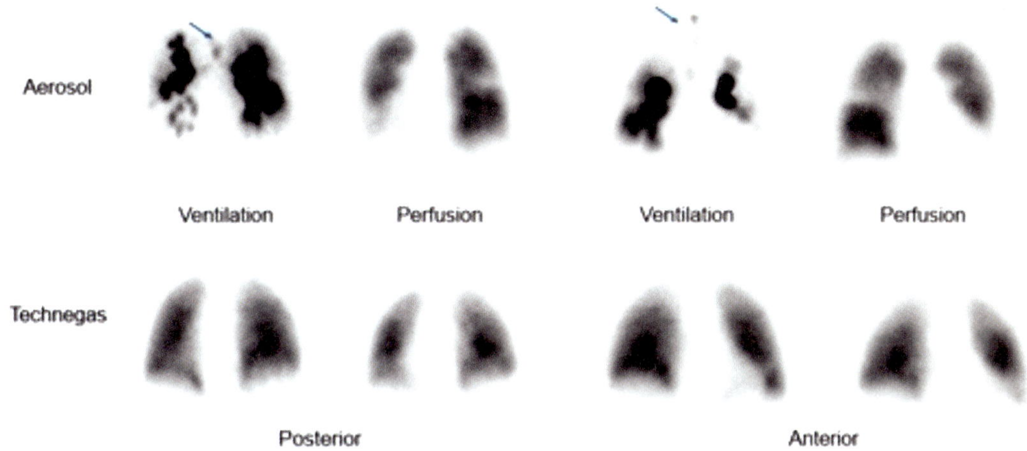

그림 8-15 Technegas와 ^{99m}Tc-DTPA aerosole Image

(4) 연무흡입신티그라피(Radioaerosol Inhalation Lung Scan)

작은 고형의 입자나 액체가 공기 중에 퍼져있는 것을 연무라고 한다. 방사성 연무의 분포는 흡입 시의 환기를 반영한다. 적절한 방사성 연무의 크기는 0.1 ~ 0.5 μm이다. 2 ~ 3 μm 이상의 큰 입자는 기관이나 기관지에 침착된다. ^{99m}Tc-DTPA의 생물학적 반감기는 45분이며 연무입자는 모세혈관으로 흡수되어 전신에 분포하고 콩팥으로 배설된다. 허파에 머무르는 시간이 길고 에너지가 영상을 얻기에 적절하기 때문에 여러 방향의 영상을 얻을 수 있다. 그러나 천식이나 만성폐쇄성폐질환이 있어 기도가 좁아진 환자에서는 방사성 연무 입자가 응집(clumping)되어 허파에 제대로 전달되지 않을 수 있다. 연무흡입은 환기 신티그라피 대용인 국소환기 스캔의 일종으로 방사성기체인 제논(xenon-133; ^{133}Xe) 등은 반감기가 짧아 보관이 불가능하다. 따라서 즉시 시행이 어려운 단점을 보완한 연무는 폐쇄회로에서 양압분무기 또는 초음파로 연무를 만들고, 입마개(mouth piece) 또는 얼굴마스크(face mask)를 통하여 공급되는 연무(에어졸)를 호흡하면 기류속도 및 와류에 따라 흡입된 방사성 연무는 폐포기관지의 표면에 흡착된다. 발생된 연무입자 중 허파에 도달되는 양은 전체 약 10 ~ 15% 정도로 이때 입자의 크기에 따라 10 ~ 15 μm 이상의 입자는 코에서 제거되거나 큰 기도에 침착되며, 0.1 ~ 2.0 μm 입자는 허파꽈리(alveoli) 상피표면 침착되고 0.1 μm 이하는 호기로 제거된다. 10 μm 이상 입자는 매복(impaction), 1 ~ 5 μm 입자는 침강(sedimentation) 그리고 1 μm 이하의 입자는 확산(diffusion)에 의해 침착된다. 이처럼 연무 흡입영상은 입자의 크기에 따라 분포상태 차이를 보일 수 있지만 호흡방법에 의해 영향을 받음으로 환자는 깊고 천천히 호흡하도록 해야 한다.

호흡은 평상시보다 느린 횟수로 1분에 10 ~ 12회 정도 10 ~ 15분간 호흡하면서 111 ~ 185 MBq(3 ~ 5 mCi)의 방사성의약품이 허파에 침착되도록 한다. 연무에 투입되는 산소량은 5,000 mL/min을 유지하며 검사 시 침을 삼키면 식도에 방사능이 나타나므로 주의를 요한다. 허파혈류와 허파흡입을 동시에 실시할 경우 허파에 침착되는 연무의 양은 약 37 ~ 111 MBq(1 ~ 3 mCi)으로 허파혈류의 111 ~ 185 MBq(3 ~ 5 mCi)에 의한 것보다 상대적으로 낮기 때문에 일반적으로 허파흡입 검사를 먼저 시행한다.

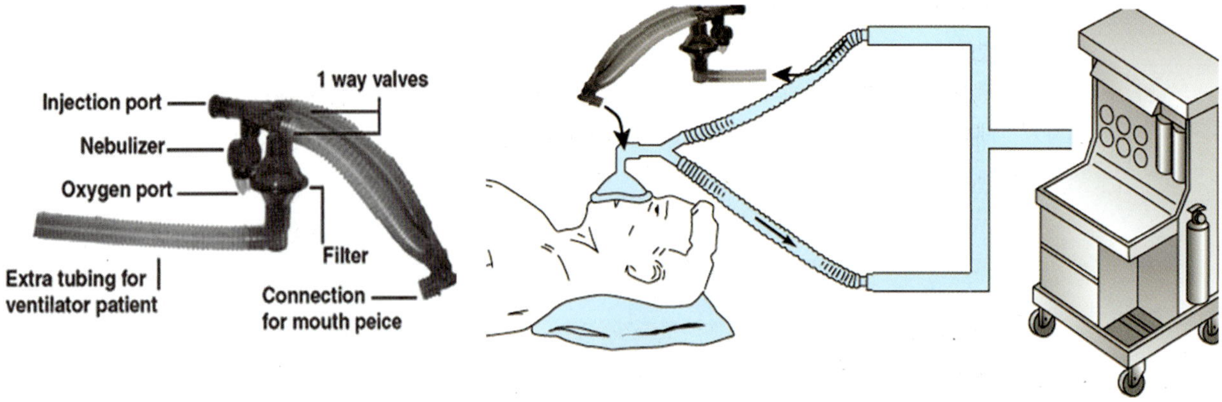

그림 8-16 ^{99m}Tc-DTPA Aerosol Ventilation System

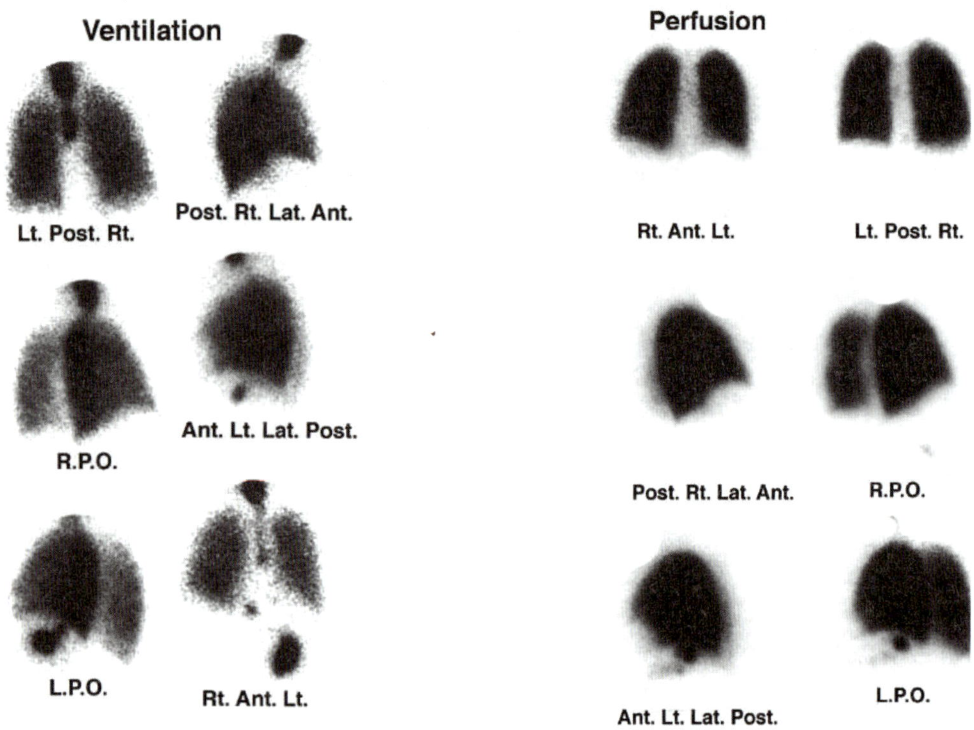

a. 3 mCi ^{99m}Tc- DTPA aerosol

b. 6 mCi ^{99m}Tc-MAA iv

그림 8-17 허파환기와 허파관류 신티그라피 영상

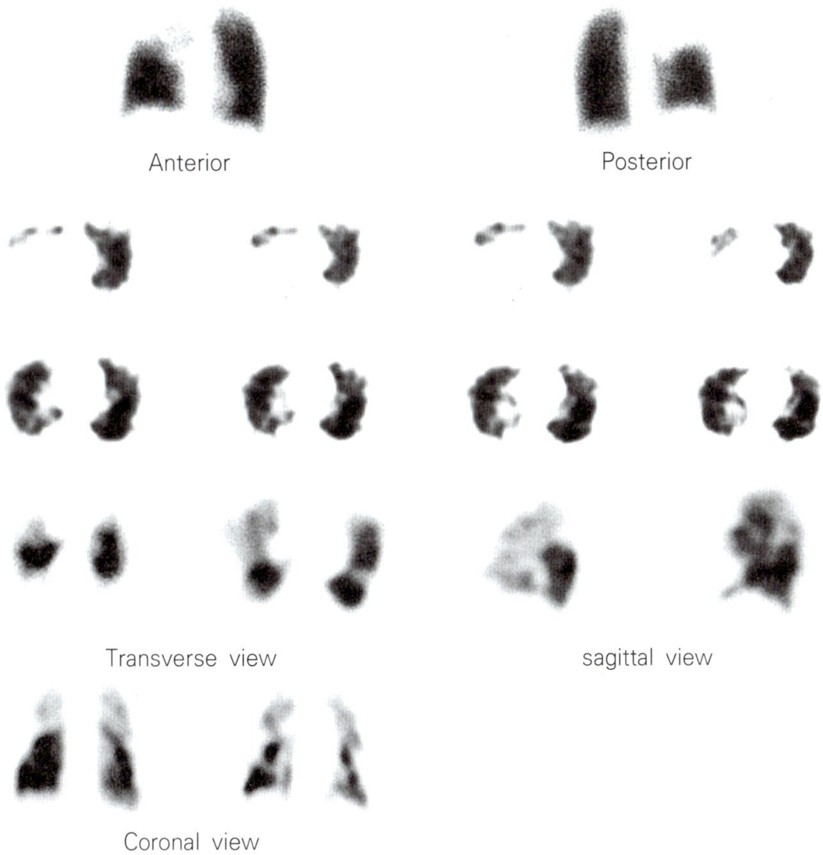

그림 8-18 Technegas Lung SPECT

표 8-4 허파연무 흡입 신티그라피에 사용되는 방사성의약품

방사성의약품(Aerosol)	사용량	투여방법	집적기전	집적부위	입자크기
^{99m}Tc-DTPA ^{99m}Tc-phytate	925 ~ 1480 MBq (25 ~ 40 mCi)	허파흡입	침강 및 확산	허파꽈리	0.25 ~ 2.0 μm

영상은 저에너지 범용 또는 저에너지 고해상도 평행구멍형 콜리메이터를 이용하여 앉은 자세(sitting)또는 바로누운자세(supine)에서 연무흡입장치에 분당 5 ℓ(5,000 mL)의 산소를 통과시켜 환자로 하여금 흡입하게 모의 시행하며, 분당 5 ℓ의 산소를 통과시켜 1분에 10 ~ 12회 약 10 ~ 15분으로 한다. 흉부를 50만 ~ 100만 계수로 전면, 후면, 양측면, 좌-우후사위를 관류(perfusion)스캔과 같이 촬영한다. 폐기종과 같은 만성질환이 있을 경우 허파의 영상이 왜곡되어 나타난다. 그러나 기도(air way)의 폐쇄부분은 제거상(wash out phase)에서 잘 보인다. 흡입스캔은 허파의 진정한 환기 상태를 반영하지 못한다는 제한점이 있다. 정상 흡입스캔 영상은 환기스캔의 초기 영상과 비슷한 분포를 보이며 입과 기관에 흡입된 방사능이 나타날 수 있다. 또한 분비물을 삼키는 경우에도 식도와 위에서 같은 양상의 방사능이 관찰된다.

허파혈류검사 전 흡입검사시행 경우 5 ~ 7분간 호흡하여 허파 안에 방사성의약품이 25.9 ~ 37 MBq(0.7 ~ 1 mCi)기 침전되도록 한다. 히파혈류검사 후 흡입검사시행 경우 5 ~ 7분간 호흡하여 허파 안에 방사성의약품이 74 ~ 111 MBq(2 ~ 3 mCi)가 침전되도록 한 후 허파혈류 영상과 같은 View로 기록한다.

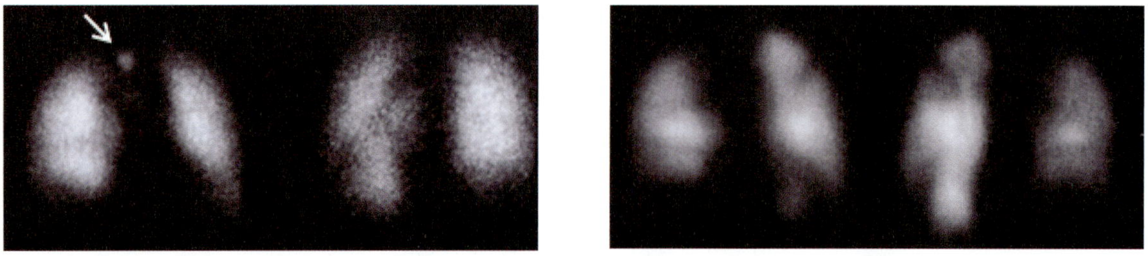

Anterior view　Posterior view

연무흡입(aerosol inhalation) Scintigraphy

Anterior view　Posterior view

관류(perfusion) Scintigraphy

그림 8-19 연무흡입(aerosol inhalation), 허파관류(perfusion) 신티그라피

SPECT로 영상을 기록하면 Planar Image보다 영상의 질을 향상시킬 수 있을 뿐만 아니라 허파의 크기, 모양, 혈류의 분포 그리고 허파질환에 대한 많은 정보를 얻을 수 있으며 허파용적 내에 방사성 의약품의 정량적 분석도 가능하다.

특별한 전처치는 없으며 방사성의약품 주사 5 ~ 10분 후, 가스는 즉시 바로누운자세(supine)에서 양손을 머리 위로 올리고 128 × 128 Matrix로 360° 회전반경을 20 ~ 30초/투사면으로 72투사면(projections)을 얻고 분석한다.

9 Point Smoothing 전처리와 슬라이스 두께를 1 pixel/2.7 mm로 흡수보정은 Chang filter를 적용하여 필요에 따라 관상면, 시상면, 횡단면 단층상을 재구성한다.

5) 영상응용(Image Applications)

관류-환기스캔은 폐암의 진단에는 이용하지 않는다. 허파 환기 스캔(Lung Ventilation Scan, Technegas), 허파 관류 스캔(Lung Perfusion Scan)은 폐색전증의 진단 및 추적 관찰에 사용되며, 폐절제술을 고려하는 환자에서 수술 후 잔여 허파 기능을 예측할 수 있다.

chapter 09

심혈관계

목차

학습목적

심혈관계를 이해하고 심혈관계에 사용되는 방사성의약품과 부하검사에 사용되는 약품의 특징을 응용하고, 심혈관계의 관류스캔 및 SPECT 원리와 검사방법을 습득하여 임상검사에 응용할 수 있는 능력을 배양한다.

학습목표

1. 심혈관계의 기본적인 해부생리를 설명한다.
2. 심혈관계에 사용되는 방사성의약품을 알아보고 특징을 설명한다.
3. 심혈관계에 사용되는 부하용 약품에 특징을 설명한다.
4. 심혈관계의 핵의학 체내영상검사의 종류를 나열하고 특징을 설명한다.
5. 방사성핵종 심혈관촬영술의 방법을 설명한다.
6. 방사성핵종 심혈관촬영에서 심장 좌-우 단락, 우-좌 단락의 영상을 설명한다.
7. 게이트 심장혈액 풀 스캔에 이용되는 방사성의약품 및 자료획득방식을 설명한다.
8. 게이트 심장혈액 풀 스캔의 적응증을 열거한다.
9. ^{99m}Tc-피로인산이 경색된 심근세포에 섭취되는 원리를 설명한다.
10. 심근관류 SPECT에서 허혈심근과 경색심근의 소견을 각각 설명한다.
11. 심근관류 SPECT에 이용되는 방사성의약품의 종류를 열거하고 각각의 특성을 설명한다.
12. 부하 및 안정 시 탈륨 심근관류 SPECT에서 관찰되는 재분포현상의 원리를 설명한다.
13. 심근관류스캔에서 스트레스 부하방법을 열거하고 설명한다.

제 9 장
Cardiovascular System
심혈관계

Ⅰ. 해부생리(Anatomy and Physiology)

1. 심장혈관계(Cardiovascular System)

심장은 체내 여러 조직에 산소와 영양분이 풍부한 혈액을 골고루 공급하고 각 조직에서 발생한 노폐물을 허파(lung)나 간(liver)으로 보내 혈액을 신선하게 하는 역할을 한다. 심장은 주기적인 수축에 의해 혈액을 몸 전체로 보내는 순환계의 중심적인 근육기관으로 사람과 다른 포유동물 그리고 조류의 심장은 혈액을 2개의 심방(오른심방 및 왼심방)으로 받아들여 2개의 심실(오른심실 및 왼심실)에서 혈액을 내보내는 이중펌프 구조이다.

산소가 적고 이산화탄소가 많아진 혈액은 2개의 커다란 정맥(vein)인 대정맥(vena cava)과 심장정맥(관상정맥 coronary vein)이 모이는 심장정맥굴(관상정맥동 coronary sinus)에 의해 오른심방으로 운반되어 오른심실로 흘러 들어간다. 산소를 공급하고 이산화탄소를 제거하기 위해 혈액은 오른심실(right ventricle)에서 허파동맥(폐동맥, pulmonary artery)을 통해 허파로 운반되고 허파에서 산소가 풍부해진 혈액은 허파정맥을 통해 좌심방으로 운반된 뒤 왼심실로 가서 산소와 영양분을 운반하기 위해 대동맥(aorta)을 통해서 신체 조직에 공급된다.

심장의 크기는 연령, 성별, 체중, 영양상태 등에 따라 다르나 보통 성인 주먹 크기만 하다. 남자는 325 g, 여자는 275 g 정도로 심장무게는 약 300 g 정도의 비교적 작은 근육기관으로 오른심실이 심장 앞 대부분을 차지하고 있으며 왼심실은 왼쪽 경계를 형성한다. 심장꼭대기박동(심첨박동, apical impulse)은 5번째 왼쪽 갈비사이공간(늑골간, intercostal space)에 놓여 있으며 심장끝(심첨, apex of heart)은 앞쪽을 향하고 있다.

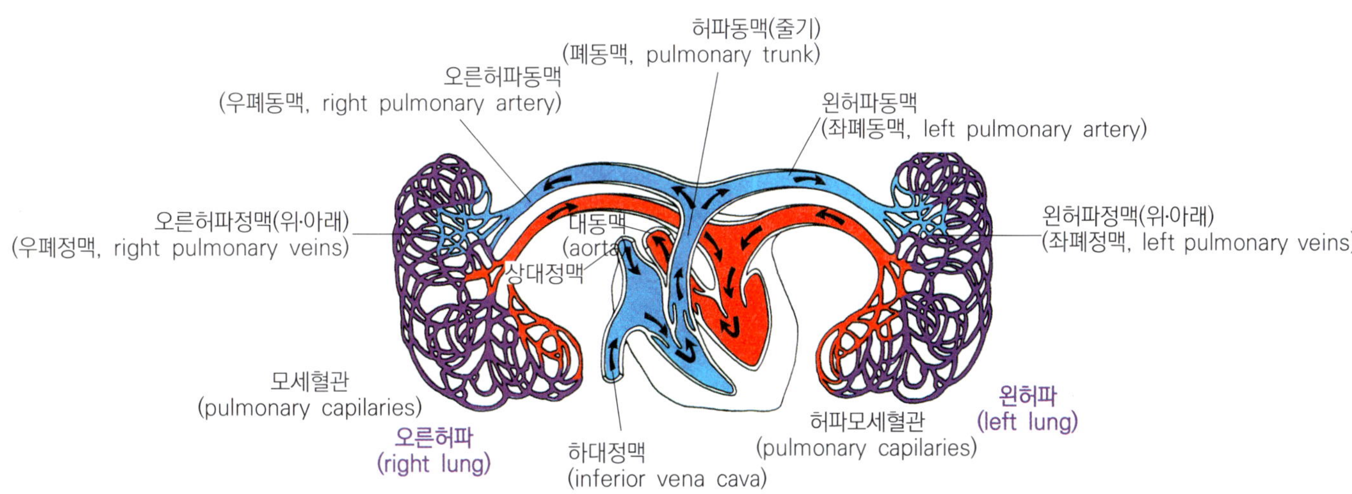

그림 9-1 허파순환(폐순환)

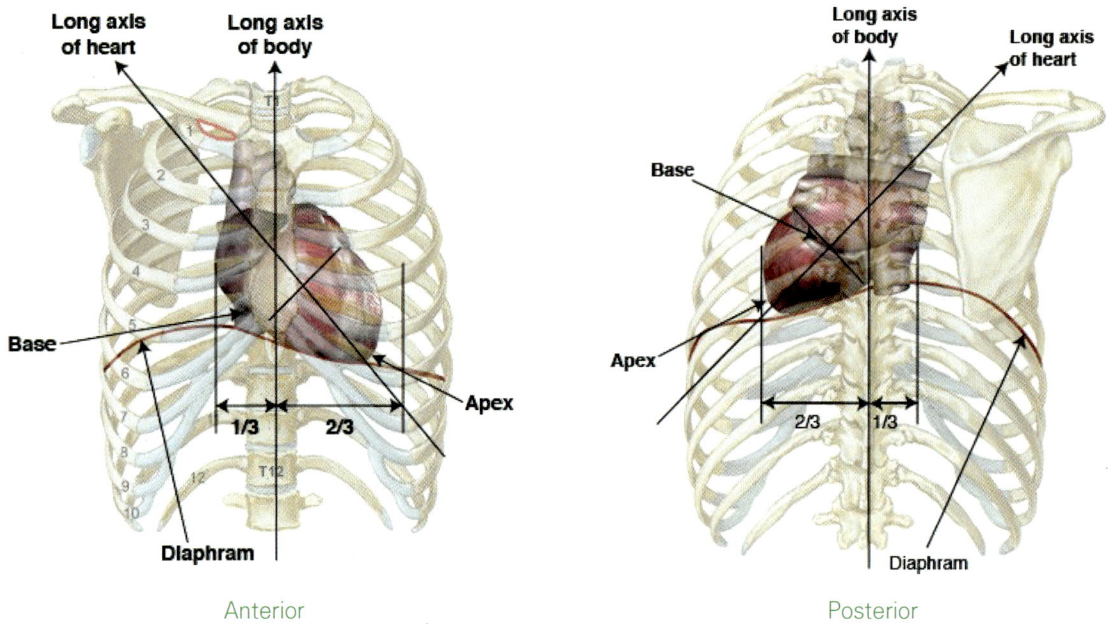

그림 9-2 심장의 해부학적 위치

심장의 오른쪽 경계는 오른심방으로 왼심방은 뒤쪽에 위치한다. 심방과 심실을 연결하는 판막으로 오른방실판막(삼첨판, tricuspid valve)과 승모판(mitral valve)이 있고 대혈관과 심실을 연결하는 대동맥판막(대동맥판, aortic valve)과 허파동맥판막(폐동맥판, pulmonic valve)이 있다.

심장의 위치는 허파(lung)가 부분적으로 겹쳐지는 세로칸(종격, mediastinum)에서 아래 전면 가슴우리(흉곽, thorax)에 위치하고 왼쪽 가로막(횡격막, diaphragmatic) 위에 심장막(심막 pericardium)에 둘러싸여 내측과 외측 사이에는 약 10 ~ 20 mL의 묽고 맑은 심장막액(pericardial fluid)이 있는데 이 공간을 심장막안(심막강 pericardial cavity)이라 한다. 이 윤활액(synovial fluid)은 창자쪽 심장막과 벽쪽 심장막의 접촉면을 매끄럽게 하고 심장의 펌프 작용에 의해 발생하는 마찰을 감소시킨다.

창자쪽 심장막은 실제로 심장과 큰 혈관의 몇 cm 정도를 싸고 있으며 벽쪽 심장막의 앞쪽은 복장뼈(흉골, sternum)의 칼돌기(검상돌기, xiphoid process)와 복장뼈 벽에, 뒤쪽은 척추에, 아래쪽은 가로막에 부착되어 있다.

심장조직은 창자쪽 심장막과 같은 구조인 심장의 가장 바깥층인 심장바깥막(심외막, epicardium), 선모양의 근육섬유(근섬유, muscle fiber)들로 이루어져 있으며 심장을 수축시키는 심장의 중간층인 심장근(myocardium)과 내피조직으로 되어있는 심장의 가장 안쪽 층인 심장속막(심내막, endocardium) 등 3층 구조로 구성되어 있다.

심장은 1분간 약 72회 박동과 1회 70 cc의 혈액을 내보내어 분당 5 L 이상, 하루 약 7,000 cc 이상의 산소가 포화된 혈액은 동맥으로 계속 내보내고 정맥으로부터 산소포화도(oxygen saturation)가 낮은 혈액을 받아들인다.

1) 심방과 심실(Heart Atrium and Cardiac Ventricle)

심장은 사이막(중격, septum)에 의해 우심과 좌심으로 나누어지고 이는 다시 심방과 심실로 나뉘어져 위쪽인 심방에 혈액이 모이고 아래쪽인 심실로 혈액이 내려와 심장 밖으로 내보내진다.

정맥혈(venous blood)은 우심방으로 들어와서 오른방실판막이 열릴 때 오른심실로 흘러들어가고 허파동맥을 통하여 허파로 들어간다. 허파에서 산화된 혈액은 왼심방을 거쳐 승모판이 열릴 때 왼심실로 들어가고 대동맥을 통해 말초조직으로 공급된다. 오른심방은 얇은 벽으로 된 구조이며 심장으로 돌아오는 정맥혈을 받아들이고 정맥혈은 상. 하대정맥과 심장의 심장정맥굴(관상정맥동, coronary sinus)을 통해 오른심방으로 돌아오며 심장순환을 마친 정맥혈은 대부분 심장정맥굴을 거쳐 오른심방으로 되돌아간다. 이때 혈액은 오른심실이 수축하는 동안 일시적으로 오른심방에 모인다.

전신에서 돌아온 혈액은 위대정맥(상대정맥, superior vena cava; SVC)과 아래대정맥(하대정맥, inferior vena cava)을 통하여 오른심방으로 들어온 후 오른방실판막(삼첨판)을 거쳐서 이완기에 오른심실로 간 후 수축기에 허파동맥판이 열리면서 허파동맥을 통하여 허파로 간다. 여기서 산소교환이 이루어진 후 다시 허파정맥을 통하여 왼심방으로 흘러들어가고 이완기(diastole)에 좌심실로 들어간 후 수축기(systole)에 대동맥판이 열리면서 대동맥으로 나가서 전신으로 공급된다. 심장은 심실이 수축하는 수축기와 근육이 이완하는 이완기로 나눌 수 있다.

왼심실은 수축기에 왼방실판막(승모판, mitral valve)은 닫히고 대동맥판이 열리며 이완기에는 반대로 대동맥판이 닫히고 왼방실판막이 열린다. 왼심방과 왼심실 그리고 대동맥의 압력과의 상호관계를 이해하고 판막의 위치를 고려하여 심음(cardiac sound)을 구별할 수 있으며 수축기에 왼방실판막이 닫히면서 제1심음(first heart sound, S1)이 발생하고, 간혹 병적인 상황에서 대동맥판이 열리면서 박출음(ejection sound, Ej)이 생긴다. 수축기가 끝나면서 대동맥압이 왼심실압보다 높아지면 대동맥판이 닫히게 되어 제2심음(S2)이 발생하고 이완기에 왼심실압이 떨어져 왼심방압보다 낮아지면 왼방실판막이 열리게 된다.

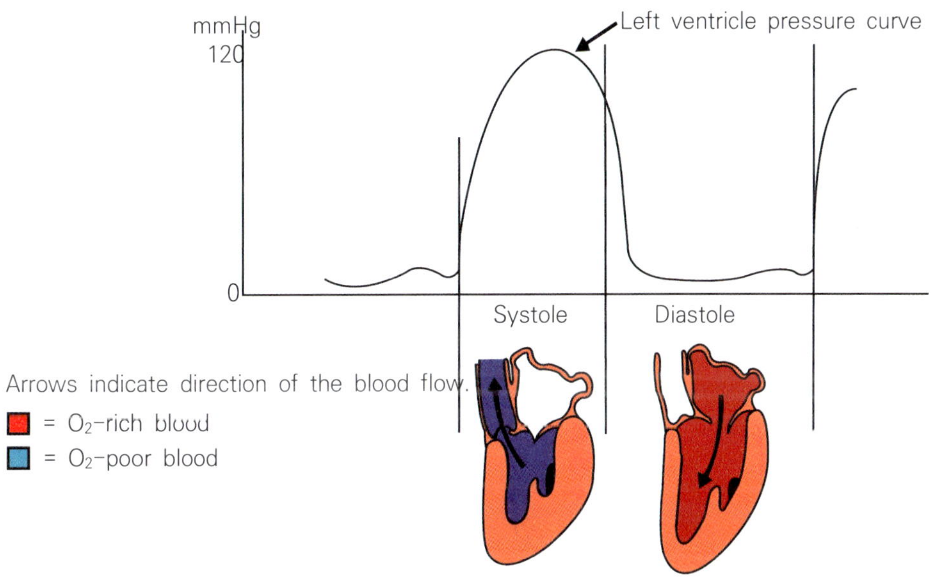

그림 9-3 Events in the Cardiac Cycle

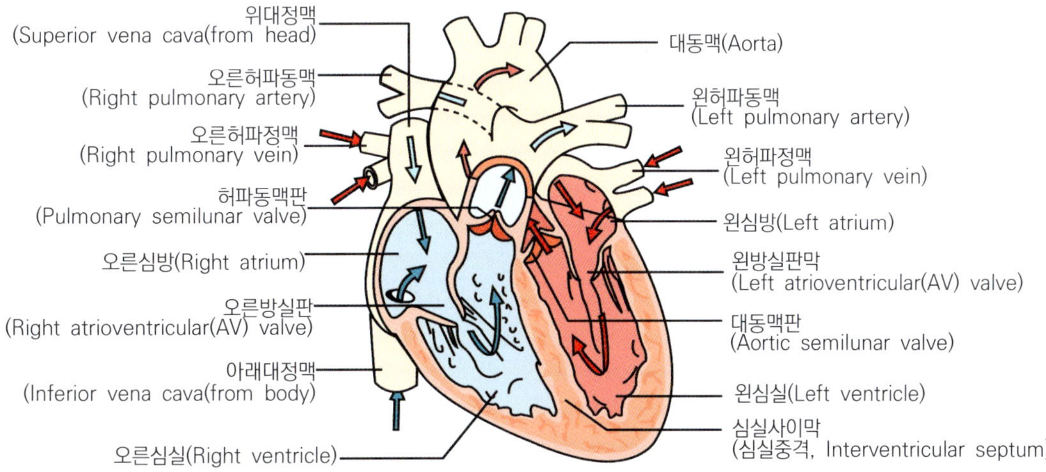

그림 9-4 정상 심장의 구조 및 혈액의 순환경로

2) 맥박(Pulse)과 혈압(Blood Pressure)

심장이 한번 수축할 때 내보내는 혈액량을 박출량(stroke volume)이라고 하며 1분 동안의 용적을 심박출량(cardiac output)이라고 한다.

전부하(preload)는 심장이 수축하기 전에 심근을 늘이는 부하를 말하고 후부하(after load)는 심장이 수축하면서 이겨내야 하는 혈관의 저항을 말한다. 심근수축력(myocardial contractility)은 주어진 부하에서 심근을 수축시키는 능력을 말하며 교감신경계(sympathetic nervous system)의 자극에 의해 증가하고 산소나 혈액공급 부족에 의해 손상된다.

심장수축(miocardia)이 혈관에 전달되면서 맥박(pulse)이 느껴지는데 말단으로 갈수록 시간 간격이 생기고 혈압은 수축기(systole) 및 이완기(diastole)에 따라 변화하며 둘 사이의 차이를 맥압(pulse pressure)이라고 한다. 하지는 상지보다 15 ~ 20 mmHg정도 수축기 혈압이 높으며 혈압에 영향을 주는 주요인자는 좌심실 박출량, 대동맥 및 큰 혈관의 확장성, 말초혈관저항, 동맥내의 혈류량이 있다.

3) 심장동맥(관상동맥, Coronary Artery)

심장에는 오른심장동맥(우측관상동맥, right coronary artery)및 왼심장동맥(좌측관상동맥, left coronary artery)이 있다. 왼심장동맥은 좌전하행동맥(left anterior descending artery)과 왼쪽 휘돌이동맥(좌회선동맥, left circumflex artery)으로 나누어져 오른심장동맥과 더불어 심장은 3개의 큰 심장동맥이 심장근육에 혈액을 공급한다. 정상성인의 심장은 안정시 1분에 약 60 ~ 80회 박동하며 매 박동시 50 ~ 80 mL의 동맥혈액을 조직에 보내고 1분 동안 보내는 혈액량(심박출량, cardiac output ; mL/min)은 3 ~ 5 L가 된다. 정상인이 심한 운동을 하면 심박동수가 150회 이상이 되며 심박출량(cardiac output)은 30 ~ 50 mL이 되어 조직에 충분한 산소와 영양분을 공급한다.

- Cardiac output(심박출량, mL/min)= 1회 박출량(mL/박동수, 회) × 심박수(박동수/min)

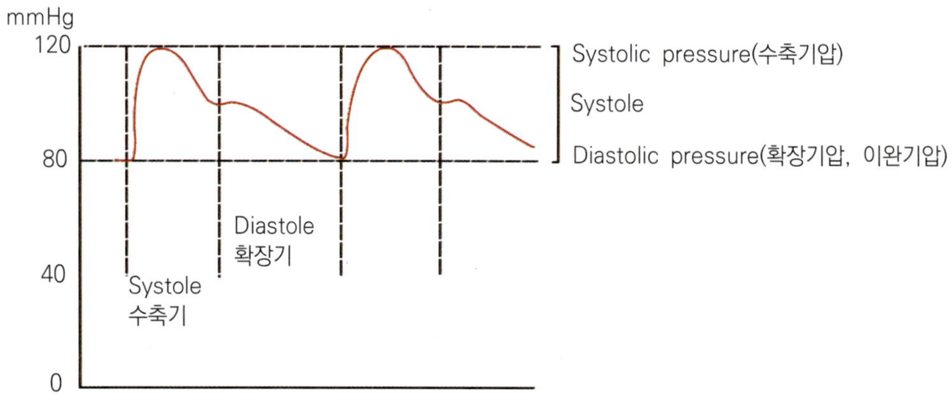

그림 9-5 Arterial Pulses and Blood Pressure

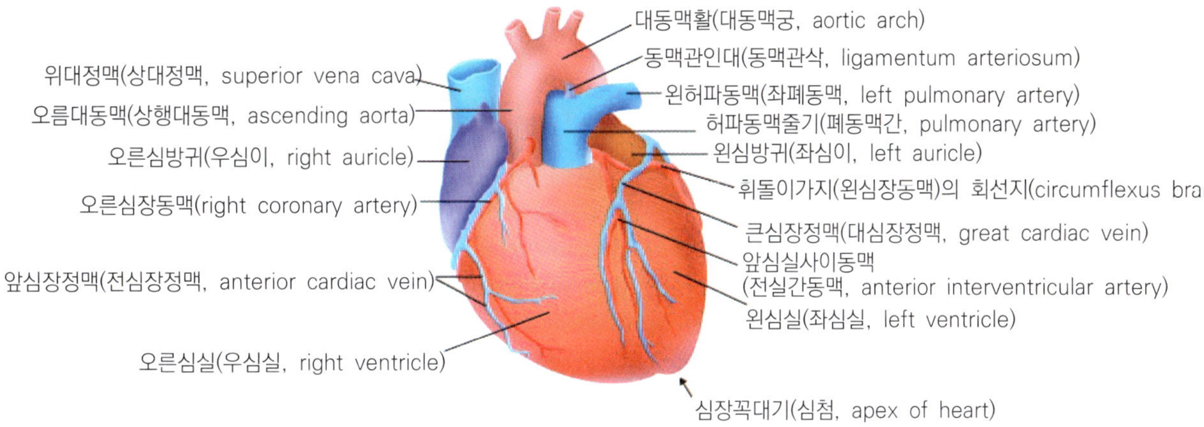

a. 심장의 위앞면(복장갈비면)

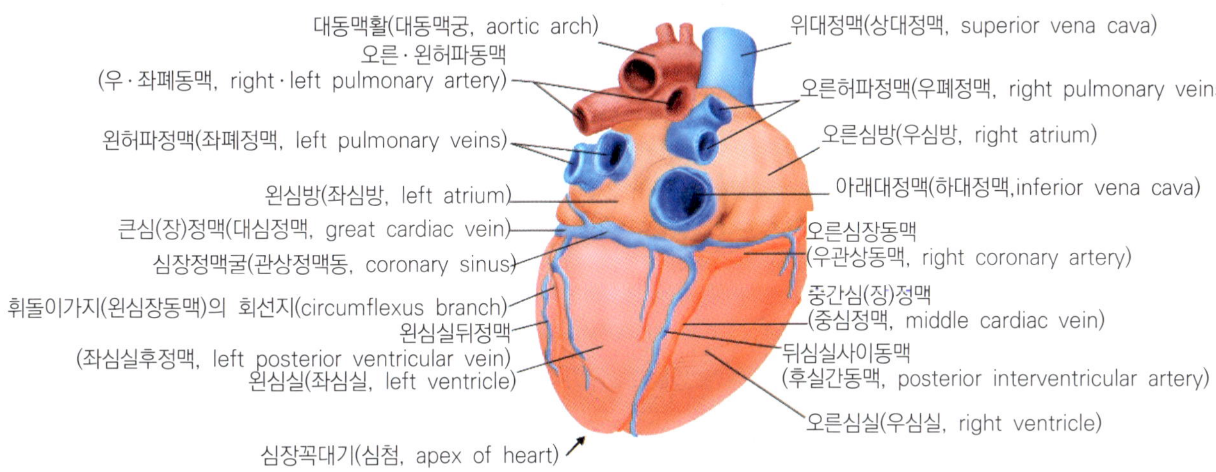

b. 심장의 아래뒤면(가로면)

그림 9-6 심장의 외부구조

Ⅱ. 영상검사(Imaging Procedures)

복잡한 사회 발전과 더불어 식생활과 생활습관의 서구화로 심장질환(heart disease)이 많이 발생하고 심도관법(심도자술, cardiac catheterization)의 관혈적 검사에서 환자에게 위험이 없이 간편하게 검사할 수 있는 비관혈적 검사인 핵의학적 검사가 많이 이용된다. 심장의 핵의학적 검사에는 비심장동맥질환 및 선천성 질환을 진단할 수 있는 방사성동위원소 심혈관촬영술(radionuclide angiocardiography), 멀티게이트 혈액풀스캔(multiple gated blood pool scintigraphy), 심장동맥질환 및 심장(관상)동맥 질환이 확인된 환자에서 심근의 심장동맥 혈류분포의 감소정도를 영상화하여 관찰할 수 있는 심근관류 신티그라피(myocardial perfusion scintigraphy), 급성심근경색질환을 진단할 수 있는 심근경색 신티그라피(acute myocardial scintigraphy)로 구분할 수 있다.

이외에도 심근의 에너지대사 상태를 평가하는 방사성표지 포도당(F-18 FDG) 및 지방산 스캔, 심근의 교감신경분포를 관찰하는 MIBG 스캔, 산소가 부족한 부위에 선택적으로 축적되는 의약품(imidazole 유도체)을 이용한 저산소영상법 등이 널리 쓰이고 있다.

표 9-1 검사분류

Myocardial perfusion scintigraphy	Ventriculography
Planar ^{201}Tl-chlorid SPECT ^{201}Tl-chlorid SPECT ^{99m}Tc-sestaMIBI gated SPECT equilibrium	first pass analysis planar gated equilibrium gated SPECT equilibrium

심장검사에 주로 사용되는 방사성의약품은 ^{99m}Tc-sestaMIBI나 ^{201}Tl-chlorid가 심근관류스캔에 이용되고 ^{99m}Tc-RBC는 게이트혈액풀스캔 시 평면영상(planar image)에서 높은 배후방사능과 산란선으로 인해 영상의 질이 떨어져 심장과 주위 조직 간의 명확한 구별이 어려워 진단율이 떨어진다.

최근 심장검사에 단일광자 전산화 단층촬영법(single photon emission computed tomography; SPECT)을 이용한 심장과 주위조직을 뚜렷이 입체적 영상화 및 정량적 측정이 가능하여 SPECT를 이용한 심장검사가 일반화되었다. 심장영상을 획득하기 위해 사용되는 방사성의약품은 다음 표 9-2와 같다.

표 9-2 심장영상용 방사성의약품

Radiopharmaceutical	Usual dose	Route of administration	Physical half-life(h)	Time to image
^{99m}Tc-pyrophosphate(PYP)	370 ~ 740 MBq (10 ~ 20 mCi)	정맥주사	6	2 ~ 4 h
^{99m}Tc-red blood cells (in vivo labelling)	555 ~ 1,110 MBq (15 ~ 30 mCi)	정맥주사	6	0.3 ~ 2 h
^{99m}Tc-sestaMIBI	555 ~ 1,110MBq (15 ~ 30 mCi)	정맥주사	6	30 ~ 90 min
^{201}Tl-chloride	37 ~ 111 MBq (1 ~ 3 mCi)	정맥주사	73	immediate ~ 4 h

표 9-3 Absorbed Dose Estimate (rad/mCi)

Radiopharmaceutical	Wholebody	Grands	Kidneys	Bone	Heart	Bone marrow	기타
^{99m}Tc-pyrophosphate	0.01	0.01 ~ 0.03		0.02 ~ 0.07		0.01	Bladder 0.1 ~ 0.21
^{99m}Tc-red blood cells (in vivo labelling)	0.015 ~ 0.057			Spleen 0.03 ~ 0.23	0.06 ~ 0.08		Lungs 0.03 ~ 0.13
^{99m}Tc-sestaMIBI	0.02	Testes 0.01 Ovary 0.05	0.06		0.002		Colon 0.15↑
^{201}Tl-chloride	0.06 ~ 0.3	Testes 0.2 ~ 1.4 ovary 0.3	0.4 - 0.9↑		0.2		Colon 0.6 ~ 0.8 Thyroid 0.43 ~ 0.93

1. 방사성동위원소 심혈관촬영술(Radionuclide Angiocardiography)

방사성동위원소 심혈관촬영술(radionuclide angiocardiography)은 지름길 검사(단락검사, shunt study) 혹은 일회통과스캔(single-pass radionuclide angiography)이라고도 하며 방사성의약품을 추적자(tracer)로 1회 순간 주사(bolus injection)하며 방사성의약품이 1회 심혈관계를 순환하는 동안 흐름의 형태를 시간에 따라 연속적인 영상을 획득하여 순환시간 등을 평가하는 비침습적(non invasive)방법이다.

심장사이막결손인 심실사이막결손(ventricular septal defect, VSD), 심방사이막결손(atrical septal defect, ASD)이나 동맥관 개존(patient ducts arteriosus, PDA)의 경우 허파혈류량과 체혈류량의 비(Qp/Qs)를 산출하여 단락(shunt)의 유무와 정도를 비관혈적(non invasive)으로 평가할 수 있다. 뿐만 아니라 심장 내의 각 심방, 심실 내 및 허파를 순환하는 동안 체외계측하여 심장혈액순환에 대한 영상을 얻어 심장의 형태를 관찰할 수 있다.

또한 수록된 영상을 통하여 1회 심박출량(stroke volume), 심박출계수, 심실기능 측정, 순환시간, 심방 및 심실(cardiac chamber)의 용적, 선천성 심장질환(congenital heart disease)에서 심장안 단락(intercardiac shunt)의 유무, 후천성 심혈관질환(acquired cardiovascular disease)으로 대동맥, 대정맥 등 큰 혈관의 혈류이상, 폐쇄유무 검사, 우심실 기능의 평가 등을 측정하는 방법을 말한다.

이는 30 ~ 60초의 짧은 시간 내에 심장기능 평가가 가능한 장점이 있으며 방사성동위원소가 심방 및 심실을 1회 통과하는 동안에 짧은 시간간격으로 연속적으로 영상화하여 분석하는 방법이므로 멀티게이트 혈액풀스캔(multiple gated blood pool scan; MUGA scan)과 달리 심방 및 심실의 중첩(overlapping)을 최소화할 수 있다. 이 검사는 방사성동위원소의 순간주사가 절대적으로 필요하며 순간주사(bolus injection)의 정확도 유무가 검사에 매우 중요하며 심도자술에 비해 정확도는 낮으나 비침습적이고 수시로 재검사가 가능하기 때문에 추적검사나 치료 후 교정 여부확인 등에 많은 도움을 준다.

1) 임상적 적응증(Indications)

- 심장내 단락(intercardiac shunt)의 유무와 단락량 측정.
- 심장박출량, 심박출계수, 심실기능 측정(1회 심박출량(stroke volume) 등).
- 대동맥, 대정맥 등 큰 혈관의 혈류이상, 폐쇄유무 검사.
- 순환시간, 심방 및 심실(cardiac chamber)의 용적.
- 오른심실 기능의 평가.

2) 전처치(Patient Preparation)

검사를 위한 특별한 전처치는 없으며 의약품 투여는 3-way를 사용하여 바깥목정맥(외경정맥, external jugular vein)이나 자쪽피부정맥(전주정맥, antecubital vein)에 주사한다. 만약 왼쪽에 주사하게 되면 통과 경로가 길어 폭과 길이가 연장되는 결과가 나올 수 있고 이동 지연으로 부적합한 자료를 얻을 수 있으므로 특히 소아의 경우 바깥목정맥에 주사를 추천한다.

자쪽피부정맥(전주정맥, antecubital vein)을 이용할 때는 환자의 오른팔 안쪽에 있는 대정맥인 자쪽피부정맥(척측피정맥, basilic vein)에 주사하는 것이 위대정맥(상대정맥, superior vena cava; SVC)으로 직접 들어가므로 순간주사에 적합하다. 검사를 위해 10 mL 주사기에 생리적 식염수를 3-way Stopcock에 주사기와 연결하고 일회 통과스캔에서의 순간주사의 중요성은 절대적이기 때문에 가능한 18게이지 이상의 굵은 나비바늘을 사용하며, 주로 바깥목정맥(external jugular vein), 자쪽피부정맥(전주정맥)에 주사하기 위한 주사선을 미리 확보한다.

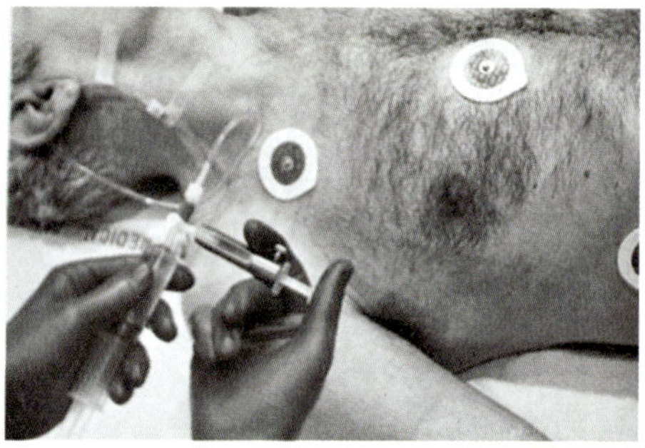

그림 9-7 First-pass을 위해 Right External Jugular Vein에 순간주사

3) 방사성의약품(Radiopharmaceutical)

표 9-4 방사성동위원소 심혈관촬영술 방사성의약품

방사성의약품	사용량	투여방법	집적기전	집적부위
$^{99m}TcO_4^-$ ^{99m}Tc-DTPA	555 ~ 740 MBq (15 ~ 20 mCi)	순간주사	구획구분	혈관계

심혈관촬영술 만을 시행할 때는 ^{99m}Tc-MAA을 제외한 ^{99m}Tc 표지화합물을 이용할 수 있으나 ^{99m}Tc-과산화테크네슘($^{99m}TcO_4^-$)과 ^{99m}Tc-황화교질(sulfur colloid), ^{99m}Tc-DTPA은 간과 콩팥으로 제거가 빠르기 때문에 많이 이용된다. 게이트 심장혈액풀 스캔(Gated cardiac blood pool scan)과 함께 시행하여 심박출량을 측정하고자 할 때에는 ^{99m}Tc-RBC(적혈구)나 ^{99m}Tc-HSA 555 ~ 740 MBq(15 ~ 20 mCi)을 용적 1 mL 이내로 하여 이용하고 ^{99m}Tc-RBC는 제조과정의 특성상 수 mL 이상으로 순간주사에 부적합하여 거의 사용되지 않으며 소아의 경우 20 ~ 300 μCi/kg를 사용한다.

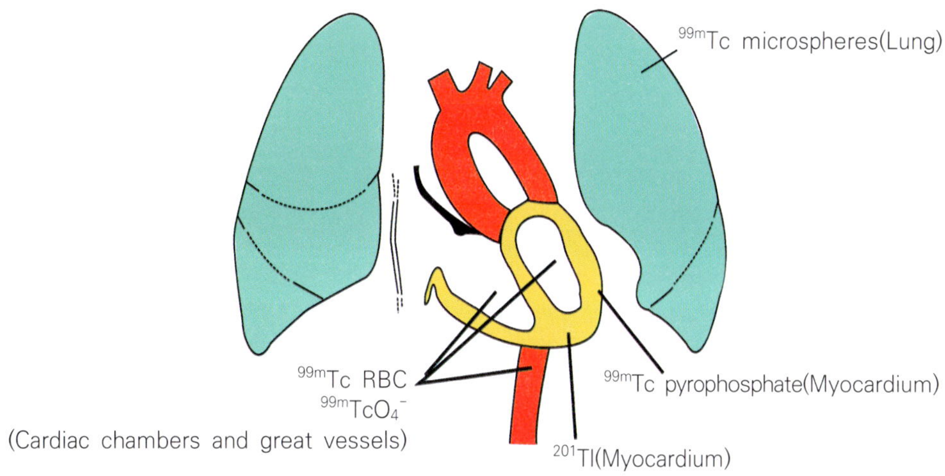

그림 9-8 심장 영상검사에 사용되는 방사성의약품

^{99m}Tc-과산화테크네슘($^{99m}TcO_4^-$)은 높은 비방사능을 유지할 수 있는 장점이 있으나 연속검사 시 배후방사능이 높아 적절한 검사가 불가능하며 ^{99m}Tc-황화아교질(sulfur colloid)은 그물내피계(망상내피계 reticuloendothelial)에 의하여 제거되므로 연속검사가 가능하지만 간과 지라의 산란방사선에 의해 오류가 발생할 수 있다. 그러나 ^{99m}Tc-DTPA는 콩팥을 통해 신속히 배출되어 콩팥방사능에 의한 산란방사선의 영향이 매우 작아 연속검사가 필요할 때 우선적으로 적용되는 방사성의약품이다. 연속검사는 두 검사 간격이 5분 이내도 가능하지만 10 ~ 15분 정도가 적당하다.

^{99m}Tc-RBC(적혈구)를 이용할 때는 게이트 심장혈액 풀(gated cardiac blood pool)스캔도 함께 시행할 수 있으며 급성심근경색증 의심 환자의 경우 ^{99m}Tc-pyrophosphate(피로인산, PYP)을 이용하면 방사성동위원소 심혈관촬영술과 심근스캔을 동시에 시행할 수 있다. 또한 ^{99m}Tc 표지화합물 심근관류 신티그라피용 방사성의약품인 ^{99m}Tc-sestaMIBI, ^{99m}Tc-teboroxime을 이용할 수 있다.

4) 검사방법(Procedure)

저에너지 고감도 평행구멍형 조준기를 이용하여 140 keV, 20%의 에너지 폭을 설정하고 환자는 바로누운자세(앙와위, supine)에서 Gamma Camera 검출기를 전면(ANT) 또는 좌전사위(left anterior oblique; LAO) 30°로 위치한다. 필요에 따라 우전사위(RAO) 30°, 45°를 취하기도 한다.

오른심실 기능만을 평가할 때는 오른심방과 오른심실을 명확히 구분할 수 있는 우전사위(right anterior oblique; RAO), 오른심실과 왼심실의 분리 및 대동맥궁을 잘 보려면 좌전사위(LAO) 30°, 심장의 크기와 모양, 왼심실 동맥류, 통과시간의 평가나 순수 단락검사, 단락량 측정에는 ANT로 검출기를 위치시킨다. 또한 전면상과 우전사위면상은 왼·오른 심실 모두 장축(long axis view)으로 촬영되어 국소 심벽운동(regional wall motion)의 분석에 유리하다.

검사하고자 하는 체위로 검출기를 환자 가슴앞면에 놓고 64 × 64 또는 128 × 128 Matrix로 0.2 ~ 0.25초/frame 간격으로 120 ~ 140 frames를 컴퓨터에 입력하고 3-way Stopcock을 이용하여 방사성의약품 $^{99m}TcO_4^-$ 또는 DTPA 555 ~ 740 MBq(15 ~ 20 mCi)를 1 mL 이하의 용적이 되게 하여 폴리에틸렌관내에 들어가게 하고 10 mL의 식염수로 힘껏 유수(flushing)시켜 순간주사(bolus injection)로 주입과 동시에 성인은 0.5 ~ 1초/frame으로 16 frames 이상, 어린이는 0.5초/frame으로 16 frames의 영상을 획득한다. 10세 이하 어린이는 0.25초/frame으로 영상을 기록한다.

순간주사 시 환자는 안정된 상태에서 평상시 호흡량(일회호흡량, tidal volume)으로 호흡해야 한다. 그렇지 않으면 연장(prolongation) 및 분절(fragmentation)이 생겨 부적합한 결과를 얻게 된다. 순환시간측정이나 심장 내 단락유무를 진단하고자 할 때는 2 ~ 4 image/sec 약 30초 동안 연속 획득해야 하고 심박출계수를 구하고자 할 때에는 안정상태에서 20 ~ 30 image/sec로 운동 시와 같이 심박동수가 증가된 경우 35 ~ 100 image/sec을 획득해야 정확한 측정이 가능하다. 목록방식(list mode)은 아이들에게 게이트 혈액 풀스캔(gated blood pool scan)을 위해 주로 사용되며 검사시간이 약 8초로 짧은 장점이 있으나 Memory가 많이 필요하다.

만약 동일 환자에서 시간적 간격을 두고 연속적으로 검사하여 비교하고자 할 때는 반드시 같은 위치에서 검사하여 비교해야 하며 순간주사의 성공여부는 컴퓨터에서 T-A 커브를 그려 순간주사(bolus injection) 한 개의 절정이 보이면서 위대정맥(상대정맥, superior vena cava; SVC)을 통과하는 절정이 3초 이내이면 성공한 것으로 본다. 또한 1초당 획득하는 영상 수가 증가할수록 시간분해능은 좋아지나 화면 당 방사능 계수가 감소하여 통계적 신뢰성이 감소한다.

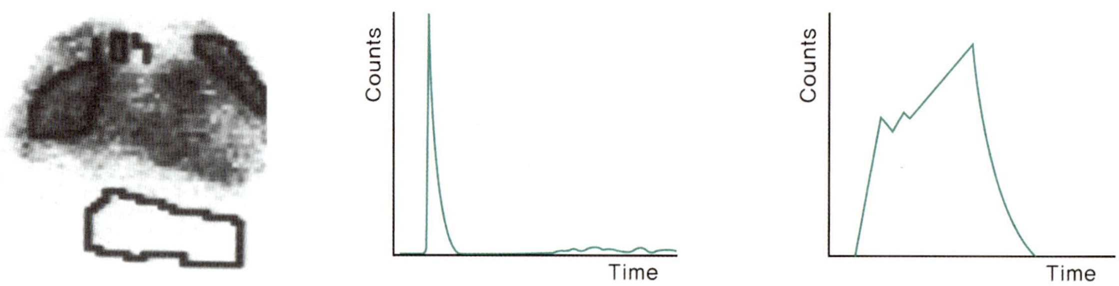

a) ROI b) T/A curve, SVC c) T/A curve, SVC

위대정맥(superior vena cava; SVC)으로부터 T/A 곡선은 Bolus injection의 타당성평가와 특히 Shunt양을 측정하고자 할 때 품질관리를 위해 필수적이다.

a) ROIs(SVC, right and left lung, aorta).
b) Good SVC bolus.
c) Poor SVC bolus.

그림 9-9 Normal First Pass Study T/A Curve

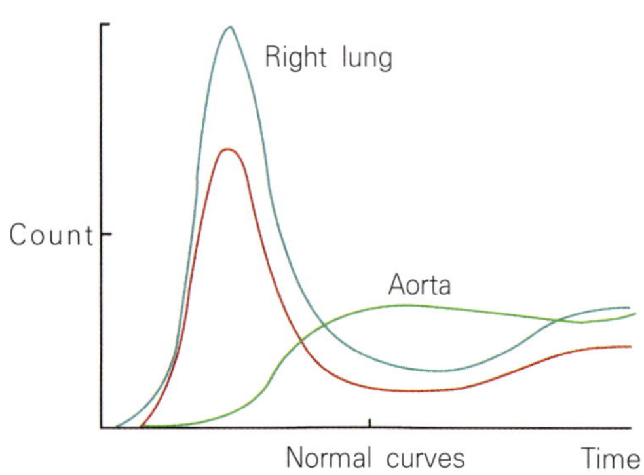

허파곡선(lung curve)은 Shunt가 없을 때 대칭적으로 나타나야 한다.
대동맥은 왼쪽허파에 방사능이 나타난 후에 나타난다.
대동맥이 일찍 나타나면 Right to Left Shunt가 있음을 나타낸다.

- 잘못된 순간주사(Bolus injection)는 Shunt 크기와 양의 부적합한 자료획득으로 평가가 어려울 수 있다.

그림 9-10 허파와 대동맥 T/A Curve

5) 임상영상(Clinical Images)

동위원소 심혈관촬영술(radionuclide angiocardiography)은 심장의 방(atrium), 실(ventricle) 및 큰 혈관을 영상화하여 심혈관 형태의 이상 및 기능을 분석하는 방법이다.

정상소견에서 순간 주사된 방사성동위원소가 위대정맥을 거쳐 오른심방(right atrium) 오른심실(right ventricle)로 들어가며 이어 허파동맥(pulmonary artery)을 통하여 양측허파로 들어간다. 이때 오른심실(right ventricle)과 왼허파(left lung)의 방사능사이에 공간(smudging pattern)이 보이는 곳이 왼심실(left ventricle)이 된다. 시간이 경과하면서 점차 오른심실과 허파의 방사능이 소실되면서 왼심실의 방사능이 나타나고 점차 강해지면서 대동맥(aorta)이 출현한다.

이와 같이 동위원소 심혈관촬영술(first pass study)은 심장과 허파에 방사성동위원소가 지나는 시간을 순차적으로 볼 수 있다. 처음 3개의 영상은 3 ~ 5초에서 심장의 우측에서 방사능이 관찰되고 이후 8 ~ 10초에 왼심실(left ventricle) 안에 있는 것을 확인할 수 있으며 이후 허파에서 보였다가 없어지고 주사 12 ~ 15초에 대동맥(aorta)을 지나는 것을 볼 수 있다.

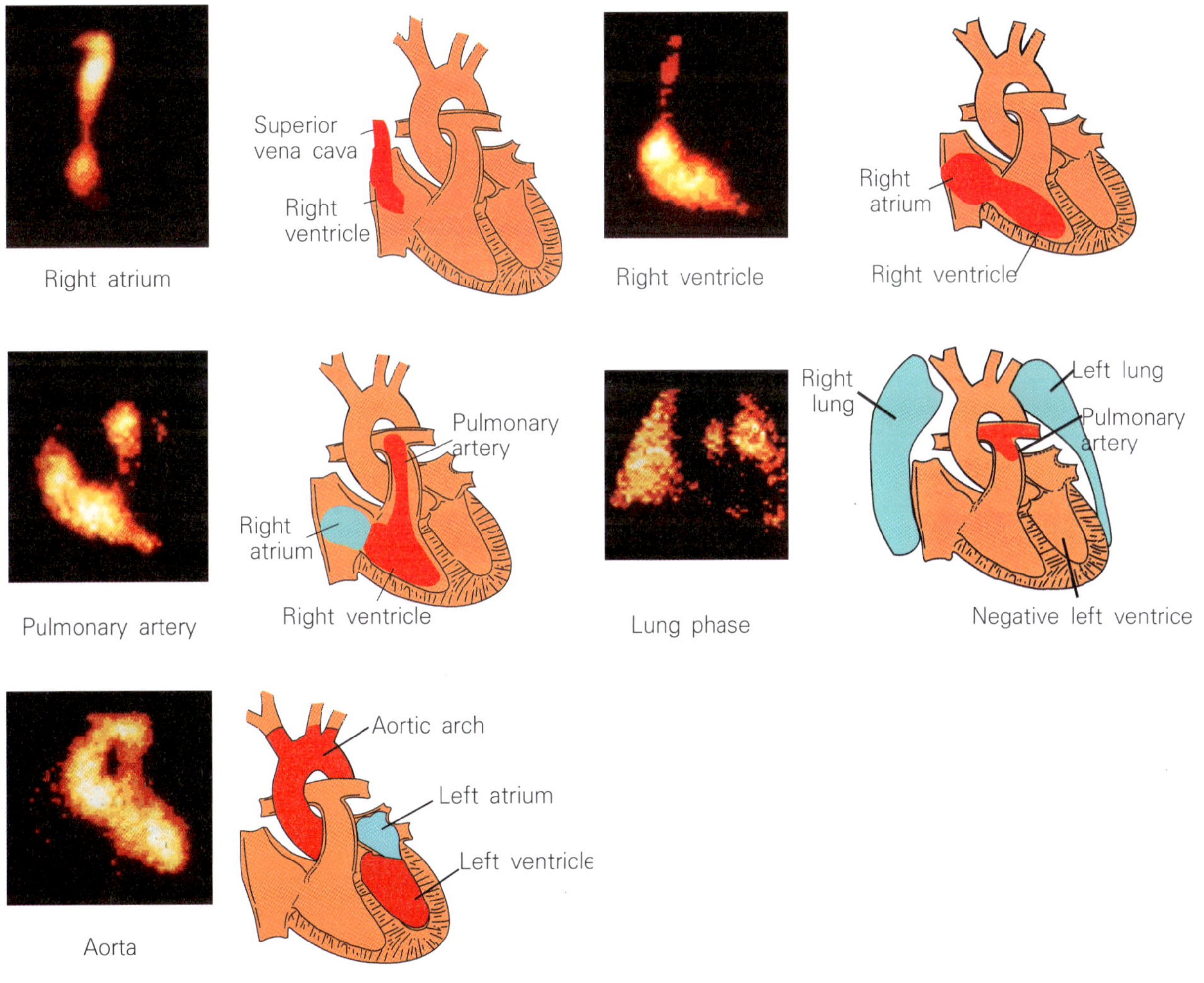

그림 9-11 Normal First Pass Study의 5단계와 해부학적 위치

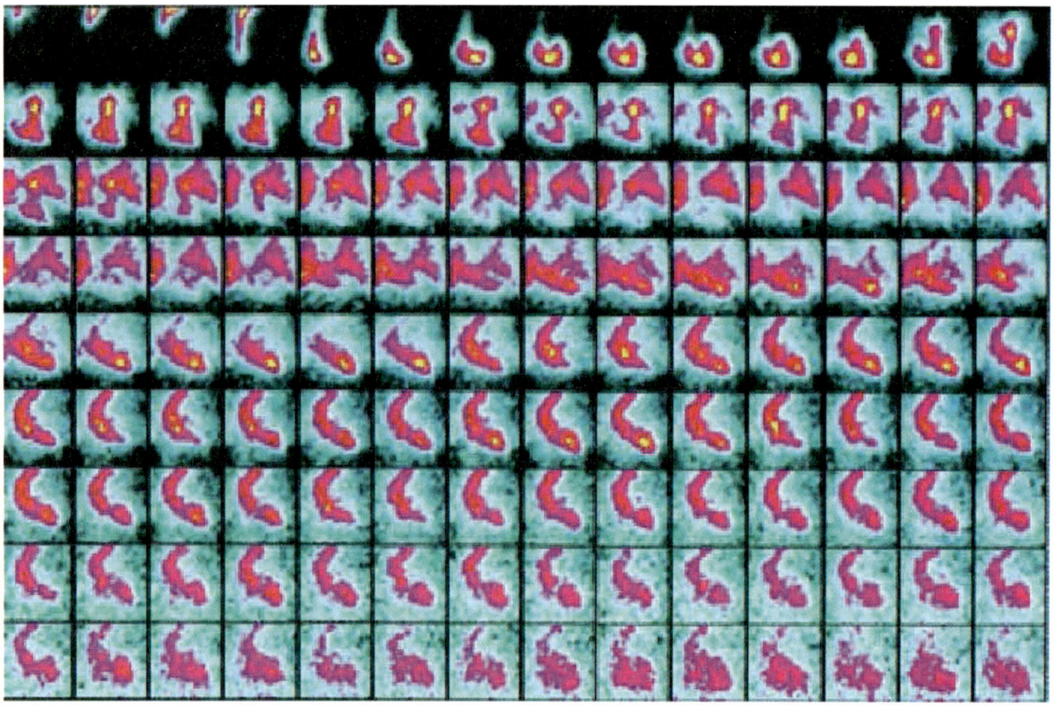

Summed First Pass Acquisition
(25 msec/frame raw data set) Imaged

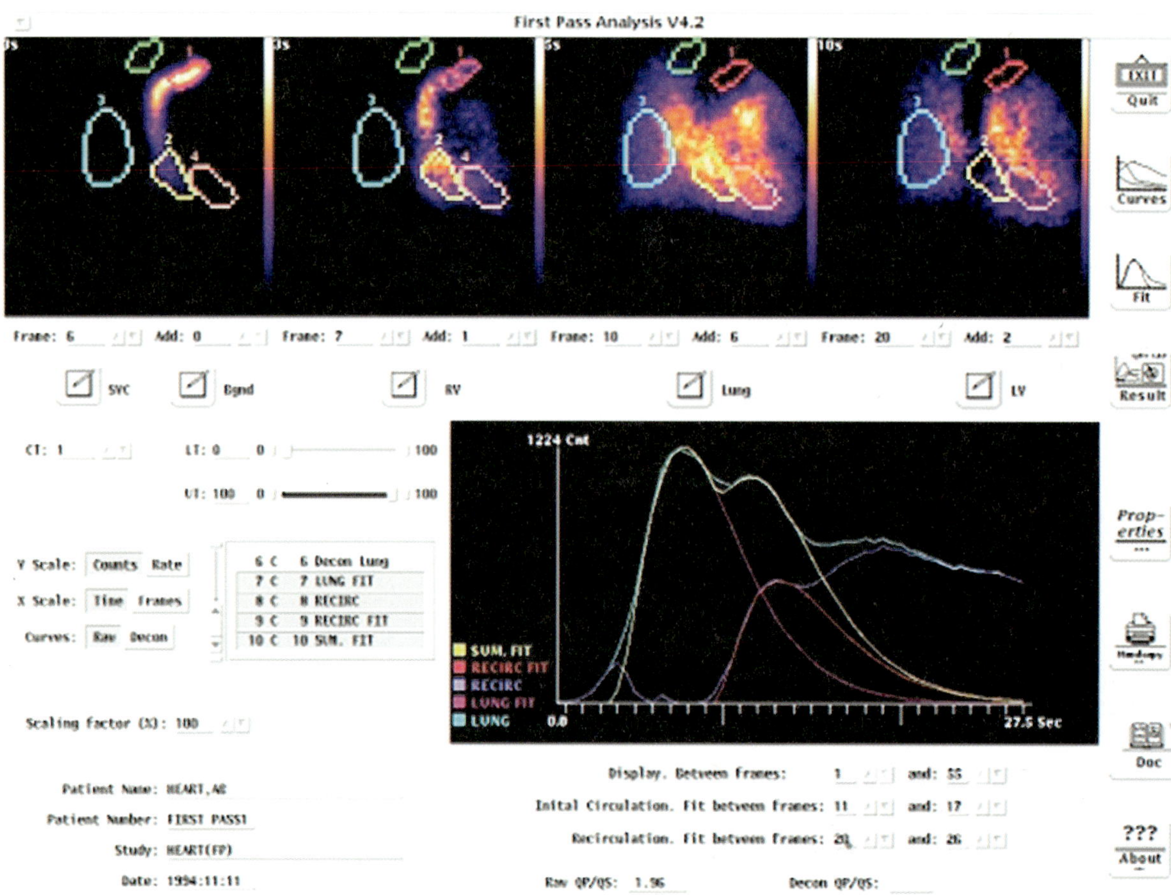

그림 9-12 First Pass Shunt Analysis

(1) Normal Image와 Shunt Image

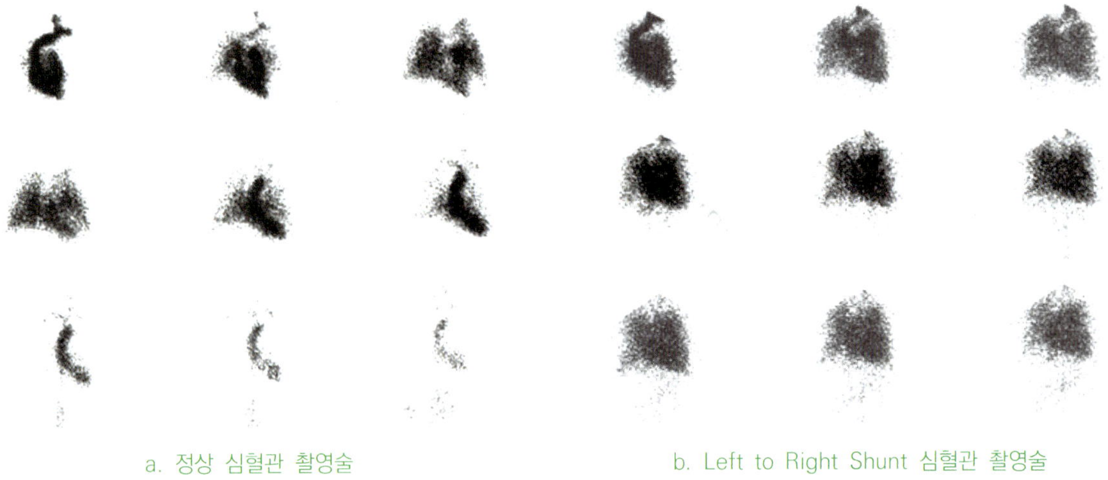

그림 9-13 정상 심혈관 촬영술과 Left to Right Shunt 심혈관 촬영술 비교

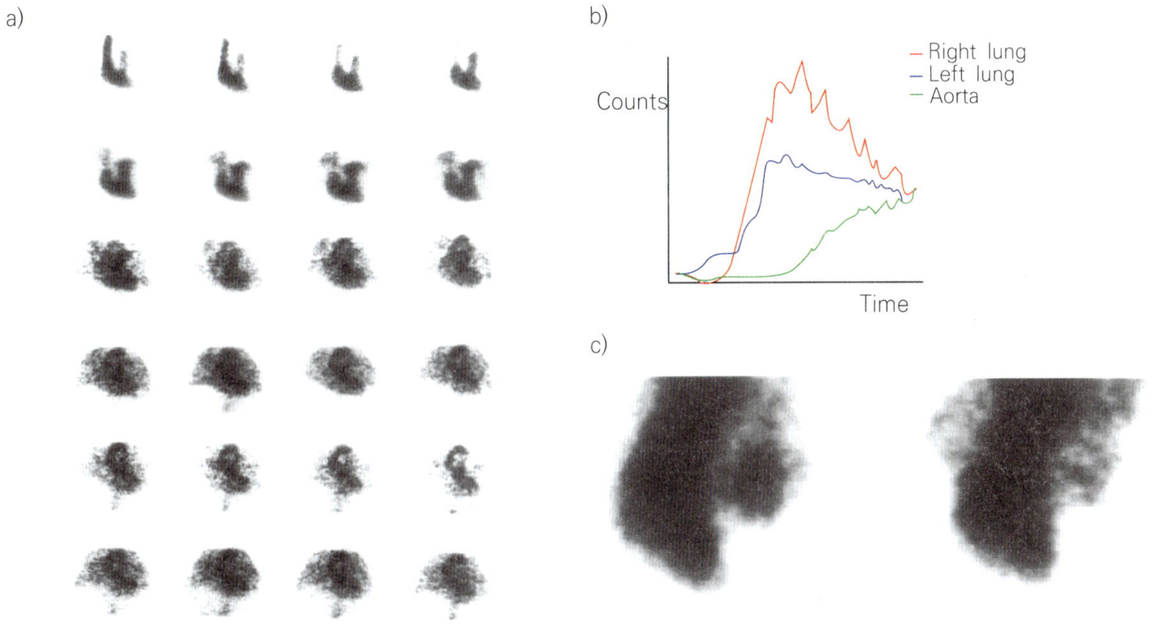

a) First pass 연속적인 영상(2 frame/sec)에서 우심실과 허파동맥이 확장되고 추적자의 허파동맥에서 제거가 늦다.
b) 허파와 대동맥의 T-A 곡선은 일반적으로 Left to Right 심장 내 단락에서 허파곡선이 비대칭으로 나타낸다.
c) LAO Gated blood pool스캔은 우심실은 넓어져 크고 일반적으로 심방사이막결손증(atrial septal defect; ASD)으로 작은 용량의 좌심실을 보여준다.
이 경우는 오른심실장애와 Shunt가 의심되고 심방사이막결손증(atrial septal defect; ASD)의 결과로 많은 특색이 있다. 그러나 오른심실의 과부하와 허파동맥의 높은 혈압이 원인이다. 혈액의 허파동맥에서 이동이 느린 원인이 Left to Right Shunt의 진단이 거짓양성(false positive)일 수도 있다.

그림 9-14 Delayed Pulmonary Transit Simulating a Shunt

(2) Shunt분석 비교

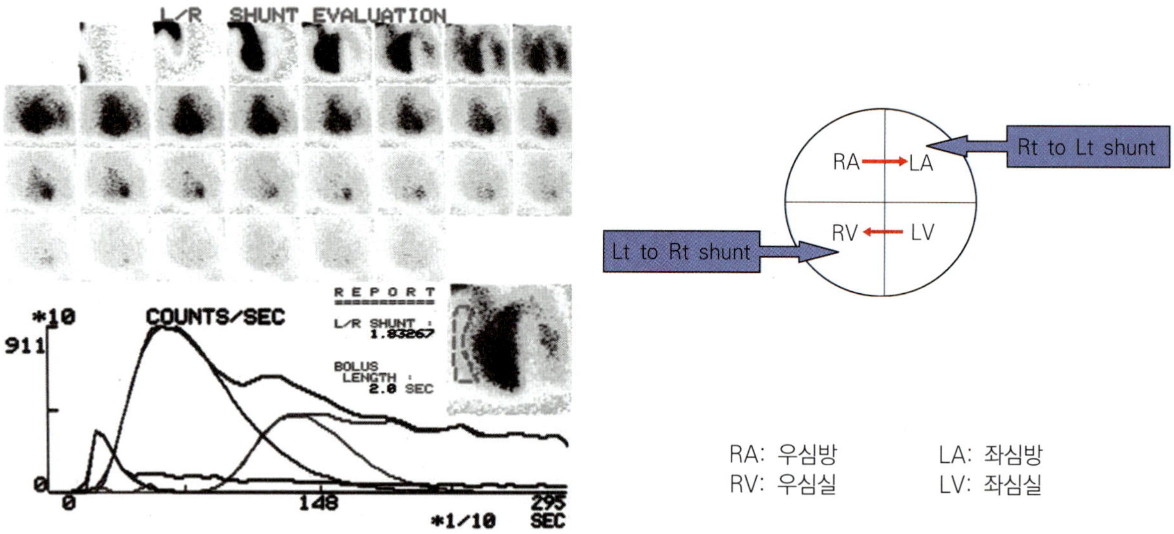

그림 9-15 Gamma Variate에 의한 좌-우 단락의 정량적 분석 및 Shunt의 형태

① 정상인 경우

② Shunt가 있는 경우

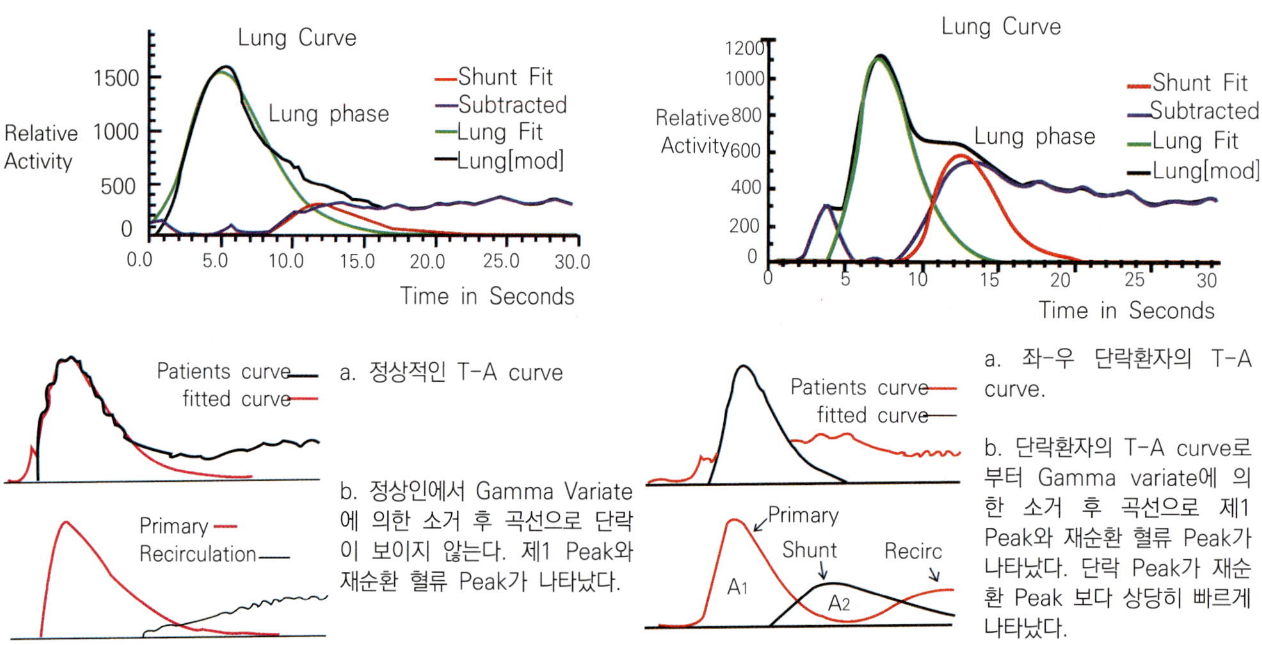

a. 단락(shunt) 분석 (정상)

b. 단락(shunt)이 있는 경우

그림 9-16 First pass study의 단락(shunt) 분석 비교

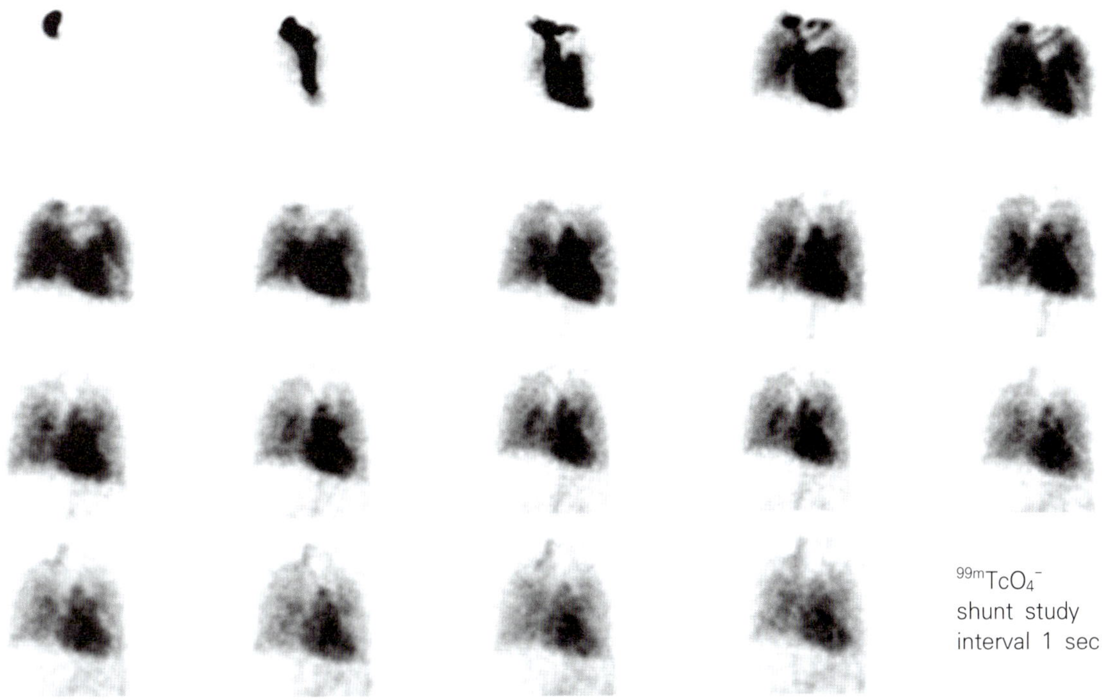

a. Fast pass 연속 영상

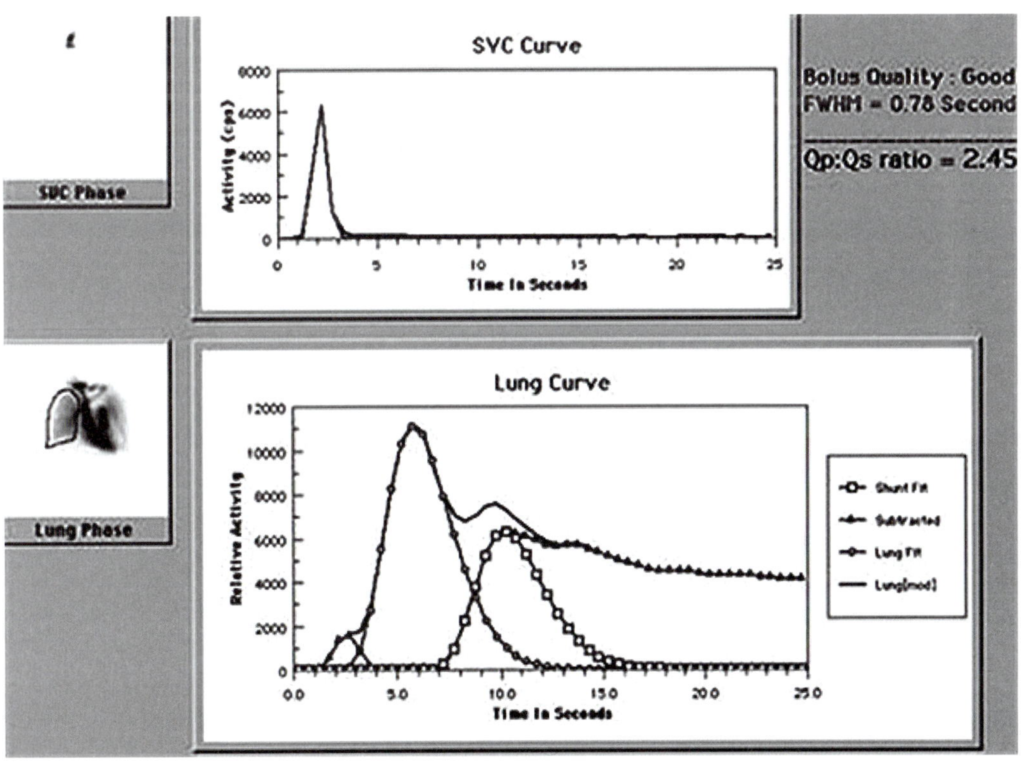

b. T-A curve

그림 9-17 Cardiac shunt study($^{99m}TcO_4^-$)

6) 영상응용(Image Applications)

(1) 허파 순환시간 측정(Pulmonary Transit Time Evaluation)

심장판막부전 등으로 인한 허파순환기능이 저하된 경우 오른심실에서 허파, 왼심실에 이르는 혈류통과시간을 측정하여 진단지표로 사용할 수 있으며 오른심실, 허파, 왼심실이 잘 보이는 영상을 찾아서 관심영역을 그려 각각의 시간방사능곡선을 얻는다. 그림 9-18에서와 같이 오른심실의 절정(peak) 후에 허파, 이어서 왼심실 절정이 나타나며 이와 같은 각 곡선의 절정사이에서 곡선의 최고치 간의 시간차이를 계산하여 오른심실과 허파, 허파와 왼심실간의 순환시간을 구한다. 각 곡선의 최대값 사이, 즉 시간간격이 혈류통과 시간이 되고 정상혈류 통과시간은 오른심-허파 2 ~ 3초, 허파-왼심 3 ~ 4초가량되며 전체 허파순환 시간은 5 ~ 7초가량 된다.

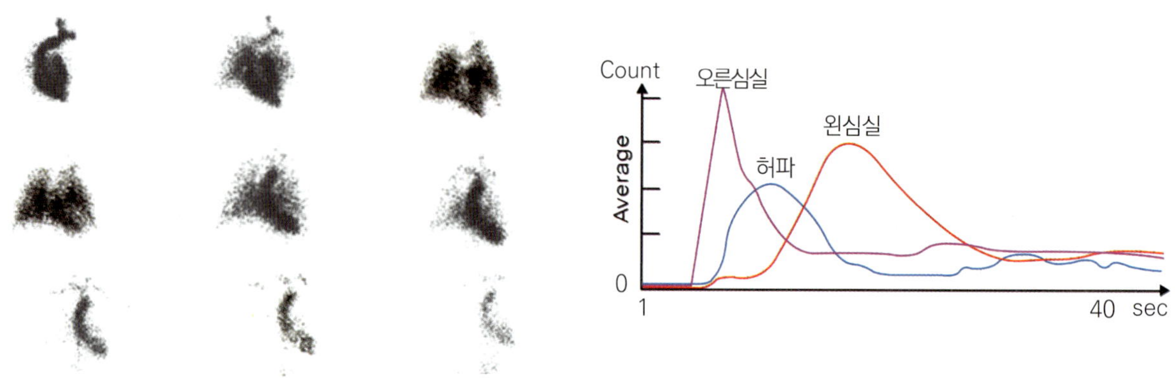

a. 정상 심혈관촬영술　　b. Count rate Vs Time

그림 9-18 정상인의 정상 심혈관촬영술과 시간-방사능곡선

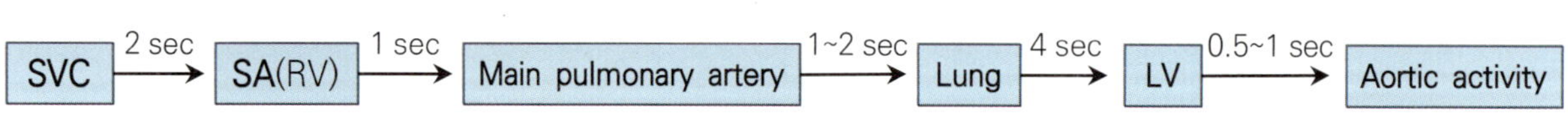

그림 9-19 정상혈류 통과시간

(2) 심박출계수(Ejection Fraction; EF)

심장의 박출계수를 구하기 위해서는 동위원소가 심장을 통과하는 동안 40 ~ 50 msec(1초에 20 ~ 30화면) 간격으로 자료를 수록하고 이를 모아 심장영상(cardiac image)을 만든다. 목록방식(list mode)으로 입력된 자료를 1초에 2 ~ 5화면의 영상으로 만들고 왼심실이나 오른심실에서 관심영역(ROI)을 설정하여 시간-방사능곡선을 구한다.

여러 방법 중 동위원소가 왼심실로 가기 전에 얻은 영상을 이용한 허파영상법(lung frame method)이 가장 정확한 것으로 알려져 있으며 이는 심실의 방사능곡선에서 배후방사능치를 빼주면 배후 방사능이 교정된 심실의 시간-방사능곡선을 구할 수 있다. 여러 개의 절정(peak)과 최저점(valley)이 있는 톱니모양을 하고 있으며 심박동에 따른 심실내용적의 변화를 반영한다.

시간방사능 곡선에서 몇 개의 절정(peak)과 최저점(valley)을 찾아서 공식에 의하여 심박출계수를 구한다. 순간주사가 잘된 경우에는 오른심실에서 3 ~ 5개, 왼심실에서 5 ~ 7개의 심박동을 얻을 수 있으며, 왼심실의 경우 오른심실에 비하여 많은 박동 수를 구할 수 있는데 이는 순간주사(bolus injection)로 주사된 방사성동위원소가 오른심실 및 허파를 순환하는 동안 분산(spreading)되기 때문이다.

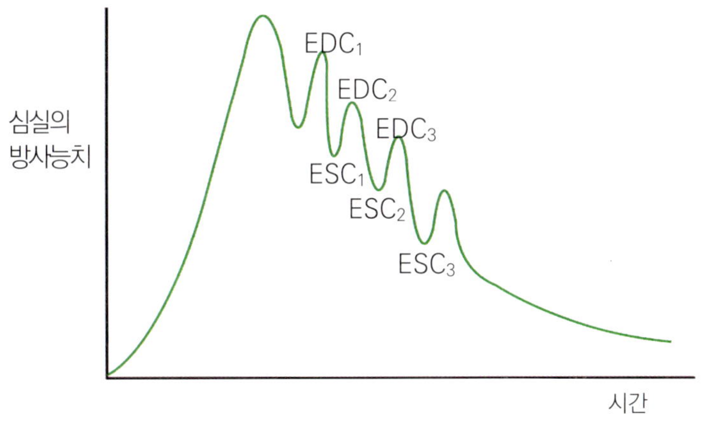

$(EDC_n-ESC_n)/(EDC_n)$의 평균값(EDC: 확장기말 계수 ESC: 수축기말 계수)

그림 9-20 Single Pass에 의한 심박출계수 측정

심박출계수는 심실확장기말 용적에 대한 일회 심박출량(stroke volume)의 비로 표시되고 일회 심박출량은 확장기말 용적에서 수축기말 용적을 뺀 것임으로 확장기말과 수축기 말의 용적만 알면 심박출계수를 구할 수 있다.

$$\text{심박출계수(\%)} = \frac{\text{확장기말용적} - \text{수축기말용적}}{\text{확장기말용적}} \times 100 = \frac{\text{1회 심박출량}}{\text{확장기말용적}} \times 100 \qquad (9\text{-}1)$$

심혈관 촬영술은 어떠한 위치에서도 촬영이 가능하고 30초 이내에 심박출계수의 분석자료를 획득할 수가 있어 환자의 협조가 필요치 않고 급격한 심기능이 변화하는 상황에서도 심장기능의 변화를 쉽게 추적할 수 있다. 비침습적 검사로 순간주사(bolus injection)로 투여된 양쪽심실을 통과하는 동안 획득한 자료를 이용하여 심박출계수를 구하기 때문에 왼심실 및 오른심실이 심장 내의 다른 방 및 실로부터 쉽게 분리되고 배후 방사능이 작아 심박출계수를 정확히 측정할 수 있다. 자료수집이나 분석방법에 따라 달라질 수 있으나 정상인에서 방사성동위원소 심혈관촬영술에 의한 왼·오른 심실 박출계수는 각각 평균 67% 및 55%이다. 오른심박출계수(right ventricle ejection fraction; RVEF)는 오른심실 기능장애를 유발하는 질환으로는 심장동맥질환, 급성심근경색증, 울혈성심부전, 허파질환, 폐혈성 쇼크 등이 있고 이러한 질환에서 오른심실 심박출계수의 측정은 진단, 예후결정 및 치료효과 판정에 도움을 준다.

오른심실은 우전사위(RAO)에서 잘 관찰할 수 있으며 혈액 풀을 이용할 경우 좌심실의 배후방사능으로 인하여 진단적 가치가 떨어지고 영상은 목록방식(list mode)으로 입력된 자료로 1초에 2 ~ 5화면의 Matrix Mode영상을 재구성하며 좌심실이나 오른심실에 관심영역(ROI)을 설정하여 시간 방사능곡선을 구한다. 오른심실 관심영역에 나타나는 방사능의 변화가 심박출에 의한 용적변화로서 최대치에서 최소치를 뺀 값을 최대치로 나눈 백분율이 오른심실의 박출계수이다. 정상인의 경우 운동부하 시 측정한 오른심실 심박출계수는 안정상태에 비하여 증가하나 오른심장동맥 협착이 있는 환자의 경우 변화가 없거나 감소한다. 특히 오른심실 심박출계수의 측정은 급성심근경색증 환자에서 예후결정 및 치료에 많은 도움이 되며 방사성동위원소 심혈관촬영술은 심근경색증 환자에서 주로 왼·오른 심박출계수를 동시에 측정한다.

(3) 심장박출량(Cardiac Output)

심장박출량(Cardiac output)은 매 심박동마다 심실에서 분출되는 혈액량인 박출량과 분당박동수로 계산하여 1분당 l(mL/min)로 Cardiac output(심박출량, mL/min) = 1회 박출량(mL/박동수) × 심박수(박동수/min)이다. 심장의 운동결과 전신의 혈액순환으로 심장 수축 시 왼심실에서 대동맥으로 1회 분출되는 혈액의 양을 심장의 1회 박출량이라하고 심장의 1회 박출량은 심실 확장기에 심실 내에 들어오는 혈액의 양에 따른다. 보통 성인의 경우 평상시 심장의 1회 박출량은 약 70 mL 정도이며 운동 시 심장의 1회 박출량이 증가하여 심한 운동인 경우 심장의 1회 박출량은 5배까지 증가한다.

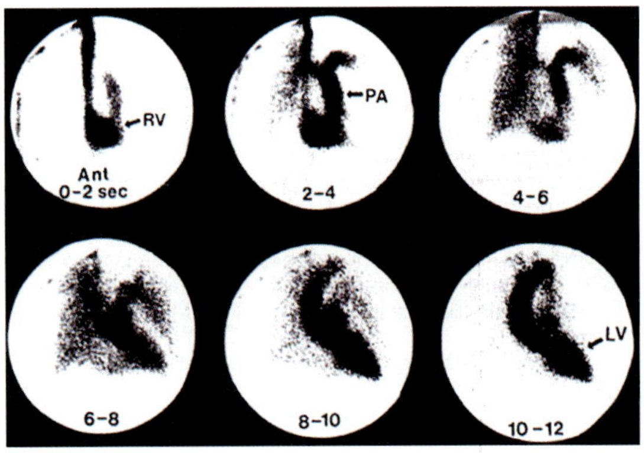

a. Radionuclear angiogram

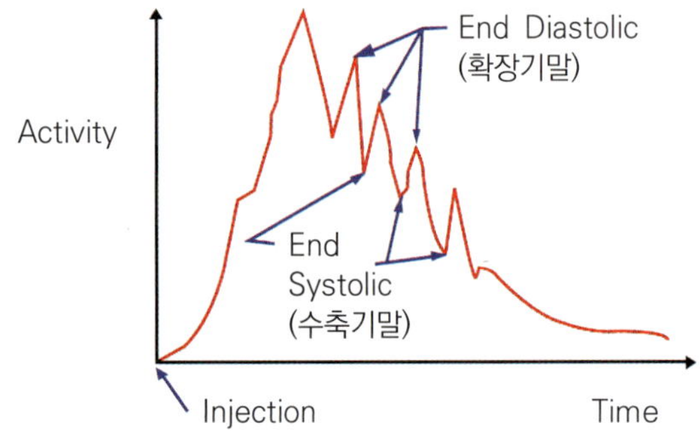

b. Time-activity curve

RV : right ventricle, PA : pulmonary artery, LV : left ventricle

그림 9-21 Normal First-pass Study

심장 수축 시 1회 박출량은 왼심실이 가지고 있는 혈액의 50%만을 분출하다가 운동이 시작되면 100%를 박출해 낸다. 왼심실 방사능곡선의 점유면적은 단위시간당 혈류 통과량에 비례하므로 의약품이 체내에 평행에 이른 후 채혈하여 혈액의 단위 용적당 방사능을 측정하여 왼심실 방사능곡선의 점유면적(왼심실 통과 방사능치)을 나눈다.
심장 박출량 측정은 순환계에서 충분히 혈액 풀을 만들 수 있는 약품이 사용되어야 하며 이에 적합한 방사성의약품으로 ^{99m}Tc-RBC, ^{99m}Tc-HSA를 주로 사용한다.

$$\text{1회 심박출량} = \frac{\text{심장박출량}}{\text{심박동수}} \tag{9-2}$$

$$\text{확장기말 용적} = \frac{\text{1회심박출량}}{\text{심박출계수}} \times 100 \tag{9-3}$$

수축기말 용적은 확장기말 용적-1회 심박출량으로 나타낼 수 있다.

(4) 단락량 측정($\frac{Q_p}{Q_s}$)

① Left to Right Shunt(좌-우 단락)

허파(lung)로 처음 순간주사의 흐름이 있은 후 오른심과 허파에 계속적으로 방사능이 보이게 되며 오른심, 허파, 왼심에 방사능이 보이고 각각의 경계가 불분명한 번진형태(smudging pattern)를 나타낸다. 허파에 방사능이 남아 있기 때문에 대동맥구(aortic orifice)의 구별이 비교적 어렵고 시간 방사능 곡선에서 오른심실 시간곡선의 작은 절정이 왼심실의 방사능 절정과 동시에 나타난다.

분석은 수록된 자료를 화면에 불러내어 위대정맥(상대정맥, superior vena cava; SVC)의 상부에 관심영역(region of interest; ROI)을 설정하고 왼·오른 심방과 심실이나 동맥으로부터 방사능의 영향이 많이 받지 않는 오른쪽 허파(lung) 부위에 ROI를 그린다. 그린 ROI로부터 T-A Curve를 작성하고 First-pass Peak곡선에 맞도록 Gamma variate를 작성한 다음 허파(lung)의 T-A Curve로부터 Gamma variate를 제거(subtraction)시킨다. 이후 감약(subtraction)곡선의 재순환 부위에 맞는 Gamma variate를 작성하고 첫 번째 Gamma variate(P)와 다음 Gamma variate(S) curve를 작성하여 허파혈량(Q_p)과 몸통혈류(Q_s)비를 구한다.

허파의 시간 방사능곡선이 아래방향으로 연장과 Q_p(pulmonary flow)/Q_s(systemic flow)로 단락량을 알 수 있으며 정상인의 Q_p/Qs는 1.0이나 측정 가능한 최저 단락량은 일반적으로 Q_p/Q_s 1.2 정도로 정상은 1.2 이하인 1.0 ~ 1.2% 범위 내에 있어야 한다.

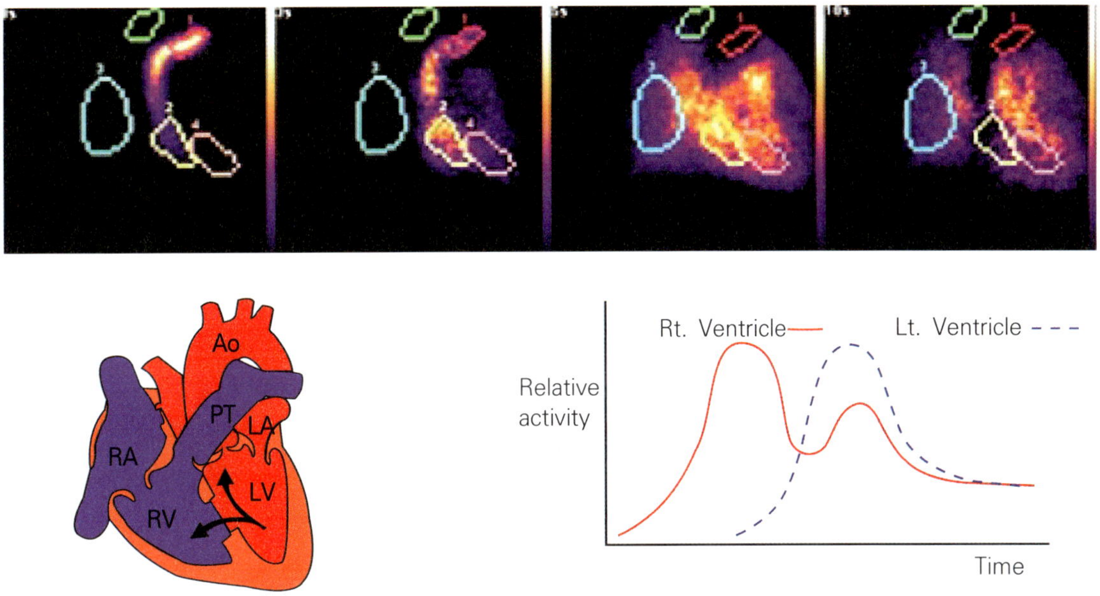

그림 9-22 Left to Right Shunt의 방사능 절정

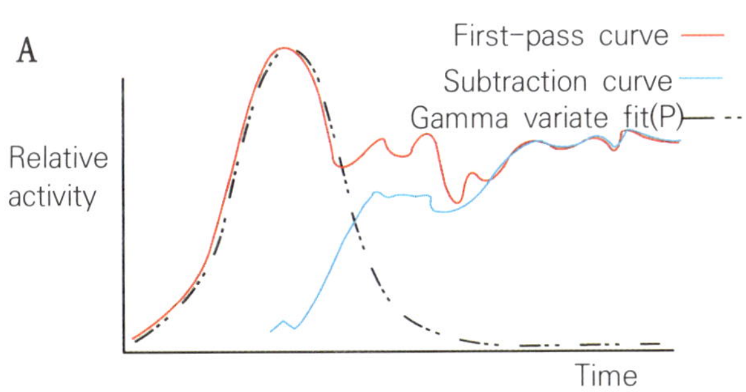

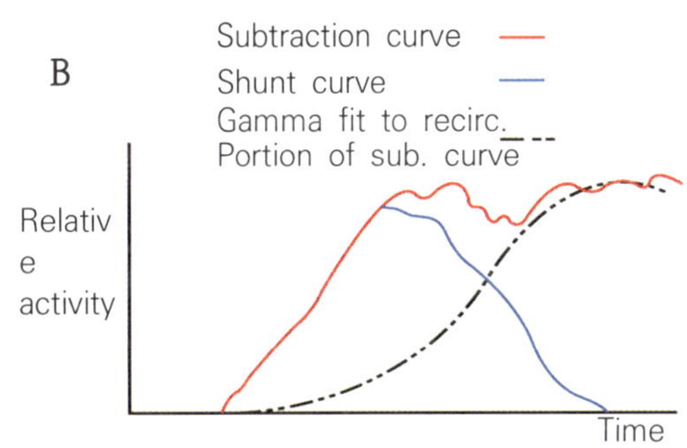

A : Gamma Variate에 의해 만든 제 1곡선은 허파순환과 비례한다. Lung curve와 shunt curve를 그려 $\frac{Q_P}{Q_S}$를 구한다. (허파순환량/몸통순환량)

B : 재순환 부분에 대한 Gamma Varitate로 단락을 통한 혈류량과 비례한다.
허파순환량과 몸통순환량의 비는

$$\frac{Q_p}{Q_s} = \frac{Q_p\,(\text{허파의 방사능})}{Q_p - Q_{shunt}\,(\text{전신방사능})} \tag{9-4}$$

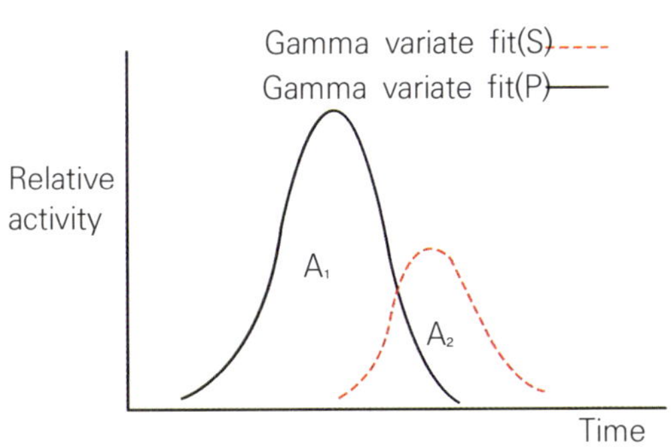

C : Gamma Variate Model로 만든 제1곡선내의 면적(A_1)은 곧 허파순환량(Q_P)과 직접적으로 비례하며 제2곡선내의 면적(A_2)은 단락을 통한 혈류량(Qshunt)과 정비례한다.

$$\frac{Q_p}{Q_s} = \frac{Q_p}{Q_p - Q_{shunt}} = \frac{A_1}{A_1 - A_2} \tag{9-5}$$

(Q_p : 허파순환량, Q_s : 몸통순환량, Q_{shunt} : 단락량)

$$\frac{Q_p}{Q_s} = \frac{Q_p\,(\text{허파의 방사능})}{Q_p - Q_{shunt}\,(\text{전신방사능})}$$

A_1 : 허파순환영역 A_2 : 허파순환영역에서 재분포영역

그림 9-23 Gamma Variate에 의한 좌우 단락 분석

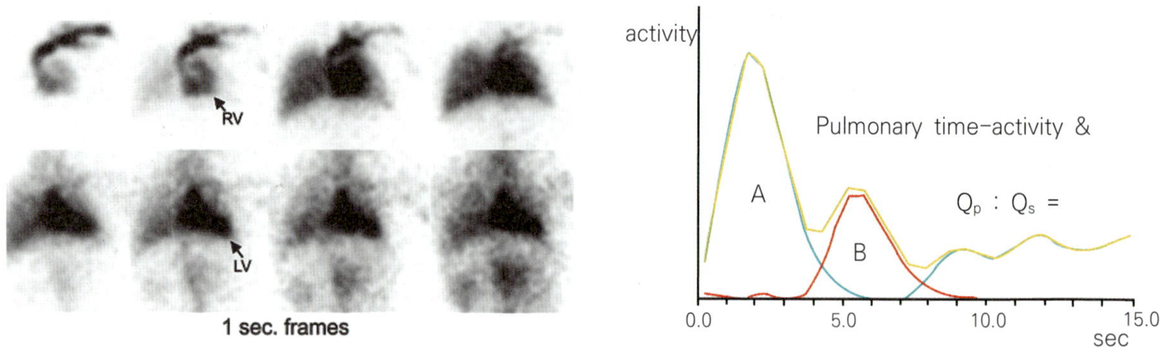

유아의 방사성동위원소 심혈관촬영술(first-pass radionuclide angiogram)과 허파-몸통순환비(Q_p : Q_s)=1.7
LV : left ventricle
RV : right ventricle
A : 처음 허파 순환곡선 면적
B : 조기 허파 재순환면적(A/A − B = Q_p : Q_s)

그림 9-24 Left to Right Shunt

② Right to Left Shunt(우-좌 단락)

혈류의 일부가 허파순환을 하지 않고 왼심실 또는 대동맥 궁으로 빠져 나가는 것을 알 수 있으며 오른심실 방사능 곡선은 최대값 이후 감소비율이 현저히 낮고 우심실의 최대 방사능이 나타나는 시간에 왼심실의 방사능 증가를 볼 수 있다. 왼심실 방사능 곡선으로부터 초기 곡선 점유 면적과 허파순환으로 유입된 곡선 점유면적의 비로 우-좌 단락 정도를 측정할 수 있고 허파의 방사능 절정보다(또는 동시에) 왼심실과 체순환이 초기에 보이며 왼심실 시간 방사능 곡선의 작은 절정이 오른심실의 방사능 절정과 함께 나타난다. 즉, 오른심실이 조영된 직후 허파의 방사능이 나타나기 전 좌심실, 대동맥 및 그 분지가 먼저 나타난다.

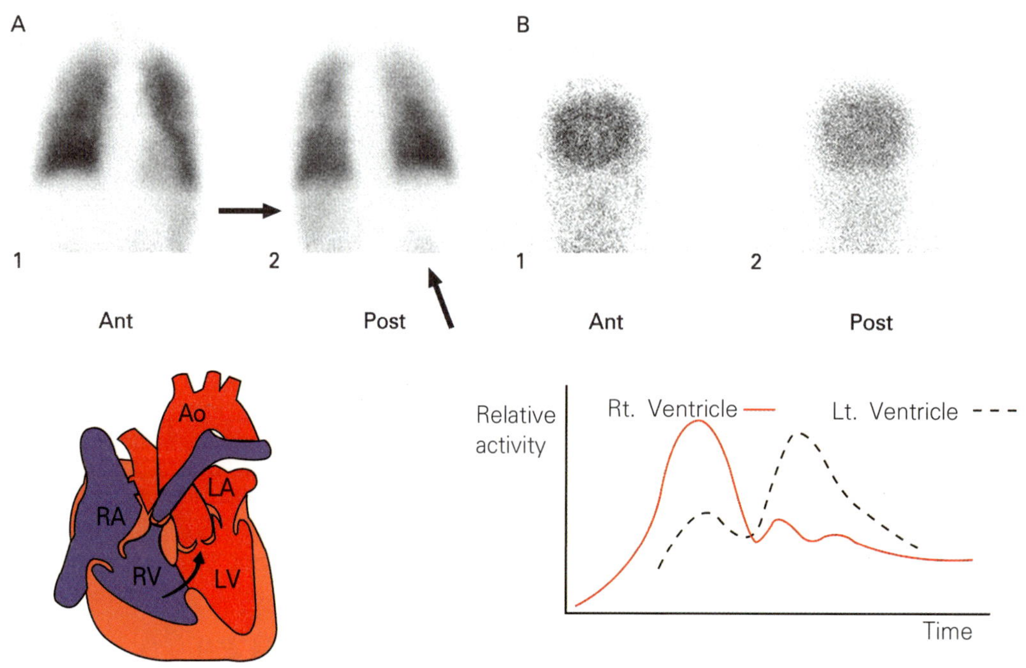

그림 9-25 Right to Left Shunt의 방사능 절정

2. 게이트 심장혈액 풀 신티그라피(Cardiac Gated Blood Pool Scintigraphy)

Cardiac gated blood pool scan(GBPS)은 게이트 심장혈액풀 스캔, 즉 Multiple gated acquisition scan(MUGA scan), LVG(left ventricular gated) function scan이라고 불리우며 부작용이나 환자에게 불편 없이 반복검사가 가능하고 생리학적으로 안전한 비침습적 핵의학검사이다. 방사성 추적자를 이용한 심장근육정보를 영상화하여 진단하는 것으로 심장은 다른 장기와 달리 항상 운동하고 있기 때문에 심장의 박동주기를 트리거(trigger)하는 장치가 필요하다. 또한 순환기 내에서 혈액 풀을 유지할 수 있는 약제를 방사성의약품에 표지시켜 체내투여하고 심장 움직임을 8 ~ 32 frame 정도로 R파를 트리거하는 원리를 이용하여 심장의 박동주기를 구분된 동작으로 획득한다. 이와 같은 방식을 게이트라 하고 이러한 각 심박주기로 신호에 맞춰 동기화하여 혈액 풀 영상을 획득한다.

혈액 풀 영상은 방사성표지 추적자(tracer)가 심장의 방(chamber) 혹은 대동맥, 동맥류와 같은 혈액량을 포함하는 혈관과 조직에 있는 추적자를 이용하여 일정주기 동안 심장수축과 이완을 지표로 심전도(EKG)를 동기화시켜 심박주기(cardiac cycle) 내 일정기간 동안의 혈액풀(혈액저류, blood pool)영상을 반복적으로 모아 그 변화를 영상화하는 방법으로 왼쪽심실 벽 및 심장 내 단락(intracardiac shunt), 벽운동 이상(hypokinesis, akinesis, aneurysm)과 같은 기능의 정성적 지표 및 좌심실 평가와 심실 볼륨과 심장박출비 등 검사에 폭넓게 사용된다.

1) 임상적 적응증(Indications)

- 심실의 심박출 운동과 기능의 정량적 분석(좌심실기능평가).
- 심실의 국소 벽 운동 평가.
- Doxorubicine에 의한 심장독성(cardiotoxicity)의 관찰.

2) 전처치(Patient Preparation)

특별한 전처치는 없다.

3) 방사성의약품(Radiopharmaceutical)

표 9-5 게이트 혈액풀 스캔사용 방사성의약품

방사성의약품	사용량	투여방법	집적기전	집적부위
^{99m}Tc-RBC ^{99m}Tc-HSA	740 ~ 1,110 MBq (20 ~ 30 mCi)	정맥주사	구획구분	혈관계
^{99m}Tc-PYP	370 ~ 740 MBq (10 ~ 20 mCi)			

게이트 심장혈액풀 스캔(Cardiac gated blood pool scan; GBPS) 단독시행 시 순간주사(bolus injection)를 하지 않고 정맥주사하고 혈관계 이외의 방사능 분포를 가능한 최소화하고 혈액풀을 장시간 유지하기 위해서 ^{99m}Tc-RBC나 ^{99m}Tc-HSA를 사용한다. ^{99m}Tc-HSA는 혈액에서 빠르게 배설되지 않으며 70 ~ 85% 정도가 주입 후 1 ~ 3시간까지 혈중에 유지된다. 알부민(albumin)은 과민성 반응을 나타내는 환자에게는 사용하지 말아야 한다.

(1) RBC 표지방법

$^{99m}TcO_4^-$을 환원시켜 적혈구 내의 헤모글로빈에 결합시키는 원리로 과산화테크네슘 이온이 적혈구 세포막을 투과하고 환원된 헤모글로빈에 비가역적으로 결합하는데 이는 모든 적혈구의 표지원리이다. $^{99m}TcO_4^-$와 주석이온(stannous ion; Sn^-) 환원제 적혈구를 체내 반응시키느냐, 체외 반응시키느냐에 따라 세 가지 방법으로 나눌 수 있다.

① 체내표지법(Invivo method)

환원제($SnCl_2$ 15 μg/kg, RBC)를 생리식염수(normal saline) 3 cc를 희석하여 1 cc를 정맥주사하고 15 ~ 30분 보통 20분 뒤에 $^{99m}TcO_4^-$ 555 ~ 1,110 MBq(15 ~ 30 mCi)를 정맥주사 한 후 스캔하는 방법으로 표지가 가장 간편하나 체내에서 표지율이 비교적 낮다. 표지율은 85% 정도이다. Technetium-99m pyrophosphate(PYP)이용 시 생리식염수(normal saline) 2 ~ 4 cc를 희석하여 약 반량인 2 cc를 정맥주사하고, 보통 20분 뒤에 $^{99m}TcO_4$ 370 ~ 740 MBq(10 ~ 20 mCi)를 정맥주사 10후 스캔한다.

② 변형 체내표지법(Modified Invivo method)

RBC바이알(vial)에 생리식염수(normal saline) 3 cc에 희석하여 1 cc를 정맥주사하고 15 ~ 30분 약 20분 뒤에 항혈액응고제(ACD) 1 mL가 들어있는 10 mL 주사기로 혈액 5 ~ 10 mL(약 5 mL)를 취하여 $^{99m}TcO_4^-$ 555 ~ 1,110 MBq(15 ~ 30 mCi)와 혼합한다. $^{99m}TcO_4^-$가 혼합된 혈액을 10분간 상온에서 잘 혼합한 후 환자에게 다시 주사하고 검사하는 방법으로 체내표지법과 같이 환원제 투여방법은 동일하나 채혈 후 체외에서 과테크네슘($^{99m}TcO_4^-$)과 반응시킨다. 변형 체내표지법은 사용하기가 간편하고 표지율도 95%로 비교적 양호하여 많이 이용된다.

③ 체외표지법(Invitro method)

RBC를 생리식염수(normal saline) 3 cc에 희석하여 1 cc를 정맥주사하고 20분 뒤에 항혈액응고제(ACD) 1 mL가 들어있는 10 mL 주사기로 혈액 5 mL를 취하여 순수한 적혈구만을 원심분리를 이용하여 추출하고 추출된 적혈구에 $^{99m}TcO_4^-$ 15 ~ 30 mCi를 혼합한다. $^{99m}TcO_4^-$가 혼합된 추출된 적혈구를 10분간 상온에서 잘 흔들어 혼합한 다음 환자에게 다시 주사하고 검사하는 방법으로 체외표지법은 적혈구와 환원제, 과테크네슘($^{99m}TcO_4^-$) 반응이 몸밖의 시험관에서 이루어진다. 따라서 원심분리와 적혈구세척과정을 거쳐야하므로 과정이 복잡하고 무균조작을 해야하며 동시에 여러 명을 검사할 때 다른 사람에게 주사하지 않도록 세심한 주의를 요하는 단점이 있으나 표지효율이 95% 이상으로 가장 좋은 효율을 얻을 수 있다. 특히 환원제는 직접 환자의 정맥에 주사하는 것이 좋다. 기존 정맥관을 통한 주사 시 환원제를 주사한 후 반드시 다량의 식염수를 주입하는 것이 좋다.

정맥관이나 주사기에 헤파린처리가 되어 있을 때와 고혈압, 심장질환에 사용하는 약물인 Hydralazine, Prazosin, Propranolol, Methyldopa, Digoxin, Penicilin 등 복용 시에는 표지효율을 감소시킨다.

^{99m}Tc-사람알부민(HSA)은 과산화테크네슘이온($^{99m}TcO_4^-$)이 상품화된 키트(kit) 내에서 환원되면서 사람혈청알부민(HSA)과 결합한다. 간편하고 주사가 한 번으로 가능하여 검사가 어려운 환자나 소아에서 사용하기 편리하나 심장과 배후방사능비가 적혈구에 비해 낮은 것이 단점이며 주사직후 혈관 내에 머물고 약 5시간 반감기로 혈관 외로 빠져나가 점점 영상의 질이 나빠진다.

일반적으로 혈액풀 스캔은 검사시간이 약 30분에서 1시간 소요되므로 검사하는 동안 혈액풀 내에 방사성의약품은 안정된 표지상태가 유지되어야 하며 안정된 표지상태의 방사성의약품 준비가 게이트 혈액풀검사의 전제조건이다. 만일 표지가 안정되지 못하게 되면 유리된 $^{99m}TcO_4^-$가 연부조직이나 장기 내에 집적되어 배후방사능을 증가시키는 원인으로 영상 질 저하를 초래하며 표지한 후 방사성의약품은 6시간 이내 사용해야 한다.

4) 자료획득 방식

(1) 다중게이트 획득방식(Multiple Gated Acquisition Mode)

심전도 상의 R파를 시작신호로 사용하여 R - R간격 내에 16 ~ 30개의 단위영상(frame)을 얻는 방법으로 매 R - R 간격마다 서로 상응하는 단위영상을 정해진 시간이나 계수치를 얻을 때까지 더하여 단위영상의 수만큼의 정적영상을 얻는다. 자료획득 전에 심전도상의 R - R간격과 컴퓨터가 선택한 R - R간격이 일치하는지 히스토그램을 분석하여 적절한 심장주기와 이에 대한 10 ~ 15% 식별영역(window)을 정하여 해당 심장주기의 영상만을 획득한다.

(2) 목록방식(List Mode)

자료획득 후 재구성처리로 심박주기를 다양하게 선택할 수 있어 융통성이 있으나 자료 처리시간이 길고 큰 기억용량이 필요하며 목록 방식은 모든 계수치의 화면상 x, y축에 대한 위치와 심전도 상 R파에 대한 시간을 함께 저장하였다가 획득이 끝난 후에 재구성하는 방법이다.

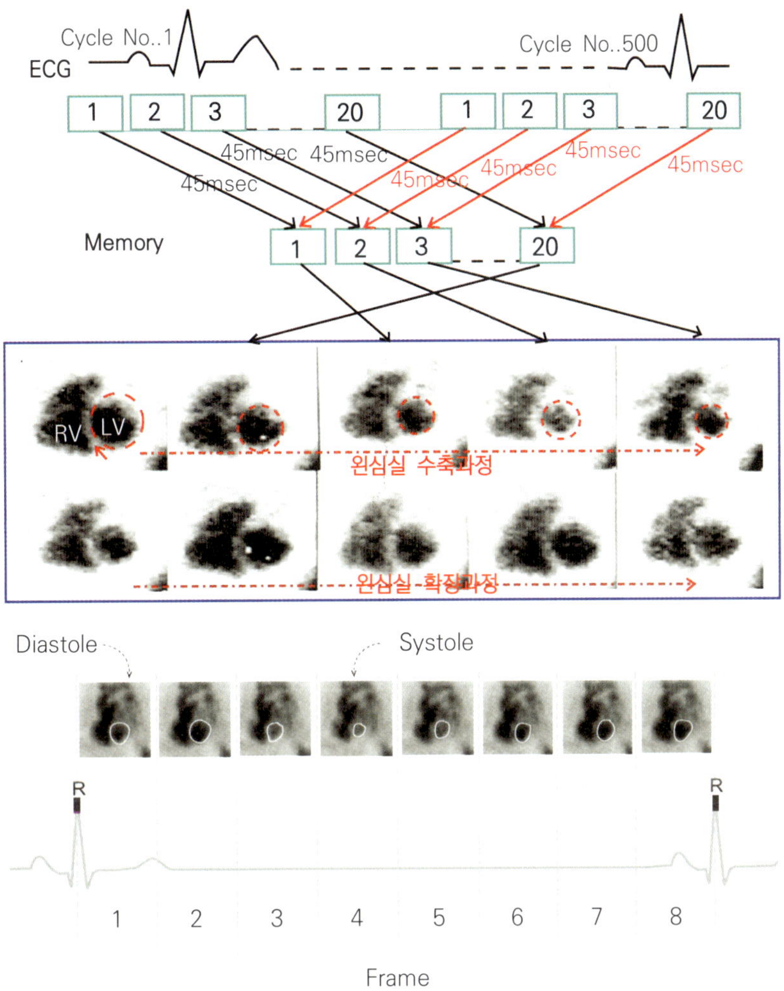

그림 9-26 Gated Blood Pool원리

5) 검사방법(Procedure)

심전도 유도(EKG leads)를 환자의 가슴 오른쪽 1개와 왼쪽가슴에 2개의 3전극을 역삼각형으로 연결하고 조준기는 카메라가 크기가 작은 표준시야(standard field of view) 카메라를 사용함으로써 환자가슴에 카메라를 위치하기가 쉽고 운동부하에 편리하다. 만일 대시야(large field of view)를 사용할 경우 불필요한 배후 방사능을 줄이기 위하여 확대기능을 사용하는 것이 좋다.

게이트 심장 혈액신티그라피는 저에너지 평행구멍형 조준기(low energy parallel hole collimator)를 사용하며 고해상력(high resolution) 범용(all purpose)사용이 가능하나 운동부하 검사에는 범용이나 고감도(high sensitivity)를 사용하는 것이 좋다. 집속형 구멍조준기(converging hole collimator)가 소아의 경우에 사용될 수 있으며 해상도와 예민도 모두 좋으며 소아의 경우 심장의 크기가 작아서 영상의 왜곡(distortion)에 문제되지 않는다.

그 외 일반적으로 경사형조준기(slant-hole collimator)가 게이트심장혈액 풀신티그라피에 사용되는데 경사형조준기는 조준기 표면의 수직선에서 30° 사선에 평행한 경사구멍(slant-hole)을 가진 것이 사용된다.

바로누운자세(supine) 상태에서 조준기를 전면에 위치시키면 사위상(oblique) 30°의 영상을 획득하기가 용이하고 카메라 검출기(detector)와 심장과의 거리가 가까워 해상력(resolution)이 우수하다. 또한 검출기를 환자가슴에서 떼지 않고도 꼬리쪽 사위상(caudal tilt view)을 얻을 수 있다.

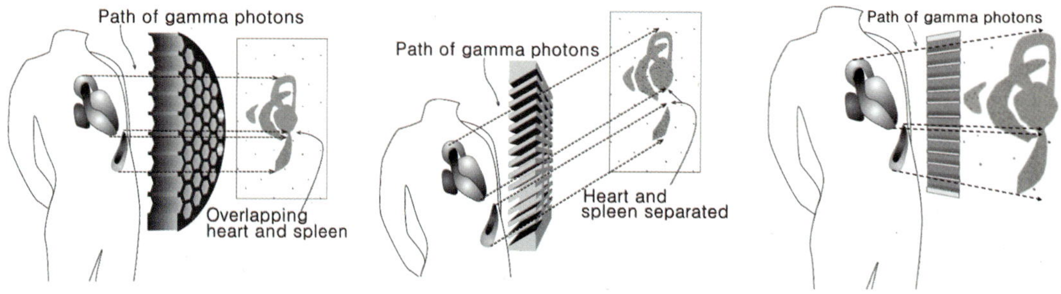

a. 평행구멍형조준기 (parallel hole collimator) c. 경사형조준기 (slant-hole collimator) b. 집속형조준기 (converging hole collimator)

그림 9-27 게이트심장혈액 풀 신티그라피에 사용되는 조준기(collimator) 종류

검사를 위해서는 저에너지 범용평행구멍형 조준기(collimator)를 장착한 감마카메라를 이용하여 누운(supine) 자세에서 좌심실이 검출기(detector)의 중앙에 위치하고 심장부위에 밀착시킨 후 방사성의약품 주사 10분 후 평형상태(equilibrium)가 되면 64 × 64 Matrix로 R - R간격 당 16 ~ 32화면을 30 ~ 50만 계수 이상 또는 500 ~ 800 주기(cycles)로 전면상(ant), 좌전사위(LAO 45°)에서 Gated영상을 기록하는 다중게이트 획득방식이 있고 모든 계수치를 화면상의 x, y축에 대한 시간과 함께 저장하였다가 자료수집이 끝난 다음에 영상을 재구성 처리하는 목록 방식(list mode)이 있다. 그러나 목록방식은 기억용량이 너무 많이 필요하기 때문에 잘 사용하지 않는다. 또한 동맥류가 의심되면 RAO와 LPO에서 영상을 기록한다.

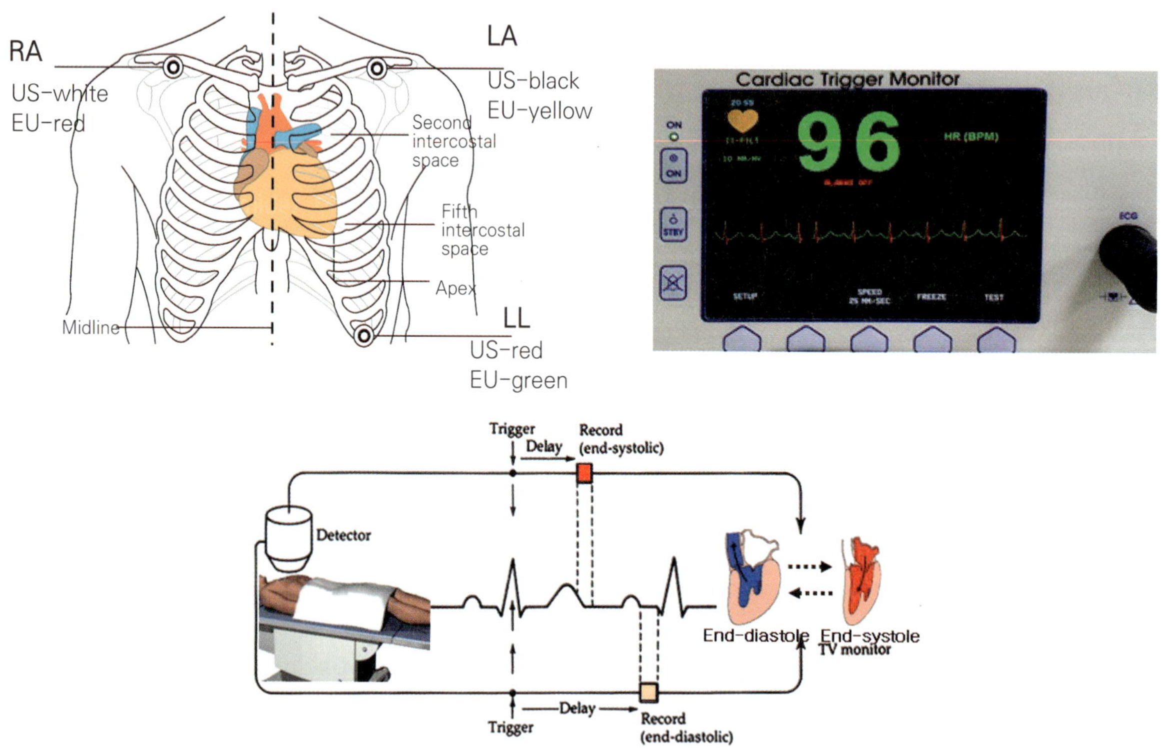

그림 9-28 게이트 풀 신티그램 원리

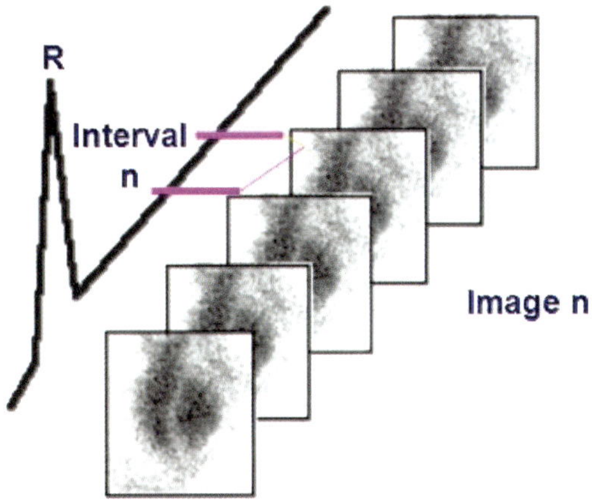

ECG-Gated Acqusition

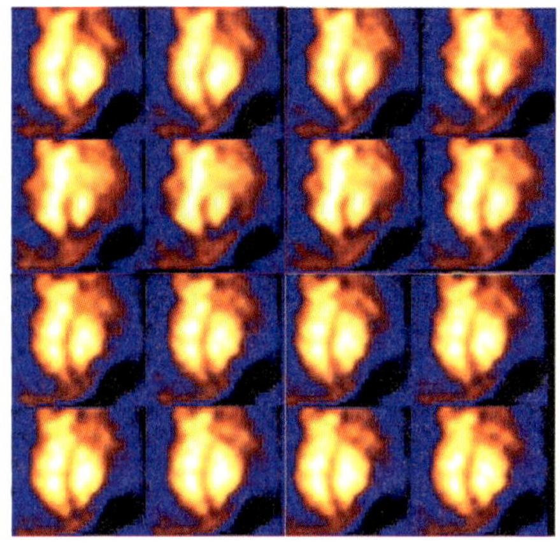

ECG-Gated Bloodpool Scintigraphy

그림 9-29 게이트 심장혈액풀 신티그라피의 단위영상

(1) 안정 시 검사

다목적 조준기를 이용하여 전면(anterior), 좌측면(left lateral) 그리고 왼쪽전면사위(LAO)영상을 획득하고, 왼· 오른심실의 분리를 위해서 LAO를 취하고 검출기를 다리 쪽으로 10° 기울여 줌으로써 판막(valve) 평면과 왼심방으로부터 왼심실의 분리를 용이하게 하고 각 영상은 미리 설정된 시간 또는 계수설정으로 획득할 수 있다. 검출기를 다리 쪽으로 각도를 주지 않아도 되는 경우는 환자의 머리 밑에 베개를 고인경우나 부하기운동중인 경우이다.

심장의 전체혈액풀 내에 충분한 방사능이 존재해야 함으로써 적어도 740~1,110 MBq(20~30 mCi)를 정맥주사 한 후 심전도를 연결하고 환자는 바로누운자세에서 검출기를 좌전사위(LAO 30°~45°)와 왼심방과 심실구분이 용이하도록 다리 쪽으로 10°기울이게 위치시키거나 사면(slant)조준기를 사용할 수 있다. 이때 좌전사위상에서는 심실 사이막이 분명히 보이며 심장바닥부터 꼭대기까지 왼·오른 심실이 완전히 분리되고 왼심실 축이 수직이 되도록 조절한다. 환자는 휴식 MUGAs동안 바로누운자세나 부하용 자전거 테이블에 45° 각도로 누워서 방사성의약품투여 10분 후 평형상태가 되면 심전도가 연결된 상태에서 일반적으로 LAO(left anterior obligue view) 45° 영상을 획득한다. 만약 모든 심실의 분절을 분석하고자 할 때에는 좌전사위(LAO)를 획득하고 전면상과 좌측면상을 획득한다.

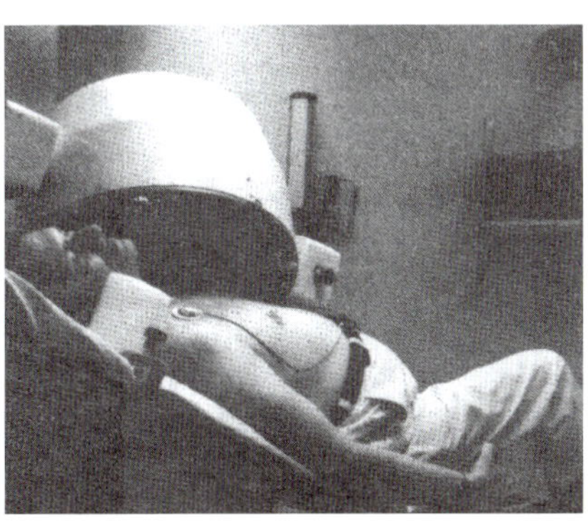

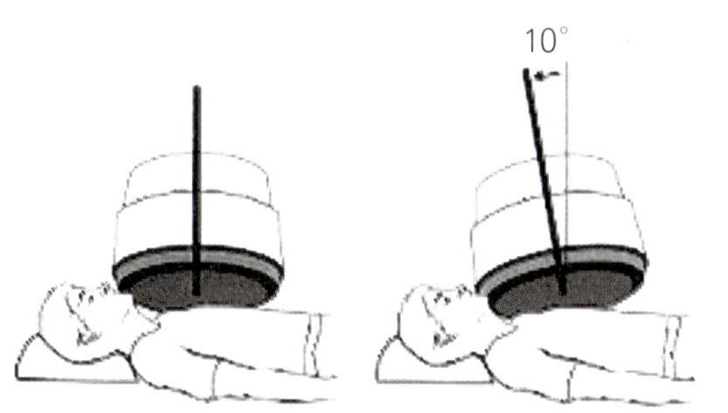

LAO 45° LAO 45°후 다리쪽 10°

그림 9-30 Cardiac Blood Pool Scan의 검출기 각도와 위치

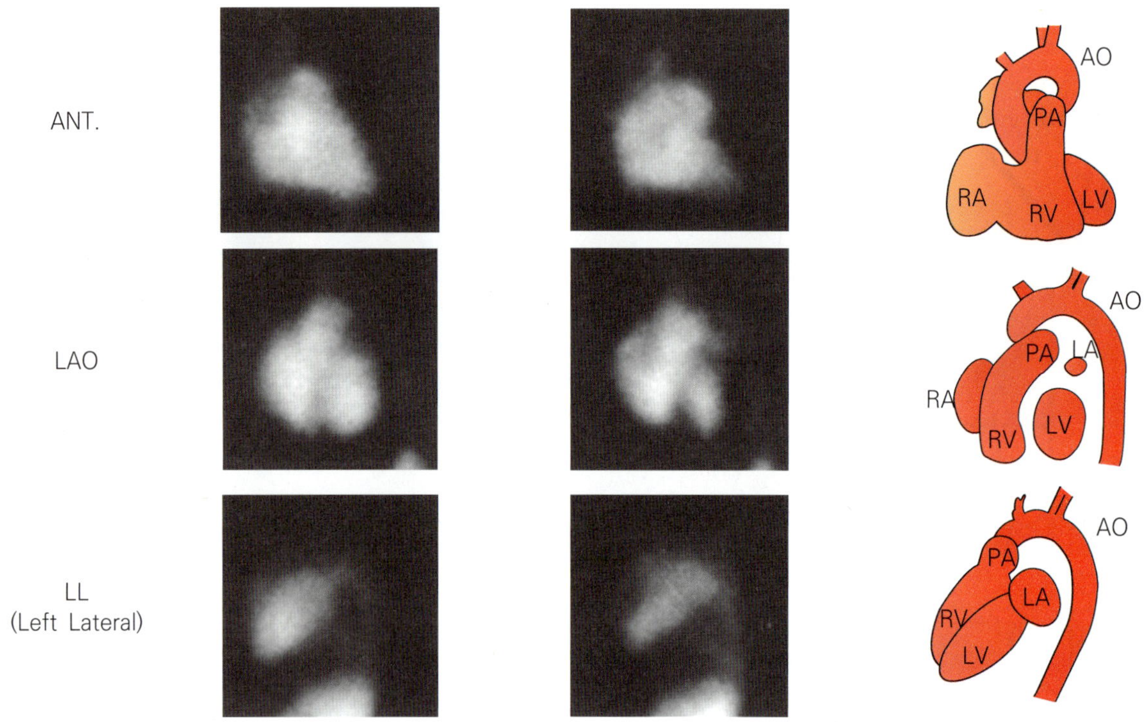

그림 9-31 Standard Three-view MUGA Scan

또한 큰 혈관과 방(chambers)은 심장확장기말(end-diastolic)과 수축기말(end-systolic)의 프레임에 묘사되고 이는 심전도(EKG, electrocardiography; ECG)상의 R을 시작으로 R-R간격을 원하는 단위영상 수로 나누어 심장수축기 및 확장기의 많은 심장 사이클을 통해 수축기말과 확장기말 동안 획득한 수를 합산하여 만들어진다. 예를 들면 60 msec 동안에 획득한 영상을 제1 단위영상 다음 2번째 획득 제3 단위영상으로 하여 R-R 간격 내 16~32개의 단위영상(frame)을 얻어 1, 2.....16~30개의 각각의 단위영상을 각 단위영상인 제1 단위영상에 제2 단위영상을 제 1, 2 단위영상이 합하여진 영상에 제3 단위영상으로 계속 누적 합산하는 방식이다.

이와 같이 하나의 R-R간격을 16~32개의 화면으로 등분하여 안정 시 또는 부하 시에 각 화면마다 40~50 Frame을 심장의 수축과 확장에 이르는 1주기(cycle)의 운동영상을 약 500 Cycle(1 frame당 45 msec)동안 각 심장박동주기로 게이트 신호에 맞추어 동기화(synchronize)하여 누적 수록하면 1주기의 완성된 심운동 영상의 시간적 변화상을 얻을 수 있다. 16~32 프레임으로 세분화된 각 프레임의 많은 데이터를 이용하여 정확한 심장박출계수(ejection fraction)를 획득하기 위해서는 심장박동주기 동안 최소 16개 이상, 좌심실 수축 및 이완도를 평가하기 위해서는 32개 이상의 단위영상을 얻어야 한다. 게이트심장검사에서 데이터 수집은 가장 일반적으로 좌심실 카운트의 T-A커브를 작성하여 평가한다.

자료획득 전에 컴퓨터가 선택한 R-R간격과 환자와 연결된 심전도상의 게이트신호 10~20개의 심장박동주기 동안에 얻어진 R-R간격이 일치하는지를 확인해야 한다. 교대맥박(pulsus alternans), 이단맥(이연단맥, bigeminy), 큰 T파(tall T wave)일 경우 R파의 선택이 잘못될 수 있기 때문이다. 따라서 10~15%의 식별 영역폭을 정하여 영역의 심장박동주기 영상만을 획득해야 한다.

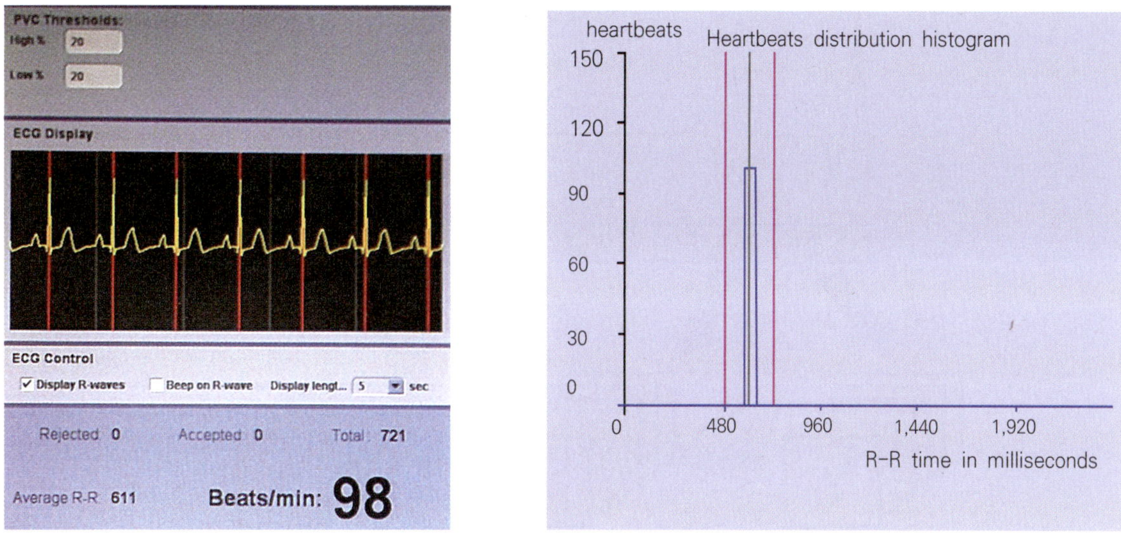

a. 검사장비 심전도 R-R과 Gating

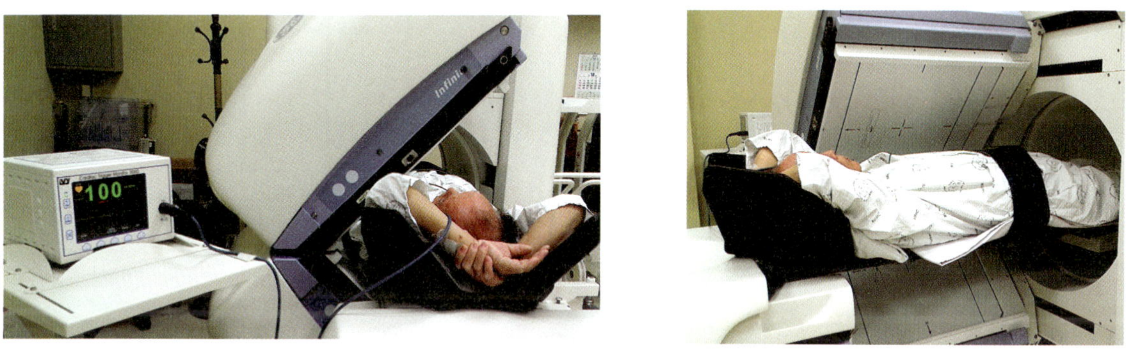

b. 검출기위치 및 환자자세

그림 9-32 Gated Cardiac SPECT

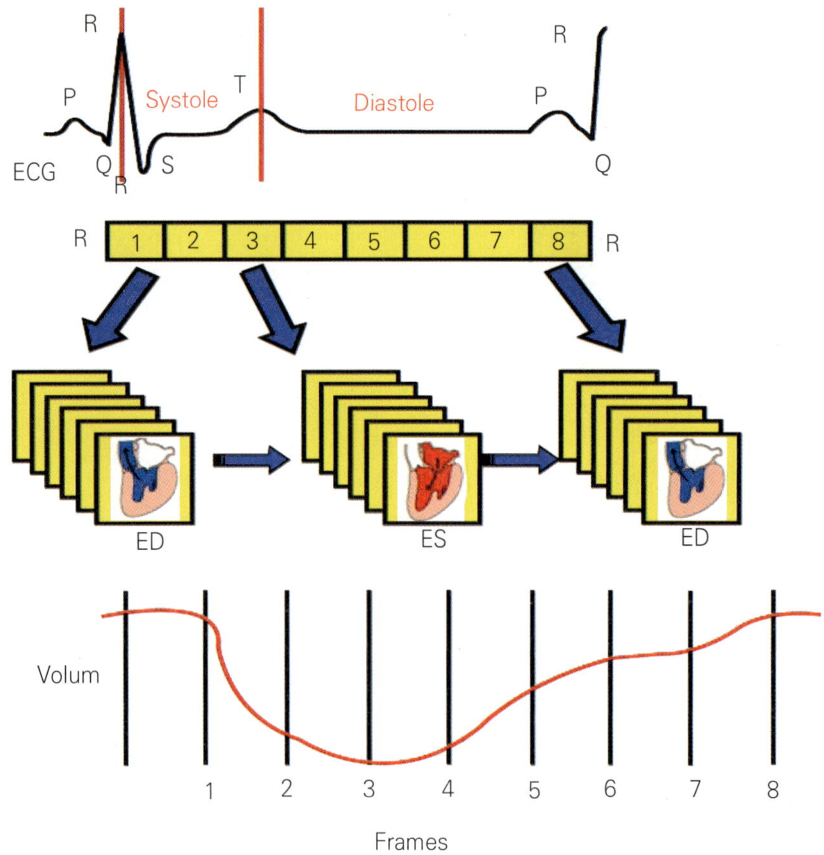

a. 영상획득 원리

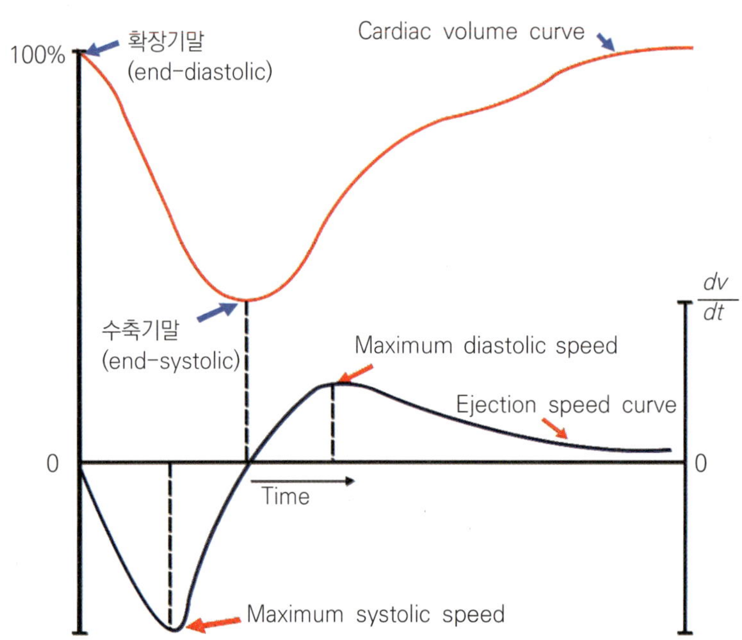

b. 정상 왼심실 시간용적곡선(상)과 1차미분곡선(하)

그림 9-33 게이트영상 획득원리와 T-A곡선

(2) 운동부하 게이트 검사(Exercise Gated Cardiac Blood Pool Scintigraphy)

일반적인 검사 후 필요에 의해 별도로 운동부하로 인한 왼심실 벽운동이상여부와 심박출계수의 변화를 관찰하기 위해 운동부하를 시행한다. 안정 시는 심장동맥질환이 진행되어 있다 하더라도 정상적인 심실기능을 보이는 경우가 있기 때문에 심실기능의 예비적기능(functional reserve)과 심장동맥질환의 진단을 위하여 운동부하 시의 게이트심장혈액풀 신티그라피가 사용된다.

운동부하 시 심전도를 연결해 환자를 관찰(monitor)하여 만일의 경우에 대비할 수 있도록 응급세트를 준비하고 환자는 반쯤 누운 자세(semi-supine)에서 저에너지 평행구멍형 고감도 검출기를 이용하여 좌전사위(LAO 30~45°)로 다리 쪽으로 10° 기울인 후에 왼·오른 심실을 분리시키고 심전도를 연결한다.

환자는 최소 4시간 이상 공복상태를 유지하고 심장에 관계되는 약물은 1~2일간 중지하고 반쯤 누운 자세에서 자전거출력계(bicycle ergometer)를 사용하여 150 rpm(25 watts) 혹은 300 rpm(50 watts)로 시작하여 3분마다 150 rpm(25 watts)씩 점차 증가시켜가며 각 운동단계별 30초 이상의 안정시간을 준 후 심박동이 안정된 후 R-R 간격을 정하고 2~3분간 좌전사위 영상을 획득한다.

운동은 연령별 예상 최대 심박수의 85% 도달, 협심증 발생, 심전도 상의 1 mm 이상의 허혈성 S-T저하, 피로감 등의 지표가 발생할 때 중지한다. 운동이 끝난 후 심전도, 혈압 등을 관찰하고 필요하면 운동직후 약 2~3분간 운동후 영상(post exercise image)을 LAO로 입력하여 촬영하고 운동 후 영상은 허혈성 심근과 반흔을 진단하는데 유용하며 운동부하 전·후 영상을 비교진단 한다. 필요시는 단층촬영(gated SPECT)를 시행하기도 한다.

6) 임상영상(Clinical Images)

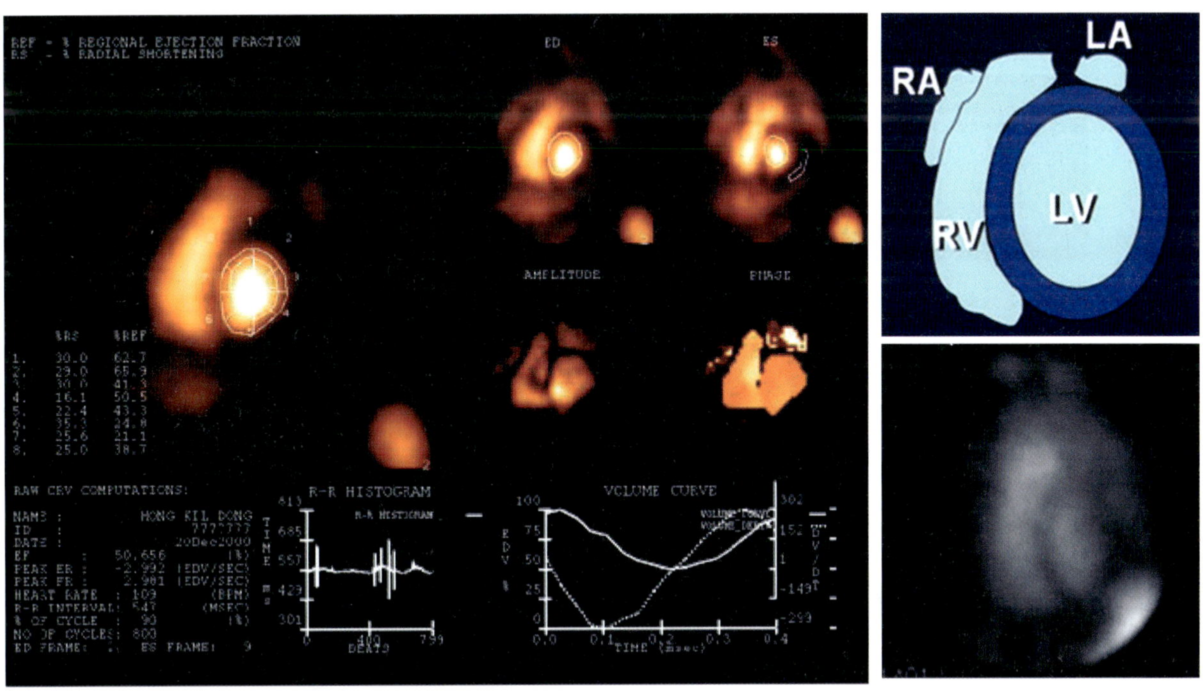

LAO Position

그림 9-34 Gated Cardiac Blood Pool Scintigraphy

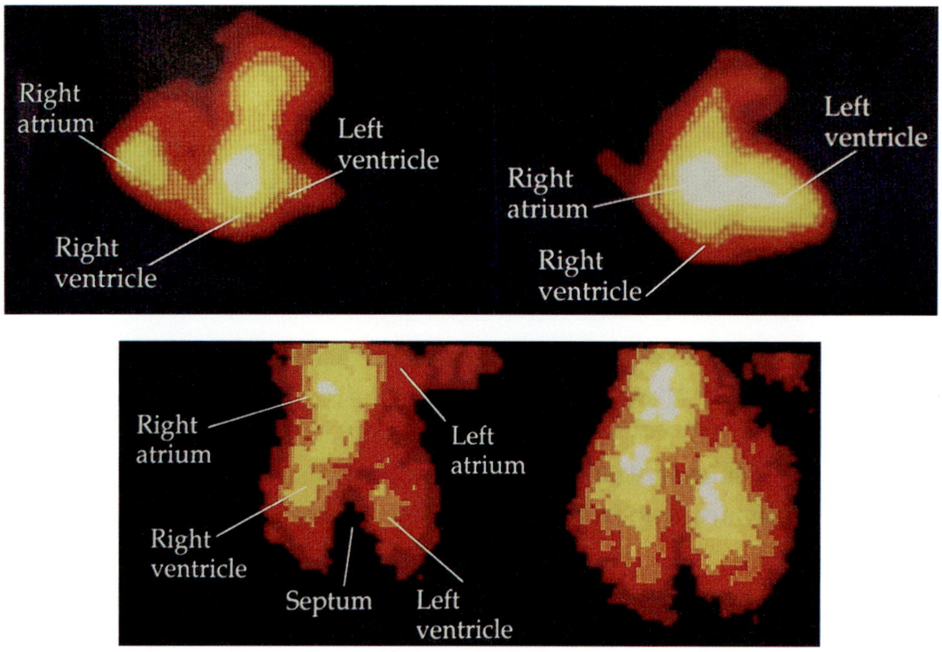

그림 9-35 Normal Gated Blood Pool Study

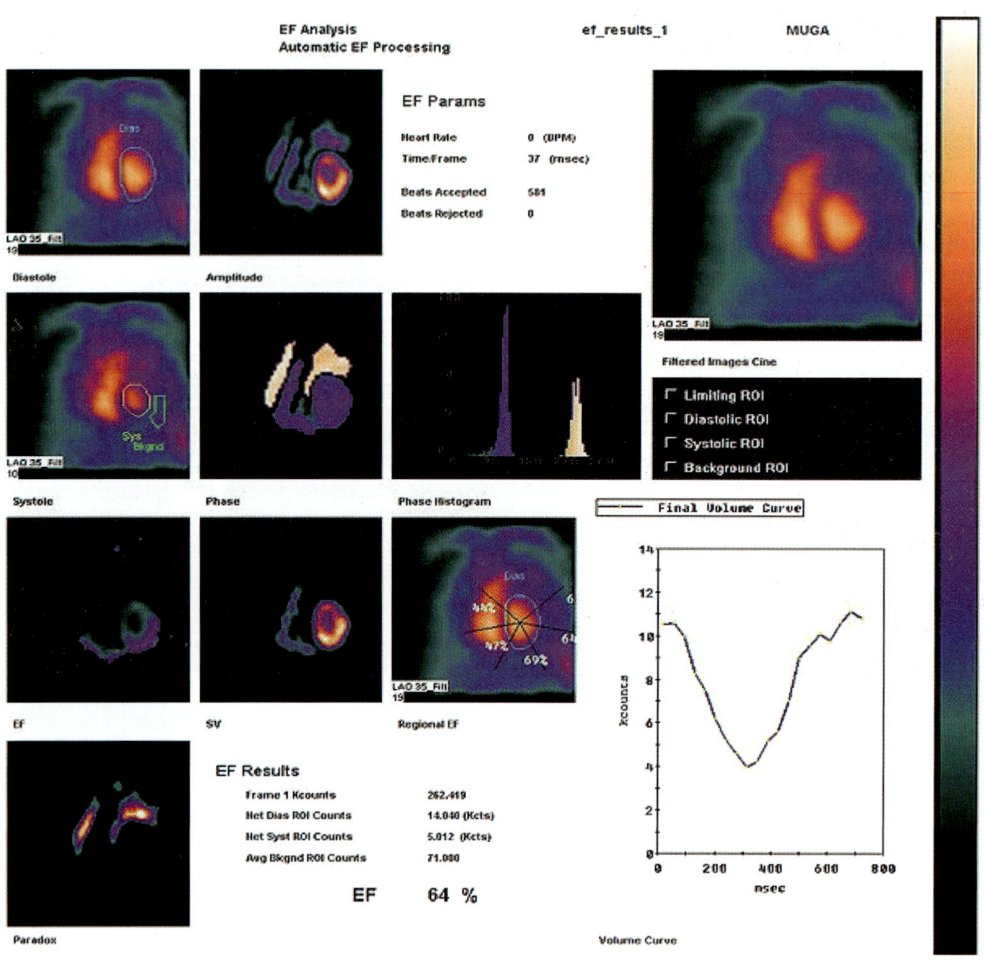

그림 9-36 Myocardial Wall Motion with Ejection Fraction

- 왼·오른심실 기능평가를 위한 정상 게이트일회통과검사(Normal gated first pass studies)

- Right Ventricle

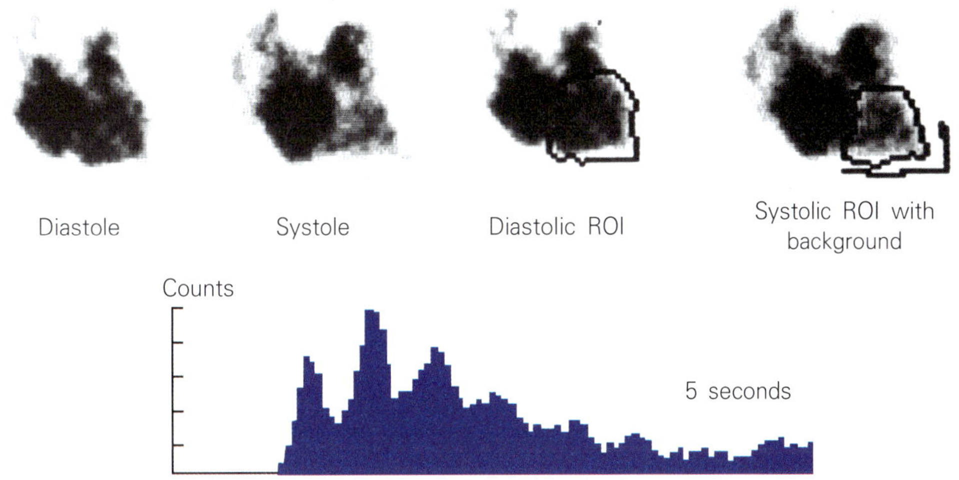

그림 9-37 Right Ventricular ROI T/A Curve

$$\text{Ejection fraction(RVEF, \%)} = \frac{\text{확장기말 계수(counts)} - \text{수축기말 계수(counts)}}{\text{확장기말 계수(counts)} - \text{Background}} \times 100 \qquad (9\text{-}6)$$

정상 오른심실 박출계수(RVEF): 45 ~ 65%(약 55%)

- Left ventricle

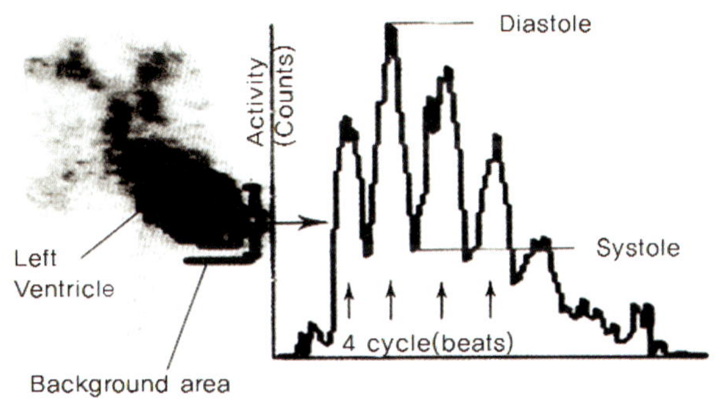

그림 9-38 Left Ventricular ROI T/A Curve

$$\text{Ejection fraction(LVEF, \%)} = \frac{\text{확장기 계수(mean of 3 beats)} - \text{수축기 계수(counts)}}{\text{수축기 계수(counts)} - \text{Background}} \times 100 \qquad (9\text{-}7)$$

정상 왼심실 박출계수(LVEF): 55 ~ 75%(약 65%)

7) 영상응용(Image Applications)

영상분석은 운동전후의 심박출계수를 비교하여 평가하는 것으로 게이트 혈액 풀스캔은 왼·오른심실, 심방 및 대혈관계의 혈액 유입, 역류 상태를 국소운동 상태로 관찰하여 정량적으로 평가하며 국소 벽운동 평가는 정상운동(normokinesia), 저운동(hypokinesia), 무운동(akinesia), 이운동(diskinesia) 등으로 평가한다. 또한 정량척도는 심박출계수(global ejection fraction), 국소박출계수(regional ejection fraction), 심실벽운동(wall motion), 위상증폭영상(phase and amplitude imaging), 심박출지표(ejection and filling rate) 등으로 평가한다.

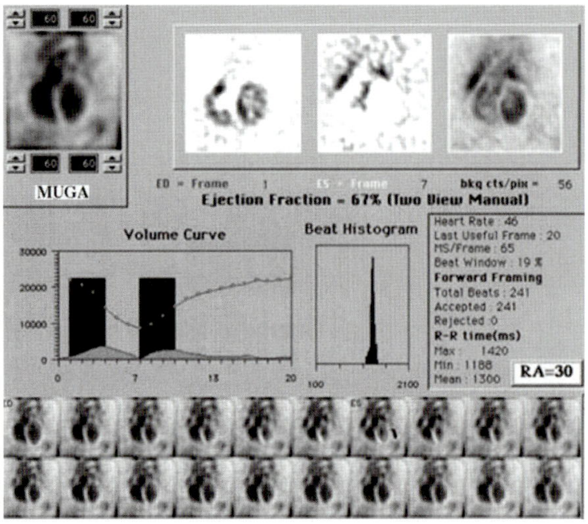

a. Ejection-Fraction

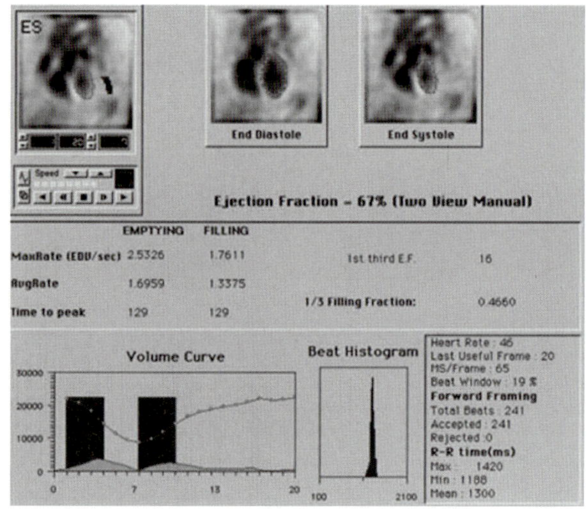

b. Emptying-Filling

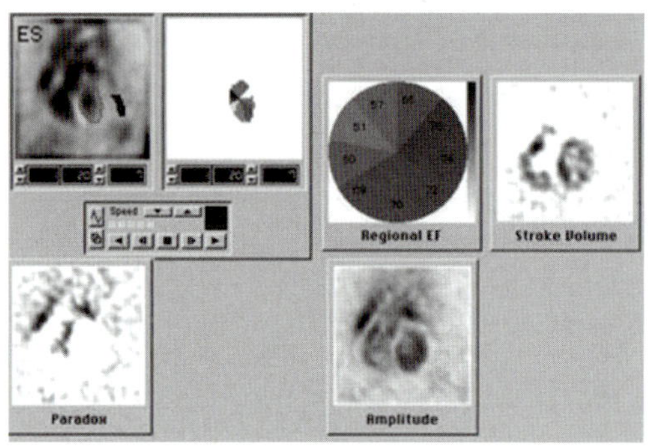

c. Paradox

그림 9-39 Normal Gated First Pass Studies

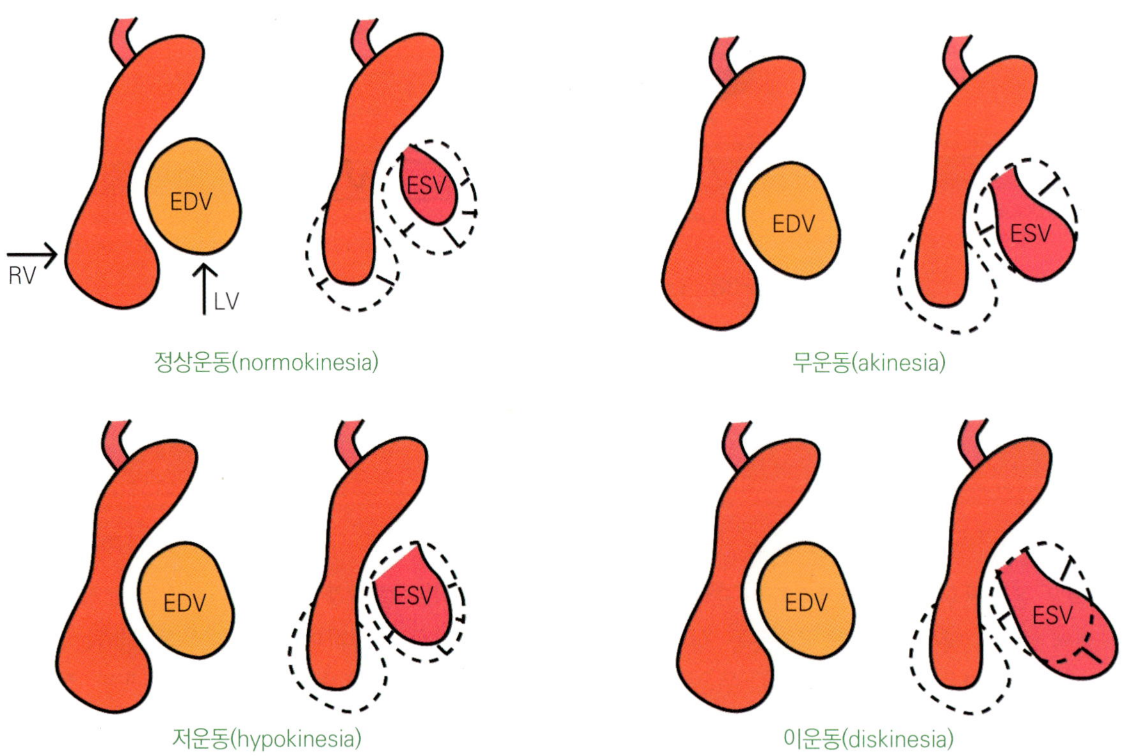

그림 9-40 MUGA Scan의 심근 운동 평가

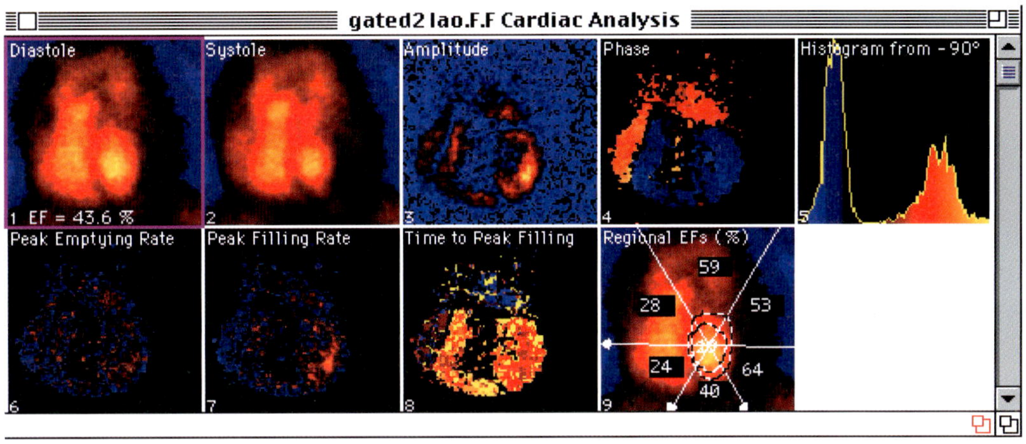

그림 9-41 MUGA(multiple-gated acquisition) Scan(SIEMENS 3700 Digitrac system)

(1) 심장벽 운동(Wall Motion Cine Image)

획득한 Frame영상을 확장기-수축기-확장기에 걸쳐 연속적으로 연결하여 반복투영심장 박동 모양의 영상을 만들어 하나의 화면에 재구성한다. 따라서 이미 입력된 전면상, 좌전사위, 좌측면상을 연속적으로 연결하면 한 주기동안 일어나는 심실 움직임으로 관찰되나 이는 심근 운동과 거의 일치하므로 심근 벽운동(wall motion cine)이라 한다.

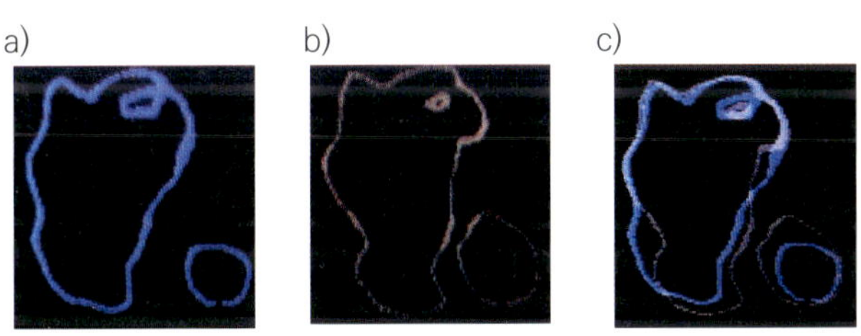

a) 수축기말
b) 확장기말
c) a), b) 두 영상을 겹쳐 무운동 영상획득
- Normal : 정상
- Hypokinesis : 저운동
- Akinesis : 무운동
- Dyskinesis : 이운동(역행운동)

a. 급성심근경색증의 심첨부무운동

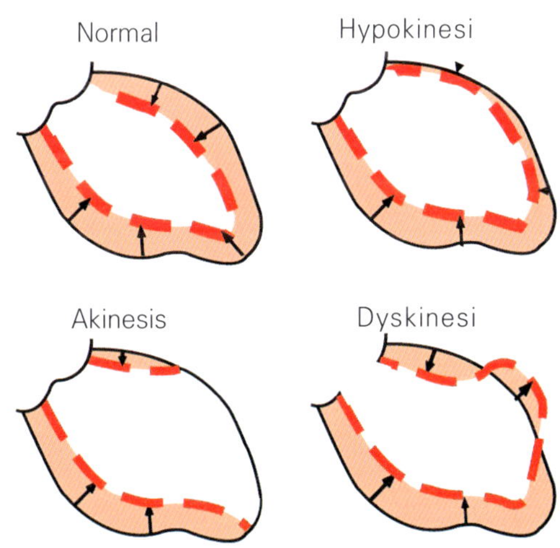

b. 좌심실벽 운동양상

그림 9-42 심장벽 운동(Wall Motion Cine Image)

(2) 왼심실 용적곡선(left ventricle volume curve)

심실 내의 방사능치와 용적간에는 직접적인 비례관계가 있기 때문에 왼심실 영역 내 방사능치를 이용해서 왼심실의 용적을 구할 수 있으며 왼심실의 시간-방사능곡선(time-activity)이 곧 왼심실용적이 된다. 곡선은 수축기(급속, 완속), 수축기말, 이완기(급속, 완속), 이완기말로 이루어 졌다.

심박출계수는 왼심실기능을 나타내는 가장 유용한 지표로 일회 심박출량(stroke volume)으로 나눈 값이고, 좌전사위 영상에서 왼심실(혹은 오른심실)의 관심영역의 확장기말(end diastole; ED)과 수축기말(end systole; ES)의 단위영상(frame)을 찾아 배후방사능을 제거한 후 다음 식에 의해 계산한다.

$$\text{Ejection Fraction(Ef \%)} = \frac{\text{ED}-\text{ES}}{\text{ED}-\text{BKG}} \times 100 \tag{9-8}$$

ED: 확장기말(end diastole)
ES: 수축기말(end systole)
BKG: 배후방사능

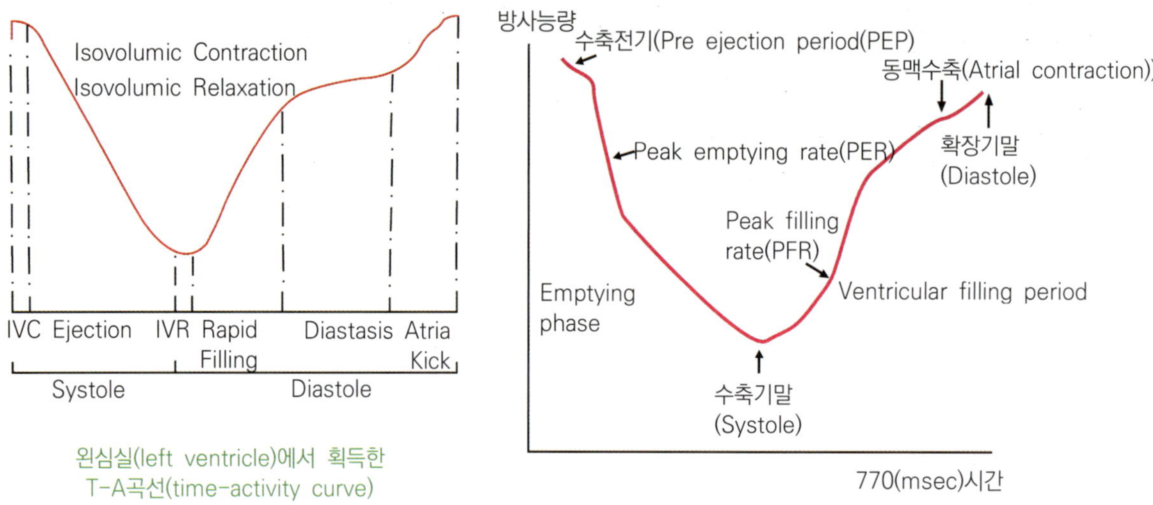

그림 9-43 왼심실 T/A곡선에서 Single Cardiac Cycle 동안의 왼심실용적변화

심박출기능을 진단하는데 왼심실용적변화와 변화되는 양상은 중요한 지표가 되며 왼심실용적을 올바로 취하기 위해서는 LAO 30°~45°의 왼·오른심실 윤곽이 분명한 영상에서 오른심실과 왼심방의 영역이 포함되지 않도록 주의해야만 한다. 또한 배후방사능 제거 시 정확한 왼심실의 방사능을 구하기 위해서는 확장기 말에 왼심실 밀접부근 배후방사능의 관심영역은 주로 왼심실을 기준으로 3~6시 방향으로 2화소(pixel) 정도의 두께로 허파영역에서 배후방사능을 취하여 그려주며 1화소 떨어진 곳에 초승달 모양으로 그린 후 왼심실의 용적의 변화량에 배후방사능을 빼주어야 한다.

일반적인 배후 방사능은 왼심실 방사능의 30~40%에 달하며 심박출계수에 영향을 미치므로 일관된 방법으로 관심영역을 그리도록 해야 한다. 왼심실의 영역설정은 환자위치가 적절하고 충분한 방사능 계수치를 얻은 경우 왼심실 영역설정은 문제가 되지 않는다.

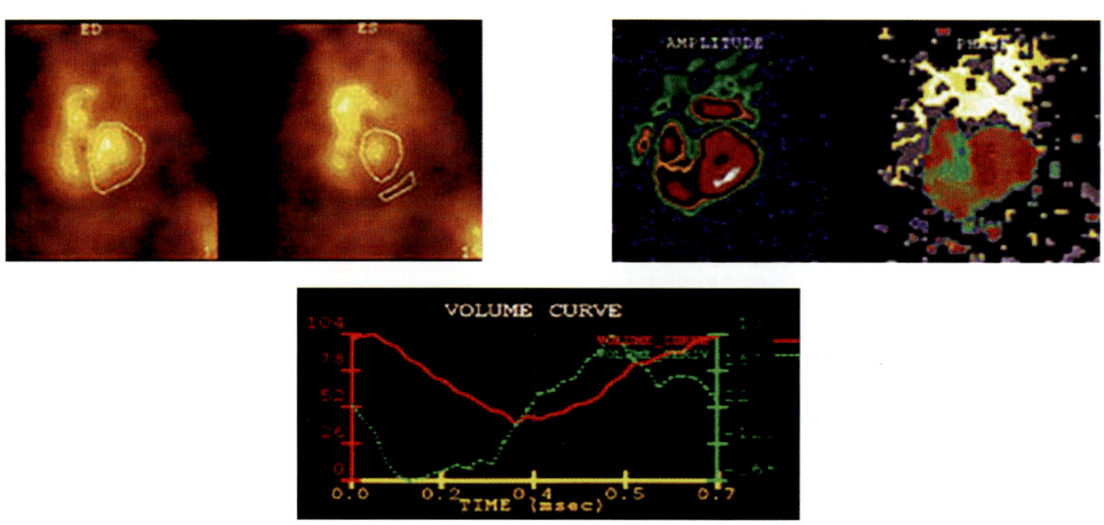

그림 9-44 배후방사능 및 왼심실 영역설정

각 단위영상에서 왼심실 영역설정의 외형을 그리는 방법에는 역치법(threshold technique)으로 왼심실 내 최대, 최소치에 대한 일정한 %값으로 가장자리를 정하는 방법이며, 배후방사능에 대한 영향을 크게 받는다. 또한 왼심실 방사능치의 외형윤곽에 대한 1, 2차 미분계수를 구해 가장자리를 구하는 방법으로 실제보다 크거나 작게 그릴 수 있는 단점이 있다. 최근 왼심방, 대동맥 등을 구별하는데 위상영상(phase image)을 사용하여 자동으로 좌심실 가장자리를 그리는 방법도 있지만 심실류와 같이 심실이 수축할 때 확장되는 이운동성(dyskinetic) 심실벽이 제외되므로 오차가 발생할 수 있다.

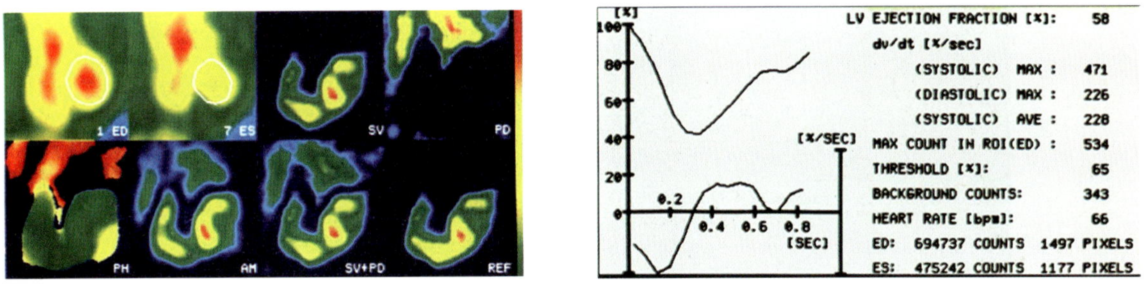

그림 9-45 좌심실의 박출률 산출을 위한 영상

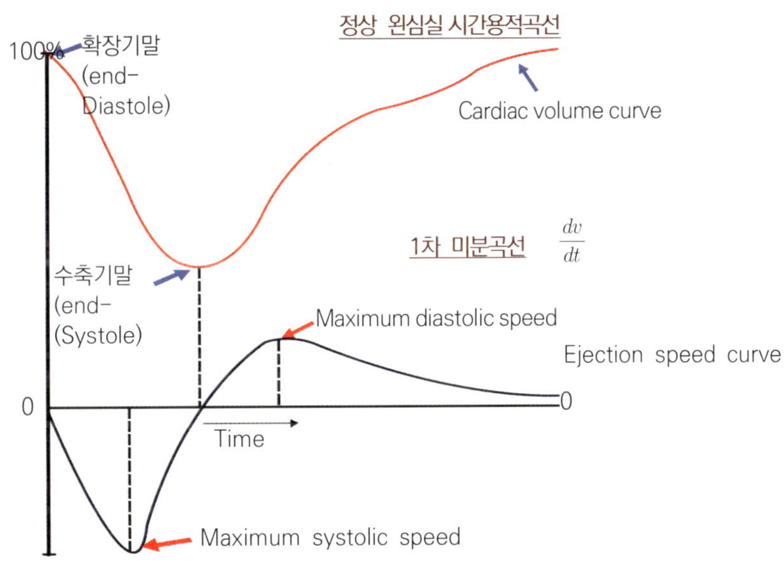

그림 9-46 정상 좌심실 시간용적곡선 & 1차 미분곡선

▷ 왼심실 정상치 ED = 75 ±15 mL/m^2 , ES = 25 ±8 mL/m^2
LVEF(왼심실 박출계수) = 55 ~ 75%(0.55 ~ 0.75) (LVEF가 0.4% 미만이면 심부전으로 분류)

심실용적곡선은 심박동 시간 내 방사능치의 변화량으로 작성된 시간-방사능곡선으로 확장기에서 수축기의 1주기가 정현파 모양을 갖는다. 최대값은 왼심실 최대 확장기말 용적(EDV), 최소값은 최대수축기(ESV)의 간접지표로 활용되고 이 두 값의 차이에 최대값을 나눈 백분율이 심박출계수이다.

정현파의 용적을 갖는 심실용적을 시간 t에 대한 용적의 변화량 v의 값을 갖는 함수 f(t)로 가정하면 심실 박동시점에서 용적의 변화를 계산할 수 있다. 함수f(t)를 일차 미분하여 박동시점기울기(dv/dt)로 산출할 수 있고 극대, 극소값은 심실 내의 박출압력 변화시기나 확장, 수축 속도를 간접적으로 알 수 있다.

- 수축율(ejection rate) ; 왼심실 시간방사능곡선의 확장기말(ED)부터 수축기말(ES)까지의 곡선의 1차 미분값(dV/dt)에서 왼심실의 최대 및 평균 수축을 계산한다.
- 이완율(filling rate) ; 왼심실 시간방사능곡선 확장기말(ED)부터 수축기말(ES)까지의 단위영상으로부터 확장기말(ED) 단위영상까지 곡선의 1차 미분값에서 왼심실의 최대, 평균이완율을 계산한다.

(3) 왼심실의 국소 심박출계수(Regional Ejection Fraction; EF)

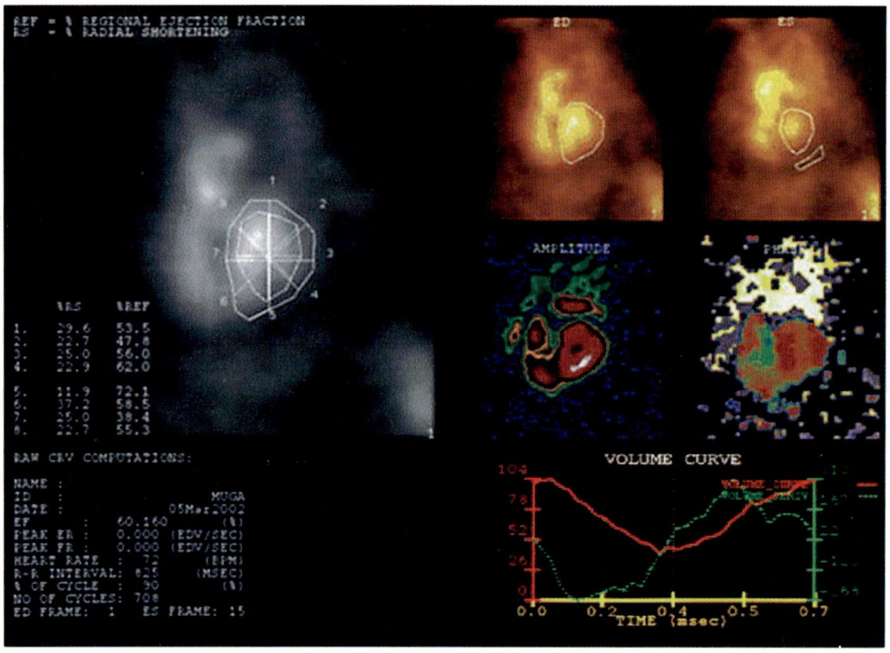

그림 9-47 심장혈액풀 신티그라피 구역별 국소 심박출계수 측정게이트의 결과 예

국소 심실기능을 정량적으로 분석하는 방법으로 LAO상에서 왼심실의 기하학적 중심을 정한 다음 여기에서 왼심실 가장자리까지 방사형으로 선을 그어 왼심실을 4 ~ 9개 정도의 분절로 나누고 각 분절 내의 시간-방사능곡선으로부터 국소 심박출계수를 비롯한 수축이완 정량지수를 구한다. 이 방법은 영역설정의 주관적인 판단이 개입될 수 있기 때문에 오랜 경험에 의존해야 한다는 단점이 있으나 심질환 진단에 매우 유용한 방법에 하나이다.

$$\text{심박출계수 EF} = (\text{확장기말 - 수축기말 실계수 / 확장기말 실계수}) \times 100 \qquad (9\text{-}9)$$

정상인에서 왼심실 박출률은 60%(55 ~ 75%) 오른심실 박출률은 55%(45 ~ 65%) 이상이며 노인의 경우에는 차이가 있다.

(4) 기능영상(Functional Image)

왼심실 기능을 육안적 분석으로 관찰할 수 있도록 컴퓨터를 이용한 영상방법이며 왼심실의 확장기말 영상에서 수축기말 영상을 빼면 실제 박출된 방사능을 왼심실 영역에서 관찰할 수 있고 분포정도는 분포영역의 왼심실 국소 정도를 나타낸다. 그 외에도 국소 심실기능을 평가하는데 도움을 줄 수 있는 심박출용적 영상(stroke volume image)과 심박출계수 영상(ejection fraction image)은 기능을 평가하는 데 도움을 준다.

① 심박출용적 영상(stroke volume image)

확장기말 영상 - 수축기말 영상 (9-10)

② 심박출계수 영상(ejection fraction image)

심박출용적영상/확장기말 영상 (9-11)

이들 모두는 좌심실영역설정이 불필요하므로 작동자(operator)와 무관하게 심실기능검사를 평가할 수 있으나 심장 수축 시 심장중심의 이운동에 의한 영향을 받는다. 그 외에 파라독스 영상(paradox image)이 있다.

③ **파라독스 영상(paradox image)**

수축기말 영상 - 확장기말 영상으로 수축기에 확장하는 왼심실류와 같은 국소심실운동을 쉽게 찾을 수 있다. 위상영상은 방사능치의 변화가 연속성과 주기성을 갖는 코사인모양의 삼각함수 특성을 갖고 있음을 응용한 것이다.

④ **위상영상과 위상증폭영상(phase and amplitude imaging)**

위상분석은 심장동맥질환 환자에서 국소 심실운동이상을 평가하는데 좋은 방법으로 게이트 심장 신티그라피에서 왼심실에서 각 화소의 방사능 계수는 수축기 때에 감소하고 확장기 때 증가한다. 그러므로 각 화소의 시간-방사능곡선은 코사인(cosine)파의 모양을 갖는데 푸리에변환(fourier transform)에 의하여 Cosine function에 맞출 수 있다. 즉 심박주기 내각화소의 시간-방사능 곡선을 각각 하나의 수식으로 표현할 수 있다. 이때 Cosine function의 진폭(amplitude)은 각 화소의 박출용적과 비례한다. 또 심장수축이 지연되는 화소는 Cosine function의 최대시간(peak time)이 지연되고 이것을 심전도 R파를 0° 심박주기를 360°로 하였을 때 Cosine파의 지연각도(delayed angle)로 표시할 수 있고 이를 위상영상(phase image)이라고 한다.

위상영역의 위상색상에 따른 분포를 히스토그램으로 나타내면 첨도나 분산 값에 의한 심실 박동의 조화성 정도를 측정할 수 있으며 정상인의 경우 각 심실이나 심방영역이 동일한 위상영역을 갖기 때문에 동일 색으로 표현된다. 심실과 심방의 위상 차이는 심전도 R파를 0°로 했을 때 150°~ 180° 정도를 보인다.

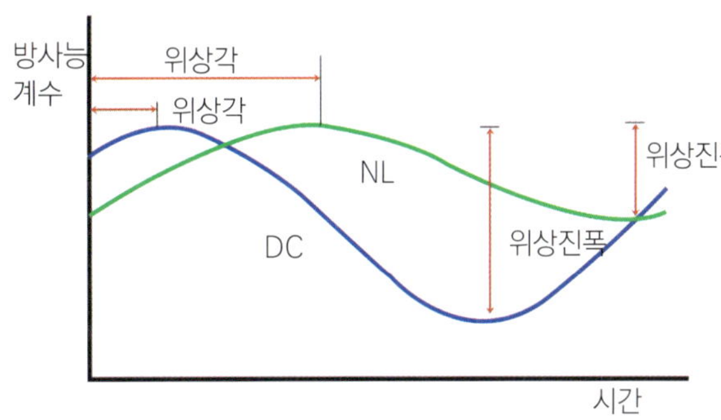

그림 9-48 정상(NL) 및 확장성 심근합병(DCM)

a) b) c)

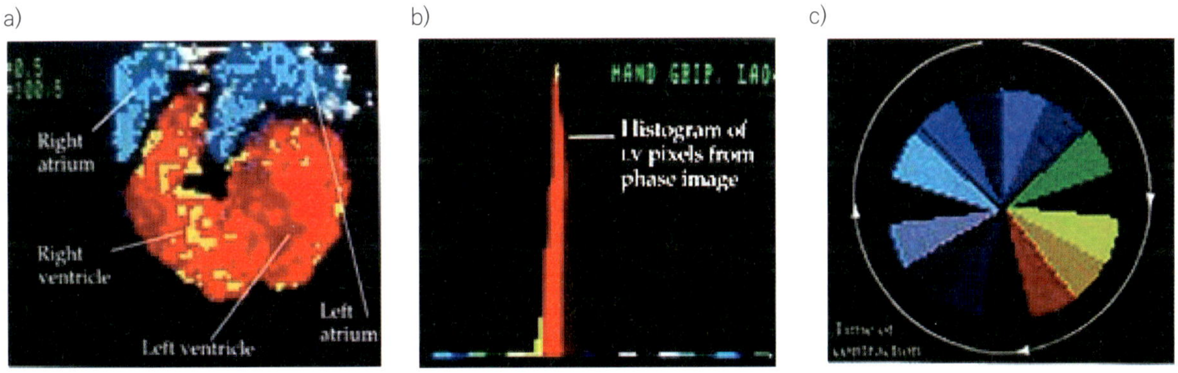

국소심실벽은 위상각이 감소하거나 증가되며 역행성운동을 하는 심실류는 심방과 같이 정상 국소 심실벽보다 180° 위상각 차이가 난다. 정량적으로 왼심실 위상은 히스토그램(histogram) (b)의 좁은 밴드 수로 표현될 수 있고 국소운동이상증(regional dyskinesia) 또는 동맥류(aneurysm)의 모양 증가와 함께 광범위 할 것이다.

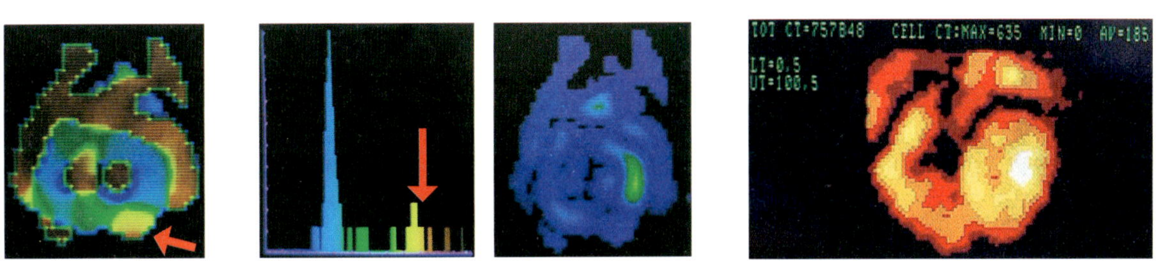

a) 위상각영상 (phase angle image)

b) 위상각히스토그램 (phase angle histogram)

c) 위상진폭영상 (phase amplitude)

d) 진폭영상 (amplitude image)

a) 역행성운동(paradoxical movement)하고 있음(←)
b) 왼심실의 다발성지연수축을 보이고 위상각이 180°이다. 다른 위상각을 보이는 이운동성 심근이 있음(←)

증폭영상은 왼심실에서 발생한 주요 수축을 보여주고 균일한 U자형 모양으로 표시된다.

그림 9-49 위상영상(phase image)

3. 심근경색 신티그라피(Myocardial Infarct Scintigraphy)

혈류가 차단되어 손상된 경색심근을 방사능표지 피로인산(Pyrophosphate; PYP)으로 영상화 할 수 있다. 손상된 심근은 세포막이 파괴되므로 다량의 칼슘이 세포내로 유입되고 ^{99m}Tc-PYP는 무정형 인산칼슘으로 세포에 집적하게 된다. 섭취부위가 넓고 섭취가 오랫동안 지속되면 경색부위가 넓게 진행되고 있음을 암시하며 예후가 불량하다.

또한 손상된 심근세포의 DNA에 존재하는 히스톤(histone)에 결합하는 ^{99m}Tc-glucarate영상은 경색부위를 보다 조기에 진단할 수 있어 재관류 치료의 결정에 도움을 준다. 최근에는 심근세포 단백질인 마이오신(myosin)에 대한 항체에 방사성동위원소를 붙여 스캔을 함으로써 보다 특이적인 영상을 얻을 수 있으며 심근경색 스캔은 손상된 심근세포를 보여주는 것이므로 심근염이나 심장이식 후의 거부반응 등의 진단에도 이용되고 있다.

이는 경색증발병 일주일(7일) 이내로 오래 되지 않았을 경우 또는 심근경색증 수술 후 심근에 충격으로 인한 손상을 받은 경우 경색부위를 찾기 위해서 ^{99m}Tc-PYP를 사용하여 심근스캔을 실시하면 혈류차단으로 손상된 심근의 경색부위(infarct area)에 ^{99m}Tc-PYP가 선택적으로 침착되어 경색부위가 열소(hot area)로 나타나는 검사법이다. 급성심근경색 후에는 심근세포 내에 세포막이 파괴되고 세포외 체액(extra cellular fluid)에 고농도로 존재하고 있는 칼슘이온이 세포 내로 다량 유입되어 미토콘드리아 등에 칼슘이 침착되어 무정형 인산칼슘이나 칼슘인회석결정 등을 형성하게 되고 ^{99m}Tc-피로인산은 이러한 유기거대분자나 무정형의 인산칼슘 등에 흡착된다.

이와 같이 ^{99m}Tc-PYP는 불가역적인 손상을 받은 심근세포내에 인산칼슘(calcium phosphate)과 반응하며 ^{99m}Tc- PYP 섭취량이 혈류 감소와 비례적이지는 않지만 정상 심근혈류량이 20 ~ 40%로 감소할 때 최대 집적이 되고 5%이하로 감소한 경색부위에서는 오히려 섭취량이 줄어든다. 또한 혈류가 존재하지 않는 괴사된 세포나 정상심근은 침착되지 않기 때문에 급성 심근경색존재 유무를 찾는데 사용하는 열소인자(hot agent)이다. 급성 심근경색이 있는 경우에 피로인산(PYP)이 들어가면 비정상적인 부위(abnormal region)에 농축되고 만성은 섭취되지 않으며 ^{99m}Tc- PYP의 심근섭취가 스캔상에 나타나려면 경색이 3 g 이상이어야 한다.

1) 임상적 적응증(Indications)

- 급성 심근경색의 존재 및 부위 진단
- 심근손상의 평가
- 심근손상이나 경색의 위치, 크기 분석

2) 전처치(Patient Preparation)

검사 전 환자의 특별한 전처치는 없으나 주사 후 심장상태가 허용한다면 음료(fluids)를 마시게 한다.

3) 방사성의약품(Radiopharmaceutical)

^{99m}Tc-PYP(피로인산, pyrophosphate) 이외에 급성심근경색의 진단에 사용되는 방사성의약품에는 ^{111}In 또는 ^{99m}Tc-표지 항미오신 항체(antimyosin antibody)가 있다.

표 9-6 심근경색 신티그라피 (Myocardial Infarct Scintigraphy) 방사성의약품

방사성의약품	사용량	투여 방법	집적 기전	집적 부위
^{99m}Tc-PYP(Pyrophosphate)	555 ~ 740 MBq (15 ~ 20 mCi)	정맥주사	화학적 흡착	심근
^{99m}Tc-항미오신항체(antimyosin antibody)				
^{111}In-항미오신항체(antimyosin antibody)	74 MBq(2 mCi)			

^{99m}Tc-PYP는 괴사로 함몰된 심근세포의 미토콘드리아에서 Ca^{2+}와 함께 인산 화합물이 하이드록시아파타이트(hydroxyapatite, HAp: $Ca_{10}(PO_4)_6(OH)_2$, 수산화인회석)형으로 심근 중 경색부위만 선택적으로 섭취되는 성질을 이용하여 급성기의 심근 병소만이 집적되어 양성으로 묘출한다. 그러나 집적시간이 길고 뼈에 집적된 Artifact로 진단에 어려움이 있고 재분포 영상을 얻을 수 없다.

피로인산의 흡착기전에 대한 정확한 기술은 없으나 동물실험결과에 의하면 심장동맥이 폐쇄되면 경색주변부의 심근세포가 팽윤되어(swelling) 세포내로 칼슘이 들어오고 전해질이동과 세포가 수축된다. 결과적으로 손상된 심근세포의 미토콘드리아에 칼슘이 침착되어 비용해성 인회석결정(amorphous calcium phosphate apatite crystal)을 형성하게 됨으로써 괴사된 심근세포의 칼슘에 ^{99m}Tc-PYP가 흡착된다.

4) 검사방법(Procedure)

표 9-7 사용 방사성의약품에 따른 비교

Acquisition	^{99m}Tc-PYP	^{111}In-AMA	^{111}In-AMA/^{201}Tl
사용 방사능량	925 MBq(25 mCi)	74 MBq(2 mCi)	^{111}In : 74 MBq(2 mCi) ^{201}Tl : 2.5 mCi
검사개시시간	2 ~ 3 시간	24 ~ 48 시간	24 ~ 48 hrs following ^{111}In: immed & 4 hrs following ^{201}Tl
Energy Window	140 keV, 15%	171, 247 keV, 15%	247 keV, 15% 70 keV, 20%
검출기	LEHRP	Medium Energy	Medium Energy

(1) ^{99m}Tc-PYP(Pyrophosphate) 이용한 신티그라피

^{99m}Tc-PYP를 이용한 신티그라피는 심근 후벽에 경색이 생길 경우나 심내막하에 있을 때 심전도와 효소검사가 정상으로 심전도 및 효소검사가 급성심근경색 진단에 도움을 주지 못하는 전형적인 변화를 보이지 않은 경우, 개흉수술을 받고 심전도와 효소치가 이상으로 나타나는 경우, 심근경색이 수술 후 합병증으로 발생했는지 유무를 진단하는데 있어 ^{99m}Tc-피로인산을 이용한 스캔을 실시함으로써 경색유무를 진단할 수 있다.

검사전 특별한 전처치는 없으며 ^{99m}Tc-PYP 555 ~ 740 MBq(15 ~ 20 mCi)를 정맥주사하고 가능하면 환자에게 음료를 마시게 한다. 방사성의약품 주사 2 ~ 3시간 후에 저에너지 고해상력 평행구멍형 조준기(collimator)을 이용하여 바로누운자세로 양팔을 머리위로 올리고 가슴부위를 검출기 중심에 오게 하여 256 × 256 matrix로 전면, 좌전사위 30°(LAO 30°), 좌전사위 60°(LAO 60°), 좌측면상(LT LAT)을 각각 400,000 Counts로 영상을 획득한다. 필요시에 SPECT영상을 얻는다.

SPECT영상획득 역시 Planar영상획득과 동일한 체위로 똑바로 누운 자세로 양손을 머리위로 편하게 올린상태에서 영상을 획득하며 이때 환자의 움직임이 없도록 환자에게 충분히 설명한다. SPECT영상 획득을 위해서는 검출기가 회전하므로 주사선이나 배뇨주머니(urine bag)를 잘 정리하여 검사에 지장을 초래하지 않도록 주의해야 하고 방사성의약품을 정맥주사하고 first pass데이터를 수집하여 RVEF, LVEF를 산출하여 양쪽 심기능을 파악하는 것이 좋으며 약품투여량은 촬영시간을 고려하여 약간 많은 30 mCi를 사용한다.

SPECT의 설정은 Dual 경우 5 ~ 6°씩 180° 회전 Single 경우 5 ~ 10°씩 RAO 45° ~ LPO 45°의 180°회전으로 영상을 획득한다. ^{99m}Tc-PYP 이용한 SPECT는 심근 일부분만이 양성상으로 묘출되기 때문에 심근을 재구성하기 위한 장축면, 단축면 단층상의 재구성이 곤란한 경우가 많다. ^{99m}Tc-PYP의 집적이 확인 되었을 때 심근의 어느 부분에 해당되는가를 식별하는 것이 중요하며 이를 위해 ^{99m}Tc와 ^{201}Tl의 에너지 Peak 차이를 이용한 2중 선원을 이용하여 동시 수집하여 경색부위를 검출하는 방법도 있다.

(2) ^{111}In-항미오신 항체(antimyosin antibody; AMA) 이용한 신티그라피

급성심근경색증이나 심근염(myocarditis)진단에 항미오신항체 심근스캔으로 ^{111}In-AMA이 사용되고 있으며 가벼운사슬(미오신 경쇄, light chain)은 손상된 세포내에 남아 있고 가벼운 사슬은 세포외액(extra-cellular fluid)으로 흘러 나가지만 항체가 정상상태에서는 세포내로 들어가지 못하고 항 미오신 항체는 허혈에 의해 상한 세포내로 들어가 미오신의 중쇄에 의해 결합한다.

^{111}In 또는 ^{99m}Tc를 Fab(fragment, antigen-binding(of immunoglobulinns))분절에 표지하여 주사하고 6, 24, 48시간 영상을 얻으며 ^{99m}Tc의 경우는 4시간 또는 6시간 사이에 영상을 획득한다. ^{99m}Tc-피로인산과 달리 ^{111}In/^{99m}Tc-표지 항미오신 항체(antimyosin antibody; AMA)는 감소된 혈류의 감소정도에 비례하여 섭취하며 항미오신 섭취범위와 정도는 경색의 크기와 비례하고 항미오신항체로 얻은 영상으로 경색의 위치를 정하고 경색의 크기를 평가한다.

심근병증은 원래 미만성 병변이라 생각하였지만 조직이 손상되는 과정은 지역에 따라 다르며 항미오신 항체로 조직 손상과정을 영상화할 수 있다.

5) 임상영상(Clinical Images)

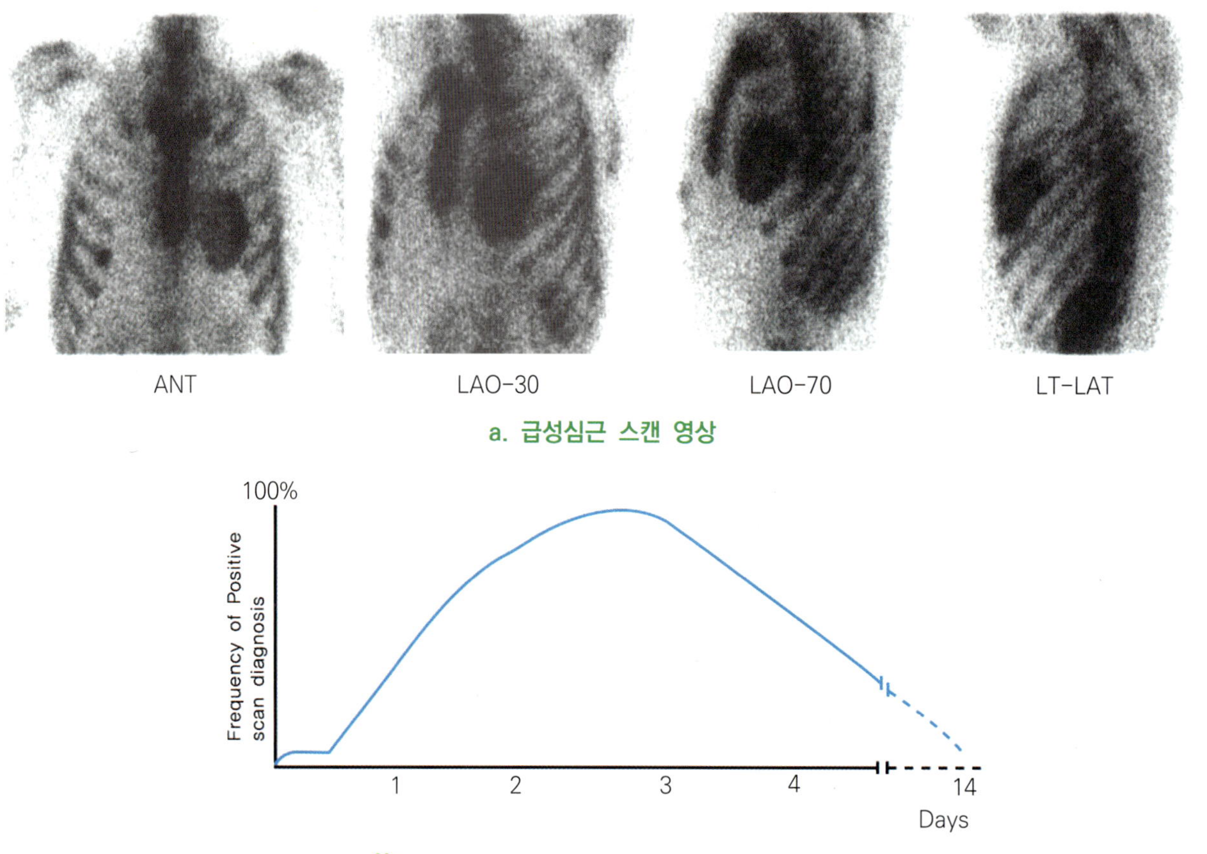

a. 급성심근 스캔 영상

b. ^{99m}Tc-pyrophosphate infarct image 섭취양상

그림 9-50 급성심근 스캔 영상 및 ^{99m}Tc-PYP 심근섭취양상

심근경색 발생 후 12시간 이후에 ^{99m}Tc-피로인산(pyrophosphate) 섭취가 보이기 시작하여 48 ~ 72시간째에 전형적으로 보이고 2주 후에는 사라지기 때문에 ^{99m}Tc-피로인산(pyrophosphate) 심근영상은 심근경색이 발생한 후 2 ~ 6일(48 ~ 144시간) 이내에 얻어야 한다. 이는 경색증이 발생 12 ~ 24시간 후 양성으로 나타나 48 ~ 72시간에서 심근섭취의 최고치를 보이며 양성은 1 ~ 2주간 지속된 후 2주 후 소실된다.

만약 스캔이 발생 1주일 이내에 수행된다면 예민도는 90 ~ 96%로 거의 100%일 것이며 증상 발생 이후 24 ~ 48 시간 후에 스캔이 진행된다면 급성심근경색증의 진단에 있어 매우 확실한 근거(evidence)가 될 것이다. 그러나 10% 이하에서 갈비뼈골절(rip fracture), 유방종양(breast tumors), 심장박동회복(cardioversion), 판막석회화(valvular calcification), 심실동맥류(ventricular aneurysm), 침윤성 심근증(infiltrative myocardiopathy)에서 거짓양성을 보일 수 있다. 스캔의 섭취범위는 경색의 크기에 관련이 있고 예후를 반영하며 오래된 심근경색에는 ^{99m}Tc-pyrophosphate(PYP)가 농축되지 않으므로 새로운 경색과 기존의 경색을 구별하는데 이용할 수 있다.

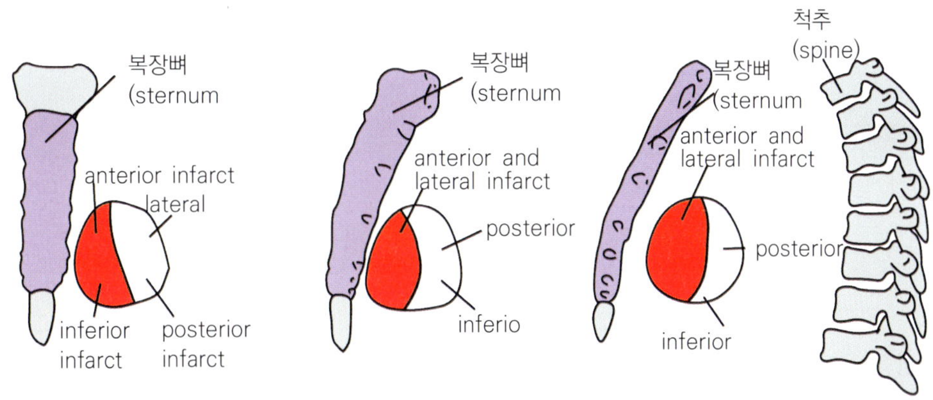

a. Anterior view b. LAO view c. Left lateral view

그림 9-51 심근경색(infarct)스캔의 해부학적 위치

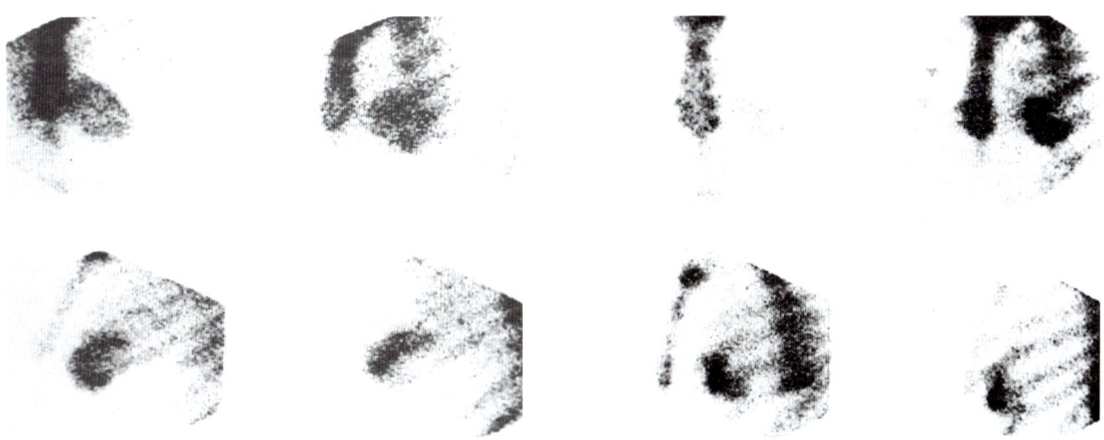

a. Anterior infarct, anterior view b. Septal infarct, LAO 45° view

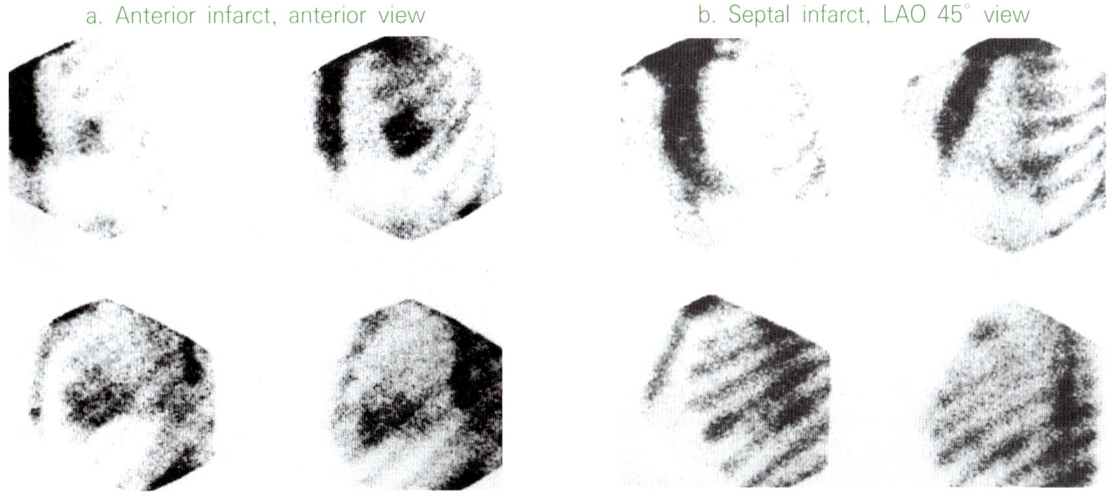

c. Posterior infarct, LAO 70° view d. Inferior infarct, Left lateral view

그림 9-52 PYP를 이용한 Myocardial infarction 각 Position별 영상

6) 영상응용(Image Applications)

정상심근의 경우는 복장뼈와 갈비뼈의 영상만을 묘출하고 있어 골 스캔(bone scan)과 거의 유사하다. 심근경색은 심근 부위에 섭취된 방사성의약품의 양을 등급으로 나누어 급성심근경색은 3, 4등급이거나 2등급이지만 확실히 국소화된 경우를 말하며 섭취위치에 따라 어느 벽의 경색인지를 다음과 같이 진단한다.

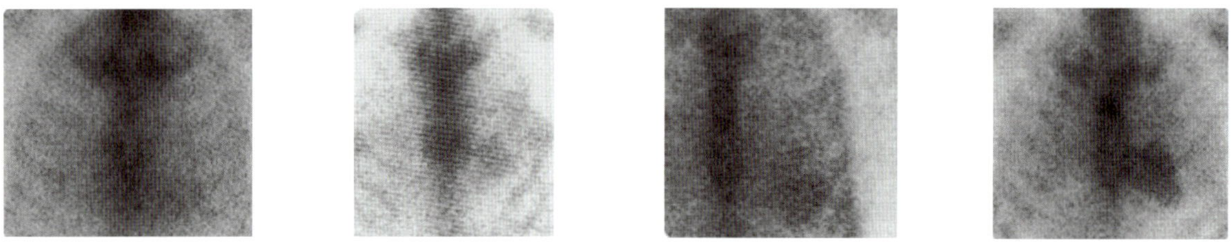

Grade 1 Grade 2 Grade 3 Grade 4

그림 9-53 ^{99m}Tc-피로인산 심근스캔의 등급분류

- Grade 0: 심근 내에 방사능섭취 없음. Negative.
- Grade 1: 갈비뼈와 비슷한 미약한 심근의 방사능 섭취.
- Grade 2: 분명한 심근 섭취가 있으나 복장뼈나 갈비뼈보다 방사능집적이 적은 경우.
- Grade 3: 심근의 방사능섭취가 복장뼈나 갈비뼈와 비슷한 섭취.
- Grade 4: 심근 섭취가 복장뼈나 갈비뼈보다 방사능 집적이 현저히 많은 경우.

경색발생 12시간 이후 피로인산 섭취가 보이기 시작하여 48 ~ 72시간째 전형적으로 보이고 2주 후에 사라지지만 경색 3주 후에도 피로인산이 계속 섭취가 되어있을 때는 경색이 진행하고 있음을 의미한다. 오른심실의 심근경색을 진단하는 데는 피로인산이 쓰이며 심근경색이 오래 경과되면 ^{99m}Tc-피로인산(pyrophosphate)이 집적되지 않으므로 심근경색이 발생 이후 2 ~ 6일 이내에 검사한다. 또한 급성심근경색이나 심근염(myocarditis)에는 항미오신 항체(anti myosin antibody; AMA)심근스캔으로 ^{111}In-AMA가 사용되고 있다. 급성 심근경색스캔의 임상적 의의는 급성 심근경색의 존재 및 부위진단, 급성 심근경색 발작 후의 예후 예측에 있다.

심근영상에서 불필요한 음영(artifact)의 원인으로 주입한 방사능량의 부족, 영상획득 동안 환자의 움직임, 운동부하 경우 부하량의 부족과 적절치 못한 영상처리과정, 적절하지 못한 관심영역(ROI)선정 등과 여성 환자의 경우 유방에 의한 불필요한 음영(artifact)이 발생할 수 있다.

4. 심근관류 신티그라피 & 단일광자단층촬영(Myocardial Perfusion Scintigraphy & Single Photon Emission Computed Tomography)

심근관류영상에는 심근혈류의 분포를 묘출하기 위해 정맥 투여된 탈륨(thallium; ^{201}Tl) 및 ^{99m}Tc-표지 방사성의약품을 이용하여 심근허혈이나 손상부위와 관련된 심근혈류 감소부위의 영상을 획득하여 평가할 수 있으며 상대적인 관류 국소분포는 휴식기, 심혈관 부하기 혹은 동시시행으로 측정할 수 있다.

관류영상은 심근에서 추출되고 저류되는 방사성의약품을 이용하여 세포에 모인 방사능 핵종의 분포를 감마카메라로 영상화함으로써 심장동맥질환을 진단한다. 심근관류 신티그라피는 85 ~ 90% 예민도와 73 ~ 75% 특이도를 가지고 심장동맥질환을 진단할 수 있을 뿐만 아니라 심장동맥질환이 확인된 환자에서 관류감소 정도를 정량적으로 기능상 변화를 관찰할 수 있는 장점 때문에 심장동맥질환 환자진단에 널리 사용되고 있다. 심근관류에 쓰이는 방사성의약품으로는 1975년 탈륨(thallium; ^{201}Tl)이 도입되면서 임상에서 많이 이용되게 되었다.

심근관류에 이용되는 방사성의약품에는 탈륨과 ^{99m}Tc(technetium-99m)으로 표지한 ^{99m}Tc-sestaMIBI (methoxyl isobutyl isonitrile), ^{99m}Tc-tetrofosmin/ teboroxime 등이 있다. 주로 ^{99m}Tc표지화합물의 분석방법은 탈륨과 ^{99m}Tc표지화합물이 거의 유사하나 ^{99m}Tc-sestaMIBI가 좀 더 선명한 영상을 얻을 수 있으며 이 중 상당수가 약물부하 검사를 이용하고 있다. 탈륨은 심근세포에 풍부한 K^+와 유사한 성질을 가지며 혈류가 많은 부분에 비례하여 섭취되고 핵의학 영역에서 가장 많이 이용되는 ^{99m}Tc 표지추적자는 이용이 편리하며 왼심실 벽에 균등한 섭취를 보이는 깨끗한 영상이 나타난다. 최근에는 심근의 혈류상태의 평가와 동시에 심벽의 운동상태와 심실의 수축기능을 동시에 평가할 수 있는 Gated SPECT영상법이 이용되며 1회 검사로서 관류상태와 심장기능과 연관된 많은 정보를 동시에 얻을 수 있는 장점이 있다.

^{99m}Tc 표지추적자를 이용한 심근관류 스캔의 협착혈관에서 공급받는 부위에 안정 시는 정상을 보일 수 있으나 부하시에 주변혈류가 정상보다 더욱 적게 분포하여 영상에서는 "결손부위"로 나타나게 되며 안정영상에는 섭취결손부위가 없어지므로 이를 "가역적인 혈류감소"부위라고 하며 심근허혈이 있는 부위라고 판단한다. 그러나 심근경색부위는 안정기와 부하기에 지속적인 관류결손이 있어 "고정관류결손"소견이 나타나게 되고 심근경색부위에 동반된 잔류허혈부위는 부하기의 혈류감소정도가 휴식기에도 완전하게 회복되지 않는 "부분가역적인 관류결손"으로 나타난다.

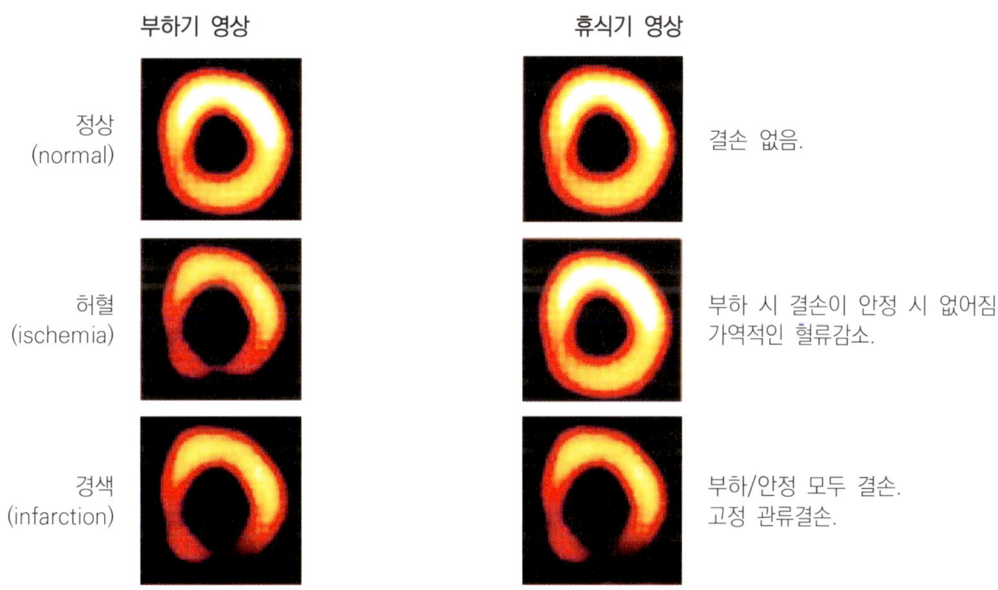

그림 9-54 심근관류스캔의 기본원리

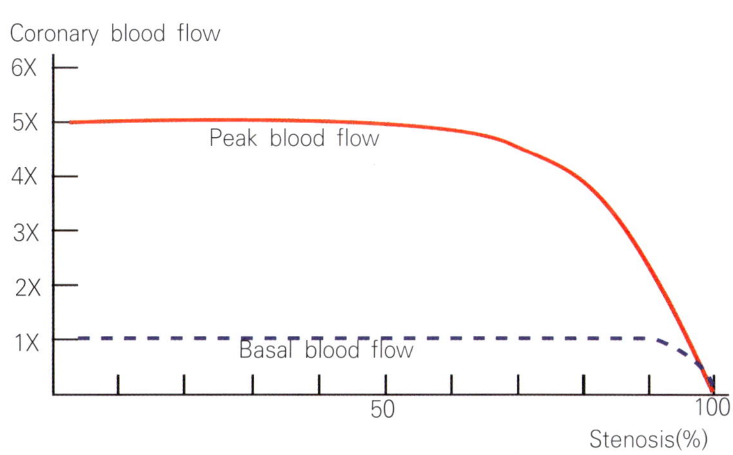

그림 9-55 협착 비에 따른 운동과 휴식에서 심장동맥 혈류와 관계

관류스캔은 혈류를 따라 방사성동위원소가 심장동맥의 혈류량과 순환혈액이 심근세포간의 방사성동위원소의 교환율에 좌우되어 심근에 집적되므로 심장동맥질환(coronary artery disease; CAD) 혹은 심각한 심장동맥협착이나 폐쇄를 가진 환자는 관류가 감소된 부위에 방사성의약품의 농도가 감소되어 정상혈류를 따라 심근에 집적된 부위에 비해 상대적으로 낮은 방사능 분포를 나타내어 냉소(cold area)로 나타난다.

심장동맥질환의 심근 허혈을 유발하기 위해 심장부하에 이용되는 가장 생리적인 방법은 운동 부하법이지만 운동부하를 시행할 수 없는 경우에 약물부하 심근스캔을 실시한다. 또한 국소관류에 SPECT와 ECG 게이팅 영상을 함께 획득하면 전체 및 국소 심실기능계산 그리고 관류와 국소기능의 관계를 알 수 있다.

1) 임상적 적응증(Indications)

- 심장동맥질환의 검출.
- 심장동맥질환에서 심근관류의 평가.
- 허혈성심근(myocardial ischemia)의 진단에서 심근 생존능력(viability)의 평가.
- 심장동맥질환 이외의 심근관류의 평가.
- 약제 또는 중재적 치료 전후의 반응평가.
- 심장동맥재건술 후의 평가.
- 심장동맥질환의 예후 측정.

2) 전처치(Patient Preparation)

심장동맥질환을 진단하기 위해서는 심장약제(β-차단제)인 인데랄(inderal), 테노민(tenormin), 비스켄(visken) 등은 검사 2일 전에 투약을 중지하고 만약 약물치료의 효과판정을 위한 검사 시 심장약은 평소처럼 복용하게 한다.

운동부하에 수반되는 심근허혈을 놓치지 않기 위해 칼슘길항제(Ca^{2+} Channel blocker)와 nitrates(herben, perdipine, adalat, nitroglycerin 등), 테오필린(theophylline), 아미노필린(aminophylline)계 약물(특히 천식약 theolan 등)을 복용하지 않았는지 확인하고, 검사 하루 전에 투약을 중단한다. 흡연은 동맥의 강직을 유발시키므로 검사 하루 전부터 금지해야 한다. 검사 당일 카페인은 맥박, 혈압을 증가시켜 부정확한 검사의 요인으로 작용하므로 커피, 콜라, 초콜릿, 차 등 카페인이 함유된 음식과 진통제, 감기약 등을 금지하고 음식물 섭취는 장내 혈류를 증가시켜 간 소장에 탈륨집적을 높이고 심근집적을 낮게 하기 때문에 적어도 검사 4시간 전부터 금식해야 하며 가능한 12시간 금식한다. 또한 검사 당일 인슐린 주사나 당뇨약은 금하고 혈압약은 복용 가능하다. ^{201}Tl 부하촬영 이후 소량의 식사(부드러운 음식 또는 평소 양의 절반 정도)는 가능하다.

심장검사 시의 심세동제거기(defibrillator), 응급조치 set, 약제준비, 산소호흡기 등 안전장치와 운동부하 시 움직이는 중에 주사하여야 하고 약물부하 시는 약물부하 뿐만 아니라 약물부하 도중 응급상태에 신속히 대처하기 위하여 부하시작 전에 미리 주사선을 확보한다.

가슴부위의 방사성 투과를 방해하는 금속, 실리콘 등의 물체는 잠재적인 심장방사능의 감약제이기 때문에 촬영 전에 제거하며 여자환자의 경우 유방을 왼심실로부터 멀리 위쪽으로 테이프를 붙인다. 심각한 심장동맥질환을 가진 환자는 방사성의약품을 휴식기주사 이전에 약 3분 동안 나이트로글리세린을 투여하도록 할 수 있으며 ^{99m}Tc- sestaMIBI 심근 단층촬영 시 주사 30분 후 지방식(fatty meal)으로 우유 250 mL를 휴식기와 부하 시 각각 1팩씩을 미리 준비한다.

3) 방사성의약품(Radiopharmaceutical)

같은 날 안정 및 부하검사를 함께 시행할 때 FDA(food and drug administration)가 권장한 최대투여 총량은 ^{201}Tl은 4 mCi, ^{99m}Tc 표지방사성의약품은 40 mCi, 그리고 양전자방출 방사성의약품인 ^{82}Rb은 30 mCi, 안정 및 부하검사가 서로 다른 날 시행됐을 때 주사 당 ^{201}Tl의 투여량은 4 mCi, ^{99m}Tc 표지방사성의약품 투여량은 주사 당 30 mCi로 투여하도록 권고한다.

표 9-8 심근관류 신티그라피에 사용되는 방사성의약품

방사성의약품	사용량	투여방법	집적기전	집적부위
^{201}Tl-chloride	74 ~ 111 MBq(2 ~ 3 mCi)	정맥주사	능동이동	심근
^{99m}Tc-sestaMIBI(Cardiolite®)	안정 시: 259 ~ 370 MBq(7 ~ 10 mCi) 부하 시: 740 ~ 1110 MBq(20 ~ 30 mCi)		수동 확산 (passive diffusion)	
^{99m}Tc-tetrofosmin(Myoview®) ^{99m}Tc-teboroxime				

표 9-9 성인에 대한 선량측정

방사성의약품	투여방법	투여 방사능 MBq(mCi)	최대로 방사능을 받는 장기 mGy/MBq(rad/mCi)	유효선량 mSv/MBq(rem/mCi)
^{201}Tl	IV	74 ~ 148 (2 ~ 4)	Kidney 0.46(1.7)	0.23 (0.85)
^{99m}Tc-sestaMIBI	IV	740 ~ 1110 (20 ~ 30)	GB 0.039(0.14)	0.0085 (0.031)
^{99m}Tc-teboroxime	IV	1110 ~ 1850 (30 ~ 50)	ULI 0.034(0.13)	0.011 (0.041)
^{99m}Tc-tetrosfosmin	IV	740 ~ 1480 (20 ~ 40)	GB 0.031(0.11)	0.0067 (0.025)
^{82}Rb(PET 용)	IV	1110 ~ 1850 (30 ~ 50)	Kidney 0.018(0.067)	0.0048 (0.018)

(1) 방사성의약품 특징

① 탈륨(thallium-201, ^{201}Tl)

1950년대 중반에 Sapirstein에 의해 합성되어 1975년에 심근의 국소혈류 평가에 처음 사용되었다.

표 9-10 심근관류 SPECT에 사용되는 방사성의약품(Radiopharmacueticals)

	탈륨(^{201}Tl)	^{99m}Tc-sestaMIBI	^{99m}Tc-Tetrofosmin
Class	Bement	Isonitrile	Diphosphine
1st Pass extraction fraction	85%	66%	67%
extraction efficiency with flow	yes	yes	yes
Cardiac uptake	3-4%	1-2%	1-2%
Redistribution	yes	slow	minimal
Membrane transport	active	passive	passive
Uptake mechanism	ATPase pump	Mitochondrial transport	Mitochondrial transport

탈륨(^{201}Tl)은 다른 방사성의약품(표)과 비교하여 현재까지 심근혈류를 비침습적으로 평가하는 방법으로 널리 사용되고 있는 동위원소로 사이클로트론(cyclotron)에서 생산되고 화학적으로 그룹 13족(IIIA)에 속하는 원소로 반감기가 73시간(3.04일)으로 길며 심근조직에 높은 추출율을 보이고 혈액을 통해 빠르게 대사된다.

칼륨(potassium, k^+)과 생물학적인 기전이 유사하고 세포막에 있는 Na-K 아데노신 트리포스파타제(adenosine triphosphatase, ATPase) 펌프에 의해 심근에 섭취되고 ^{201}Hg에서 붕괴되어 135 keV와 167 keV의 피크에너지를 가진 저에너지 감마선과 68 ~ 80.3 keV의 X선을 방출한다. 심근에 ^{201}Tl의 분포는 초기 섭취와 이후의 심근과 혈액사이의 평형상태에 의해 이루어진다. 초기 섭취는 심근혈류량과 추출률에 의해 결정되고 초기추출률은 약 87%로 주사된 총량 중 3.7 ~ 4%가 주사 후 10 ~ 15분에 심근에 섭취되고 주사 후 23.7분에 최고에 달한다.

심근섭취는 국소 심장동맥혈류와 거의 직선적으로 비례하게 된다. 다만 2.5 mL/min/g 이상으로 심장동맥혈류가 증가되었을 때 혈류량보다 적게 섭취된다. 이에 반해 정상의 10% 이하로 심장동맥혈류가 매우 느릴 때에는 혈류량보다 높게 섭취되는데 이런 현상은 ^{99m}Tc으로 표지된 심근혈류 방사성의약품에서도 비슷하다.

탈륨(^{201}Tl)의 다른 큰 특징은 저산소증 상태 심근에서 탈륨(^{201}Tl) 섭취는 감소하지 않는데 비하여 배출은 감소한다. 따라서 심장동맥 협착에 의하여 관류가 감소하였으나 생존능이 있는 심근은 주사 직후 관류영상에서는 결손을 보이지만 상대적으로 느린 배출과 지속적인 탈륨(^{201}Tl)의 재 섭취로 인하여 2 ~ 24시간 이후의 지연영상에서 정상심근과 유사한 정도로 탈륨(^{201}Tl)의 섭취가 증가한다. 이를 탈륨(^{201}Tl) 재분포(redistribution)라 한다.

따라서 스트레스 부하 후에 심근 재분포(myocardial redistribution)영상을 가능하게 한다. 즉 스트레스 부하 후 정상심근부위는 심근 섭취가 신속하게 일어난 후 배출이 빠르게 일어나는 반면 심근허혈 부위는 심근 섭취가 적고 지연되어 배출이 천천히 일어나 3 ~ 5시간째에 심근에서 재분포를 하게 된다. 이와 같이 탈륨(^{201}Tl)의 재분포현상은 정상심근과 심근경색 그리고 심근허혈을 구분할 수 있는 중요한 현상으로 탈륨(^{201}Tl)을 주사한 직후 영상에서 탈륨(^{201}Tl)의 심근섭취는 심근관류 상태를 반영하고 2 ~ 24시간 이후의 지연영상에서는 탈륨의 풀 분포를 반영한다.

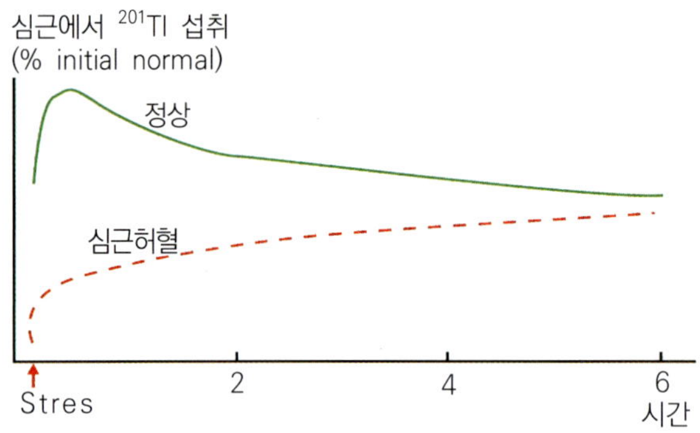

그림 9-56 심근에서 탈륨(^{201}Tl)의 농도변화

탈륨(^{201}Tl)은 콩팥과 심장, 간 등에 정상적으로 분포하고 혈액에서 빠르게 제거되고 심근 내에서는 빠르게 추출되기 때문에 혈액풀 내의 배후방사능은 적지만, 단점으로 영상획득에 69 ~ 83 keV의 비교적 낮은 에너지를 이용하기 때문에 연부조직에 감쇄가 잘되고 흡수선량이 많고 73시간의 대체적으로 긴 반감기로 인한 피폭선량 증대와 산란선 발생의 증가로 선명한 심근혈류 영상을 얻을 수 없어 영상의 대조도 저하가 된다.

또한 입자가속기에서 생성되는 핵종으로 사용의 제약을 받는 불편한 점이 있으며 특히 ^{201}Tl을 이용한 영상획득에 사용되는 에너지는 70.8(46%), 68.9(27%), 80.3(10.5%) keV와 135 keV(2.7%), 167 keV(10%)에너지 중에서 70 keV 이용 또는 70 keV, 167 keV의 이중에너지 사용하는 것이 효율적이다.

② Technetium-99m Labeled compounded(과테크네슘 표지) 방사성의약품

탈륨(^{201}Tl)은 양자의 에너지가 작아 좋은 심근영상을 얻기가 어려워 ^{99m}Tc을 이용한 방사성의약품이 개발되었다. 그 중 ^{99m}Tc-sestaMIBI가 가장 많이 사용되며 탈륨(^{201}Tl)심근관류 검사와 심장동맥질환 진단의 예민도와 특이도가 비슷하다. 그러나 ^{99m}Tc-sestaMIBI 사용 시 심근영상의 질은 탈륨(^{201}Tl)을 이용할 때보다 좋은 반면 간 및 담도 제거시간이 늦어 방사성의약품 주입 1 ~ 2시간 후에 적절한 심근영상을 얻을 수 있어 검사시간이 길고 검사실에 따라 2일에 걸쳐서 검사를 시행하여야 하는 단점이 있다. 이와 같이 ^{99m}Tc표지 방사성의약품은 저에너지 피크를 갖는 탈륨(^{201}Tl)에 비해 에너지가 140 keV로 감마카메라에 적합한 피크에너지를 가지고 있어 영상의 해상력이 좋으며 6시간의 반감기로 탈륨(^{201}Tl)에 비해 약 10배 이상의 방사능량을 투여할 수 있어 짧은 시간에 좋은 질의 영상 영상획득이 가능하다. 또한 ^{99m}Tc-tetrofosmin은 ^{99m}Tc-sestaMIBI보다 방사성의약품을 준비하는 시간이 짧고 의약품 투여 5분 후부터 심근스캔이 가능하며 약물투여 30 ~ 60분 후에 가장 좋은 심근영상을 얻을 수 있으며 검사를 하루에 마칠 수 있는 장점이 있다.

심근 혈류와 전반적인심벽 운동, 국소적인 심벽운동의 평가를 위한 게이트방법 및 일회통과 심혈관촬영술이 가능하고 발생기(generator)에서 얻기 때문에 24시간 언제나 사용할 수 있다.

a. Technetium-99m Labeled(^{99m}Tc-sestaMIBI)

1984년 Jones 등에 의해 ^{99m}Tc isonitrile이 합성되어 심근혈류영상에 사용되기 시작하였고 이후 ^{99m}Tc-TBI (tertiarybutylisonitrile), ^{99m}Tc-CPI(carboxyisopropyl isonitirile) 등이 소개되었다. 아이소나이트릴에서 합성된 세스타미비(^{99m}Tc-sestaMIBI, 2-methoxyisobutylisonitrile)는 지방친화성 양이온화합물로 간의 섭취가 서서히 일어나고 빠른 간담도 배출 그리고 허파 섭취가 적어 심근 대 배후방사능비가 좋아서 1990년 이후로 널리 이용되고 있다.

^{99m}Tc-sestaMIBI의 배출은 매우 느려서 생물학적인 반감기는 물리학적인 반감기에 가깝고 주로 세스타미비는 일가 양이온으로 수동확산에 의해 심근세포막과 미토콘드리아막을 통과하여 음성막 전하에 의해 미토콘드리아 내에 포획되며 세포의 pH와 에너지 생산경로를 통해 심근혈류에 비례해서 심근세포에 섭취된다.

심근 세포 내 섭취와 제거는 주로 세포의 생존능과 심근 세포막의 온전성 여부에 따라 결정된다. 세스타미비의 초기분포는 혈류에 비례하며 1차적으로 세포막의 전하에 의해 심근 내에 유입되어 섭취되기 때문에 심근세포 대사에 이상이 있는 경우 섭취가 심근혈류와 관계없이 감소된다. 세스타미비는 심근세포막의 온전성이 유지되고 혈류가 지속되면 심근세포로 추출되므로 심근 생존능을 검사하는데 사용될 수 있으며 세스타미비는 미토콘드리아에 심근혈류량에 비례하여 집적되어 정상심근에서의 ^{99m}Tc-sestaMIBI는 주사 후 초기 심근 추출율이 약 66%이며 심근 섭취율은 총 투여량의 1 ~ 2% 이내로 심근에 섭취되고 혈액에서 91%가 약 5분 이내에 소멸된다.

건강인에게 투여 시 투여 직후 심근에 집적하기 시작하여 평균 5분에 스트레스 부하 후 투여량의 1.4%가 집적되고 2시간 후의 안정 시 1.1%가 심근에 분포한다. 심근섭취는 시간이 지나도 별로 변하지 않고 장기간 존재하고 재분포는 없으며 심근을 제외한 쓸개, 간, 지라, 허파 등에서는 시간이 지남에 따라 섭취가 감소되며 허파 및 간에 대한 축적은 비교적 빨리 감소하여 투여 5분후 심장 : 허파의 분포율은 2 이상, 심장 : 간 분포율은 투여 한 시간 후에 1 이상이다. 정상적으로 쓸개와 간에 가장 높은 축적을 보이고 심장, 지라, 허파 등에 섭취된다. 배설경로는 콩팥 및 간담도계이며 투여 24시간까지 투여량의 25.4%가 소변으로 그 외 분변으로 체내 분해대사물 없이 배설된다. 세스타미비는 ^{99m}Tc 표지 시 10분간 수조를 이용하여 열을 가하는 과정이 필요하다.

또한 탈륨(^{201}Tl)과 같은 재분포현상이 없고 심근 체류시간이 길어 영상획득을 위한 시간 조절이 용이하며 심근벽운동기록에 좋지만 주사 후 1시간 동안은 간, 쓸개길의 집적이 있기 때문에 촬영 30분 전에 지방식(fatty meal)으로 간, 담도의 방사능을 제거하고 영상을 획득해야 한다. ^{99m}Tc표지화합물 sestaMIBI 방사성의약품은 탈륨(^{201}Tl)과 집적 및 제거의 생리학적기전이 다르고 재분포현상이 없기 때문에, ^{99m}Tc-sestaMIBI를 이용한 방사성의약품 부하운동 검사시행을 위해서는 안정 시와 부하 시 각각 주사해야 하는 불편함이 있다.

b. Technetium-99m Labeled(^{99m}Tc-tetrofosmin)

테트로포스민(^{99m}Tc-tetrofosmin)은 ^{99m}Tc-sestaMIBI와 같은 1가 양이온으로 일회 통과 추출률은 약 54%로 탈륨(^{201}Tl)이나 ^{99m}Tc-sestaMIBI에 비하여 낮으나 심장동맥 질환을 찾는 진단능은 탈륨(^{201}Tl)이나 ^{99m}Tc-sestaMIBI와 유사하다. 테트로포스민(^{99m}Tc-tetrofosmin)은 ^{99m}Tc으로 표지된 지질친화성(친유성)인 양이온 화합물로 ^{99m}Tc-tetrofosmin이 심근 조직 내의 섭취와 보존, 혈류 제거 등의 기전은 세스타미비(^{99m}Tc-sestaMIBI)와 같으나 간과 허파의 제거가 세스타미비에 비해 더 빨라 주사 후 영상을 빨리 획득할 수가 있으며 ^{99m}Tc으로 표지시 열을 가하는 과정이 필요하지 않다. 테트로포스민(^{99m}Tc-tetrofosmin)은 혈액으로부터 빠르게 제거되어 주사 후 5분 째에 투여량의 2.8%가 남아있으며 5 ~ 15분에 최고에 이르고 0.8%가 남아있는 것으로 알려져 있다.

또한 세스타미비와 같이 미토콘드리아의 막성 전하가 섭취와 저류에 중요한 역할을 하며 주사 후 5분에 가장 좋은 심장의 영상을 얻을 수 있고 수 시간 동안 섭취가 지속된다. 운동을 하면 간섭취가 더 줄어든다.

c. ^{99m}Tc N-NOEt

^{99m}Tc N-NOEt(N-ethoxy, N-ethyl dithiocarbamatonitride technetium)는 다른 ^{99m}Tc 표지화합물(^{99m}Tc-teboroxime 제외)과 달리 중성전하를 띠며 정상 심근 조직에서 장기간 저류하며 또한 ^{99m}Tc 표지화합물 중

탈륨(^{201}Tl)과 유사한 심근 내에 재분포하는 성질을 보이는 심근혈류 영상제제이다. Tc-nitrido dithiocarbamates로 Tc ≡ N의 삼중결합을 하고 주사 후 5분에 심근 내 섭취가 탈륨(^{201}Tl)보다 유일하게 높은 방사성의약품이다.

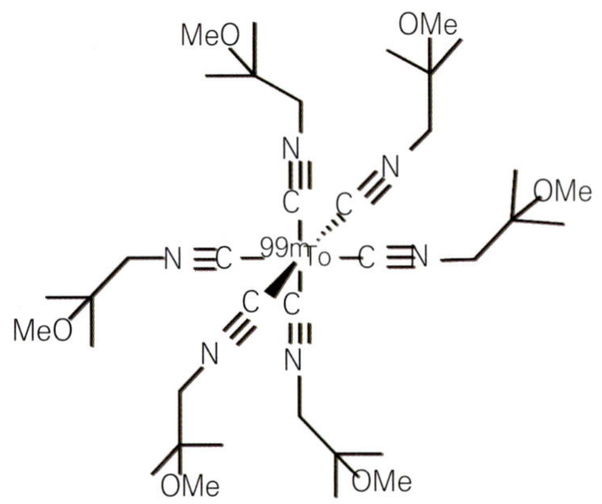

a. ^{99m}Tc-sestaMIBI 화학적 구조

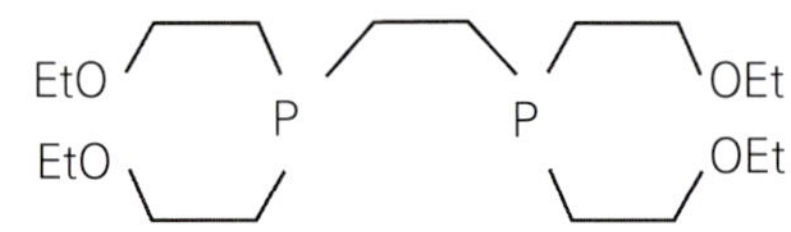

b. ^{99m}Tc-tetrofosmin

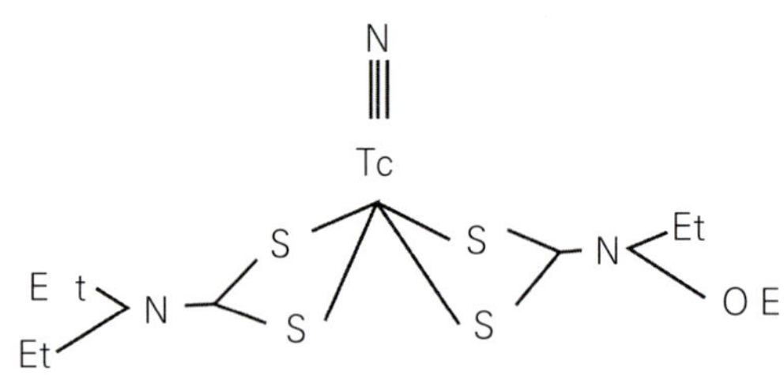

c. ^{99m}Tc N-NOEt

9-57 방사성의약품 화학적 구조

심근 내 섭취에 미토콘드리아와 세포질의 구성성분과 관련 없이 심근 내의 소수성질을 가진 부위에 확산되고 집적되며 ^{99m}Tc N-NOEt의 심근 내 저류에는 세포막의 구조적인 온전성이 중요한 역할을 한다.

세포막과 세포소기관의 심한 파괴 등이 있는 경우는 세포질 내에 ^{99m}Tc N-NOEt의 섭취가 되지 않고 칼슘통로활성제는 섭취를 증가시키고 칼슘통로를 통해 섭취되는 과정도 존재한다는 것을 암시한다. 다른 심혈관 방사성의약품과 마찬가지로 심장동맥혈류가 감소 시 혈류량보다 많게 측정되고 증가 시 더 낮게 측정되며 최초추출률은 기저상태에서 75 ±4%이며 혈류가 풍부한 경우 85 ±2% 정도로 측정되는데 그 이유는 지질친화성과 높은 투과성 등이 있기 때문이다. ^{99m}Tc N-NOEt의 혈중제거는 이중지수형태로 첫 반감기가 4.7분 후반 반감기가 674분이며 30분에 20%, 1시간 후 19% 4시간 후에 14%가 혈액 내에 남아있으며 급성 심근경색에서 재관류 후 ^{99m}Tc N-NOEt의 섭취는 재관류의 지표로 좋고 탈륨(^{201}Tl)의 섭취는 생존능의 지표이다.

Johnson 등의 연구에서 중등도 이상의 심한 심장동맥협착 시 ^{99m}Tc N-NOEt의 휴식기 영상으로 감지할 수 있으며 재분포도 확인할 수 있지만 심근 생존능과 생존능평가와 관련되어 재분포의 임상적 관련은 아직 알려지지 않았다. 또한 ^{99m}Tc N-NOEt가 알부민과 적혈구에 강한 친화성이 있으며 ^{99m}Tc N-NOEt는 혈중에서 빠르게 심근으로 추출되고 안정화되어 허파 섭취가 높으며 주사 후 30분에 약 24% 정도가 허파에 머무르며 간에는 약 21% 심근 내에는 5.25%가 머무른다. 세스타미비와 마찬가지로 표지 시 열을 가하는 과정이 필요하다.

d. Technetium-99m Labeled(^{99m}Tc-teboroxime)

^{99m}Tc-sestaMIBI와 심근섭취율과 섭취기전, 배설경로는 비슷하나 ^{99m}Tc-teboroxime은 심근조직에 수동확산으로 집적되고 탈륨(^{201}Tl)이나 ^{99m}Tc-sestaMIBI보다 섭취나 배설이 약간 빠르다.

(2) 심근혈류 방사성의약품의 이상조건

- 심근혈류와 비례하여 심근에 분포되어야 한다(정상, 심근허혈, 또는 혈류증가 등의 변화와 밀접한 관련이 있어야 한다).
- 최초 순환 시 심근조직 초기 추출효율이 높아야 한다.
- 심장 주위 기관들과 연부조직에 의한 감쇠가 일어나지 않아야 한다.
- 분포된 방사성의약품은 적어도 영상을 얻을 때까지 충분한 시간동안 변동 없이 심근 내에 정체되어야 한다.
- 스트레스 부하 약물이나 손상된 심근대사에 의해 심근 내로의 방사성의약품의 섭취가 방해되지 않아야 한다.
- 에너지나 반감기 등의 물리적 성질이 적당하여야 한다.
- 응급상황에 영상이 가능할 수 있게 준비되어야 한다.

(3) ^{99m}Tc표지화합물(sestaMIBI)의 조제

조제방법에는 수조가열법(boiling water bath procedure)과 열순환기법(recon-o-stat™(thermal cycler) procedure)이 있으나 수조가열법을 주로 사용한다.

약품을 취급하기 위해서는 약품 조제 시 방수장갑을 착용하고 바이알의 플라스틱 디스크를 제거한 후 사용하고자 하는 약품의 주사액 제조 후 환자에게 투여하기 전에 변색 또는 미립자의 유무를 육안으로 확인한다. 조제한 의약품은 멸균 차폐된 주사기를 사용하여 주사액을 무균으로 추출하여 조제 6시간 이내에 사용하여야 하며 환자에게 투여하기 전에 방사능 TLC법에 따라서 방사화학적 순도를 측정하며 ^{99m}Tc-sestaMIBI의 조제 방법은 다음과 같다.

a. MIBI 바이알을 차폐하기 위해 납으로 된 바이알 콘테이너에 넣어 뚜껑을 닫아 방사선차폐체 L블럭 뒤에 놓는다.
b. 무균 차폐된 주사기로 첨가제가 없고 무균의 비발열성 과테크네슘산나트륨($^{99m}TcO_4^-$) 주사액 925 ~ 5550 MBq(25 ~ 150 mCi)약 1 ~ 3 mL를 취한다.
c. 바이알이 차폐된 상태에서 표지용 바이알에 $^{99m}TcO_4^-$ 주사액을 무균적으로 주입하고 주입 시 표지바이알 내에 공기가 들어가지 않도록 한다. 또한 바이알 내의 압력이 양압이 되지 않도록 정상화하기 위하여 용액 상층으로부터 주입한 용액과 동일한 부피의 가스를 빼낸다.
d. 바이알을 수초동안 흔든 후 수조용 바이알 차폐체에 넣어 10분 동안 항온수조에 수직으로 놓고 가열한다.
e. 10분 후 항온수조에서 바이알을 꺼내어 납으로 차폐된 곳에 놓고 서늘하게 약 15분 정도 방치하여 식힌다.
f. 바이알에 과테크네슘산나트륨($^{99m}TcO_4^-$) 주사액을 주사하기 전에 방사선기호를 떼어 바이알에 부착한다.

4) 심근부하(Stress) 방법

심근부하 방법에는 운동부하와 약물부하로 구분하며 부하 시 심전도를 연결하여 환자를 감시한다. 만일의 경우에 대비하여 응급세트를 준비하고 운동은 연령별 예상 최대심박수의 85 ~ 95% 도달하였을 때 운동을 중지시키고 이외에도 환자가 흉통을 느끼거나 혈압의 하강, 협심증 발생, 심전도상의 1 mm 이상의 허혈성 S-T저하나 피로감 등이 발생할 때 중지한다. 이때 나이에 따른 목표 심박수의 85%(85 ~ 95%)에 도달하지 못할 경우 진단율이 낮아진다.

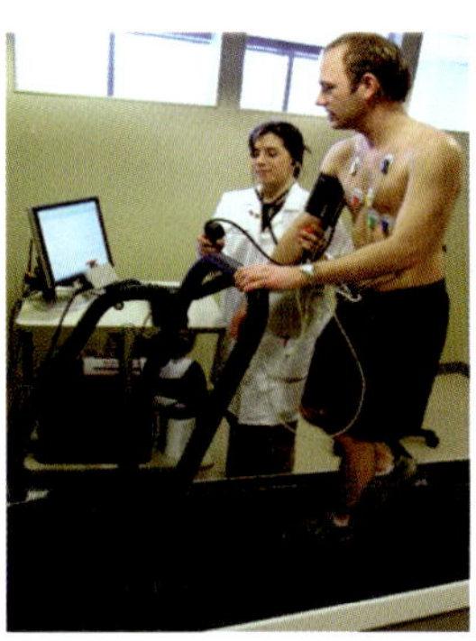

그림 9-58 Treadmill 운동부하법

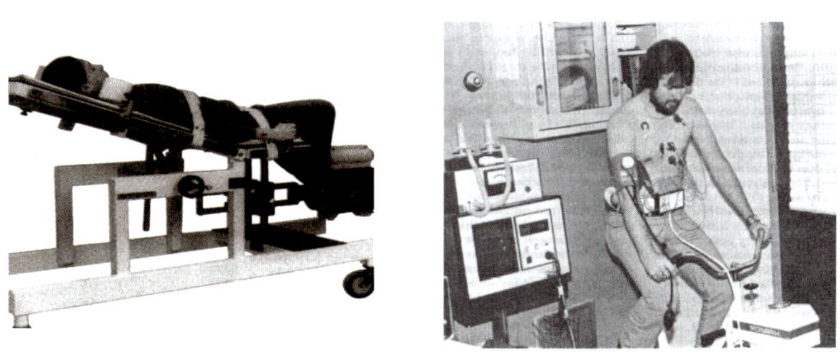

그림 9-59 자전거출력계(bicycle ergometer) 부하운동

(1) 운동부하법

Treadmill, 자전거 운동부하를 이용한 운동부하는 환자가 견딜 수 있는 최대의 운동부하를 가하여 심근의 산소 요구도를 증가시켜 이차적인 심근관류를 증가시킨다. 맥박과 일회 심박출량이 증가하여 심장박출량(cardiac output)을 증가시키고 증가된 심박출량에 의하여 심근관류를 증가시키며 안정 시에 비하여 2 ~ 3배 심근관류가 증가한다. 최대 맥박증가 예측치의 85% 이상 도달되어야 충분한 운동부하가 이루어졌다고 볼 수 있으며 충분한 부하상태에서 방사성의약품 주사하고 운동을 중단하지 말고 1 ~ 3분 운동을 더 시킨다.

① Treadmill 운동부하법

심전도법에서 쓰이는 변형 Bruce방법을 그대로 이용하여 3분 간격으로 운동량을 증가하여 단계적으로 전 구성 총 5단계로 나이에 따른 최대맥박수가 85%에 달했을 때 방사성의약품을 주입하고 1분간 더 운동을 시킨 후 운동을 중지시킨다.

② 자전거 운동부하법

자전거출력계(bicycle ergometer)를 사용하여 150 rpm(25 watts) 혹은 300 rpm(50 watts)에서 운동을 시작한 후 3분 간격으로 150 rpm(25 watts)씩 증가시키고 나이에 따른 최대맥박수가 85%에 달했을 때 방사성의약품을 주입하고 1분간 더 운동시킨 후 운동을 중지시킨다.

③ 손잡이 운동부하법

말초혈관 질환이나 하지의 근골격계 질환이 있는 환자에게 쉽고 안전하게 운동을 시키는 장점이 있고 심박동수를 20 ~ 30% 정도만 증가시키는 방법이다.

(2) 약물부하법

심장동맥질환 환자에서 부하검사는 질환의 진단뿐만 아니라 관동맥 병변의 생리학적인 의미평가 및 질환의 예후 평가에 매우 중요한 역할을 하고 있다. 심장부하 검사 시 심근허혈을 평가하는 방법으로는 국소 벽운동 이상을 관찰하는 심초음파와 심근관류를 평가하는 동위원소 심근관류검사 및 PET 등이 이용되고 있으며 부하방법도 고전적인 운동부하로부터 최근에는 신체적인 이유로 운동을 시행할 수 없는 사람을 위하여 여러 종류의 약물부하검사가 시행된다.

운동부하는 생리적인 부하검사이지만 입원환자의 절반 이상은 운동능력이 감소되어 있거나 관절염, 하지절단, 심한 말초혈관 질환, 뇌졸중, 당뇨병 등으로 충분한 운동부하가 어렵기 때문에 안정적으로 부하를 실시하기 위하여 운동부하를 충분히 못하는 환자에게 약물부하를 시행하고 있다. 약제부하 시 가벼운 흉통, 저혈압, 어지럼증, 홍조 등을 유발시키고 드물게는 심각한 부작용도 유발할 수도 있다. 심근관류를 평가하기 위해 사용되는 부하약물에는 크게 Dobutamine이나 Arbutamine과 같이 심근의 산소 소모량을 증가시켜 심근허혈을 유발시키는 약물과 Dipyridamole이나 Adenosine과 같이 심근혈류 분포를 변화시켜 심근허혈을 유발하는 두 가지로 나눌 수 있다.

일반적으로 안정 시 심근 혈류량은 0.6 ~ 0.8 mL/min/g이나 심장에 부하를 받으면 심근의 혈류량은 3 ~ 5배까지 증가하게 된다. 정상 심장동맥의 경우 이와 같은 심장동맥의 혈류예비능이 유지되어 있으나 심장동맥에 협착이 있으면 부하에 의한 요구량의 증가를 충족하지 못하게 되어 협착혈관에서 공급받는 심근에는 허혈에 의한 흉통이나 심전도상의 ST절 하강, 핵의학 영상에서의 관류결손과 같은 소견이 나타나는 것이다. 가장 많이 사용되는 Adenosine 등의 혈관확장제를 사용하는 경우 심장동맥협착이 아주 심한 부분에서는 관동맥혈류의 심장혈류전환(coronary steal)이 유발되어 심근허혈이 나타나 대부분 일반적인 혈류의 과공급 만을 야기하므로 별다른 위험이 없는 부하방법이다.

Dobutamine은 심근의 수축력을 증가시켜 운동시와 유사한 변화를 야기하고 허혈심근 부위의 심벽운동이상을 일으키므로 부하심초음파검사에 많이 사용되고 있다. 약물부하 후 촬영은 탈륨(^{201}Tl)을 주사한 경우 5 ~ 10분, ^{99m}Tc-sesta MIBI를 주사한 경우 주사 30분 후에 지방식(fatty meal)을 시행하고 주사 1시간에 촬영한다.

① 혈관확장제

심장동맥 협착이 90%에 이를 때까지도 휴식기 심근관류는 정상을 유지할 수 있으며 이는 협착 심장동맥 먼쪽의 소동맥이 확장되어 심근관류에 대한 저항을 감소시켜 일정한 정도의 심근관류를 유지할 수 있기 때문이다.

소동맥 확장에 의하여 심근관류가 안정시보다 증가할 수 있는 여유분인 심장동맥 혈류 여유량(coronary flow reserve; CFR)은 심장동맥협착이 진행할수록 소모되고 혈관확장제를 투여하여 CFR이 감소된 심근을 찾는다. 혈관확장부하제인 디피리다몰, 아데노신은 심장동맥의 혈액을 충만하게 하며 심장동맥 혈액의 충만을 방해하는 카페인제 음료수와 메틸란탄을 포함하는 약제는 적어도 약물부하 12시간 전에 중단해야 한다.

혈관확장제로 디피리다몰이 사용될 때 방사성의약품 투여 후 부작용이 발생하게 되면 혈관확장 상태에서 회복하기위해 아미노필린(aminophylline)을 투여하게 된다. 그러나 아데노신은 반응기간이 짧기 때문에 부작용이 발생했을 때 아미노필린 사용이 필요치 않다. 만일 부작용이 발생하여 아데노신(adenosine) 투약을 중단한 이후에도 흉통 증상이 계속되면 아미노필린이 필요할 수도 있다.

a. 디피리다몰(dipyridamole)부하법

디피리다몰(dipyridamole)을 0.142 mg/kg/min(0.56 mg/kg)용량으로 4분에 걸쳐 천천히 정맥주사하고 7분째에 탈륨(^{201}Tl)이나 ^{99m}Tc-sestaMIBI 등을 주사한다.

심장에 간접적으로 작용하는 디피리다몰은 아데노신의 세포내 섭취를 억제하고 Adenosine Deaminase(ADA)를 억제하여 아데노신의 분해를 감소시킴으로서 세포간질의 아데노신 농도를 증가시킨다. 디피리다몰의 부작용은 아데노신보다 반감기가 30분으로 길어 부작용이 발생하면 아미노필린(aminophylline, 1 ample: 250 mg) 125 ~ 250 mg을 1분 이상에 걸쳐 정맥주사 한다.

- 아데노신탈아미노효소(adenosine deaminase)는 adenosine을 퓨린(purine)대사경로에 관여하는 효소로 퓨린 뉴클레오사이드(purine nucleoside)의 Adenosine, 데옥시아데노신(deoxyadenosine)을 탈 amino하여 각기 inosie과 Deoxyinosine을 생성하는 반응을 촉진시킨다. ADA는 분자크기 차이로 Small(3만 dalton), Large(28만 dalton), Intermediate(10만 dalton)의 3가지로 나누고 항원성 및 생화학적 특성으로 Small, Large는 ADA1, Intermediate는 ADA2의 2가지 Isoenzyme으로 나눈다. ADA는 림프조직의 분화, 성숙과정에서 중요한 역할을 담당하고 있으며 지라, 장관점막, Macrophage, 미성숙 T림프구 등의 ADA 활성은 높고 간, 콩팥, 허파, 근육, 콩팥위샘, 림프구 등에 널리 분포되어 있다.

b. 아데노신(adenosine)

아데노신(adenosin) 0.84 mg/kg(0.14 mg/min)용량으로 6분에 걸쳐 천천히 정맥주사하면서 시작 3분에 탈륨(^{201}Tl)이나 ^{99m}Tc-sestaMIBI 등을 주사한다.

방사성 약물 주입은 아데노신 투여 부위와 다른 곳을 통해 주입하기를 권장하며 심장에 직접적으로 작용하는 아데노신은 주사후 평균 84초(최대 125초)에 혈류가 최대치에 도달하게 되며 안정 시에 비하여 3 ~ 5배 정도 심근관류를 증가시키고 주사에 의하여 70 ~ 80%는 가벼운 부작용을 호소하지만 혈중 반감기가 2 ~ 10초로 짧으므로 부작용이 있을 때 투여를 중지하면 즉시 회복되어 길항제인 아미노필린(aminophylline) 주사제가 필요한 경우는 드물다. 아데노신(adenosine)부하 ^{99m}Tc-MIBI 심관관류검사의 예민도는 85% 특이도는 82%이다.

아데노신(adenosine)은 혈관에 직접 작용하는 혈관확장제로서 디피리다몰(dipyridamole)과 비교하여 혈관확장의 정도가 커 심장동맥혈류의 증가폭이 크고 반감기가 수초내로서 매우 짧은 특징이 있다.

또한 심근에서의 제거가 빠른 심근관류표지자(^{99m}Tc-tetrofosmin 등)를 사용 할 때에는 아데노신(adenosine)은 디피리다몰(dipyridamole)에 비하여 반감기가 짧아 반복적인 검사를 시행할 수 있는 장점이 있고 아데노신(adenosine)은 약 1.5%의 환자에서 투여 시 부작용을 볼 수 없는 안정된 부하용 약물이다.

디피리다몰(dipyridamole)이나 아데노신(adenosine)은 투여 시 심장동맥(관상동맥)을 최대로 확장하여 정상 심장동맥의 혈류량을 3 ~ 5배로 증가시키나 병변이 있는 심장동맥 부위의 심근혈류는 증가가 없거나 또는 감소하여 심근의 혈류분포가 균일하지 못하게 된다. 이러한 불균일한 심근혈류 분포는 반드시 심근허혈을 의미하는 것은 아니며 심실벽의 수축기능장애를 동반하지 않을 수 있으므로 혈관확장제로 심장부하 시에는 관류평가를 할 수 있는 동위원소 관류검사가 심근허혈의 진단에 적절한 검사방법이다.

② 교감신경흥분제

심근자체의 수축력을 증가시켜 관동맥혈류를 증가시키는 베타-1 교감신경흥분제인 Dobutamine, Arbutamine이 있다.

a. 도부타민(dobutamine) & arbutamine

심근수축력을 증가시키는 아드레날린성 제제인 도부타민(dobutamine)이나 Arbutamine은 심박수와 혈압을 증가시켜 심근의 산소요구량을 올리며 심장동맥 질환이 있을 때 심장동맥 혈류의 증가가 필요 양에 비하여 상대적으로 적어 심근허혈을 유발시키는 약물로서 심근허혈의 기계적인 결과인 국소벽운동 이상을 관찰하는 부하심초음파도에 적당한 부하약물이다.

베타(β)-1 수용체에 직접 작용하는 교감신경작용제로 심장의 수축을 촉진함으로써 맥박과 혈압을 상승시켜 심근의 산소요구량을 증가시키고 이차적으로 심근관류를 증가시킨다. 결과적으로 심장동맥 혈류증가는 안정시의 2 ~ 3배 정도로 혈관 확장제보다는 낮으나 운동부하와 비슷한 정도이다. 도부타민(dobutamine)은 10 μg/kg부터 시작하여 3분 간격으로 10 μg/kg씩 증가시켜 40 μg/kg까지 올려 주사하고 심근관류 영상제제 주사 후 3분간은 최대용량을 계속 주사한다.

5) 검사방법(Procedure)

(1) 탈륨(^{201}Tl)심근관류 신티그라피(^{201}Tl Perfusion Scintigraphy)

탈륨(thallium; ^{201}Tl)은 주기율표 ⅢA에 속하는 원소로 포타슘(potassium, K^+; 칼륨)과 비슷한 기전으로 세포막에 있는 Na^+-K^+ 펌프작용에 의하여 심근의 혈류량과 심근 세포막을 통과하여 심근 내로 추출(extraxtion)되어 심근에 섭취된다. 특히 심근은 다른 세포보다도 세포내에 포타슘의 농도가 가장 높기 때문에 인체에 주입된 탈륨(^{201}Tl)은 심장동맥 혈류를 따라 심근에 도달하게 되고 심근 내에 유입되게 된다.

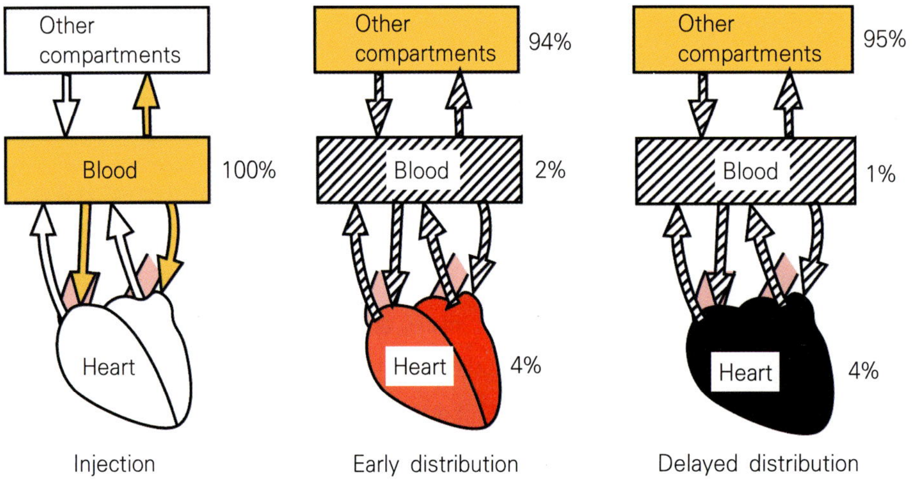

그림 9-60 탈륨의 심근 내 섭취과정(명암의 상대강도는 탈륨(Thallium; ^{201}Tl)의 집적률을 나타냄)

탈륨(^{201}Tl)은 혈액에서 심근으로 빠르게 추출되며 운동부하시 복강 내의 장기에 적게 섭취되는 장점이 있는 반면 저 에너지방사선을 방출하여 선명한 영상을 얻기 어렵고 연 조직에 의해서 감쇠가 잘된다는 단점을 가지고 있다. 심근의 탈륨(^{201}Tl) 추출률은 90% 정도이며 생리적 대사조건에 의한 영향을 받지 않는다.

심근 내에서 탈륨(^{201}Tl)의 심근섭취 분포과정은 2단계로 심근관류량과 심근추출률에 의해 결정된다. 심근섭취는 정맥주사 후 심근관류로 유입된 혈류량의 탈륨(^{201}Tl)이 85 ~ 87%가 심근에 의해서 추출되고 약 20분 정도에서 심근 내 농도는 최고에 달하며 탈륨(^{201}Tl)의 양은 전체 주입량의 4% 정도가 심근에 모이고 나머지는 소화 장기나 근육 등에 섭취된다.

^{201}Tl은 정상혈류(blood flow)에서는 높게 농축(highest concentration)되고 비정상 혈류 즉, 감소된 관류에서는 섭취가 감소되어 분포함으로써 탈륨(^{201}Tl)심근관류 스캔의 영상은 음성상(cold spot image)으로 나타나고 심근 내에서 탈륨(^{201}Tl)의 분포는 심근에 의한 초기섭취와 그 이후에 따르는 심근과 혈액사이에서의 탈륨의 평형상태에 의해 이루어진다.

$$\text{Myocardium} = \text{Blood pool} = \text{Extracardiac organs}$$

탈륨(^{201}Tl)은 심장동맥의 혈류량에 따라 섭취가 비례하며 심한 저산소증이나 산증(acidosis)에서는 축출률이 감소되나 그 외 일반적으로 부하와 함께 탈륨(^{201}Tl)을 정맥주사하면 정상심근의 안정 시보다 2 ~ 3배 심장동맥관류 증가로 탈륨(^{201}Tl)의 심근섭취가 정비례하여 증가되며 반감기는 4시간으로 이후에 빠르게 제거된다. 탈륨(^{201}Tl)은 주사 1분에 최고치의 80%가 심근에 축적되고 주사 후 23.7분에 최고치에 도달 후 탈륨(^{201}Tl)의 농도는 세포외로 방출되어 소실되고 심근과 혈류(blood pool)의 방사능분포가 평행에 이르며 심근 내에 탈륨(^{201}Tl)의 축적은 주입된 양의 4% 정도가 존재한다.

심근에 섭취된 탈륨(^{201}Tl)은 약 84분의 반감기(intrinsic washout $T_{1/2}$)로 국소혈류량감소 환자에서는 축적되는 시간이 더 지연되게 된다.

특히 탈륨(thallium; ^{201}Tl)은 협착으로 인한 심근허혈상태는 운동부하 시 주사한 탈륨(^{201}Tl)이 적게 집적되나 ^{201}Tl은 혈류에 존재하다가 운동부하 3시간 이상 경과하면 혈류가 감소된 부위에서 집적되는 재분포(redistribution) 현상에 의해 시간이 경과함에 따라 정상심근에서의 탈륨(^{201}Tl)은 방출이 일어나게 되어 방사능농도가 감소되고 반대로 허혈부위에서의 방사능농도는 서서히 탈륨(^{201}Tl)이 축적되기 때문에 시간이 경과됨에 따라서 다른 정상 심근과 다른 장기에서 나온 ^{201}Tl로 거의 정상 심근과 비슷한 탈륨(^{201}Tl) 농도를 유지하게 되어 허혈성 심근 진단에 이용된다. 그러나 심근경색이 있는 부위에서는 부하검사와 안정검사 모두에서 탈륨(^{201}Tl) 농도가 정상 혈류를 따라 심근에 집적된 부위에 비하여 상대적으로 낮은 방사능 분포로 방사능이 거의 없는 냉소로 나타난다.

① 전처치(Patient Preparation)

심장은 특정 음식물이나 기타약제에 대해 민감하게 영향을 받으므로 환자는 검사 전 최소 4시간 이상 금식을 시킴으로서 소화기에 탈륨(^{201}Tl)의 섭취를 감소시킬 수 있으며 12시간 전부터 방사선을 차단시킬 수 있는 약물이나 음식을 제한하는 것이 좋다. 운동부하 시 심근허혈(ischemia)을 나타내기 위해서는 질산염(nitrate)이나 칼슘계통(calcium channel) 차단제는 24시간 전부터 금한다.

음식물 섭취는 장의 혈류를 증가시켜 간이나 작은창자에 탈륨(^{201}Tl)집적을 높이고 심근의 집적을 낮게 하기 때문에 커피, 콜라, 초콜릿, 차 등 카페인이 함유된 음식물은 검사당일 섭취해서는 안 된다. 이는 맥박이나 혈압을 증가시켜 부정확한 검사의 원인으로 작용할 수 있기 때문이며, 흡연은 심장동맥의 강직을 일으키므로 검사 하루 전부터 금한다.

② 투여 용량(Dose of Radiopharmaceutical)

심근관류 SPECT에 필요한 탈륨(^{201}Tl)의 용량은 약 2 ~ 3 mCi(몸무게 70 kg 기준)이며 1일 최대 투여량은 4 mCi(미국FDA 권고) 이하로 제한된다. 비만인 사람에서 적절한 영상을 얻기 위해서는 0.04 mCi/kg의 용량을 투여하여 영상을 얻어야 하며 몸무게가 약 90 kg(200 pound)을 넘는 환자에서는 탈륨(^{201}Tl)의 경우 주변 연조직에 의한 감쇠현상(photon attenuation)이 심하므로 ^{99m}Tc tracers를 이용하는 것이 바람직하다.

③ 탈륨영상 (Thallium-201 Imaging)

심근관류 영상검사에 최초로 사용된 탈륨(^{201}Tl)은 K^+ 유사체로서 Na^+-K^+pump를 통해 세포막을 통과하여 심근에 섭취된다. 탈륨(^{201}Tl)의 초기 심근섭취는 심근혈류와 심근 생존성과 연관이 있으며 낮은 혈중 농도에서는 시간에 따라 심근과 혈액 사이에서 재평형 특성(재분포, redistribution)을 가지고 있고 이러한 탈륨(^{201}Tl)의 재분포로 인해 1회 주사로 휴식기와 부하기의 심근관류를 모두 검사할 수 있다.

검사를 위한 탈륨(^{201}Tl)에너지 설정은 68 ~ 83의 특성 X선이 방출영역에서 70 keV ± 10%를 설정하고 70 keV와 다른 에너지를 하나 더 사용하여 두 개의 에너지를 이용할 때는 70 keV ± 15%와 167 keV ± 10%, 세 개의 에너지를 이용할 때 70 keV ± 15%. 167 keV ± 10%. 135 keV ± 10%를 설정하고 저에너지 범용평행구멍형 조준기(all purpose parallel collimator)를 이용하여 25만 ~ 50만 계수를 획득한다. 환자는 바로누운자세(앙와위, supine position)로 양팔 또는 왼쪽 팔을 머리 위로 올리고 검출기가 환자에 가깝게 접근할 수 있도록 팔의 위치를 고정시킨다.

탈륨(^{201}Tl)심근관류 신티그라피는 운동부하로 인한 심장혈류를 증가시킨 후 탈륨(^{201}Tl)을 주사함으로써 심근관류 평가, 심근허혈 진단, 약제나 중제적 치료 전후의 반응평가를 위해 시행한다.

관류검사의 재분포(redistribution)영상을 획득하기 위해서 운동부하 또는 약물부하를 시행하고 환자 오른쪽 팔에 생리식염수(normal saline)을 정맥주사로 투여하면서 운동 또는 약물부하를 시작한다. 운동부하는 환자가 최대로 참을 수 있을 때까지 운동시키며 트레드밀(treadmill) 또는 측력계(ergometer)나 손잡이 운동부하 장치(hand grip pacing) 등을 이용하여 운동시킨다.

주로 편리하게 이용되는 자전거 운동부하는 환자를 바로누운자세 또는 선자세로 하여 운동량 150 rpm(25 watts)부터 시작해서 2 ~ 3분 간격으로 25 watts씩 증가시켜 환자가 혈압강하, 협심증, 심전도상의 ST depression(5 mm 이하) 또는 부정맥(arrhythmia) 발생, 흉통, 심한피로감에 도달될 때까지 운동부하를 지속한 후 최대운동에 도달했을 때 운동하고 있는 상태에서 탈륨(^{201}Tl) 74 ~ 111 MBq(2 ~ 3 mCi)을 주사하고 1 ~ 3분 동안 운동을 더 시킨다. 약물부하는 아데노신, 디피리다몰(dypyridamol), 도부타민이 사용되며 약물주입 종료 1 ~ 3분 전에 탈륨(^{201}Tl) 74 ~ 111 MBq(2 ~ 3 mCi)을 주사한 후 부하의 각 단계에서 혈압과 심박동 수를 관찰 기록한다.

a. 탈륨(^{201}Tl)휴식-재분포영상(Thallium Rest-redistribution Image)

휴식기에 탈륨(^{201}Tl) 74 ~ 111 MBq(2 ~ 3 mCi)을 주사하고 15분 후에 휴식기영상을 얻고 3 ~ 4시간 후에 재분포영상을 획득한 후 필요에 따라 24시간 지연영상을 얻는다. 24시간 지연영상에서는 4시간 재분포영상에서 관찰되지 않던 병소가 뚜렷하게 관찰되기도 한다.

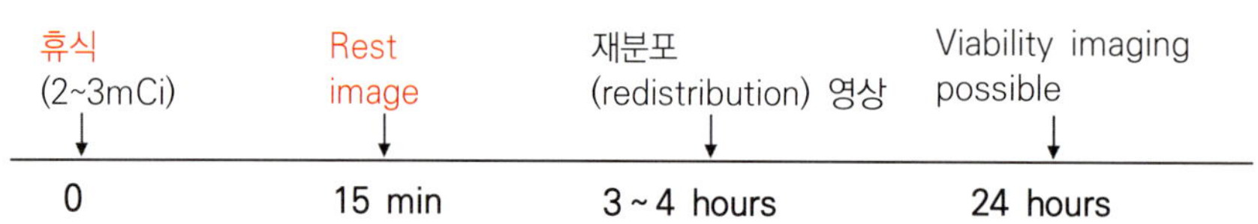

그림 9-61 ^{201}Tl 휴식-재분포(thallium rest-redistribution) 영상 프로토콜

b. 탈륨(^{201}Tl)부하(stress)-재분포(rest) 영상법

탈륨(^{201}Tl)은 재분포가 급속히 일어나므로 부하종료 후 5 ~ 15분이면 탈륨(^{201}Tl)의 집적이 이루어진다. 따라서 운동부하는 10 ~ 15분 후, 약제부하는 5 ~ 10분 후 부하영상을 얻는다. 그리고 2 ~ 5시간(적정시간: 3시간) 후에 재분포영상을 얻는다. 운동부하의 경우 운동부하 직후에는 호흡이 얕아지면서 심근이 올라가는 현상(upward creep phenomenon)으로 인해 왼심실 하벽이 결손처럼 관찰되므로 운동부하 시에는 10 ~ 15분(최소 10분 이상)에 부하영상을 획득한다.

일반적으로 운동 시와 안정 시 국소혈류 재분포(redistribution) 영상을 비교하기 위해서 부하영상획득 후 3 ~ 4시간 이상 환자에게 충분한 안정을 취하게 한 후 부하검사와 동일하게 각 영상의 재분포을 재촬영하며 필요하면 24시간 지연영상을 획득한다. 재분포 영상을 3시간 이전에 획득할 경우 충분한 재분포(redistribution)가 일어나지 않아 허혈과 경색의 감별이 어렵고 4시간 이상 경과하면 계수가 너무 적어 영상에 불필요한 음영(artifact)이 증가하므로 3 ~ 4시간에 재분포 영상을 획득하는 것이 가장 바람직하다.

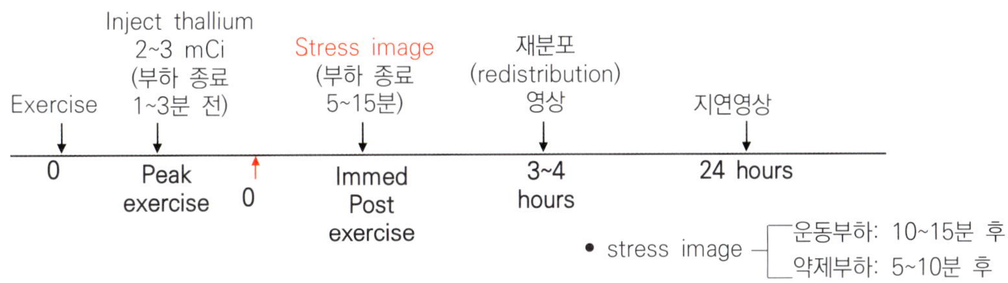

그림 9-62 ^{201}Tl 부하-재분포(thallium stress-redistribution) 영상 프로토콜

c. 탈륨(^{201}Tl)부하(stress)-재분포(rest)-재주사영상(Thallium Reinjection Imaging)

휴식기에 탈륨(^{201}Tl) 37 ~ 55.5 MBq(1 ~ 1.5 mCi)을 주사하고 5분 후 휴식기영상을 획득한다. 필요에 따라 24시간 지연영상을 획득하기도 하며 SPECT촬영 후 5분간 가슴 전면상을 획득한다. 이는 SPECT의 인공산물을 식별하는데 도움을 줄 뿐만 아니라 심한 심장동맥 질환 시 허파방사능이 증가하는 것을 보아 진단에 도움을 받을 수 있다. 재주사영상은 탈륨(^{201}Tl)부하-지연영상 획득 후 필요에 따라 검사하게 되며 재주사 시기와 재주사 후 영상을 획득하는 시기에 따라 매우 다양하다.

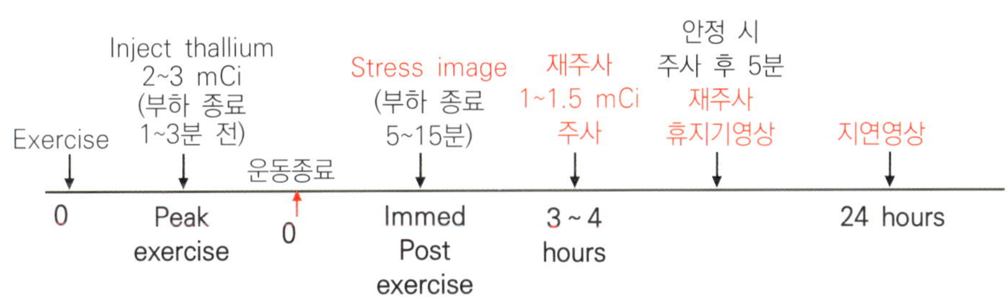

그림 9-63 탈륨(^{201}Tl)부하-재분포-재주사영상 및 탈륨(^{201}Tl)부하-재분포-24시간 지연영상법

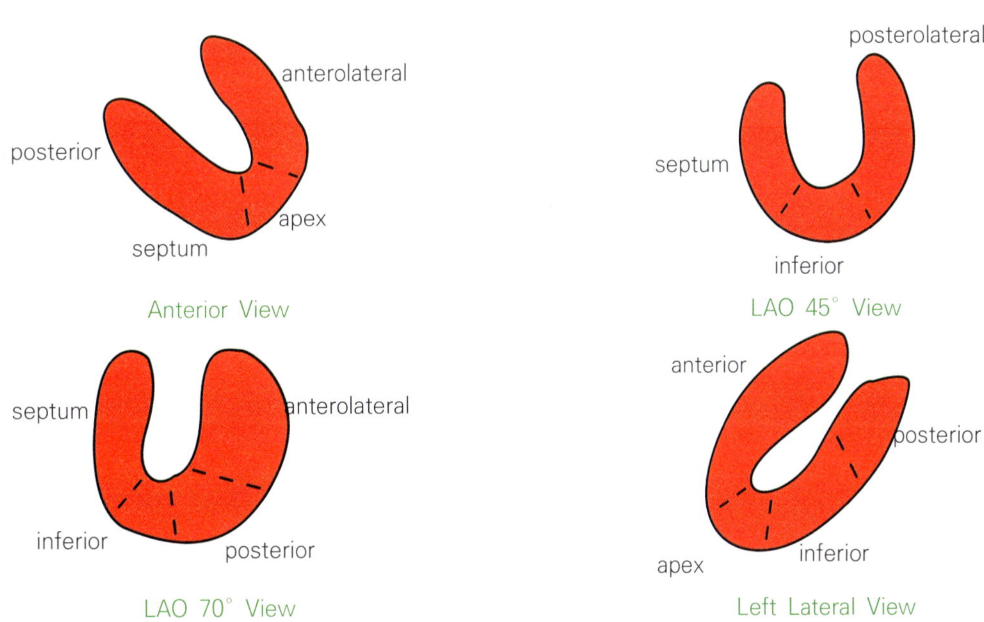

그림 9-64 Normal Myocardial Image of The Left Ventricle

④ Protocol

a. 탈륨(^{201}Tl)평면(planar)영상 촬영법

정맥주사 5 ~ 15분 안정한 후 저에너지 범용평행구멍형 조준기(all purpose parallel collimator)를 이용하여 바로누운자세(앙와위, supine position)에서 검출기 중심이 환자와 평행을 이루고 심근부위를 검출기 중앙에 위치한 후 전면상(ant), 좌전사위 30° 또는 45°(LAO 30° 또는 45°), 좌측면(Lt Lat) 혹은 LAO 70° 영상을 128 × 128 또는 256 × 256 메트릭스로 각각 영상이 350k 또는 600 sec의 시간설정으로 부하(stress)영상을 획득하고 3 ~ 4시간 동안 안정을 취한 후 안정(rest, dealyed)영상을 부하 시와 동일하게 전면상(ant), 좌전사위(LAO) 30° 또는 45°, 좌측면(Lt Lat) 혹은 LAO 70°의 영상을 재획득한다.

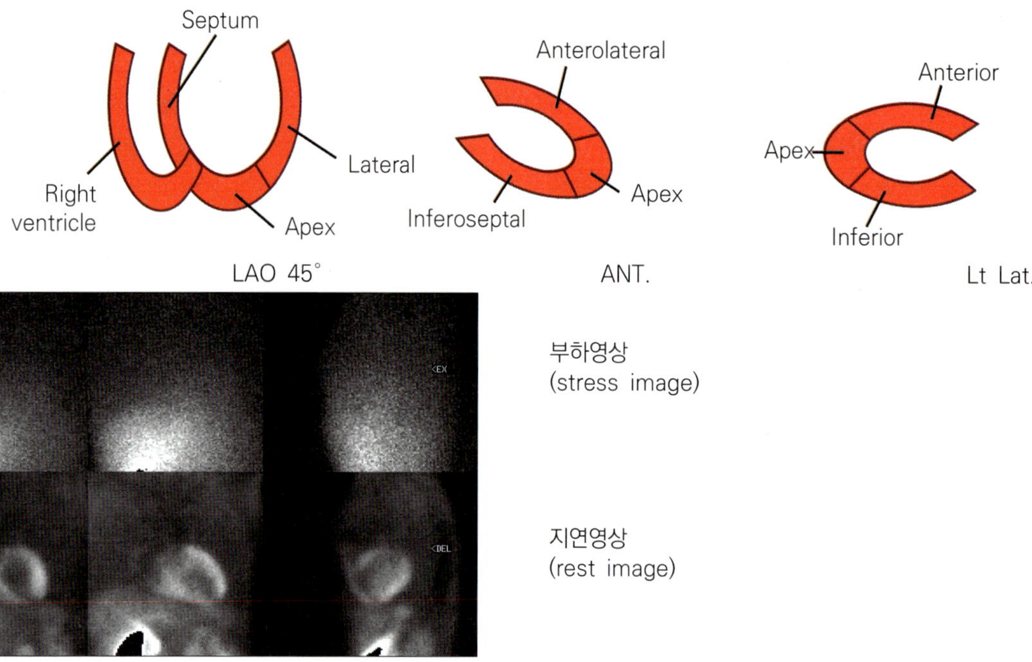

그림 9-65 심근관류(LAO 35°, Anterior, LAO 70° 영상)

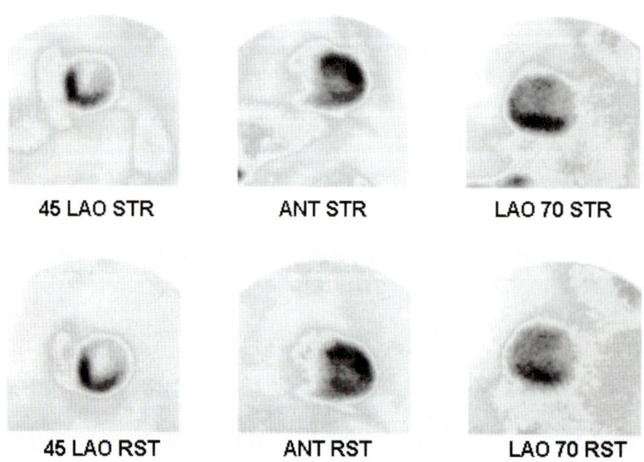

그림 9-66 Planar Myocardial Perfusion Stress/Rest

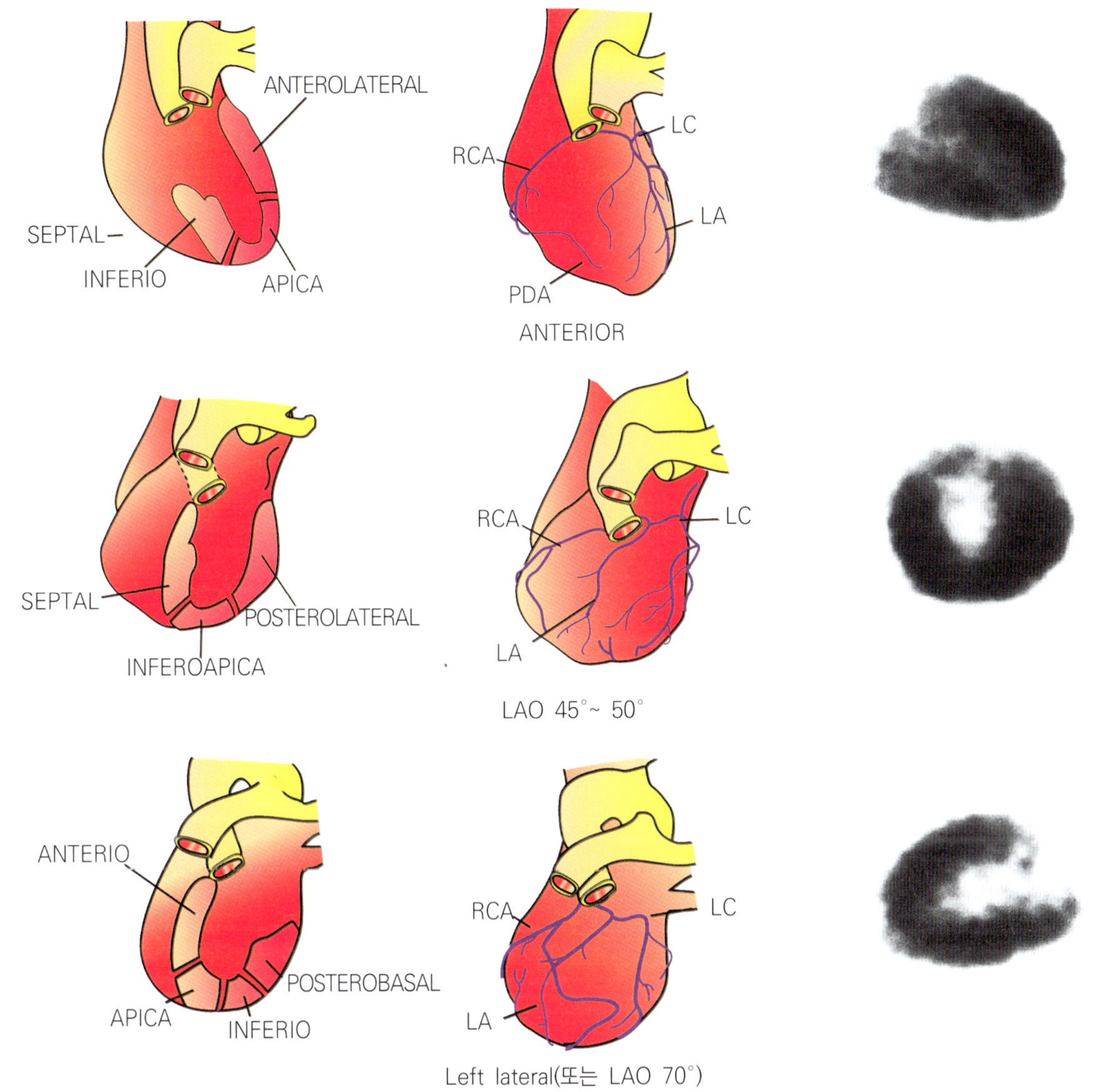

RCA; Righr Coronary Artery
LCX; Left Circumflex Artery
PDA; Posterior Descending Artery
LAO; Left Anterior Oblique view

그림 9-67 탈륨(^{201}Tl)을 이용한 정상 심근관류 스캔 평면영상과 좌심실벽의 자세별 형태

b. 탈륨(^{201}Tl)SPECT영상 촬영법

평면영상(planar image)에서는 뼈(bone), 심장 Pool영상과 중복되어 감별이 필요하다. 따라서 SPECT 영상을 획득함으로써 뼈와 중복된 영상을 피할 수 있기 때문에 심근의 양성 묘출부 검출에 유효하다.

이와 같이 평면 탈륨(^{201}Tl)영상법은 심근방사능이 배후방사능과 중복되고 작은 병소부위를 찾을 수 없기 때문에 단일광자방출 전산화 단층 촬영술(SPECT)을 이용한 심근법이 널리 쓰이고 있으며 SPECT는 심근허혈이나 경색부위를 정량화 할 수 있다는 장점이 있다. 운동부하 시 심근으로 탈륨(^{201}Tl)집적이 많고 시간이 경과할수록 허혈 부위의 혈류 결손이 재분포로 분명하지 않게 되므로 초기분포의 데이터수집시간은 15분 이내로 끝내는 것이 좋으며 또한 재분포의 안정영상은 심근의 초기분포 탈륨(^{201}Tl)의 약 1/2로 되므로 데이터 수집시간을 초기분포상의 1.5 ~ 2배하여 수집하는 것이 바람직하다.

- **부하상태 검사(Stress study)**

운동 또는 약제 부하방법은 평면영상시와 동일하며 디피리다몰 약물부하는 분당 0.56 mg/kg를 4분간 정맥주사한 후 3분 뒤에 탈륨(^{201}Tl) 111 MBq(3 mCi)를 주사한다. 운동(약 10 ~ 15분) 또는 약제부하(5~10분)가 끝난 후 5 ~ 15분(^{201}Tl투여 약 10분) 후에 에너지 설정을 확인하고 누운 자세에서 양팔 또는 왼쪽 팔을 머리 쪽으로 하고 저에너지 고해상도 범용조준기를 장착한 카메라를 ± 15% 에너지윈도우 및 ± 10% 에너지윈도우의 중심을 각각 70 keV와 167 keV에 설정한다. 심근부위를 검출기 중앙에 위치시키고 RAO 45° ~ LPO 45°까지 영상을 Single detector 경우 5 ~ 10°(3°)간격으로 180°회전으로 1 view/40 sec(1 view/20 sec) 30 ~ 32 view(60 ~ 64 view)를 64 × 64 Matrix의 영상을 획득한다. Dual detector 경우 5 ~ 10°(3°)간격으로 90°회전으로 1 view/40 ~ 60 sec(20 ~ 30 sec) 15 ~ 16 view(30 ~ 32 view)를 64 × 64 Matrix의 영상을 획득한다.

Triple detector 경우 5 ~ 10°(3°)간격으로 180°회전으로 1 view/30 ~ 40 sec(10 ~ 15 sec) 20 view(40 view)를 64 × 64 Matrix의 영상을 획득 또는 360°에 걸쳐 4° 간격으로 각 검출기당 30° 방향의 투사영상을 얻고 각 투사영상마다 부하 시는 20초 동안 카운트를 얻고 탈륨(^{201}Tl)주사 3 ~ 4시간 후 같은 회전방식으로 25초 동안 카운트를 얻어 재분포 영상을 얻는다. 또한 다음날 37 MBq(1 mCi)의 탈륨을 주사한 후 같은 방법으로 24시간 재주사 영상을 얻는다.

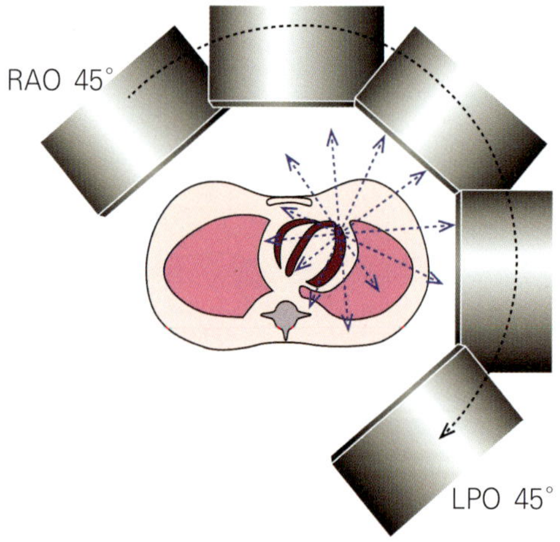

그림 9-68 180° 심장 SPECT(RAO 45° ~ LPO 45°)

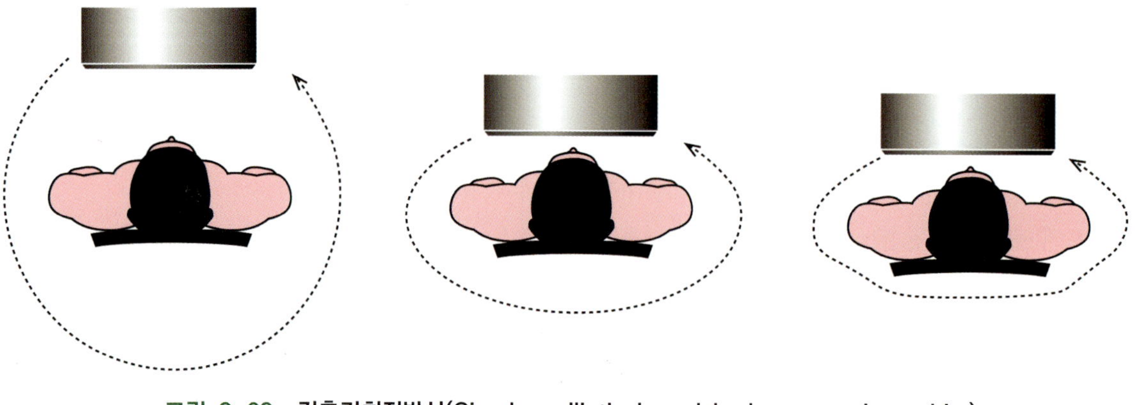

그림 9-69 검출기회전방식(Circular, elliptical, and body-contouring orbits)

- 안정상태 검사(Rest Study)

탈륨(^{201}Tl)을 주사하고 안정상태의 검사만을 시행하기 위해서는 74 ~ 111 MBq(2 ~ 3 mCi)을 정맥주사 5 ~ 10분 후 누운 자세에서 왼쪽 팔 또는 양팔을 머리 쪽으로 하고 고 분해능 범용 콜리메이터를 장착한 카메라를 이용하여 심근부위를 검출기의 중앙에 위치하고 RAO 45° ~ LPO 45°까지 180°회전시켜 영상을 획득한다.

운동 또는 약물부하 후 안정검사(rest study)의 SPECT검사 역시 동일하며 부하 후 3 ~ 4시간 충분히 안정을 취한 후 재분포(redistribution)영상을 동일한 방법으로 획득하며 SPECT촬영 후 5분간 가슴(chest) 전면상을 얻는다. 이는 SPECT영상에서 여자환자의 유방에 의한 감쇠 등과 같은 인공산물을 식별하는데 도움을 줄 뿐만 아니라 심한 심장동맥질환 시 허파 방사능이 증가하는 것을 보아 진단에 도움을 줄 수 있다.

부하 및 휴식 영상에서 고정관류결손이 있는 경우 또 한 번의 재주사를 하거나 하지 않고 3 ~ 4시간 또는 18 ~ 24시간 후에 지연영상을 획득하여 참고할 수 있다.

c. 게이트 심근관류 SPECT 영상획득 원리

탈륨(^{201}Tl-chloride)은 심근관류용 방사성의약품으로 널리 사용되어 왔으나 현재는 발생기형태로 쉽게 사용할 수 있는 ^{99m}Tc을 이용하여 표지가 용이한 심근관류용 방사성의약품들이 더 많이 이용되고 있다.

^{99m}Tc표지 방사성의약품은 반감기가 6시간으로 짧기 때문에 탈륨(^{201}Tl)보다 많은 양의 방사능을 투여할 수 있고 감마선 에너지가 140 keV로 감마카메라를 이용하여 영상을 얻기에 적합하기 때문에 게이트 심근관류 SPECT의 영상획득이 용이하다. 더불어 게이트 심근관류 SPECT영상 분석을 위한 소프트웨어의 개발과 컴퓨터 성능의 발달로 게이트 분석자료의 획득에서 짧은 시간 내에 얻을 수 있게 되었다.

또한 심근관류 SPECT에 게이트법의 적용으로 피검자의 불편함과 방사선 피폭 증가 없이 심근관류 상태에 대한 정보와 함께 좌심실 기능에 대한 자료를 쉽게 구할 수 있다. 게이트 심근관류 SPECT는 심벽운동과 심실 구혈률을 평가하는데 사용되었던 게이트 혈액풀 스캔의 원리를 심근관류 SPECT에 적용한 방법으로 혈액풀이 아니라 심근의 영상화와 평면영상이 아닌 단층영상이라는 점에서 게이트 혈액풀스캔과 차이가 있다.

게이트 심근관류 SPECT 영상획득은 표준 SPECT 영상획득(standard SPECT acquisition)과 유사하게 감마카메라의 검출기(detector)가 피검자의 장축 주위로 회전하여 많은 수의 평면 투사영상을 일정한 각도마다 획득하지만 표준 영상획득법과 달리 심전도를 기준으로 심박 주기를 8개 혹은 16개의 구간(frame)으로 나누어 각 투사영상을 분할하여 분할 단위영상을 획득하고 각각 단위 영상에서 획득한 영상자료들을 이용하여 각분할 심박주기의 재구성 영상들을 만든다.

최종적으로 게이트 심근관류 SPECT는 x, y, z의 공간정보와 시간정보를 한꺼번에 보여주는 4차원적인 영상표시를 하게 되므로 역동적인 심근의 기능정보를 제공할 수 있으며 또한 영상의 재구성 전에 한 각도에서 얻은 여러 개의 심박주기로 분할한 단위영상을 모두 합산하면 게이트를 시행하지 않은 관류 SPECT와 동일한 합산 게이트영상(summed gated SPECT)을 얻을 수 있다. 합산게이트 영상에서 일반적인 심근관류 SPECT 영상처럼 심근관류를 평가하게 되고 게이트 영상을 이용해서 심근기능 평가 및 분석할 수 있다.

(2) Technetium-99m Labeled Compound(^{99m}Tc 표지화합물) 심근관류스캔

^{99m}Tc표지화합물 심근관류 스캔용 방사성의약품은 휴식기와 부하기 영상검사를 얻기 위해서는 각각 주사하여 영상을 얻어야 한다. 현재 미국 FDA에서 사용이 허가된 ^{99m}Tc tracers는 3가지(^{99m}Tc-sestaMIBI; Cardiolite®, ^{99m}Tc-tetrofosmin; Myoview®, ^{99m}Tc-teboroxime)가 있으며 대부분이 ^{99m}Tc-sestaMIBI와 ^{99m}Tc-tetrofosmin이 주로 사용되고 있으며 ^{99m}Tc-sestaMIBI와 ^{99m}Tc-tetrofosmin은 각각 다른 기전을 통해 심근세포에 섭취되지만 그 외는 유사한 특징을 가지고 있다.

심근 영상제제로 ^{99m}Tc-sestaMIBI, ^{99m}Tc-tetrofosmin, ^{99m}Tc-furifosmin, ^{99m}Tc-teboroxime 등 여러 가지가 소개되고 있다. ^{99m}Tc에 주로 sestaMIBI를 붙여 사용하며 tetrofosmin이나 furifosmin도 사용된다. 세스타미비(sestaMIBI)는 지방 친화성 양이온 화합물로서 심근세포벽과 미토콘드리아 막을 통과하여 음성 막전하에 의하여 미토콘드리아 내에 포획되게 되며, 세스타미비의 심근세포 내 축적 및 제거는 주로 세포의 생존능력(viability)과 심근세포막의 온전성 여부에 따라서 결정된다.

심근허혈 상태를 측정하기 위해 운동부하 또는 약제를 이용한 부하를 심근에 가하고 동위원소를 주사하여 초기 부하영상(early stress image)을 얻고 일정 시간이 지나 안정영상(delayed rest image)을 얻는다.

검사는 검사를 시행하는 일수에 따라 1일 검사(one day; same day)와 2일 검사(two day; separate day)로 나눌 수 있다. 그 외에도 부하검사의 순서에 따라 휴식/부하(rest/stress)와 부하/휴식(stress/rest), 부하검사의 종류에 따라 운동부하와 약물부하로 나누며 운동부하는 Tread meal이나 자전거를 이용한 물리적부하를 시행하고 환자가 운동을 하지 못하는 경우에는 Dipyridamole, Adenosine 및 Dobutamine 등의 약제를 사용하여 약물부하를 시행하고 부하검사를 실시하며 환자의 의학적 및 신체적 상황과 검사실의 조건 등에 따라 선택할 수 있다.

^{99m}Tc 표지화합물 영상제제는 ^{201}Tl 주사법에 비해 심근 생존능 진단의 예민도가 낮지만 ^{99m}Tc표지 방사성의약품은 ^{201}Tl이 에너지가 낮아 영상이 선명하지 못하고 조직에서의 감쇠효과가 크다는 것에 반하여 ^{99m}Tc표지 화합물은 감마카메라로 영상을 얻기에 적합하고 탈륨보다 낮은 방사선량을 가지고 있어 10 ~ 15배의 방사능량을 투여할 수가 있어 선명한 영상을 얻을 수 있고 항상 쉽게 이용할 수 있다는 장점이 있다. 심근섭취율은 총주입량이 3% 정도 간, 쓸개에도 집적되므로 방사성의약품 주입 후 영상획득 전에 지방식(fat meal)을 실시하면 고농도로 농축된 쓸개 내의 방사성의약품을 촉진시킬 수 있으며 일반적으로 영상획득 30분 전에 지방식을 시킨다. 단점으로 심근에 있는 단백질에 결합되어 재분포현상이 일어나지 않음으로 운동부하나 안정 시에 각각 방사성의약품 재 주사를 시행해야 한다.

① 적응증과 전처치

최소검사 4 ~ 6시간 전부터 금식과 기타 전처치는 ^{201}Tl 심관관류 신티그라피와 같지만 ^{99m}Tc-sestaMIBI등 ^{99m}Tc 표지화합물은 쓸개와 간에 농축되어 장으로 배설되기 때문에 지방식(fatty meal)을 위해 달걀 2개 혹은 우유 2팩 250 mL × 2를 준비하게 한다. 주사를 위해 무균의 차폐된 주사기로 첨가제가 없고 무균의 비발열성 과테크네슘(^{99m}Tc) 주사액 925 ~ 5,550 MBq(25 ~ 150 mCi) 약 1 ~ 3 mL을 차폐한 sestaMIBI 바이알에 내압이 생기지 않도록 주입하고 수초 동안 흔들어 혼합한 후 방사성의약품 ^{99m}Tc-sestaMIBI를 끓는 물에 수직으로 놓고 항온수조에 수욕상태에서 10분간 끓인 후 항온수조에서 바이알을 꺼내어 15분 동안 방치한 후 안정검사를 위해서는 8 ~ 10 mCi 부하검사 24 ~ 30 mCi를 정맥주사 한다. 주사된 방사성의약품의 집적은 확산(diffusion)에 의해 심근에 집적한다.

② 방사성의약품 투여 후 영상 획득

^{99m}Tc-sestaMIBI와 ^{99m}Tc-tetrofosmin은 간담도계를 통해 제거되어 쓸개와 장관에 집적하므로 간에서의 제거율이 영상검사에 영향을 미친다.

의약품 투여 후 5 ~ 15분에 영상검사가 가능한 ^{201}Tl에 비해 ^{99m}Tc-sestaMIBI의 경우 휴식기에는 45 ~ 60분, 약물부하검사 후에는 60분, 운동 부하검사 후에는 5 ~ 20분에, ^{99m}Tc-tetrofosmin의 경우 휴식기에는 30 ~ 45분, 약물부하검사 후에는 45분, 운동 부하검사에는 10 ~ 15분에 영상을 얻을 수 있다.

영상획득에는 안정상태, 부하상태, ^{99m}Tc-sestaMIBI게이트 심근 SPECT로 구분해서 살펴볼 수 있다.

표 9-11 방사성의 약품과 부하검사 종류에 따른 영상검사와의 시간 간격

Interval	^{201}Tl(투여량)	^{99m}Tc-sestaMIBI(투여량)	^{99m}Tc-tetrofosmin(투여량)
between injection and imaging			
rest	15 min(2 ~ 3 mCi)	45 ~ 60 min(8 ~ 10 mCi)	30 ~ 45 min(15 ~ 30 mCi)
stress			
-exercise	10 ~ 15 min(2 ~ 3 mCi)	15 ~ 20 min(24 ~ 30 mCi)	10 ~ 15 min(15 ~ 30 mCi)
-pharmacological	5 ~ 10 min(2 ~ 3 mCi)	60 min(24 ~ 30 mCi)	45 min(15 ~ 30 mCi)
between injection and imaging			
stress-rest	24 hr	2 ~ 4 hr	2 ~ 4 hr
rest-stress	-	〉2 hr	〉2 hr

a. ^{99m}Tc-sestaMIBI 심근관류 SPECT

- 안정(rest)상태 ^{99m}Tc-sestaMIBI 심근관류 SPECT

조준기(collimator)는 저에너지 고분해능 평행구멍형을 장착하고 바로누운자세로 왼쪽 팔 또는 양팔을 머리 위로 한다. 검출기(detector)는 환자에 가깝게 접근할 수 있도록 팔의 위치를 고정시키고 가슴의 심근을 중심으로 RAO 45°에서 LPO 45°까지 180°에 걸쳐 통상 방사성의약품 정맥주사 30분 후 지방식(fatty meal)을 실시하고 60분에 안정상태의 영상을 획득한다.

- 부하상태 검사(stress study)

안정(rest)상태 촬영이 끝난 약 3시간 후에 재 주사를 위해 정맥주사선을 확보하고, 심전도를 연결하여 환자를 모니터링하면서 운동 또는 약제 부하법에 따라 운동이나 약제부하를 시행하면서 부하 약제에 따른 투여방법에 따라 부하를 실시하면서 ^{99m}Tc-sestaMIBI를 주사하고 휴식 시와 동일하게 주사 30분 후에 지방식(fatty meal)을 하고 60분에 SPECT촬영을 한다. sestaMIBI를 이용한 심근관류 검사는 재분포 현상이 일어나지 않음으로써 운동부하 시 재 주사를 실시해야 한다.

- ^{99m}Tc-sestaMIBI 게이트 심근 SPECT

환자는 최소 4 ~ 6시간 이상 금식 한 후 방사성의약품을 정맥주사하고 30분 후에 지방식을 한다. 정맥주사 60분에 환자를 SPECT카메라 검사 테이블에 바로누운자세로 심전도(E.K.G)를 연결한 후 우전사위(RAO) 45°에서부터 좌후사위(LPO) 45°까지 180°에 걸쳐 6° 간격으로 한 투사(projection)당 20 ~ 30초씩 64 × 64 Matrix로 촬영한다.

휴식영상 획득 후 3 ~ 4시간의 충분한 휴식을 취한 후 운동부하 또는 약물부하를 실시하면서 방사성의약품을 정맥주사하고 주사 30분에 지방식을 다시 실시하고 방사성의약품 주사 1시간에 심전도게이트 부하영상을 컴퓨터에 수록한다. 게이트 심근 SPECT는 심전도의 R - R간격 사이에 16단위영상(16 frames/cycle)으로 시행한다.

검사방법에는 1일 혹은 2일 안정/부하 프로토콜 등 환자에 맞는 검사법으로 시행한다. 게이트 심근관류 SPECT는 ^{99m}Tc-sestaMIBI 투여 1시간 후에 영상을 획득하고 1일 프로토콜인 경우 휴식기와 부하기의 방사성의약품의 주입량을 달리하여 정맥 주사한다.

2일 프로토콜의 경우 각각 같은 용량의 ^{99m}Tc-sestaMIBI를 사용하고 왼심실벽 운동평가를 위한 게이트 심근 SPECT 검사의 방법은 평균 심박주기를 기준으로 40%의 창을 열어 한 주기당 16개의 단위 영상을 얻고 이를 버터워스(Butterworth)저역 통과여과기를 이용하여 재구성한 후 횡축 단층상을 조정하여 단축, 수직축, 수평장축 영상을 만들어낸다.

첫 Cardiac cycle의 1/8 혹은 1/16 데이터가 1 Frame에 기록되고 두 번째는 1/8 혹은 16 Frame 데이터가 2 Frame에 기록된다. 이와 같이 8 혹은 16 Frame의 데이터를 얻은 후 다음 각으로 3° 또는 6° 움직인 후 180°에 걸쳐 반복 데이터를 획득하는 방식으로 각 프레임에 누적되어 얻는다.

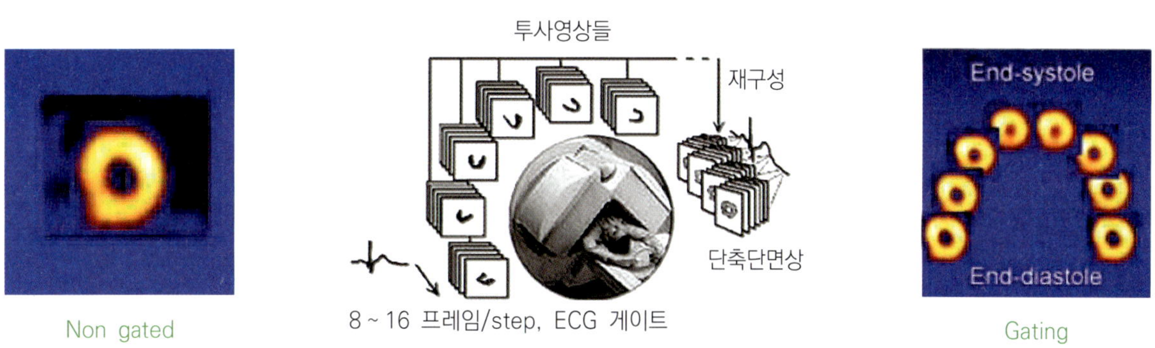

그림 9-70 ECG-게이트 관류 SPECT 영상수집의 개략도와 재구성

운동부하에서는 간에서 제거율이 높아져서 약물부하에 비해 빠른 시간에 영상획득이 가능하지만 약물부하의 경우 운동부하에 비해 방사성의약품이 간과 장에 섭취가 많고 배출 속도가 매우 느림으로 약물부하를 하는 경우 휴식/부하검사가 추천된다. 그리고 간 섭취가 더 낮기 때문에 ^{99m}Tc-tetrofosmin의 검사 시간이 더 빠르고 투여한 방사성의약품의 극소량만이 재분포를 하기 때문에 투여 후 2시간까지 영상이 가능하지만 너무 오랜 지연영상은 좌심실 주변의 장관 방사능으로 인해 인공구조물을 만들기 때문에 추천되지 않는다.

③ 투여 용량(Dose of Radiopharmaceutical)

^{99m}Tc-sestaMIBI와 ^{99m}Tc-tetrofosmin의 1일 최대 투여량은 40 mCi(미국 FDA 권고) 이하로 제한되며 실제 투여량은 검사방법에 따라 다양하다. 게이트검사를 시행하기 위해서는 대게 15 ~ 30 mCi(70 kg 성인 기준)를 사용하지만 몸무게가 약 90 kg(200 pound)을 넘는 환자에서 최적영상을 얻기 위해서는 0.31 mCi/kg을 투여하여 2일 검사 프로토콜을 시행하는 것이 좋다.

④ 영상 프로토콜(Imaging Protocol)

심근관류 SPECT 검사는 방사성의약품, 검사에 소요되는 시간, 부하검사의 종류, 부하검사 방법 등에 따라 다양하다. 심근관류 SPECT 검사는 사용하는 방사성의약품에 따라 ^{201}Tl(thallium-201) 영상 프로토콜, ^{99m}Tc(Technetium-99m) tracers 영상 프로토콜 그리고 ^{201}Tl(thallium-201)/^{99m}Tc(Technetium-99m) tracers 이중 추적자 영상 프로토콜로 나눌 수 있고 각각의 경우에서 검사소요 시간과 부하검사의 방법 등에 따라 더 세분화된다.

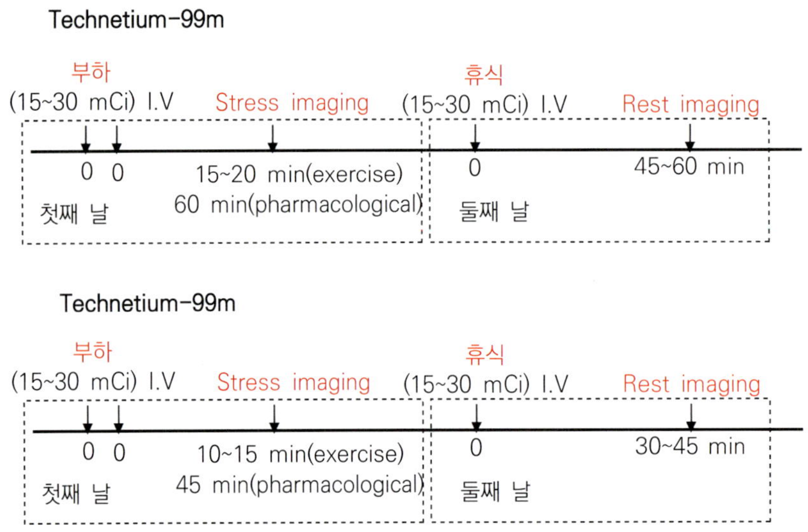

그림 9-71 심근관류 SPECT 2일 검사 프로토콜(Two-day imaging protocol)

- 2일 검사 프로토콜(Two(separate) day imaging protocol)

2일 검사법은 첫째 날 부하검사를 시행하고 둘째 날은 휴식검사를 실시하는 순서로 각각 다른 날 휴식영상과 부하영상을 획득하는 영상법으로 기술적으로는 가장 이상적이다. 검사방법은 약물 또는 운동부하 시행중 15 ~ 30 mCi의 ^{99m}Tc-sestaMIBI 또는 ^{99m}Tc-tetrofosmin을 투여한 후 부하기 영상을 얻고 다른 날 같은 양을 투여하고 휴식기 영상을 획득한다. 만일 부하기 영상이 정상인 경우 휴식기 영상을 획득할 필요는 없다.

장점으로는 각 검사에서 충분한 양의 방사성의약품을 투여할 수 있으므로 특히 비만 환자에서 적절한 영상을 얻을 수 있으며 첫째 날 실시한 부하기 영상이 정상인 경우 휴식기 영상을 얻을 필요가 없으므로 검사비용과 환자의 방사선 노출을 최소화 할 수 있다. 그러나 검사를 위해서 환자가 두 번 방문해야 하고 임상의사에게 결과 제공이 늦어지는 단점이 있다.

- 1일 검사 프로토콜(One(same) day imaging protocol)

휴식기와 부하기 영상을 모두 같은 날에 획득하며 부하검사 이후 휴식검사 또는 휴식검사 후 부하검사를 실시하여 영상을 획득하는 방법이다. 처음 검사는 적은 용량(8 ~ 10 mCi)의 ^{99m}Tc-sestaMIBI 또는 ^{99m}Tc-tetrofosmin을, 나중 검사에는 고용량(24 ~ 30 mCi)을 투여하여 영상을 획득한다. 처음 검사에 비해 나중 검사에는 3배의 방사성의약품을 투여한다. 처음 검사의 영상 획득 종료로부터 다음 방사성의약품 투여 간에는 2 ~ 4시간의 간격이 필요하며 이는 방사성의약품 투여간격을 최소 3시간의 간격을 둠으로써 심근에 있는 방사능이 25% 감소하고 3배의 방사성의약품을 투여하여 처음 검사에서 투여한 방사능으로 인한 배후 방사능의 영향을 최소화하기 위한 것이다.

a. 1일 부하/휴식 영상 프로토콜(One(same) day stress/rest imaging protocol)

부하기에 8 ~ 10 mCi의 ^{99m}Tc-sestaMIBI 또는 ^{99m}Tc-tetrofosmin을 투여 후 영상을 획득하고 휴식기에 24 ~ 30 mCi을 투여하여 영상을 획득한다.

첫 주사한 방사성의약품이 간과 장관에서 제거될 수 있도록 부하기 영상검사가 종료되고 나서 2 ~ 4시간 후에 두 번째 방사성의약품을 투여한다. 문제점으로는 부하기 영상에서 관류결손이 있는 경우 휴식기 영상에서 고정관류결손으로 오인될 수 있다. 또한 부하기 영상에서 적은 양의 방사성의약품을 투여하게 되므로 부하기 영상의 질이 낮아져 관류결손을 발견하지 못할 수도 있으며 특히 게이트 영상이나 비만인 환자에서는 더욱 그러하다. 그럼에도 불구하고 임상적으로 심장동맥질환의 가능성이 낮은 환자군에서는 휴식기 영상을 얻지 않아도 될 가능성이 높으므로 일부 환자 군에서는 유용하게 사용될 수 있다.

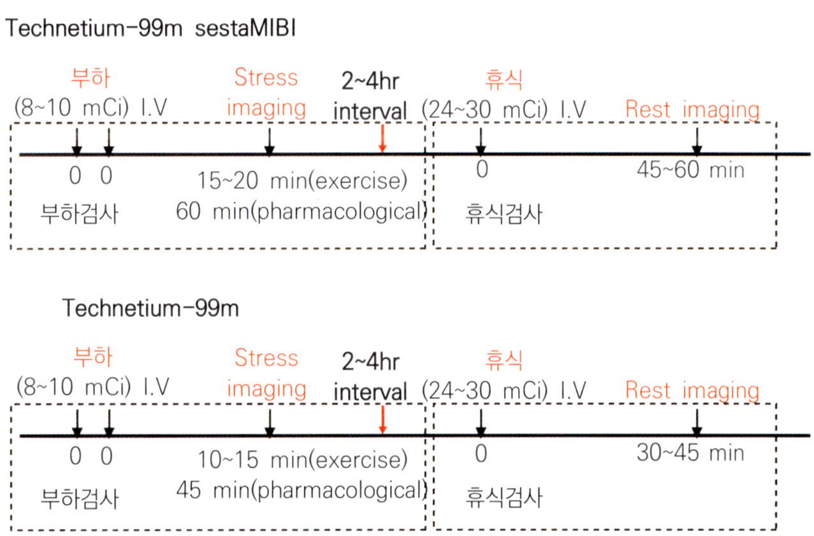

그림 9-72 1일 부하/휴식 영상 프로토콜(One(same) day stress/rest imaging protocol)

b. 1일 휴식/부하영상 프로토콜(One(same) day rest/stress imaging protocol)

가장 많이 이용되는 검사방법으로 휴식기에 8 ~ 10 mCi의 ^{99m}Tc-sestaMIBI 또는 ^{99m}Tc-tetrofosmin을 투여한 후 영상을 획득하고 나서 부하기에 24 ~ 30 mCi을 투여하여 영상을 획득한 후 첫 주사한 방사성의약품이 간과 장관에서 제거될 수 있도록 휴식기 영상검사가 종료되고 나서 2 ~ 4시간 후에 두 번째 방사성의약품을 투여한다.

부하기에 심근에 혈류가 최대일 때 많은 양의 방사성의약품을 투여함으로써 최적 영상을 얻을 수 있으며 부하기 영상에서 휴식기에 투여한 방사능에 대한 보정이 필요하지 않다. 그러나 휴식기에 투여한 방사능으로 인해 부하기 영상에서 관류결손이 관찰되지 않을 수 있고 게이트 검사에서 심근 기절로 인해 좌심실 박출율이 더 낮게 계산될 수 있다.

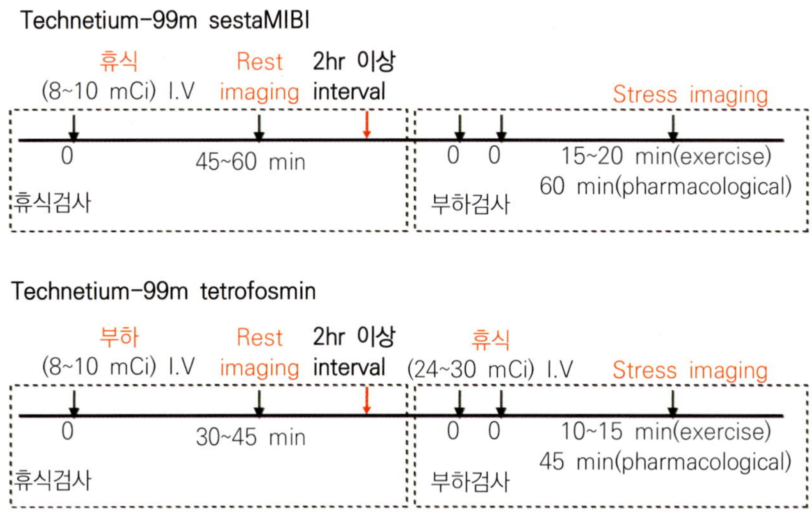

그림 9-73 1일 휴식/부하영상 프로토콜(One(same) day rest/stress imaging protocol)

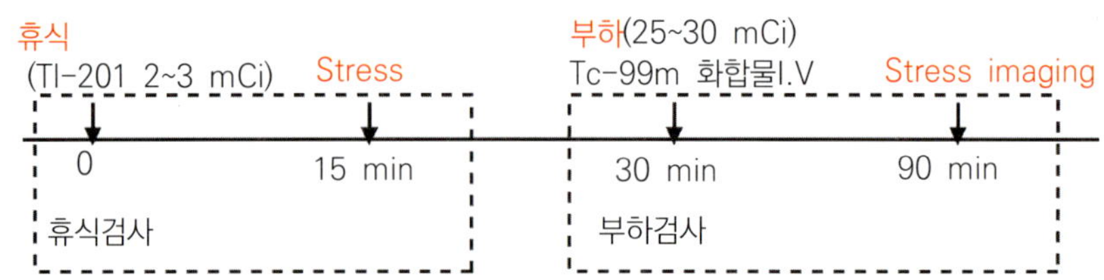

그림 9-74 Dual-isotope ^{201}Tl(thallium-201) Rest ^{99m}Tc Stress Protocol

(3) ^{201}Tl/^{99m}Tc Tracers 이중 추적자 영상 프로토콜

이중 추적자 영상법은 1일 ^{99m}Tc tracers 검사법의 검사시간 단축을 위해 고안되었다. ^{201}Tl을 사용하여 휴식기영상을 먼저 획득하고 이어 부하를 가한 후에 ^{99m}Tc-sestaMIBI나 ^{99m}Tc-tetrofosmin을 주사하여 부하기 영상을 얻는 방법이다. 검사가 2시간 이내에 끝날 수 있어 환자의 편의성증가와 ^{201}Tl의 지연영상을 추가로 획득하면 ^{201}Tl의 재분포 현상을 이용한 심근 생존능의 평가가 가능한 장점이 있다. 영상획득방법은 크게 ^{201}Tl/stress ^{99m}Tc tracers 동시 영상법과 개별 영상법으로 나눌 수 있으며 개별 영상법은 다시 ^{201}Tl영상의 종류를 기준으로 세분된다.

① 동시영상법(Simultaneous acquisition ^{201}Tl/stress ^{99m}Tc tracer dual isotope imaging protocol)

휴식기에 ^{201}Tl 3 mCi을 주사하고 15분 후에 부하검사를 시행하면서 ^{99m}Tc-sestaMIBI 또는 ^{99m}Tc-tetrofosmin 25 ~ 30 mCi을 투여하고 다시 15분 후에 탈륨(^{201}Tl)/^{99m}Tc 이중 부하기 영상을 동시에 얻는다. 이 검사법은 검사소요시간이 약 1시간 정도로 이전 검사에 비해 검사 시간이 매우 짧은 장점이 있으나 탈륨(^{201}Tl)영상이 ^{99m}Tc으로 인한 영향(down scatter) 때문에 관류결손병소의 가역성이 실제보다 과장된다. 현재까지는 이러한 문제를 해결할 수 있는 방법이 개발되지 않았으므로 일반적인 검사 방법으로 사용하기는 아직 부족하다.

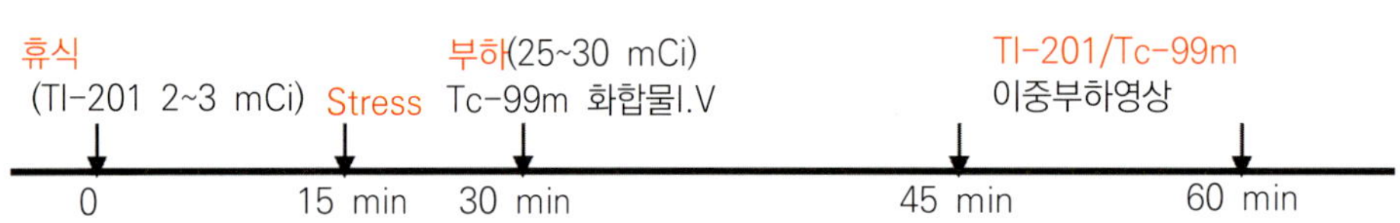

그림 9-75 Simultaneous Acquisition 탈륨(^{201}Tl)/stress ^{99m}Tc Tracer Dual Isotope Imaging Protocol

② 개별영상법(Separate acquisition ^{201}Tl/stress ^{99m}Tc tracer dual isotope imaging protocol)

휴식기에 탈륨(^{201}Tl) 3 mCi을 주사하고 10분 후에 휴식기 영상을 얻고 바로 부하검사를 시행하면서 ^{99m}Tc-sestaMIBI 또는 ^{99m}Tc-tetrofosmin 25 ~ 30 mCi을 투여하여 부하기 영상을 얻으므로 2시간 이내에 검사를 종료할 수 있으며 운동 부하검사인 경우에는 90분 이내에 검사를 종료할 수 있다. 또한 $^{99m}TcO_4^-$영상에 탈륨(^{201}Tl)이 미치는 영향은 매우 작아서(2.9 %) 문제되지 않는다.

대부분의 환자군에서 높은 진단율을 보이나 휴식기 관류결손이 있는 경우 두 방사성동위원소의 물리적 차이 때문에 가역관류결손이 과장되기도 한다. 또한 휴식기 탈륨(^{201}Tl)영상에서 관류결손을 보이는 경우 24시간 탈륨(^{201}Tl)지연영상을 얻음으로써 가역관류결손을 보이는 분절을 8 ~ 15% 더 발견할 수 있다.

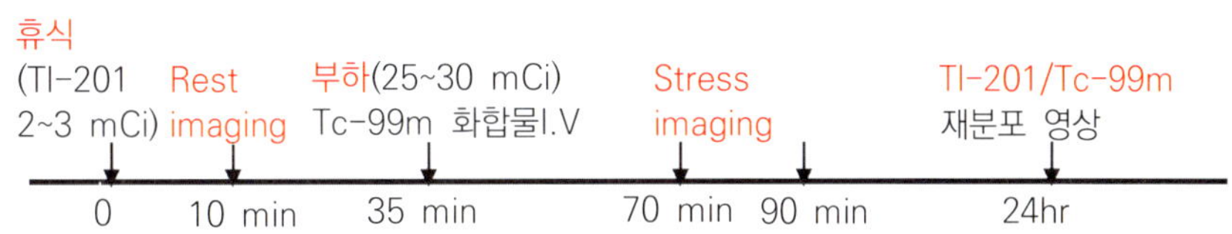

그림 9-76 Separate Acquisition ^{201}Tl/stress ^{99m}Tc Tracer Dual Isotope Imaging Protocol

③ Redistribution ^{201}Tl/stress ^{99m}Tc tracer dual isotope imaging protocol

검사 전날 탈륨(^{201}Tl)을 주사하여 24시간 재분포 영상을 얻고 바로 부하를 시행하면서 ^{99m}Tc-sestaMIBI 또는 ^{99m}Tc-tetrofosmin 25 ~ 30 mCi을 투여하여 부하기 영상을 획득한다. 검사는 90분 이내에 종료되므로 기존 탈륨(^{201}Tl)영상 검사법보다 심근 생존능을 더 빨리 평가할 수 있다.

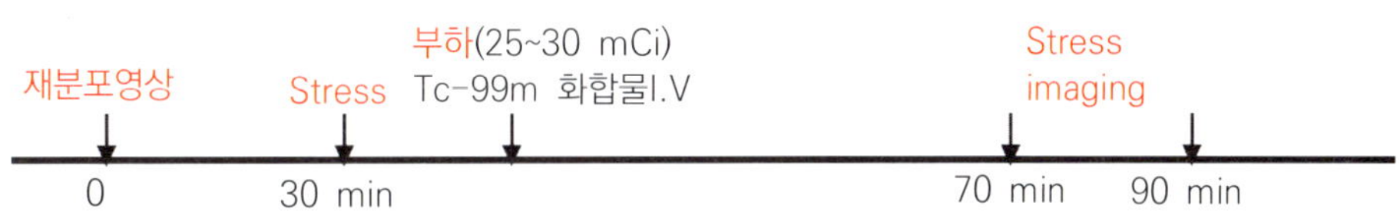

그림 9-77 Redistribution ^{201}Tl/stress ^{99m}Tc Tracer Dual Isotope Imaging Protocol

6) 영상재구성

심근관류 SPECT 영상의 재구성은 여과 후 역투사방법이나 반복적 재구성방법을 사용한다. 심장관류영상을 표현할 때는 심장의 장축을 기준으로 단축영상, 수평장축영상, 수직장축영상을 표현한다.

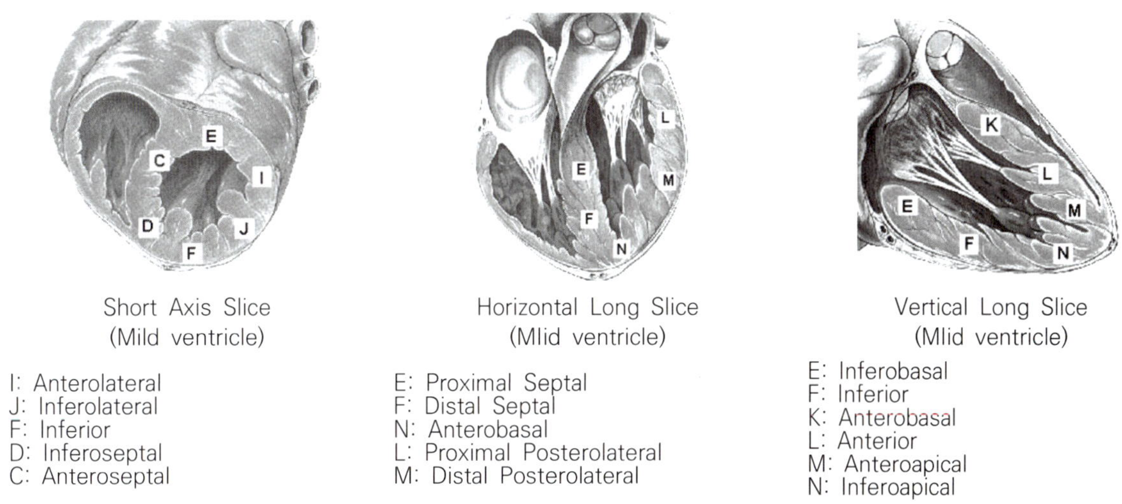

그림 9-78 Cardiac SPECT Imaging: Designation of Left Ventricular Segments.

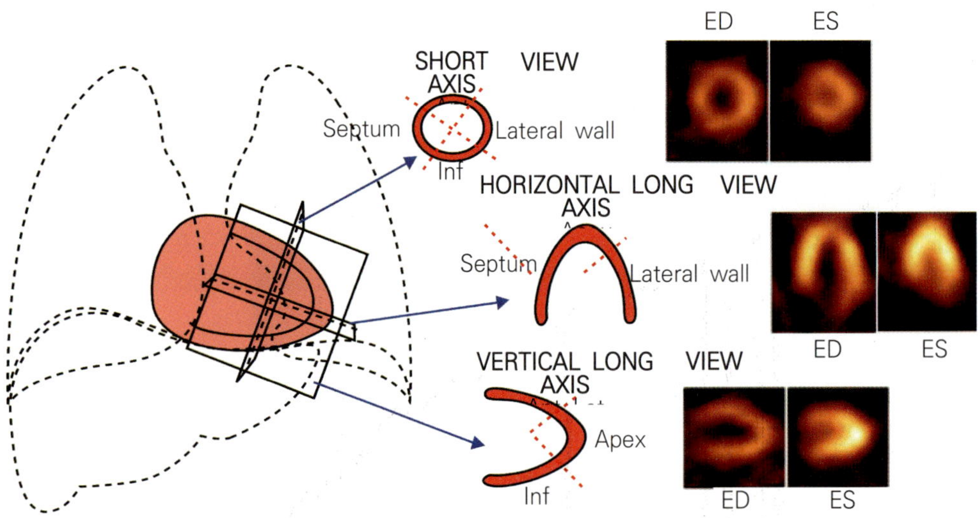

그림 9-79 Determination of Axis in Cardiac SPECT

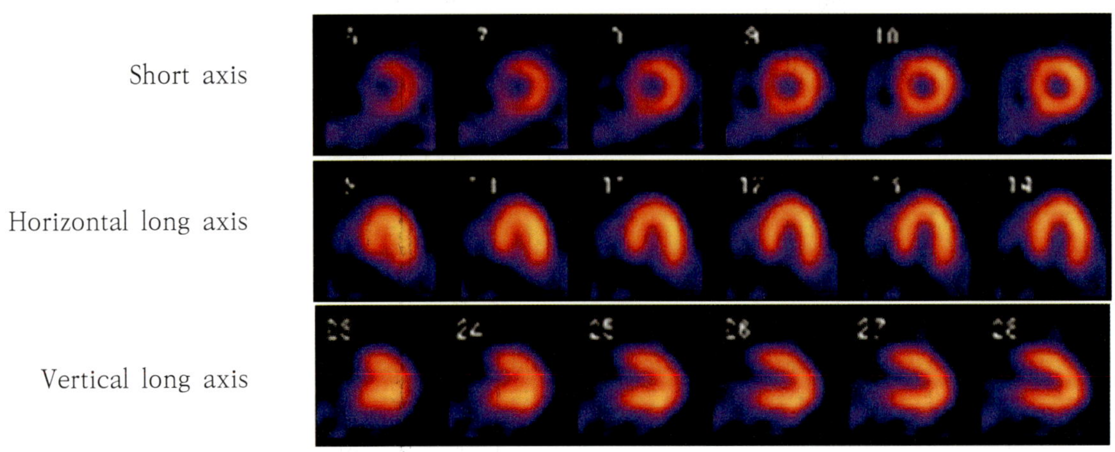

그림 9-80 Row Tomogram

7) 게이트영상

게이트 심근관류 SPECT법의 개발로 한 번의 영상으로 심근의 관류상태와 좌심실의 기능을 동시에 평가하는 것이 가능하게 되었다. 운동부하 게이트 심근 SPECT는 부하 시 관류와 안정 시 심실기능을 동시에 평가할 수 있는 검사법으로 심근 생존능력의 확인에도 이용되고 있다.

게이트 SPECT검사에 의한 좌심실 국소벽운동의 평가는 심초음파검사, 자기공명영상법, 좌심실조영술 등과 높은 일치율을 보이고 왼심실 국소 벽운동 평가에 게이트 심근 SPECT검사는 심초음파검사와 비교하여 88 ~ 100%로 높은 민감도와 82 ~ 98%의 높은 특이도를 보인다.

게이트 심근관류 SPECT영상을 획득할 때 R파 신호를 추출하여 R - R간격을 8개내지 16개 프레임으로 나누고 각 프레임의 신호를 합하여 Cine Loop로 영상을 구현하는 것이며 이를 통해 심근벽 운동, 심근벽의 두꺼워짐, 왼심실 용적의 변화 그리고 구혈률 측정 및 심장동맥질환 환자의 진단 및 예후평가에 이용될 수 있다.

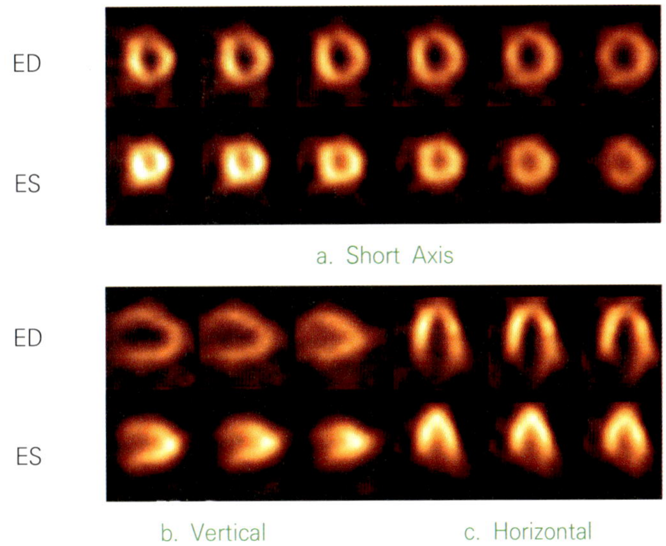

그림 9-81 Sequential ^{201}Tl/Gated ^{99m}Tc SPECT

8) 임상응용

(1) 정량적분석법

탈륨(^{201}Tl)심근영상의 판정은 시각적으로 판정할 수 있으나 객관적이고 정확한 판정을 위해서 정량적인 분석을 시도하고 있으며 이는 심장동맥질환의 진단에 있어서 예민도를 높이고 특이도를 증가시키게 된다. 분석을 위해 여현곡선(sinogram)을 통해 환자의 움직임 여부를 확인하고 단축상(short axis), 수평축(horizontal axis), 수직축(vertical axis)의 구성과 정량적인 분석을 위해 극성지도를 구성한다.

① 수평 윤곽법 (Horizontal profile method)

심근영상에서 4개의 평행선 윤곽(profile)을 만들고 심근 방사능치가 윤곽의 절정에 이르는 수치로 결정하는데 주위 심근이나 반대편 심근의 방사능계수보다 25% 감소되는 부위를 비정상적인 부위로 간주한다.

② 환상윤곽법 (Circurnferential profile method)

영상을 평활화 시킨 후 배후방사능을 보정시키고 왼심실 중심부에서 방사상모양으로 12시 방향의 심근을 0°로 시작하여 360°까지 원주를 그려 방사능분포 곡선을 나타낼 수 있다. 정상인의 수치에서 2.5 표준편차(SD) 이하인 부분을 비정상 부위로 간주한다.

③ 제거율(Washout rate)

탈륨(^{201}Tl)의 경우 정상심근에서는 운동부하 후 심근 내의 농도가 증가되나 이후 안정상태에서 혈액 내로 제거되게 된다. 정상심근에서 제거율은 50% 전후이다.

$$\text{제거율}(\%) = \frac{(\text{운동부하계수} - \text{안정기계수})}{\text{운동부하계수}} \times 100 \qquad (9\text{-}12)$$

④ 극성지도(Polar map)분석법

심근영상은 시각적으로 판정하나 정상심근에서 방사성섭취가 균등하지 않고 주관적인 판단에 의한 영향 때문에 보다 객관적인 판정을 위해 극성지도(polar map)라는 정량분석을 하게 된다.

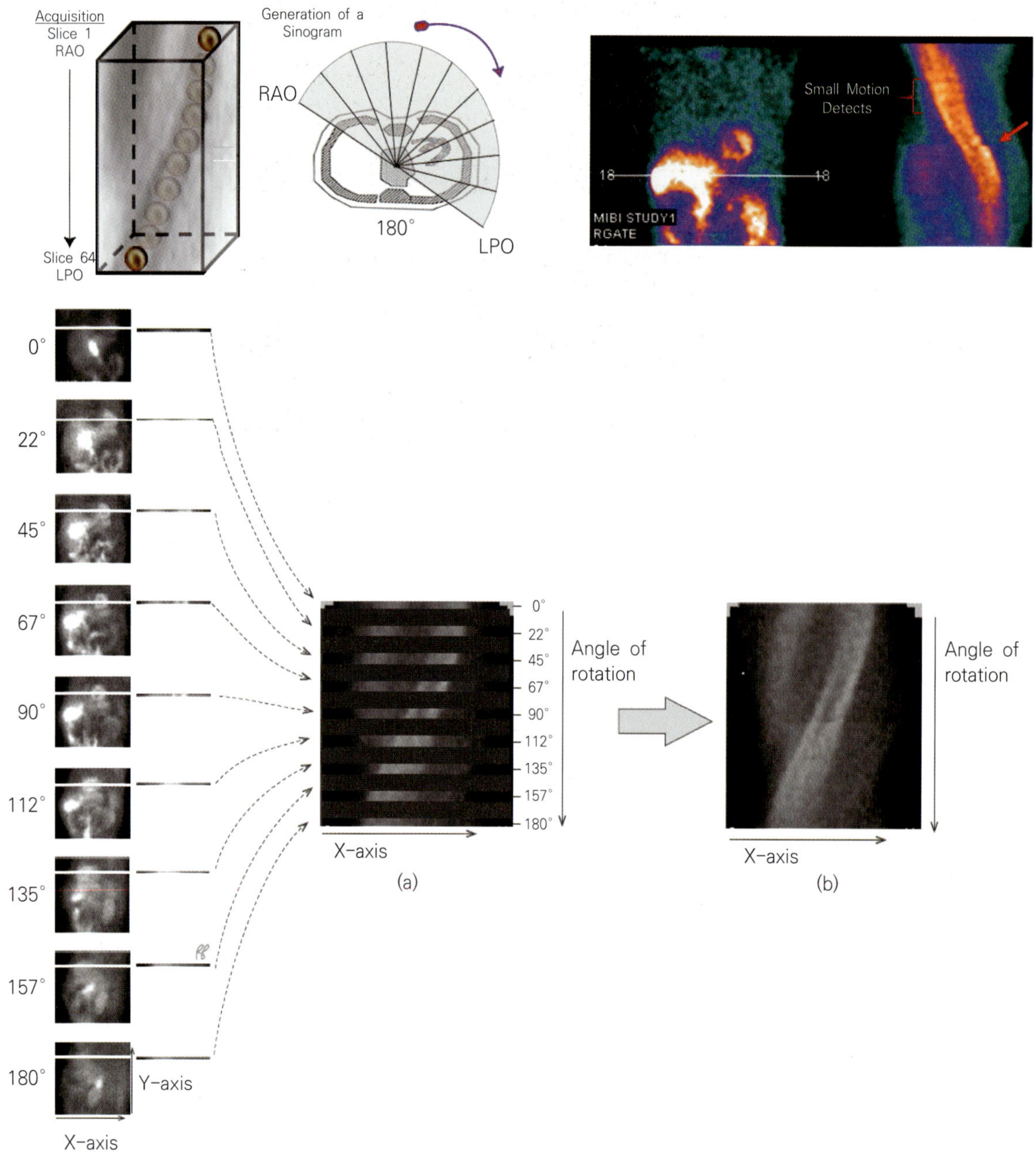

그림 9-82 **사이노그램(Sinogram)**

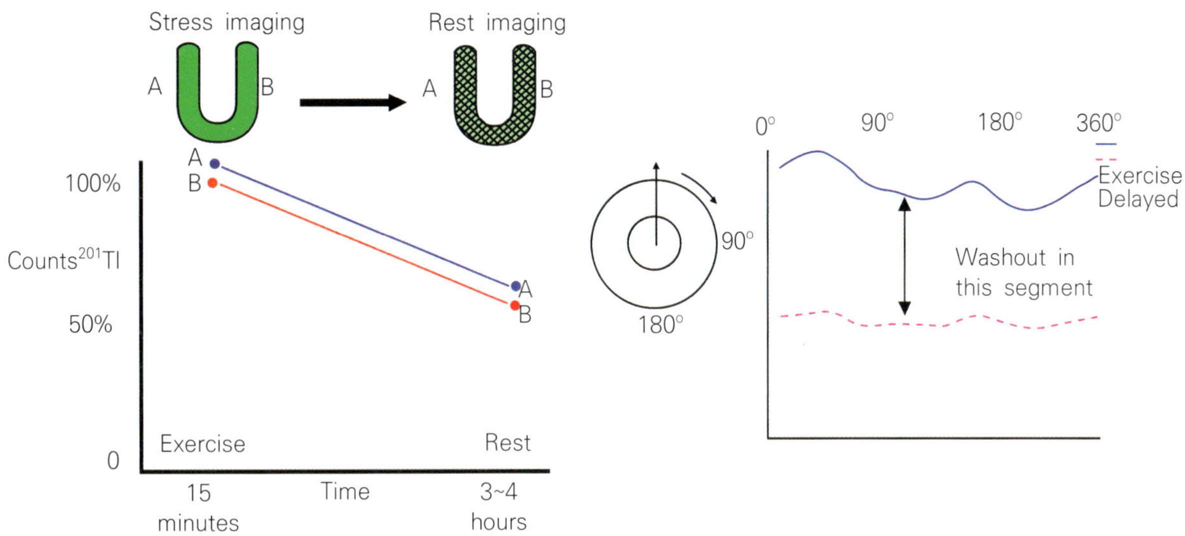

a. Washout(제거)의 개념도(Normal)　　b. 환상윤곽법

그림 9-83 ^{201}Tl제거 개념도와 환상윤곽법

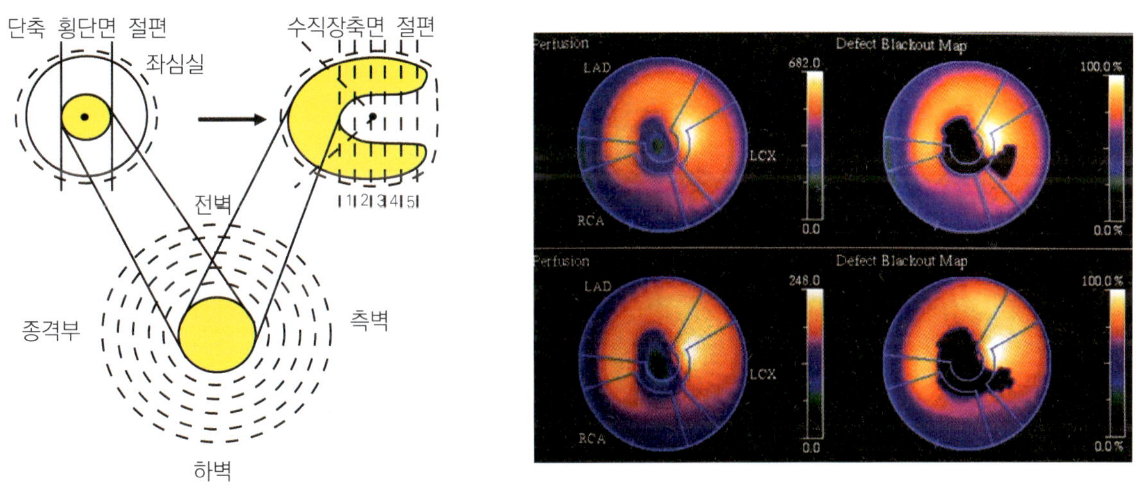

극성지도(Polar map)

그림 9-84 SPECT영상에서 극성지도 형성법

단층촬영술로 구한 삼차원적영상을 평면으로 재편성한 정량적인 분석법으로 단층촬영의 횡단면(transverse)화면을 심첨에서부터 심저까지 차례로 원주모양으로 중복시키는 것이다. 좌전하행심장동맥(left anterior descending artery), 좌굴절심장동맥(left circumflex artery), 우측심장동맥(right coronary artery)의 관류영역 부위를 찾아 심장동맥질환의 위치나 정도를 정량적으로 분석할 수 있고 삼차원적인 심근을 평면에 표시할 수 있게 된다. 이러한 극성지도(polar map)를 Bull's eye 표시법이라고도 한다.

9) 임상영상

심근관류스캔은 심장동맥환자에서 손상된 심근의 양과 혈류의 장애 정도에 따라 좌우되며 정상 심근스캔은 왼심실 심근 내에서 균등하게 분포되어 나타나고 심실강에 해당하는 중심부위는 냉소(cold area)로 나타난다. 심첨부위에서는 다른 부위에 비하여 얇기 때문에 방사능섭취가 감소되어 묘출되며 오른심실도 왼심실에 비해 얇아서 나타나지 않는다. 질병에서 심근스캔은 관류결손을 나타내고 결손은 안정 시와 부하 시를 비교하여 진단한다. 심근경색증은 안정

시와 부하 시 모두 관류결손으로 나타내고 심근관류 SPECT에서 게이트(gated SPECT)법을 적용할 때 심근관류정보 및 왼심실에 대한 기능상태를 나타내는 구혈류, 이완기와 수축기말의 용적 및 왼심근의 정보를 얻을 수 있다.

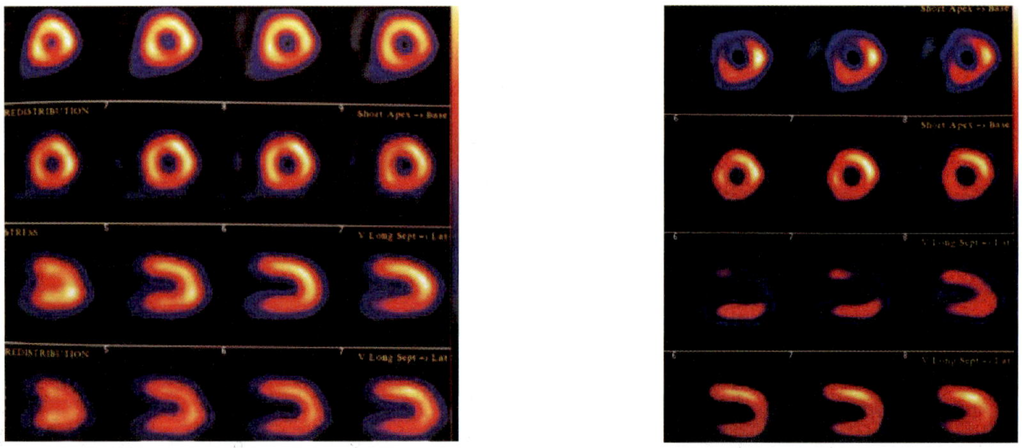

a. ^{201}Tl 심근관류 SPECT(normal)　　b. ^{201}Tl 심근관류 SPECT(ischaemia)

그림 9-85 ^{201}Tl 심근관류 SPECT영상

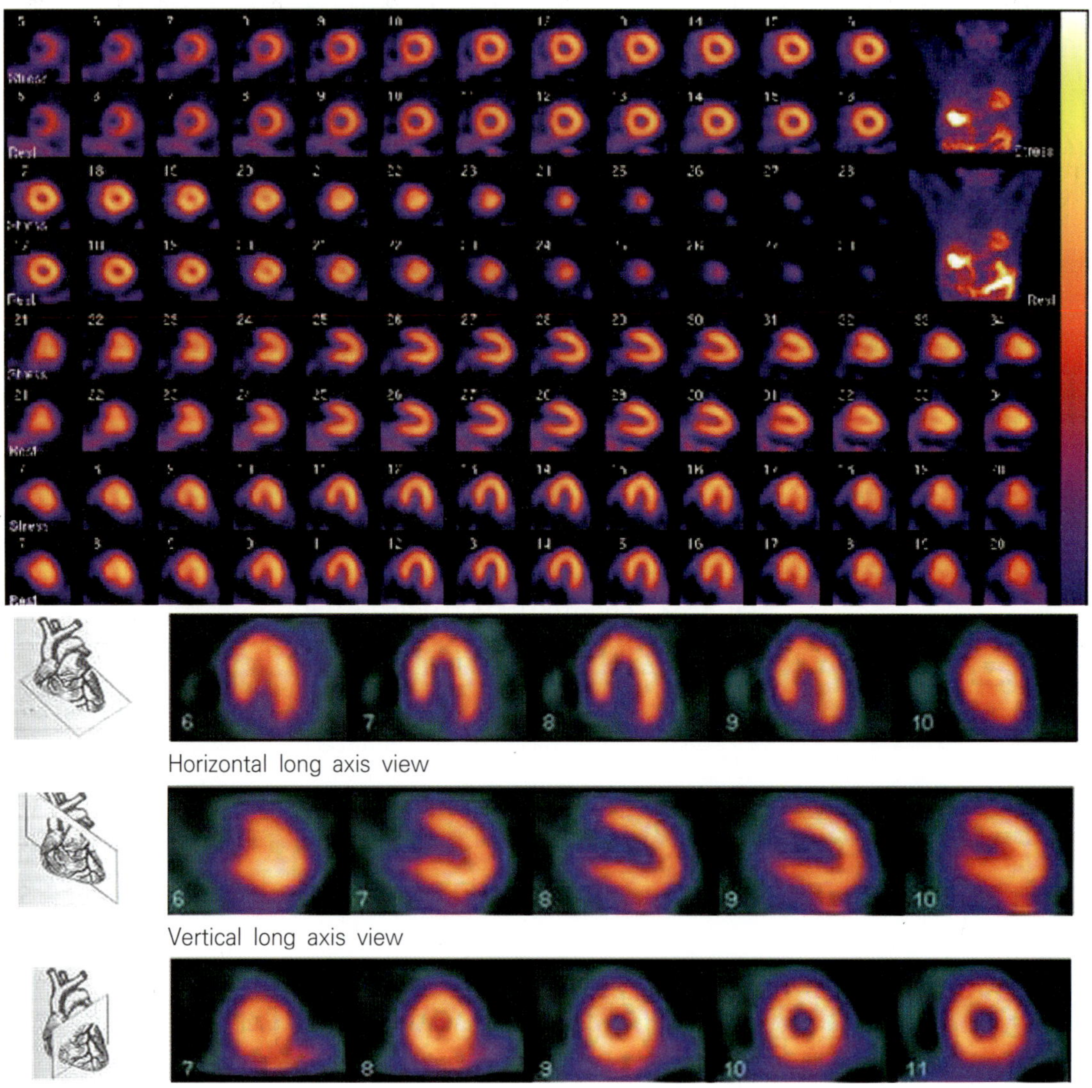

그림 9-86 ^{99m}Tc-sestaMIBI 심근관류 Rest/Stress SPECT영상

10) 영상응용(Image Applications)

탈륨(^{201}Tl)운동부하를 수행할 때 정맥주사하는 단계에서 포도당은 위(stomach)흡수를 촉진할 가능성이 있기 때문에 포함해서는 안 된다. 또한 주사 시 탈륨(^{201}Tl)의 방사성의약품 일부가 피하에 주사되게 되면 탈륨(^{201}Tl)은 재분포 시 심근에 집적하고 washout rate가 낮아져 심근허혈을 정확히 진단할 수 없게 되므로 혈관확보가 매우 중요하다.

급성 심근경색 발병 24시간 후에 예민도(sensitivity)가 점진적으로 감소하므로 6시간 이내에 해야 한다. 또한 증상발생 후 6 ~ 24시간 사이에 스캔을 수행함으로써 새로운 경색의 존재유무를 명확히 할 수 있다. 약물부하 시 불안정 협심증 환자 중 급성심근 경색의 위험이 뚜렷한 환자, 심한 천식환자, 고급방실차단, 유효혈당량이 적고 저혈압이 심한 환자에서는 위험할 수 있으므로 약물부하 검사를 시행하지 않는다.

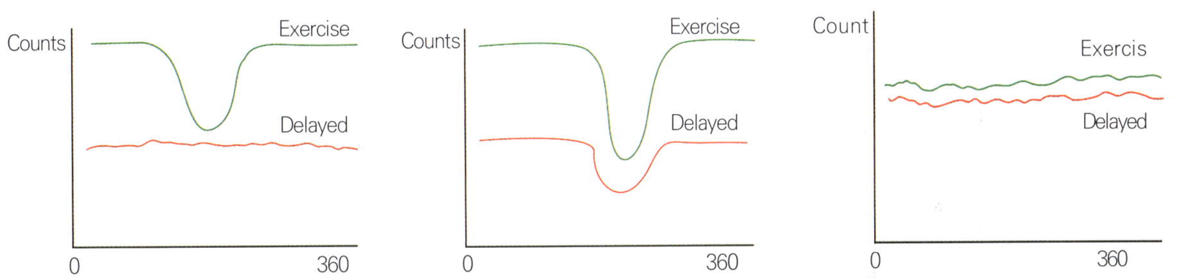

a. 허혈성(ischemia)

b. 경색(infarction)

c. poor exercise or global reduction of ^{201}Tl uptake(which may occur with ripple vessel disease)

그림 9-87 비정상 지연영상의 3가지 일반적 형태

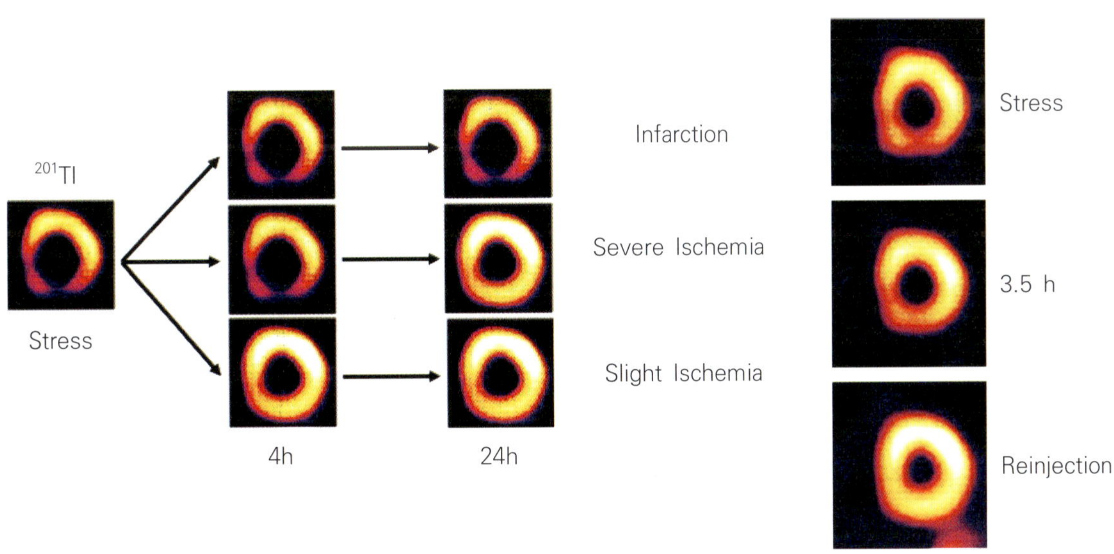

그림 9-88 ^{201}Tl(thallium) 관류 지연영상의 형태별 비교 및 재주사 영상

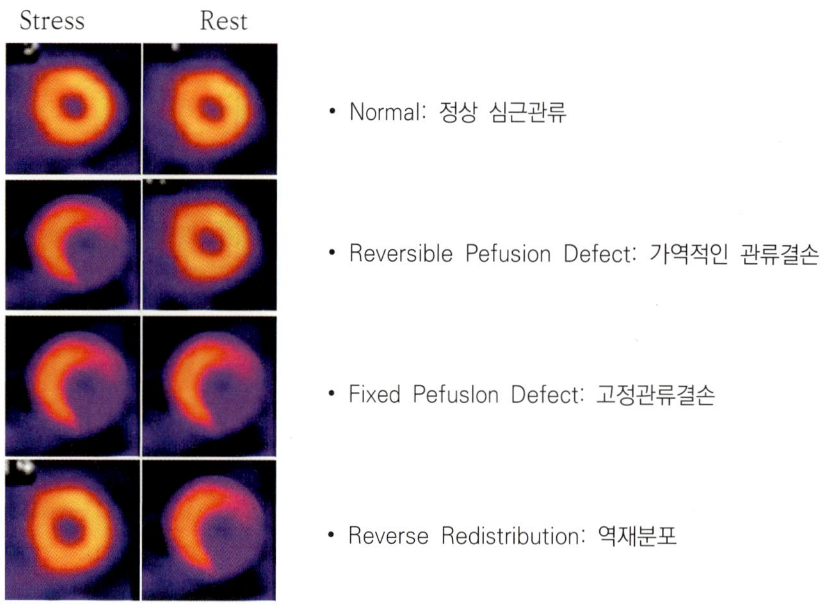

그림 9-89 심근관류영상의 판독

그림 9-90 가역적인 관류결손과 고정관류결손

검사결과 안정 시에 결손 없이 양호하지만 부하검사에서 결손을 보이는 부위는 보통 허혈로 간주되며 증가된 허파(lung)섭취나 심각한 왼심실에 기능이상의 좌표인 왼심실 부피의 증가는 부분적으로 평면 탈륨(^{201}Tl)영상에 유용한 부가적 지표이다.

심근관류영상에서 가역적인 관류결손과 고정관류결손의 의미를 살펴보면 다음과 같이 설명할 수 있으며 심장동맥에 75% 정도까지의 협착이 있더라도 휴식기에는 심근관류가 정상심근과 같다. 따라서 정상심근과 허혈심근에 심근관류 영상제제의 농도도 1 : 1이지만 그러나 부하 시에는 정상심근의 혈류는 3 ~ 5배 증가하는 반면 협착이 있는 심장동맥은 더 이상 확장할 능력이 없으므로(즉, 심장동맥의 확장예비능이 없으므로) 휴식 시와 같은 양의 혈류만 흐르게 된다. 따라서 정상심근과 허혈심근의 심근관류 영상제제의 농도가 3 ~ 5 : 1로 차이가 나게 되어 부하 시에만 관류결손이 나타나게 되고 이를 가역적인 관류결손(reversible perfusion defect)이라고 하며 심근허혈을 의미한다.

반면 심장동맥이 완전히 폐쇄되었거나 또는 일시적인 폐쇄로 심근이 괴사된 경우에는 휴식 시나 부하 시 모두 혈류량이 매우 저하되어 있어서 정상심근과 괴사심근의 심근관류 영상제제의 농도가 큰 차이를 보이며 이를 고정관류결손(fixed perfusion defect)이라하고 심근괴사를 의미한다.

(1) 생존능

생존하고 있는 심근부분의 관류저하를 감지하기 위하여 안정기에 ^{201}Tl을 주사하고 주사 후 10 ~ 15분에 기록되는 영상(초기영상)은 적어도 3 ~ 24시간 후에 기록되어지는 영상(후기영상)과 비교하여 초기의 추적자 집적정도에 비해 후기에 기록된 ^{201}Tl 집적의 증가는 심근이 살아있다는 것을 나타나게 된다.

SPECT영상은 안정상태나 부하상태 모두 역투사의 방법으로 영상을 재구성하여 Vertical Long Axis, Horizontal Long Axis, Short Axis 세면의 단층영상을 재구성하여 분석한다.

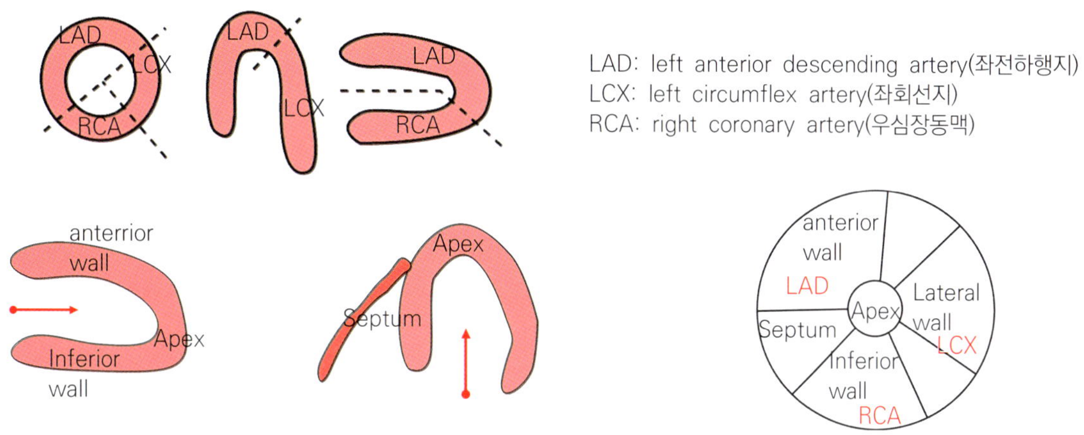

→ : 왼심실 내부를 바라보는 시선의 방향 표시

그림 9-91 심장동맥 지배영역

(2) 오류원인

① 방사성의약품 투여

잘못 작동된 정맥카테터의 결과로서 방사성의약품의 조직 내 주사는 심근에 방사성의약품의 투여를 감소시킨다. 또한 방사성의약품의 섭취 및 배설역동학을 변화시킬 수 있다. 낮은 계수 영상은 방사성의약품투여와 관련된 문제점을 시사하며 주사가 잘 되었는지 확인하기 위하여 주사부위의 영상을 획득한다.

② 환자의 움직임

영상을 획득하는 동안 환자의 움직임은 불규칙적으로 나타나게 되는 영상 흔들림 및 불필요한 음영(artifact) 혹은 심근에 섭취가 떨어지는 부분을 만들게 된다. 영상획득 동안 환자의 안락함과 안정을 취하게 함으로써 움직임에 의한 artifact를 감소시키며 종종 심하지 않은 움직임 artifact는 움직임 보정 알고리즘을 사용하여 데이터를 재 프로세싱함으로써 보정할 수 있다. 움직임에 대한 환자의 원 데이터를 검사하기 전에 환자를 보내서는 안 된다.

③ 최적화가 덜된(suboptimal) 부하수준

성별과 나이로 예측된 최대심박수의 85% peak를 얻는데 실패하면 심장동맥질환의 감지를 위한 검사의 민감도가 떨어질 것이다. 최대예측 심박수의 85%를 얻을 수 없는 환자는 부하주사 전에 약물부하를 생각해야 하고 약물부하제의 활동을 감쇠하거나 차단되는 투약으로 최적화가 덜된 부하수준을 가지게 된다.

④ 부적절한 영상 프로세싱

역투사 된 데이터의 부적절한 여과는 심각하게 영상의 질을 크게 저하시키며 여과와 Cut off Limit는 단층 심근관류 데이터의 프로세싱을 적용해야 한다. 부하 및 안정영상의 부적절한 계수 표준화는 진단분석에서 영상을 비교하지 못하는 원인을 야기한다.

⑤ 감쇠 Artifacts

종종 유방, 비만, 복부구조 등의 연부조직 감약의 존재를 인지하지 못하면 안정 혹은 부하영상에서 거짓양성부분(false positive legions)을 만들게 됨으로써 정확한 영상분석을 방해하며 복와위 영상촬영 혹은 감약보정 하드웨어 및 소프트웨어의 사용은 이런 Artifacts를 감소시킨다.

⑥ 명명의 표준(기준)

SMN이 인정하는 명명법은 진단의 불일치를 피하고 전에 시행된 검사를 쉽게 표현 비교하기 위하여 3개의 단층영상 및 3개의 평면영상들의 각각대한 해부학적 영역을 기술하여 사용한다.

⑦ 영상/단층단면영상의 비교가 불가능

비교하려는 영상과 단면영상은 안정 및 부하의 데이터를 비교하기 위해 Display되어져야 한다.

⑧ 원 데이터 검토

재구성된 단층면을 검사하기 전에 재구성된 데이터에서 심장의 모양을 변화시키는 불필요한 음영(artifacts)이나 감약의 존재 및 방사능이 증가된 부분(예를 들면 허파, 간, 장, 혹은 콩팥 방사능 그리고 다른 부분)이 있는지 회전동영상을 보며 검토하여야 하고, 가능하면 문제를 교정하거나 자료획득을 다시 해야만 한다.

⑨ 관심영역의 위치

국소 심근 및 허파 방사능을 정량적으로 분석하기 위해서 관심영역이 주변부 구조물로부터 나오는 방사능을 포함하지 않도록 확실히 할 필요가 있다.

허파 : 심장 방사능비에 계산은 허파 및 심근이 같은 크기의 관심영역을 가지도록 하고 심근은 허파와 심근의 방사능이 겹치는 전벽 혹은 전측벽이 포함되지 않도록 한다. 단지 심장 관심영역의 방사능은 방사능의 섭취 및 청소율을 정량적으로 분석하기 위하여 사용되어야 한다.

⑩ 정상 데이터베이스와의 호환성

정량적인 분석을 위한 SPECT자료는 공인된 방식을 사용하여 여과, 재배치 그리고 정량분석을 포함하는 데이터 파일로 수행되어야만 한다.

chapter **10**

소화기계

목차

학습목적

핵의학을 이용한 소화기계 체내검사법을 이해하고 이를 임상에 응용한다.

학습목표

1. 침샘스캔의 임상 적응증 열거와 검사법을 설명한다.
2. 위배출시간 측정의 임상 적응증을 열거와 검사법을 설명한다.
3. 식도통과스캔상 식도통과시간이 지연되는 질환을 열거한다.
4. 식도통과스캔과 위식도역류스캔의 원리와 검사법을 설명한다.
5. 위장관출혈에 사용되는 방사성의약품를 열거하고 각각의 장단점을 설명한다.
6. 위장관 출혈스캔에 이용되는 방사성의약품에 따른 획득영상을 비교 설명한다.
7. 위점막 스캔에 사용되는 방사성의약품의 원리와 스캔방법을 설명한다.
8. 배막정맥 단락개존의 스캔법을 설명한다.
9. 간스캔에 이용되는 방사성의약품을 들고 그 섭취원리를 설명한다.
10. 간스캔의 적응증을 열거한다.
11. 간혈관종에서 ^{99m}Tc-적혈구 스캔 소견을 관류영상, 혈액풀영상, 지연연상으로 구분하여 설명한다.
12. 간담도 스캔의 적응증을 열거한다.
13. 간담도스캔(^{99m}Tc-IDA계)의 영상원리를 설명한다.
14. 간담도스캔영상의 담도 폐쇄를 설명한다.

제 10 장

Gastrointestinal System

소화기계

소화기계통의 핵의학 응용은 음식물과 관련된 소화기관에 많이 이용한다. 이는 비침습적이고 반복검사가 쉬우며 생리적인 변화를 일으키지 않고 환자에게 검사를 위한 삽관도 필요하지 않아 검사 시 환자에게 고통을 주지 않기 때문이다.

소화기관을 위장관계(alimentary or gastrointestinal tract)라고도 하며 음식물 섭취(ingestion), 소화(digestion), 흡수(absorption), 배설(elimination)의 기능을 가진다. 소화기계통에 속하는 기관은 구조와 기능에 따라 소화관(digestive tract)과 소화샘(부속기관)으로 분류되는데 소화관은 관 모양처럼 속이 빈 기관으로 입(mouth)에서 시작하여 인두(pharynx), 식도(esophagus), 위(stomach), 작은창자(small intestine), 큰창자(large intestine)를 지나 항문(anus)에 이른다. 소화샘은 위샘(위선, gastric gland)과 같이 소화관 안에 존재하는 샘과 소화관 밖의 큰 기관으로 침샘(귀밑샘, 턱밑샘, 혀밑샘)과 간, 쓸개, 이자 등이 있다. 특히 소아의 위-식도역류 경우 24시간 pH측정 보다는 정확도가 떨어지지만 위-식도 역류스캔검사는 유용하게 사용하는 검사 중 하나다. 또한 위장배출시간 측정 및 소화기관의 이식간평가, 단락평가, 간의 혈관종(hemangioma) 진단뿐만 아니라 기능적인 평가를 할 수 있다는 것이 다른 검사법과 비교되는 특징이다.

Ⅰ. 해부생리(Anatomy and Physiology)

1. 침샘(타액선, Salivary Gland)

침샘(타액선, salivary gland)은 장액을 분비하는 귀밑샘(이하선, paratid), 점액을 분비하는 혀밑샘(설하선, sublingual)과 장액과 점액을 같이 분비하는 턱밑샘(악하선, submandibular gland)의 3쌍으로 구성되어 있으며 가장 큰 것이 귀밑샘(이하선, parotid gland)으로 전체 침(타액)분비의 약 40%를 차지한다. 귀밑샘은 14 ~ 28 g으로 3개의 샘 중 가장 크고 역삼각형으로 바깥귀길의 앞쪽 아래에 있으며 위로는 광대뼈(zygoma) 밑까지, 아래로는 턱뼈각(하악각, mandibular angle)에 달하고 뒤로는 귓볼(이수, lobule of auricle) 뒤쪽까지 위치하고 있다.

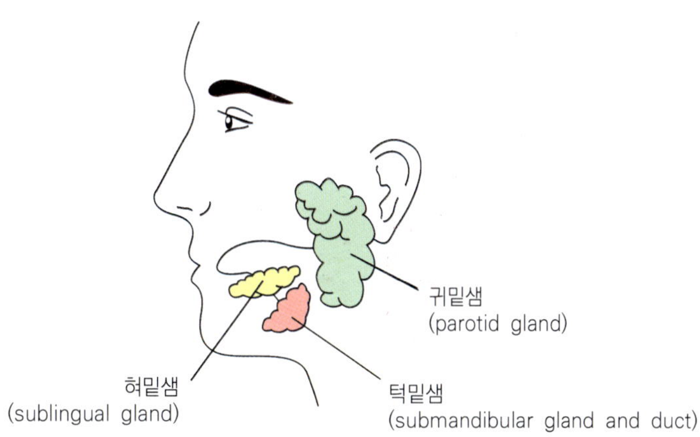

그림 10-1 Lateral Aspect Salivary glands.

귀밑샘은 편평한 3각형으로 길이 4 ~ 5 cm, 너비 3 cm, 두께 2 cm 정도이고, 위턱(상악골, maxilla) 제2구치 치아머리(치관, dental crown)의 높이에서 그 반대쪽 있는 곳에 개구한다.

턱밑샘(악하선, submandibular gland)은 귀밑샘 다음으로 크고 턱 아래 3각에 위치하며 7 ~ 10 g이고 턱밑샘관 길이는 5 ~ 6 cm로 혀 밑에 개구한다.

혀밑샘(설하선, sublingual gland)은 2 ~ 3 g으로 3개의 침샘가운데 가장 작으며 혀바닥 점막에 생긴 혀밑주름 속에 들어있고, 턱목뿔근(하악설골근, mylohyoid muscle)의 위에 얹혀 있으며 길이 3 ~ 4 cm, 폭이 약 1 cm 전·후로 가늘고 긴 모양이다.

도관은 2종류가 있으며 큰혀밑샘관(대설하선관, major sublingual duct)은 혀밑언덕(설하소구, sublingual caruncle)에서 턱밑샘관(악하선관, submandibular duct)과 하나로 합치거나 또는 독립해서 개구한다. 작은 혀밑샘관(sublingual duct)은 각각 혀밑주름 위로 개구한다. 침은 전해질, 당단백, 효소 및 면역 글로불린(IgA) 등으로 이루어져 있다.

침(타액, saliva)은 침샘에서 분비되는 소화액(digestive juice)으로 분비량은 하루에 1 ~ 1.5 ℓ 이고 씹기와 삼킴을 쉽게 하며 아밀라제(amylase), 말타아제(maltase)와 같은 효소를 함유하고 있어 1차적인 소화작용을 하며 입안의 윤활, 살균 및 희석작용을 한다.

2. 위장관(Gastrointestinal Tract)

소화기계(digestive system)는 외부에서 들어온 음식물을 아주 작은 크기로 분해하는 소화(digestion), 분해된 음식물에 함유되어 있던 영양분이 혈관이나 림프관(lymphoduct)을 통하여 체액으로 이동하는 흡수(absorption), 구강(oral cavity)에서부터 항문(anus)까지 음식물을 이동시키는 운동(motility)과 소화를 위하여 위장관 내에서 소화효소(digestive enzyme) 및 호르몬을 분비(secretion)하는 기능을 영위한다.

위장관은 구강(mouth cavity)에서 시작하여 인두(pharynx), 식도(esophagus), 위(stomach), 작은창자(small intestine)와 큰창자(large intestine) 그리고 항문(anus)에 이르는 약 9 m 정도 되는 구조물이다.

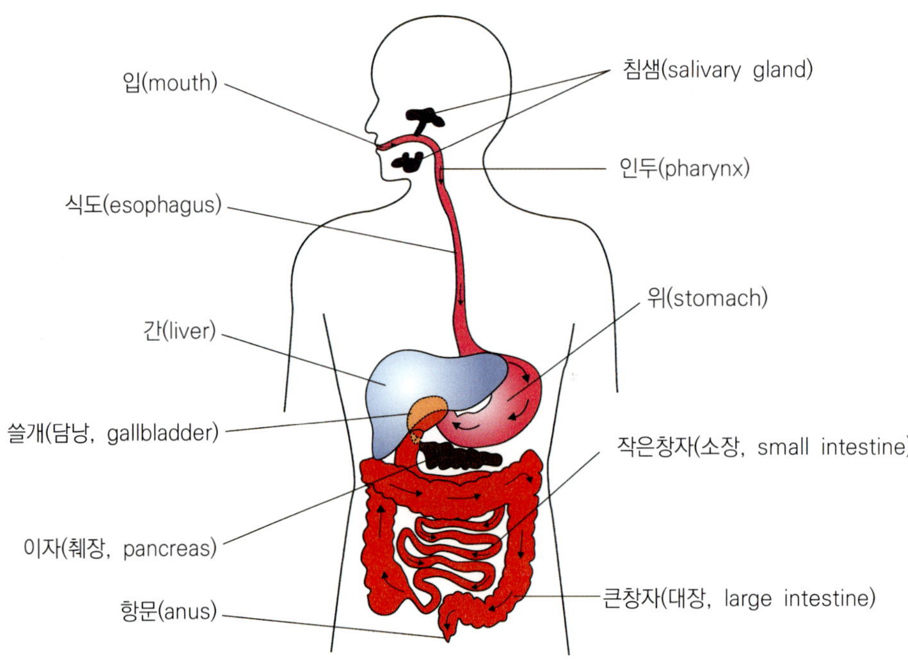

그림 10-2 소화관의 이동과 위장관 해부학적 명칭

1) 식도(Esophageal)

식도(esophagus)는 구강과 위를 연결하는 장기로 저작된 음식물의 통과 경로역할 외에는 다른 기능이 거의 없으나 비교적 흔하게 질병이 발생하는 장기이다. 대략 제 6목뼈의 높이이며 위쪽은 인두에 계속되고 아래쪽은 제 11등뼈의 높이에서 가로막(횡격막, diaphragm)을 뚫고 위(stomach)의 들문(분문, cardia)에 이어지는 길이 25 cm 정도인 근육성 관이다. 점막(mucosa), 근육막(foscia), 바깥막(외막, adventitia)으로 이루어져 있으며 식도 내강에는 정상적으로 좁아지는 잘룩이 4군데가 있다. 먼저 식도 상단의 후두연골(laryngeal cartilage)을 지나는 부분, 다음은 대동맥(aorta)에 의해 압박되는 부위, 그 아래의 기관지(bronchus)에서 압박되는 부분, 그리고 가로막을 관통하는 부분이 정상적인 잘룩에 해당된다.

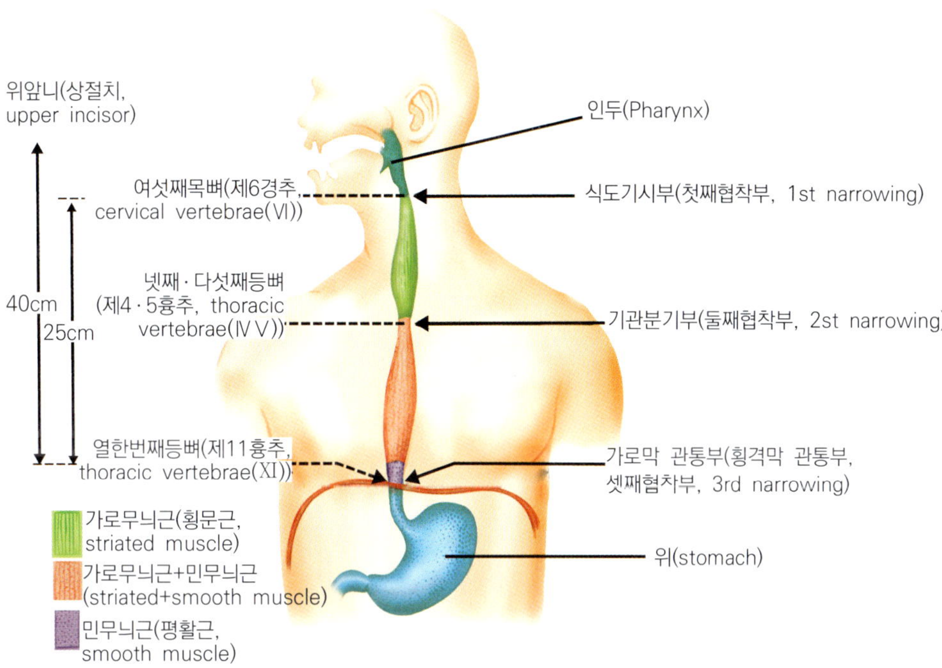

그림 10-3 식도(Esophageal) 3협착부와 식도근

2) 위(Stomach)

위(stomach)는 소화관의 일부분으로 식도와 작은창자 사이에 있는 주머니처럼 부푼 부분이다. 염산을 함유한 위액(gastric juice)을 분비하여 섭취한 음식물을 산성(acidic)으로 변하게 하고 펩신(pepsin)을 내어 단백질을 펩톤(pepton)으로 분해한다. 위에 존재하는 위샘(gastric gland)은 염산(hydrochloric acid)을 분비하는 벽세포(parietal cell), 점액(mucus)을 분비하는 점액 목세포(neck cell), 펩신(pepsin)을 분비하는 으뜸세포(주세포, principal cell) 등으로 구성된다.

속이 비었을 때의 위(stomach)나 해부했을 때 위는 수축한 상태가 많으며 때로는 가운데가 잘룩해져서 모래시계 같은 모양을 나타낸다. 위의 용량은 약 1,500 cc이며 부위별로 위바닥(위저, fundus), 몸통(body), 들문(분문, cardia), 날문(유문, pylorus) 등의 4부분으로 크게 나눈다. 날문방이란 날문(유문, pylorus)의 일부로 유문 중 넓은 부위를 말한다.

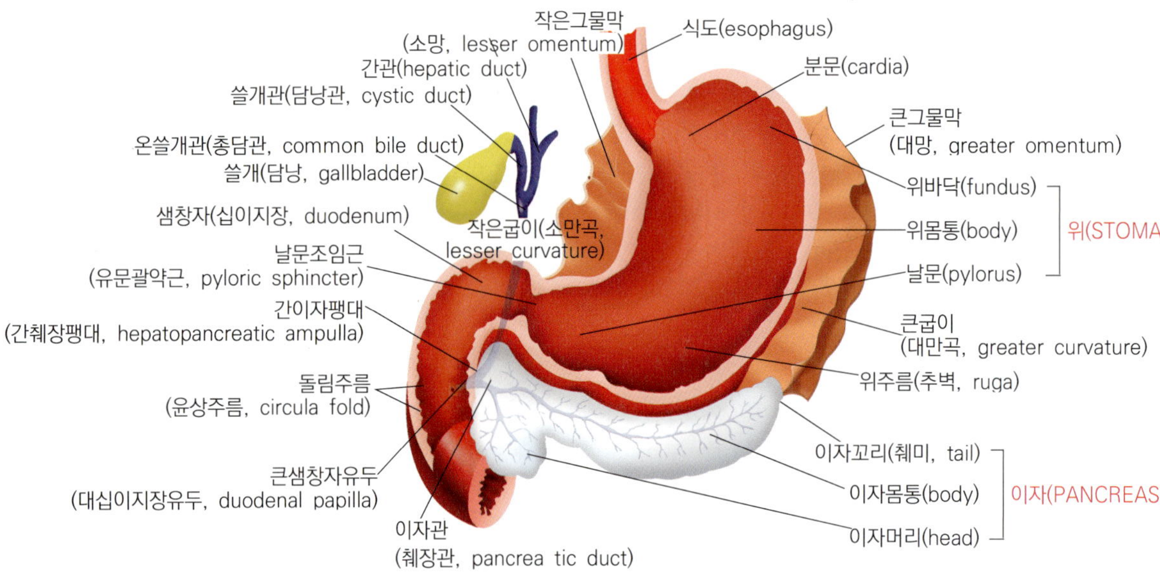

그림 10-4 위와 샘창자의 관상단면

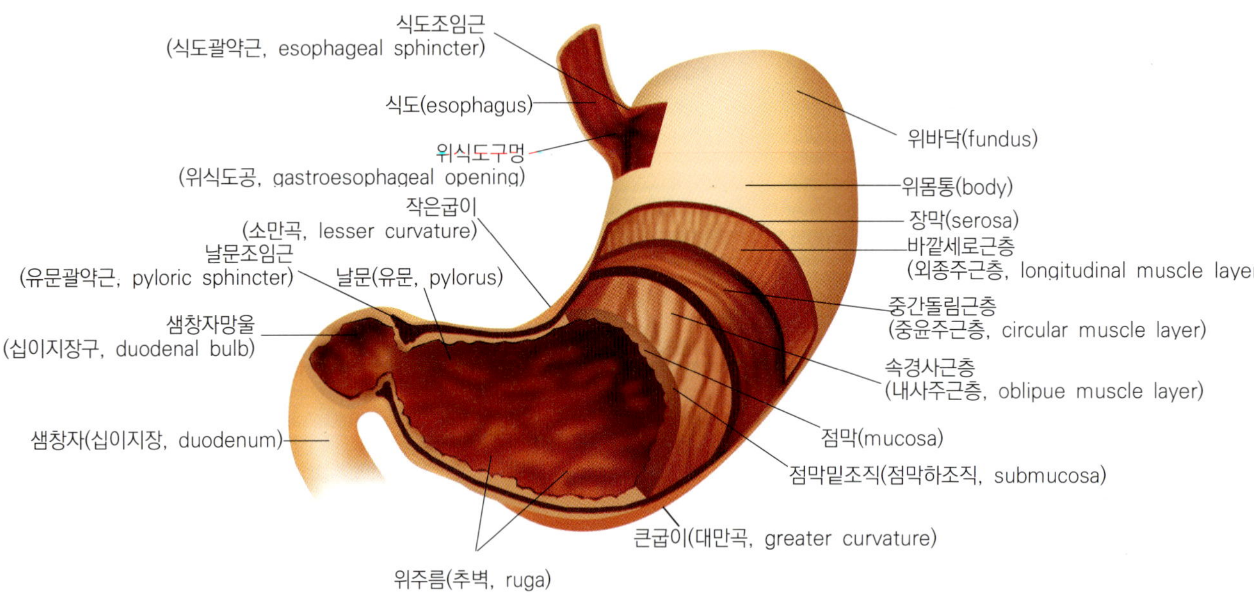

그림 10-5 위벽의 구성

3. 간담도계(Hepatobiliary System)

1) 간(Liver)

간(liver)은 가로막(diaphragm)아래 우측상복부 4분의 1(right upper quadrant; RUQ)에 위치한다. 쓸개즙

(bile)은 쓸개길(담도, biliary tract)인 간(liver)의 왼쪽과 오른쪽 간관(left and right hepatic duct)을 통해 나와 이 두 간관(hepatic duct)이 합쳐진 온간관(총간관, common hepatic duct)으로 가는데 쓸개즙의 일부는 쓸개주머니관(담낭관, cystic duct)을 통해 쓸개주머니(담낭, gallbladder)에 저장되기도 하고 또 일부는 온간관과 쓸개주머니관을 만나 이루는 온쓸개관을 통해 샘창자(십이지장, duodenum)에 있는 바터팽대부(ampulla of vater)로 분비된다.

간은 간동맥(hepatic artery) 및 문맥(portal vein)으로부터 이중으로 혈액공급을 받고 쓸개즙 분비와 탄수화물과 단백질, 지방대사와 당, 비타민A, D, E, K 및 철과 구리를 저장하고 혈액응고(blood clotting)에 필수적인 프로트롬빈(prothrombin), 섬유소원(피브리노겐, fibrinogen)과 같은 단백질을 합성하며 약물대사에 관여하여 해로운 물질을 해독(detoxication)하는 작용 등을 한다.

성인의 간(liver)은 1,400 ~ 1,600 g으로 성인 체중의 1/50에 해당하는 인체에서 가장 큰 복막장기로 5개의 인대에 의해 가로막과 복벽(abdominal wall) 앞쪽으로 연결되어 있고 체위와 호흡에 따라 모양이 변하며 정상성인에도 가변적이다. 쓸개(담낭, gallbladder)는 간 아래 위치하며 쓸개즙의 저장, 농축되는 장소로 길이 7 ~ 9 cm, 부피 30 ~ 50 mL 정도이다.

간의 실질조직은 간세포(hepatocyte)와 쿠퍼세포(Kupffer cell)로 구성되어 있으며 간세포는 간실질을 이루는 세포의 약 85%를 차지하고 간의 대사기능을 모두 수행한다. 쿠퍼세포는 동굴모양(동양구조 sinusoid)의 벽에 싸여 있고 그물내피계통(망상내피계, reticuloendothelial system; RES)의 80 ~ 90%를 구성한다. 유동벽은 그물내피계통세포인 쿠퍼세포로 덮여있고 간실질 세포의 15%를 차지한다. 그물내피계통세포는 간 이외에도 지라, 골수, 허파에 다수 존재한다.

간은 대사, 분비, 배설, 순환과 저장 등 다양한 생리적인 기능뿐만 아니라 쓸개즙 분비와 쿠퍼세포의 기능인 혈중의 미립자물(particulate matter)을 식작용(phagocytosis)하여 제거하는 일을 하며 교질입자는 1회 통과할 때 약 95%가 추출된다. 이러한 기능을 이용하여 핵의학영상에서 간 기능이나 간 안의 공간점유병소(SOL: space occupying legion)의 존재유무를 평가하고 간종양 혹은 타 장기로부터 전이된 암, 간경변 및 간염(hepatitis), 미만성 간질환의 평가, 가로막밑 농양 등의 진단을 목적으로 하고 있나.

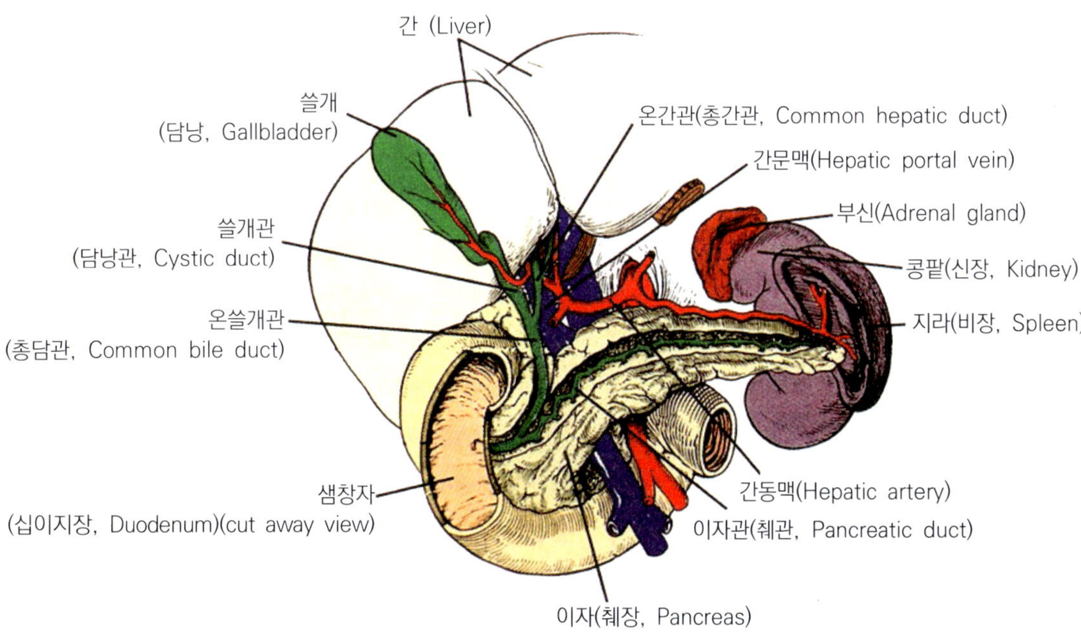

그림 10-6 간, 쓸개, 이자 및 분비관계통

2) 쓸개(담낭, Gallbladder)

▷ Bile : 800 ~ 900 mL/day

- G.B 길이 : 7 ~ 10 cm(약 7.5 cm)
  폭 : 2.5 cm
  기능 : 간에서 만들어 분비하는 쓸개즙을 농축, 저장하는 일.

간의 오른쪽(우엽) 하부에 붙어있는 용적 약 70 mL의 주머니로 이곳에서 쓸개즙이 일시적으로 저장되고 쓸개에서 나오는 쓸개관(cystic duct)은 간관(hepatic duct)과 합쳐진 후 온쓸개관(총담관, common bile duct)이 되어 샘창자에 이르러 이자관(췌관)과 합쳐져 샘창자유두에 개구한다.

샘창자개구부는 평상시에는 Oddi근이라고 불리우는 조임근(괄약근)에 의해 폐쇄되어있으므로 간에서 분비되는 쓸개즙은 일단 쓸개에 들어가서 쓸개즙 안의 수분 및 염류 등이 흡수되고 농축된다. 그러나 음식물이 샘창자 안으로 들어오면 Oddi근이 이완하여 개구부가 열리며 쓸개즙이 샘창자 안으로 배출되는데 이 쓸개즙은 농축된 쓸개즙과 간에서 바로 분비된 쓸개즙이 함께 섞여 배출된다. 이 과정에서 쓸개와 쓸개길(담도)에는 쓸개즙이 응고된 쓸개돌(담석, gall stone)이 자주 발생한다.

II. 침샘 영상검사(Salivary Gland Imaging Procedures)

1. 침샘(타액선) 신티그라피(Salivary Gland Scintigraphy)

침샘조직은 장액세포, 점액세포의 분비세포와 근상피세포로 구성되어 있다. 침(타액, saliva)은 큰 침샘과 작은 침샘에서 입안으로 1일 1 ~ 1.5ℓ 분비하는 액체로 pH 5.8 ~ 7.8로 분비속도에 비례하여 변화하며 샘꽈리(소포체, acini)에서 주위 모세혈관으로부터 여과에 의해 생성되고 소엽내관(intralobular duct)에 농축된다.

이 소엽내관의 세포는 과산화테크네슘(^{99m}Tc-pertechnetate)이나 옥소화물(iodide)같은 제 7족의 음이온(anion)을 농축하는 능력을 갖고 있다. 따라서 ^{99m}Tc-pertechnetate($^{99m}TcO_4^-$)나 요오드가 침샘에서 능동적으로 섭취, 농축, 분비되므로 침샘스캔(salivary gland scan)이 가능하다. 침샘스캔에 사용하는 ^{99m}Tc-과산화테크네슘은 소엽내관(intralobular duct)세포에 농축되며 최타제로 자극하여 침이 생산되고 분비되는 과정을 검사할 수 있다.

침샘스캔은 구강건조나 타액샘에 종괴가 생긴경우 적응증이 되며 침샘의 위치, 크기 그리고 침샘의 분비기능평가검사, 침샘의 염증과 침범한 종양의 진단 및 분류에 이용한다. 주사 후 스캔하기 전에 입안을 씻어주면 입안으로 분비되는 ^{99m}Tc-pertechnetate의 양을 감소시켜 좋은 영상을 획득할 수 있다.

1) 임상적 적응증(Indications)

- 침샘의 위치, 크기 및 분비기능평가.
- 침샘의 염증 및 염증을 침범한 종양의 진단 및 분류.

2) 전처치(Patient Preparation)

특별한 전처치는 필요없지만 자극영상을 얻기 위해 침분비제(최타제, sialogogue)로 사용할 무과당 주스 1팩 또는 신맛 나는 사탕을 미리 준비한다. 또한 엑스선 조영술 전에 시행하여야 하며 침샘의 분비상태를 효과적으로 관찰하기 위해서 가능한 2 ~ 4시간 정도 금식하여 공복상태를 유지하는 것이 좋다.

3) 방사성의약품(Radiopharmaceutical)

의약품은 ^{99m}Tc-pertechnetate(과산화테크네슘)외에도 ^{67}Ga-citrate, ^{111}In-표지적혈구, ^{99m}Tc-표지적혈구 등을 사용할 수 있다. 특히 ^{67}Ga-citrate, ^{111}In-표지적혈구 사용약제는 영상에서 침샘이 보인다.

표 10-1 침샘신티그라피에 사용되는 방사성의약품

방사성의약품	사용량	투여방법	집적기전	집적부위
$^{99m}TcO_4^-$	185 ~ 370 MBq (5 ~ 10 mCi) ■ 성인 : 370 MBq (10 mCi)	정맥주사 or 순간정맥주사	능동이동	침샘(타액선)

■ 소아투여량 = 성인투여량 × 소아체중/70 kg (10-1)

4) 검사방법(Procedure)

(1) 동적관류 및 정적영상

동적관류를 위해서는 $^{99m}TcO_4^-$, 185 ~ 370 MBq(5 ~ 10 mCi)의 방사성의약품을 순간정맥주사 후 즉시 혈류(blood flow)영상을 촬영하고, 정적영상을 일정한 시간에 촬영한다. 일반적으로 정적영상을 획득하나 정량적 분석을 위해서 동적관류영상과 함께 얻고자 할 때에는 과산화테크네슘(^{99m}Tc-pertechnetate)을 순간정맥주사하고 전면상(anterior view) 또는 Water's view로 순간주사(bolus injection)와 동시에 저에너지 고분해능 평행구멍형 조준기(LEHR)를 이용하여 에너지 140 keV ±10%를 중심으로 head first supine으로 matrix 128 × 128, zoom 2.0, 1 ~ 5초 간격, 즉 1 ~ 5(3 sec) /frame, 60 Frame, Phase time(sec) 180화면으로 설정하고 dynamic acquisition하여 관류(flow)영상을 동적으로 획득한다.

관류영상 이후 정적영상의 matrix size는 512 × 512, zoom : 1.5, 120 sec 또는 600 kcts로 설정하고 정맥주사 5분, 10분 후에 전면상과 20분에 전면상과 좌우측면상을 획득한다. 이때 첫 영상은 40 ~ 60만 계수를 얻고 이후 영상은 시간설정으로 영상을 획득하고 20분 촬영이 끝나면 침 분비를 자극할 수 있도록 침분비제(최타제, sialogogue)를 10분 동안 입안에 머금고 충분히 침이 분비되면 침을 삼키지 않도록 하고 입안에 머금은 상태에서 30분에 전면상(anterior view)과 양측면상(both lateral view)의 자극영상(stimulation image) 얻고 입안에 머금은 침과 침분비제(sialogogue)를 비우고 입안의 과테크네슘(pertechenate)을 물로 세척한 후 전면상(anterior view)과 양측면상(both lateral view)의 40분 제거영상(wash out)을 촬영한다. 그러나 방사선 종양학과의 의뢰 시에 머리받침(head rest)으로 고정을 원할 경우 치료위치와 동일한 자세로 교정 후 촬영한다.

환자는 바로누운자세(supine position) 또는 앉은자세(sitting position)에서 침샘의 방사능 섭취정도를 알기 위해 갑상샘 절반이 보이도록 갑상샘 상부를 포함한 머리가 검출기 중앙에 오도록 조정하고 전면에서는 턱을 밑으로 당겨 환자의 얼굴과 조준기면이 수평이 되게 한다. 또한 눈의 바깥눈구석(외안각, out canthus)은 검출기(detector)에 수직이 되도록 한다. 측면에서는 환자의 머리 측면이 조준기에 수평이 되도록 하여 침샘과 갑상샘이 정중앙에 포함되도록 한다.

또한 침샘기능평가를 위해서 과산화테크네슘(^{99m}Tc-Pertechnetate)을 순간정맥주사 촬영 후 침분비제(lemon주스)로 침샘을 자극하여 침을 수집하고 침 수집시간 중간에 혈액을 채취하여 침과 혈액의 방사능을 측정하고 공식에 따라 침제거율(salivary anion clearance; SAC mL/min)을 산출할 수도 있다. 이 경우 $^{99m}TcO_4^-$주사 후 계속해서 전면상을 컴퓨터에 수록하여 정량적 평가를 하기 때문에 측면상을 얻지 못하는 단점이 있으나 필요 시 시간방사능 곡선으로 정량분석 한다.

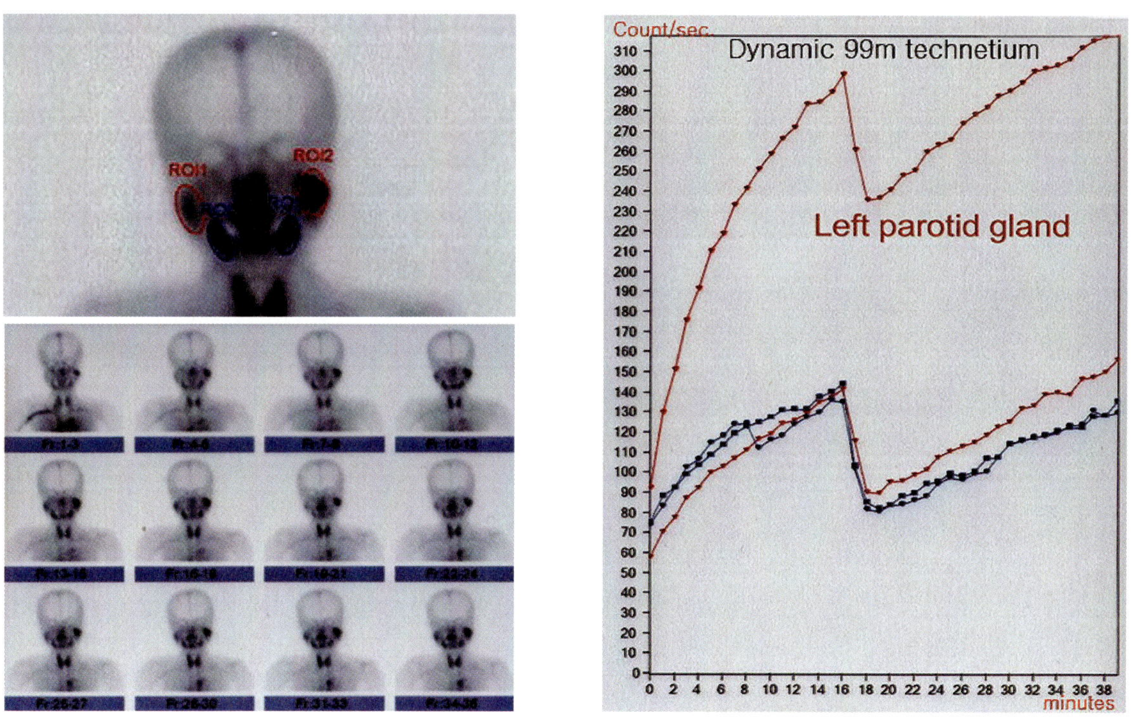

그림 10-7 $^{99m}TcO_4^-$ Salivary scan(perfusion image)

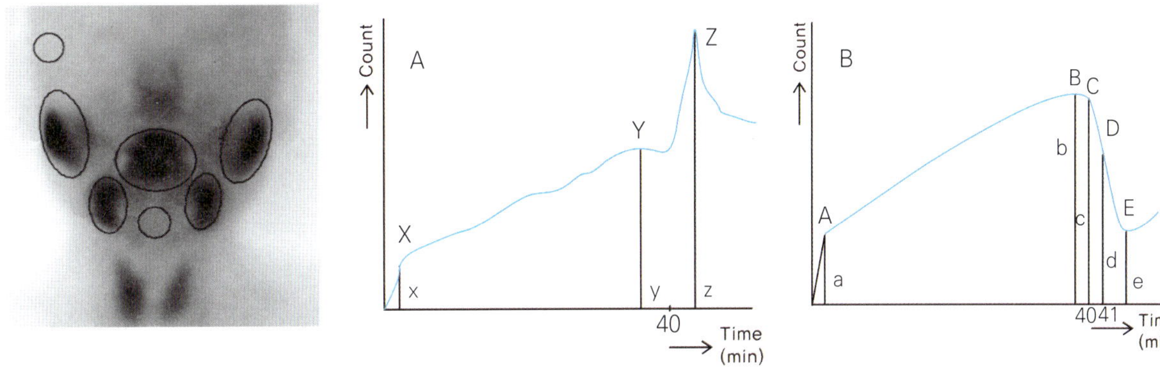

a. 정상 침샘 신티그라피 b. glandular activity T-A curve c. 정상 침샘 신티그라피 T-A curve

b. X = 초기 혈관관류피크; Y = 자극 전 최대 방사능 지점; Z = 자극 후 최대 방사능 지점; x, y, 그리고 z = 각각 X, Y 와 Z 점에서의 카운터.

c. A = 1 min 혈관 관류 피크 또는 초기 1 분에서 불분명 경우; B = 자극 전 최대 방사능 지점; C = 40분 자극점; D = 41분 점; E = 자극 후 최소방사능 점; a, b, c, d 그리고 e = 각각 A, B, C, D 그리고 E에서 카운터,

그림 10-8 구강방사능 T-A(time-activity) Curve

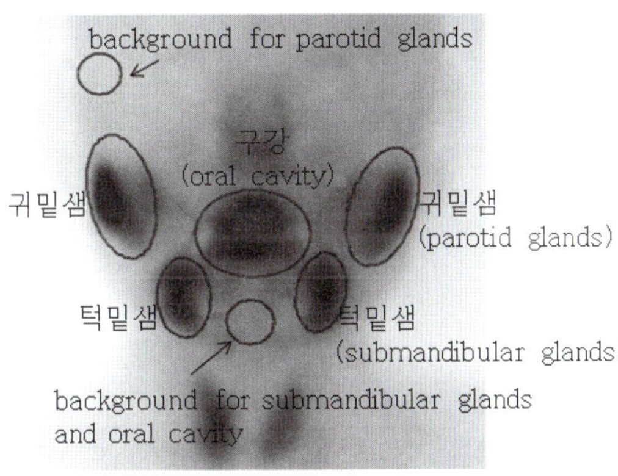

침샘영상의 해부학적 위치

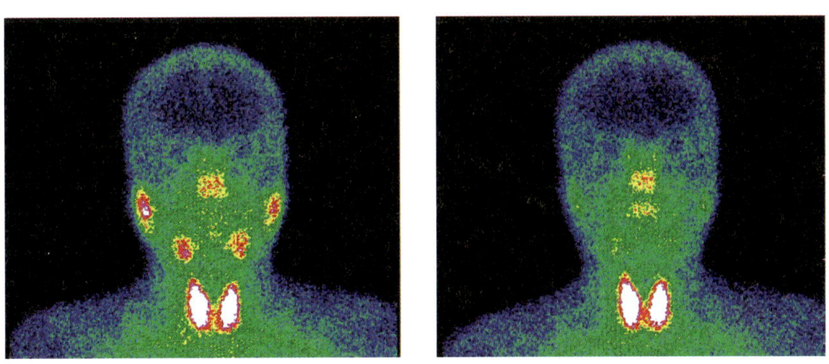

Salivary scan-20 min Salivary scan-washout

그림 10-9 침샘 scan영상과 해부학적 명칭

$$\text{SAC(자극에 의한 침제거율)mL/min} = \frac{\text{침방사능치(cpm/mL)} \times \text{침량(mL)}}{\text{혈액방사능치(cpm/mL)} \times \text{침수집시간(min)}}$$

$$= \frac{\text{salivary anion}(\mu g/\text{dl}) \times \text{salivary production}(\text{mL/min})}{\text{plasma anion}(\mu g/\text{dl})} \qquad (10\text{-}2)$$

(2) Salivary Gland SPECT

방사성의약품의 용량 및 기타사항은 침샘스캔(salivary gland scan)과 동일하며 각 검사장비와 상황에 따라 다를 수 있으나 정적영상획득(static acquisition)은 matrix size 128 × 128. zoom : 1.4 1분/frame, 3 frame, 3분으로 조정한다.

환자는 바로누운자세에서 5분, 10분, 20분 앞면, 좌우측면 영상을 획득(acquisition)하고 20분 평면영상이 끝나면 곧이어 SPECT영상을 얻는다. SPECT acquisition의 matrix size 128 × 128, zoom : 1.4, 18 sec/frame, 15 frame, 4.5분, step & shoot step으로 설정한다. SPECT 영상이 끝나면 레모나 2 g(1봉지)를 입에 넣고 무가당 레몬주스 한 모금을 물고 10분간 기다린 후에 입안에 머금은 침과 침분비촉진제(sialagogue)를 비우고 입안의 과테크네슘을 생수로 입을 헹구도록 한 후 다시 각각 1분 동안씩 머리와 목의 앞면과 좌우측면의 평면영상을 앞에서 설명한 정지영상획득(static acquisition)과 같은 방법으로 얻는다. 정적영상이 끝나면 곧이어 SPECT 영상을 같은 방법으로 획득한다.

영상재구성은 back projection matrix size 128 × 128, filter는 hamming, cut off : 1.1로 재구성하여 coronal, sagittal, transverse slices를 만든다. 자료분석은 5분, 10분, 20분, 자극 후 10분의 좌우 영상들에서 귀밑샘(이하선, parotid glands)과 턱밑샘(악하선, submandibular gland)에 관심영역(ROI)을 그려서 침샘의 방사능과 배후방사능의 비를 구한다.

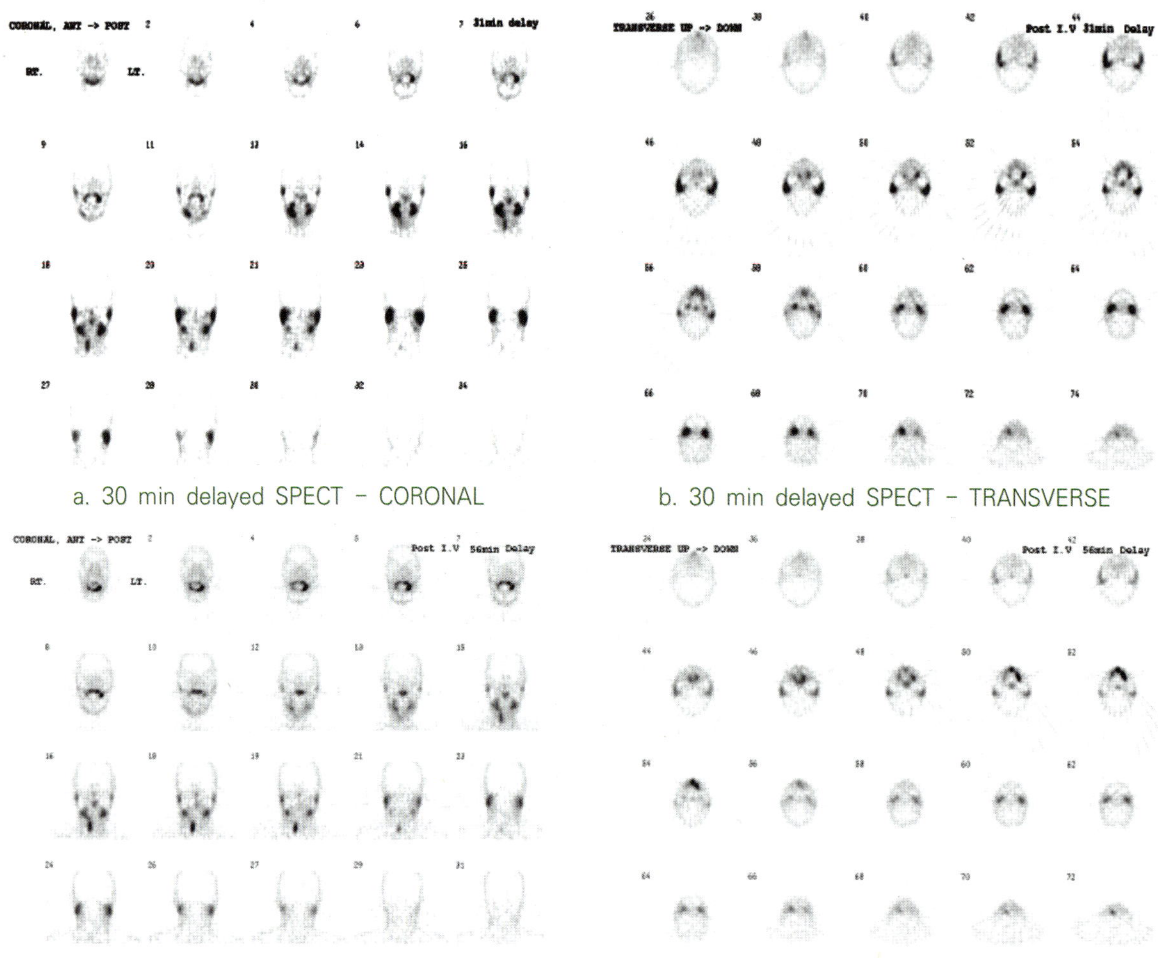

a. 30 min delayed SPECT - CORONAL

b. 30 min delayed SPECT - TRANSVERSE

c. 50min delayed SPECT - CORONAL

d. 50min delayed SPECT - TRANSVERSE

그림 10-10 Salivary gland SPECT

5) 임상영상(Clinical Images)

(1) 관류와 5분, 10분, 20분, 자극영상, 제거영상 획득 경우

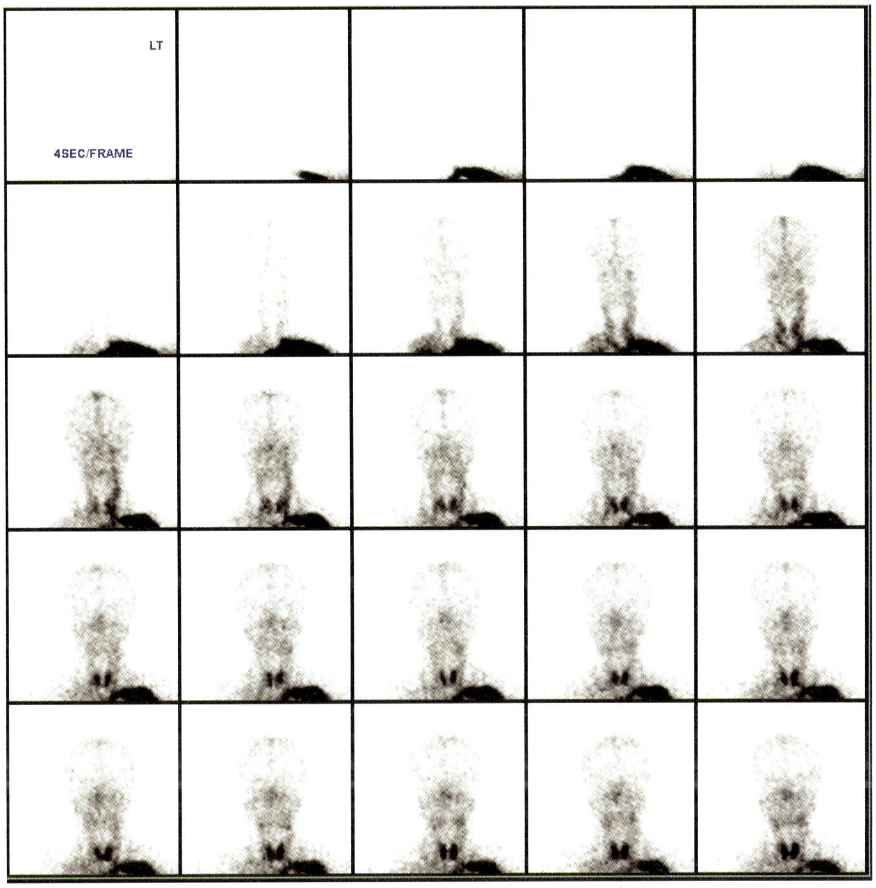

a. 침샘관류(perfusion)영상

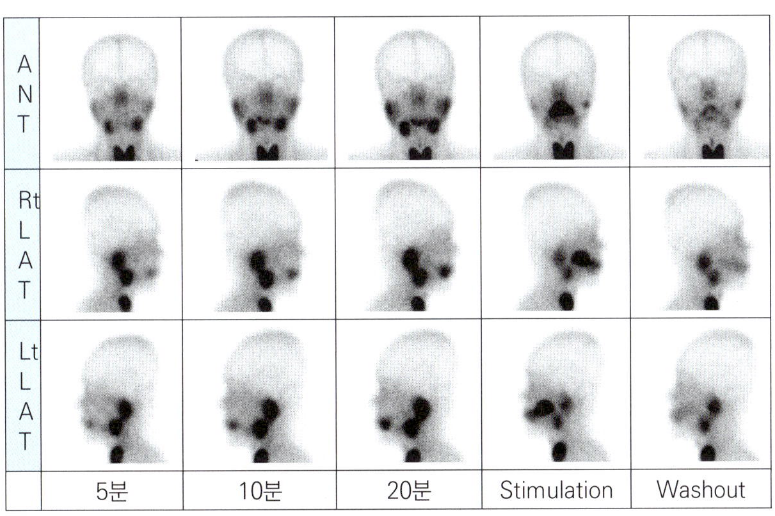

b. 침샘 정적(static)영상

[Conclusion]
Well-Functioning salivary glands.
R/O Ductal obstruction, left parotid.

[Reading]
^{99m}Tc-Salivary gland scan:
clinical info: dry mouth, r/o Sjogren syndrome.

The serial images of salivary gland show normal patterns of parenchymal uptake in the both parotid and submandibular glands.
No definite evidence of cold areas in the salivary glands.
Good washout is noted in salivary glands after sialogogue stimulation, except left parotid gland.
Some retention of tracer is noted in the left parotid gland.

그림 10-11 $^{99m}TcO_4^-$ 침샘신티그라피(^{99m}Tc-Salivary gland scan)의 스캔영상 및 소견

(2) 관류영상 & 정적영상 및 Washout Image 획득 경우

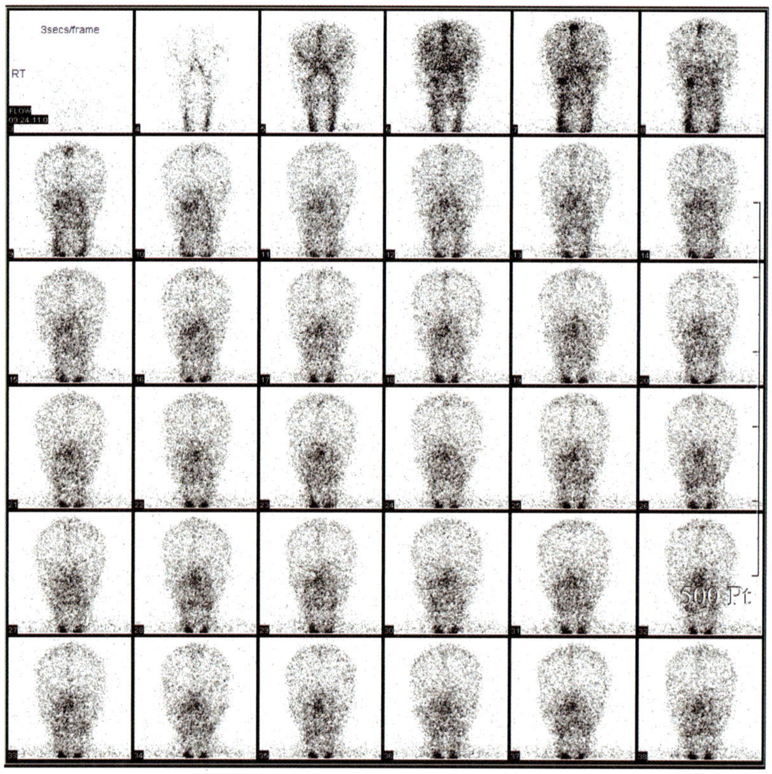

a. 침샘 신티그라피 관류(perfusion)영상

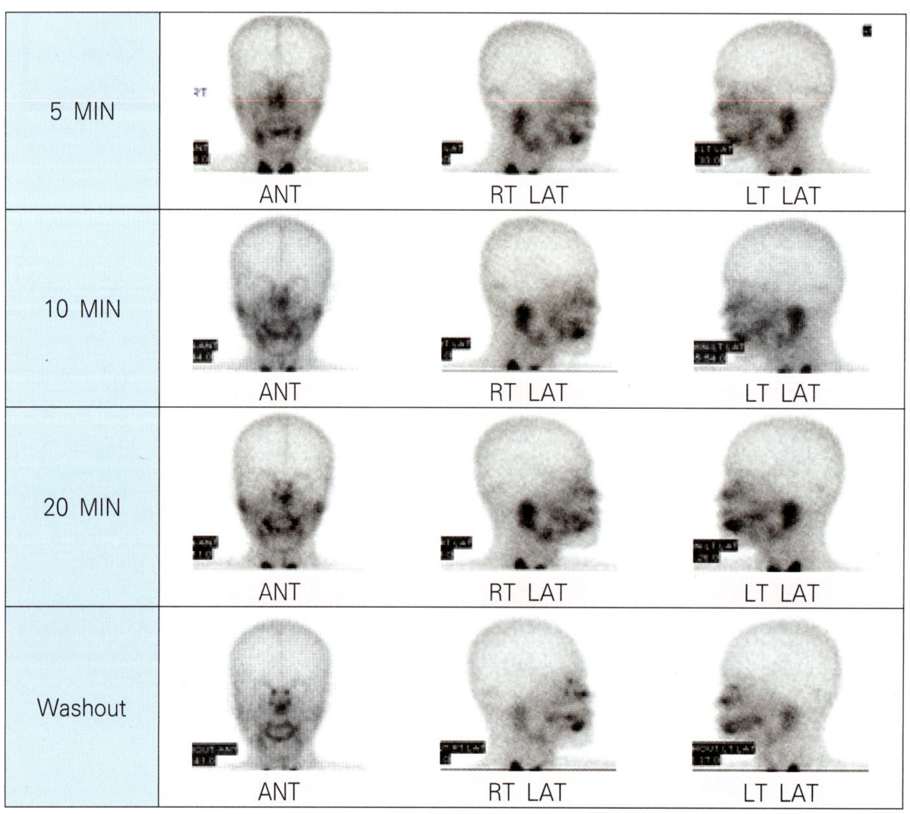

b. 5분, 10분 20분 정지 영상 및 washout image

그림 10-12 관류영상 & 정적영상 및 Washout Image 획득영상

6) 영상응용(Image Applications)

침샘 스캔은 정상인에서 보통 3기(phase)로 나타난다. 즉 순간주사 직후부터 1분 이내영상으로 양측에 대칭적인 목동맥 및 침샘관류가 나타나는 관류기(perfusion phase), 관류기 이후 5 ~ 15분 사이의 영상으로 귀밑샘과 턱밑샘이 대칭적이고 점진적인 방사능증가를 보이는 농축기(concentration phase), 그리고 15 ~ 30분 뒤부터 침샘의 방사능 감소와 침의 구강 내 이동을 보이는 분비기(secretory phase)를 보인다.

침샘스캔은 귀밑샘과 턱밑샘만이 보이며 다른 침샘은 나타나지 않는다. 침샘 양쪽 모두 균등하게 분포되고 1분 이내에 보이기 시작하여 5 ~ 10분에서 가장 높은 섭취율을 보인다. 약품주입 후 15 ~ 30분이면 입안 침의 이동을 관찰할 수 있다. 침분비제 자극시 침샘방사능은 거의 완전히 구강내로 소실되고 영상 내에 보이는 갑상샘과 비교하여 귀밑샘과 턱밑샘의 섭취정도는 갑상샘 보다 적거나 같은 정도이며 이는 침샘과 갑상샘의 기능을 평가하는 간접적인 평가 방법이다.

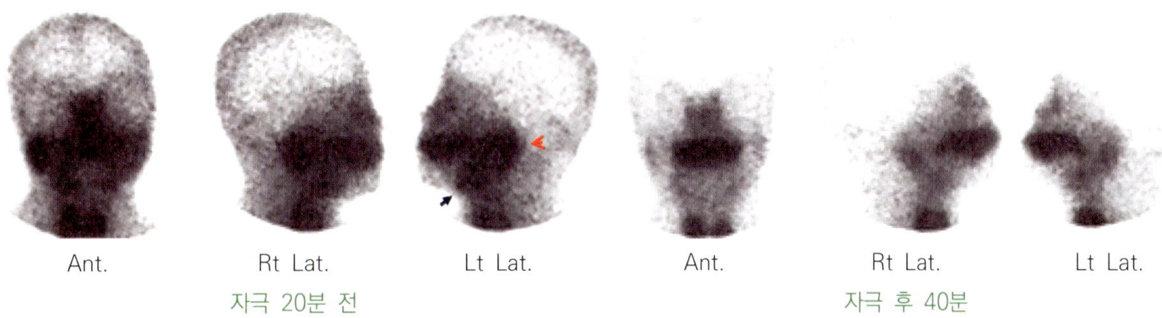

그림 10-13 정상 침샘 스캔영상(악하선:➔ 이하선:➔)

표 10-2 침샘스캔결과에 의한 단계별상태

지 표		정상(G1)	지연(G2)	심한지연(G3)
출현시기	귀밑샘, 턱밑샘	4분 이내	4 ~ 20분	20분 이상
	입	20분까지	20 ~ 40분	40분 이상
섭취정도	귀밑샘	++++	++	±
	턱밑샘	++++	++	±

정상소견은 의약품의 섭취, 침샘의 위치, 크기가 대칭적이며 균등하게 분포하고 그 주변이 선명하다. 비대칭을 이루거나 부분적 섭취나 증가, 감소를 보인 경우 비정상적인 소견으로 볼 수 있다. 미만성 섭취 증가 경우 급성침샘염(바이러스, 세균, 방사능), 미만성 섭취 감소는 만성 침샘염, 선천성 형성부전, 외상, 쇼그렌증후군(Sjoren's syndrome), 방사선 치료 후 노령 대부분의 침샘 종양은 냉소(cold)로 나타나지만 와르틴 종양(Warthin's tumor)과 일부 양성혼합 종양(benign mixed tumor), 호산성과립세포종(oncocytoma)에서는 섭취가 증가한 열소(hot area)로 나타낸다.

자료의 분석은 10분, 20분, 자극 후 10분의 좌, 우사방향 영상들에서 귀밑샘과 턱밑샘 관심영역(ROI)을 그려 침샘의 방사능과 배후방사능의 비를 구한다. 또한 10분과 20분 영상의 값으로부터 각각의 침샘의 방사능 증가율과 20분과 자극 후 영상의 값으로부터 각각 침샘의 방사능 감소율을 구한다.

일반적으로 정상 성인의 과테크네슘(^{99m}Tc-pertechenate) 배설은 약 2 mL/min이며 무가당 주스 등으로 자극시키면 7 mL/min으로 증가한다. 침샘기능의 정량평가를 위하여 침과 혈액의 방사능을 측정하여 침제거율(salivary clearance)을 산출하면 침샘기능을 평가할 수 있다.

Ⅲ. 위장관 영상검사

1. 식도통과 스캔(Esophageal Transit Scintigraphy)

식도 질환 가운데 형태학적인 이상을 일으키는 병변은 내시경을 통하여 쉽게 진단 가능하지만 운동성 변화에 의한 질환의 경우 진단이 어렵고 또한 치료 후 상태변화를 객관적으로 알아보기 어렵다. 식도(esophagus)는 반지연골(윤상연골, cricoid cartilage)로부터 위장까지 약 20 cm 정도의 길이로 상부 1/3은 가로무늬근(횡문근), 하부 1/3은 민무늬근(평활근)으로 이루어져 있으며 중간은 이들 근육의 혼합형태이다. 식도운동상태를 검사하는 식도통과스캔은 방사성의약품을 혼합한 음식물을 소량 복용시켜 복용한 음식물이 통과하는 과정을 감마카메라를 이용하여 연속영상으로 획득한 후 이를 정량 분석함으로써 음식물 통과시간을 구하여 식도기능을 검사하는 방법이다. 사용되는 방사성의약품, 음식물의 종류와 굳기, 환자의 자세, 자료입력의 분석방법에 따라 많은 차이가 있을 수 있다.

식도스캔은 단순하고 비침습적이며 민감하고 또한 정량화 할 수 있으며 식도 조영술(cine-esophagography)에 비해 방사선 조사량이 적으며(20 mrad 대 5 ~ 10 rad), 내시경 식도 내압검사에 비해서는 훨씬더 생리적인 검사이다. 그러나 식도 질환의심 환자에서 식도통과 스캔 시행전 꼭 내시경이나 식도촬영을 먼저실시하여 형태학적 이상여부를 확인해야 한다. 식도통과스캔은 삼키기 곤란(연하곤란, dysphagia)을 가진 식도운동성 질병진단에 도움이 되며 식도 이완불능증(achalasia), 미만성식도 경련증(diffuse esophageal spasm), 비특이성 식도운동장애증 등 식도통과시간(esophageal transit) 질환과 약물, 수술, 내시경적 혹은 레이져 치료후 상태변화를 정량하 하는데 적합하다.

사용 음식물은 주로 물 등의 유동식 통과를 측정하지만 고형식이나 반유동식 통과를 알기 위해서는 젤라틴(gelatin)을 사용하기도 한다. 사용되는 방사성의약품은 식도 점막에 부착되거나 흡수되지 않는 ^{99m}Tc-DTPA나 교질(colloid)이 주로 이용된다. 특히 식도협착증(esophagostenosis) 환자는 고형식(solid method)을 권장한다.

1) 임상적 적응증(Indications)

- 식도운동의 분석 및 정량적인 평가

2) 전처치(Patient Preparation)

검사를 위해서는 검사 전 하룻밤 금식하여야 하며 이는 최소 4시간 가능한 6시간 이상 금식을 요한다. 검사하기 전 환자에게 잘 삼킬 수 있도록 연습시킨 후 검사한다.

3) 방사성의약품(Radiopharmaceutical)

식도점막에 부착되거나 흡수되기 어려운 ^{99m}Tc-DTPA나 ^{99m}Tc-sulfur(tin) colloid(liquid)가 이용된다.

표 10-3 식도통과스캔에 사용되는 방사성의약품

방사성의약품		사용량	투여방법	집적기전	집적부위
Tolin법	^{99m}Tc-DTPA ^{99m}Tc-sulfur colloid ^{99m}Tc-phytate	11.1~18.5 MBq(300~500 μCi)	경구	구획구분	식도, 위
Taillefer법		18.5~37 MBq(0.5~1 mCi)			

4) 검사방법(Procedure)

(1) Esophagus Scan(liquid Method)

방사성의약품을 생리식염수에 섞어 15 ~ 20 mL되게 준비하여 입에 머금게 하고 한 번에 삼키도록 한 후 식도를 통과하는 과정의 영상을 연속적으로 컴퓨터에 수록한다. 식도 전체 또는 부위별 관심영역(lesion of Interest; ROI)을 설정한 후 시간방사능곡선을 분석함으로써 식도의 음식물 통과기능을 검사하는 방법으로 식도운동의 분석 및 정량적인 평가에 이용한다.

① 톨린(Tolin) 방법

촬영은 저에너지 평행구멍형 조준기를 장착한 감마카메라를 이용하여 바로누운자세(supine position)로 환자의 식도를 포함한 가슴부위에 감마카메라 검출기가 오도록 한다.

방사성의약품 11.1 ~ 18.5 MBq(300 ~ 500 μCi) ^{99m}Tc-sulfur colloid(표지황교질) 또는 ^{99m}Tc-DTPA를 생리식염수 또는 물(15 mL)에 섞어 입에 머금게 하고 한꺼번에 삼키도록 한 다음 15초 간격으로 10분 동안 총 40회 삼키기운동을 반복시킨다. 삼키기운동을 하는 동안 15초 간격으로 연속영상을 수록 또는 1초/frame으로 30 Frames, 3초/frame으로 90 Frames을 컴퓨터에 영상을 획득 한 후 식도 전체를 포함하는 관심영역을 설정한 후 시간 방사능곡선을 구하여 식도통과시간(esophageal transit time; ETT)을 구하고 필요에 따라 정적영상을 획득한다. 정상인 경우 토린법에 의한 1회 식도 통과율은 70 ~ 90% 이상이다.

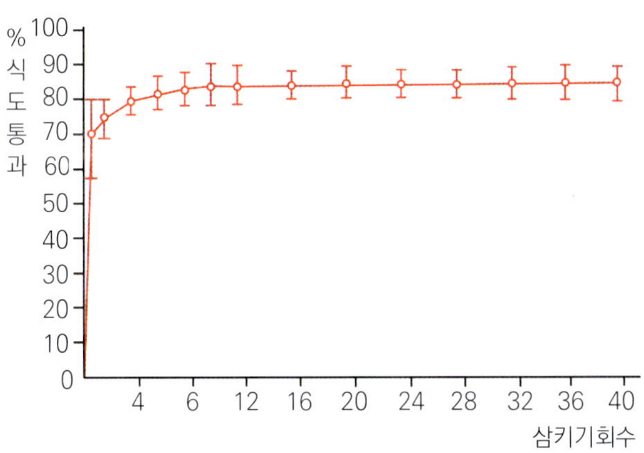

그림 10-14 Tolin법에 의한 정상인의 식도통과율 곡선

다른 방법으로 방사성의약품이 섞인 물을 입에 머금고 있는 동안 영상획득(acquisition)을 1초 정도 먼저 시작하면서 시행하고 한번 삼키고 난 후 30 sec 마다 dry swallowing을 시킨 후 128 × 128 matrix size에서 0.5 sec/frame, 120 frame을 10분 동안 연하운동(약 40~50회)을 반복한 후 영상을 획득하고 필요에 따라 정적(static)영상을 획득한다.

획득영상의 분석을 위한 프로그램을 이용하여 관심영역(ROI)을 그려 T-A Curve를 작성하고 식도에 ROI를 설정하여 식도통과시간을 구한다. Peak에서 10% 정체(retention)까지의 시간을 Upper, Middle, Lower, Total로 나누어서 결과를 얻고 수집한 영상을 동적영상(dynamic image) 6 frame씩 합쳐 3 sec/frame 20 화면의 영상을 재구성한다.

식도통과율 계산은 컴퓨터를 이용하여 식도의 근위부, 중간부위, 먼쪽부위를 나누어 관심영역(ROI)을 설정한 후 시간-방사능곡선(T-A curve)에서 다음 식에 의해 계산한다.

$$C_t = \frac{(E_{max} - E_t)}{E_{max}} \times 100 \quad (10\text{-}3)$$

C_t : t 회 째의 삼키기에서 식도 통과율

E_t : t 회 째의 삼키기에서 (t +1)회 째의 삼키기까지의 15초간 계수

E_{max} : Et의 최대치(삼키기 직후 최초 15초간 계수)

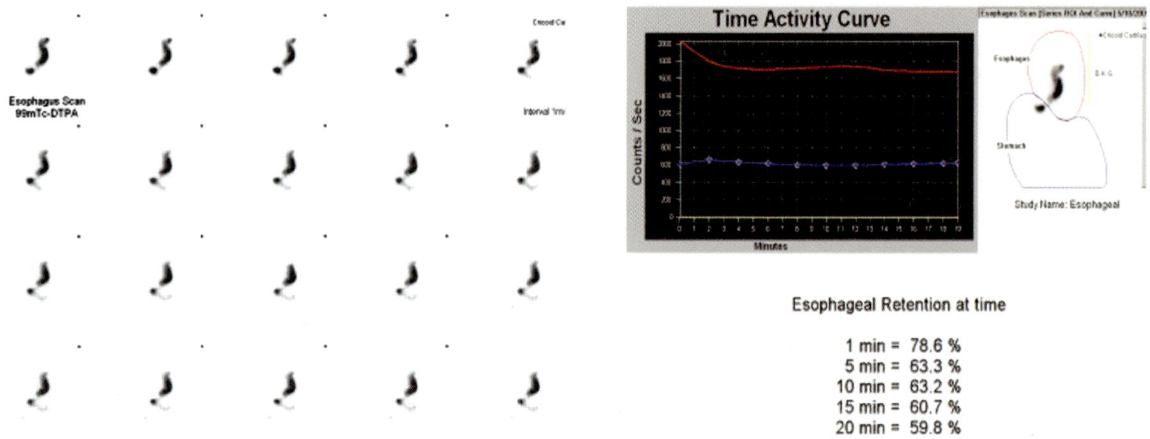

그림 10-15 ^{99m}Tc-DTPA Esophagus Scan

② Taillefer 방법

환자에게 검사방법을 충분히 설명하고 잘 삼킬 수 있도록 연습시킨 후 생리식염수 또는 물(15 mL)에 방사성의약품 ^{99m}Tc-sulfur colloid(황아교질) 또는 ^{99m}Tc-DTPA 18.5 ~ 37 MBq(0.5 ~ 1 mCi)를 섞어 공복상태에서 입에 머금게 하고 한꺼번에 삼키도록 한 다음 30초, 60초 후에 각각 5 ~ 10 mL 냉수를 복용시킨다. 이 과정을 처음부터 0.5초 간격의 연속적으로 컴퓨터에 100초 동안 획득하고 연속영상획득 후 상부, 중부, 하부식도 그리고 위(stomach)의 관심영역을 설정한 후 시간 방사능곡선을 구한다.

식도통과시간은 방사성의약품을 경구투여했을 때 식도에 들어가서 방사능(activity)이 90% 감소하는 시간으로 정상인 경우 식도통과율이 90% 이상을 나타낸다.

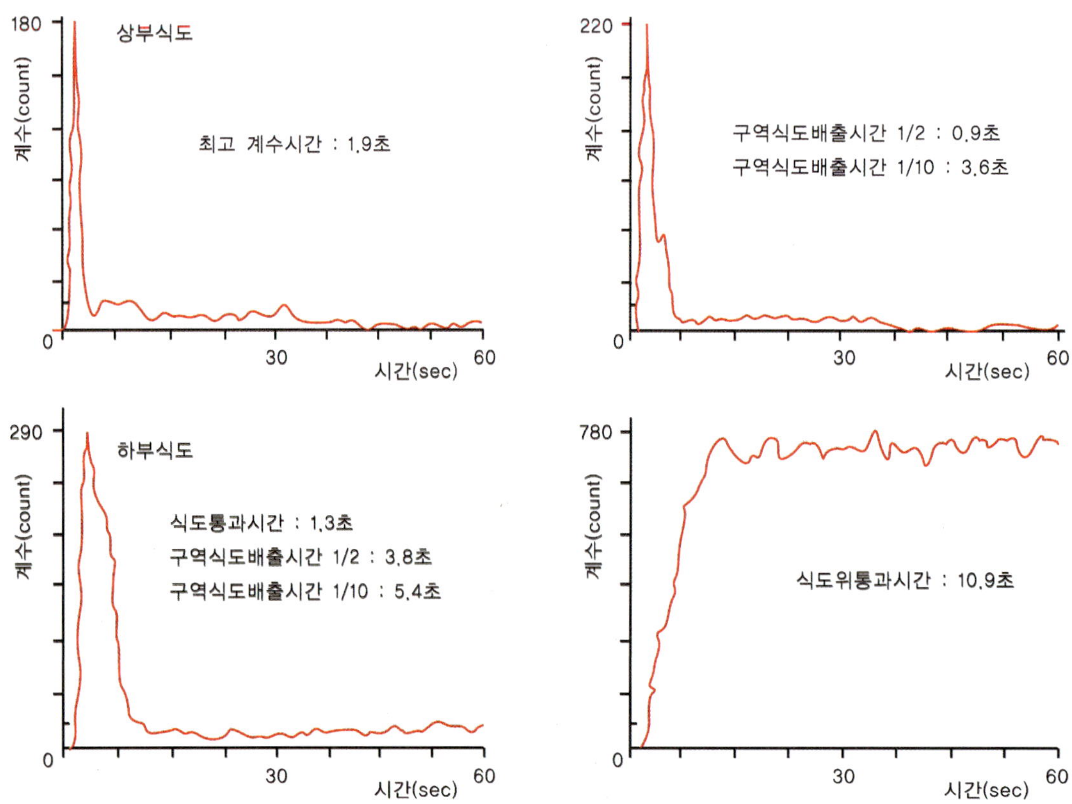

그림 10-16 Taillefer 방법에 의해 구해진 식도통과시간(esophageal transit time; ETT)의 각종 지표

③ Liquid Method 임상영상(Clinical Images)

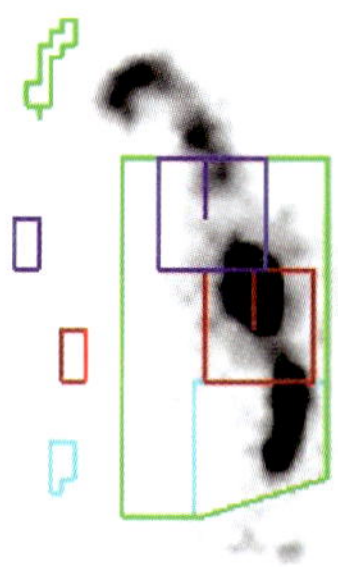

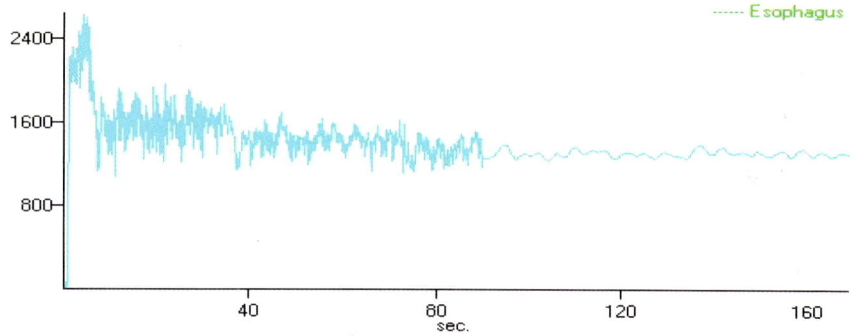

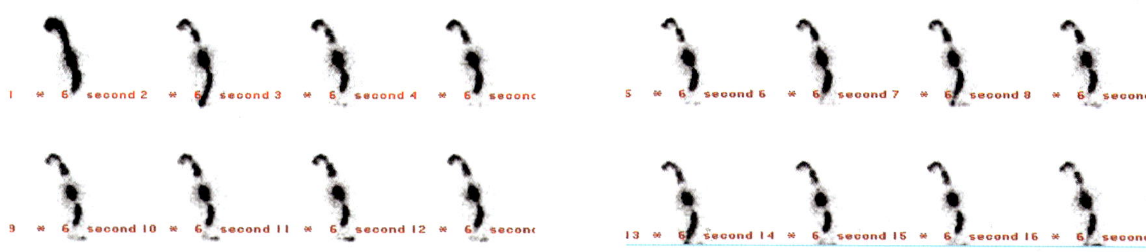

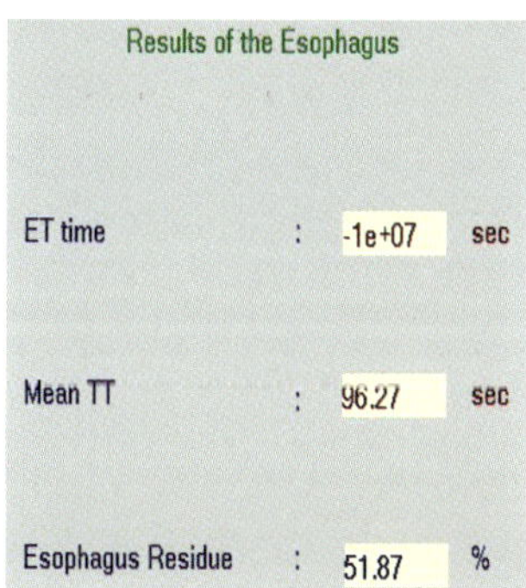

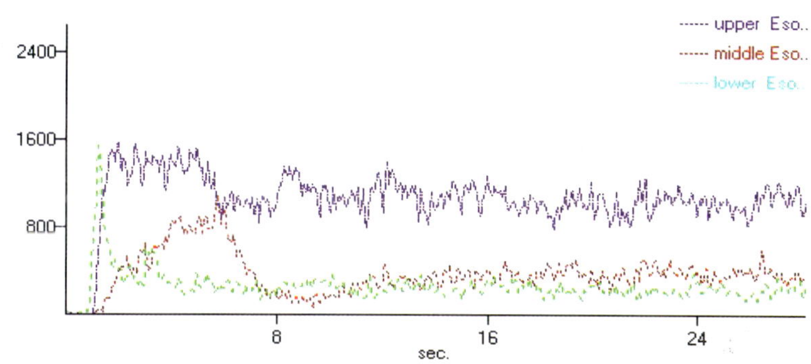

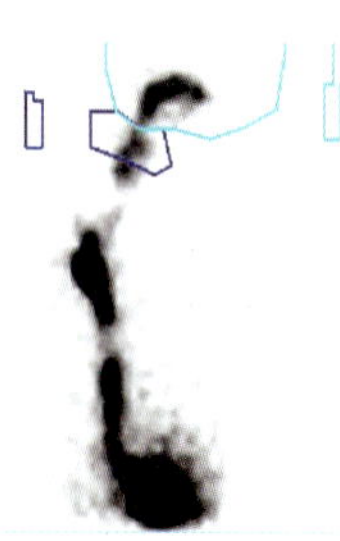

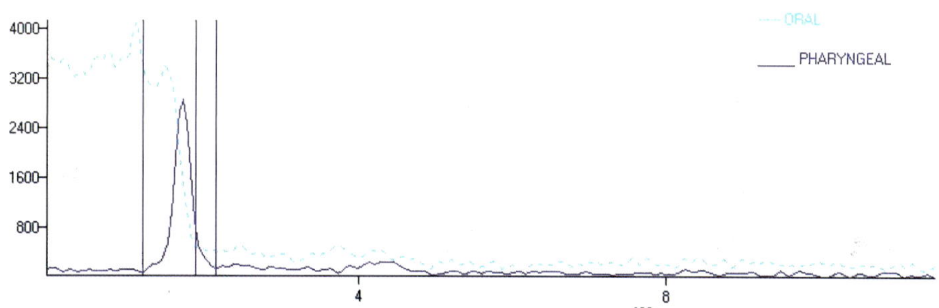

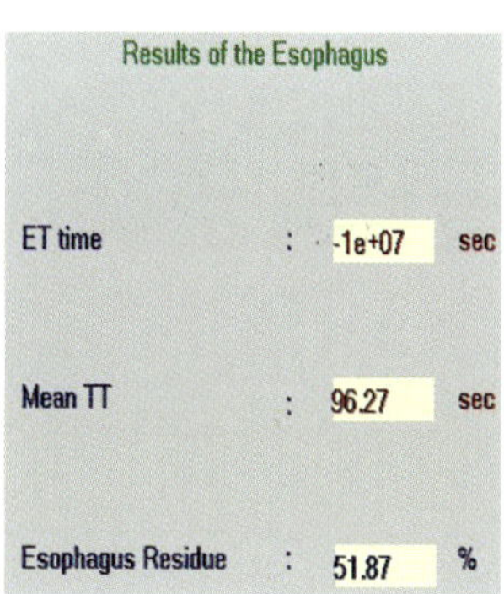

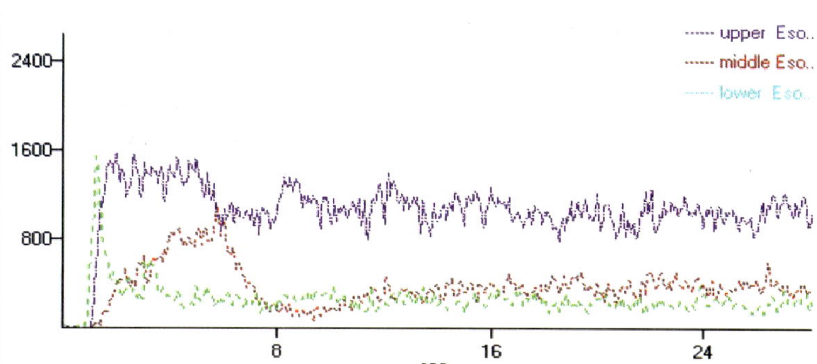

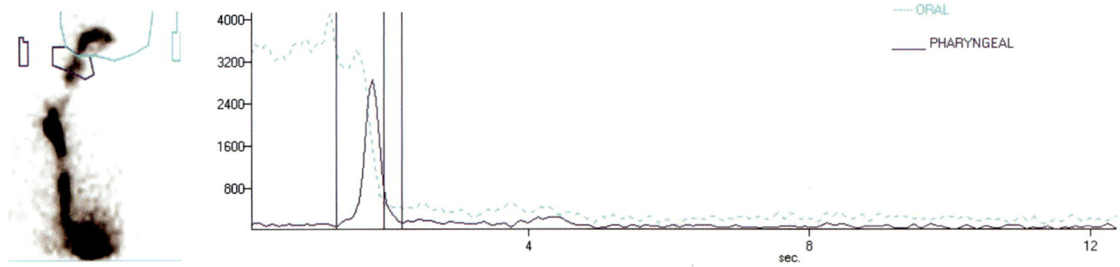

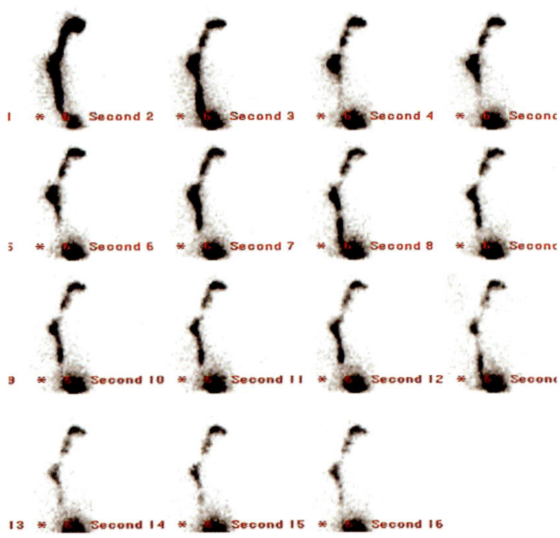

Results of the Oral & Pharyngeal

Oral Transit	: 0.69	sec
Pharyngeal Transit	: 0.26	sec
Pharyngeal Clearance Time	: 0.95	sec
ph build-up	: 0.53	sec
ph wash-out	: 0.42	sec
Oral Residual	: 11.82	%
Pharyngeal Residual	: 4.91	%
% transferrde	: 88.18	%
Swallowing efficiency	: 92.63	(%/sec)

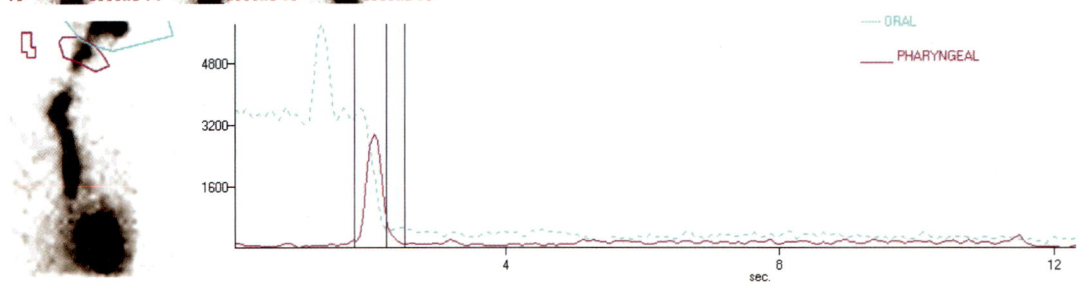

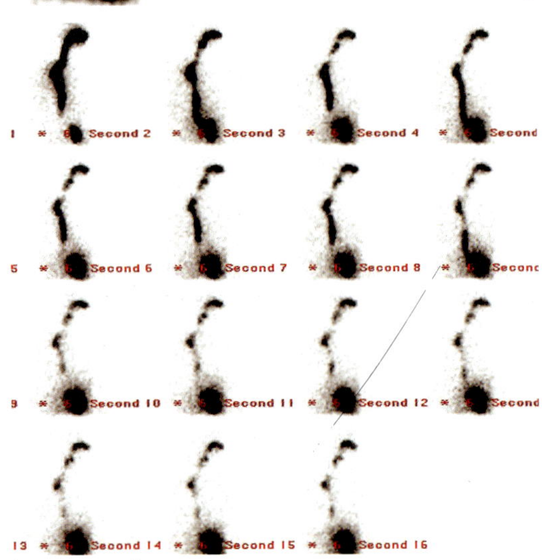

Results of the Oral & Pharyngeal

Oral Transit	: 0.46	sec
Pharyngeal Transit	: 0.28	sec
Pharyngeal Clearance Time	: 0.75	sec
ph build-up	: 0.28	sec
ph wash-out	: 0.47	sec
Oral Residual	: 11.05	%
Pharyngeal Residual	: 3.71	%
% transferrde	: 88.95	%
Swallowing efficiency	: 118.92	(%/sec)

[Conclusion]
Prolonged esophageal transit time
[Reading]
a. 식도통과시간(식도에 들어가서 activity가 90%감소하는 시간) : 96.27 sec (normal 5.1 ±10).
b. Time activity curve Esophageal residue: 51.87%[〈 10% (선자세), 〈 25% (앉은자세)]

그림 10-17 식도통과시간(esophageal transit time; ETT) 검사 및 결과(liquid)

(2) Esophagus Scan(Solid Method)

원리, 임상적응, 전처치는 유동식과 동일하며 고형식을 이용한 식도통과시간(esophageal transit time; ETT)검사는 식빵 2쪽, 계란 1, 소금, 식용유, 물 200 cc 미리 준비하여 검사 시 환자가 먹기 편리하도록 방사성의약품 ^{99m}Tc-DTPA, colloid, phytate 등을 계란에 혼합한 후 계란 후라이를 하여 식빵 사이에 넣은 계란 샌드위치를 환자에게 먹게 한다. 검사 전 원활한 검사 진행을 위하여 환자에게 검사법에 대하여 충분히 설명하도록 한다.

비닐장갑(poly glove)을 착용하고 준비된 샌드위치를 앉아서 5분 이내에 먹도록 하고 물은 간간이 섭취하되 마지막으로 입을 헹굴 정도의 양을 남긴 후 샌드위치를 모두 섭취하고 입을 헹군 즉시 영상을 획득한다. 환자 등쪽(dorsum)을 검출기(detecter)에 밀착시키도록 하고 앉은 자세에서 식도 전체가 포함되도록 한다. 특히 검사가 진행되는 과정에서 오염되지 않도록 주의해야 하고 만약 샌드위치를 다 먹지 못한 경우 먹은 양을 기록하고 구토 시 그 내용을 기록지에 기록한다. 128 × 128 matrix, frame/분, 20 Frame을 얻는다.

영상분석은 renogram curve(perfusion & function)를 작성하여 screen save하고 esophagus에 ROI를 설정하여 1, 5, 10, 15, 20분의 식도잔량(esophageal retention)을 구한 다음 수집한 자료로 1분 간격으로 20 frame를 screen save한다.

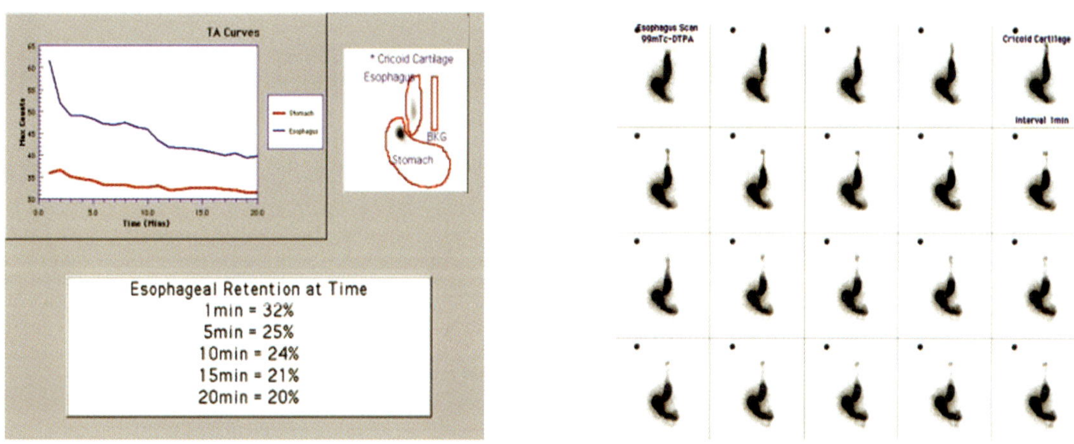

그림 10-18 ^{99m}Tc-DTPA를 이용한 Esophagus Scan(Solid)

① Solid Method 임상영상(Clinical Images)

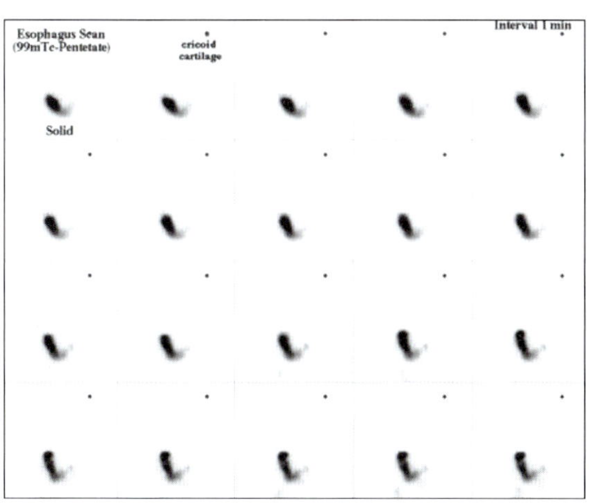

Dynamic

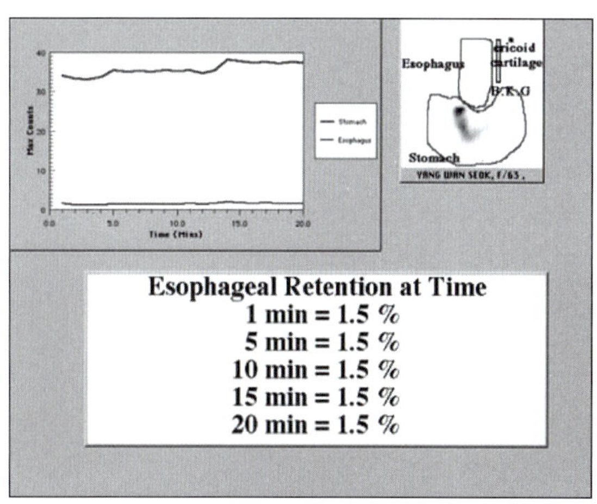

T-A Curve

a. ^{99m}Tc-pentetate를 이용한 Esophagus Scan(Solid)

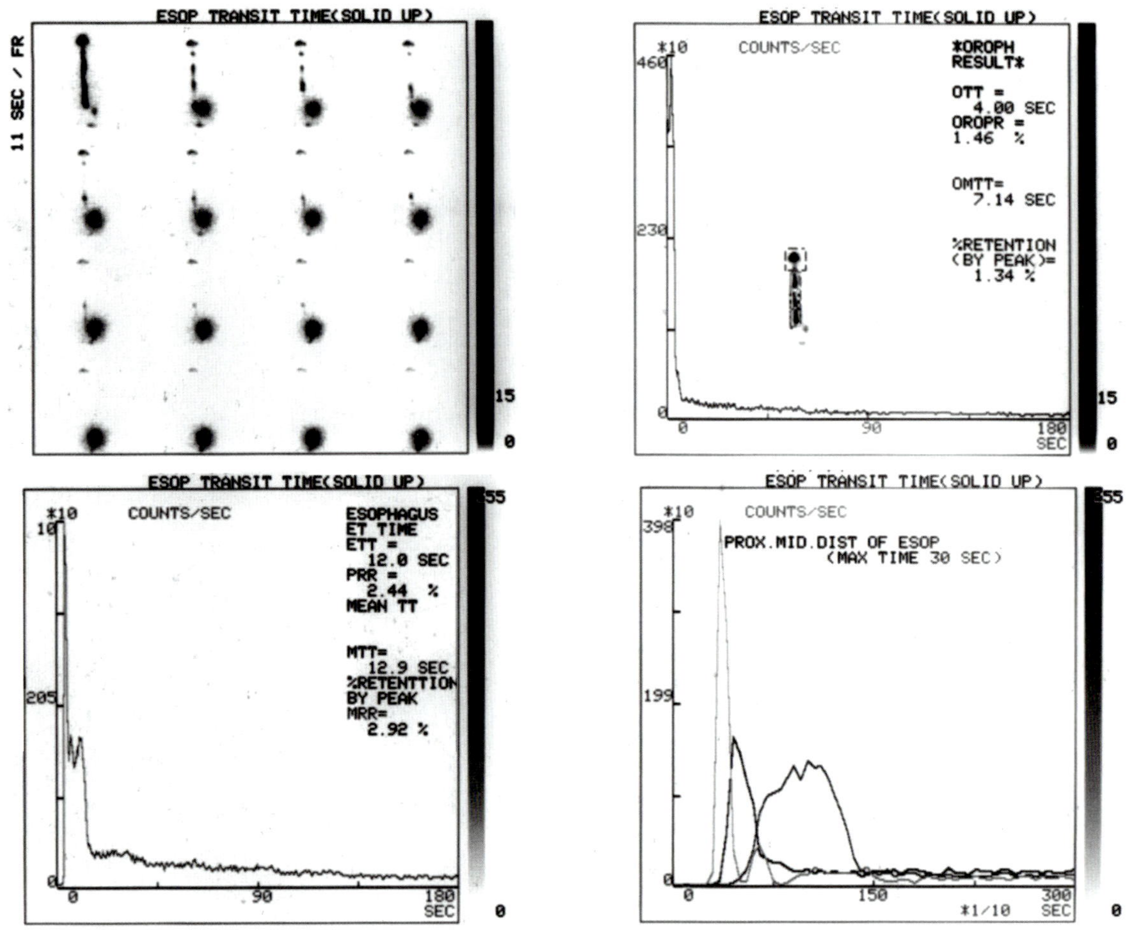

b. Esophagus Scan(Solid)

그림 10-19 Esophagus Scan(Solid) 영상

5) 영상응용(Image Applications)

정상인의 식도통과시간(esophageal transit time)은 일회 연하 시 삼킨 음식물의 대부분이 위장으로 내려가며 인두부에서 식도까지는 0.5 ~ 1초 이하이다. 물이나 반유동식의 식도통과시간은 10초 이내가 대부분으로 대동맥궁이나 기관지 분지부위에 눌려 식도 중간부위에서 음식물 통과가 지연되는 경우가 있으나, 노인들의 경우 정상이며 정상 식도운동인 노인성식도가 나타날 수 있다. 비만인 환자에게서도 식도통과 지연이 나타날 수 있으며 식도통과시간은 정상인에서 매우 짧아서 1회 삼키기 운동에 삼킨 것이 대부분 식도를 통과하므로 식도 운동질환군과 비교되어 식도운동의 병태생리를 파악하는데 이상적인 검사방법이다. achalasia, 전신공피증, 미만성식도 경련, 피부근염, 다발성근염 등의 운동성 질환에서는 식도 통과시간이 지연된다.

2. 위장배출시간(Gastric Emptying Time; G.E.T) Scintigraphy

위장배출은 위안뜰부위(위전정부, vestibular region)와 샘창자(십이지장, duodenum)근육과 힘의 조화에 의해 이루어지며 액체성분은 위(stomach)와 장(bowel)의 압력 차이에 의해 배출이 결정되고 중력의 영향을 많이 받는다.

위장배출시간(gastric emptying time; G.E.T)검사는 위에서 액체 또는 고체상의 음식물 제거시간을 알기 위한 위 기능진단(gastric function test)검사로 비침습적이고 재현성이 있으며, 정량적인 평가방법으로 연동운동기능 부전(dysmotility)이나 폐쇄(obstruction)의 진단을 위한 것이다. 기계적인 폐쇄가 없음이 확인된 위정체(gastric stasis)증상이 있는 환자에서 유용한 검사법으로 방사선검사나 내시경검사로 환자증상과 징후를 설명하기 어려울 때 사용하며 증상과 징후는 오심, 구토, 비정상적인 팽만감, 체중저하 등으로 음식물 소화불량 등으로 나타나기도 한다.

임상적으로 위무력증(gastric atony), 위하수증(dolichogastry), 위기능저하증 등 위연동운동저하의 지연질환에 이용되며 위장의 모양을 보기 위한 검사가 아닌 위 운동성을 측정하는 표준방법으로 위장배출시간(gastric emptying time; G.E.T) 검사법이다.

1) 임상적 적응증(Indications)

- 위(stomach) 연동운동부전(dysmotility)이나 폐쇄의 진단.

2) 전처치(Patient Preparation)

4 ~ 6시간 이상 야간공복(overnight fast) 후 시행하며 음식물이 한 번에 소화되는 것을 보기 위해서는 최소 6시간 이상 금식해야 한다. 또한 위장배출에 영향을 주는 약이나 흡연, 알콜섭취는 검사 전 최소 4시간 전 미리 금하고 진정제는 12시간 전에 중단한다. 검사에 대해 충분히 설명하여 검사가 원활히 진행할 수 있도록 하고 당뇨질환자는 인슐린주사 후 아침 일찍 검사하는 것이 이상적이며 필요하면 검사 2시간 전에 오렌지주스를 먹을 수도 있다.

3) 방사성의약품(Radiopharmaceutical)

여러 방사성의약품 중에서 짧은 반감기, 좋은 영상, 낮은 방사선량 및 음식물과 강한 결합 때문에 ^{99m}Tc-황화교질과 ^{111}In-DTPA가 가장 좋은 추적자로 사용된다. 고형식(solid meal) 사용을 위해서는 ^{99m}Tc-SC(sulfur colloid), ^{99m}Tc-albumin colloid를 유동식(liquid meal) 경우 ^{99m}Tc-DTPA(diethylenertriaminepentaacetic acid)를 권장한다.

표 10-4 위장배출시간(Gastric Emptying Time; G.E.T)검사에 사용하는 방사성의약품

방사성의약품	사용량	투여방법	집적기전	집적부위	반감기($T_{1/2}$) 에너지(keV) Type
^{111}In-DTPA	14.8 ~ 18.5 MBq 400 ~ 500 μCi	경구투여	구획구분	위	^{111}In : 2.8일 173, 247 EC,γ,accelerator
^{99m}Tc-DTPA ^{99m}Tc-colloid ^{99m}Tc-phytate	18.5 ~ 37 MBq (0.5 ~ 1 mCi)				

4) 검사방법(Procedure)

위장배출시간(Gastric Emptying Time; G.E.T)을 검사하기 위해서는 다음과 같이 유동식이나 고형식에 방사성의약품을 첨가하여 환자에게 섭취하도록 해야 한다.

(1) 유동식(Liquid Meal)

^{99m}Tc-sulfur colloid(황화교질) 또는 ^{99m}Tc-DTPA 18.5 ~ 37 MBq(0.5 ~ 1 mCi) 혹은 ^{111}In-DTPA(인듐-111 디에틸렌트리아민 펜타아세트산) 18.5 MBq(500 μCi)을 물 300 mL에 혼합하여 한 번에 마신 후 에너지 폭 20% 설정으로 검사한다.

(2) 고형식(Solid Meal)

에너지 폭 20% 설정으로, 고형식은 달걀 또는 달걀의 흰자, 닭의 간, 햄버거, 섬유질 그리고 소화되지 않는 입자 등을 물과 함께 또는 단독으로 사용한다. 방사성동위원소를 표지하기 어려운 면이 있고 유동식에 비해서 위장배출이 늦으며 검사시간을 연장할 필요가 있다. 주로 ^{99m}Tc-sulfur colloid(황화교질, ^{99m}Tc-phytate)에 달걀을 많이 사용하는데 ^{99m}Tc-SC는 위장관 내에서 흡수되지 않고 알부민(계란흰자 단백질)과 결합하여 요리되면서 변성되기 때문에 선호되는 방사성의약품이다. SC는 계란노른자와는 결합하지 않는다. 계란흰자에 SC라벨을 붙이는 목적은 위나 소화기 점막에 흡수되거나 결합되는 것을 방지하기 위함이다. 또한, 이는 준비가 쉽고 ^{99m}Tc-황화교질이 위액 내에서 안정적이기 때문이며 5 ~ 10분 이내 먹도록 한다(그림 10-23 b).

① 달걀을 이용할 경우

성인기준으로 18.5 ~ 37 MBq(0.5 ~ 1 mCi), 계란 1개, 소금 1/2T, 식용유 1T, 샌드위치 2쪽을 준비하여 달걀 1개에 ^{99m}Tc-colloid를 잘 섞어 10분 정도 둔 후에 계란 후라이를 하여 식빵에 넣고 물 100 mL과 함께 10분 내에 먹인 후 검사한다.

② 표지된 닭의 간을 사용할 경우

37 MBq(1 mCi) ^{99m}Tc-황화교질을 3 ~ 4 kg의 닭에 정맥주사하고 20분 후 닭의 간을 요리하여 환자가 5 ~ 10분 이내에 먹도록 한다. 이와 같이 닭의 간을 이용한 검사법이 G.E.T검사에 가장 이상적이지만 병원에서 시행하기 어렵다.

(3) 유동식(Liquid Meal)과 고형식(Solid Meal)을 동시에 이용할 경우

^{99m}Tc(140 keV), ^{111}In(171 keV)의 이중(dual)으로 각각 10% 윈도우(window)폭을 설정한다. $^{99m}TcO_4^-$으로 표지된 고형식과 ^{111}In-DTPA를 넣은 물 120 mL을 동시에 투여하고 ^{99m}Tc의 식별영역 140 keV, 10%, ^{111}In의 식별영역 171 keV, 10% 설정한 후 이중(dual)동위원소로 동시검사 한다. 특히 검사 시에 기계나 주변이 오염되지 않도록 특별히 주의를 요한다. 대시야 또는 소시야의 감마카메라를 이용하여 $^{99m}TcO_4^-$표지화합물인 ^{99m}Tc-DTPA, ^{99m}Tc-colloid을 사용했을 경우 저에너지 범용 또는 저에너지 고해상도 평행구멍형 조준기를 사용하고, ^{111}In-DTPA을 이용할 경우 중에너지 평행구멍형 조준기를 사용한다. 동적영상 획득(dynamic)은 30 ~ 60 sec/image, 60 ~ 90 min, 정적영상은 60 ~ 120 sec 또는 50,000계수로 촬영하고 환자는 바로누운자세로 식도를 포함한 배(복부)부위가 검출기의 중심에 오게 한다.

비닐장갑(poly glove)을 착용하고 환자에게 유동식은 단숨에 고형식은 5 ~ 10분 이내에 먹도록 한다. 고형식의 경우 물은 간간이 섭취하되 마지막으로 입을 헹굴 정도의 양은 남기게 한다.

샌드위치를 섭취한 후 입을 헹군 다음 바로 영상을 얻고 환자는 앉은 자세에서 검출기를 등쪽에 위치하고 식도와 위가 포함되도록 한다. 그러나 기하평균(geometric mean, 전면부 방사능치와 후면부 방사능치 곱의 제곱근)을 위해 전면상(ant)과 후면상(post)을 동시에 128 × 128 매트릭스로 컴퓨터의 입력에 따라 검사한다. 이는 위바닥(위저부, fundus)이 날문방(유문동, pyloric antrum)보다 뒤쪽에 있고 또한 위(stomach)운동에 따라 방사능치가 변할 수 있기 때문으로 전·후면을 촬영하여 방사능치를 측정하는 것이 합리적이라 할 수 있다.

촬영은 음식물투여 직후부터 30 ~ 60초씩 최대 2 ~ 3시간 동안 15분 간격으로 1(직후), 15, 30, 45, 60, 75, 90, 105, 120분 Ant, Post 영상을 획득하며, 촬영시간 간격사이의 대기시간은 환자가 걸어 다니도록 한다.

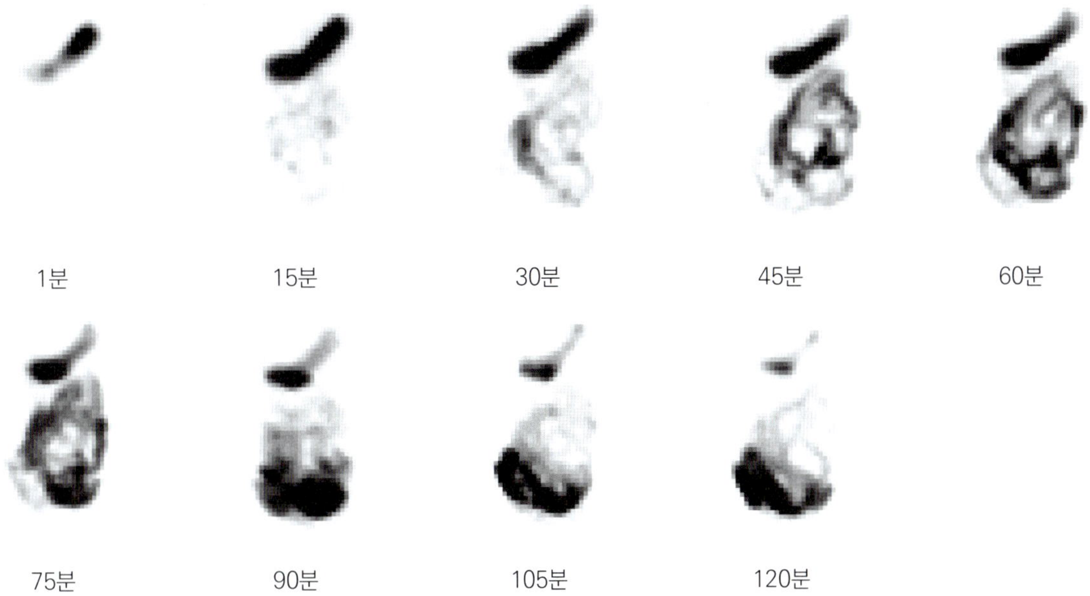

그림 10-20 Anterior Gastric Emptying

5) 임상영상(Clinical Images)

(1) Gastric Emptying Study(liquid phase)

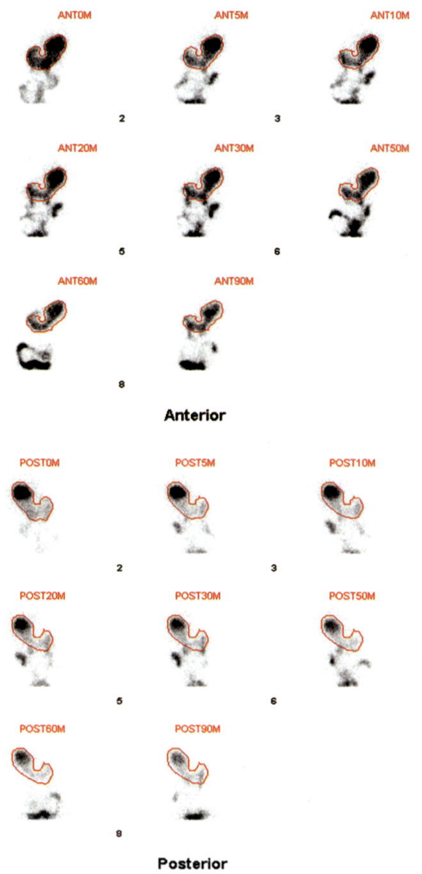

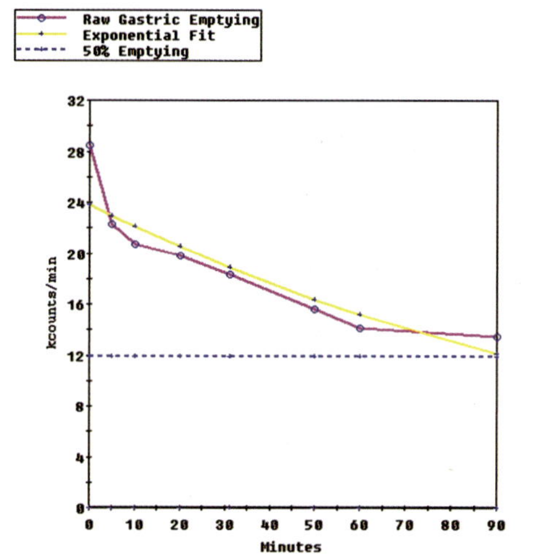

Decay Corrected by Xeleris: Yes

Expon Fit T 1/2 (min) = 92.07

Raw Data T 1/2 (min) = 59.05

Tc_99m

Frame/Time		Fit / Raw % Empty		** Geometric Mean KCounts/min	Anterior	Post
1	0.0	0	0	28.45	36.42	22.23
2	5.0	4	22	22.27	27.65	17.94
3	10.0	7	27	20.73	26.23	16.38
4	20.0	14	30	19.81	25.73	15.25
5	31.0	21	36	18.32	24.64	13.62
6	50.0	31	45	15.58	21.54	11.27
7	60.0	36	50	14.08	19.47	10.19
8	90.0	49	53	13.41	19.64	9.16

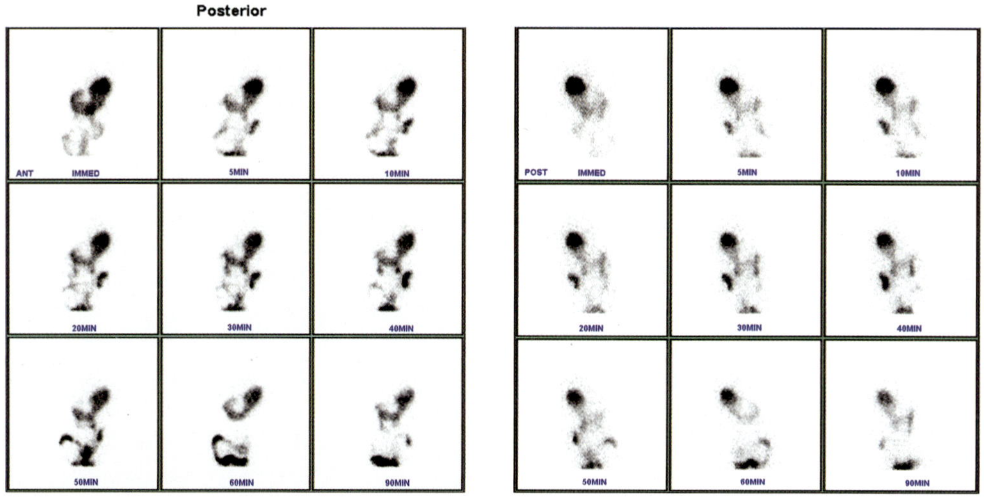

[Conclusion]
Markedly delayed gastric emptying.
[Reading]
Gastric emptying study(liquid phase)
Clinical Info: dyspepsia
After drinking of water containing Tc-99m colloid images of stomach was obtained until 9 mins.
Time to half activity is 60 mins.
(Reference value of gastric emptying with liquid is 20 mins)

그림 10-21 ^{99m}Tc-colloid 위장배출 시간검사(Gastric emptying time; G.E.T)(liquid phase)

(2) Gastric Emptying of Solid Meal.

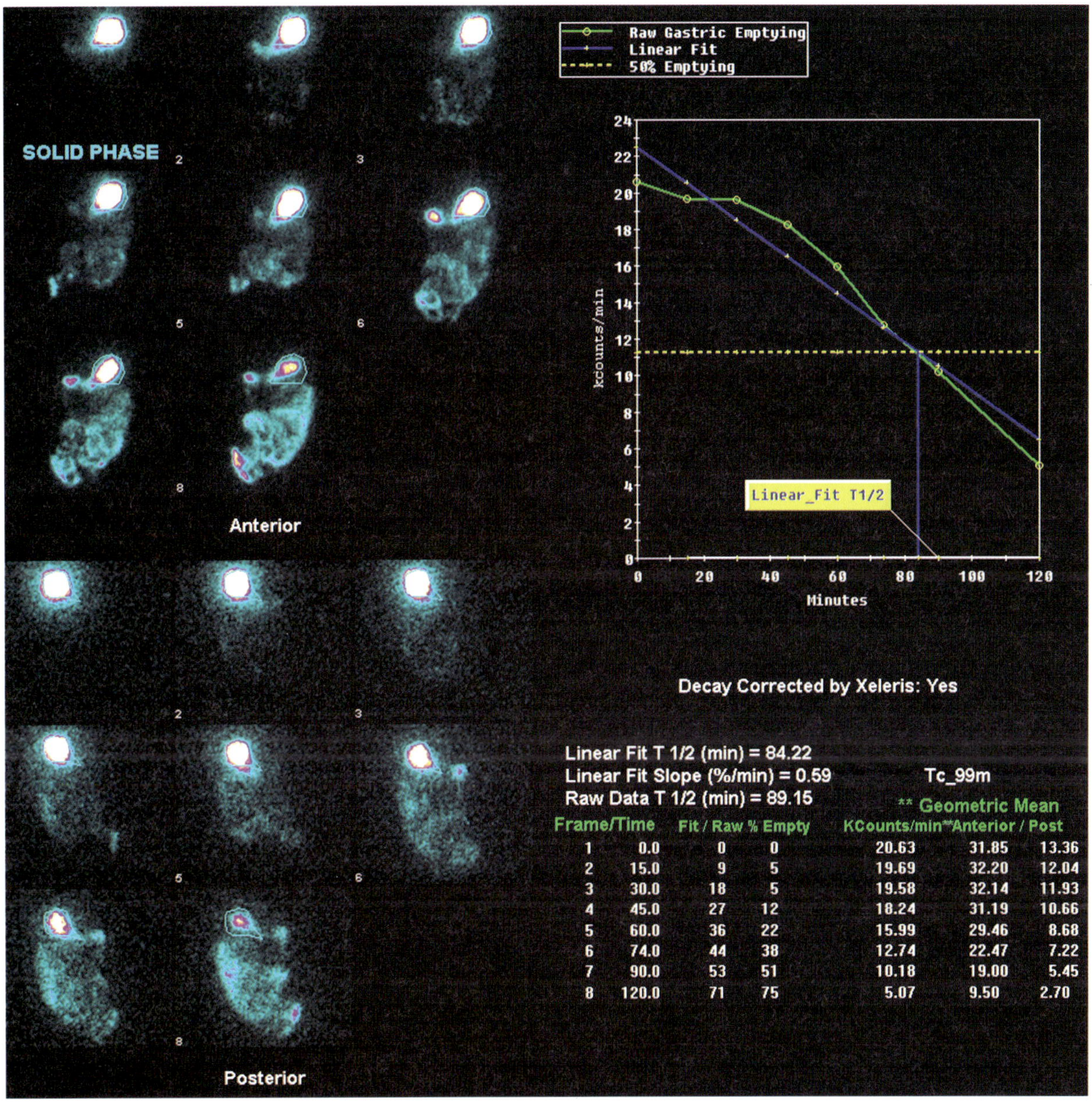

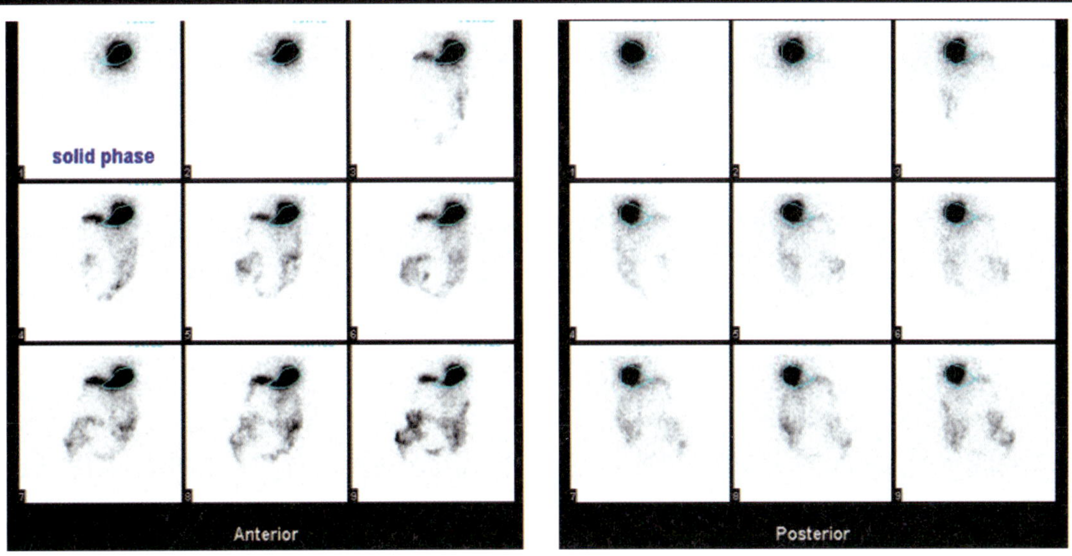

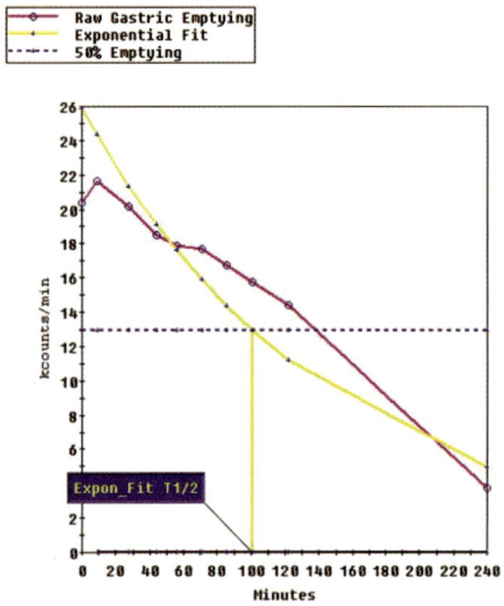

Decay Corrected by Xeleris: Yes

Expon Fit T 1/2 (min) = 101.01

Raw Data T 1/2 (min) = 168.82

Tc_99m

Frame/Time		Fit / Raw % Empty		** Geometric Mean KCounts/min**	Anterior	Post
1	0.0	0	0	20.36	20.14	20.58
2	9.0	6	-6	21.62	23.75	19.68
3	28.0	17	1	20.18	24.60	16.56
4	44.0	26	9	18.51	22.72	15.08
5	56.0	32	12	17.87	21.43	14.90
6	71.0	39	13	17.72	21.92	14.33
7	86.0	45	18	16.74	20.88	13.42
8	101.0	50	23	15.74	20.16	12.29
9	122.0	57	29	14.41	17.08	12.17
10	240.0	81	82	3.74	6.66	2.10

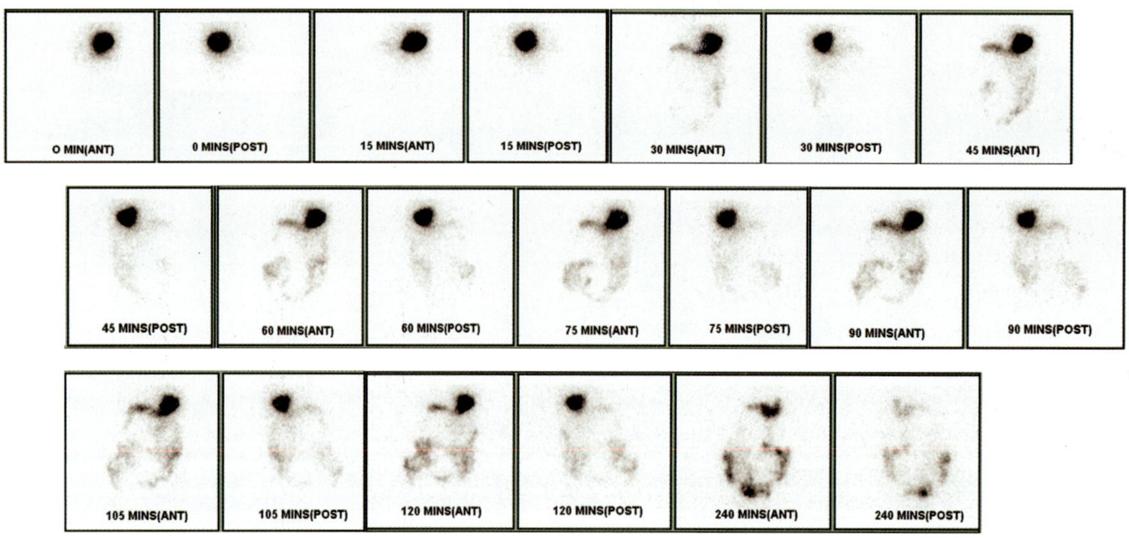

[Conclusion]
Conclusion)
  Markedly delayed gastric emptying of solid meal.
[Reading]
Gastric emptying study(solid phase)

Clinical Info: Hyponatremia, GERD

After ingestion of egg-toast containing Tc-99m phytate, images of stomach was obtained until 120 mins.
The anterior and posterior serial static images was taken at 15 minute intervals
after ingestion of Tc-99m phytate tagged egg sandwiches(solid meal).
The half time of emptying with linear fitting of geometric mean curve is 238 min.
(Reference value of gastric emptying with solid meal is 72.1 +/- 17.1)

그림 10-22 ^{99m}Tc-phytate 위장배출 시간검사(Gastric Emptying Time; G.E.T)(solid meal)

6) 영상응용(Image Applications)

식도역류관찰에는 바로누운자세가 도움이 되며 검사를 위해 표지한 샌드위치를 경우에 따라 앉아서 5분 이내에 먹도록 하는 경우도 있다. 또한 방사성동위원소를 사용한 위장배출시간의 측정은 사용한 음식물 종류, 핵종에 따라 차이가 많다. 액체의 부피는 액체 위 배출 속도를 결정하는 주요 요인이다. 액체의 부피가 클수록 비우는 속도가 더 빨라진다. 부피가 감소하면 비우는 속도가 느려진다. 액체의 칼로리 함량도 비우는 속도에 영향을 준다. 사용되는 액체는 빠르게 평형을 이루어야 하며 위장관에서 흡수되지 않아야 한다. 유동식의 위장배출은 고형식에 비해 위장배출장애를 알아내는데 예민도가 떨어진다.

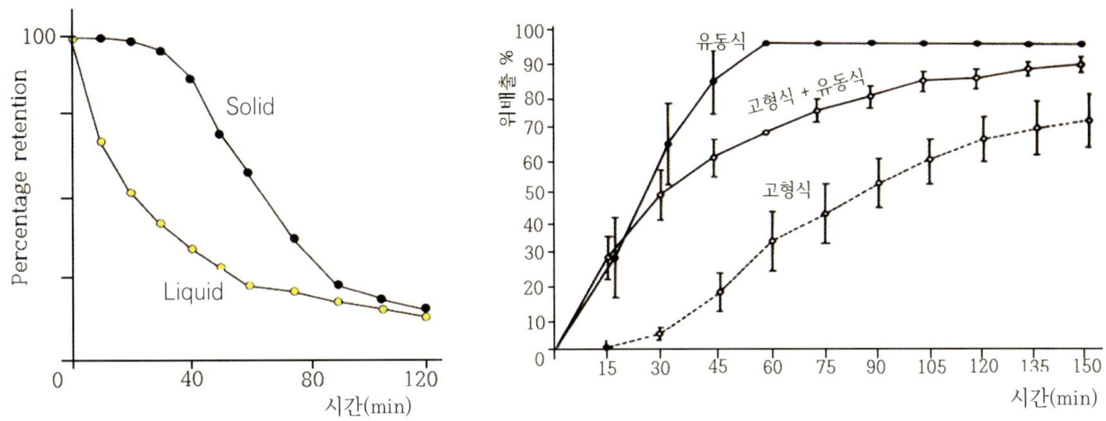

a. 정상인에서 유동식 및 고형식 위장배출

b. 고형식과 유동식의 위장배출 비교

그림 10-23 유동식과 고형식에서 위장배출 양상

위장배출 평가의 가장 간단한 방법은 위장배출 곡선상의 위내 방사능치가 처음 위내 방사능치의 50%가 되는 시간인 반감기($T_{1/2}$)를 구하면 되는데 이는 각각의 영상에서 위장부위에 관심영역을 그린 후 시간방사능 곡선을 그려 처음의 방사능 치가 반으로 되는 시간($T_{1/2}$)을 구한다. 그러나 이는 위장배출 특성을 충분히 반영하지는 못한다.

위장배출시간의 정상치는 음식물종류 등에 따라 기준치가 다르다. 따라서 검사표준치를 참고해야 하며 또한 정상인의 경우에도 넓은 범위의 위장배출시간이 관찰되므로 엄격한 표준화가 요구되나 일반적인 위장배출시간의 반감기는 유동식 약 12분, 고형식 약 50분(normal : 60 ±20분 Abnormal 〉 90분) 내외이며 정상인에서의 유동식과 고형식의 위장배출양상은 고형식은 S자형, 유동식은 지수적 배출양상을 보인다.

이와 같이 생리식염수나 물과 같은 열량이 포함되지 않은 용액들은 단순 지수적으로 배출되며 열량을 가진 유동식경우 배출곡선이 선형으로 초기 급속기(rapid phase)와 후기 완속기(slow phase)의 2개 위상을 갖는다. 고형식은 S자로 초기 지연기(lag phase)에 이어서 일정한 배출을 보이는 선형기(linear phase)를 나타낸 후 배출이 감소하는 완속기(slow phase)가 나타난다(그림 10-23 a).

3. 위-식도 역류스캔(Gastroesophageal Reflux Scintigraphy)

위장점막은 점액세포가 있어 위산에 저항력이 있으나 식도 점막상피는 평편상피세포로 되어있어 위산에 민감하다. 식도-위 접합부는 하부식도 괄약근이 있어 위산의 식도 역류를 막아 식도 점막의 손상을 방지한다. 그러나 복압의 증가, 임신 또는 하부식도 괄약근의 이상 등이 있는 경우 위(stomach)와 십이장의 내용물이 위-식도접합부(gastroesophageal junction)를 통하여 식도로 역류하면 식도 점막은 역류된 위산, 펩신, 쓸개즙, 이자효소 등에 의해 식도점막에 손상을 받게 되어 염증을 일으키면 가슴앓이(heart burn), 탄산증(pyrosis), 역류(regurgitation) 등의 증상이 나타난다. 역류스캔은 체위변동에 따른 위식도 역류의 변화, 약물(제산제, bethanechol 등)투여가 위식도 역류에 미치는 효과 및 수술 후 치료여부를 판정을 위해 간편하게 검사할 수 있다.

위-식도역류스캔은 안전하고 빠르며 반복검사가 가능하고 비침습적 검사로 위-식도 역류 진단의 정량화(quantitation)가 가능한 유일한 검사법이다.

1) 임상적 적응증(Indications)

- 위식도 역류의 진단 및 정량분석

2) 전처치(Patient Preparation)

검사를 위해서는 검사 전 하룻밤 금식(12시간 공복 유지)해야 하며 최소한 4시간 이상 금식을 요한다.

3) 방사성의약품(Radiopharmaceutical)

표 10-5 식도역류검사에 사용하는 방사성의약품

방사성의약품	사용량	투여방법	집적기전	집적부위
^{99m}Tc-DTPA ^{111}In-DTPA ^{99m}Tc-sulfur(tin)colloid ^{99m}Tc-phytate	3.7 ~ 11.1 MBq (100 ~ 300 μCi)	경구투여	구획구분	식도, 위

▷ 위나 샘창자에서 흡수되지 않는 ^{99m}Tc-황교질을 많이 사용함

4) 검사방법(Procedure)

위-식도 역류스캔은 저에너지 범용 평행구멍형 조준기 또는 저에너지 고분해능 조준기의 대시야의 감마카메라를 이용하여 30 sec/image나 300,000 ~ 500,000계수를 획득한다. 검사를 위하여 ^{99m}Tc-sulfur(tin)colloid 100 ~ 300 μCi를 150 mL 오렌지 주스와 150 mL 생리식염수를 섞은 300 mL의 용액 또는 물 300 mL에 섞인 혼합액을 선 자세에서 먹인다. 투여한 방사성의약품이 모두 식도를 통과하여 위로 들어갔는지를 확인한 후 만약 식도에 남아 있으면 물 15 ~ 30 mL을 주어 식도에 남아있는 방사능을 깨끗이 제거 후 앉은 자세나 선 자세에서 전면상을 30초간 촬영한다. 이후 환자는 바로누운자세로 식도를 포함한 가슴과 윗배부위를 검출기 중앙에 맞추고 배(복부)를 압박대로 묶고 준비한다.

방사성의약품 혼합액을 마시고 15분경과 후 환자는 바로누운자세에서 배의 압력을 0 mmHg에서부터 100 ~ 120 mmHg까지 20 mmHg 간격으로 증가하여 0, 20, 40, 60, 80 그리고 100 mmHg의 압력에서 영상을 획득한다. 획득한 영상의 위장과 식도에 관심영역을 그려 위장과 식도의 방사능량을 비교분석하여 역류여부와 정도를 정량화한다. 그리고 3시간 후 허파 부위의 지연영상을 얻는다.

각 압력에서 역류측정은 다음 식에 의해 구한다.

$$\text{Gastroesophageal reflux}(\%) = \frac{A-B}{C} \times 100 \tag{10-4}$$

(A: esophageal counts B: background counts(lung ROI) C: gastric counts)

정상 성인은 각 압력에서 역류 측정값이 ≤4 ~ 5%, 역류지표(reflux index)는 평균 2.7 ±0.3%이며, 식도 내 방사능의 최대치는 3 ~ 4%이다.

정상 성인은 일단 위로 들어간 방사능이 위식도 접합부를 다시 넘어오지 못하며 복대의 압력을 100 mmHg까지 증가시켜도 역류가 관찰되지 않아야 한다. 만약 역류가 발생되는 경우 복부에 압력 부하여부에 따라 방사능이 안정시에 식도에 나타나면 자연역류(spontaneous reflux)라 하고 복압을 가했을 때 나타나는 경우를 유발역류(induced reflux)라 한다.

소아의 위식도 역류검사는 복대를 사용할 경우 무호흡증을 일으킬 수 있으므로 절대 사용해서는 안되며 복대대신 검사자의 손으로 소아의 배를 눌러 복압변화를 주면서 검사한다. 영아의 경우 주로 우유 또는 오렌지 주스를

^{99m}Tc-sulfur colloid(황교질)을 혼합하여 병에 넣어 먹인다. 또한 음식물이 취침 시 위식도 역류에 의해 허파로 흡입되는지 확인하기 위해서는 ^{99m}Tc-sulfur colloid(황교질)이나 ^{111}In-DTPA를 유동식과 혼합하여 소아가 취침 시 먹이도록 한 후 다음날 허파부위에 방사능이 있는지 관찰한다. 이 검사법은 위-식도 역류 질환의 진단과 추후 경과 관찰하는데 도움을 주며 체위치료, 약물치료 및 수술적 치료 전후에 시행하여 각각의 치료 효과를 확인하는데 이용할 수 있다.

5) 임상영상(Clinical Images)

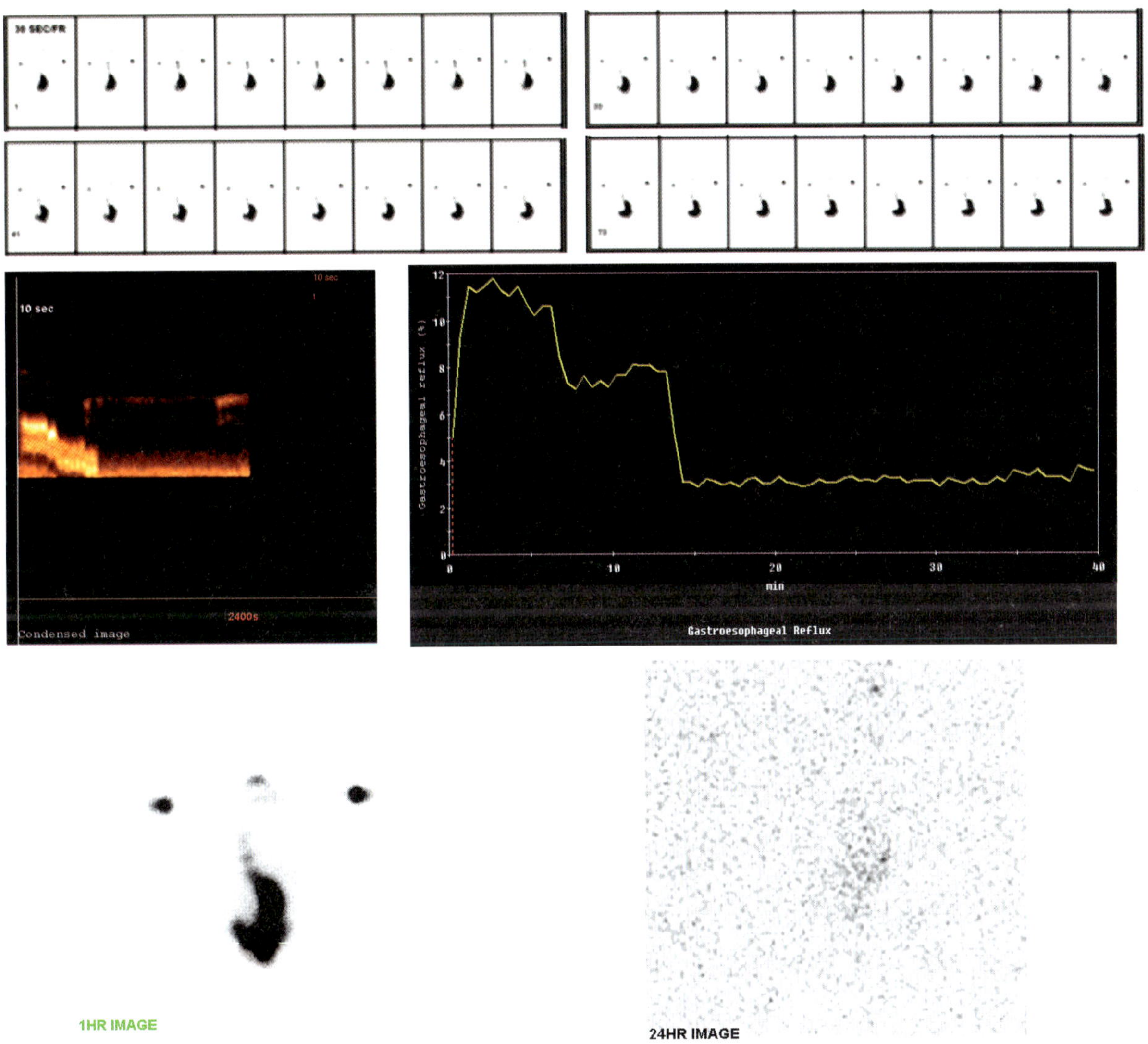

[Conclusion]
 Esophageal reflux, early phase of the study.
[Reading]
Enterogastroesophageal Reflux Study; Tc-99m phytate.
clinical info: esophageal atresia, TEF s/p TEF repair(09.4.30), esophageal dilatation(09.5.27) r/o aspiration pneumonia.
After oral intake of 0.2 mCi Tc-99m phytate, anterior image of esophagus and stomach were taken in every 30 sec for 40 minute duration.
Stomach is well visualized.
Reflux of radioactive tracer is seen in the esophagus at the very early phase of the study.
24 hour-delayed image were also taken.
The 24-hour image shows no significant abnormal tracer acitivity is seen in the both lung field.

그림 10-24 Enterogastroesophageal Reflux Study; Tc-99m phytate

4. 위장관출혈 신티그라피(Gastrointestinal Bleeding Scintigraphy)

상부소화기의 궤양, 십이지장궤양, 위염, 정맥류가 상부소화기출혈의 주원인으로 작용하며 하부소화기의 경우 하부소화기의 게실(diverticulum), 신생물이 출혈의 원인이 된다. 이러한 여러 가지 원인에 의한 위장관 출혈이 의심될 때 출혈 유무와 부위의 정확한 위치 파악 및 위장관 이외의 출혈부위의 국소화, 작은창자의 감염진단을 위하여 시행하는 검사로 특정 장기에서만 선택적으로 제거되는 성질을 가진 방사성의약품을 출혈 중인 환자에게 투여하면 전신 혈액풀 속에 확산되고 재순환할 때마다 출혈주위로 일부분이 새어 나와 적은 양의 방사능일지라도 점점 축적되고 나머지는 특정장기에서 제거된다.

이와 같이 출혈부위에 축적된 방사능과 배후방사능의 차이를 이용하여 출혈영상을 얻을 수 있으며 배후방사능은 주사 직후 지수함수(exponential)적으로 감소되는 반면 출혈부위의 방사능은 지수적으로 증가하게 되고 혈액 내 방사능은 특정기관에서 완전히 제거될 때 대조도가 최고에 달한다.

위장관 출혈검사에서 상부출혈은 주로 내시경 등이 사용되며 핵의학적 검사가 사용된다 할지라도 배후방사능비가 높아 정확한 출혈부위를 발견하기 어렵기 때문에 윗배에는 거의 사용하지 않는다. 그러나 서서히 진행되는 하부 위장관출혈에서는 간헐적으로 반복되는 출혈진단에 핵의학적 진단이 유용하게 쓰인다.

1) 임상적 적응증(Indications)

- 위장관검사를 다른 검사로 확인하지 못할 경우
- 기타 다른 장기의 출혈이 계속되는지 알기위해 시행

2) 전처치(Patient Preparation)

위장관출혈 스캔검사를 위해 금식은 필요 없으나 수혈은 촬영하는 동안 중단한다. 또한 전신적인 헤파린 투여, 메틸도파(methyldopa), 프로프라놀롤(propranolol), 시클로스포린(cyclosporin), 히드랄라진(hydralazine), 퀴니딘(quinidine), 독소루비신(doxorubicin) 등은 적혈구표지를 방해하는 것으로 알려져 있어 주의를 요해야 한다.

3) 방사성의약품(Radiopharmaceutical)

혈중 반감기가 약 3분인 ^{99m}Tc-sulfur colloid(황교질)은 간, 지라, 뼈속질 등의 망상내피세포에 의해 혈중에서 15분 이내에 빨리 제거되기 때문에 혈액 내 방사능대조도가 특정기관에서 최고치에 달함으로써 병변과 배후방사능 대조도가 높다. 이러한 원리를 이용한 방사성의약품은 ^{99m}Tc-황교질이 제일 적당하고 이외의 방사성의약품으로 ^{99m}Tc-DTPA, ^{99m}Tc-MAG$_3$, 가열처리(heat denatured) ^{99m}Tc-표지적혈구 등이 혈액 내에서 제거되는 방사성의약품으로 사용될 수 있다.

또한 혈관 내에 머무르는 방사성의약품을 주사하면 전신의 혈액 풀 속에 확산하고 출혈 부위에서는 혈관 밖으로 누출되어 주위와 비교되는 더 높은 방사능이 집적되어 나타난다. 혈관 내 머무는 방사성의약품으로는 ^{99m}Tc-표지적혈구가 이상적이며 ^{99m}Tc-HSA도 쓰일 수 있다.

표 10-6 위장관출혈 신티그라피에 사용하는 방사성의약품

방사성의약품	사용량	투여방법	집적기전	집적부위
^{99m}Tc-RBC ^{99m}Tc-sulfur(tin)colloid ^{99m}Tc-HSA ^{99m}Tc-DTPA ^{99m}Tc-MAG$_3$ ^{99m}Tc-Phytate ^{99m}Tc-pyrophosphate(피로인산염; PYP)	370 ~ 1,100 MBq (10 ~ 30 mCi)	순간 정맥주사	구획구분	출혈부위 (소화관)

(1) ^{99m}Tc-sulfur(tin) colloid

급성 출혈에 주로 사용하고 의약품 준비과정이 쉽지만 체내에서 빨리 제거되기 때문에 지연영상을 1시간 이상 촬영하기 어려우며 또한 출혈부위의 방사능과 배후방사능비가 높기 때문에 하부위장관출혈(lower GI bleeding) 검출에 우수하나 단점으로는 간과 지라(비장, spleen)에 섭취되므로 상부위장관과 큰창자의 간결장곡(hepatic flexure), 지라굽이(splenic flexure)등의 출혈병소는 찾기 곤란하므로 좌상배(복부)를 잘 보기위하여 좌전사위(LAO)를 촬영하면 도움이 된다.

(2) ^{99m}Tc-RBC

출혈부위의 주위 배후방사능이 교질(colloid)에 비해 높고 상부위장관출혈(upper GI bleeding)과 간헐적 출혈(intermitent Bleeding)에 우수하다. 또한 체내에서 빨리 배출되지 않기 때문에 체내표지법 사용 시 RBC를 다시 주사하지 않고 36시간까지 검사가 가능하다. ^{99m}Tc-표지적혈구법은 체내, 변형체내, 체외, 변형체외표지법이 있으며, ^{99m}Tc를 적혈구에 완전히 표지하여 유리된 ^{99m}Tc이 최소되게 하는 것이 가장 중요하다.

① 체내표지법(In vivo Method)

주석피로인산(stannous pyrophosphate; PYP) 약 1/2 혹은 적혈구 표지 바이알(RBC kit)에 생리식염수 3 mL를 넣어 흔들어 희석시키고 5분 후에 환자에게 희석된 생리식염수의 1/3인 1 mL인 0.5 ~ 1 mg(15 μg/kg)의 염화제일주석(stannous chlorid; $SnCl_2$)를 주석피로인산(stannous pyrophosphate; PYP)형태로 정맥주사한다. 투여 시 가급적 환자에게 장치된 정맥투여기인 I.V Line, 3-way Stopcock 등을 통하지 말고 주사기를 이용하여 직접 투여되도록 한다.

주석피로인산(PYP) 정맥투여 15 ~ 30분(약 20분) 경과 후 $^{99m}TcO_4^-$(과산화테크네슘) 740 MBq(20 mCi)를 정맥주사하여 염화주석(tin chloride)이 과산화테크네슘을 환원시켜 적혈구의 혈색소(hemoglobin)와 결합시키는 방법으로 주석피로인산(PYP)투여 20분 후에 과산화테크네슘 740 MBq(20 mCi)를 순간정맥주사하면서 동시에 영상을 획득한다. 체내표지법은 투여량의 약 60 ~ 70%가 과산화테크네슘이 적혈구와 결합함으로써 적혈구와의 표지율은 약 60 ~ 70% 정도로 낮고, 과산화테크네슘 때문에 배후방사능이 많아 위장관 출혈검사에 이상적이지는 않지만 간편한 방법이며 게이트 혈액풀(gated blood pool) 검사에도 이용된다. PYP를 이용한 체내표지검사는 주로 small bowl의 출혈을 보기위해서 간편하게 이용되고, ^{99m}Tc-phytate는 large bowl을 관찰하기 위해 사용되는 방법으로 ^{99m}Tc-phytate만을 순간주사 즉시 영상을 획득한 후 시간대별 영상을 얻는다.

② 변형 체내표지법(Modified in vivo Method)

Pyrophosphate(피로인산염; PYP) 혹은 적혈구표지 바이알(RBC kit)을 체내표지법에 설명과 같이 희석하여 정맥주사한다.

주석피로인산 정맥주사 15 ~ 30분 후 항응고제인 ACD용액 1 mL가 함유된 20게이지 이상의 10 mL 주사기로 환자로부터 5 mL의 혈액을 채혈(1:5)한다. 모두 6 mL 정도의 항응고제가 들어있는 채혈한 혈액을 1분간 항응고제와 혼합되도록 잘 흔들어 준다. 충분히 혼합된 채취혈액에 ^{99m}Tc-pertechnetate 740 MBq(20 mCi)를 첨가하여, 혼합된 혈액을 무균시험관(plane tube)에 넣고 실온에서 15 ~ 20분간 표지반응시킨 후 감염을 방지하기위해 무균처리된 상태로 무균시험관에서 혈액을 채취하여 환자에게 정맥주사하여 검사한다. 이때 표지율은 72 ~ 88%이다.

③ 변형 체외표지법(Modified in vitro Method)

변형 체내표지법(modified in vivo method)의 과정과 동일하나 혈액과 과산화테크네슘 혼합물을 약 1200 rpm(500G), 5분간 원심 분리하여 상층액을 약 3 mL 취한 후 나머지 상층액은 버리고 적혈구만을 채취하고 필요시 생리식염수를 다시 첨가하여 희석한 후 원심분리 한다. 이때 적혈구에 주석을 가하지 않은 환자의 혈청(serum)과 혼합하여 주사하며 표지율은 90%이며, 95% 이상으로 높일 수 있다.

④ 체외표지법(in vitro Method)

환자의 혈액 4 mL, 염화 제1주석 0.6 mL, 0.1 mL의 0.025% Sodium Hypodlorite 용액, 2 mL 4.4% EDTA와 함께 5분간 배양 후 740 MBq(20 mCi) ^{99m}Tc-pertechnetate을 넣어 배양 후 환자에게 주입하며, 이때의 표지율은 96% 이상이다.

4) 검사방법(Procedure)

저에너지 고분해능 평행구멍형 조준기가 부착된 넓은 시야(large field of view)의 감마카메라를 이용하여 바로누운자세에서 아랫배를 위에서 방광까지 검출기 중앙에 위치하게 한다.

교질법(colloid)의 급성출혈스캔(acute bleeding scan)과 표지된 적혈구법(RBC)의 만성출혈(chronic bleeding) 스캔에서 교질법은 ^{99m}Tc-황교질 740 MBq(20 mCi)을 순간정맥주사 즉시 dynamic acquisition으로 matrix size 128 × 128, 5 sec/frame, 9 frame, 45 sec로 복부관류영상을 획득한다. 이어서 정적영상획득(static acquisition)을 matrix size 128 × 128로 주사 후 5분에 75만 ~ 100만 계수로 획득한다. 이후 시간설정(time setting)하여 일정한 시간간격으로 정적영상을 10, 20, 30, 45, 60, 90, 120분에 전면영상을 획득한다.

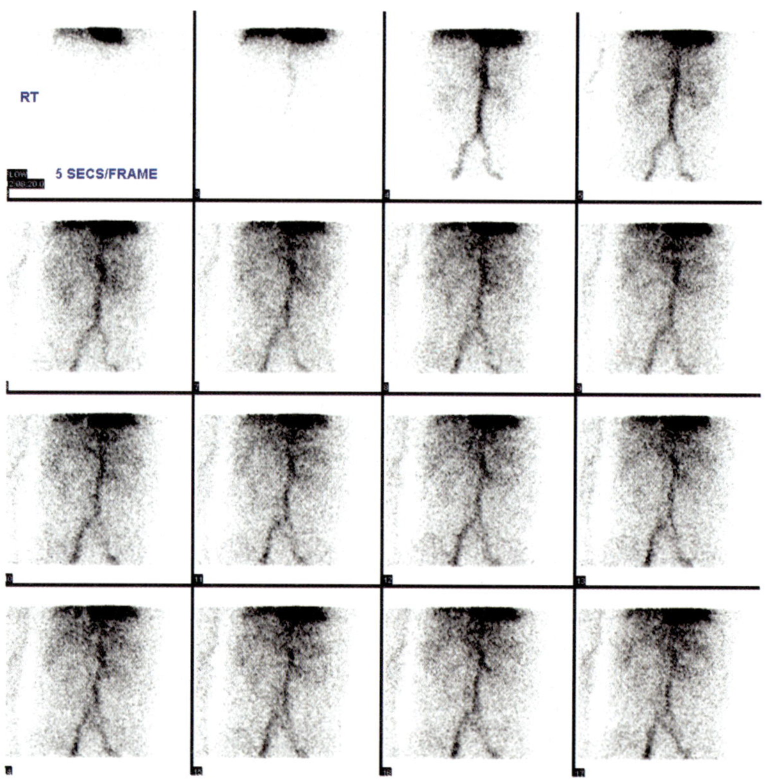

a. 2~5초/frame으로 30화면의 ^{99m}Tc-phytate dynamic image 동적영상 재구성

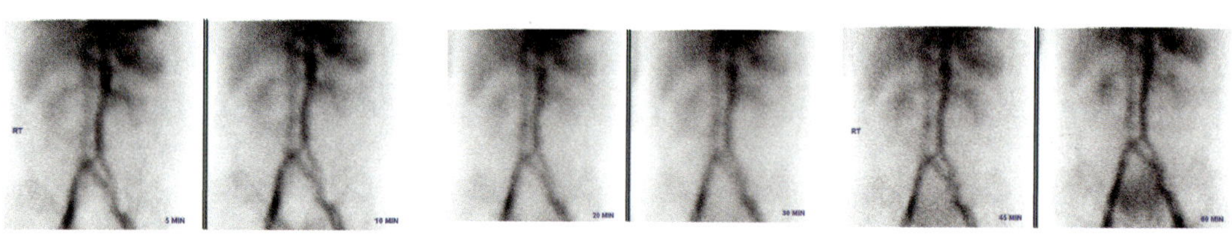

b. 75 ~ 100만 계수의 5, 10, 20, 30, 45, 60분 정적 전면영상

그림10-25 위장관출혈 신티그라피(Gastrointestinal Bleeding Scintigraphy)

초기영상은 골반과 배(복부) 중앙이 포함되고 간(liver)하단만이 포함되도록 검출기를 조정하여 위치한다. 출혈병소가 발견되면 병변부위에 국한하여 촬영하고 만일 출혈부위가 발견되지 않으면 윗배도 촬영한다. 이때 간(liver)과 지라(spleen)를 포함하여 100만 계수로 한다. 윗배의 간과 지라를 포함한 촬영에도 출혈부위를 찾지 못하였을 때 지라굽이(비결장곡, splenic flexure of colon)와 좌상복부를 잘 보기 위하여 좌전사위(LAO)로 촬영한다. 좌전사위(LAO)의 촬영영상에도 발견되지 않으면 30 ~ 45분 뒤에 지연영상을 촬영한다. 만약 출혈부위가 간이나 지라의 강한 방사능에 가려서 보이지 않을 경우에는 지연영상에서 아랫배로 흘러내려와 보이는 경우도 있다.

표지된 적혈구를 이용했을 경우 dynamic acquisition은 matrix size 128 × 128, 3sec/frame, 20 frame, 60 sec으로 설정하고 표지된 적혈구를 순간주사와 동시에 복부의 관류영상을 획득한다.

관류영상획득에 이어 주사 후 5 ~ 10분 간격 1시간까지 static acquisition은 matrix size 128 × 128, 30 sec/frame, 30 frame 15분으로 100만계수의 전면상을 획득한다. 출혈부위가 있으면 방사능의 장관내(intraluminal) 이동을 확인하는 추가영상을 획득한다. 출혈부위를 찾지 못했을 때 1시간마다 12시간까지 지연영상을 촬영하고 출혈부위가 의심되면 장관내 이동을 확인한다. 그리고 위(stomach)에서 분비된 유리$^{99m}TcO_4^-$(과산화테크네슘)와 요로계에서 배출되는 과산화테크네슘 등의 혈액풀과 출혈부위와는 확인해야한다. 이들은 시간이 경과해도 장관내 이동이 보이지 않는 것이 특징이다.

교질법이나 표지된 적혈구법 어느 것을 이용하든 필요에 따라서 우전사위, 좌전사위, 양측면상, 후면상을 획득할 수 있으며 표지된 RBC를 이용할 경우 2시간, 4시간, 24시간의 지연영상을 획득할 수 있다. 또한 방사선 옥소조영제를 이용하여 검사한 환자가 24시간 이내에 RBC검사를 시행할 경우 표지효율(labelling efficiency)이 떨어질 수 있으며 표지율을 확인하기 위해 갑상샘영상을 촬영하여 확인한다.

5) 임상영상(Clinical Images)

(1) ^{99m}Tc-phytate GI Bleeding Scan 영상

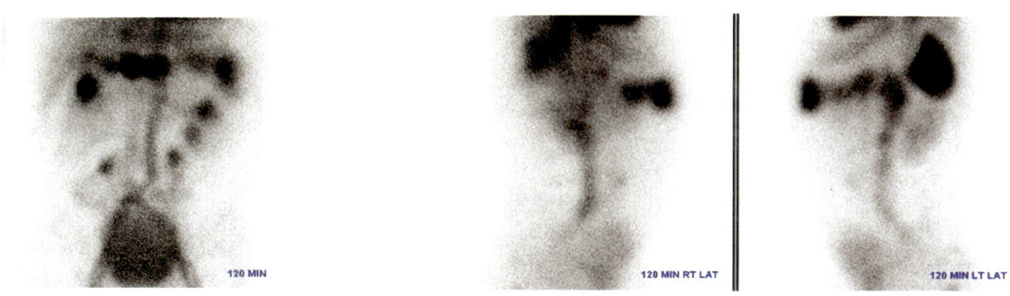

120 min　　120 min Rt lat　　120 min Lt lat

[Conclusion]
Active bleeding in colon.

[Reading]
GI BLEEDING SCAN USING ^{99m}Tc-phytate:
The first scan using ^{99m}Tc-phytate shows no definite abnormal extravasation of activity in the abdomen up to the 60 minute-image.
The following scans acquired at 120 minute post-injection show abnormal accumulation of radiotracer in distal ascending, transverse and descending colon area.
Bleeding focus is considered as colon.

그림 10-26 ^{99m}Tc-phytate GI Bleeding Scan 영상

(2) ^{99m}Tc-RBC GI bleeding scan 영상

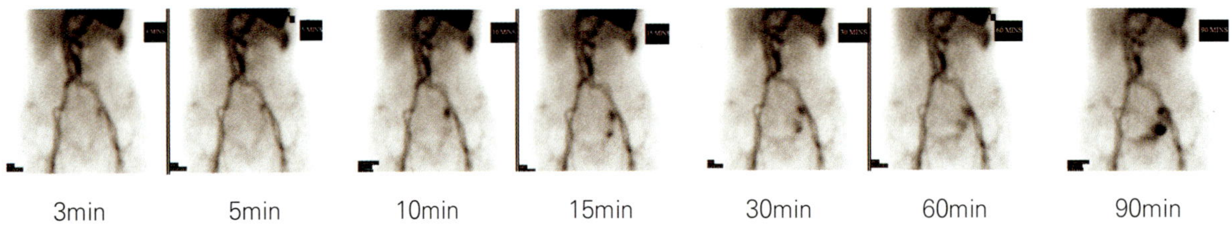

Conclusion: Bleeding focus in the left lower quadrant.
- Suggesting ileal artery or distal jejunal artery bleeding.
  Ddx. Superior rectal or hemorrhoidal artery bleeding.

[Reading]
GI bleeding scan
C.I: Melena

^{99m}Tc-RBC 주사 후 3분, 5분, 10분, 15분, 30분, 60분, 90분에 복부 전면영상을 획득한 영상이다. 3분과 5분 영상에서 Cardiac Blood Pool과 Great Vessel의 정상적인 Activity가 보이고 10분 영상에서 Left Lower Quadrant에서 Abnormal Focal Activity가 분명하게 관찰된다. 15분~90분 영상에서는 보다 아랫쪽으로 그리고 아랫쪽에서 오른쪽으로 이동하는 양상을 보이고 있다.

90분 영상에서는 Extravascular Focal Activity가 보다 강화되어있으며 이는 Bowel 내로 흘러들어가는 Bleeding으로 생각된다. 위치상으로는 Sigmoid Colon과 Distal Ileum을 생각할 수 있겠다. 그러나 환자가 Hematochezia가 아니라 Melena로 Presentation하는 점을 고려한다면 Superior Rectal Artery나 Hemorrhoidal Artery의 Bleeding 보다는 돌창자동맥(회장동맥, ileal artery) 또는 Distal Jejunal Artery 부위의 Bleeding일 가능성이 높은 것으로 판단할 수 있다.

그림 10-27 ^{99m}Tc-RBC GI Bleeding Scan 영상

6) 영상응용(Image Applications)

위장관 출혈 검사상 양성으로 판독하려면 표지된 방사성의약품이 혈관 외로 유출되는 국소부위의 발견에 이어서 장관내에서 아래로 이동함이 있어야한다. 출혈부위가 있으면 영상을 추가하여 방사능의 장관내(intra luminal) 이동을 확인한다. 출혈부위를 찾지 못하였을 경우 1시간마다 12시간까지 지연연상을 획득하여 출혈부위가 의심되면 장관내 이동을 확인하기위한 추가영상을 획득한다. 위장관출혈 검사는 환자의 충분한 수분공급(hydration)을 유지해야 한다. 혈액량이 감소한 경우 출혈의 가능성도 줄어들어 검사상 양성율이 낮기 때문이다. 위장관출혈 검사와 수혈량에 관계에서 지연영상에서 양성을 보인 경우는 음성인 경우에 비하여 수혈요구량이 많았다.

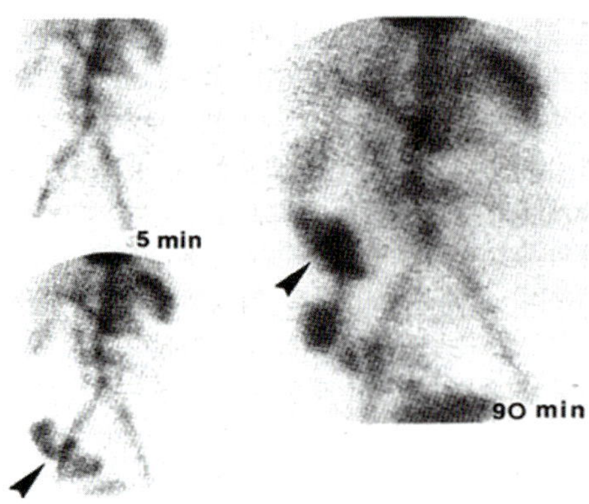

화살표의 회장말단부에서 출혈을 보여주는 ^{99m}Tc-RBC스캔 소견으로 우하복부(배)에서 시작한 ^{99m}Tc-RBC의 누출이 시간의 경과에 따라 상행결장쪽으로 진행하고 있다.

그림 10-28 ^{99m}Tc-RBC스캔

(1) ^{99m}Tc-황교질 스캔

^{99m}Tc-sulfur colloid(황교질) 스캔으로 병소를 찾을 수 있는 최소 출혈량은 ^{99m}Tc-황교질 주사 후 5 ~ 10분 이내에 출혈이 일어난다면 0.05 ~ 0.12 mL/분의 소량으로 알려져 있다. 이는 동맥조영술의 0.5 mL/분 보다 더 적은 양이다. 이처럼 위장관 출혈진단에 동위원소 스캔이 가장 예민한 방법임을 알 수 있다. 뿐만 아니라 방법이 간단하고 비침습적이며 수시로 재검이 가능하므로 바소프레신(vasopressin)등의 투여 후 효과판정에 이용될 수 있다.

단점으로는 간(liver)과 지라(spleen)에 주로 섭취됨으로 상부위장관(샘창자와 상부공장)과 큰창자의 간결장곡(오른창자굽이), 비결장곡 등의 출혈병소를 찾기 어려우며 또한 ^{99m}Tc-황교질이 혈액 내에서 빨리 제거되므로 간헐적 출혈의 발견이 어렵다는 단점이 있다.

(2) ^{99m}Tc-표지적혈구법

출혈부위와 주위 배후방사능 사이의 대조도가 불량하고 상당량의 유리$^{99m}TcO_4^-$(과산화테크네슘)가 존재하여 다량의 출혈이 아니면 찾을 수 없는 단점이 있다. Alavi의 보고에 의하면 30 ~ 60 mL이상의 출혈이 있는 경우에만 양성으로 나타난다고 한다. 그러나 주사 후 12시간 또는 24시간까지 검사가 가능하여 간헐적인 위장관 출혈의 진단에 더 유리한 방법이다.

5. 위점막 신티그라피(Meckel's Scan) (Gastric Mucosa Scan: Scintigraphy for Meckel's Diverticulum)

이소성 위점막이 가장 흔히 발생되는 곳은 돌창자 곁주머니(멕켈게실, Meckel's diverticulum)와 Barrett이다. 돌창자곁주머니는 우하복부(우측하부 4분의1, right lower quadrant)에 존재하므로 Meckel's Scan영상에서 우측복부의 중앙부위에서 아랫배(하복부, hypogastrium)에 열소로 나타난다. 소아 위장관 출혈의 중요한 원인 중 하나로 돌창자(회장, ileum)에 위치하고 출혈을 일으키는 Meckel's 게실은 거의 모두 위벽측세포(gastric parietal cell)를 포함하고 있으며 산분비로 궤양(ulcer)을 초래한다. 위점막은 $^{99m}TcO_4^-$를 옥소처럼 위점막(gastric mucosa)인 점액(mucous) 생산세포(producing cell)에 능동적으로 농축(concentration)하며, 분비하는 기능을 갖고 있어 위점막 스캔에 이용된다. 따라서 위점막 스캔은 병소가 양성상으로 보이며 위점막 기능을 포함한 돌창자에 위치한 돌창자 곁주머니의 이소성 위점막(ectopic gastric mucosa)유무 평가하기 위한 검사로 위장관출혈이 있는 환자에서 내시경검사나 엑스선 검사로 출혈부분이 발견되지 않을 경우 특히, 소아의 경우에 시행하여 돌창자곁주머니(멕켈게실, Meckel's diverticulum)의 존재유무를 확인하는 검사이다. 또한 이소성 위점막으로 인한 질환과 수술 후 남아 있는 위점막을 찾아내는데 매우 유용하다.

1) 임상적 적응증(Indications)

- Meckel's 게실, Retained gastric mucosa
- Meckel's 게실의 출혈여부 확인

2) 전처치(Patient Preparation)

최소 4 ~ 12시간 이상 금식(NPO)해야 하며 위액분비를 억제시켜 $^{99m}TcO_4^-$가 작은창자 내로 이행을 억제하기 위하여 H_2 Blocker(cimetidine), 라니티틴(ranitidine) 등을 1 ~ 2일 전부터 투여한다. 즉 위점막의 $^{99m}TcO_4^-$의 농도를 증가시키기 위해 시메티딘은 검사 1 ~ 2일 전 20 mg/kg/일 경구투여하거나 검사 60분전 시메티딘 300 mg(어른)을 경구투여 또는 펜타가스트린(pentagastrin)을 스캔 15분 전 6 μg/kg 피부밑 주사하는 경우도 있다.

소변이 옷이나 몸에 묻지 않도록 주의하고 검사 전에 배뇨(voiding)하도록 한다. 1세(infants) 이전의 유아는 정상적인 수유시간 뺀 30분 금식(NPO)(검사 시간동안)한다. 시메티딘은 위점막에서 과테크네슘의 분비를 억제하여 배후 방사능을 줄이기 위해 사용되며, 펜타가스트린은 위점막의 과산화테크네슘의 섭취를 증가시키는 역할을 한다.

3) 방사성의약품(Radiopharmaceutical)

표 10-7 위점막 신티그라피에 사용하는 방사성의약품

방사성의약품	사용량	투여방법	집적기전	집적부위
$^{99m}TcO_4^-$	소아: 7.4 MBq/kg (200 μCi/kg) 성인: 370 ~ 555 MBq (10 ~ 15 mCi)	순간정맥주사	능동이동	위 점막

4) 검사방법(Procedure)

저에너지 평행구멍형, 고분해능 콜리메터를 이용하여 동적영상은 바로누운자세로, 정적영상은 바로누운자세 또는 옆으로누운자세(좌측와위, lt. decubitus)로 배와 골반을 포함한다. 동적영상은 $^{99m}TcO_4^-$ 순간주사(bolus injection) 후 즉시 2 ~ 5초/frame으로 60 sec동안 촬영한다. 곧 이어서 정적(static)영상을 얻기 위해서 static acquisition matrix size를 256 × 256으로 설정하고 곧바로 전면상으로 위와 방광을 포함한 복부(배) 전면을 5 ~ 15분 간격으로 2 ~ 3시간까지 50만 ~ 1,000만 계수영상을 획득한다. 획득 시 처음 획득한 정적영상을 기준으로 시간설정하여 5, 10, 15, 20, 25, 30분, 45분, 60분과 기타 영상을 얻으며 특히 소아 촬영 시 확대하여 영상을 획득한다.

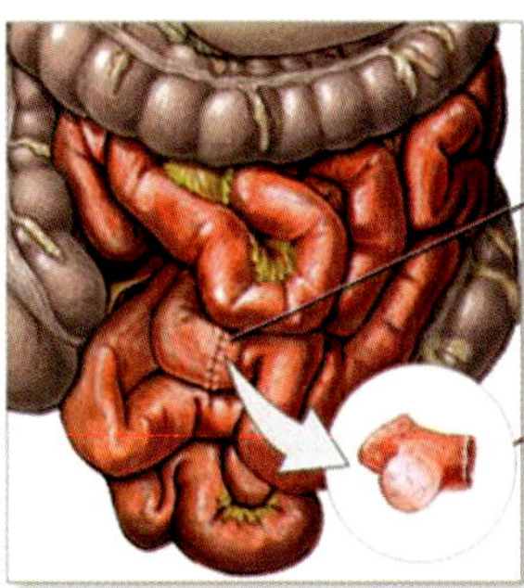

멕켈주머니(멕켈게실, Meckel's diverticulum)

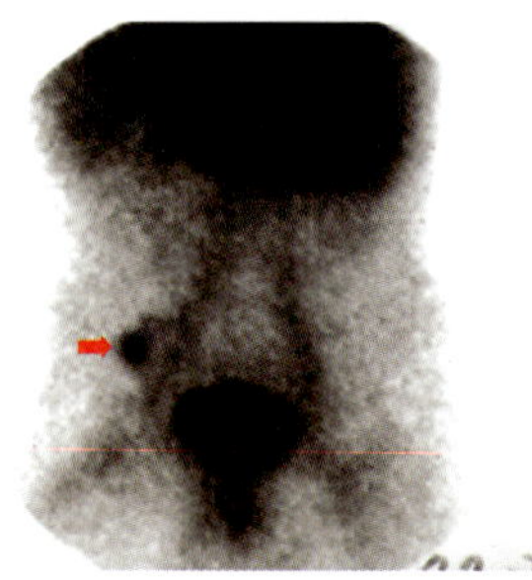

Meckel's Scan

그림 10-29 멕켈주머니와 정적스캔 영상

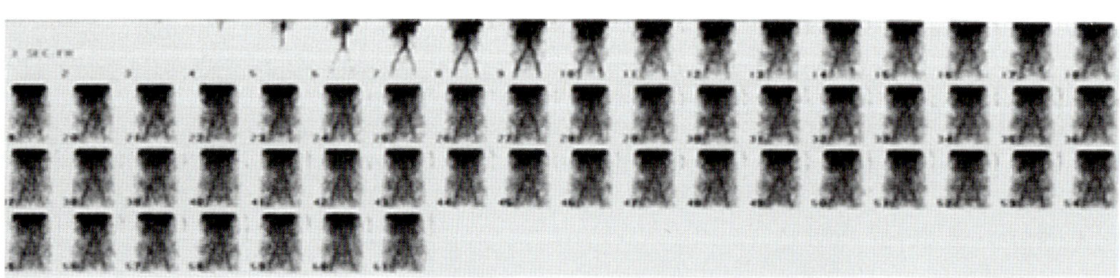

a. Meckel's Diverticulum Scintigraphy-동적영상

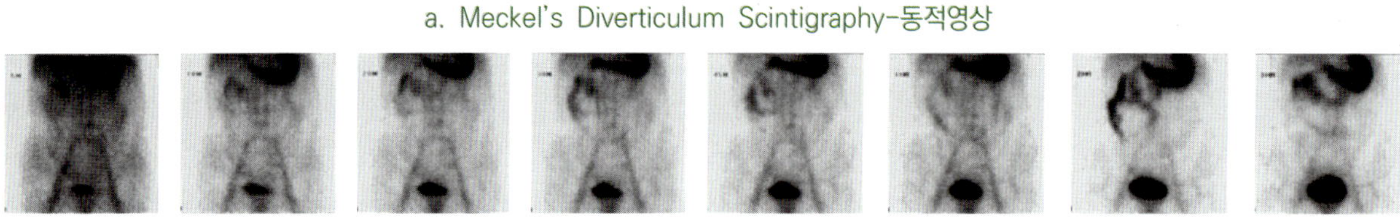

5분 10분 20분 30분 45분 1시간 2시간 3시간

b. 정적영상

그림 10-30 Meckel's Diverticulum Scintigraphy

필요에 따라 지연영상이나 SPECT촬영을 할 수 있다. 지연영상은 방광을 비운 후 ANT, RAO, LAO영상을 획득하고 필요에 따라 종료 후 옆으로누운자세(Lt down decubitus position)로 촬영한다.

SPECT acquisition은 matrix size 128 × 128, zoom:1.4, 30 sec/frame, 30 frame 15분, step & shoot으로 설정하고 SPECT를 시행하고 영상 재구성은 SPECT촬영시 back projection은 matrix size : 64 × 64, filter : hamming, cut off : 0.5로 환자에 따라 가변한다.

5) 임상영상(Clinical Images)

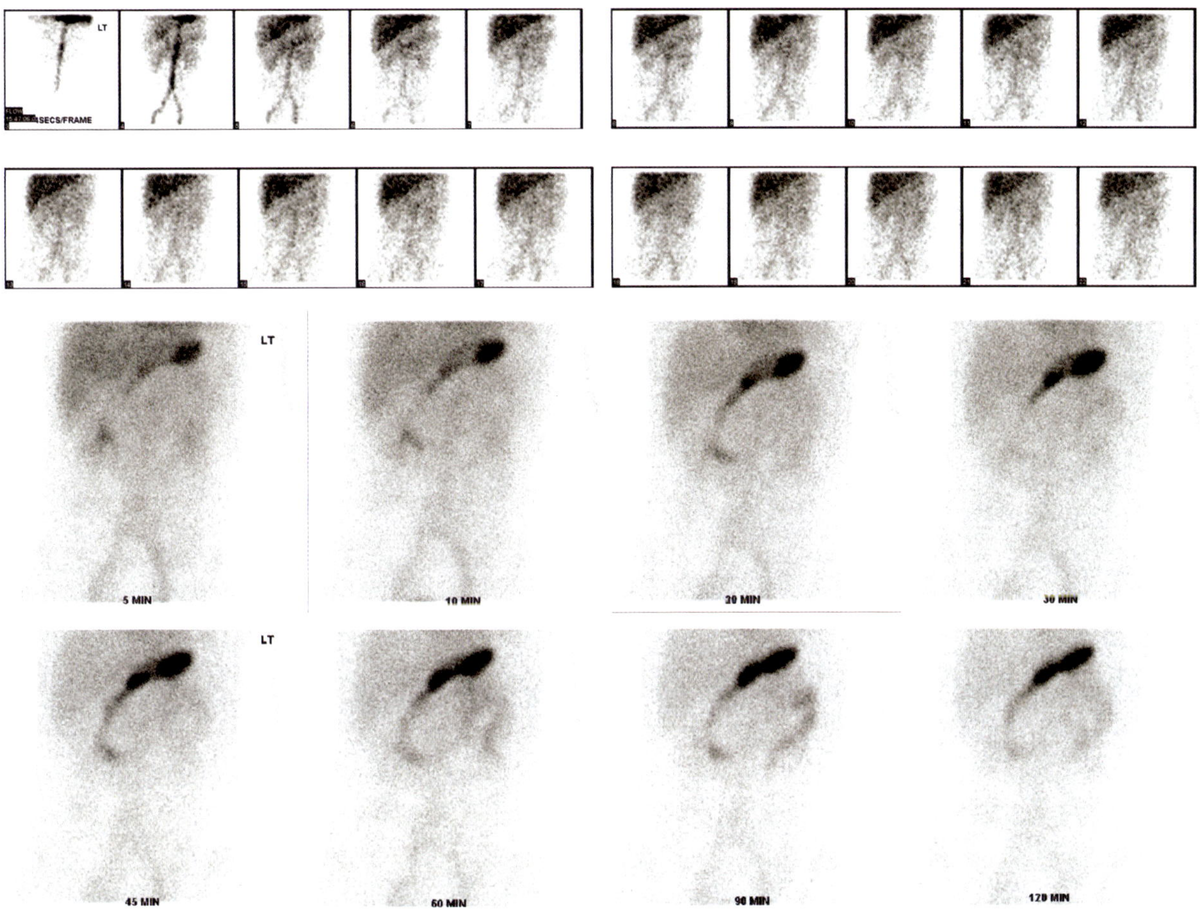

[Conclusion]
Negative for Meckel's diverticulum(ectopic gastric mucosa).
[Reading]
MECKEL'S SCAN:
C.I. hematochezia, r/o small bowel bleeding, Angiography상에서의 bleeding focus(−)
Tc-99m pertechnetate scan was done focused on the abdomen.
The dynamic images and serial images up to 2 hours show physiologic tracer distribution in the stomach and GI tract.
Tracers are noted in right upper abdomen in the early phase, suggesting tracer accumulation in the duodenum from the stomach.
No significant abnormal focal uptake is noted in the abdomen.

그림 10-31 Meckel's Scan

6) 영상응용(Image Applications)

Meckel's Diverticulum Scintigraphy는 경시적 검사로 보통은 동적영상과 10, 20, 30, 60분 스캔을 주로 시행한다. 정상적으로 위점막이 나타나고 혈액 내 배후방사능과 방광의 방사능으로 인하여 복부전체에 불규칙적으로 보인다. Pentagastrin은 위점막의 과테크네슘 섭취를 증가시키고, Cimetidine은 위점막의 과산화 테크네슘 유리를 방지한다, Glucagon은 장운동을 억제함으로서 위점막 및 위장 내에서 과테크네슘의 정체를 일으킬 수 있어 이러한 약제들의 사용으로 위점막 스캔의 진단율을 향상시킬 수 있다.

돌창자 곁주머니는 스캔상 우측복부의 중앙부위 내지 우하복부에 주사 후 5 ~ 20분 사이에 열소(hot spot)로 나타난다. 식도 점막은 정상적으로 편평상피세포로 되어 있으나 만성적인 위-식도 역류가 있는 경우 위점막인 주상세포로 대치된다. 이를 바레트식도(Barrett's esophagus)라 하며 식도하단부에 위점막 세포가 존재하므로 $^{99m}TcO_4^-$를 투여하여 진단할 수 있다. 바레트식도 촬영 시 $^{99m}TcO_4^-$ 5 mCi 투여 후 침을 삼키지 않도록 주의한다. 과산화테크네슘은 타액이 섞여서 분비됨으로 침을 삼키는 경우 위양성을 나타낼 수 있어 주의를 요한다. 필요 시 촬영 전 물을 마시게 함으로서 진단의 정확도를 높일 수 있다. 또한 조영제 투여검사인 작은창자, 큰창자촬영 등을 시행하기 전 위점막스캔을 먼저 시행해야 한다.

(1) 바레트식도(Barrett's Esophagus)

바레트식도(Barrett's esophagus)를 위한 검사로 식도하단부에 위점막 세포가 존재하므로 $^{99m}TcO_4^-$ 185 MBq(5 mCi)를 정맥주사 후 위식도 부위를 촬영하고 위식도 경계부위의 상부식도 쪽에 방사능이 나타나면 바레트식도로 판정한다.

6. 배막정맥 단락개존(Peritoneovenous Shunt Patency); LeVeen Shunt Study

배막정맥단락은 난치성의 복수치료를 위하여 배막안(복막강, peritoneal cavity)으로부터 목정맥(jugular vein)을 통하여 오른심방(right antrium)까지 연결한 통로이다. 흡기 시에는 배막안(intraperitoneal) 압력이 가슴우리안(흉곽내, intrathoracic)의 정맥압보다 높아서 복수가 정맥계로 흘러 들어가지만 반대 경우는 정맥계에서 배막안쪽으로 역류하지 못하도록 일방판막(one-way valve)이 되어있다. 이 단락의 가장 흔한 작동실패의 요인은 섬유소물질(fibrinoid materal)에 의한 배막안 말단쪽 폐쇄이고 LeVeen shunt는 비 흡수성 표지입자의 움직임을 추적하여 복막강과 정맥계 또는 기타 신체공간의 연결개통성을 평가하는 검사이다.

1) 임상적 적응증(Indications)

- 복막정맥 단락개통성 평가
- 복막강과 다른 연결의 개통성 평가

2) 전처치(Patient Preparation)

특별한 전처치는 없다.

3) 방사성의약품(Radiopharmaceutical)

표 10-8 배막단락개존 신티그라피에 사용하는 방사성의약품

방사성의약품	사용량	투여방법	집적기전	집적부위
^{99m}Tc-colloid ^{99m}Tc-MAA	3.7 ~ 5.55 MBq(100 ~ 150 μCi)	단락저장고	-	허파, 간
	37 ~ 185 MBq(1 ~ 5 mCi)	복막강내		

4) 검사방법(Procedure)

(1) 단락저장고에 주사 방법

^{99m}Tc-colloid나 ^{99m}Tc-MAA를 단락저장고(reservior)에 25게이지 바늘로 100 ~ 150 μCi를 무균적으로 주사하여 소량의 복수가 역류되는지 확인하고 방사성의약품을 단락저장고에 주사하고 컴퓨터에 영상을 수록하여 간(liver)이나 허파(lung)의 관심영역(ROI)을 그려 시간방사능곡선을 나타낸다. 개존성(개통성, patency)이 유지되는 경우 계속적인 영상에서 간장(간, liver)의 그물내피계통(세망내피계, reticuloendothelial system; RES)에 ^{99m}Tc-황교질이 섭취되는 것이 나타난다.

(2) 배막안 직접주사 방법

^{99m}Tc-colloid나 ^{99m}Tc-MAA 1 ~ 5 mCi와 같은 비확산성 표식자를 배막안으로 3 ~ 5 mL 생리식염수와 함께 직접 주사하며 방사성의약품 투여 후 tube의 lower portion이 보이자마자 2초/frame으로 20화면의 영상을 획득하고 흐름(flow)이 늦는 경우에는 2분 간격으로 영상을 촬영하여 단락의 폐쇄여부를 확인한다.

단락이 정상기능을 보이면 주입된 ^{99m}Tc-MAA나 교질이 정맥 내에 들어가서 허파(lung)나 간(liver)에 방사능이 섭취되며 단락이 폐쇄되어 있으면 이들 장기에 방사성동위원소의 섭취가 보이지 않는다. 따라서 이후 1시간 후에 허파나 간의 영상을 촬영한 후 Tube가 보이지 않으면 5시간 지연영상을 촬영할 수도 있다.

대시야의 저에너지 고해상도(LEHR) 평행구멍형 조준기를 사용, 바로누운자세로 가슴과 배부위를 검출기 중앙에 오게 한다. 동적영상은 프레임 당 60 ~ 300초(60 ~ 300 sec/frame)로 1시간 또는 1시간 동안 5분 간격으로 촬영하거나, 환자는 좌우로 굴러 주입된 방사성의약품이 복수와 잘 혼합되도록 한 후 5분, 10분, 20분에 션트튜브 전체가 포함된 복부와 가슴의 전면영상을 500 ~ 1000 k 계수로 획득한다. 20분 획득 영상결과에 따라 이후 영상획득을 결정한다. 지연영상은 2h, 4h, 24h을 촬영할 수도 있다.

5) 임상영상(Clinical Images)

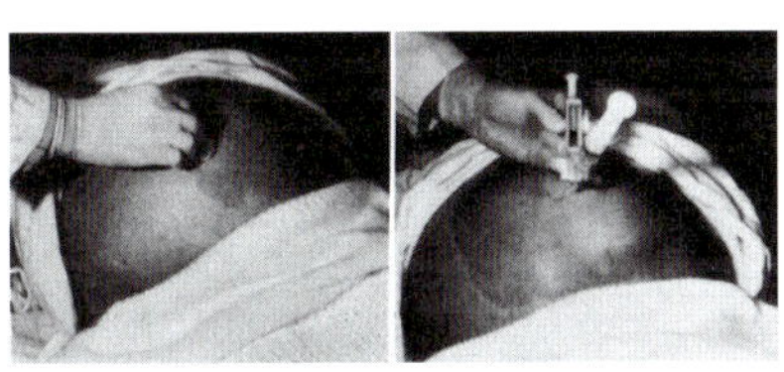

복강 내 주사
(intraperitoneal injection)

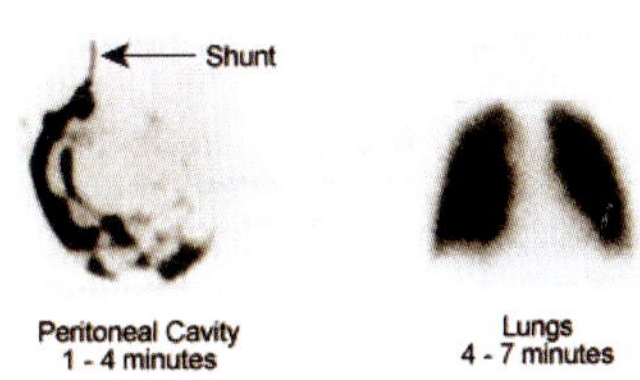

^{99m}Tc-MAA 투여
투여 4분 복강 내,
7분 션트 개방 식별

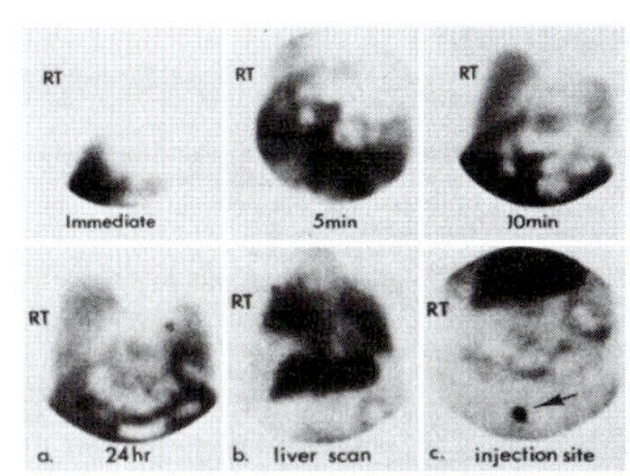

^{99m}Tc-sulfur colloid
MAA 복강 내 주사 후 SC 정맥주사

그림 10-32 LeVeen shunt

6) 영상응용(Image Applications)

단락이 정상기능일 때 정맥에 들어가서 허파(lung)나 간(liver)에 방사능이 섭취되고 단락이 폐쇄일 경우 허파나 간에 방사능 섭취가 되지 않는다. 복막정맥 단락개존 검사는 복강 내의 분포가 불규칙적이고 관찰기간이 오래 걸리며 간(liver)이나 허파(lung)의 방사능이 복강 내의 방사능에 의하여 잘 보이지 않는 단점이 있다.

Ⅳ. 간, 쓸개 영상검사

1. 간 신티그라피(Liver Scintigraphy)

간(liver)은 각종 미만성(diffuse) 질환 또는 국소성(regional) 질환이 많이 발생하는 장기이기도 한다. 최근 고해상도의 초음파나 컴퓨터단층촬영(computed tomography; CT), 자기공명영상(magnetic resonance imaging; MRI)의 발달로 우수한 해부학적 영상을 획득함으로써 국소 간질환과 쓸개진단에 많은 도움을 주고 있다.

간의 핵의학적 영상검사는 방사성 교질(radiocolloid)을 이용한 검사로 해부학적인 영상검사로 발견된 병소의 감별 진단에 유용한 조직해부학적(histological anatomy) 특성에 관한 정보를 제공한다. 급만성 간염(acute, chronic hepatitis)과 간경화증(liver cirrhosis)의 미만성 간질환에 있어 간의 크기, 모양의 변화를 쉽게 파악할 수 있게 하며 간의 전체적인 기능을 파악할 수 있다. 또한 높은 해상도의 SPECT는 예민도와 특이도가 향상되었다.

간신티그라피는 그물내피세포(세망내피세포, reticulcendothelial cell, Kupffer's cell)에서 교질입자(colloidal particle)를 식작용(phagocytosis)하므로 이루어진다.

1) 임상적 적응증(Indications)

- 간 또는 지라크기, 모양, 위치의 평가.
- 원발성 간암(hepatoma), 전이성 간암(metastasis), 간선종(hepatic cell adenoma), 국소결절 과형성(focal nodular hyperplasia), 농양(abscess), 혈관종(hemangioma) 기타 냉소나 국소열소를 나타내는 질환의 진단.
- 간염(hepatitis), 간경화, 알콜성간질환 등의 미만성 간질환(diffuse parenchymal liver disease)의 진단.
- 가로막 헤르니아(탈장, hernia), 가로막밑 고름집(농양, abscess), 복부외상(abdomen trauma).

2) 전처치(Patient Preparation)

특별한 전처치는 없으나 스캔 전에 바륨검사를 시행하면 장기 내 조영제가 감마선을 흡수하므로 이상소견처럼 보일 수 있어 바륨검사와 일정기간 피해야 하므로 주의를 요한다.

3) 방사성의약품(Radiopharmaceutical)

표 10-9 간 스캔에 사용되는 방사성의약품

방사성의약품	사용량	투여방법	집적기전	집적부위
^{99m}Tc-tin colloid ^{99m}Tc-sulfur colloid ^{99m}Tc-phytate	74 ~ 222 MBq (2 ~ 6 mCi) 185 MBq(5 mCi)	정맥주사	탐식작용	간, 지라(비장)
^{198}Au-colloid	5.92 ~ 7.4 MBq (160 ~ 200 μCi)			

^{99m}Tc-tin colloid(주석교질), ^{99m}Tc-sulfur colloid(황교질), ^{99m}Tc-phytate(피틴산) 등 방사성교질은 쿠퍼세포(Kupffer cell)에 의해 탐식된다. 과거에 이용되어온 ^{198}Au-colloid와는 달리 교질은 정상에서 주사한 양의 약 80%는 간에서 약 5 ~ 10%는 지라, 나머지는 뼈속질(골수, bone marrow)로 분포하며 이중 100 nm 이하는 골수에, 300 ~ 1,000 nm는 간에, 1 ~ 5 μm는 지라에 모인다. 이때 크기가 크면 혈중 청소율이 증가되는 경향이 있다.

^{99m}Tc-phytate(피틴산)는 정맥주사(phleboclysis)하면 인체 내에서 Ca^{2+}과 결합하여 일종의 입자를 형성하며, 거의 간에 분포하고 ^{99m}Tc-colloid보다 입자의 크기가 작아 뼈속질과 지라 분포가 상대적으로 적다.

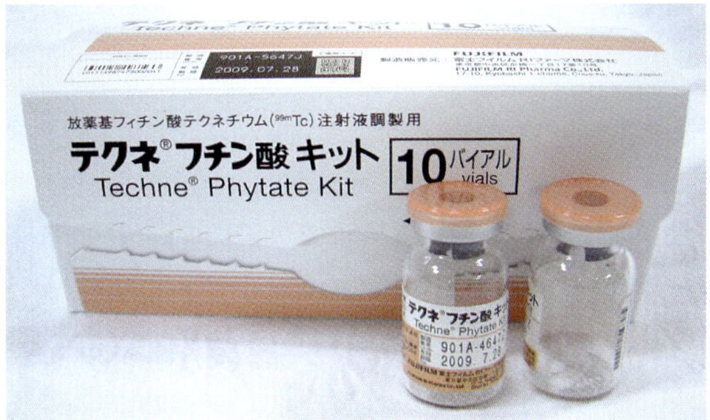

- Ca^{2+} – 혈액응고작용
- ^{99m}Tc-phytate는 식균작용에 의해 간에 집적하고 간의 형태학적인 검사에 주로 이용

그림 10-33 ^{99m}Tc-phytate 표지바이알

4) 검사방법(Procedure)

정맥주사 20 ~ 30분에 정적 간신티그라피(static liver scintigraphy)와 SPECT 간 영상이 있다. 순간정맥주사에 의한 동적 간혈류영상법과 항암제(anticancer drug) 주입펌프(infusion pump)의 도관(catheter)을 통한 주입방법으로 관류분포검사를 실시할 수 있다.

(1) 동적간혈류검사(Dynamic Blood Flow Imaging)

필요에 의한 동적검사로 순간 주사 후 2 ~ 3초 간격으로 60초간 초기에 빠른 동적혈류영상을 획득하면 간 혈류에 대한 정보를 추가로 획득할 수 있고 1분 후 혈액풀 영상(blood pool image)을 획득한다.

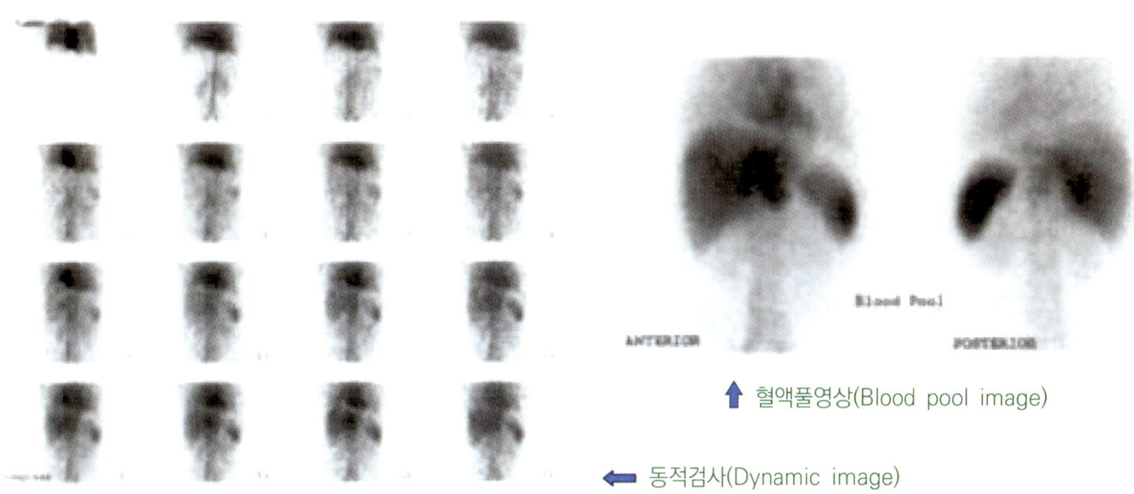

그림 10-34 동적간혈류검사(Dynamic Blood Flow Imaging)

(2) 정적 간 신티그라피(Static Liver Scintigraphy)

^{99m}Tc-화합물은 저에너지 고분해능 평행구멍형, ^{198}Au-colloid는 반감기 2.7일, 감마선에너지가 416 keV로, 고에너지 평행구멍형 조준기를 사용한다. 환자자세는 선자세를 원칙으로 하며, 환자상태에 따라 바로누운자세로 주사 5 ~ 30분 후에 간(liver) 전체가 포함된 명치부위(상복부, epigastrium)를 전면상, 우측면상, 후면상을 주로 촬영한다. 우전사위상(RAO)은 환자의 중심이 간과 지라가 충분히 포함되도록 하여 검출기 중심에 평행이 되도록 맞춘 후 검출기를 우측으로 25 ~ 30° 정도 회전시켜 영상을 획득한다. 우측면상은 양팔을 머리위로 올리고 검출기를 수직으로 하여 액와 중심선에 맞추고 한화면당 50 ~ 100만 계수(count)로 영상을 획득한다. 이때 50만 계수 또는 100만 계수를 얻는데 소요 시간을 시간설정(time setting)하고 필요시 RAO, LAO를 얻을 때도 동일시간으로 설정하여 영상을 획득한다. 또한 SPECT 촬영을 할 수도 있다.

간 스캔으로 간의 크기를 정확하게 측정하기는 어려우나 간의 크기를 측정하는 방법으로 칼돌기(xiphoid process)와 간의 우측연 사이의 중간지점에서 간의 종축을 재는 방법이 많이 쓰이며 납표지자(lead marker)를 이용하여 칼돌기에서 갈비뼈하연(inferior costal margin)에 놓아 간의 크기, 모양, 위치 다른 장기와의 상관 관계(비장과 간과의 관계)를 알 수 있다.

정맥주사 후 촬영시간은 간 기능 상태에 따라 조절하는 것이 좋으나 일반적으로 10 ~ 20분 후에 촬영하며 간경화(liver cirrhosis)와 같이 간 혈류량이 감소되고 기능이 나쁠수록 늦게 촬영하여야 간 주위조직에 대한 방사능비를 높일 수 있다.

① 임상영상(Clinical Images)

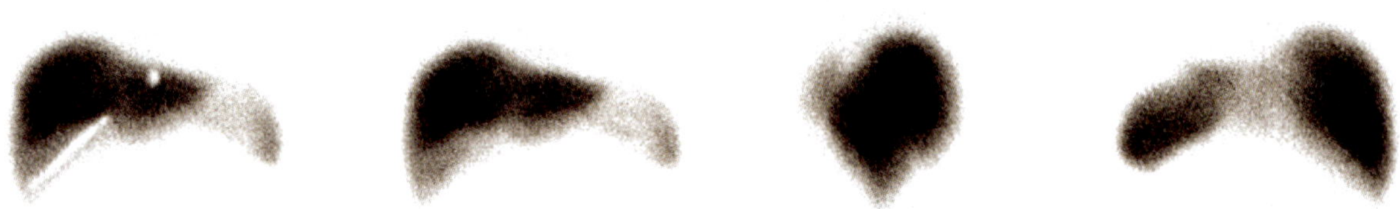

Ant marking　　Ant.　　Rt lat　　Post.

[Conclusion]
Negative study

[Reading]
Colloid liver scan with
Diffuse homogeneous uptake of liver without increased or decreased focal area.
Uptake pattern and size of liver and spleen is in normal range.
Normal background activity.

그림 10-35 ^{99m}Tc-colloid를 이용한 정적 간 신티그라피(Static Liver Scan)

(3) SPECT 간영상(Liver SPECT)

일반적인 사항은 정적 간신티그라피(static liver scintigraphy)와 동일하며 주사 후 약 30분 후에 단층(SPECT) 영상을 획득하고 SPECT 검사는 검출기가 환자를 중심으로 환자주변을 3 ~ 10°씩 보통 6° 간격으로 단계적이동하여 360° 촬영하여 횡단면, 시상면, 관상면을 재구성 한다.

SPECT acquisition은 matrix size : 128 × 128, zoom: 1.4, 30 sec/frame, 40 frame 20분 step & shoot 촬영조건으로 설정하여 촬영한다. 영상 재구성은 back projection, matrix size: 128 × 128, filter: hamming, high cut: 1.0 reconstruction을 할 때 upper & lower limit을 간(liver)이 포함되도록 하고 중심선(center line)을 맞춘 후 병소(region)가 잘 보이는 부분을 캡쳐(capture)한다.

① 임상영상(Clinical Images)

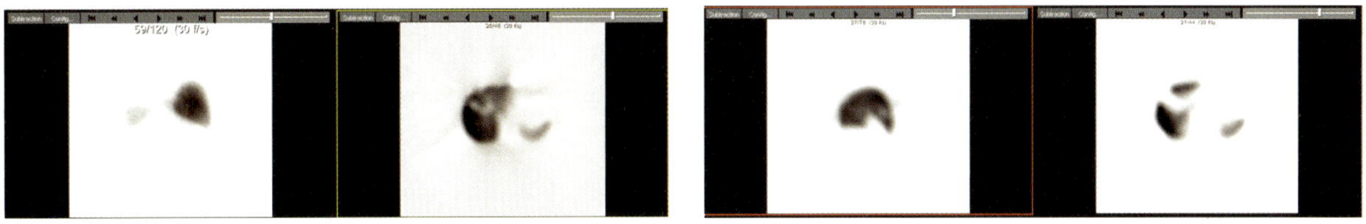

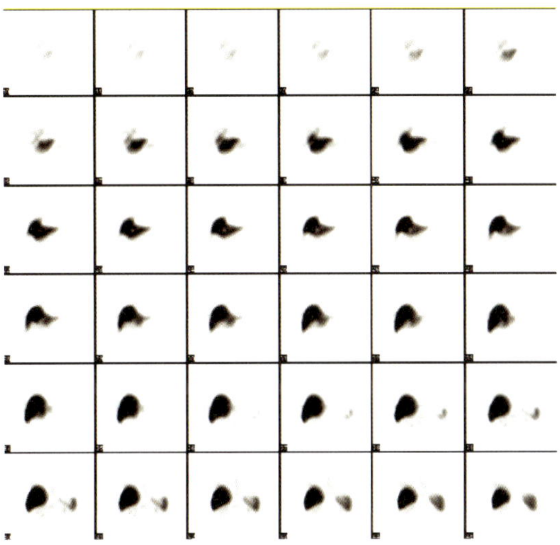

coronal view

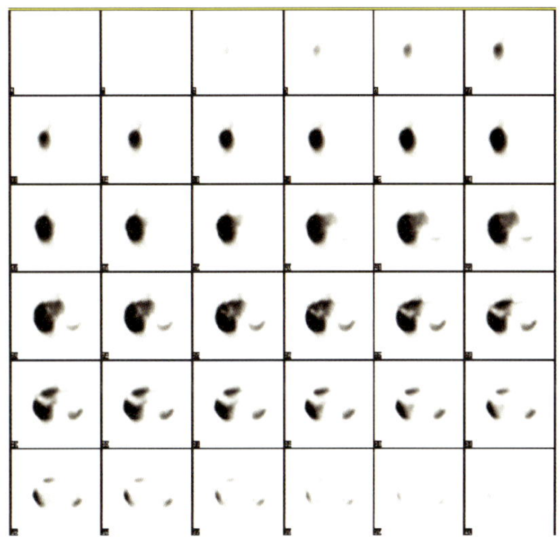

transverse view

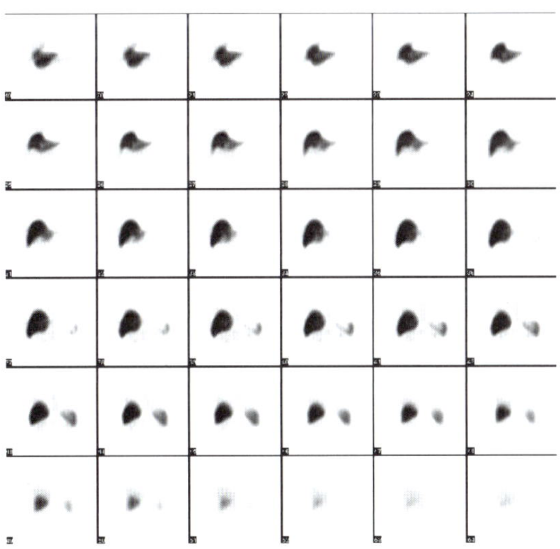

coronal view

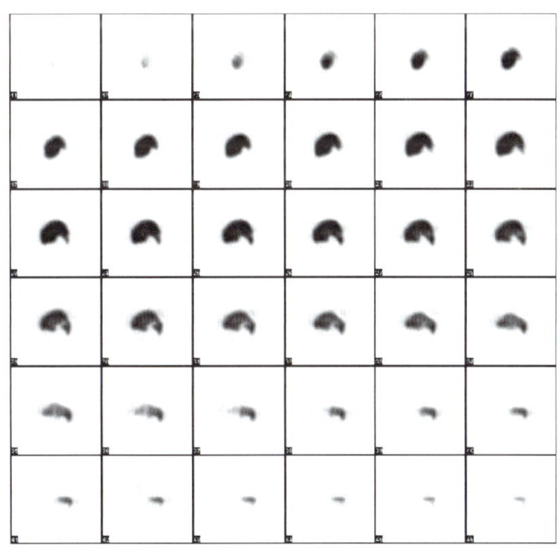

sagittal view

[Conclusion]
Compatible with accessory spleen, splenic hilum region.

[Reading]
Tc-99m Phytate colloid Liver-Spleen SPECT.
Clinical info : R/O Accessory spleen.
After injection of Tc-99m phytate colloid, SPECT images of upper abdomen were obtained.
There noted small faint uptake in the splenic hilum.

그림 10-36 SPECT 간 영상(Liver SPECT)

(4) 간동맥 관류신티그라피(Hepatic Artery Perfusion Scintigraphy)

간(liver)내 악성종양에서 간동맥 내에 직접적인 항암제 주입이 많이 시행되고 있으며 이로 인해 간내 종양에만 관류되도록 간동맥 내에 도관이 잘 위치해야 한다. 따라서 37 MBq(1 mCi)정도의 ^{99m}Tc-MAA을 이용 항암제 주입펌프의 도관을 통해 서서히 주입하면 간 관류분포에 대한 영상을 얻을 수 있다. 분석은 후면상에서 관심영역(ROI)을 이용하여 간과 지라(spleen)를 각각 그린다. 그리고 Lung Processing에서 후면상에서 관심영역(ROI)을 이용 Liver Ratio를 측정한다.

Region Ratio : Liver Ant.의 전체 ROI와 Post. Spleen 전체 ROI의 Ratio

$$\text{Region Ratio} = \frac{\text{Spleen}}{\text{Liver} + \text{Spleen}} \times 100 \qquad (10\text{-}5)$$

후면상(post)에서 간(liver)과 지라(spleen)를 그린다.

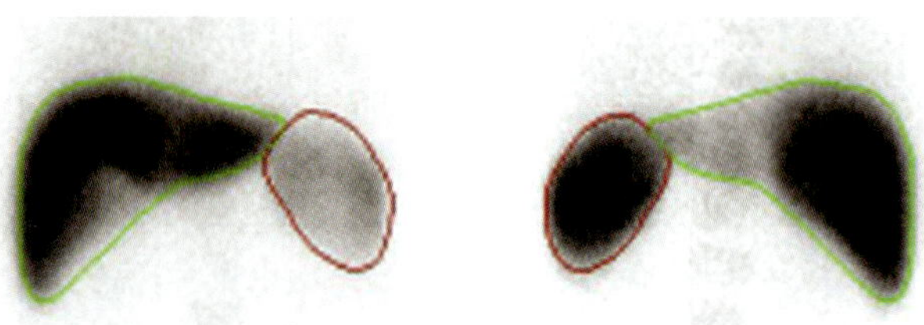

Ant. Post.

S/L Ratio : Post. Spleen의 hot pixel 주위 9 pixel average counts ROI와 Liver Ant.의 average counts와의 ratio. Liver는 ANT에서 Spleen은 POST에서 Size를 구한다.

그림 10-37 간과 지라의 전면과 후면상

5) 영상응용(Image Applications)

정상 간(liver)의 해부학적 구조 및 정상 간의 변화(normal variant)와 스캔에서 보일 수 있는 인공산물(artifact)에 대해 숙지하는 것이 매우 중요하다. 또한 사용 방사성의약품 종류, 촬영시 체위, 카메라 조건 등에 유의해서 간의 위치, 크기, 형태를 파악하고 동위원소 전반적인 분포상태, 국소병변의 유무 등을 자세히 관찰한다.

정상 간의 방사능 분포는 균일하며 평면영상(planar image)에서 간의 중앙부는 방사능이 높고 주변 경계부위로 갈수록 점차적으로 약해져서 집적분포가 완만하다. SPECT 영상에서 간내 정상구조가 평면영상에서 보다 더 잘 보이고 방사성교질을 사용했을 때 혈관이나 쓸개길(담도, biliary tract)이 국소결손으로 나타나는데 이러한 정상결손부위는 정상적인 혈관이나 쓸개길의 위치와 크기를 알고 횡단면(transverse), 관상(coronal), 시상(sagittal)중의 한 단면에서 선구조(linear structure)를 취하는 것을 보면 병변과 구별할 수 있다.

정상 서양인의 경우 간의 크기는 평균 15 ±1.4 cm으로 이보다 1 cm 이상 크면 간 종대(hepatomegaly)로 판정한다. 간의 상단에서 하단까지 최대 종축길이가 정상 성인에서 17 ± 2cm이다. 동양인의 경우는 정중선에 평행하게 최대길이가 되는 부위를 측정했을 때 우엽의 종축 길이가 10 ~ 16 cm(평균 13 cm), 좌엽은 5 ~ 10 cm(평균 7.4 cm)이다. 지라는 보통 최대길이가 12 cm 이상일 때 비종대(splenomegaly)로 판정한다.

소아에서의 대략적인 간의 크기는 $L = 8.8 + 0.46A$ (10-6)
(L: 빗장뼈중앙선에서 간의 종축길이, A: 연령)으로 측정된다.

일반적으로 선자세로 하고 환자의 상태에 따라 바로누운자세로 하기도 하며 여자의 경우 유방으로 인한 방사능감소로 공간점유병소처럼 보일 수 있으므로 유방을 위로 제치고 촬영한다. 그렇지 않으면 유방하연에 유방으로부터 광자산란에 의한 아크(arc)모양의 방사능증가(stripe sign)의 불필요한 음영(artifact)영상이 나타날 수 있다. 이외에도 혁대, 동전 등 금속물질(metal)로 인한 냉소(cold area)가 나타나지 않도록 주의한다. 심한 간기능저하 환자의 경우 간섭취가 늦으므로 주사 30 ~ 60분 정도 후에 영상의 농도를 높여 촬영한다.

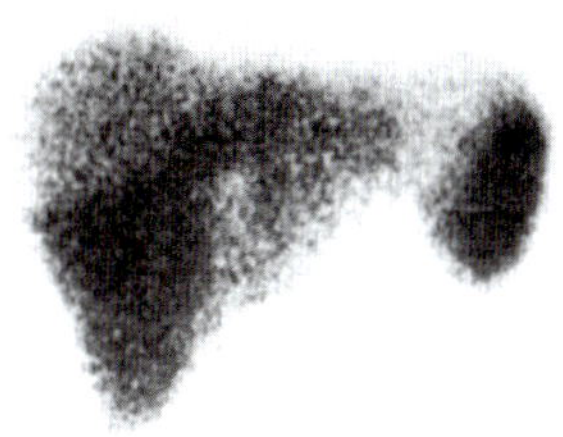

Anterior View로 유방으로인한 Artifact

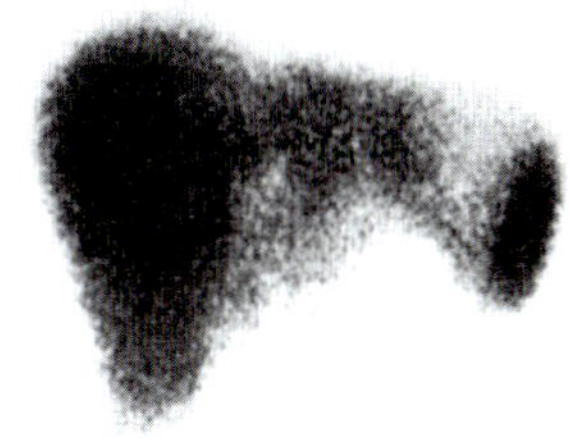

유방을 위로 올리고 획득함으로써 유방 음영을 제거한 Liver 영상

그림 10-38 유방에 의한 방사선 흡수로 나타난 Artifact

스캔 전에 바륨검사를 시행하면 바륨이 감마선을 차단하여 이상소견처럼 보일 수가 있으므로 일정기간동안 검사를 피해야한다. 환자자세는 바로누운자세가 보편적이지만 엎드리거나 서서 촬영할 수도 있다. 여러 방향에서 영상을 촬영할 경우 카메라 검출기를 돌려서 영상을 획득하는 것이 좋다. 간(liver)은 유연성이 있는 장기로 체위에 따라 간의 형태가 약간씩 달라지기 때문이다. 또한 들숨(흡기, inspiration) 및 날숨(호기, expiration) 호흡정지영상이나 누운자세나 선자세로 촬영한 영상을 비교하면 간의 유연성과 움직임을 평가할 수 있다. SPECT는 병변과 주위대조도가 증가되는 장점이 있으나 2 cm 이하의 병소발견이 어렵다. 국소 간질환 감별을 위한 간스캔이나 적혈구 스캔 시행시 SPECT는 필수적으로 시행해야 한다.

(1) 영상분석

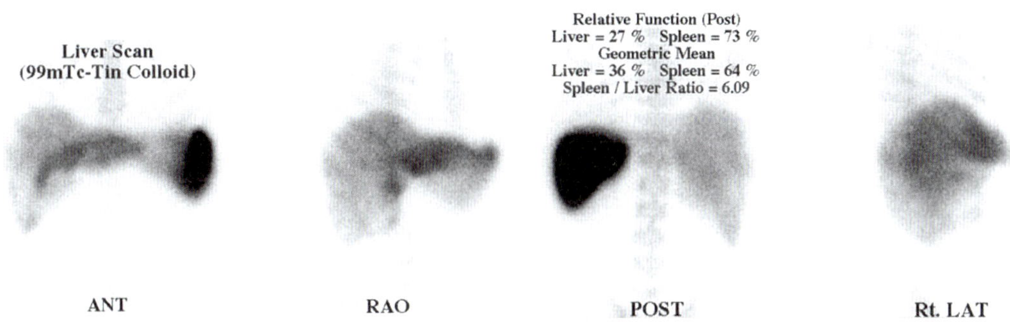

^{99m}Tc-Tin colloid 8 mCi 투여(I.V)후 30분 후에 검사 실시
간의 크기 및 위치 : Normal.
지라의 크기 및 위치 : Normal.
방사능 분포양상 : 골수(bone marrow)의 방사능(activity)이 증가되고 지라(비장, spleen)에 비하여 간(liver)의 uptake가 decreased 되어 있으며 heterogeneous uptake가 있음. Contour irregularity가 있음. S5의 ill-defined mass lesion에 cold defect가 관찰됨.

1) Cold defect in known hepatic mass → R/O Malignancy
2) Chronic hepatic parenchymal dysfunction

그림 10-39 Static Liver Scintigraphy

정상 간 스캔에서는 방사능 분포가 고르고 간의 중앙부는 방사능이 높고 우엽보다 좌엽에서 방사능 분포가 약간 저하되는 경우도 있다. 정상 간에서 길고 얇은 Riedel's lobe가 나타날 경우도 있으며 주위의 장기, 즉 갈비뼈의 측면(칼돌기), 쓸개(GB) 등에 의해 방사능이 감약된 양상으로 나타 날 수도 있다. 또한 위장이나 큰창자촬영 직후 바륨조영제에 의한 방사선흡수로 인한 결함과 여성의 경우 유방에 의한 흡수로 인해 불필요한 음영(artifact)의 발생이 나타나기도 한다. 이때 바륨조영제의 경우 기립상태로 촬영하여 불필요한 음영을 제거할 수 있으며 여성의 경우 유방에 의한 불필요한 음영은 유방을 젖히고 영상을 획득하면 없어진다. 정상인에서 교질은 간과 지라에 균등하게 분포되고 뼈속질(골수, bone marrow) 내에는 아주 미약한 분포로 나타나지만 종양, 낭종이나 고름집은 국소나 다발성 냉소부위로 나타나며 이소성 쓸개(ectopic gallbladder)는 왼 · 오른엽 어디에나 국소섭취결손으로 보일 수 있다.

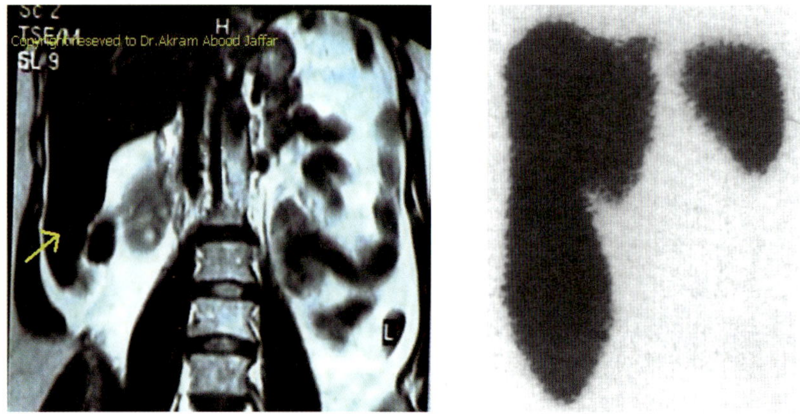

정상 간에서 길고 얇은 Riedel's lobe가 크게 나타나고 좌엽은 거의 없는 상태

그림 10-40 Riedel's lobe

간경화(liver cirrhosis), 간염(hepatitis) 등에서는 의약품의 불규칙 분포와 함께 간의 크기가 증가되며 뼈속질과 지라 내 방사능 분포가 상당히 증가되어 나타나고 대부분의 병변에서 농도가 감소되어 주위의 정상조직보다 냉소(cold lesion)로 나타나며 국소 병변뿐 아니라 간의 크기, 모양 및 전체적인 기능을 파악할 수도 있다.

(2) Normal Liver Scan Anatomy

전면상의 간은 삼각형으로 간문(portal hepatis)에 의해 오른과 왼엽이 만나는 부분의 결손이 보이며 또한 양엽의 두께차이로 인해 오른엽이 더 진한영상이다. 우측면상은 삼각형 또는 마름모(능형, rhomboid)로 보이고, 후면상 중앙은 척추 혈관에 의해 가려져 잘 보이지 않으며 지라는 좌측이 잘 보인다.

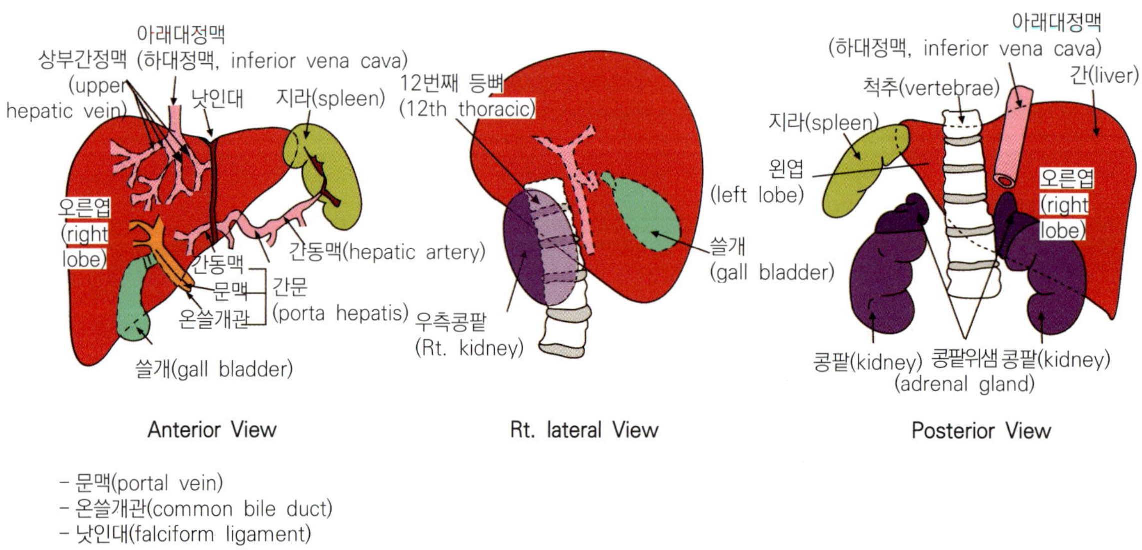

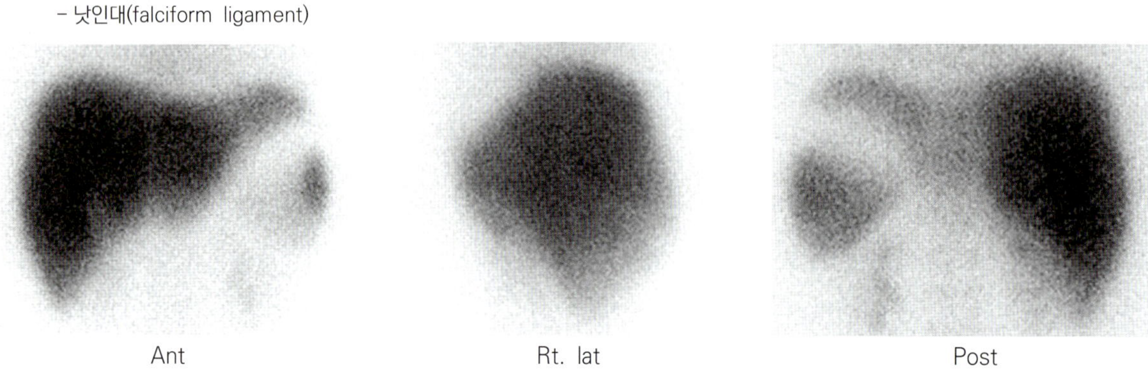

그림 10-41 Normal Liver Scan의 해부학적 위치(Ant, Rt. lat, Post)

2. 간 혈관종 신티그라피(Hepatic Hemangioma Scintigraphy)

혈관종(hemangioma)은 흔히 나타나는 간의 양성종양이며 보통 초음파나 단층촬영 시 예기치 않게 발견되나 악성여부를 진단하는데 어려움이 있다. 방사성의약품을 이용한 검사 시 혈관종 검사는 악성과 양성을 판단하는데 결정적인 정보를 제공한다. 혈관종은 증상이 없으며 치료가 필요하지 않기 때문에 간암, 간의 전이, 농양 등의 간내 공간점유병소 등과 신속히 구별 진단하여 치료방법과 예후를 결정함에 있어 매우 중요하다. 따라서 해부학적영상에서 혈관종이 의심되는 경우 ^{99m}Tc-RBC가 혈액풀을 만드는 원리를 이용하여 ^{99m}Tc-표지적혈구(RBC)을 이용하여 관류 및 혈액 풀 영상을 획득하여 확인한다.

1) 임상적 적응증(Indications)

- 악성과 양성 판단결정의 정보제공

2) 전처치(Patient Preparation)

환자의 특별한 전처치는 없으나 적혈구 표지시 약제(헤파린, hydralazine, prazosin, propranolol, methyldopa, digoxin, penicillin)에 의해 표지율 저하가 올 수 있으므로 약물 복용여부를 확인한다.

3) 방사성의약품(Radiopharmaceutical)

표 10-10 간 혈관종스캔에 사용되는 방사성의약품

방사성의약품	사용량	투여방법	집적기전	집적부위
^{99m}Tc-RBC ^{99m}Tc-HSA ^{99m}Tc-PYP	740MBq (20mci)	순간정맥주사	구획구분	혈관종 혈관계

방사성의약품 적혈구(RBC)를 표지할 때 환원제나 과테크네슘의 투여방법에 따라 체내표지법, 변형체내표지법, 체외표지법으로 구분한다. 작은 크기의 간 혈관종을 예민하게 진단하기 위해서 표지효율이 좋은 변형체내표지법이나 체외표지법을 사용하는 것이 좋으며 RBC표지의 가장 중요한 점은 유리된 ^{99m}Tc이 최소가 되도록 ^{99m}Tc을 적혈구에 완전히 표지하는 것이다.

4) 검사방법(Procedure)

(1) 동적영상(Dynamic Image)

방사성의약품을 순간주사하고 저에너지 평행구멍형 조준기를 사용하여 바로누운자세로 간(liver) 전체가 포함된 윗배(upper abdomen) 관류영상을 3 sec/frame 20화면을 획득한다.

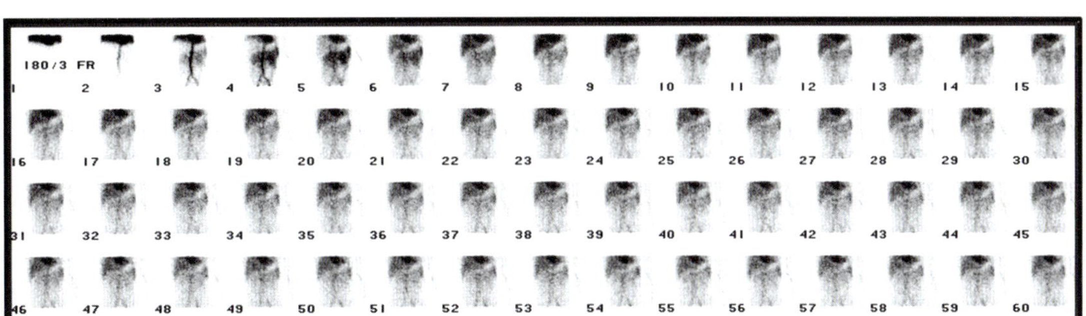

그림 10-42 혈관종 관류영상

(2) 정적영상(Static Image)

전면상에서 70만 계수로 촬영한 후 시간 설정하여 5분(혈액풀 영상), 10분, 15분, 20분, 30분 영상을 기록하고 이후 1시간, 2시간 영상을 획득한 후 필요시 우측면, 후면, 지연영상을 얻는다(보통 2, 20, 1h, 2h촬영).

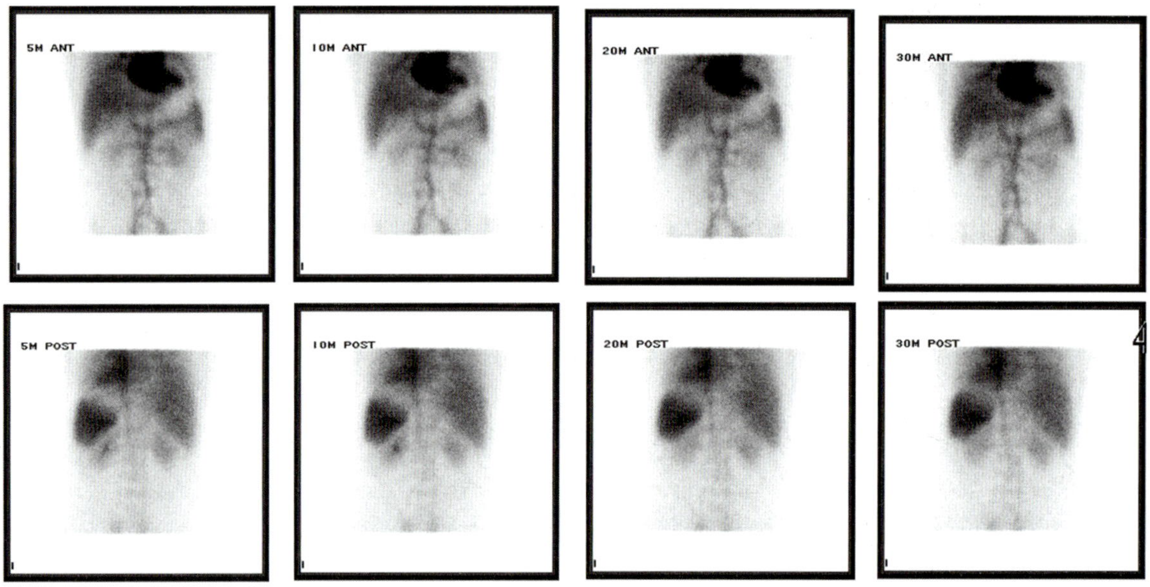

5분 Ant, Post 10분 Ant, Post 20분 Ant, Post 30분 Ant, Post

그림 10-43 5분, 10분, 20분, 30분 전, 후면 정적영상

(3) 지연영상(Delayed image)

정적영상 획득 후 주사시간으로부터 2~4시간 영상을 기록하고 필요에 따라 LAO 또는 Lt. Lateral 영상을 기록할 수 있다.

(4) SPECT 영상

30분 평면영상(planar imaging)획득 이후 주사 1시간에 20 sec/frame로 60화면의 투영을 360°로 획득하여 횡단면(transverse plane), 관상면(coronal plane), 시상면(sagittal plane)으로 영상을 재구성(reconstruction)한다.

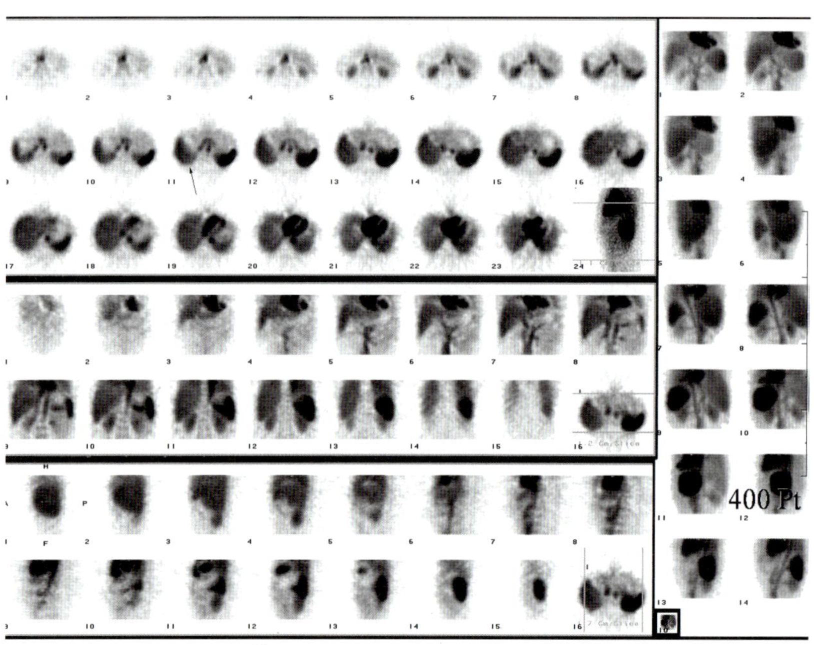

그림 10-44 ^{99m}Tc-RBC을 이용한 간 혈관종 SPECT영상

5) 임상영상(Clinical Images)

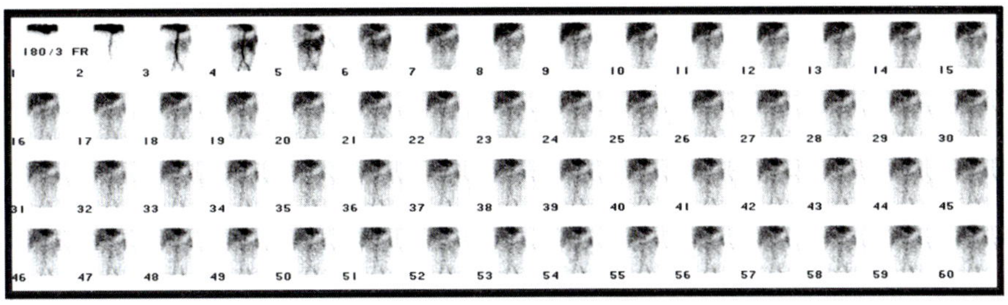

a. 동적영상(dynamic image)

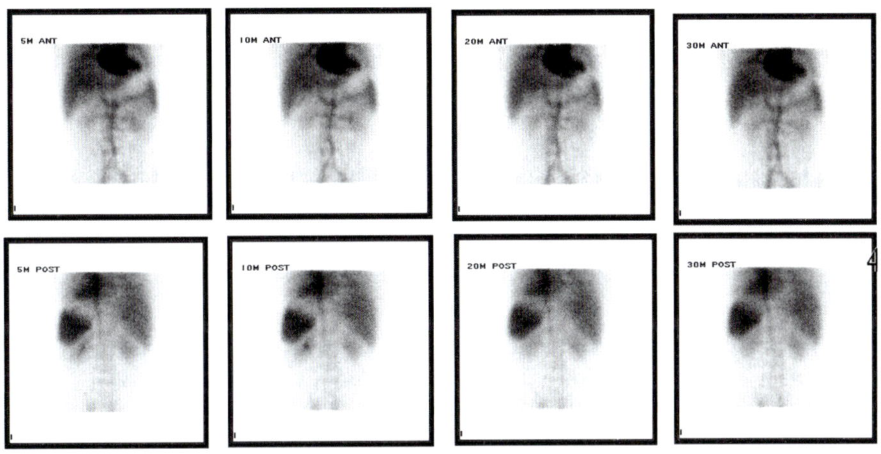

b. 정적영상(static image)

그림 10- 45 Hepatic Hemangioma Scintigraphy(^{99m}Tc-RBC)

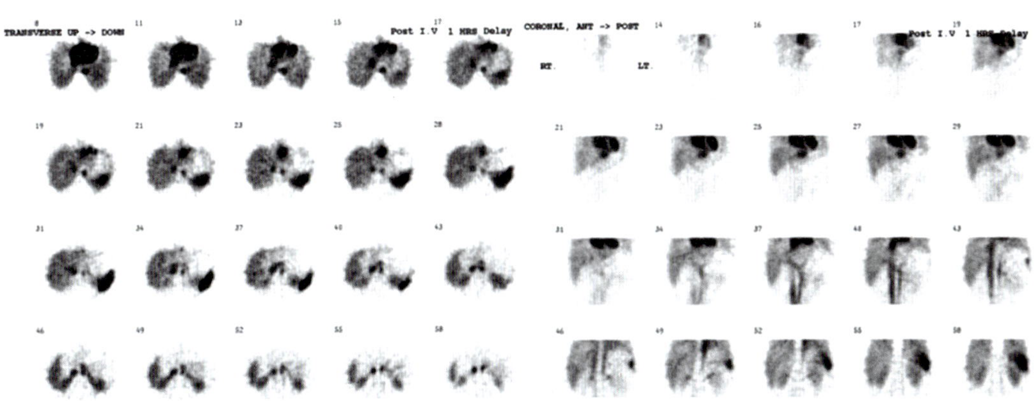

Coronal Transverse

그림 10-46 간 혈관종 SPECT(^{99m}Tc-RBC)

6) 영상응용(Image Applications)

혈관종(hemangioma)의 경우 혈관내부의 공간이 크고 혈류가 천천히 흘러들어 감으로서 초기 동적 관류영상과 혈액풀(blood pool)영상에서 방사능의 집적이 나타나지 않으나 시간이 경과함에 따라 지연영상(delayed image)과 SPECT영상에서는 방사능 집적이 점점 증가한다. 5분 내지 2시간 지연혈액풀(delayed blood pool image)에서는 결국 열소로 나타나지만 간암(hepatoma)이나 전이된 암(metastatic cancer)의 경우 지연영상(delayed image)에서 방사능 분포가 감소되어 나타난다.

3. 간담도 신티그라피(Hepatobiliary Scintigraphy)

^{99m}Tc-iminodiacetic acid(IDA)유도체인 방사성의약품은 음이온체와 결합하고 동시에 같은 음이온체를 운반하는 빌리루빈(bilirubin)과 경쟁적으로 작용하여 간세포(polygonal cell: hepatocyte)에 섭취된 후 쓸개즙과 함께 분비되어 쓸개와 쓸개길(담도)을 통하여 샘창자로 흘러가는데 이처럼 간세포(hepatocyte)에 섭취된 후 쓸개즙과 함께 분비되어 쓸개와 쓸개길을 통하여 샘창자로 흘러가는 성질을 갖는 방사성의약품을 추적자로 사용하여 간과 쓸개 및 쓸개길을 연속적으로 촬영하는 것이다. 따라서 간세포의 기능상태, 쓸개계통의 폐쇄여부, 쓸개의 기능과 쓸개관의 폐쇄 여부를 알아보고자 하는 촬영방법으로 Iminodiacetic Acid(IDA)계통의 유도체가 정맥 주입되면 혈청알부민과 결합하고 빌리루빈(bilirubin)과 비슷한 기전으로 음이온 운반체에 의해 간세포에 섭취되나 빌리루빈과 달리 담세관으로 분비되며 IDA계통의 표지화합물은 간의 실질세포에 능동적으로 이동하여 쓸개즙과 함께 이동한다.

1) 임상적 적응증(Indications)

간담도 신티그램은 급성쓸개염(acute cholecystitis)진단, 간 실질성 황달과 폐쇄성 황달의 감별, 쓸개관의 폐쇄여부와 쓸개의 기능평가 및 간담도계 수술 후 평가, 담도장문합술(biliary-enteric bypass)의 평가, 쓸개즙누출 확인, 쓸개절제술 후 증후군 진단, 만성쓸개염 진단, 쓸개기능 평가, 쓸개즙누출 진단, 선천성 간담도 질환의 진단검사에 이용한다.

2) 전처치(Patient Preparation)

검사 전 최소 4 ~ 6시간(소아의 경우 2시간 이상, 성인은 6시간 이상) 공복상태를 유지해야 하지만, 환자의 검사가 임상적으로 쓸개기능과 무관하거나 쓸개(담낭)절제술을 시행한 환자는 공복을 유지할 필요는 없다. 식사 후 2시간 이내에 검사할 경우 쓸개가 계속 수축되어 있는 상태로 방사성의약품이 쓸개로 흘러 들어가는 것을 방해하게 되고 24시간 이상 공복상태가 되면 쓸개 내의 내용물이 농축되어 쓸개즙의 쓸개 내 유입이 중단되어 쓸개가 나타나지 않으므로 24시간이상 공복시에는 의약품 투여 30분 전에 CCK(sincalide) 0.02 ㎍/㎏을 5분간 정맥주사 하여 쓸개의 내용물을 비우게 하면 물의 재흡수가 되고 쓸개즙이 유입됨으로서 위양성을 줄일 수 있다. 또한 지방식을 위하여 계란 1개 혹은 우유 250 mL 1 개를 미리 준비한다. 만일 같은 날 바륨(barium)을 이용한 위장검사가 있다면 Gastrointestinal (GI) Barium 검사 전에 실시하며 만일 바륨검사를 실시했다면 관장하고 실시한다.

3) 방사성의약품(Radiopharmaceutical)

간담도(hepatobiliary tract)를 영상화하는데 ^{131}I-rosebengal이 1955년 Taplin 등에 의해 소개된 후 많이 이용되었지만 환자 피폭증가와 영상의 질 저하 등이 문제였다. 이후 1975년 Harvey와 Lobery 등에 의해 HIDA(hepato-iminodiacetic acid, lidofenin)가 소개된 후 근래에 IDA(^{99m}Tc labeled imino-diacetic acid; IDA)계통을 ^{99m}Tc과 결합하여 이용함으로써 문제를 보완할 수 있게 되었다.

방사성요오드화 로즈벵갈(radioiodinated rose bengal)이나 테크네슘표지 IDA(^{99m}Tc labeled imino-diacetic acid ;IDA) 등은 대사기능을 가진 간세포에 의하여 선택적으로 추출되어 쓸개길로 배설되므로 간과 담도영상에 이용한다. 이처럼 간담도 내 능동적으로 집적하는 ^{99m}Tc-iminodiacetic acid(IDA)의 유도체에는 ^{99m}Tc-HIDA, ^{99m}Tc-DISIDA가 주로 표지화합물로 많이 사용되었고 최근 ^{99m}Tc-BrIDA(mebrofenin)가 주로 사용된다.

일반적으로 IDA유도체는 방사성의약품의 쓸개길을 통한 배설을 증가시키고 콩팥을 통한 배설을 감소시킨다. IDA 유도체 중 먼저 사용된 것이 HIDA로 주입량의 85%는 간에 의해 배설되며 15%는 장을 통해 배설된다.

^{99m}Tc-IDA유도체의 경우 대부분 185 MBq(5 mCi)로 충분하지만 혈중 빌리루빈(bilirubin)치가 증가된 경우 더 많은 양을 투여하는 것이 좋다.

^{99m}Tc-HIDA는 빌리루빈치가 5 ~ 8 mg/㎗ 이상이면 간섭취가 불량하여 영상을 얻는데 어려움이 있어 간담도계가 잘 나타나지 않아 적합한 의약품이라 할 수 없다. ^{99m}Tc-DISIDA는 혈중 빌리루빈치가 30 mg/㎗ 정도로 경쟁반

응이 높아 간담도가 잘 나타나며 콩팥을 통한 배설이 5%정도에 불과하다. 이와 같이 IDA복합체는 능동적 이동(친화성)에 의해 이동되며 빌리루빈치가 30 mg/dℓ 까지 영상이 가능하다. ^{131}I 로즈벵갈(^{131}I-rosebengal)은 반감기가 8일로 길고 에너지(364 keV)가 높아 환자에게 방사능 피해가 크고 영상의 질이 떨어져 잘 이용하지 않으나 소아에서 쓸개즙폐쇄(biliary atresia)와 간염(hepatitis)을 감별하기 위해 24 ~ 48시간 모은 대변에서 방사능을 측정할 때 반감기가 길기 때문에 이용되고 있다.

표 10-11 간담도 신티그라피(Hepatobiliary Scintigraphy)사용되는 방사성의약품

방사성의약품	사용량	투여방법	집적기전	집적부위
^{99m}Tc-DISIDA ^{99m}Tc-HIDA ^{99m}Tc-BrIDA	111 ~ 370 MBq (3 ~ 10 mCi)	정맥주사	능동이동	간담도
^{99m}Tc-PMT(pyri-doxyl-tmethyltryptopham)	185 MBq(5 mCi)			
^{131}I-rosebengal	74 MBq(2 mCi)			

* 쓸개 절제술 후 복부에 쓸개즙 누출을 보기위한 간담도 영상의 집적기전은 구획구분에 해당됨

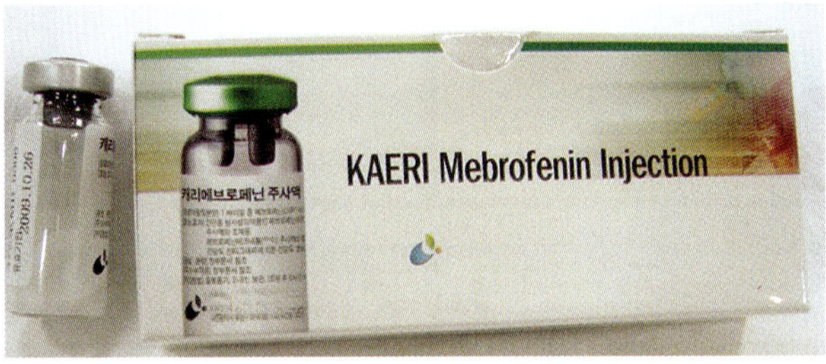

그림 10-47 ^{99m}Tc-BrIDA 표지바이알

간담도 검사에 이용되는 방사성의약품의 조건은 혈장(plasma)에서 빠른 시간 내에 간세포(hepatocyte)에 흡수되어 간담도로 신속히 이행되어야 하며 장(bowel)에서 흡수가 없고 콩팥(kidney)으로 배설이 적어야 한다. 이러한 조건을 만족하기위한 분자량이 300 ~ 1,000이여야 하며 만약 작은창자(small bowel)나 큰창자(large intestine) 바륨검사와 중복 시 간담도 스캔을 먼저 시행한다. 또한 금식(NPO)유지를 해야 하는 환자의 경우 지방식(fatty meal)을 보류한다.

4) 검사방법(Procedure)

(1) ^{99m}Tc-compound 이용 시

저에너지 평행구멍형 조준기를 이용하여 간, 쓸개, 샘창자 및 상부 작은창자가 포함된 간 전체 상복부 전면상(ant. view)을 방사성의약품 정맥주사 5분 후 바로누운자세에서 128 × 128 matrix, 50만 계수로 획득하고 5분 영상 획득시간을 시간설정(time setting)하여 10, 20, 30, 60, 90, 120분에 전면상을 획득한다(통상 5, 10, 20, 30, 60분 영상획득). 어린이의 경우 5, 10, 15, 30, 60, 90분 영상을 획득한다.

IDA계의 경우 처음 30분간은 5 ~ 10분 간격으로 촬영하고 이때 정상인의 경우 쓸개, 온쓸개관 그리고 샘창자가 나타나고 DISIDA의 경우 정상일 때 10 ~ 15분 뒤에 쓸개관이 보이며 40 ~ 45분에 최대 방사능집적이 나타난다.

60분 영상 후 쓸개는 보이나 장관의 배설이 보이지 않는 경우 지방식(fatty meal: 날계란 노른자 2개 혹은 우유 200 mL)을 먹이고 90분에 영상을 얻는다. 간내 국소질환이 의심되거나 쓸개길협착 또는 폐쇄가 의심될 때 또는 쓸개가 불분명할 때 필요에 따라 60분이나 120분에 우측면상나 후면상을 추가로 얻는다. 만약 쓸개가 쓸개관(담관, bile duct)과 겹쳐 보일 때에는 사위면상(oblique)을 얻는다.

쓸개와 오디조임근(Oddis sphincter)의 평가를 위해서는 쓸개에 ^{99m}Tc-IDA가 섭취되어 잘 관찰되면 쓸개의 수축력을 평가하기 위하여 지방식(fatty meal)이나 CCK(sincalide, cholecystokinin; CCK) 0.02 μg/kg을 3분에 걸쳐 정맥투여하고 1 ~ 2분마다 15분 동안 영상을 획득한다. 이때 정상쓸개의 수축정도는 쓸개자극방법 즉 지방식의 조성이나 투여속도에 따라 달라질 수 있다. CCK가 쓸개수축을 일으킬 수 있는 최소량은 1 ~ 5 ng/kg으로 최대수축용량은 10 ng/kg이다. 쓸개박출율 50 ± 8%. 최대수축을 유도하기 위해서 CCK 투여 15 ~ 20분이 가장 적당하다. 쓸개수축력의 정량적평가는 쓸개박출률(gallbladder ejection fraction ; GBEF)을 계산한다.

$$\text{쓸개박출률}(GBEF\%) = \frac{\text{자극전 쓸개계수}(\text{Pre}.GB) - \text{자극후 쓸개계수}(Post.GB)}{\text{자극전의 쓸개계수}(\text{Pre}.GB)} \times 100 \quad (10\text{-}7)$$

Pre. GB : 배후방사능이 보정된 기저쓸개 계수(CCK투여 전 쓸개계수)

Post. GB : 배후방사능이 보정된 지방식 투여 후 쓸개계수(CCK투여 후 쓸개계수)

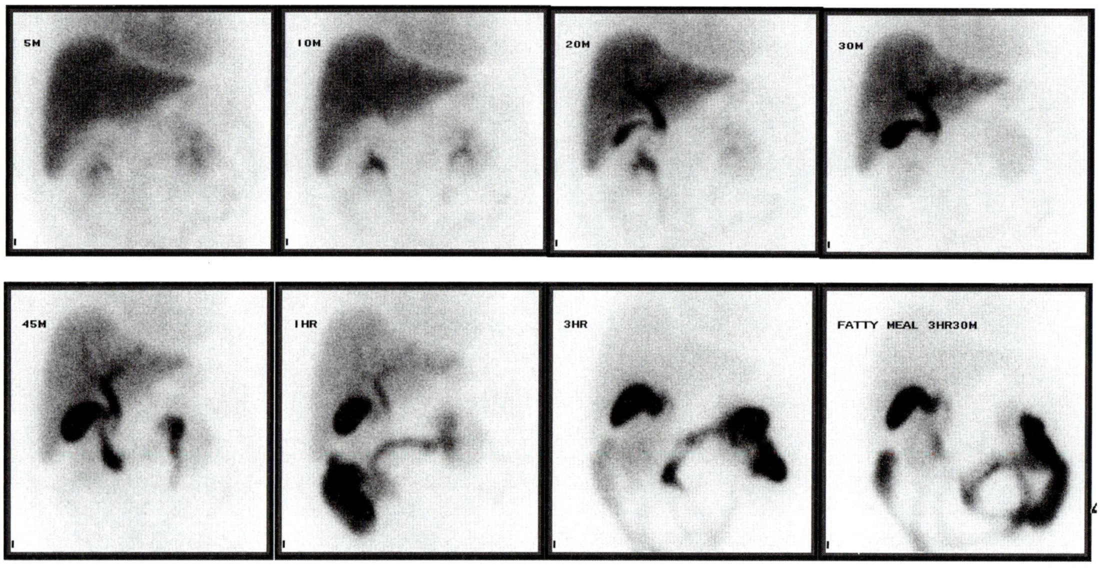

그림 10-48 Hepatobiliary Scan(^{99m}Tc-DISIDA / 경시적 검사)

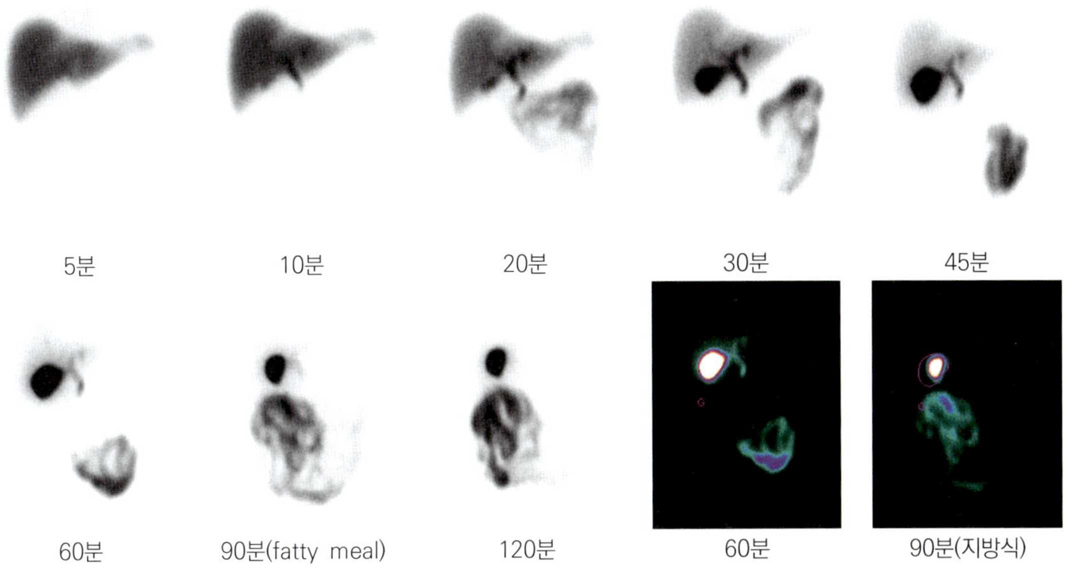

[Conclusion]
Negative study.
[Reading]
Tc-99m BrIDA(mebrofenin) Biliary scintigraphy.
Clinical Info: R/O Cholecystitis

After injection of Tc-99m BrIDA(mebrofenin), abdomen images were obtained at 5, 10, 20, 30, 45, 60, 90, 120 mins. Fatty meal was given at 60 mins.
Good visualization of liver, biliary tree, GB and intenstine.
Estimated ejection fraction is 48%.
60분 지방식 후 GBEF와 Rt.Lateral 60분, 120분 영상

그림 10-49 Tc-99m BrIDA(mebrofenin) Biliary Scintigraphy.

60분까지 쓸개나 장관의 배설이 보이지 않거나 원하는 정보가 충분치 못하면 30분~1시간 간격으로 2~4시간까지 영상을 얻거나 24시간까지 지연영상을 얻을 수 있다. 또한 60분까지 쓸개가 보이지 않을 경우 급성쓸개염을 빠른 시간 내 진단하기 위하여 4시간 지연영상을 얻는 대신 모르핀(morphine) 0.04 mg/kg을 정맥투여(최대 4 mg) 후 촬영하고 이때 간과 쓸개길에 방사능이 없으면 방사성의약품을 74 MBq(2 mCi)가량 더 주사 후 모르핀주사하고 검사할 수도 있다.

(2) ^{131}I-Rose bengal 이용 시

고에너지 평행구멍 조준기를 이용하고 기타사항은 동일하며 반감기가 길고 에너지가 높아 피폭이 크고 해상력이 낮다.

주사 후 15~30분에 간(liver)이 잘 보이기 시작하며 영상은 100~200k 계수(counts)로 60, 90, 120분 24시간 촬영한다.

5) 임상영상(Clinical Images)

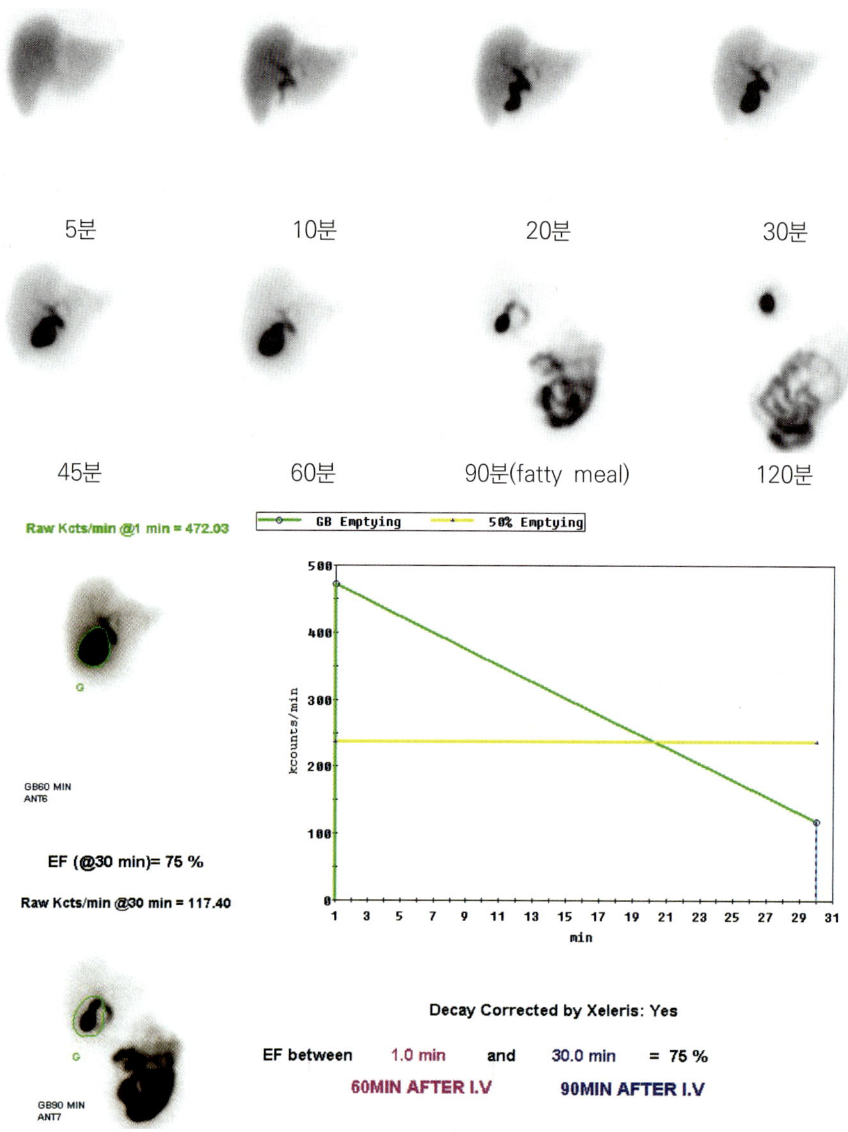

그림 10-50 담석증환자의 GB스캔(EF)

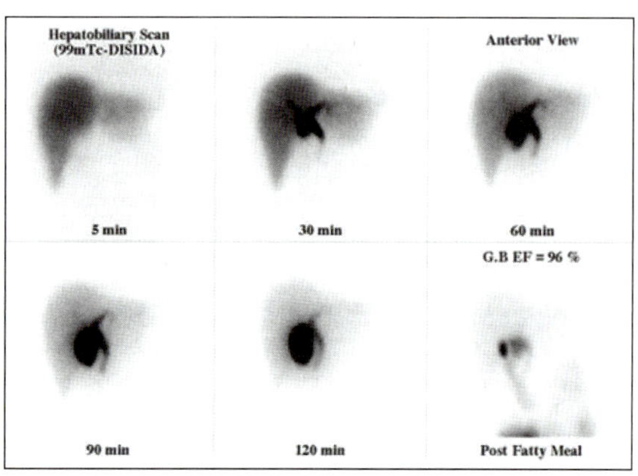

Anterior View

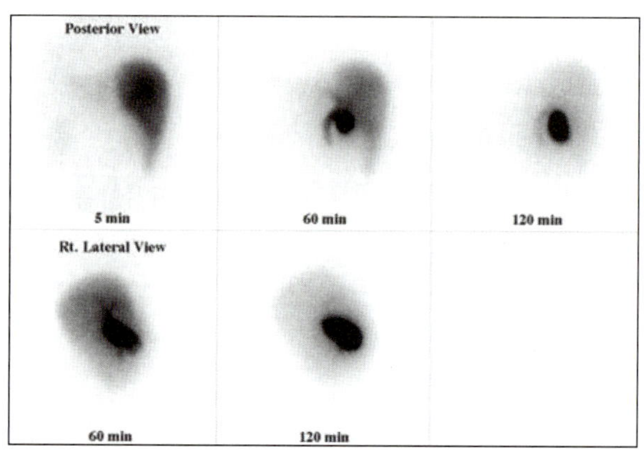

Posterior, Rt. Lateral View

그림 10-51 간담도 신티그램(Hepatobiliary Scintigraphy)(^{99m}Tc-DISIDA)

6) 영상응용(Image Applications)

간담도계에서 방사성의약품의 이동상황에 따라 4주기(phase)로 구분할 수 있으며 급성쓸개염의 경우 ^{99m}Tc-IDA을 순간주사(bolus injection)하여 2 ~ 3초 간격으로 초기혈류영상을 추가로 얻으면 쓸개주변의 혈류평가에 도움이 된다.

① 혈액기(blood pool phase) ; 5분 이내(1 ~ 3분)는 간세포에 IDA계통이 섭취되며 주로 혈관이 관찰된다.

② 간 실질기(hepatocyte phase) ; 5 ~ 15분에서 콩팥과 방광이 보일 수 있으며 5 ~ 20분(10 ~ 30분)은 간내담관(intrahepatic bile duct), 온쓸개관(총담관, common bile duct)이 잘 보이며 간실질방사능이 점차 증가하고 전체 간모양이 관찰되며 배후방사능은 감소한다.

③ 담도기(10 ~ 60분, biliary tract phase) ; 간속 쓸개관은 10 ~ 20분경, 온쓸개관은 15 ~ 30분경에 보이고 쓸개는 주로 30 ~ 60분경에 관찰된다.

④ 장영상기(intestinal phase) ; 이후 30 ~ 60분은 간실질의 방사능이 거의 없고 샘창자와 상부 작은창자가 보인다.

검사결과 1시간 이내 GB, 작은창자가 관찰되어야 한다. 즉 정상인의 경우 1시간 이내 쓸개나 장이 관찰되나 쓸개가 나타나지 않으면 쓸개관(cystic duct)의 폐쇄가 의심되고 장이 보이지 않을 경우 쓸개길(bile duct)의 폐쇄를 의심할 수 있다. 이때 GB가 보이지 않을 경우 Cystic Duct 폐쇄, 작은창자가 보이지 않을 경우 쓸개길 폐쇄를 알 수 있다. 이 경우 2 ~ 4시간 지연영상이 필요하다.

쓸개가 보이나 장에서 방사능이 보이지 않을 경우 지방식을 주어 쓸개길 폐쇄를 확인하기도 하며 쓸개의 수축능력을 보기위해서 쓸개 박출계수측정시 지방식 대신에 모르핀 또는 CCK(콜레시스토키닌, cholecystokinin), sincalide 0.02 μg/kg(0.02 ~ 0.04 μg/kg)을 45분간 지속적으로 정맥주사한 후 1 ~ 2분마다 15분 동안 연속 촬영하여 쓸개의 수축양상을 관찰할 수 있다.

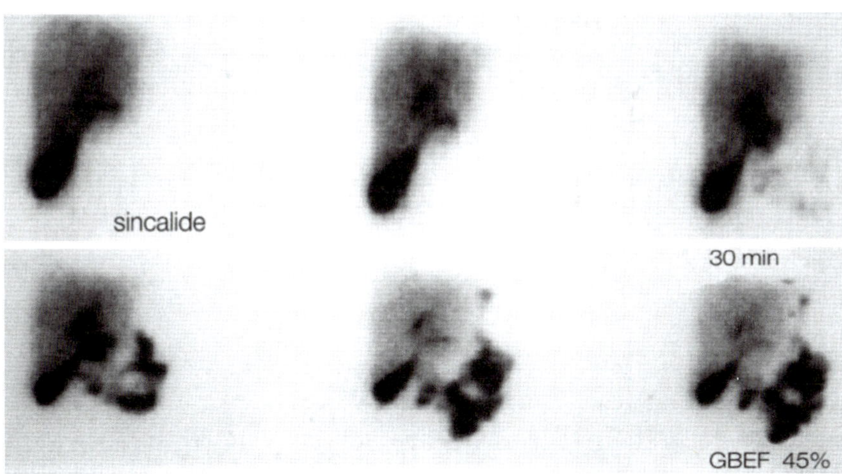

그림 10-52 Sincalide를 이용한 쓸개 촬영

모르핀은 오디조임근을 수축시키고, 콜레시스토키닌(cholecystokinin; CCK), Sincalide은 쓸개를 수축시키고 Oddi조임근 이완을 통하여 쓸개즙을 샘창자 내로 분비시키고 작은창자와 큰창자의 운동을 증가시킨다. 또한, 이자효소와 쓸개즙분비를 촉진시키며 지방식이나 CCK를 투여했을 때 정상에서는 쓸개가 수축한다. 정량적인 쓸개 박출율은 자극방법에 따라 달라질 수 있으나 지방식의 경우 60%이상이고 CCK를 0.02 μg/kg으로 3분간 주사했을 경우 35%이상이면 정상으로 본다.

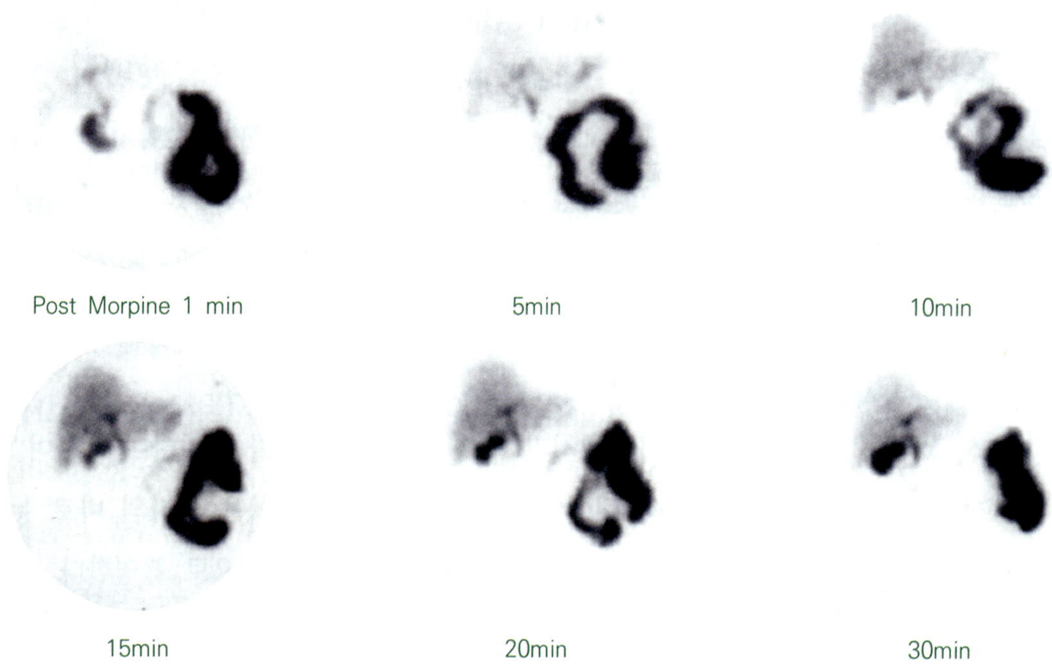

그림 10-53 Morphine Sulfate를 0.04 mg/㎏ 정맥주사 후 쓸개영상

(1) Morphine주사

1시간까지 쓸개가 보이지 않을 경우 급성 쓸개염(담낭염, cholecystitis)을 빠른 시간 내에 검사하기 위하여 4시간까지 지연영상을 얻는 대신에 모르핀(morphine)을 투여할 수 있다. 모르핀은 오디조임근을 수축시켜 쓸개길 내압을 높여 쓸개관이 막히지 않은 경우에 온쓸개관 내 압력을 기저상태보다 약 10배가량 증가시켜 방사성의약품이 쓸개 내로 들어가게 된다.

급성 쓸개염(담낭염, cholecystitis)을 빠른 시간 내에 진단하기 위해 45 ~ 60분(1시간까지) 영상까지 쓸개가 관찰되지 않을 경우 0.04 mg/㎏의 Morphine을 10 mL의 생리 식염수에 희석하여 3분 이상 천천히 정맥주사 하고 정맥주사 한 후 전면상 또는 우측면상을 15분 간격으로 ^{99m}Tc-DISIDA 주사 후 60분간 또는 2시간 영상까지 촬영할 수 있다. 모르핀 투여 후 30분까지 쓸개가 보이지 않으면 쓸개가 막힘을 의미한다.

(2) 기타

신생아 간염(hepatitis)과 쓸개길폐쇄증(담도폐쇄증, billary atresia)의 감별 시 진단율을 높이기 위하여 페노바르비탈(phenobarbital)을 사용하고 페노바르비탈 5 mg/㎏을 반복하여 5일간 계속 경구투여한 후 간담도 스캔을 시행한다. 오디조임근을 수축시키는 약물은 Gastrin, Ethanol, Dermerol, Morphine, Pentazocine 등이 있다.

chapter 11

비뇨생식기계

목차

학습목적

핵의학적 비뇨생식기계의 검사 원리를 이해하고 비뇨생식기계 질환의 병태생리를 바탕으로 동적·정적 스캔의 원리와 스캔법을 임상에 응용한다.

학습목표

1. 콩팥스캔에 사용되는 방사성의약품의 원리와 특성을 설명한다.
2. ^{99m}Tc 표지 DTPA, MAG_3, DMSA 콩팥스캔의 원리 및 방법을 설명한다.
3. 방사성핵종을 이용한 사구체여과율 측정법을 열거한다.
4. 정상 콩팥기능곡선을 설명한다.
5. ^{99m}Tc-DTPA 이뇨 콩팥스캔과 콩팥기능곡선을 설명한다.
6. 캅토프릴 콩팥스캔의 원리 및 검사법을 설명한다.
7. 이식콩팥에서 급성 세뇨관괴사와 급성 거부반응의 ^{99m}Tc-DTPA 콩팥스캔을 설명한다.
8. 방광요관역류의 진단을 위한 방사성핵종 방광촬영술의 장점 및 검사법을 설명한다.
9. 급성 고환통증 환자의 고환스캔에서 고환염전과 부고환염을 감별한다.
10. 고환스캔 및 자궁난관, 음경스캔을 설명한다.

제 11 장

Genitourinary System

비뇨생식기계

비뇨기계통은 소변(urine)을 만들고 배출하는 기관으로 콩팥(kidney), 요관(ureter), 방광(bladder), 요도(urethra)로 구성된다. 콩팥의 단위기관인 콩팥단위(신원, nephron)에서 만들어진 소변은 콩팥유두(renal papillae)를 지나 작은/큰술잔(소신배, minor calyx/대신배, major calyx), 콩팥깔때기(신우, renal pelvis)를 지나 요관(ureter)을 거쳐 방광에 일시적으로 저장되고 요도를 통해 배출된다.

콩팥깔때기는 2 ~ 3개의 술잔모양의 주머니로 큰술잔(대신배, major calyx)과 큰술잔 주변에 2 ~ 4개의 작은술잔(소신배, minor calyx)이 유두(papillae)를 감싸고 있다.

비뇨기계의 가장 중요한 기능은 대사산물을 배설하는 장기의 하나로 요소(urea), 요산(uric acid) 크레아틴(creatine) 등을 혈액으로부터 제거해 주는 것이며 그 외 체액의 물(water), 염분(salts), 산-염기균형(acid-base balance)의 적절한 유지를 위한 전해질 균형(electrolyte balance)의 기능을 가지고 있다.

비뇨기계의 일반적인 콩팥신티그라피에는 콩팥관류, 동적콩팥스캔의 동적영상과 정적콩팥스캔이 있으며 요로폐쇄와 비폐쇄성 요로감별에 유용한 이뇨콩팥스캔, 콩팥혈관성고혈압(renovascular hypertension)과 이식콩팥의 평가를 위한 영상으로 구분할 수 있다.

또한 방사성동위원소 배뇨방광조영술(voiding cystography)로 소변이 방광에서 역행하여 요관, 때로는 콩팥깔때기까지 올라가는 것을 검사하는 방광요관역류(VUR; vesicoureteral reflux)와 고환과 음낭 내 혈류변화와 혈액풀 영상의 고환스캔 및 발기부전증 검사 등이 있다.

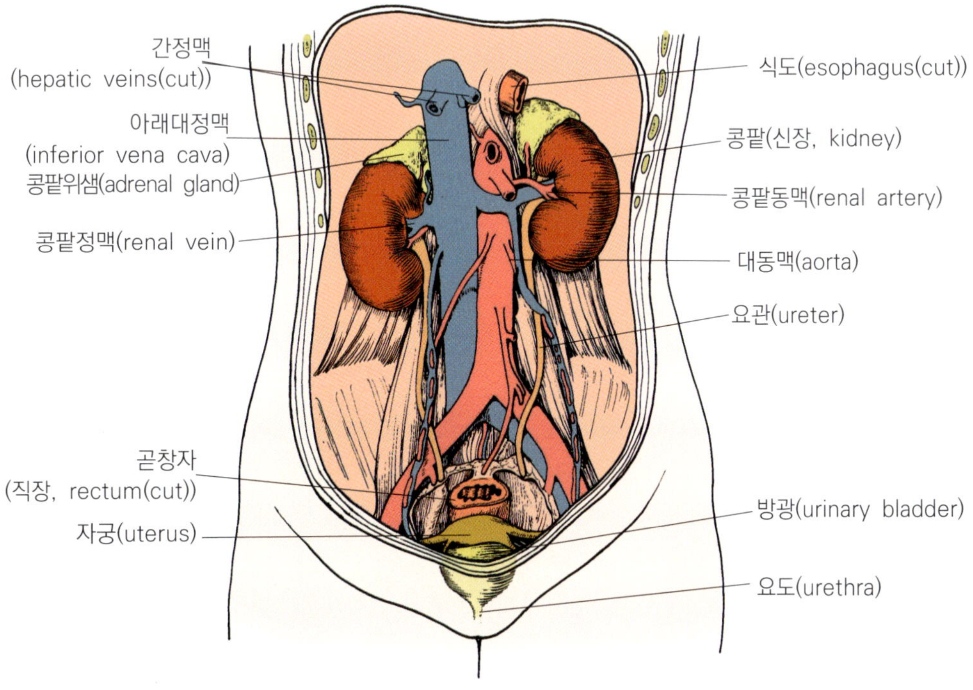

그림 11-1 Organs of the Urinary System

Ⅰ. 해부생리(Anatomy and Physiology)

1. 콩팥(신장, Kidney)

콩팥(신장, kidney)은 척추(vertebral)의 허리뼈(lumbar)부위 양쪽에 배막(복막, peritoneum)과 후복벽 사이에 위치한다. 즉 11번째 등뼈(흉추, thoracic vertebra)와 3번째 허리뼈(요추, lumbar vertebra)사이의 후복막강(retroperitoneal cavity)에 좌우 한 개씩 위치하는 강낭콩 모양의 장기로 성인 콩팥무게는 각각 약 150 g(남자:125 ~ 170 g, 여자:115 ~ 155 g) 정도이고 크기(길이, length)는 3.32 + (0.046 × 키) cm로 약 11 ~ 12 cm, 폭은 5 ~ 6 cm, 두께 2.5 ~ 3 cm이다. 안쪽이 오목한 콩팥문(신문, renal hilus)을 통하여 콩팥깔때기(renal pelvis), 콩팥 동맥과 정맥, 림프관과 신경이 들어가고 섬유성 피막(capsula)과 지방조직(adipose tissue)으로 둘러 싸여있으며 실질(parenchyma)은 겉질(피질, cortex)과 속질(수질, medulla)로 나뉘고 겉질에는 약 120만개의 콩팥단위(신원, nephron)로 구성되어 있다.

콩팥단위는 콩팥소체(신소체, renal corpuscle), 토리쪽곱슬세관(근위곡세관, proximal convoluted tubule), 콩팥세관고리(신원고리, Henle's loop) 및 먼쪽곱슬세관(원위곡세관, distal convoluted tubule)으로 이루어져 있으며 콩팥단위는 집합관(collectiong tube)에 연결된다.

혈액은 분당 1,200 mL로 흐르며 심장 박출량의 약 20 ~ 25% 정도로 이 중 혈장은 약 600 mL 정도이다. 이 혈액이 토리(사구체, glomerulus)를 통하여 여과되는 양은 하루에 180 ℓ 정도로 콩팥세뇨관(renal tubule)의 재흡수, 분비와 농축과정에서 99%가 재흡수되고 평균 1,500 ~ 1,800 mL/day의 소변을 배설하며 혈액의 75%는 겉질(피질)로, 25%는 속질(수질)로 공급된다. 요세관(uriniferous tubule)은 토리쪽곱슬세관(근위곡세관, proximal convoluted tubule), 콩팥세관고리(헨레고리, Henle's loop), 먼쪽곱슬세관(원위곡세관, distal convoluted tubule), 집합세관(집합관, collecting tube)으로 구분되며 재흡수 재분비와 같은 전해질의 이동으로 산-염기 균형에 관여하고 소변이 만들어 진다. 우측콩팥은 바로 위에 간(liver)이 있어 좌측 콩팥이 우측보다 약간 더 크고 상부에 위치하며 우측 콩팥이 더 쉽게 움직이며, 1 cm가량 낮게 위치한다.

콩팥은 혈액중의 노폐물이나 요산 요소를 오줌형태로 체외로 배출 체액의 양, 삼투질농도(osmolality)및 산·염기 평행을 조절함으로써 내적환경의 항상성을 유지하는 중요한 장기로 대사노폐물의 배설기능과 수분 및 전해질이 체내에서 일정하게 유지하도록 하며 콩팥 내 혈역학 조절, 조혈기능, 칼슘대사에 관여한다.

토리(사구체, glomerulus)를 통한 수동적 여과와 세뇨관(tubule)에 의한 능동적 분비로 구분되어지며 토리여과는 콩팥으로 가는 혈장량(renal plasma flow; RPF)과 토리여과율(사구체여과율, glomerular filtration rate; GFR)의 비(GFR/RPF)인 여과분율(filtration fraction)로 평가할 수 있고 정상은 0.2정도이다. 토리여과율은 콩팥에서 단위 시간당 여과되는 여과액으로서 콩팥기능의 중요한 지표로 단위토리여과율(단위사구체여과율, single nephron glomerular filtration rate; SNGFR)로 표시한다.

2. 고환과 난소(Testicular and Ovary)

남성의 고환과 여성의 난소는 정자와 난자를 생성하는 기능이외에도 성호르몬(sexual hormone)을 분비하는 기능을 가지며 남성과 여성의 구조적 기능적 차이 및 생식능력은 성호르몬에 의해 결정된다. 고환은 음낭 속에 좌우 하나씩 있으며 상하로 긴 타원체이고 옆으로는 편평하며 백색막이라는 강한 결합조직에 감싸인 정세관으로 되어있다. 남성에서 생성되는 남성호르몬(androgen)인 테스토스테론(testosterone)은 남성생식기 성장발달과 근육발달, 체모의 발달, 목소리의 변화 등에 관여하며 성욕을 증가시킨다.

여성에게서 생성되는 두가지 주요 생성 호르몬인 에스트로겐(estrogen)과 프로게스테론(progesterone)은 여성생식기계통의 발달과 기능, 젖샘의 발달, 지방분포상 변화로 인한 골반, 다리형태 등의 변화에 관여하며 난자를 생성하고 수정란이 착상할 수 있도록 자궁을 변화시키는 여성의 월경주기(menstrual cycle)를 조절한다.

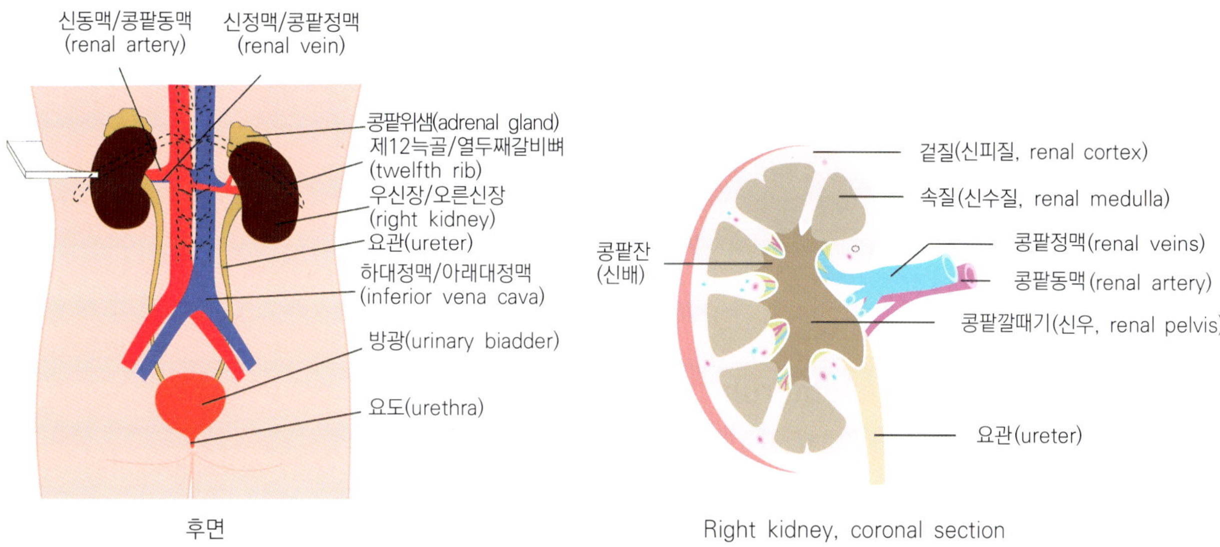

a. 콩팥 요도계통

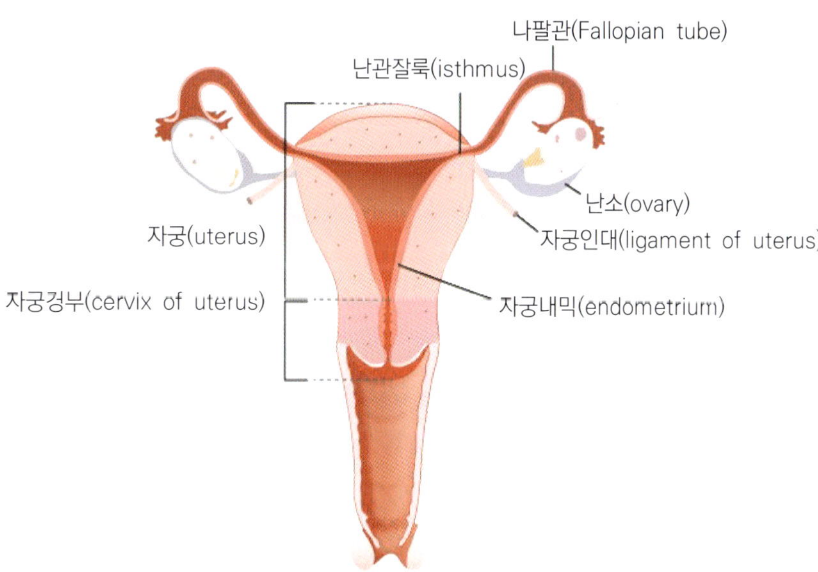

b. 여성생식기계통

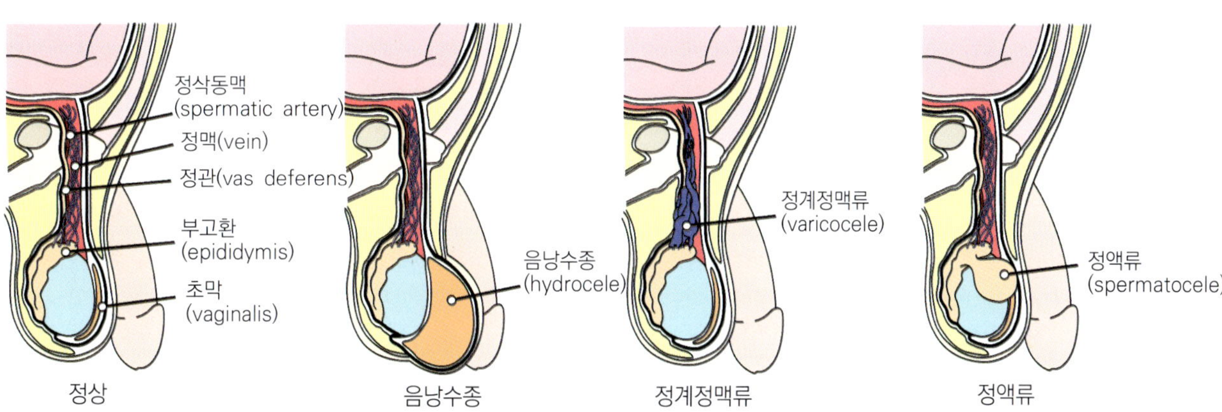

c. 남성 음경의 이상

그림 11-2 비뇨생식기계통을 구성하는 각 기관

Ⅱ. 방사성의약품의 특징(Characteristics of radiopharmaceuticals)

콩팥검사에 주로 이용되는 방사성의약품으로 DTPA, MAG_3, GHA(glucoheptonate), DMSA로 $^{99m}TcO_4^-$와 표지하여 사용하며 토리여과제제, 콩팥실질제제, 콩팥세뇨관제제로 나눌 수 있다.

콩팥혈장류량의 측정은 콩팥에서 대사되지 않고 모세혈관을 지날 때 단백질의 결합으로부터 유리되어야 하며 추출분율(extraction fraction)이 높고 잘 알려져 있어야 하고 혈장과 소변에서 쉽게 측정할 수 있어야 하는 성질을 가진 추적자가 이용가능하다.

1. 토리(사구체)여과제제(Glomerular Filtration Agent)

대부분 방사성의약품은 혈장단백질, 특히 알부민에 결합하고 결합체의 크기가 커서 여과되지 않지만 ^{99m}Tc-DTPA(diethylene triamine penta-acetic acid)와 ^{51}Cr-EDTA는 단백질의 결합이 낮아 사람에서 이눌린(inulin) 대신 사용되고 있다. 그러나 ^{99m}Tc-MAG_3, DMSA, 히퓨란(hippuran) 등은 단백질과의 결합이 높아 토리여과율 측정에는 사용할 수가 없다.

토리여과율은 토리여과를 통과하여 콩팥에서 제거되는 추적자를 이용해 여과율을 측정할 수 있다. 토리여과율의 여과지표를 가장 잘 반영할 수 있는 요건은 콩팥토리에서 완전히 여과되고 콩팥세뇨관에서는 재흡수 및 재분비가 되지 않으며 혈중 단백질과 결합되지 않는 안정적인 물질로 토리모세혈관을 자유롭게 통과할 수 있어야 하고 구입이 쉽고 저렴해야 한다. 또한 표지가 매우 안정적이고 주사 후 콩팥기능에 영향을 주지 않고 혈당과 소변에서 쉽게 측정할 수 있어야 하는데 이러한 요건을 만족시키는 물질로는 이눌린이 가장 이상적이지만 이는 실제 사용 시에 많은 기술적인 어려움이 있어서 임상적으로 널리 사용되지 못하고 있다. 방사성동위원소를 이용한 토리여과율 측정방법에는 ^{51}Cr-EDTA, ^{125}I-iothalamate, ^{99m}Tc-DTPA 등이 있다.

1) ^{99m}Tc-DTPA

DTPA는 음이온을 띠고 수용성으로 세포내에 섭취되지 않으며 토리여과율측정 사용조건을 대부분 만족하지만 단백질과 결합하는 문제점이 있으나 콩팥이외의 배설은 무시할 정도로 작다. 이런 단점에도 불구하고 좋은 콩팥영상을 획득할 수 있으며 쉽고 간편하게 약제를 만들 수 있기 때문에 많이 이용한다. DTPA는 단순확산(diffusion)에 의해 토리에 집적되고 대부분 콩팥의 토리를 통하여 배설되며 약 5%는 세뇨관을 통하여 분비된다.

DTPA는 주사 후 즉시 모세혈관을 통과하여 주사 후 ~ 4분 안에 콩팥에 최고농도가 되고, 1 ~ 2시간 내에 세포외액에 분포하고 주사 2 시간이 지나면 10% 미만이 혈액 내에 남아 있다. 90% 정도가 주사 후 4시간 이내 대부분 콩팥을 통해 여과 배설되고 약 5% 정도 대변을 통하여 배설되고 각 콩팥에는 단지 2.5%만이 남는다.

주입된 DTPA는 전신(whole body)을 계수할 경우 머리(head) 약 14분, 콩팥(신장, kidney) 23분, 심장(heart) 26분의 반감시간($T_{1/2}$)을 갖는다. DTPA를 이용하면 토리(glomerulus)에 의해 배설되기 때문에 토리여과를 영상화 및 사구체여과율(GFR)을 정량화 할 수 있으며, 연속적인 영상으로 병변에 의한 부분적 또는 전체적인 기능변화의 정도를 평가할 수 있다. 또한 콩팥깔때기(신우, renal pelvis)와 술잔(신배, renal calyx)이 잘 보이기 때문에 콩팥깔때기 집합계(renal pelvis collecting system) 배뇨영상을 통하여 뇨관의 폐쇄성 요로질환의 검사에도 이상적인 제제이다. 콩팥겉질(신피질, renal cortex)의 축적이 적기 때문에 콩팥겉질의 작은 병소를 발견할 수 없는 단점이 있다. ^{99m}Tc-MAG_3에 비해 영상의 질은 떨어지지만 좋은 콩팥영상을 획득할 수 있다. 성인 주사량은 370 ~ 555 MBq(10 ~ 15 mCi)이다.

2) ^{51}Cr-EDTA

콩팥세관에 의해 섭취나 배설되지 않으며 단백질 결합이 낮고 혈액내 세포에 섭취되지 않는다. 또한 콩팥 이외의 배설은 거의 무시할 정도로 낮고 토리여과에 의해 제거되기 때문에 토리여과율(사구체여과율, glomerular filtration rate; GFR) 측정에 가장 이상적인 추적자이지만 구입이 용이하지 못하여 널리 이용하지 못하고 영상을 획득할 수 없다는 단점이 있다. 그러나 방사 화학적으로 높은 순도와 안정적이며 방사선량도 매우 낮고 성인, 아동 모두에게 사용할 수 있는 가장 이상적인 추적자이다. ^{51}Cr-EDTA는 영상을 획득할 수 없기에 혈장에서 청소율로 토리여과율(사구체여과율, glomerular filtration rate; GFR)을 측정한다.

2. 콩팥세뇨관제제(Tubular Agent)

1) ^{131}I 혹은 ^{123}I-Orthoiodohippurate(OIH, 히퓨란)

히퓨란(hippuran; orthoiodohippuric acid)은 고전적인 약품으로 토리 및 세뇨관을 통하여 능동적으로 운반되어 뇨중배설되며 유효신혈장류량 측정에 유일한 제제이다. 주사 후 30분 내에 70%가 소변으로 배설되어 DTPA보다 콩팥통과가 빠르고 대부분 완전히 혈장으로부터 제거되기 때문에 히퓨란 배설속도를 콩팥혈장량의 표준측정 척도로 사용한다. ^{99m}Tc-표지화합물을 이용한 형태학적 및 관류검사와 동시에 ^{131}I-hippuran을 이용하여 콩팥세뇨관 기능을 검사할 수 있는 장점을 지니고 있으며 급성세뇨관 괴사나 폐쇄성 콩팥질환에 이용될 수 있다.

히프란은 정맥주사후 3~4분 이내에 혈액과 평형상태를 이루고 콩팥 내 최대섭취는 정맥주사 후 2.5~3.4분이다. 콩팥통과시간(transit time)은 약 2.3 분이고 추출효율이 95%가 넘어 ^{99m}Tc-표지화합물보다 기능장애가 있는 콩팥을 평가하는데 유용하며 콩팥기능이 정상의 3%밖에 남아있지 않더라도 영상을 얻을 수 있다.

따라서 히퓨란은 콩팥기능이 저하된 환자의 콩팥기능 평가나 콩팥이식 평가와 같이 특별히 세뇨관 기능을 알아보고자 할 경우에만 이용된다.

^{131}I-orthiodohippurate(OIH) 7.4~14.8 MBq(200~400 μCi)을 ^{123}I-OIH는 27.75~37 MBq(750~1,000 μCi) 를 주사하며 영상을 만들기 어려워 콩팥기능 곡선만을 분석한다.

그러나 ^{131}I의 표지는 베타선을 방출하여 방사선 흡수선량이 높고 영상을 획득하기에 부적합할 뿐만 아니라 높은 비방사능으로 생산할 경우 유리 ^{131}I이 높아지는 단점이 있다. ^{123}I표지된 히퓨란(hippuran)은 ^{131}I표지에 따른 단점을 보완할 수 있지만 사이크로트론(cyclotron)에서 생성됨으로써 가격이 비싸고 사용에 제한이 있다.

2) ^{99m}Tc-MAG$_3$(Mercaptoacetyltriglycine)

유기음이온으로 토리여과와 콩팥세뇨관에서 분비, 배설되며 90%의 높은 단백질 결합으로 토리여과를 통한 배설이 낮고 대부분 콩팥세관에서 분비하여 배설되고 콩팥이외의 배설은 주로 쓸개즙을 통하여 이루어지므로 영상에서 간(liver)의 섭취를 볼 수 있다.

히퓨란(hippuran)과 같이 세뇨관을 영상화할 수 있으며 ^{99m}Tc-DTPA와 히퓨란(hippuran) 대신에 많이 이용된다. 즉 콩팥세뇨관 분비기전으로 배설되고 콩팥기능검사를 할 수 있으며 콩팥에서 추출률은 ^{99m}Tc-DTPA의 거의 3배 즉 0.6~0.7이다. 높은 단백결합률로 몸쪽세뇨관으로 이동되며 정상콩팥의 실질 내에 머무르지 않으며 히퓨란(hippuran) 보다 혈장단백과 더 많이(약 90%) 결합하고 분포용적이 작으며 적혈구에 약 5%로 적게 섭취된다.

주사 30분에 투여량의 약 70%, 2시간에는 95% 이상이 콩팥에 섭취되어 소변으로 배설되고 콩팥에 대한 배후 방사능비는 평균 3.4로 ^{99m}Tc-DTPA의 1.7에 비하여 약 2배이다.

^{99m}Tc-MAG$_3$에 의한 콩팥기능곡선은 ^{131}I-히퓨란 콩팥기능곡선과 거의 동일하며 콩팥영상의 해상력은 ^{131}I-OIH, ^{99m}Tc-DTPA보다 훨씬 좋다. 채혈로 유효혈장류량도 계산할 수 있는 장점이 있으며 콩팥동맥 협착진단을 포함하여 콩팥의 소변 배설기능평가, 콩팥 혈류검사 콩팥겉질 내 방사능 집적상태 등의 검사에 많이 사용된다. 성인 주사량은 296~370 MBq(8~10 mCi)을 주사한다.

^{99m}Tc의 방사능이 너무 높거나 용출물이 오래된 경우, 4 mL 이하의 용액을 사용할 경우나 공기의 불충분한 주입 또는 공기주입과 끊이는 시간의 지연은 방사성의약품 조제 시 불순물이 발생하는 원인이 된다. ^{99m}Tc- MAG$_3$는 의약품 표지 후 6시간 이내에 사용하도록 하고 방사성의약품 주사 후 방광의 피폭을 경감시키기 위하여 평소보다 물을 자주 섭취하고 소변을 자주 보게 한다.

3. 콩팥실질(Parenchyma)제제 또는 겉질(Cortex)영상제제

기능성 콩팥실질제제는 토리여과, 콩팥세뇨관에서의 분비, 섭취 등의 과정을 거쳐서 콩팥세뇨관에 고정되는 점을 이용하여 콩팥실질기능을 측정할 수 있다. 실질제제는 콩팥에서 분비가 잘 되지 않기 때문에 ^{99m}Tc-DMSA가 주로 사용되고 겉질영상을 획득할 수 있으며 콩팥염증과 종양진단에 이용된다.

1) ^{99m}Tc-DMSA

DMSA(dimercaptosuccinic acid)는 몸쪽세뇨관과 주위 콩팥겉질(신피질) 세포에 섭취되어 콩팥속질(수질)과 집합관을 콩팥겉질(피질)과 잘 구분할 수 있고 섭취정도는 기능이 살아있는 콩팥겉질량과 매우 밀접한 관계가 있어 콩팥겉질의 평가 및 영상화에 특히 유용하다.

^{99m}Tc-DMSA는 콩팥겉질에 흡수되고 겉질(피질, cortex)과 속질(수질, medulla)과의 섭취 비는 22:1 정도이다. 겉질의 몸쪽세뇨관 세포질에도 섭취되며 DMSA는 1시간 내에 혈장 단백과 약 50%가 결합한다. 생체 내에서는 15%가 간에 섭취되고 4 ~ 8%가 소변으로 배출된다. 콩팥에서 1회 통과 추출율은 4 ~ 5%이고 주사 후 10분 내에 20 ~ 30%, 1시간 내에 투여량의 50%가 몸쪽부 세뇨관세포에 결합한다. 주사 후 2 ~ 2.5시간 후에 콩팥겉질(신피질)에 최고 집적되며 24시간 후에는 2%가 혈장 내에 잔류하게 된다.

사용시 주의할 점은 DMSA 표지시 바이알(vial) 내로 공기가 주입되지 않도록 주의를 요하며 용액상태에서 산화되어 상당히 불안정하기 때문에 $^{99m}TcO_4^-$표지 후에는 가능하면 30분 이내에 사용을 권장하며, 적어도 4시간 이내에 사용해야 한다.

DMSA는 산소와 반응하면 변하게 되어 콩팥의 섭취가 감소하고 간섭취가 증가한다. 주사된 DMSA는 혈장단백과 견고하게 결합되어 콩팥겉질(신피질)에 집적된다. 표지 후의 pH가 2.3 ~ 3.3을 유지하고 외부 빛 차단과 낮은 온도(약 2 ~ 8 ℃)에 보관한다.

DMSA는 혈액으로부터 제거되는 속도가 느리므로 글루코헵토네이트(glucoheptonate)보다 콩팥섭취율이 높지만 콩팥에 대한 배후방사능비는 글루코헵토네이트(glucoheptonate)와 비슷하고 콩팥 이외의 배설은 주로 간을 통해 배설되며 소변으로의 배설이 늦기 때문에 요도 혹은 요관의 영상에 이용될 수 없다.

정상에서 겉질 내 매우 균등한 분포를 보이나 산염기 상태, 즉 몸쪽세뇨관의 질환이나 약물 등에 의해 섭취가 달라질 수 있으므로 항상 기능성 콩팥실질이나 토리여과율, 유효 콩팥혈장류량을 반영하는 것은 아니다.

뇨가 산성일 때 콩팥세뇨관산증, 겐타마이신(gentamicin)과 시스플라틴(cisplatin) 사용 시 섭취가 감소하고 ^{99m}Tc-DMSA 섭취는 표지하지 않은 DMSA를 많이 주면 억제되나 프로베네시드(probenicid)에 의하여 억제되지 않는다.

콩팥의 크기는 신장(키)을 이용하여 추정할 수 있으며 콩팥의 크기를 재는 경우 최고치의 20% 방사능수치를 가지는 부위를 그렸을 때,

$$\text{콩팥의 길이} = 3.31 + (0.046 \times \text{키 cm}) \tag{11-1}$$

추정치는 초음파측정과 비교하여 1 cm 이하의 오차를 보인다.

DMSA는 방사화학적 안정도가 낮아 콩팥섭취가 감소될 수 있지만 높은 콩팥겉질의 섭취로 겉질의 섭취결손 영상을 진단하는데 좋은 영상을 얻을 수 있다. 이는 콩팥의 위치 이상이나 콩팥 내 덩어리를 겉질기둥(column of Bertin)과 구별하기 위해 사용되며 콩팥의 배설평가가 불가능하고 콩팥의 피폭이 많은 편이다.

성인은 보통 37 ~ 222 MBq(1 ~ 6 mCi)를 정맥내 주사하며 주사 12시간에 30% 정도가 소변으로 배출되는데 특히 어린이의 경우 1.48 ~ 1.85 MBq(0.04 ~ 0.05 mCi/kg)의 투여량을 권고하며 실질조직 영상획득의 최적시간은 주사 후 4 ~ 6시간이다.

2) ^{99m}Tc-GHA(glucoheptonate)

안정하기 때문에 제조 후 5 ~ 6시간까지 사용가능하다. 제거(cleareance)가 빨라 몸전체 방사능이 적다. GHA (glucoheptonate)는 여러 목적으로 사용할 수 있다. 주사 후 처음 1시간동안에는 DTPA와 마찬가지 방법으로 토리여과율을 평가할 수 있으며 대부분 뇨로 배설되며 콩팥깔때기(신우, renal pelvis)와 콩팥잔(신배, calyx)이 잘 보이기 때문에 폐쇄성 폐쇄성 뇨로 병변이나 수뇨증(hydruria)검사에 좋으며 급성세뇨관괴사(acute tubular necrosis)의 진단에 가장 좋다.

GHA는 주사 1시간 후 약 13%가 콩팥에 남고 40% 정도는 소변으로 배설되며 콩팥겉질(신피질)에 집적됨으로써 조기영상(early phase image)과 주사 2 ~ 4시간 후에도 콩팥겉질(신장피질, renal cortex) 지연영상을 얻을 수 있다. 콩팥에 대한 배후방사능비가 DMSA와 비슷하여 콩팥겉질의 병변을 평가할 수도 있다.

3) ^{197}Hg 혹은 ^{203}Hg-Chlormerodrin(클로르메로드린; 수은 이뇨제)

수은이뇨제는 대부분이 혈중알부민과 결합하므로 토리로는 여과되지 않고 콩팥겉질에 축적된다. 경구적 수은이뇨제로 사용하는 백색 무취의 분말인 클로르메로드린(clormerodrin)은 콩팥세뇨관(renal tubule)의 설프히드릴(sulfhydryl)기에 강력하게 결합한다. ^{203}Hg(베타 방출체로서 반감기 46.6일, 에너지 279 keV)대신 ^{197}Hg(순수 감마 방출체로 반감기 65시간, 에너지 69 keV)를 사용하면 콩팥의 방사선 피폭량을 10분의 1로 줄일 수 있으나 현재 임상에서는 거의 사용하지 않는다.

콩팥스캔에서 ^{99m}Tc-DTPA는 단순확산(diffusion)에 의해 토리에 집적되고 ^{99m}Tc-GHA, ^{99m}Tc-MAG_3, ^{123}I-OIH(Hippuran), ^{99m}Tc-DMSA은 능동이동에 의해 세뇨관에 집적한다. 또한 OIH, DTPA, MAG_3는 세뇨관 배설기능 평가에 적당하며 GHA의 배설시간은 MAG_3, DTPA, OIH보다 배설이 매우 늦다. 유효혈장량(ERPF)은 ^{131}I, ^{123}I-OIH(Hippuran), 토리여과율(사구체여과율, glomerular filtration rate; GFR)에는 ^{99m}Tc-DTPA, ^{51}Cr-EDTA가 사용된다.

Ⅲ. 콩팥생리와 방사성의약품 섭취 (Intakes of kideny physiology and radiopharmaceuticals)

1. 콩팥혈장류량(Renal Plasma Flow; RPF)

파라아미노마뇨산염(para aminohippurate; PAH)은 콩팥혈장류량을 측정하는데 쓰인다.

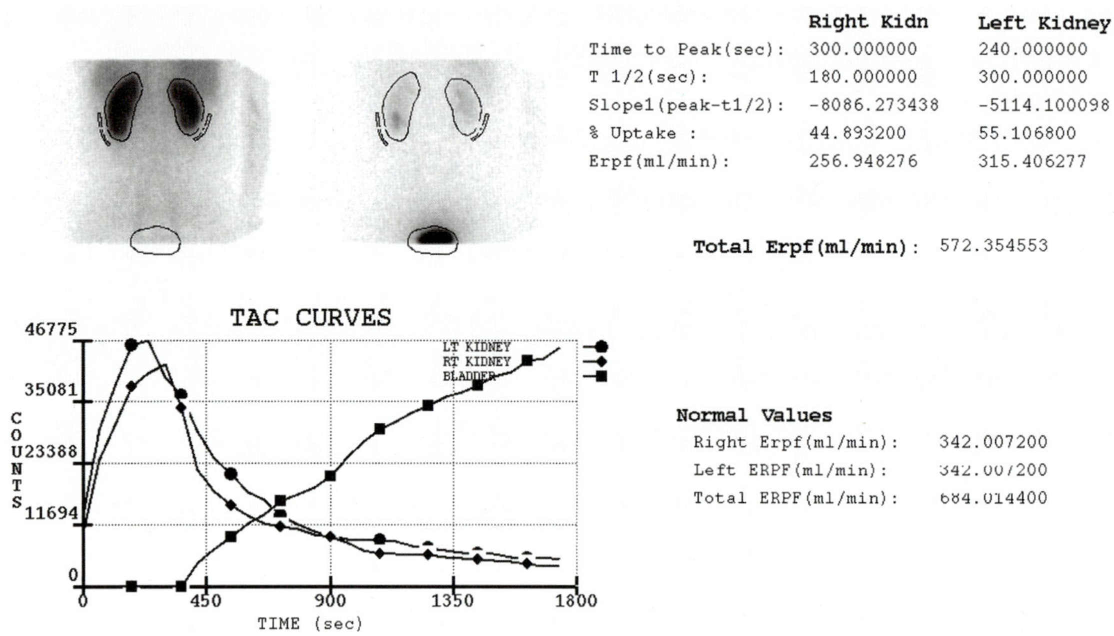

그림 11-3 MAG_3 Renogram(ERPF)

2. 토리여과율(사구체여과율, glomerular filtration rate; GFR)

이눌린(inulin)은 토리여과율 측정에 있어서 절대표준이 되는 방법으로 대부분의 방사성의약품은 혈장단백질 특히 알부민과 결합하며 결합체의 크기가 커서 여과되지 않는다. 그러나 ^{99m}Tc-DTPA, ^{51}Cr-EDTA는 단백질의 결합이 낮아 환자에게 이눌린(inulin)대신 사용하고 있다. 반면 히퓨란(hippuran), ^{99m}Tc-MAG_3, ^{99m}Tc-DMSA는 단백질과 결합이 높아 토리여과율 측정에 사용할 수 없다.

3. 기능성 콩팥실질

^{99m}Tc-DMSA는 토리여과 콩팥세관 내에서의 분비, 섭취 등의 과정을 거쳐서 콩팥세관에 고정된다. 따라서 콩팥실질의 기능을 측정할 수 있으며 콩팥에서 분비가 잘 되지 않기 때문에 양질의 콩팥겉질 영상을 얻을 수 있어 콩팥염증이나 종양진단에 사용될 수 있다.

Ⅳ. 영상검사(Imaging procedures)

1. 동적콩팥신티그라피(Dynamic Renal Scintigraphy)

동적콩팥신티그라피는 콩팥관류와 동적콩팥스캔의 2개 phase로 나누어 진행된다. 콩팥관류스캔은 순간주사(bolus injection)로 투여된 방사성의약품의 동적영상을 60초 동안 보통 1 ~ 2초 간격으로 획득하여 저장하는 것으로 주사즉시 동적으로 콩팥스캔을 시행하는 첫 번째 phase이다. 2번째 phase의 동적콩팥스캔은 1 phase가 끝나고 곧바로 10 ~ 20초(sec)단위로 영상을 획득하며 검사에 따라 20 ~ 40분간 지연 영상을 촬영한다. 2 phase의 가장 적당한 영상획득 시간은 일반적으로 20분 동안이다.

환자는 검사 30 ~ 60분 전에 300 ~ 500 mL(7 mL/kg)의 물을 충분히 섭취하여 수분을 보충함으로써 소변량 감소로 인한 콩팥기능 및 추적자의 섭취, 배설이 지연과 구별될 수 있도록 한다. 충분한 수분섭취를 하였음에도 불구하고 실질에서 느린 배설이 있을 때에는 콩팥에 독성이 있는 약물을 사용했거나 조영제 사용을 의심해야 한다. 만약 조영제를 사용했을 경우 적어도 1주일, 가능하면 2주일 이후 콩팥스캔을 시행해야 한다. 또한 소변량을 증가시켜 소변을 자주 보도록 하면 방사성의약품량을 감소시키는데도 도움이 된다.

동적콩팥스캔은 콩팥에서 섭취, 배설되는 방사성의약품인 ^{99m}Tc-DTPA, ^{99m}Tc-MAG$_3$, ^{131}I 또는 ^{123}I-iodohippurate을 순간정맥주사 후 콩팥과 비뇨기관을 동적으로 영상화하는 방법으로 후면상에서 콩팥과 방광이 포함되도록 해야 하며 역중첩을 시행 할 경우는 심장을 포함하여 5초 이내 단위로 영상을 획득해야 한다.

환자는 콩팥스캔 시행전 반드시 방광을 비우고 검사해야 하고 방광이 충만 된 상태에서 검사가 진행되었을 경우 지연영상의 소견을 보일 수 있다. 환자는 바로누운자세나 앉은 자세에서 검사하며 앉은 자세는 환자의 움직임이 쉽고 콩팥의 위치가 변할 수 있기 때문에 시행이 어렵다. 따라서 장기의 움직임을 최소화하기 위해 바로누운자세에서 검사하는 것이 가장 이상적이며 머리쪽을 15° 높혀 요배설이 중력에 의해 쉽게 배설되도록 한다. 이와 같이 앉은자세에서 검사 시 물콩팥증(수신증, hydronephrosis)에서 뇨관의 소변연동이 감소된 경우라도 콩팥깔때기(renal pelvis)에서 방광까지 추적자 이동이 잘되는 장점이 있다. 이때 바로누운자세에서 배설지연이 있는 경우 앉은자세에서 촬영한다.

콩팥이식(kidney transplant) 환자의 경우 보통 하복부 전면에 콩팥을 이식하므로 검출기를 전면하복부에 위치하고 전면상(ant view)를 획득한다. 동적인 검사가 끝나면 필요에 의하여 판독에 참고가 될 수 있도록 주사부위를 포함하여 배뇨 후(post voiding) 정적영상을 촬영한다. 이뇨콩팥스캔(renal diuretic scan)이나 켑토프릴 콩팥스캔(renal captopril scan)은 요로폐쇄나 콩팥동맥 협착, 콩팥혈관성 고혈압을 진단하는데 주로 이용한다. 콩팥의 동적영상(dynamic image)은 혈류상태를 비롯하여 콩팥의 흡수, 배설기능 평가에 목적이 있다.

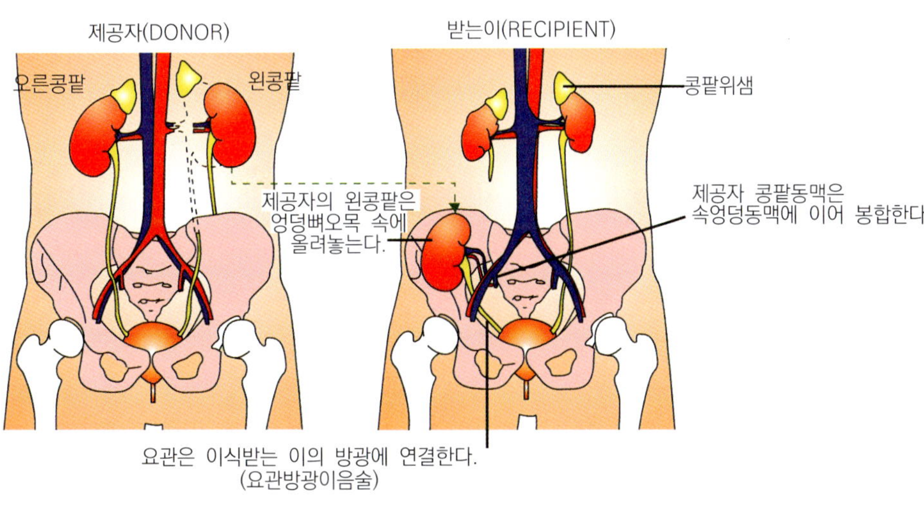

그림 11-4 콩팥이식술

1) 임상적 적응증(Indications)

동적 콩팥신티그라피는 콩팥관류 및 기능평가, 콩팥외상 평가, 콩팥혈관성 고혈압 진단, 콩팥세뇨관의 기능진단, 요로폐쇄의 진단 및 급성 세뇨관 괴사의 진단을 보기위해 각 적응증별 세분화하여 검사한다.

2) 전처치(Patient Preparation)

콩팥동적스캔은 환자의 수분섭취 상태에 따라 방사성의약품의 제거율이 변하며 검사전날 수분을 제한할 경우 ^{99m}Tc-DTPA가 콩팥깔때기(신우, renal pelvis)에 오랫동안 저류된다. 수분공급 상태는 콩팥에서 요량률에 영향을 주므로 검사 30 ~ 60분 전에 정상적인 배뇨를 위해 약 300 ~ 500 mL(IV 시 10 mL/kg, oral 시 7 mL/kg)정도 물을 마시게 하여 콩팥배설 기능을 촉진하기 위해 충분히 수분을 섭취하게 함으로써 요량이 2 ~ 3 mL/min이상 되도록 유지한다. 그리고 검사 전에 반드시 방광을 비워 방광 내 압력을 줄이고 주로 바로누운자세에서 검사하고 검사 후에도 자주 방광을 비우도록 하여 방광의 방사선 피폭을 감소시킨다. 또한 순간정맥주사(bolus injection)가 잘 되었는지의 여부에 따라 관류검사가 영향을 받는다. 이뇨제는 검사 전 일주일, 캡토프릴은 2일 전에 투여를 중단하고 조영제를 사용한 검사를 시행하였을 경우에는 최소 일주일 가능하면 2주 후에 실시한다.

3) 방사성의약품(Radiopharmaceutical)

표 11-1 동적 콩팥신티그라피에 사용되는 방사성의약품

방사성의약품	사용량		투여방법	집적기전	집적부위
^{99m}Tc-DTPA	37 ~ 111 MBq (1~3 mCi) (기저검사)	370 ~ 555 MBq (10 ~ 15 mCi)	순간정맥주사	단순확산	토리(사구체)
^{99m}Tc-MAG$_3$		296 ~ 370 MBq (8 ~ 10 mCi)		능동이동	세뇨관
^{123}I-OIH(Hippuran)	111 MBq(3 mCi)				
^{131}I-OIH(Hippuran)	18.5 MBq(500 μCi)				
^{99m}Tc-GHA	1 ~ 15 mCi				

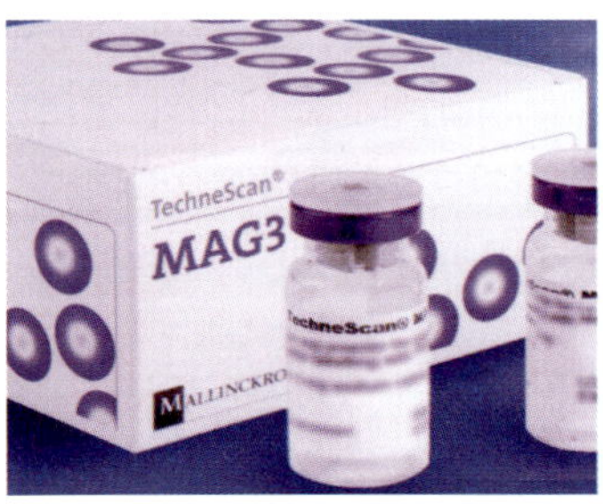

- 어린이 투여량은 체표면적당 m^{2}당 214.6 MBq(5.8 mCi).
- ^{123}I : 반감기 13.2시간 에너지 159 keV.

4) 검사방법(Procedure)

(1) ^{99m}Tc-DTPA, ^{99m}Tc-MAG$_3$ 이용한 Dynamic Renal Scintigraphy

콩팥관류영상과 동적콩팔스캔을 시행하며 ^{99m}Tc-DTPA신티그라피는 콩팥관류 및 기능평가, 콩팥외상 평가, 콩팥혈관성 고혈압 진단, 요로폐쇄의 진단 및 급성세뇨관 괴사의 진단에 주로 이용한다.

환자는 바로누운자세에서 최소 콩팥과 방광을 검출기에 포함하도록 하며, 이식된 골반콩팥의 경우 검출기가 전면에 있어야 하나 이 위치에서 배액이 지연될 수 있다면 방해물이 없더라도 중력의 도움을 받을 수 있도록 앉은 자세에서 검사할 수 있다. 검출기는 저에너지 범용 또는 저에너지 고분해능 평행구멍형 대시야 조준기를 장착(^{131}I-Hippuran은 고에너지 평행구멍형)하고 콩팥이식의 경우 검출기를 전면에 위치시키며 그 외 모든 콩팥검사는 환자의 등 뒤에 위치시킨다. 18 ~ 19게이지 주사바늘을 사용하여 팔꿉정맥(전주정맥, antecubital cardinal vein)을 통해 ^{99m}Tc-DTPA나

$^{99m}Tc-MAG_3$을 순간주사와 동시에 처음 1분간(60 sec)은 1 ~ 5 sec/frame(1초 1 ~ 5 화면)으로 콩팥에서 첫 번째 순환 시 급속히 방사능이 증가하는 혈류기의 동적 콩팥관류영상을 획득한다.

순간주사 후 정상적으로 복부대동맥이 보이고 2 ~ 4초 내에 지라(비장)가 보이면서 콩팥이 대칭적으로 보이며 콩팥의 기능감소가 있거나 콩팥실질이 적은 경우 낮은 방사능 세기를 보인다.

1분간 동적콩팥관류 영상에 이어 곧바로 배설기영상을 촬영하며 배설기영상은 콩팥과 비뇨관(urinary tract)을 약 20 ~ 60 sec/frame(20 sec/frame)으로 20 ~ 30분간(20분) 64 × 64 또는 128 × 128 매트릭스로 영상화하는 방법으로 혈액 내 추적자가 지속적으로 콩팥에서 추출되는 시기로 혈액 내 추적자의 농도가 급속히 감소하는데 이 시기는 콩팥의 기능과 관련이 있으며 스캔은 3상(phase)로 나눌 수 있다.

정적영상 획득시에는 30분 동안 2 ~ 5분 간격으로 1, 3, 5, 10, 15, 20, 25, 30을 획득하고, 동적영상은 대부분 1분에서 보통 20 ~ 40분간 영상을 획득하지만, 가장 적절한 시간은 20분이다. 영상 획득 후 육안분석을 위해 획득한 콩팥관류영상을 3 ~ 5초 간격으로 12 ~ 20개의 영상과 동적콩팥스캔은 10 ~ 20초 단위로 영상을 재구성한다. 또한 획득한 영상의 양측 콩팥에 각각 관심영역을 설정하고 혈류기와 배설기로 나누어 시간방사능 곡선을 그린다.

콩팥에 독성이 있는 약물이나 조영제를 사용하였을 경우 ^{99m}Tc-DTPA는 혈액저류를 나타내는 영상이 보이고 점차 감소하지만 $^{99m}Tc-MAG_3$는 실질에서의 저류 혹은 점차증가의 소견을 보인다. 정상 관류영상은 복부동맥의 방사능 곡선이 나타난 후 2 ~ 4초 내에 지라(비장)가 보이면서 곧이어 양측 콩팥이 대칭적으로 보여야하며, 복부 동맥의 방사능이 최대가 된 후 콩팥 최대 방사능이 6초 내에 관찰되어야 한다. 정상 콩팥일 경우 방사능 섭취가 지라와 같거나 더 높아야 한다. 정상 배설상은 평균 콩팥 통과시간이 3분 안팎으로 주사 후 2 ~ 4분 사이에 겉질(피질) 방사능이 최고점에 달하고 콩팥깔때기(신우) 방사능은 주사 후 10분 내에 최고점에 달한다.

레노그램을 Phase별로 구분하면 다음과 같다.

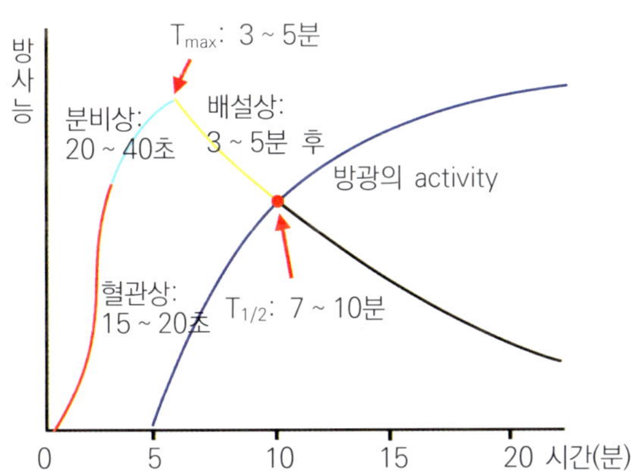

제 1기(혈관상: vascular phase)
정맥주사 후 15 ~ 20초 동안 곡선은 급격히 상승하며 약 20 ~ 40초에 기울기를 달리하는 점에 도달한다. 콩팥관류를 나타내며 세뇨관 기능의 변화나 배후 방사능에 의해서도 영향을 받을 수 있다.

제 2기(분비상: secretory phase)
제 1기보다 덜 급격하게 상승하는 단계로 주사 후 약 3 ~ 5분에 정점에 도달한다. 세뇨관에 축적되는 과정이다.

제 3기(배설상: excretory phase)
주사 후 3 ~ 5분이 지나면서 세뇨관의 방사능은 집합계(collecting system)를 경유하여 콩팥을 떠나 방광에 이르게 되는 하향곡선을 이루게 된다.

그림 11-5 레노그램(renogram)의 해석

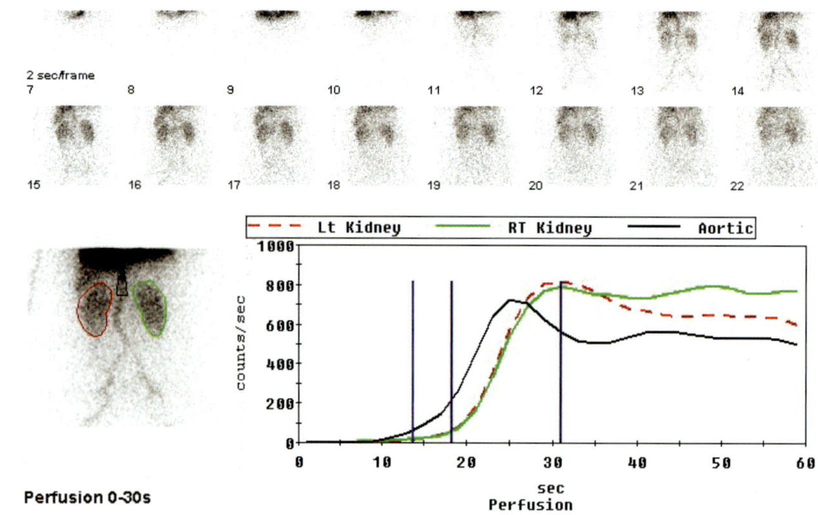

a. Perfusion 0 ~ 60 sec, 2 sec/frame

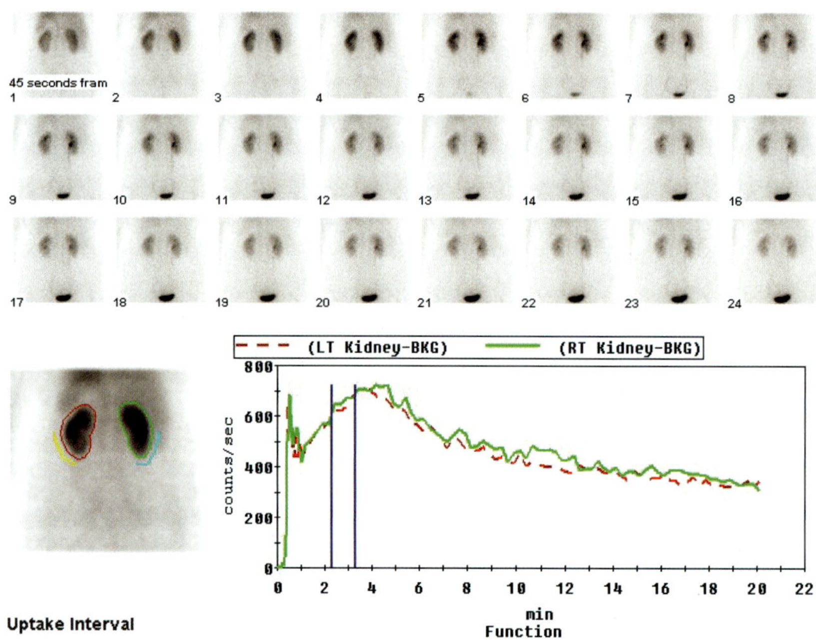

b. Function 1 ~ 20 mins, 45 sec/frame

Gates GFR
Age:52.7 Years
Height:(cm): 164.
Weight:(kg): 78.
Radiopharmaceutical: TcDTPA

Kidney	Left	Right
Kidney Area (cm^2):	68.15	64.81
Kidney depth (cm):	6.98	7.03
Perfusion% (Int):	51.16	48.84
Perfusion% (Slo):	50.48	49.52
Uptake% (Int):	49.14	50.86
Time to peak:	3.57	4.32
Peak to 1/2 peak:	10.75	13.5
20min/peak ratio:	.39	.37
20min/3min ratio:	.43	.41

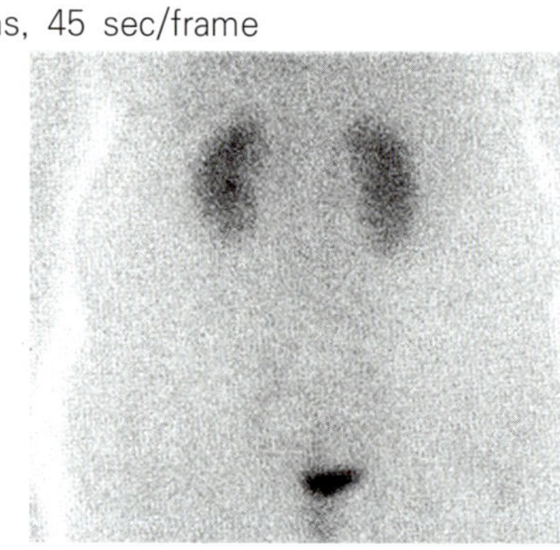

c. 주사부위를 포함한 Post voiding 영상

[Conclusion] IMPRESSION: Good global renal function, both kidneys.

[Reading] Renal Scintigraphy using Tc-99m DTPA : Clinical Info: Microscopic hematuria.
The kidneys are within normal ranges in sizes, both kidneys.
Symmetric and normal patterns of vascular perfusions and cortical uptakes, both kidneys.
Normal patterns of cortical transit and excretion, both kidneys.
Normal pattern of background activities.

그림 11-6 ^{99m}Tc-DTPA를 이용한 Dynamic Renal Scintigraphy

(2) 이뇨제 검사(Diuretic Renal Scan)

이뇨제 검사는 성인의 경우 비폐쇄성 물콩팥증(수신증, hydronephrosis)과 폐쇄성 물콩팥증, 폐쇄 부위감별, 토리(사구체, glomerulus)여과율 손상정도 평가 또는 콩팥기능의 손상을 확인하여 수술시기결정 및 보조적인 치료를 계속할 수 있는 근거나 수술 후 평가, 치료효과를 관찰하기 위해 주로 시행한다.

소아의 경우 다낭성이형성 콩팥질환(multicystic dysplastic kidney disease)의 콩팥기능평가, 폐쇄에 의한 물콩팥증 또는 폐쇄 없는 콩팥잔(신배, renal calyx), 콩팥깔때기(신우, renal pelvis) 감별이나 폐쇄에 의한 콩팥기능 평가를 알아보기 위해 시행한다. 주로 콩팥의 부분적 폐쇄가 보일 경우 요로폐쇄와 비폐쇄성 요로질환감별에 유용한 검사법으로 배설 기능저하가 의심되면 기계적 기능저하인지 생리학적 기능저하인지 폐쇄성요로질환(obstructive uropathy)인지를 검사하는 것이다.

① ^{99m}Tc-DTPA, ^{99m}Tc-MAG$_3$을 주사 후 20분 Lasix 주사

일반적인 이뇨제를 사용한 콩팥검사는 ^{99m}Tc-DTPA, ^{99m}Tc-MAG$_3$을 주사한 후 20분 또는 60분에 이뇨제(라식스, lasix) 영아 1 mg/kg, 소아 0.5 mg/kg, 성인 경우 몸무게 60 kg 이상 기준 40 mg을 30초 이상에 걸쳐 천천히 정맥주사 한다.(1 amp = 20 mg/2 mL) 주사된 이뇨제는 요(urine)량을 약 10 mL/min으로 증가시키는 역할을 하고 이뇨제 주사 후 20분간 2~3분 간격으로 전체 40분 동안 영상을 획득한다. 만약 이뇨제 주사시 집합계(collection system)의 확장이 심하면 집합계에 방사능이 충분히 찰 때까지 기다렸다가 주사하고 일반적으로 1시간쯤에 라식스 주사를 한다.

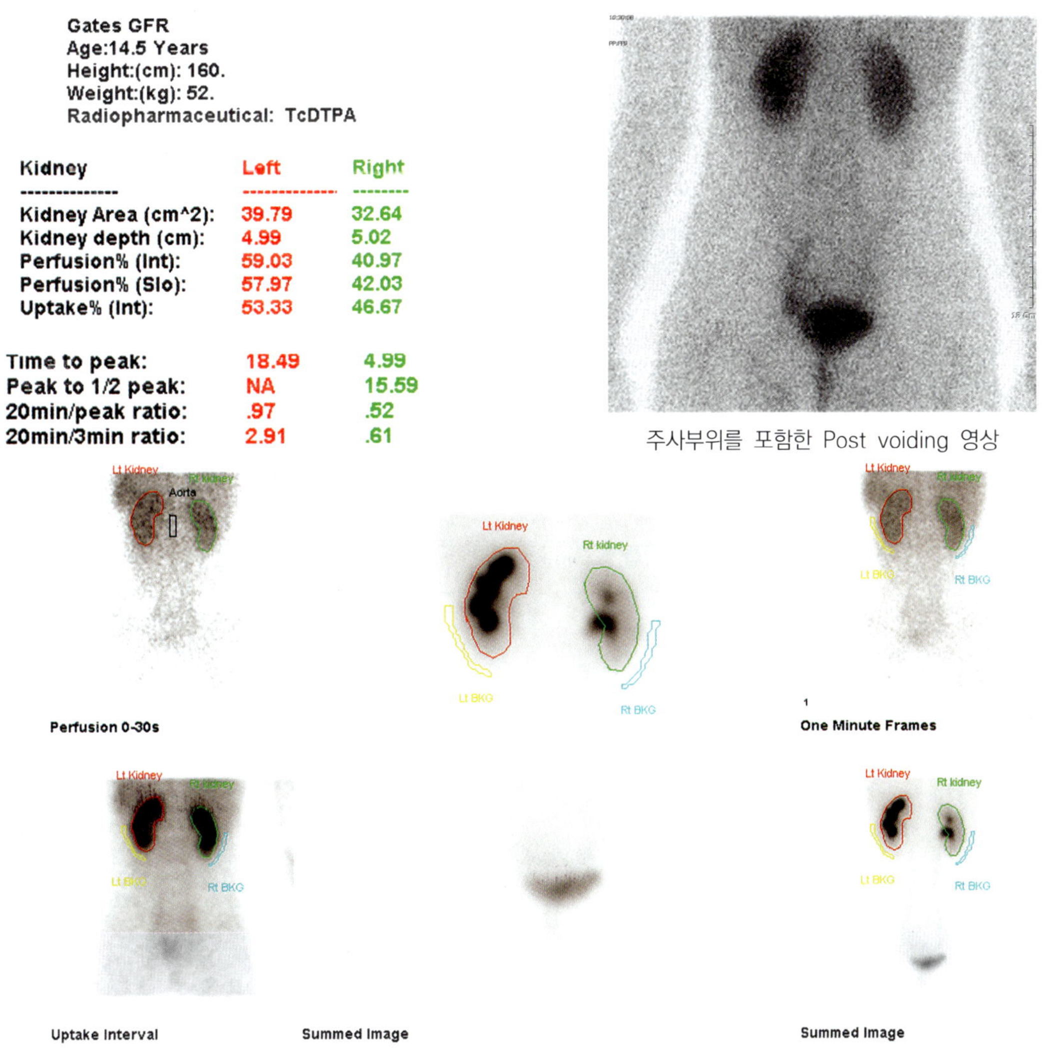

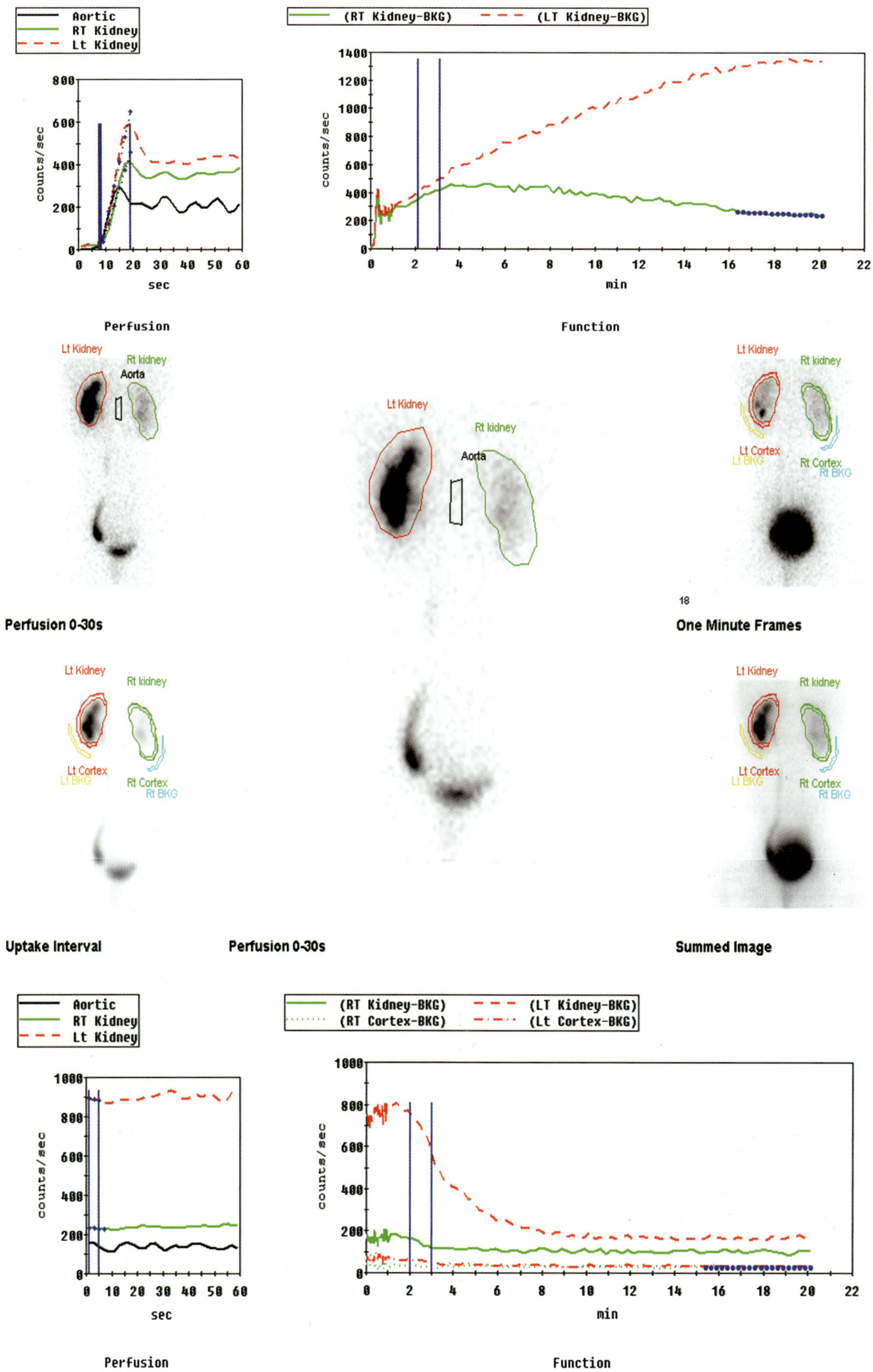
Aortic
RT Kidney
Lt Kidney
counts/sec
sec
Perfusion
(RT Kidney-BKG)
(LT Kidney-BKG)
counts/sec
min
Function
Lt Kidney
Rt kidney
Aorta
Perfusion 0-30s
Lt Cortex
Lt BKG
Rt Cortex
Rt BKG
18
One Minute Frames
Uptake Interval
Perfusion 0-30s
Summed Image
Aortic
RT Kidney
Lt Kidney
counts/sec
sec
Perfusion
(RT Kidney-BKG)
(RT Cortex-BKG)
(LT Kidney-BKG)
(Lt Cortex-BKG)
counts/sec
min
Function

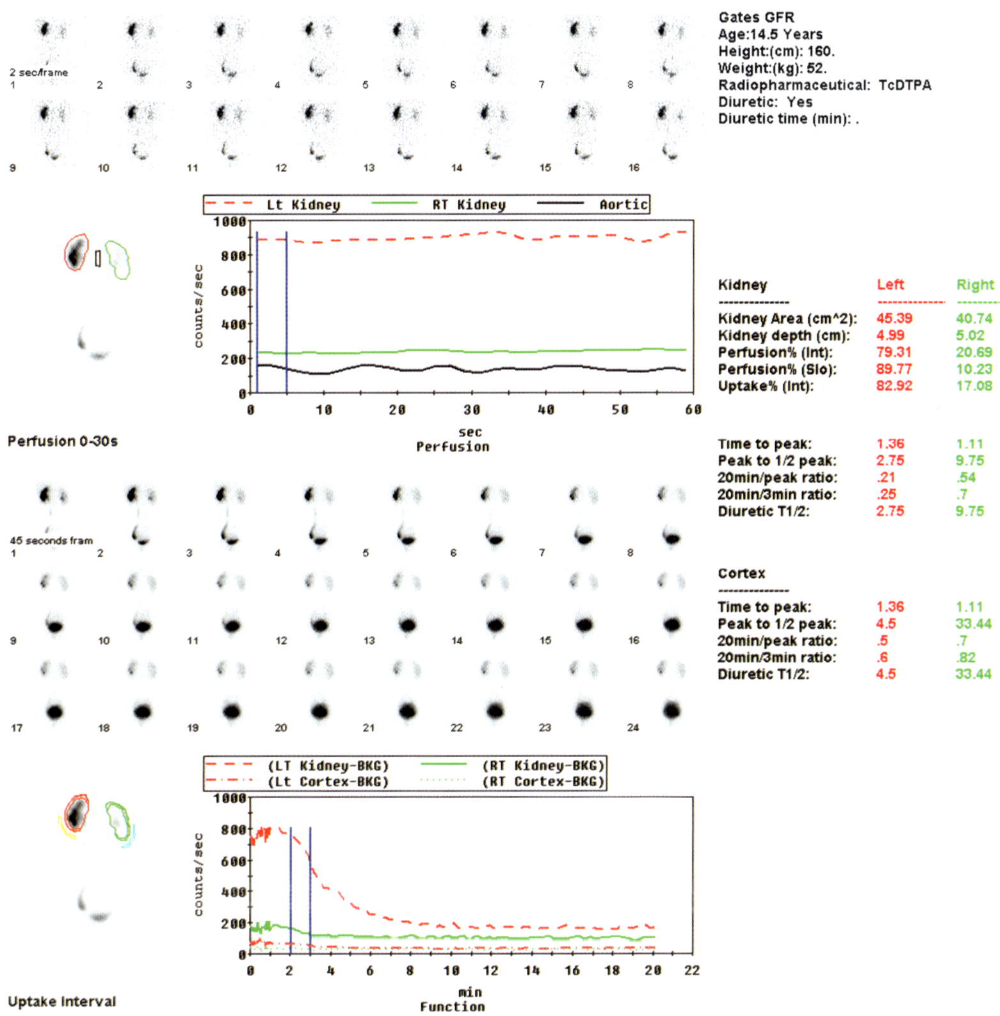

Perfusion & Function(20 분 Lasix 26mg i.v)
[Conclusion]
IMPRESSION:
Good global renal function.
Good excretion after diuretics, left
-R/O Hydronephrosis in left with no evidence of urinary obstruction.

[Reading]
DIURETIC RENOGRAM, RENAL SCANNING USING Tc-99m DTPA:
Clinical info: hydronephrosis.

Rt:
Within normal range in size
Normal pattern of perfusion and parenchymal uptake.
Normal pattern of parenchymal transit and excretion.
Good excretion before diuretics apply.

Lt:
Mildly enlarged in size
Normal pattern of vascular perfusion and parenchymal uptake.
Markedly delayed excretion with continuously rising pattern of renogram.
Good excretion after lasix.

Normal pattern of background activity.

그림 11-7 ^{99m}Tc-DTPA 주사 후 20분 Lasix 주사 영상

② ^{99m}Tc-MAG$_3$ Diuretic Renal Scan(MAG$_3$와 이뇨제 동시주입)

^{99m}Tc-MAG$_3$를 10분간 끓인 후 환자 당 296 ~ 370 MBq(8 ~ 10 mCi)과 이뇨제(lasix)를 0.5 mg/kg으로 환자 몸무게에 대해 계산하여 미리 준비한다. 스캔은 기존 이뇨콩팥스캔(diuretic renal scan)과 동일한 방법으로 시행하며 미리 준비한 이뇨제(lasix)는 ^{99m}Tc-MAG$_3$를 주사한 후 바로 주입한다. 이뇨제(lasix) 정맥주사는 독성(toxicity)이 생길 수 있으므로 30초 이상에 걸쳐 천천히 주입하고 40분간의 검사 중 환자가 소변을 참기 힘들더라도 최소 35분 이상 촬영하도록 한다.

③ Ureter Metallic Stent, Multicenter Trials

스캔은 같은 날 정맥깔때기조영술(정맥신우조영술, intravenous pyelography; IVP)을 먼저 시행하고 핵의학적 검사를 할 수 있도록 한다.

a. 시술전 RI Scan(GFR Scan)

토리여과율(사구체여과율, glomerular filtration rate; GFR)스캔으로 일반적인 테크네슘 스캔을 실시하며 검사 전 300 ~ 500 mL의 물이나 주스를 섭취하게 하고 10 ~ 20 분후 검사한다. 검사직전 방광을 비우고 경피적 콩팥깔때기술(percutaneous nephrostomy; PCN) catheter를 열어 놓은 상태에서 검사를 해야하며 시술하려는 콩팥의 토리여과율(사구체여과율, glomerular filtration rate; GFR)을 측정하여 20 mL/min 이하이면 대상에서 제외한다.

b. 시술후 FU(Follow-up)

b-1. F+0 Method(방사성의약품주입 후 바로 이뇨제 주사 방법)

추적검사 날짜는 시술 후 1, 3, 6, 9, 12, 15, 18, 21, 24개월째에 내원하여 검사 전 300 ~ 500 mL의 물이나 주스를 충분히 섭취하게 하고, 10 ~ 20분 후 검사한다. 검사시작 직전 반드시 배뇨를 실시한다.

10 mCi의 MAG$_3$주입 후 바로 이뇨제(lasix) 0.5 mg/kg을 최고 40 mg까지 증가할 수 있으며 30초 이상에 걸쳐서 천천히 주사해야 한다. 빨리 주입하면 독성이 생길 수 있기 때문이며 스캔은 40분 까지 시행한다. 이때 환자가 소변을 참기 힘들더라도 최소 35분까지는 시행해야 하며 검사가 끝나고 최대방사능(maximum activity)의 1/2이 보이는 시간($T_{1/2}$)을 측정한다.

b-2. F Minus 15(F-15 study)방법(방사성의약품주입 15분전 이뇨제 주사 방법)

이뇨콩팥스캔(Diuretic Renal Scan; Pre & Post)에서 F-15는 검사전 이뇨제를 15분 전에 주사하는 검사법으로 정맥 주사한 이뇨제가 즉시 나타나지 않고 최대효과가 15분 후에 나타나기 때문에 방사성의약품보다 이뇨제를 먼저 주사하는 방법이다. 이뇨제주사 후 15분 후에 방사성의약품을 주사하고 검사한다.

^{99m}Tc-MAG$_3$를 10분간 끓인 후 환자 당 10 mCi를 준비하고 Lasix는 0.5 mg/kg으로 환자의 몸무게에 대해 계산하여 검사 15분 전에 미리 라식스를 정맥 주사한 후 ^{99m}Tc-MAG$_3$를 주사하고 검사한다.

④ 영상의 분석

이뇨콩팥스캔은 이뇨제투여 전후의 영상비교 또는 배설곡선의 반감기를 비교하는 방법이 있다. 주로 방사능 감소를 정량적으로 나타내는 방법이 가장 흔히 사용되는데 이는 이뇨제 주사 직전 관심영역 내의 방사능이 1/2로 감소하는 시간으로 반감기를 구하는 방법이다.

이뇨제(lasix) 투여 후 15분 이내에 콩팥방사능이 반(1/2)으로 감소하면서 T-A Curve가 급경사지게 감소하면 폐쇄가 없는 확장으로 진단할 수 있지만 곡선이 정점에 도달하거나 계속 증가하면 폐쇄가 있음을 보여 준다. 그러나 배출이 지연되면 부분적으로 폐쇄적요소가 있거나 이뇨제에 반응이 상실된 콩팥기능장애가 있음을 의미하고 부분적인 폐쇄는 콩팥의 방사능량이 반으로 감소하는데 15분을 초과하지 않아 시간기준은 맞지만 T-A Curve가 오목(concave downward)하지 않을 경우 부분적인 폐쇄가 있음을 알 수 있다.

또한 이뇨제가 콩팥에 도달하여 반응하는 시간이 많이 걸리는 문제가 있어 막힘으로 진단하는 경우가 많아지는 단점이 있다.

이뇨콩팥스캔은 예민도는 좋으나 특이도에 여러 가지 인자에 영향을 받으므로 그 요인에 대해 잘 알고 있어야 한다. 그중 한 가지가 콩팥기능이고 콩팥의 토리여과율이 15 mL/min이하의 경우 막힘이 없어도 이뇨제 투여 후 배설이 지연되어 막힘으로 보이는 이뇨콩팥스캔으로 보일 수 있다. 그 외에도 탈수상태도 영향을 주게되고 콩팥깔때기(신우, renal pelvis)의 용적이 70 mL이상으로 늘어난 경우 콩팥이뇨스캔과 유속압력의 결과가 다르게 나타날 수 있으며 집합계의 탄성도 등이 영향을 준다.

방광이 충만 될 경우 환자의 약 1/3에서 탄성도가 낮은 방광의 경우에 방광내 압력에 의한 콩팥깔때기(신우, renal pelvis) 압력이 변하게 되므로 거짓음성을 일으킬 수 있다. 따라서 콩팥검사에서 배출시기의 영상을 획득하기 위해서 항상 배뇨 후에 검사해야 한다. 방광요관의 역류가 있을 때도 거짓음성을 보일 수 있고 콩팥기능도 톱날모양을 하게 된다. 요관도 함께 늘어난 경우에는 관심영역에 요관도 함께 포함하여 그려야 한다. 그렇지 않을 경우 이뇨제 주사 후 요관으로 방사능이 이동하여 위음성으로 나타낼 수 있다.

이뇨제를 주사하면 처음 정상을 보이다 이후 점차 높아지는 경우로, 주사 후 소변양이 증가하는 경우에 처음 15분 이내는 소변양의 증가에 따라 배설이 일어나지만, 점차 소변량의 증가가 배설량보다 많게 되어 콩팥기능도 증가하게 된다. 이뇨제 주사 시 혈관이나 주사선에 남아 있는 방사성의약품이 다시 주입될 경우와 방광요관 역류가 있을 때 이러한 소견을 보인다. 따라서 주사 시 방사성의약품이 주사선에 남지 않도록 하여야 하며 검사 전 방광 내 소변이 없도록 하여 방광 내 압력을 줄이거나 방광 내 도관을 사용하여 방광요관역류에 의한 영향을 줄여야 한다.

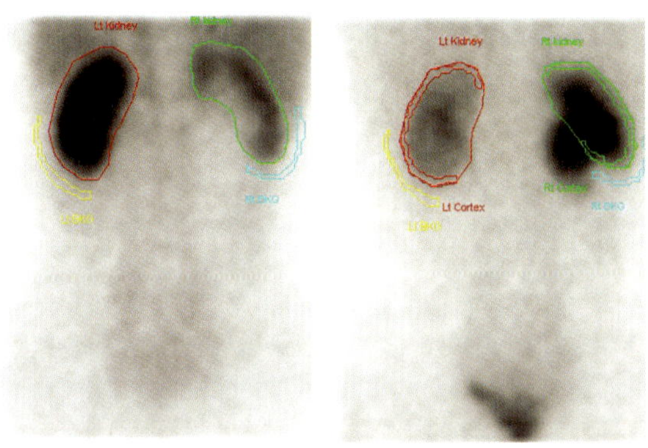

Lasix주사 전　　Lasix주사 후

폐쇄성

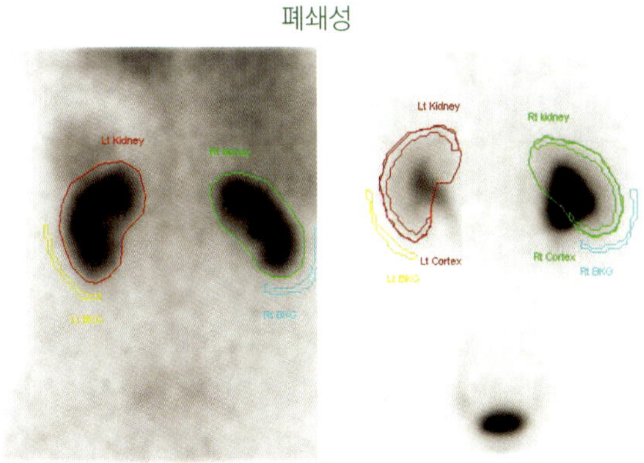

Lasix주사 전　　Lasix주사 후

비폐쇄성

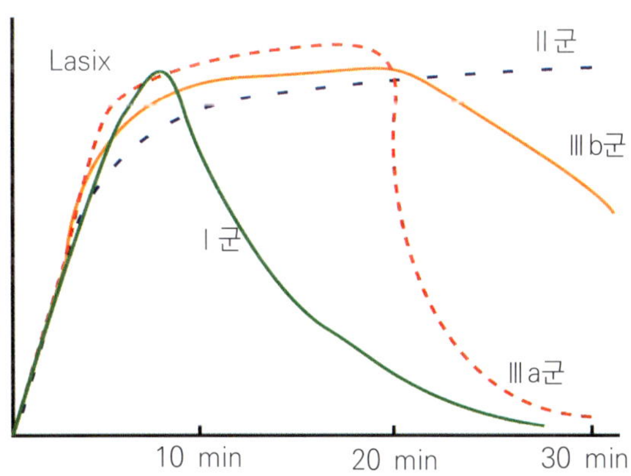

I　: 정상
II　: 폐쇄성 요로
IIIa군: 비폐쇄성 확장성 요로
IIIb군: 부분 폐쇄성요로 또는 콩팥기능장애 (이뇨제에 대한 반응저하)

이뇨제투여 후 반응의 분류

▷ 동적 콩팥 신티그라피가 끝난 후 소변을 보게 한다.
▷ 이뇨제(furosemide)를 0.5 mg/kg로 정맥주사한 후 컴퓨터에서 64 × 64 매트릭스로 20초 간격으로 20분(60 frames)입력한다(이뇨제 약품명: Lasix).
▷ 정적영상은 이뇨제 검사가 끝난 후 소변을 보게 하고 얻는다.

그림 11-8 요로의 폐쇄성 및 비폐쇄성 확장

⑤ 영상에 미치는 인자

콩팥기능(renal function)이 저하되어 있으면 막힘이 없더라도 이뇨제주사 후 배설(excretion)이 지연되어 거짓음성(false negative)으로 보일 수 있다.

- 생후 4 ~ 6주에는 이뇨제(lasix)에 적절히 반응하지 않을 수도 있기 때문에 신생아(infant)의 물콩팥증(수신증 hydronephrosis)에는 이뇨제 반응이 없다고 하여 폐쇄(impatency)를 진단해서는 안된다.
- 탈수(dehydration)상태 ; 콩팥깔때기(신우 renal pelvis)의 용적이 너무 늘어나 있으면 콩팥깔때기가 천천히 비워지기 때문에 이뇨제에 잘 반응하지 않는 것 같이 보일 수 있다.
- 집합계(collecting system)의 탄성도 ; 방광(bladder)이 충만 된 경우에는 방광 내 압력에 의해 콩팥깔때기의 압력이 변하여 거짓음성(false negative)을 일으킬 수 있으므로 배출시기의 영상은 항상 배뇨 후에 검사해야 한다. 탄성도가 매우 좋은 콩팥깔때기는 이뇨제에 반응하여 늘어나게 되며 막힘이 없더라도 막힘과 같은 소견을 보이게 된다. 반대로 탄성도가 낮아서 물콩팥증(수신증, hydronephrosis)의 정도가 작을 경우에 막힘이 있더라도 정상과 같은 이뇨콩팥스캔(diuretic renal scan)을 보이게 된다.

  이뇨콩팥스캔에서 거짓음성(false negative)을 나타내는 경우 이뇨제를 투여하기 전의 콩팥스캔(renal scan)에서 초기 폐쇄의 소견을 보이는 경우가 많다.

(3) 콩팥이식(Kidney Transplant)

콩팥이식 이후 시행하는 검사로 이식콩팥의 관류와 기능 두 가지 모두를 검사하는 것으로 이식콩팥과 방광을 포함하여 검출기를 전면에 위치하고 방사성의약품 ^{99m}Tc-DTPA, ^{99m}Tc-MAG_3을 이용하여 검사한다. 이식콩팥의 평가에서 관류는 1회 순환시 콩팥 관류곡선으로부터 콩팥동맥의 막힘을 평가하며 여러 정량검사를 이용하여 관류의 이상정도를 평가한다. 이식콩팥은 종종 합병증이 시간에 따라 발생하는 특징이 있기 때문에 이식 직후 기저검사를 시행하는 것이 중요하다. 추적검사는 기저검사와 같은 방법으로 촬영하고 기능평가에서 기저검사와 추가검사를 비교하여 평가한다. ^{99m}Tc-MAG_3는 좋은 질의 영상을 획득할 수 있어 이식콩팥검사에 많이 쓰인다. ^{99m}Tc-MAG_3는 토리통과 후 바로 세뇨관에서 분비가 일어나기 때문에 최고 편평비가 낮다. ^{99m}Tc-DTPA는 이식콩팥에서 보상성 과증식(compensatory hyperplasia)에 의하여 이식 후 토리여과율이 증가한다. 따라서 토리여과율이 증가하게 되므로 최고 편평비가 감소하게 된다.

- 보상성 과증식(compensatory hyperplasia): 간(liver)을 부분 절제하면 결손 부위가 새로 증식한 간세포에 의해 채워지는 경우와 같이 장기의 일부에 손상이 있는 경우 남아 있는 부분에서 증식이 일어나는 것을 의미한다.

① 이식콩팥 거부반응검사(Renal Transplant Rejection Evaluation)

콜로이드 입자가 섬유소혈전(피브린혈전, fibrin thrombus)에 흡착되는 원리를 이용한다. 콩팥이식(신장이식, renal transplantation) 후 거부반응(rejection reaction)을 일으키면 이식(transplantation)된 콩팥(kidney)에서 섬유소혈전이 관찰되기 때문에 ^{99m}Tc-tin colloid나 ^{99m}Tc-sulfur colloid를 투여하여 방사능 집적여부에 의해 거부반응(rejection reaction)을 진단할 수 있다.

이식콩팥의 거부반응을 보기위한 콩팥(신장)신티그램은 ^{99m}Tc-tin colloid 또는 ^{99m}Tc-sulfur colloid, 185 MBq(5 mCi)을 무균처리로 정맥주사 20분 후에 투여한 방사성의약품이 간(liver)에 집적되는 것을 확인한다. 검출기(detector)를 전면 하복부에 위치하고 간(liver)의 하단부위가 영상의 상단에 포함된 상태에서 전면하복부에 이식(transplantation)한 콩팥의 동적, 정적영상을 획득한다.

이식한 콩팥의 상태에 따라 영상의 농도가 달라질 수 있으므로 영상상단부에 나타나는 간(liver)부위의 영상농도를 고려하여 정적영상의 촬영조건을 설정한다. 단 뼈속질(골수, bone marrow)의 음영이 나타나도록 하고 영상획득 후 곧 바로 동적콩팥(신장)신티그램을 시행한다. 모든 영상획득이 끝나면 콩팥동맥(신동맥, renal artery)과 콩팥(신장)의 방사능곡선으로부터 콩팥동맥의 최고지점까지 누적된 계수의 비를 계산하고 일반적으로 투여 후 30초 이내에 콩팥동맥의 방사능계수는 정점을 보이며 거부반응(rejection reaction)을 보이는 경우에는 혈류계수가 낮아진다.

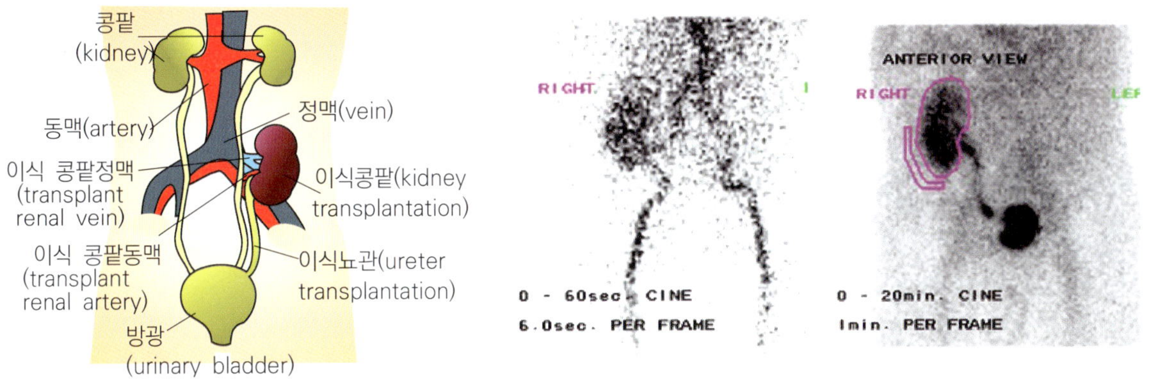

콩팥이식 모식도 이식콩팥관류 1분간 Cine영상 동적이식콩팥 20분간 Cine캡처영상

그림 11-9 콩팥이식 그림과 ^{99m}Tc-DTPA를 이용한 이식콩팥의 동적 Cine 영상

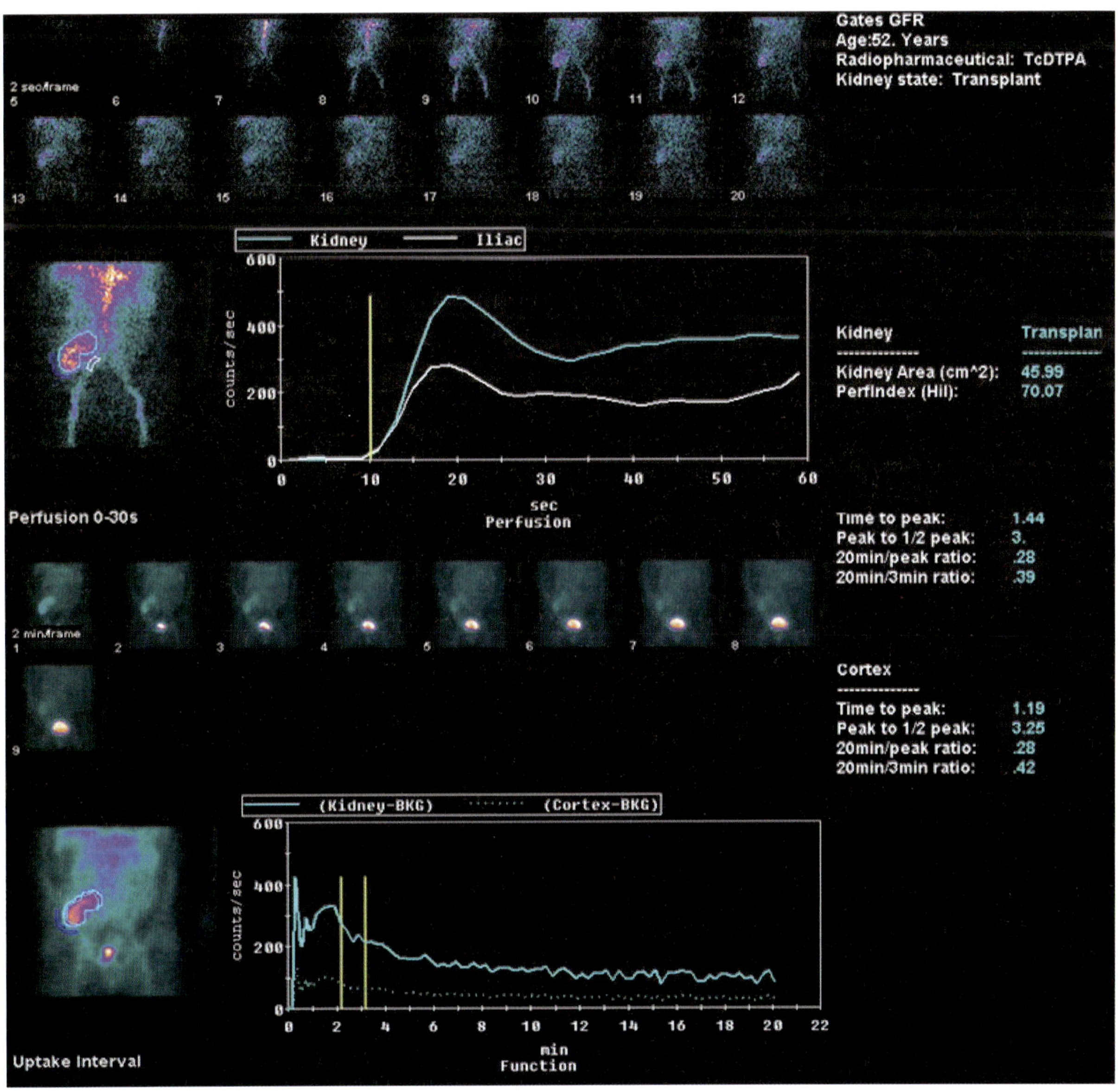

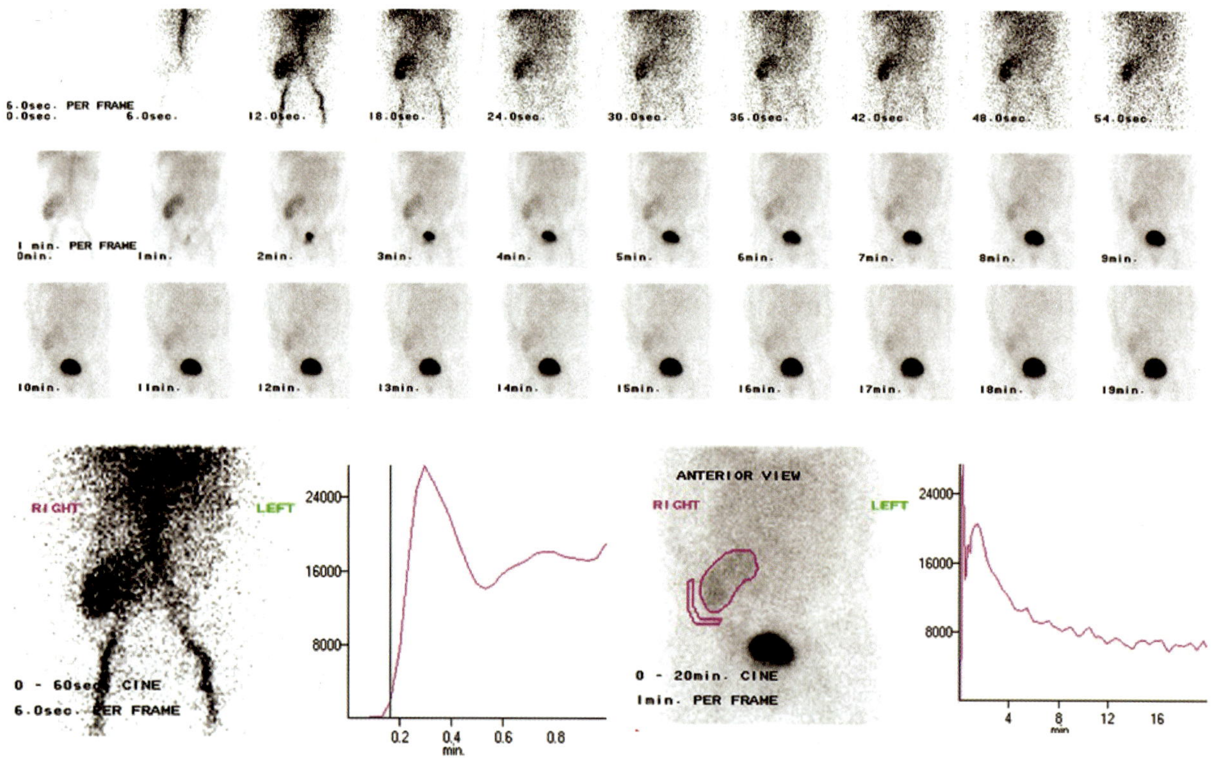

[Conclusion]
IMP: Good functioning transplanted kidney.
Improved excretory function.
No evidence of obstruction.
[Reading]
Tc-99m DTPA Renal scan for Kidney Transplantation:
S/P KT (Cadaver donor) on 09-8-6.
Compared with previous study done at 09-8-10.
There noted transplanted kidney in the right iliac region.
Good vascular perfusion.
Good parenchymal uptake.
Good excretion. More rapid excretion compared to previous study. (T-1/2 9 min → 4.25 min)
No evidence of obstruction.
No significant interval changes.

그림 11-10 ^{99m}Tc-DTPA를 이용한 이식콩팥스캔(Transplantation Kidney Scan) 영상

(4) ACE억제제콩팥스캔(캅토프릴스캔; Captopril Scan)

콩팥혈관성고혈압, 콩팥동맥협착, 허혈성콩팥병증을 모두를 포함하여 콩팥혈관성고혈압(renovascular hypertension)이라 한다. ACE(angiotensin converting enzyme)억제제콩팥스캔은 ACE억제제인 캅토프릴(captopril)투여 전과 후의 스캔결과를 비교하여 약제투여 후 스캔영상에서 동맥협착증이 있으면 정상과 비정상콩팥의 방사성의약품섭취와 배설에 차이가 증폭되어 나타나는 반면에 만성깔때기콩팥염이나 요로폐쇄 등의 질환에는 반응이 나타나지 않는다. 이와 같이 캅토프릴(captopril)투여 후 양성소견이 나오면 해당 콩팥동맥협착이 콩팥혈관성 고혈압이 원인이라는 것을 알아내는 검사법으로 캅토프릴(captopril)스캔 또는 ACE억제제콩팥스캔이라 한다.

콩팥혈관성 고혈압은 콩팥동맥협착이 있고 이로 인해 콩팥실질에 허혈상태가 초래되어 레닌안지오텐신계(renin-angiotensin aldosterone system)의 활성도 증가로 혈압이 상승되어 고혈압이 초래된 경우로 고혈압환자에서 콩팥동맥협착이 발견되어도 고혈압이 원인이 아닌 경우가 대부분이며 고혈압환자에서는 0.5%에 불과하다.

ACE억제제콩팥스캔은 토리여과율의 변화를 각각의 콩팥에서 관찰할 수 있어서 캅토프릴(captopril) 투여 전·후의 독

립적인 양측콩팥기능의 변화를 평가할 수 있다. 콩팥기능곡선과 콩팥기능의 변화는 콩팥혈관성고혈압의 진단에 중요한 기준으로 80 ~ 100%의 예민도와 특이도 그리고 혈압치료의 예측에 대한 높은 양성 예측도를 보인다.

최근 자기공명영상과 초음파진단기기의 발달로 콩팥고혈압의 협착을 비관혈적으로 진단할 수가 있어서 캅토프릴(captopril)스캔은 콩팥혈관협착의 진단보다는 콩팥혈관성 고혈압의 진단에 더 중요하게 되었다.

① 방사성의약품(Radiopharmaceutical)

^{99m}Tc-MAG$_3$, ^{99m}Tc-DTPA가 많이 사용된다.

a. ^{99m}Tc-DTPA

콩팥혈관성고혈압에서 토리여과에 의해 배설되는 방사성의약품인 ^{99m}Tc-DTPA는 투여 후 1 ~ 3분 사이에 정상이거나 섭취가 약간 감소되어 보이다가 ACE억제제를 투여하면 섭취감소를 보인다. 정상 콩팥기능에서는 ^{99m}Tc-DTPA나 MAG$_3$의 차이가 나지 않으나 콩팥기능이 감소된 경우 ^{99m}Tc-DTPA가 상대적으로 더 많이 감소하게 됨으로써 ACE억제제에 의한 콩팥섭취의 감소나 콩팥통과시간의 지연 등의 소견을 보기가 어렵다. 추출률은 20%이다.

b. ^{99m}Tc-MAG$_3$

토리여과율이 감소되고 콩팥에서 물과 나트륨의 재흡수가 늘어남에 따라 콩팥실질 통과시간이 늦어지는 것이 주된 소견이다. ^{99m}Tc-DTPA와 달리 ^{99m}Tc-MAG$_3$는 콩팥혈관성고혈압에서 유효혈장량이 ACE억제제투여 전후에 섭취감소가 주된 소견이 아니라 동적콩팥기능영상의 배설이 늦어지는 것이다. 추출률은 ^{99m}Tc-DTPA의 20%에 비하여 50%로 높기 때문에 동적콩팥기능영상에서 지연소견이 잘 관찰되고 ^{99m}Tc-DTPA가 ACE억제제에 의한 콩팥섭취의 감소나 콩팥통과시간의 지연 등의 소견을 보기가 어렵기 때문에 콩팥기능감소가 있는 환자의 경우 ^{99m}Tc-MAG$_3$를 사용하기를 권장한다. 또한 ^{123}I-hippuran이 사용가능하면 대신 사용할 수도 있다.

② 전처치

충분한 수분섭취와 최소 4시간 이상 금식을 요하며 ACE억제제 경구 투여환자의 경우 금식(NPO)중 수분섭취는 가능하나 과도한 섭취는 피한다. 보통 검사 60분 전 300 ~ 500 mL(7 mL/kg)의 물을 마시게 하며 최소 30분 전에는 물을 마시도록 한다. 만약 같은 날 ACE억제제 전·후검사를 시행할 경우에는 검사 중간 사이에도 계속 수분을 섭취하도록 한다. 수분섭취 후 소변 량은 2 ~ 3 mL/min이 가장 좋은 예민도와 특이도를 보인다.

ACE억제제복용 환자의 경우 캅토프릴(captopril)은 작용시간이 짧기 때문에 최소 48시간 전부터 ACE억제제는 작용시간이 길기 때문에 5 ~ 7일(1주일) 동안 복용을 금해야 하며 안지오텐신II억제제도 중단한다. 만약 검사 중 계속 복용 시 예민도가 낮아진다. 이뇨제 역시 가능하면 일주일 전부터 복용을 중단하는 것이 좋으며 이뇨제투여 중에는 체내 수분의 감소로 검사의 특이도를 감소시킬 수 있다. 칼슘통로차단제도 양측콩팥의 기능지연을 일으킬 수 있으므로 특별한 경우를 제외하고 중단하는 것이 좋으며 고혈압이 심한 경우 혈압약을 중단할 필요는 없다.

③ ACE억제제 투여

안지오텐신 전환 효소(ACE) 차단제인 캅토프릴(captopril)을 25 mg 또는 50 mg을 경구 투여(어린이 1 mg/kg 최대 50 mg)한다. 경구용 캅토프릴은 25 mg으로도 충분하지만 캅토프릴의 흡수가 저하되어 있거나 위장관 배출이 늦을 경우 또는 공복상태가 아닐 경우 등에는 캅토프릴을 복용했을 때 부작용을 일으키지 않을 것이라 판단되면 50 mg을 투여하여 검사하는 것이 좋다. 경구 투여된 캅토프릴은 복용 1시간 후가 혈중농도의 최고치에 도달하기 때문에 검사개시 1시간 전에 미리 투여하여야 한다.

경구로 투여된 캅토프릴은 흡수가 일정하지 않을 수 있다. 이런 문제를 피하고 검사시간을 단축하기 위하여 검사개시 15분(10~20분) 전에 0.04 mg/kg으로 최대 2.5 mg을 3 ~ 5분 동안 천천히 정맥주사로 에날라프릴랏(enalaprilat)을 투여하는 방법을 사용하여 캅토프릴의 흡수가 일정치 않은 문제점을 줄일 수는 있다. 그러나 주사 시 저혈압이 발생할 가능성이 높으며, 캅토프릴을 사용한 검사결과의 데이터가 대부분이고 에날라프릴을 사용하여 얻은 임상 결과가 적다는 문제점이 있다.

④ 검사방법

검사 전 방광을 비우도록 하고 양측 콩팥의 기능을 정확히 측정하기 위하여 바로누운자세로 환자 후면에 대시야를 가진 저에너지 고해상도 콜리메이터를 위치시키고 가능하면 심장, 콩팥, 방광 모두 포함되어야 하며 최소한 콩팥과 방광은 포함되도록 한다.

콩팥혈관성 고혈압(신혈관성 고혈압, renovascular hypertension)을 진단하기 위해서는 캅토프릴 25 mg 또는 50 mg을 경구투여하고 1시간 후 1 ~ 3초 간격으로 60초간 관류동적 영상을 획득하고 곧바로 20 ~ 30분간 10 ~ 30초 간격으로 동적영상을 획득한다.

주사 시 주사부위에서 혈관 외 방사성의약품의 유출이 있을 때 배설지연과 같은 양상으로 콩팥기능에도 영향을 미칠 수 있기 때문에 주사에 주의를 요한다. 주사부위에 방사성의약품의 유출이 의심되면 동적영상을 획득한 후 배뇨 후 정적영상 획득 시에 주사부위를 포함한 정적영상을 획득하고 이때 배뇨 후 촬영 역시 배뇨전과 같은 자세로 촬영하여 동적영상과 배뇨영상의 장기 위치 변화가 없도록 한다. 이때 배뇨할 경우 방사선약품량을 50% 정도 줄일 수 있다.

영상획득이 끝나면 영상을 재구성하여 영상전송 시스템으로 보내고 대부분 검사장비의 프로토콜에 따라 영상의 재구성이 시행되나 오른쪽, 왼쪽의 콩팥을 콩팥의 윤곽을 따라 관심영역과 대동맥(aorta)을 그린 후 각 콩팥의 배후방사능을 장기 모양이나 상태의 정도나 형태에 따라 고리나 타원형으로 그려 측정한다.

1 ~ 2분 또는 1 ~ 2.5분에서 배후 방사능을 보정한 콩팥섭취를 구하고 이로부터 양측 콩팥의 상대적 콩팥기능을 구한다. 그 외에도 최고점시간(time to peak), 20분에서 콩팥섭취와 최고콩팥섭취의 비율 등을 구할 수 있다.
특히 관심영역은 콩팥실질만을 그려야 한다. 물콩팥증이 있는 환자의 경우 콩팥전체가 포함될 경우 콩팥깔때기(신우, renal pelvis)가 포함되므로 이상소견을 보일 수 있으므로 콩팥깔때기(신우, renal pelvis)를 포함하지 않게 그려야 하고 정상에서 최고점 시간은 5분 이내이며 집합관영역을 배제하고 그렸을 경우 0.18 ±0.16이다. 콩팥동맥협착(renal artery stenosis)은 동맥경화와 섬유근성이형성증(fibromuscular dysplasia)이 주원인이다.

캅토프릴(captopril)검사는 캅토프릴(captopril) 투여 후 혈압변동과 혈장레닌활성 및 알도스테론값의 변화를 확인하여 신혈관성고혈압(renovascular hypertension)을 진단한다. 즉, 캅토프릴(captopril) 스캔은 어느 동맥이 콩팥혈관성고혈압이 원인인지 알기 위한 것으로 기저스캔과 캅토프릴 투여 후 콩팥스캔을 비교하여 판단한다. 캅토프릴 스캔이 양성소견이면 해당 콩팥동맥협착(renal artery stenosis)은 콩팥혈관성 고혈압이 원인이라는 것과 어느 쪽 동맥이 원인인지를 알 수 있다.

a. 기저스캔

ACE억제제(캅토프릴, captopril)를 투여하지 않고 검사하는 것으로 ^{99m}Tc-MAG$_3$ 또는 ^{99m}Tc-DTPA 37 ~ 111 MBq(1 ~ 3 mCi)의 저선량으로 주사하고 시행하는 검사이다. 기저스캔만으로도 협착동맥 쪽의 배설기능 저하 유무를 보고 콩팥고혈압을 진단할 수 있다. 기저스캔이 콩팥동맥 협착 또는 콩팥혈관성 고혈압을 진단하는 예민도는 50 ~ 60%로 기저 콩팥스캔에서 이상이 있는 경우는 협착이 매우 심한 경우이며 기저스캔은 캅토프릴(captopril) 스캔과 비교하기 위해 촬영한다.

b. ACE 억제제 콩팥스캔(캅토프릴(captopril) 스캔)

검사 2주 전부터 저염식을 가볍게 하고 캅토프릴(captopril)은 2일 동안 에날라프릴(enalapril)은 1주간 투여중지 후 기저스캔 한다. 이뇨제도 가능하면 1주일 동안 중단하여 이차성 고레닌고알도스테론혈증을 피하고 검사 중 물을 충분히 섭취하여 탈수에 의한 고레닌고알도스테론혈증을 피한다.

앉은자세에서 혈압을 측정하고 캅토프릴(captopril) 25 mg 또는 50 mg을 경구 투여(어린이 1 mg/kg으로 최대 50 mg)하는데 ACE억제제가 저혈압을 유발할 수 있기 때문에 매 5 ~ 15분마다 검사 끝날 때까지 혈압과 맥박을 측정하여 기록한다. 투여 1시간 후에 방사성의약품 ^{99m}Tc-MAG$_3$ 또는 ^{99m}Tc-DTPA를 296 ~ 370 MBq(8 ~ 10 mCi) 투여 검사한다. 검사가 끝난 후 기립 시 증상이 없고 혈압이 검사전의 최소 70% 이상으로 되었을 때 귀가하도록 한다.

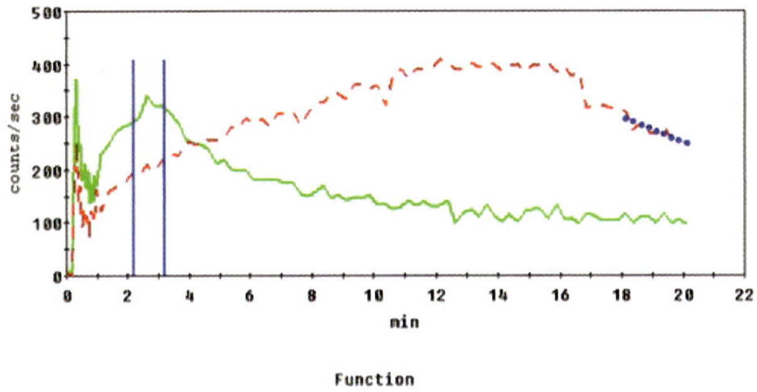

a. captopril 투여 후

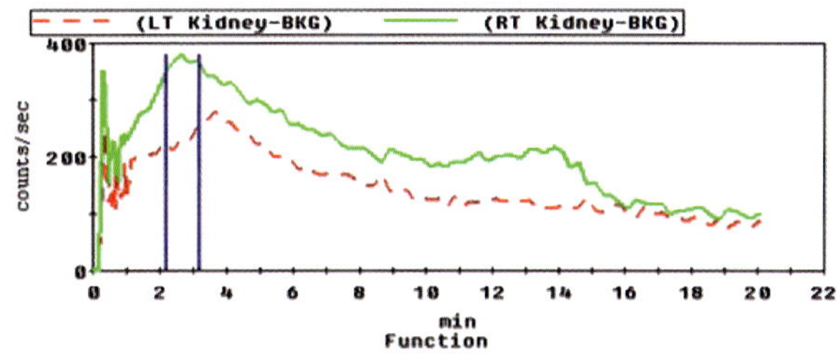

b. captopril 투여 전(baseline)

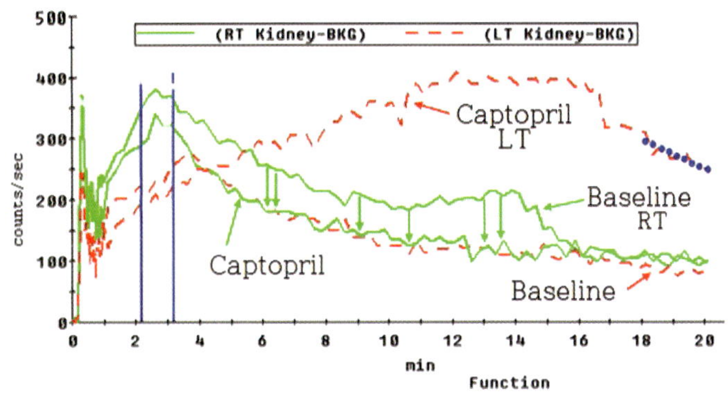

그림 11-11 칸토프릴(captopril) 투여 전 · 후 비교

c. 1일 검사법

기저검사와 ACE검사를 하루에 시행한다. 기저검사 시행 2~3시간 후 안지오텐신전환효소(ACE)차단제인 칸토프릴(captopril)을 복용하고 1시간 후에 ACE억제제 콩팥스캔을 시행한다. 그러나 1일 검사는 장시간 핵의학과에 많은 시간 머물러야 하는 어려움이 있고 모든 환자들에게 ACE억제검사와 기저검사를 실시해야하므로 비효율적이며 비용이 증가할 수 있는 단점이 있다.

d. 2일 검사법

ACE억제제 콩팥스캔을 먼저 시행하고 결과에 따라 기저스캔실시 여부를 판단한다. 2일 검사법은 ACE억제제 콩팥검사 실시 후 정상소견일 경우 혈관성고혈압일 가능성이 낮으므로 기저검사를 생략할 수도 있다. 그러나 이상소견일 경우 특이도를 높이기 위해 기저검사를 실시하나 투여된 ACE억제제로 인하여 당일 실시할 수가 없으며 기저검사를 ACE억제제 투여 후 당일 실시했을 경우 효과적인 검사가 되지 않을 수도 있다. 따라서 콩팥혈관성고혈압의 가능성이 그다지 높지 않을 경우 2일 검사법을 시행한다.

⑤ 임상영상(Clinical Images)

a. 1일 째 캅토프릴(captopril) 투여검사

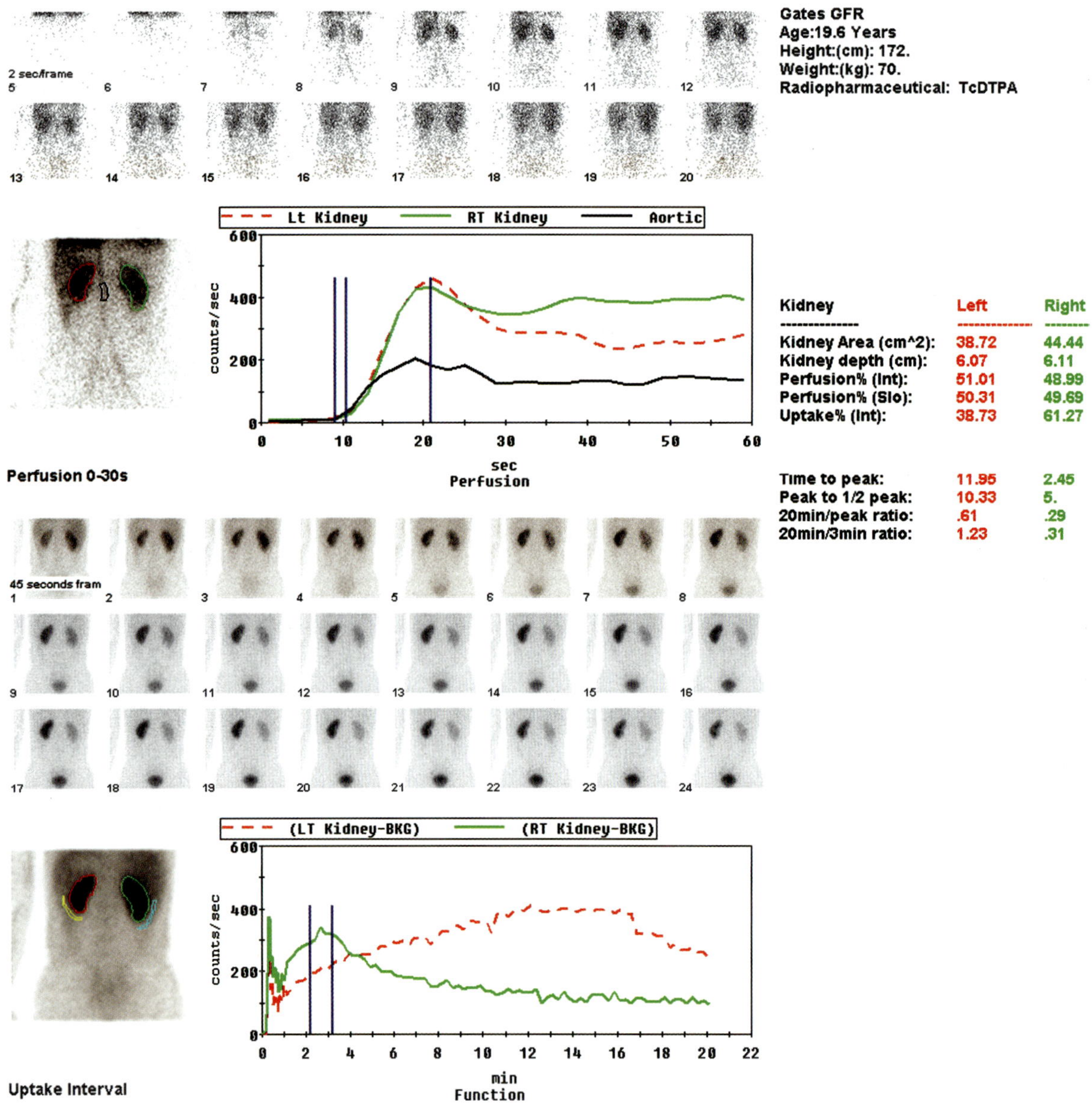

[Conclusion]
Conclusion: Abnormal Captopril renal DTPA study, left kidney.
Recommend base-line renal DTPA study.

[Reading]
Renal Scintigraphy using Tc-99m DTPA, Captopril challenge study:

The kidneys are within normal ranges in sizes, both.
After oral intake of Captopril, the dynamic study with bolus injection of Tc-99m DTPA was done.
The parenchymal uptake patterns of both kidneys are within normal ranges, but the left kidney shows delayed transit than the right kidney.
The left kidney also shows more delayed excretion than the right kidney.
The right kidney show normal pattern of cortical uptakes and excretion.
Normal pattern of background activities.

그림 11-12 ^{99m}Tc-DTPA을 이용한 Captopril Study(1일째 검사)

b. 2일 째 baseline 검사

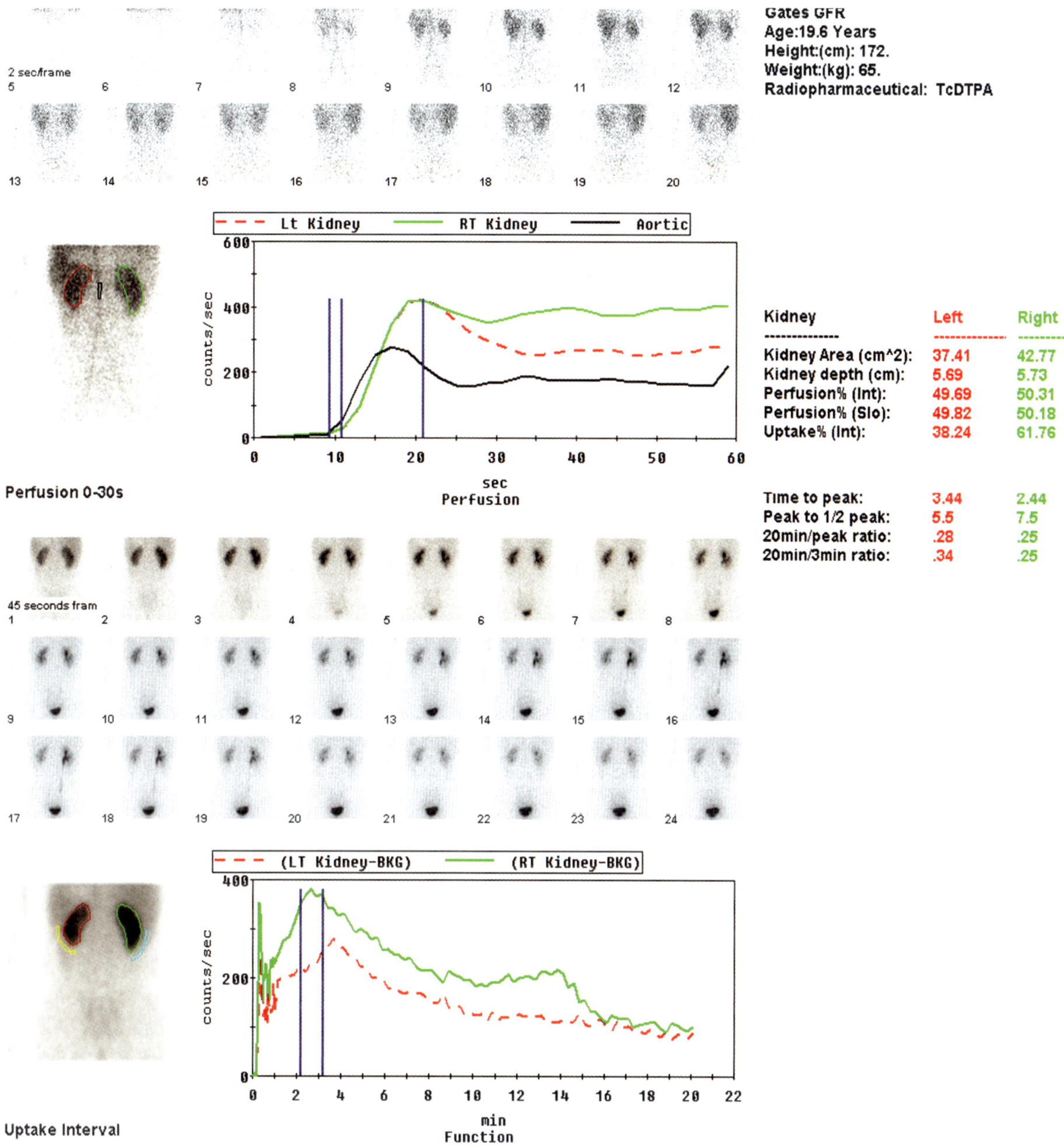

[Conclusion]
R/O Renovascular hypertension, Lt. kidney.
[Reading]
Renal Scintigraphy using Tc-99m DTPA:

The kidneys are within normal ranges in sizes, both kidneys.
Symmetric and normal patterns of vascular perfusions and cortical uptakes, both kidneys.
Normal patterns of cortical transit and excretion, both kidneys.
Normal pattern of background activities.

이전 2012-00-00 시행한 Captopril challenge test 와 비교해 보았을 때
Base-line DTPA study에서 normal excretion을 보이던 Lt. kidney의 renogram이 captopril test에서 delayed excretion을 보임.

그림 11-13 ^{99m}Tc-DTPA을 이용한 Captopril Base-line Study(2일째 검사)

2. 정적콩팥신티그라피(Static Renal Scintigraphy)

정적콩팥스캔에는 DMSA스캔이 있으며 ^{99m}Tc-DMSA스캔은 겉질(피질, cortex)의 기능손상 유무를 형태학적으로 관찰하기 쉽고 콩팥의 위치, 크기, 모양의 평가와 콩팥 내의 고름집(농양, abscess), 낭종(물혹, cyst)이나 종양(tumor)진단과 같은 공간점유병소(space occupying lesion; SOL)의 유무와 위치, 크기 및 범위, 양측 콩팥기능의 상대콩팥기능 비교 및 절대섭취율 측정 시 사용하는 검사법으로 병소에는 방사성의약품이 집적되지 않으므로 음성상인 "cold"부위로 나타난다.

콩팥기능 섭취율은 콩팥기능을 나타내는 기능을 하는 콩팥겉질(신피질)량과 비례하므로 신혈장유통량(renal plasma flow), 토리여과율(사구체여과율, glomerular filtration rate; GFR), 세뇨관 추출, 세뇨관 흡착 등의 콩팥기능 지표를 반영한다. 영상은 후면상(posterior view)을 획득하며 일반적으로 바로누운자세나 엎드린 자세를 취하나 콩팥겉질(renal cortex)이나 요관(ureter)을 자세히 보기위해 옆으로 비스듬한 자세(oblique position)를 취하기도 한다.

1) DMSA Scan

콩팥겉질 신티그라피는 급만성 깔대기염(신우염, pyelitis)의 진단에 매우 예민도가 높은 검사이다. 국소 콩팥기능의 정량적 평가, 깔때기콩팥염(신우신염, nephropyelitis), 방광요로 역류환자 등에서 콩팥겉질 손상의 진단과 콩팥 질환 환자 또는 콩팥공여 환자에서 좌우콩팥의 상대적 기능평가, 선천성 콩팥기형의 진단 등을 위한 검사로 병변이 치유되었는지 확인하거나 흉터(반흔, scar)로 진행하였는지 추적하는데 쓰인다.

(1) 전처치(Patient Preparation)

검사를 위한 특별한 전처치는 없다.

(2) 방사성의약품(Radiopharmaceutical)

^{99m}Tc-DMSA(dimercaptosuccinic acid)는 방사성의약품 정맥주사 후 초기에는 대부분 혈장에서 단백질과 결합하고 있다가 점차 세뇨관 주위 콩팥겉질(신피질) 세포에 섭취되어 머무르고 소변으로 배설되는 양과 간으로 섭취되는 양이 적으므로 콩팥겉질 대 콩팥속질 및 콩팥 대 배후영역의 섭취비가 높아서 콩팥형태를 선택적으로 파악할 수 있다.

표지된 방사성의약품은 산소와 반응하여 변하게 되어 콩팥섭취가 감소하고 간 섭취가 증가하므로 조제 후 가능한 30분 이내 사용하기를 권장하며 최대 4시간(240분) 이내에 사용하여야 한다.

표 11-2 정적 콩팥 신티그라피에 사용되는 방사성의약품

방사성의약품	사용량	투여방법	집적기전	집적부위
^{99m}Tc-DMSA	37 ~ 185 MBq (1 ~ 5 mCi)	정맥주사	능동이동	세뇨관
^{99m}Tc-GHA	370 ~ 740 MBq (10 ~ 20 mCi)			

^{99m}Tc-DMSA(dimercaptosuccinic acid)는 콩팥겉질(피질, cortex)을 영상화 할 수 있는 방사성의약품으로 주사 후 1시간 내에 투여한 양의 40 ~ 50%가 몸쪽 세뇨관 세포에 결합한다. 겉질의 높은 섭취로 인해 방사선량이 높을 수 있기 때문에 어린이는 권고되는 투여량을 주사하기를 권장하며 어린이의 경우 다음 식에 의한다.

$$\text{소아투여량}(MBq) = \frac{\text{성인용량}(MBq) \times \text{몸무게}(\text{kg})}{70} \tag{11-2}$$

또는

$$\text{소아투여량}(MBq) = \frac{\text{성인용량}(MBq) \times \text{체표면적}(\text{m}^2)}{1.73} \tag{11-3}$$

일반적으로 투여량은 1.5 ~ 1.9 MBq/kg (0.04 ~ 0.05 mCi/kg)을 권장한다.

또한 신생아의 경우 사용최소량은 7.4 ~ 18.5 MBq(0.2 ~ 0.5 mCi)이며 최대 111 MBq(3 mCi) 이하이다. DMSA의 콩팥이외 배설은 간을 통하여 이루어지며 DMSA는 수질이나 집합관에 섭취가 없고 주사된 양의 약 40%가 콩팥 겉질의 몸쪽세뇨관과 세포질에 섭취된다. 따라서 콩팥겉질(신피질, renal cortex)에 고농도 축적 되어 뇨중 배설이 느리고 방광 피폭이 적으며 콩팥겉질(신피질)의 국소병변에 좋지만 콩팥깔때기(신우, renal pelvis) 및 신배(calyx)의 질환에는 좋지 않다.

겉질(피질)과 속질(수질)의 섭취비는 22 : 1 정도이고 콩팥세관에 고정되는 ^{99m}Tc-DMSA는 토리거르기(사구체여과, glomerulus filtration) 콩팥세관의 분비, 섭취과정을 함으로서 기능을 하는 콩팥실질을 측정할 수 있다. ^{99m}Tc-DMSA는 콩팥분비가 잘되지 않기 때문에 콩팥겉질 영상을 얻을 수 있으며 GHA와 DMSA는 일시적으로 콩팥겉질(renal cortex)에 집적되어 콩팥의 형태이상과 국소신실질 병변(focal parenchynal lesion)을 인지하는데 유용하다. ^{99m}Tc-GHA는 세뇨관에서 혈중 제거시간이 빠르기 때문에 콩팥 기능 검사가 가능하며 급성세뇨관 괴사(acute tubular necrosis) 진단에 좋다.

(3) 검사방법(Procedure)

성인을 기준으로 DMSA 222 MBq(6 mCi)를 정맥주사 하며 영상은 방사성의약품 투여 1 ~ 3시간 후에 방광을 비우고 저에너지 고해상도 평행구멍형 조준기를 이용하여 바로누운자세 또는 엎드린 자세에서 카메라의 검출기를 콩팥중심으로 몸체후면에 위치하고 후면상을 256 × 256 또는 128 × 128 매트릭스, 30 ~ 50만 계수로 촬영 후 시간설정으로 Post, Ant, RPO 30°, LPO 30° 촬영한다. 소아의 경우는 약 1.5 ~ 2배 정도 확대하여 영상을 획득하는 것이 좋다.

전면상은 말굽콩팥(마제신, horseshoe kidney)이나 이식콩팥, 이소콩팥에 유용하며 촬영 후 좌우 콩팥의 관심영역을 설정하여 섭취율을 계산한다. 정상콩팥에서는 양측 콩팥의 방사능 계측치가 거의 같고 좌우 비가 44 ~ 56%까지 정상이다. 필요에 의해 SPECT은 360°, 64 Stop으로 전체콩팥이 포함되게 하여 20 ~ 25 sec/stop으로 촬영한다. SPECT는 겉질결손 진단의 예민도가 증가한다.

(4) Data Processing

- Relative Renal Function

전, 후면상(ant, post)에서 양쪽 콩팥의 관심영역(ROI)과 배후방사능의 관심영역(ROI)을 C-sharp로 설정하여 각 관심영역(ROI) total counts와 pixel수를 측정하여 콩팥의 관심영역(ROI) pixel수를 보정하고 후면상(post)에서 오른쪽과 왼쪽의 비(ratio)를 계산하여 전, 후면상(ant, post)에서 기하학적 평균(geometric mean)값을 계산한다.

(5) 임상영상(Clinical Images)

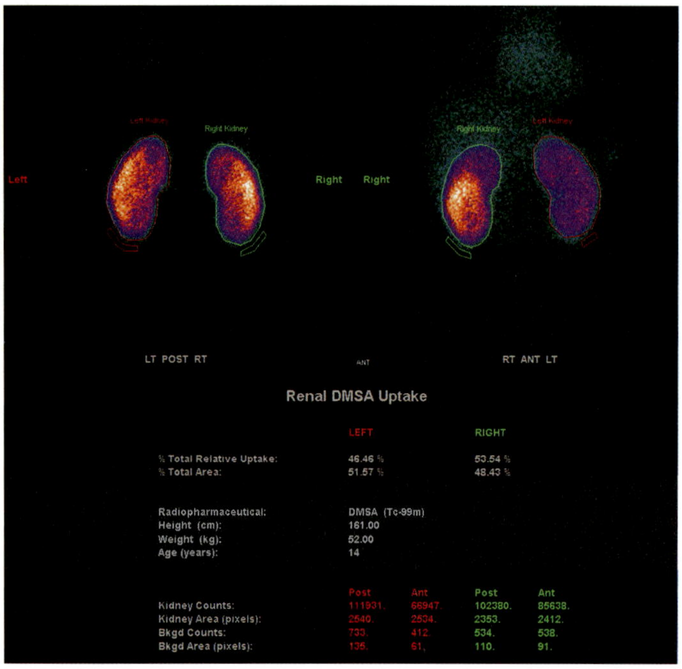

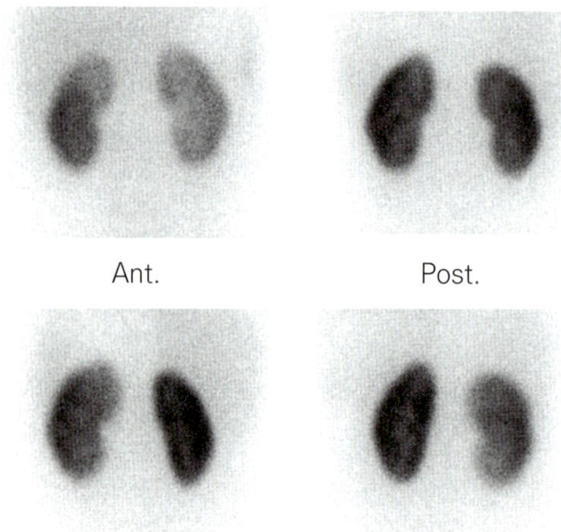

Ant. Post.

RPO 30 LPO 30

[Conclusion]
No significant cortical defect.

[Reading]
Tc-99m DMSA Renal Cortical Scan
Clinical information:
DMSA Renal cortical scanning shows normal size, shape and appearance of both kidneys.
No significant cortical defect is noted.
Normal ranges of background activities.
The fractional uptake of left and right kidney is 46% vs. 54%.

Renal DMSA Uptake

	LEFT		RIGHT	
% Total Relative Uptake:	46.46 %		53.54 %	
% Total Area:	51.57 %		48.43 %	
Radiopharmaceutical:	DMSA (Tc-99m)			
Height (cm):	161.00			
Weight (kg):	52.00			
Age (years):	14			
	Post	Ant	Post	Ant
Kidney Counts:	111931.	66947.	102380.	85638.
Kidney Area (pixels):	2540.	2534.	2353.	2412.
Bkgd Counts:	733.	412.	534.	538.
Bkgd Area (pixels):	135.	61.	110.	91.

그림 11-14 ^{99m}Tc-DMSA를 이용한 콩팥 정적영상

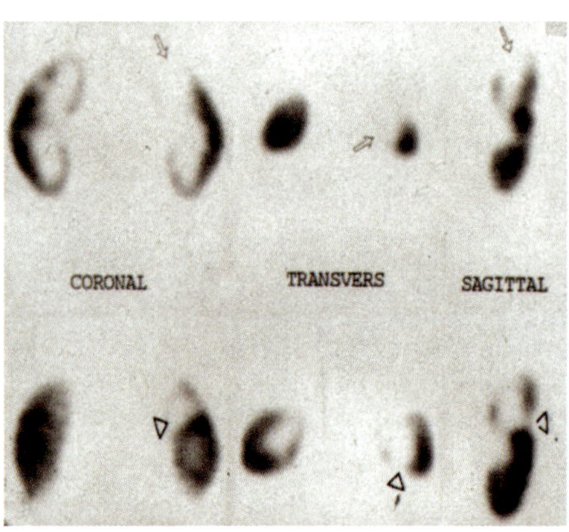

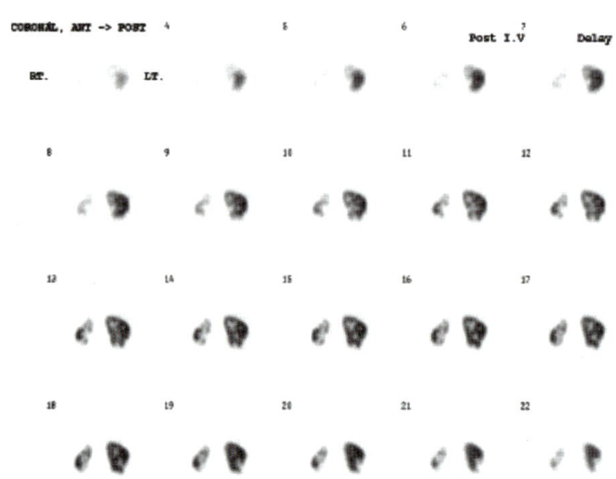

그림 11-15 Kidney SPECT

3. 방사성동위원소 배뇨방광촬영술(Radioisotope Voiding Cystography)

방광에 방사성의약품을 함유한 식염수를 충만시키고 배뇨 중, 배뇨 후의 동적 혹은 정적인 영상을 얻어 방광, 요도의 역류 상태를 알아보는 검사법이다. 영상은 반드시 방광 충만 시, 배뇨 중, 배뇨 후의 영상을 모두 얻어야 정확도를 높일 수 있다. 방광의 핵의학적 검사는 종래의 방사선학적 검사보다 방사능조사량이 적어 소아에서 안전하게 반복검사를 시행할 수 있으며 역류가 생길 때 방광용적, 역류량의 정량적 측정, 잔뇨량의 정확한 계산을 할 수 있는 장점이 있다.

방광으로부터 요관역류(vesico ureteral reflux)는 요로계 감염증이 있는 소아에서 흔히 발견되는 질환으로 1,000명중 1명 정도 발생된다. 특히 여성에서 흔히 발생되고 유전적 경향도 있다. 방광요관 역류로 인한 반복적인 요로계 감염은 역류콩팥증(역류신장증, reflux nephropathy), 콩팥발육부전(renal hypoplasia), 고혈압(hypertension) 및 말기 콩팥기능상실(신부전, renal failure)의 원인이 될 수 있다. 배뇨 방광촬영술은 방광요관역류(vesicoureteral reflux)를 평가하기 위한 검사로 촬영 중 소변에 의한 방사성의약품의 오염을 막기 위해 검출기나 테이블(table)에 흡수체를 덮고 실시한다. 여성은 베타딘으로 요도와 그 주변을 소독하며 남성은 젤리타입의 마취제(Lidocaine)를 사용한다. 방광스캔은 도관(catheter)을 방광 안에 삽입하여 방사성의약품을 직접주입한 후 영상을 기록하는 직접법과 방사성의약품을 정맥 내 주입한 후 콩팥을 통하여 방광 내로 배설된 후 검사하는 간접법으로 구분할 수 있다.

1) 전처치(Patient Preparation)

(1) 직접법 : Foley Catheter를 사용한다. 성인은 8 ~ 10 French, 어린이는 4 ~ 5 French를 준비한다.
(2) 간접법 : 검사시작 직전 방광을 비운다.

2) 방사성의약품(Radiopharmaceutical)

표 11-3 방사성동위원소 배뇨 방광촬영술에 사용되는 방사성의약품

방사성의약품	Dose	집적기전	투여방법	집적부위
$^{99m}TcO_4^-$	37 ~ 111 MBq(1 ~ 3 mCi)	구획구분	직접법(도관)	요관 (방광)
^{99m}Tc-sulfur colloid	37 MBq(1 mCi)			
^{99m}Tc-DTPA	370 ~ 555 MBq(10 ~ 15 mCi)		간접법, 직접법	
^{99m}Tc-MAG$_3$ ^{99m}Tc-GHA			간접법(정맥주사)	
^{131}I-hippuran	111 MBq(3 mCi)			
^{123}I-hippuran	17 MBq(500 μCi)			

3) 검사 방법(Procedure)

^{123}I 혹은 ^{99m}Tc표지화합물은 저에너지 평행구멍형(^{131}I-hippuran은 고에너지 평행구멍형) 조준기를 이용하여, 직접법은 바로누운자세, 간접법은 앉은 자세에서 촬영한다. 촬영부위는 방광과 콩팥을 포함한 배부분으로 직접법과 간접법에 따라 다음과 같이 시행한다.

(1) 직접법(Direct Radionuclide Cystography; DRNC)

소아는 4 ~ 5 Fr, 성인은 8 ~ 10 Fr의 멸균된 폴리카테터(foley catheter)을 사용한다. 젤리, 200 ~ 500 mL 생리식염수을 이용, 폴리카테터(foley catheter) #8 or #10를 삽입하고 풍선(balloon)을 팽창한다. 생리식염수 500 mL를 도관(catheter)에 연결하고 생리식염수병의 높이는 테이블(table)에서 1 m 이하로 위치시켜 주사선을 클램프

(clamp)로 고정한다.

환자는 의자에 앉거나 검사테이블에 누운 자세에서 검출기는 후면에 위치하고 전체 방광과 콩팥을 포함한다. 담당 의사는 폴리도관(foley catheter)으로 무균적 방광도자(bladder catheter)를 시행하여 방광 내 잔류뇨(urine)를 제거한 후 방광을 충만시키기 위해서는 폴리도관(foley catheter)에 생리식염수를 연결한다. 이때 생리식염수병의 위치는 환자가 누워있는 테이블에서 60 cm 정도 높이에 위치시킨 후 방사성의약품과 200 ~ 500 mL 생리식염수를 도관을 통하여 환자가 배뇨할 때까지, 어린이의 경우는 (나이 + 2) × 30 mL 정도나 환자가 참을 수 있을 정도까지 주입시킨다. 보통 100 ~ 200 mL이 어린이 방광용적이지만 개인별로 20 ~ 500 mL까지 차이를 보인다. 통상 소아의 주입량은 50 mL씩 증가시켜 최대 200 mL, 성인의 주입량은 100 mL씩 증가시켜 최대 500 mL로 한다.

Clamp을 열고 방광에 1 time 주입이 끝났을 때 방사성의약품을 37 MBq(1 mCi)을 주입하고 방광이 최대로 팽창했을 때 방광의 최대용적을 기록하고 배뇨하기 직전부터 1초 간격으로 동적영상을 획득한다. 소아의 경우 방광의 충만 시점을 알 수 없을 때 배뇨감을 나타내는 무의식적 행동인 발가락이 올라간 시점을 주의 깊게 살피고 방광에 주입된 양을 정확하게 기록한다.

방광이 주입된 생리적 식염수로 충분히 확장된 후 1초 간격으로 배뇨 직전부터 동적영상을 얻고 배뇨(voiding)시 유아나 소아는 바로누운자세(supine)를 유지하고 도관(catheter)을 제거한 후 필요하면 추가검사로 배뇨 후(post voiding)영상을 획득하며 오염(contamination)되지 않도록 주의한다.

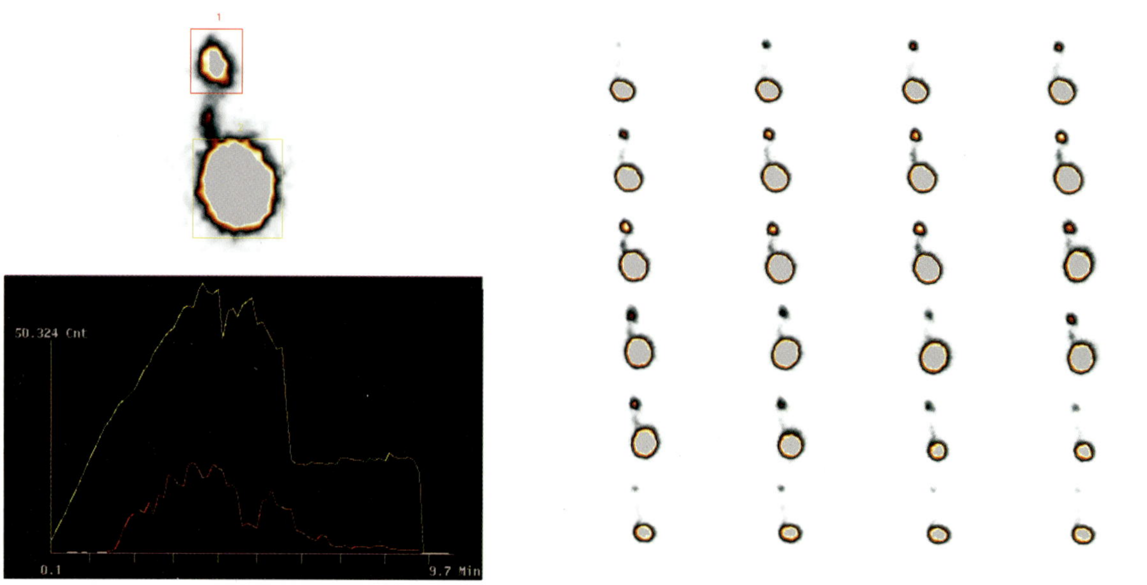

그림 11-16 Direct Radionuclide Cystography

(2) 간접법(Indirect Radionuclide Cystography; IRC)

변기를 미리 준비하고 ^{99m}Tc-DTPA 또는 MAG_3 콩팥스캔 시행 후에 실시하는데 간접법은 검사에 협조가 가능한 어린이로 소변을 참을 수 있어야 적용할 수 있다. 방광 내에 폴리도관(foley catheter)을 삽입할 필요가 없는 장점이 있으나 주로 배뇨 중이나 배뇨 후의 역류상태만을 관찰할 수 있다. 성인은 ^{99m}Tc-MAG_3 370 MBq, 소아는 7.4 MBq/kg을 사용하며 통상적인 방법으로 ^{99m}Tc-MAG_3 10 mCi를 정맥 내로 순간주사하고 콩팥스캔을 시행하여 콩팥의 관류상태, 기능상태 등에 대해 검사한다. 통상적 콩팥스캔 후 콩팥에서 방사성의약품이 충분히 방광으로 모여든 후 배뇨시키지 않은 상태에서 배에 힘을 주고 배뇨 전, 배뇨 중, 배뇨 후의 후면상을 각각 40만 계수(counts)로 촬영한다. 배뇨 후는 2 ~ 3분지난 후 배뇨영상을 얻는다.

간접법(indirect radionuclide cystography)은 목적장기 이외의 방사능이 높고 직접법에서만 진단되는 20%의 방광 충만시기에 발생되는 정확한 역류량을 알기 어려운 문제점이 있다.

■ Pre voiding → Voiding → Post voiding

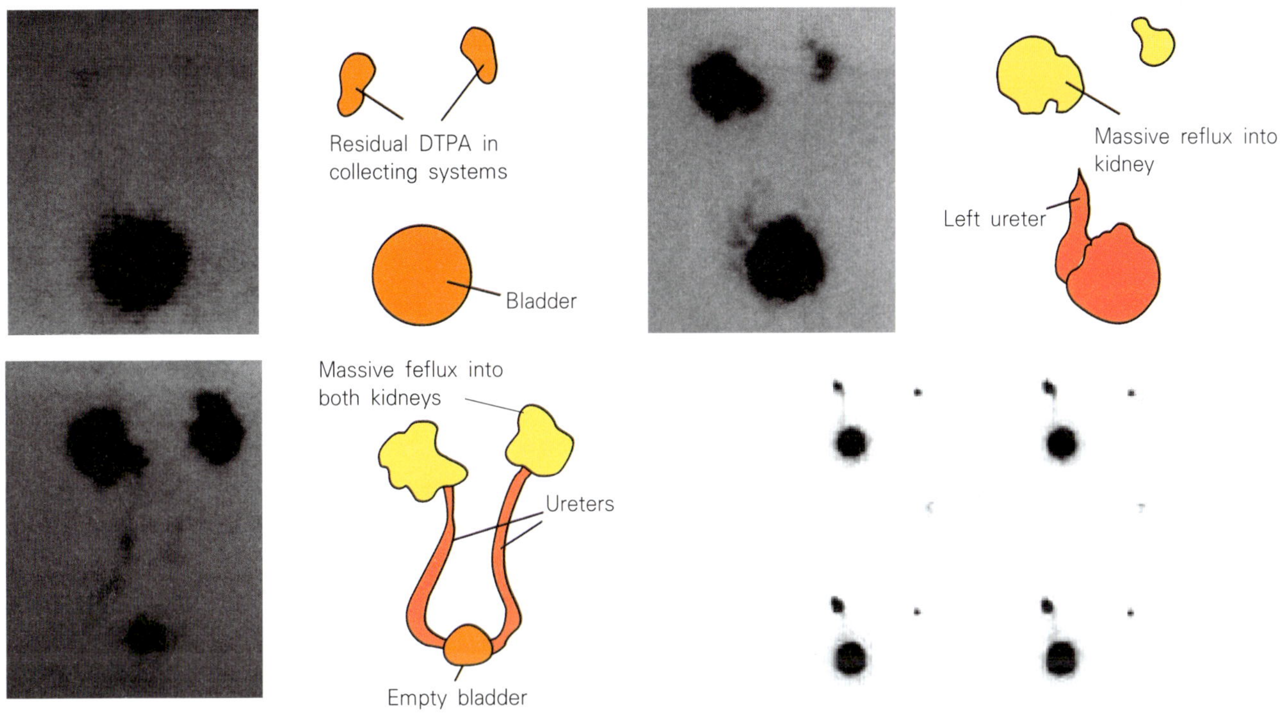

그림 11-17 간접법(Indirect Radionuclide Cystography)

4. 자궁난관 신티그라피(Hysterosalpingo Scintigraphy)

나팔관(fallopian tube)기능 이상이나 폐쇄로 인해 불임(infertility)의 원인이 되는 경우가 있으며 정자(sperm)는 자궁(uterus) 및 난관근육의 수축, 골반강 내의 압력의 변화 또는 난관 내의 섬모운동(ciliary movement)에 의하여 이동되기 때문에 높은 압력으로 조영제를 주사해야 하는 엑스선 난관조영술(hysterosalpingography)에 비하여 좀 더 생리적인 난관의 소통성을 평가할 수 있다. 방사성동위원소를 이용한 자궁난관 스캔상의 난관소통 예측도는 95%, 난관폐쇄 예측도는 88%이다.

난관신티그라피는 결핵이나 염증으로 인한 나팔관폐쇄, 자궁경관 무력증 유무, 자궁의 염증폐쇄여부 평가를 위해 실시하며 감염을 방지하기 위해 모든 과정이 무균처리 되어야 한다.

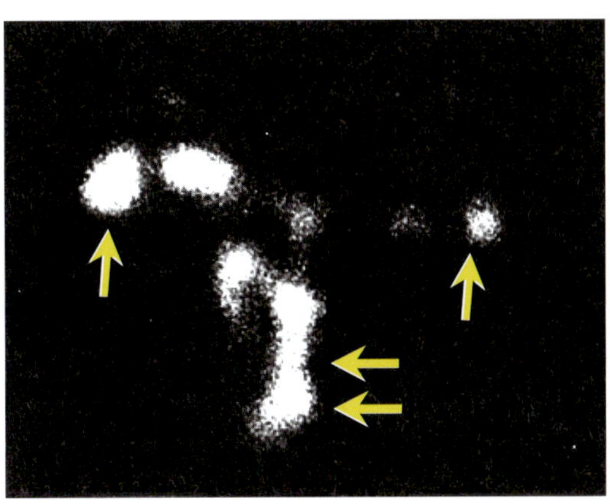

▶ 정상자궁 난관조영술
양쪽 난관과 난소(↑) 주위방사능 집적이 관찰됨.
아래쪽에는 자궁이 관찰 됨.

그림 11-18 자궁난관 스캔

1) 방사성의약품(Radiopharmaceutical)

표 11-4 자궁난관 신티그라피에 사용되는 방사성의약품

방사성의약품	사용량	투여방법	집적기전	집적부위
^{99m}Tc-HAM (Human serum albumin microsphere)	37 ~ 111 MBq (1 ~ 3 mCi)	뒤쪽 질천장(질원개, vaginal fornix) 부위에 살포	섬모운동	나팔관

2) 검사방법(Procedure)

방사성의약품투여는 산부인과의사가 환자를 양쪽다리를 벌리고 바로누운자세의 돌제거술자세(lithotomy position)로 질경 삽입 후 자궁목을 노출시킨다. 자궁목(자궁경부, cervix uteri) 상부점막에 방사성의약품을 뿌려 아래로 흘러내리게 하고 일부는 경관부위에 살포한다. 흡수성이 없는 솜방망이(탐폰, tampon)를 삽입하고 질경을 제거한 후 바로누운자세에서 골반부위를 바늘구멍(pin-hole)형 조준기를 사용하여 방사성의약품 주입 후 10분, 20분, 30분, 60분, 120분에 환자의 머리쪽으로 15° 기울인 후 10만 계수로 촬영한다.

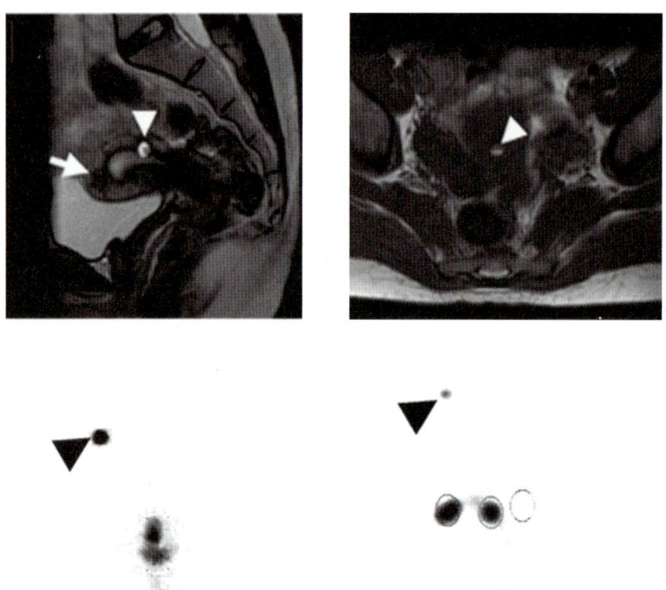

a. Hysterosalpingo Scintigraphy

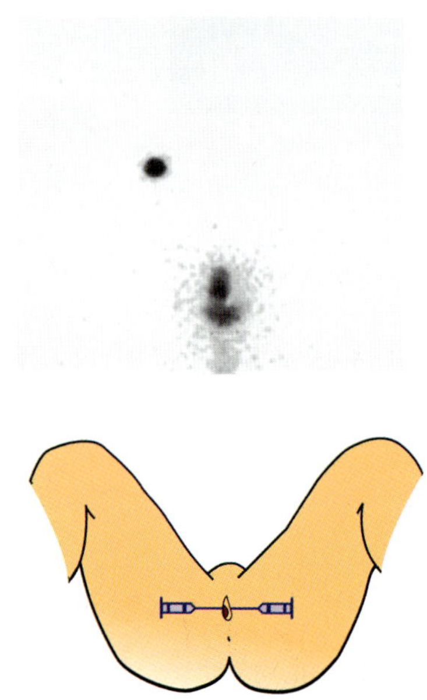

b. Lithotomy Position

그림 11-19 자궁난관 Scintigraphy 및 Position

5. 고환/음낭 신티그라피(Testicular/Scrotal Scintigraphy)

고환(testis)의 혈관분포는 정삭(spermatic cord)을 따라 이루어지고 내외정삭동맥(Internal, External spermatic artery)과 정관동맥(artery to ducts deference)이 양측고환에 혈액을 공급하고 있으며 음낭(scrotum)은 음부동맥(pudendal artery)으로부터 공급받고 해부학적으로 정삭과는 떨어져 있다. 고환은 정삭의 축을 따라 꼬임(염전, torsion)을 일으키며 이는 발달과정에서 고환이 부고환(epididymis)이나 정삭에 잘 부착되지 않을 경우에 발생한다.

고환꼬임(염전, testicular torsion)이 발생하면 고환의 허혈(ischemia)이 발생하고 이는 꼬임(염전, torsion)의 정도와 그 내용물에 의해서 그 정도가 결정된다. 꼬임이 풀리지 않으면 수 시간 내 고환의 괴사(necrosis)가 일어난다.

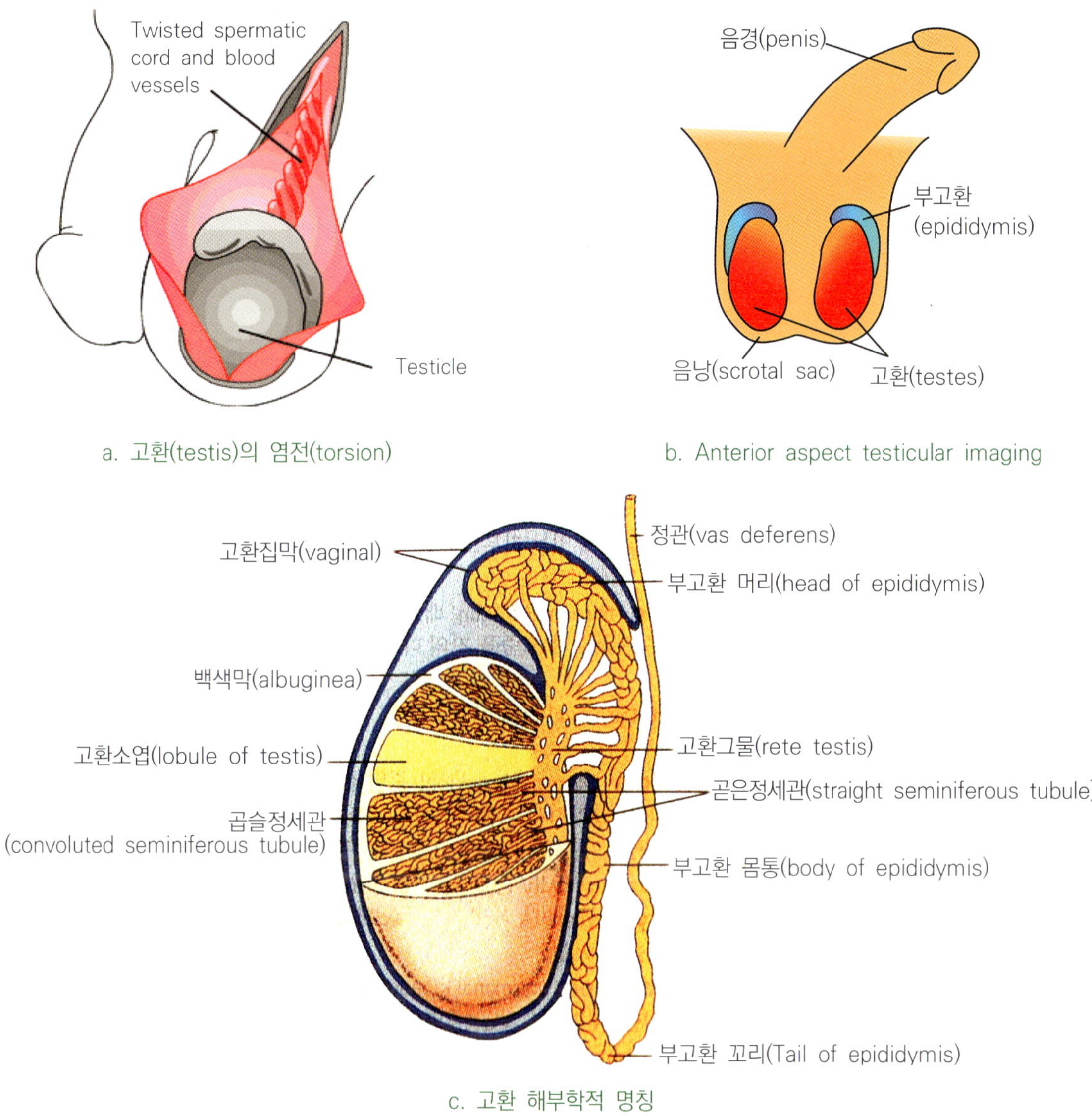

그림 11-20 고환 염전(torsion) 및 고환(testicular)의 해부학 명칭

1) 임상적 적응증(Indications)

고환 및 음낭 내의 혈류변화는 혈관조영술과 혈액 풀 스캔으로 쉽게 파악할 수 있으며 고환스캔은 고환과 음낭 내의 혈류변화와 혈액풀을 영상화하는 검사법이다. 급성 고환꼬임(급성 고환염전, acute testicular torsion)과 같은 질환은 응급수술을 요하며 이와 비슷한 증상을 보이는 급성고환 또는 부고환염은 내과적인 약물치료를 해야 하기 때문에 이에 대한 감별이 중요하다.

이와 같이 고환스캔은 농양(abscess)판별, 음낭종(scrotal mass)의 평가, 급성음낭부위의 통증으로 나타난 급성 고환꼬임(고환염전, testicular torsion)을 부고환염(epididymitis)과의 감별진단을 위해 사용한다.

2) 전처치(Patient Preparation)

특별한 전처치는 없다.

3) 방사성의약품(Radiopharmaceutical)

표 11-5 고환/음낭 신티그라피에 사용되는 방사성의약품

방사성의약품	사용량	투여방법	집적기전	집적부위
$^{99m}TcO_4^-$	370 ~ 740 MBq (10 ~ 20 mCi)	순간정맥주사	구획구분	음낭 (scrotal sac)

200 μCi/kg을 정맥주사하며 $^{99m}TcO_4^-$는 혈관조직과 빨리 평행을 이루기 때문에 음낭 및 그 내용물이 보인다.

4) 검사방법(Procedure)

저에너지 고해상도 평행다공형 조준기를 사용하며 환자는 바로누운자세에서 다리를 약간 벌리고 음경은 위쪽으로 향하게 하고 테이프로 고정시켜 음낭부분은 아래로 처지게 한 다음 음경과 음낭접목부위가 조준기 가운데 위치하도록 한다. 조준기는 음낭을 중심으로 전면에 두고 $^{99m}TcO_4^-$ 370 ~ 740 MBq(10 ~ 20 mCi)을 자쪽피부정맥(척골측 피부정맥, basilic vein)에 순간주사(bolus injection)와 동시에 2 ~ 5초 간격으로 1분간 동적영상을 획득한다. 동적영상이 끝나고 나면 5 ~ 30분 사이에 주사 후 양쪽 고환 사이를 납줄로 분리 후 5, 10, 15, 20, 30분 영상을 각각 40 ~ 50만 계수로 정적영상을 획득하거나 주사 즉시 동적영상 또는 5분(early), 방광차폐 후 지연 20분(delayed), 양쪽고환분리 후 20분(separation) 영상을 획득한다.

정적영상 획득 시 방광으로부터 배후방사능을 줄이기 위해 납 차폐체를 이용하거나 소변을 비운 후 촬영을 하고 어린이의 경우 해상력을 높이기 위해 바늘구멍(pin hole) 조준기를 이용할 수도 있으며 필요에 따라 지연영상을 획득할 수도 있다.

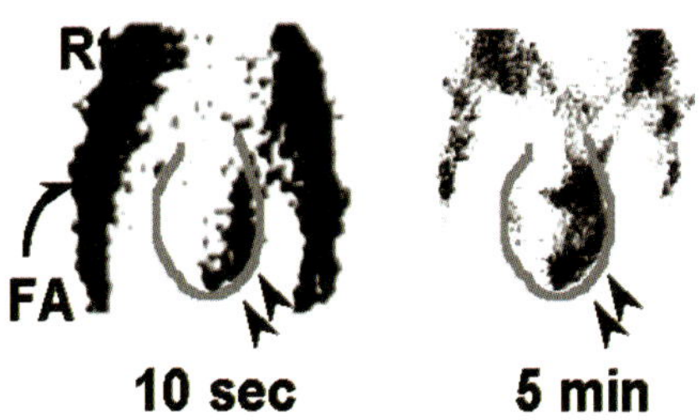

▷ FA: femoral artery, 원호: 음낭,
화살촉: 부고환 부위의 혈류 및 섭취 증가 표시

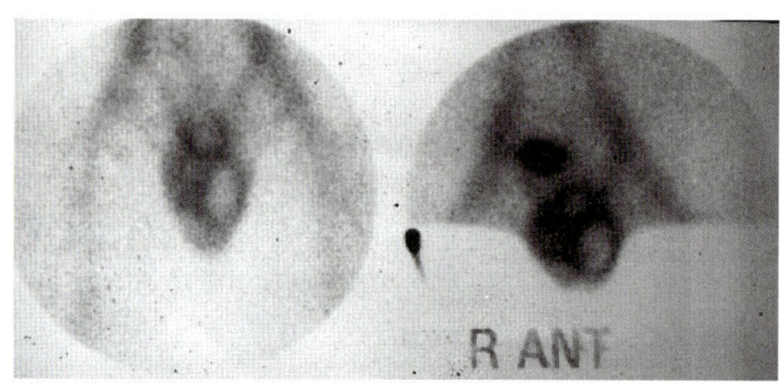

고환 신티그라피 10초와 5분 영상

그림 11-21 고환 신티그라피의 혈류비교

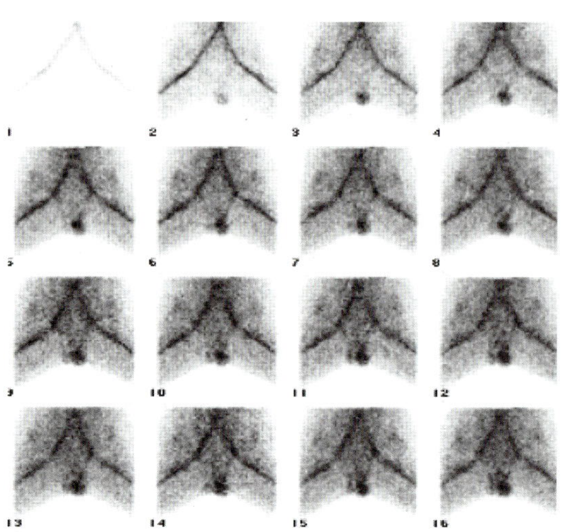

a. 동적영상

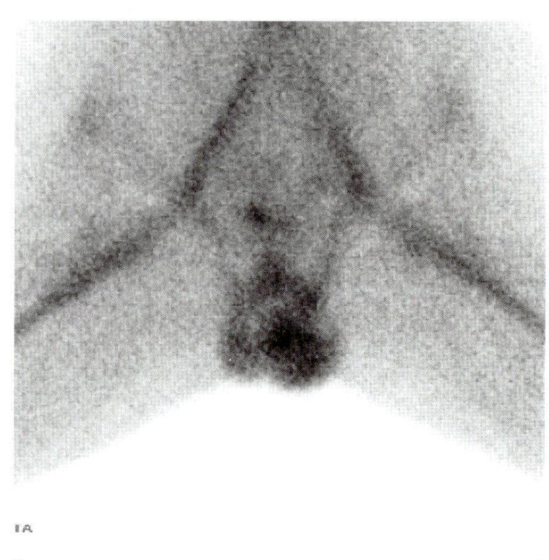

b. 정적영상

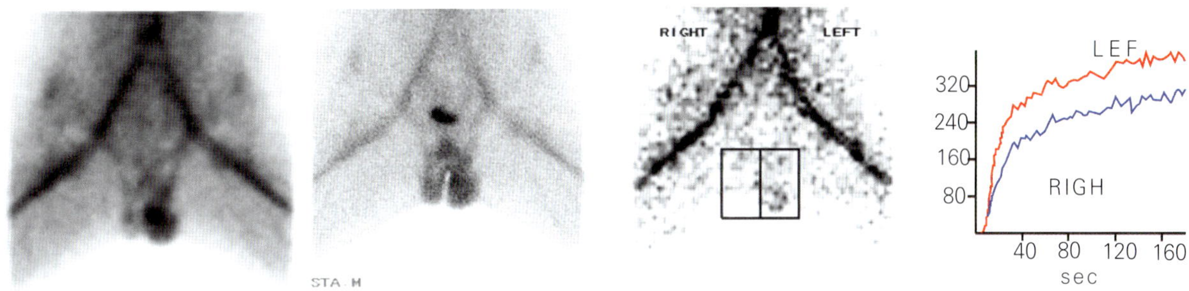

c. 고환/음낭 신티그라피(Testicular/scrotal Scintigraphy) 영상

그림 11-22 고환(testicular) 스캔영상

5) 임상영상(Clinical Images)

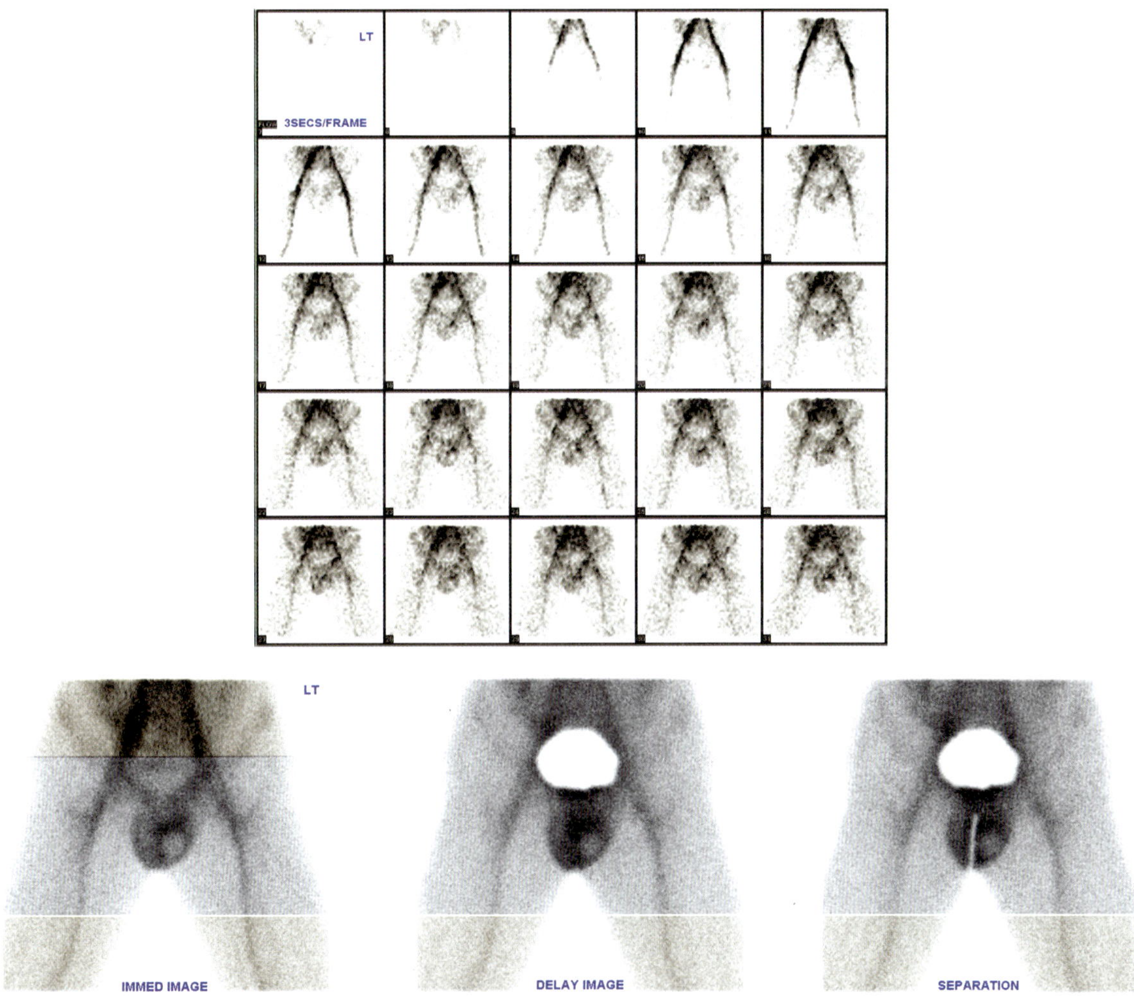

[Conclusion]
IMP: Compatible with testicular torsion, left.

[Reading]
TESTICULAR SCINTIGRAPHY
Clincal info: Testicular torsion, S/P Orchiopexy.
Tc-99m pertechnetate dyanmic and static images of scrotum show mildly increased perfusion to the left scrotum and perfusion defect in the central portion of left scrotum.
The static images show perfusion defect in the scrotal region with mildly increased uptakes in the surrounding tissue.

그림 11-23 고환스캔 임상영상(interval 3 sec/frame, immed, delay, separation image)

6) 영상응용(Image Applications)

표 11-6 상태에 따른 영상형태

상태	Perfusion(혈관)	Tissue uptake(정적영상)
정상(normal)	양측고환에 혈류가 보이나 대퇴혈관보다 강하지 않음.	음낭의 대칭성 방사능분포
급성염전 (acute testicular torsion)	고환 병변에 방사능이 정상 또는 감소됨.	병변부위 고환에 원형의 냉소(cold area)
급성부고환염 (acute epididymlitis)	혈류가 매우증가, 때때로 대퇴부 방사능보다 클 수 있다.	부고환은 열소로 나타남. 고환은 방사능이 증가.
고름집(농양, abscess)	종창된 고환주위에 방사능이 정상 또는 증가됨.	중앙부위에 냉소 소견.

고환꼬임(testicular torsion)은 응급수술이 필수적이며, 혈류가 차단되면 몇 시간 안에 고환조직이 괴사(necrosis)된다. 고환과 부고환은 정삭(spematic cord)을 통하여 복강과 연결되어 있으며 정삭이 꼬이면 고환의 정맥과 동맥이 차단되어 허혈(ischemia), 체류(울혈, congestion), 부종(edema)과 경색(infarction)을 일으킨다. 음낭(scrotum)은 바깥엉덩동맥(외장골 동맥, external iliac artery, EIA)을 통하여 정삭(spermatic cord)을 통하지 않고 직접 혈액을 공급 받으며, 고환 꼬임(torsion testis)의 경우 5 ~ 6시간 안에 수술하면 고환기능이 회복되지만 시간이 경과하면 약 20%만 회복된다.

6. 방사성동위원소 음경스캔(Radionuclide Penogram)

1) 발기부전증 검사(Penogram)

남성의 발기원인이 될 수 있는 음경 내 혈류상태를 검사하는 방법이며 방사성의약품은 ^{99m}Tc-RBC 15 ~ 20 mCi, ^{99m}Tc-HSA를 정맥 내 주사하고 1 frame당 15초(15 sec/frame)로 30분 동안 영상을 기록하거나 5분 안정 후 25분 시청각 자극, T-A Curve를 기록한다. 환자는 안정상태에서 시청각을 통해 발기를 유도하는데 정상인의 경우 발기 유발시간은 1 ~ 6분이다.

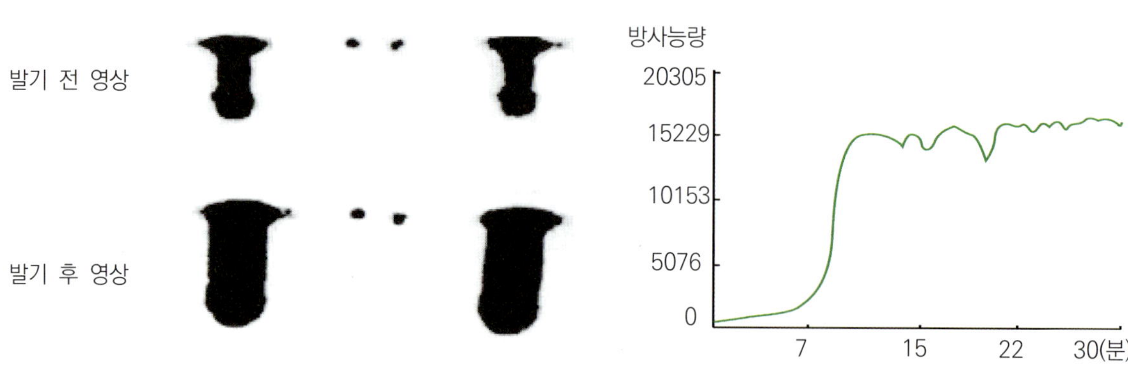

발기(Penogram)영상 T-A curve

그림 11-24 Penogram

2) SS-Penogram(sexual stimulation)

1차 검사로 ^{99m}Tc-RBC를 팔의 정맥에 주사하고 성적자극을 줄 수 있는 비디오테이프를 30분간 환자에게 보임으로써 성적자극에 의한 자연발기가 되도록 유도하여 음경의 혈류역동학적인 변화를 전산화된 감마카메라로 촬영하여 음경발기 시 모양을 15초 간격으로 컴퓨터에 수록한다. 이 검사로 발기될 때의 혈액유입의 이상여부를 판단한다.

1차검사 후 Viagra 50 mg을 복용시킨 후 최대효과가 나타나는 40분 후에 같은 검사를 반복한다. 획득한 두 영상을 동시에 비교해 보는 것이 SS-Penogram이다. 이 방법은 성적자극과 Viagra 복용후의 발기반응을 가장 알기 쉽게 볼 수 있는 검사로 Viagra의 약물효과를 그대로 나타내 보이는 검사이다. 발기부전 환자에 대한 Viagra 약물요법의 예후를 정확히 예측할 수 있다.

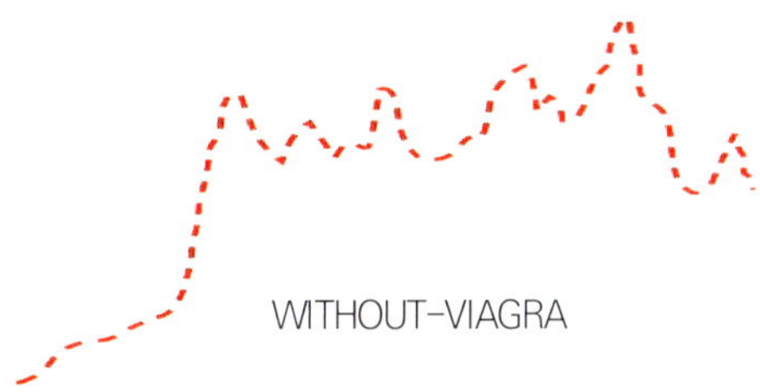

시청각 자극에 의한 발기반응

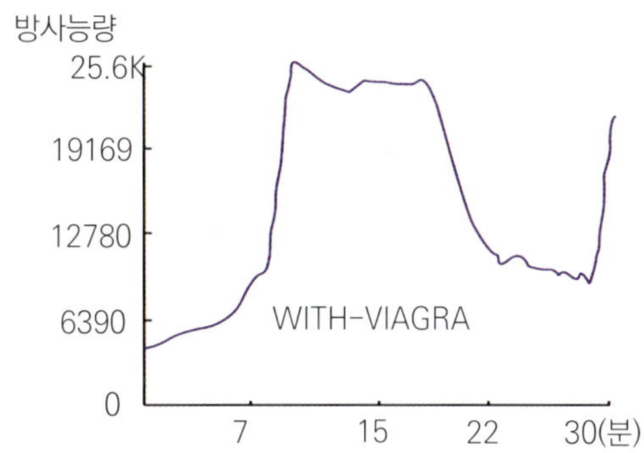

비아그라 복용 후의 발기반응

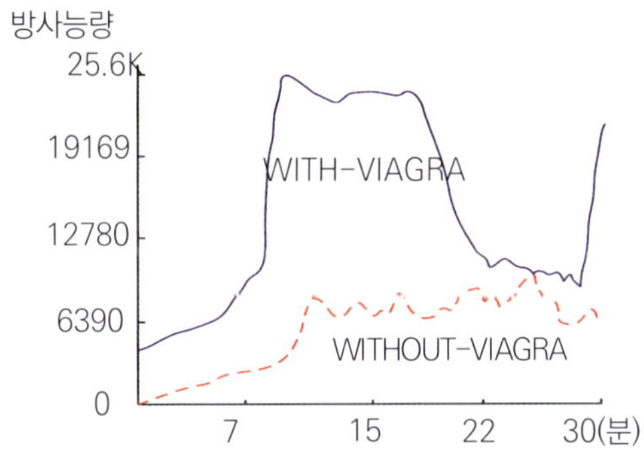

비아그라 복용 전, 후의 발기반응 비교

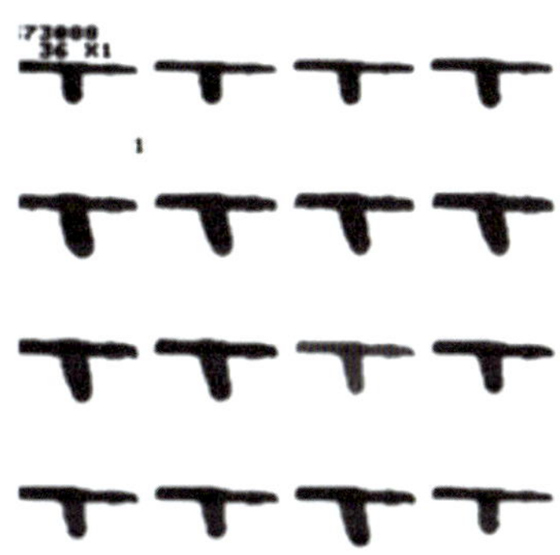

핵의학적 음경혈류 변화 영상

그림 11-25 SS-Penogram(sexual stimulation)

chapter 12

근골격계

목차

학습목적

뼈 스캔의 원리를 이해하고 기술적 오류영상과 스캔에 영향을 주는 인자를 숙지함으로서 임상에 응용한다.

학습목표

1. 뼈 스캔에 이용되는 방사성의약품의 특성을 이해하고 섭취기전을 설명한다.
2. 뼈 병변에서 ^{99m}Tc-MDP가 섭취 증가되는 기전과 정상 뼈 스캔 방법을 설명한다.
3. 악성종양의 뼈 전이 진단에 뼈 스캔과 X선 검사의 장단점을 비교하여 설명한다.
4. 슈퍼스캔을 설명한다.
5. 삼상(3 phase) 뼈 스캔의 적응증과 스캔방법을 설명한다.
6. ^{99m}Tc-MDP의 뼈외 연부조직에 비정상적인 섭취증가를 보이는 병변을 열거한다.

제 12 장

Musculoskeletal System

근골격계

Ⅰ. 해부생리(Anatomy and Physiology)

근골격계(musculoskeletal system)는 뼈(bones), 근육(muscles), 관절(joints)을 포함한다. 사람의 뼈(bones)는 206개로 구성되며 해부학적으로 크게 몸통뼈와 다리뼈로 나누고 신체의 기본적인 골격을 지지하고 관절에서 운동이 일어날 때 지렛대역할과 내부장기(internal organs)를 보호하고 골수에서 혈구세포를 만들며 전해질, 특히 칼슘과 인을 조절하는 기능을 가지고 있다. 관절은 2개 이상의 뼈가 만나는 구조물로 섬유로 된 결합조직이면 섬유관절, 연골이면 연골관절, 윤활주머니를 포함하면 윤활관절이라 한다.

뼈는 몸을 지탱해 주는 단단한 물질로 뼈의 주요성분은 뼈질, 바깥쪽은 뼈막으로 덮여있고 내부는 골수로 채워져 있으며, 뼈는 외형으로 긴뼈, 짧은뼈, 납작뼈(flat bone)로 나누어지고 긴뼈의 양단을 뼈끝, 중앙부를 뼈몸통이라 한다.

머리뼈(두개골, cranium)는 22개의 뼈로 구성되어있고 아래턱뼈를 제외하고 결합조직과 연골로 연결되어 움직일 수 없으며 뇌를 보호한다. 머리에서 꼬리뼈까지 척추뼈(vertebrae)로 이루어진 신체의 기둥으로 척추뼈 사이에는 섬유연골로 된 척추뼈사이 원반이 있으며 척추뼈의 길이는 70 ~ 75 cm이며 가슴우리(흉곽, thoracic)는 가슴을 둘러싸는 복장뼈(흉골, sternum), 갈비뼈(늑골, rib), 등뼈(vertebrae)로 구성되어 있다.

해부학적으로 골격계는 몸통뼈대(축골격, axial skeleton)와 팔다리뼈대(사지골격, appendicular skeleton)로 구분되며, 몸통뼈대는 머리뼈(두개골, skull), 척추(spine), 어깨(shoulder girdle)의 골격으로 세분되고 팔다리뼈대는 팔(상지, upper limbs)과 골반(pelvis) 그리고 다리(하지, lower limbs)로 구분된다.

Ⅱ. 영상검사(Imaging Procedures)

신체의 중요 내부장기의 보호와 지렛대 역할을 하는 뼈의 핵의학적인 검사에는 골격영상(routine bone imaging), 혈류영상(flow study, blood pool imaging), bone SPECT영상과 각 관절의 영상을 위한 pin-hole영상 등이 있다.

1. 뼈검사(Bone Scan)

뼈검사(bone scan)는 핵의학 영상검사에 가장 보편적으로 이용되는 검사법으로 뼈모세포(osteoblast)의 생리적인 변화를 영상기전으로 이용하여 영상화하기 때문에 뼈병변 발견은 엑스선 검사보다 예민하고 높은 해상력을 가진 검사이다. 단순방사선 촬영은 뼈의 병변이 관찰되기 위해서는 뼈의 무기질변화가 30 ~ 50% 정도여야 하지만 핵의학의 뼈스캔은 방사선촬영에서 발견할 수 있는 뼈의 무기질 변화의 약 10분의 1정도인 3 ~ 5% 변화에도 뼈병소의 전신분포 및 섭취형태를 관찰할 수 있기 때문에 뼈신티그라피를 이용하면 조기에 병변을 발견할 수 있다.

골격계의 핵의학적 영상검사에는 bone scan, 3-phases bone scan, bone SPECT검사가 있다. 또한 pin-hole view나 SIS index, vertex view 등이 있다. 아직까지 뼈스캔에 이용되는 방사성의약품은 이인산염제제로 집적기전(concentration mechanism)은 명백히 밝혀져 있지 않으나 인산염화합물은 수산화인회석 결정이온 표면에 화학적으로 흡수(chemisorption)되어 집적되는 것으로 알려져 있으며 이를 화학적 흡착이라고 한다. ^{99m}Tc-MDP를 주로 이용하며 뼈를 영상화하기 위해서는 의약품 투여 후 2 ~ 6시간이면 가능하나 뼈와 연조직간의 최대 대조도를 갖기 위해서 4 ~ 6시간 사이에 촬영한다. 그러나 계수율이 낮아 영상획득시간이 길어질 뿐만 아니라 환자의 대기시간도 길어짐으로서 보통 주사 후 2 ~ 3시간에 영상을 획득하는 것이 바람직하다.

1) 임상적 적응증(Indications)

뼈스캔검사 시행은 전이성 질환(metastatic disease)이 의심되거나 악성종양의 뼈전이(bone metastasis)여부 평가, 골절 및 외상 또는 골격의 염증성질환의 판별, 방사선치료의 예후 평가 및 관찰, 양성종양, 관절염, 대사성 골질환, 감염 및 그 외 골격과 관련된 각종 질환의 평가에 이용된다.

2) 전처치(Patient Preparation)

검사실시전 특별한 전처치(preparation)는 없으나 바륨검사와의 중복은 피하여야 한다. 바륨검사는 감마(γ)선이 바륨에 흡수되어 영상의 질 저하를 초래하며 불필요한 영상을 만들어 낼 수 있기 때문이다. 특히 과테크네슘산나트륨($^{99m}TcO_4^-$)을 이용한 핵의학검사를 시행했을 경우 검사시간으로부터 최소 24 ~ 48시간의 간격을 두고 실시해야하며 촬영시 연부조직(soft tissue) 내의 배후방사능을 최소화하여 좋은 영상을 얻고 환자의 방광피폭을 경감시키기 위하여 정맥주사 후 환자에게 200 ~ 400 mL정도의 물을 충분히 섭취(hydration)하도록 하여 환자에게 소변을 자주 보도록 한다.

특히 정맥주사 후 소변이 옷이나 몸에 묻지 않도록 각별히 주의시키고 검사시작 전에 반드시 소변을 보도록 하여 방광의 소변으로 인한 골반부위의 불필요한 영상을 제거하고 동전이나 목걸이 등 금속물질에 의한 방사선 감쇄물질 등을 제거하도록 한 후 촬영해야 한다. 이는 금속물질로 인한 감마선차단과 바륨검사 및 소변 등으로 인한 불필요한 영상(artifact)의 원인이 되기 때문이다.

3) 방사성의약품(Radiopharmaceutical)

스트론튬(^{85}Sr)은 뼈스캔에 처음 사용한 방사성의약품으로 스트론튬(^{85}Sr)은 주사 후 칼슘(calcium)과 치환되어 뼈구조를 형성하는 수산화인회석결정(hydroxyapatite crystal)으로 들어가며 정맥주사 1시간에 30 ~ 50%가 뼈구조 내로 들어가고 나머지는 콩팥(kidney)과 장관(intestinal canal)을 통하여 배설된다. 현재 스트론튬(^{85}Sr)은 사용되지 않는다.

1971년 과테크네슘산나트륨($^{99m}TcO_4^-$)화합물이 소개된 후 ^{99m}Tc-삼다인산염(tripolyphosphate)으로 P-O-P결합을 포함하는 3개의 인산결합부위(phosphate residue)로 형성되는 무기물이 처음 사용되었고 이후 다인산염(polyphosphate)이 개발, 소개되었다.

이후 2개의 인산결합부위를 갖는 다인산염(polyphosphate)보다 우수한 피로인산염(pyrophosphate)이 개발되었으나 피로인산염(pyrophosphate; PYP)은 연부조직에서 배설이 늦어 만족한 방사성의약품이라고 할 수 없다. 반면 이인산염(diphosphonate)은 생체 내 효소가수분해에 대해 다인산염보다 더욱 안정적이고 HMDP(hydroxymethylene diphosphonate), MDP(methylene diphosphonate), HEDP(hydroxyethylene diphosphonate), DPD(dicarboxypropane diphosphonate)를 포함한다.

이 약들은 과테크네슘산나트륨($^{99m}TcO_4^-$)을 이용하여 표지하기가 간편하고 혈액 중 소실이 빠르고 뼈에 흡수가 잘되기 때문에 많이 사용된다. 특히 MDP와 HMDP(hydroxymethylene diphosphonate)는 혈액 중에서 가장 빠르게 흡수되고 인산염(phosphate) 화합물에 $^{99m}TcO_4^-$를 표지(labelling)하여 제조한다. 제조 시 뼈약제(bone agent)는 산소에 민감하게 반응하여 ^{99m}Tc와 결합을 방해하므로 제조 시 바이알(vial)에 공기가 유입되지 않도록 주의해야 하며 될 수 있는 한 조제 후 6시간 이내에 투여하도록 한다.

보통 엠디피(methylene diphosphonate; MDP)는 의약품투여 후 1시간에 투여량의 50 ~ 60 %가 뼈에 집적(accumulation)되고 혈중제거율이 우수하여 배후방사능이 적으며 HEDP가 48 %, 피로인산염(pyrophosphate) 47 %이다. 집적된 핵종의 6시간 배설율은 HEDP와 MDP가 68 %, 피로인산염 50 %, 다인산염(polyphosphate) 46 %이다.

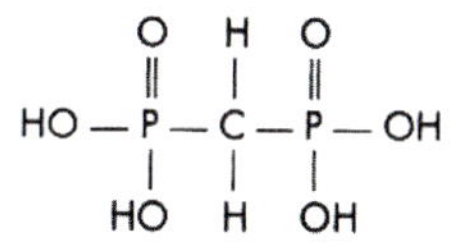

MDP
(Methylene diphosphonate)

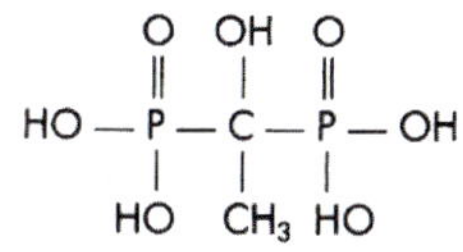

HEDP
(Hydroxyethylene diphosphonate)

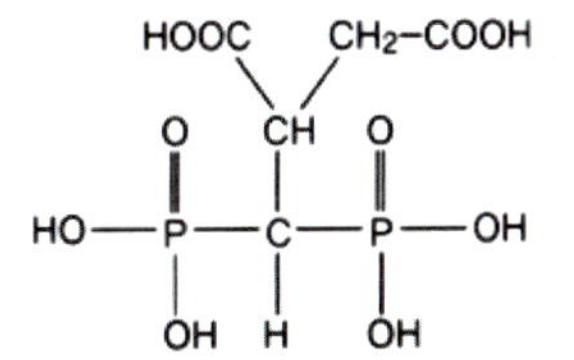

DPD
(dicarboxypropane diphosphonate)

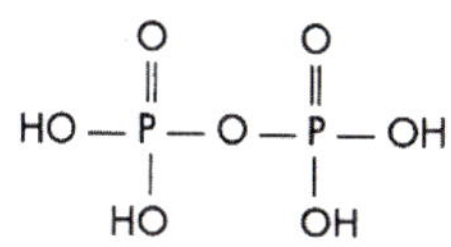

Pyrophosphate

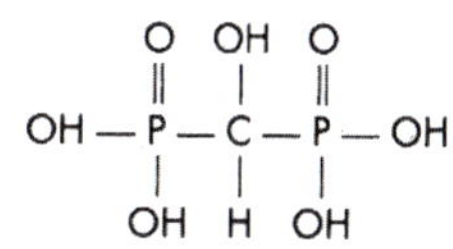

HMDP(Hydroxymethylene diphosphonate)

그림 12-1 뼈스캔에 사용되는 다양한 인산염(phosphate) 의약품의 화학구조식

이처럼 이인산염(diphosphonate)은 피로인산염(pyrophosphate; PYP)에 비해 콩팥(kidney)을 통한 배설(excretion)이 빠르지만 피로인산염(pyrophosphate)은 배후방사능이 많아 거의 사용하지 않으며 주로 심근검사 등에 주로 사용한다.

임상적인 측면에서 뼈전이의 발견확률은 MDP, HMDP, DPD간 차이가 없으나 약품의 집적정도를 비교할 때 HMDP가 MDP보다 20%정도 골격의 흡수가 우수하며 스캔시간이 빠르고 DPD 또한 MDP보다 골흡수가 높다. ^{99m}Tc-MDP, ^{99m}Tc-HMDP는 연조직(soft tissue)과 혈액에서 배설이 빠르기 때문에 뼈와 연조직간의 비가 높아 좋은 영상을 획득할 수 있다.

뼈스캔에 이용되는 포스폰산염 복합체를 주사하면 뼈에 섭취속도가 빠르게 뼈무기질(mineral)에 축적된다. 섭취 반감기는 15 ~ 30분 정도이며 나머지는 소변으로 배출된다. 섭취기전은 명백하지 않지만 인산염화합물(phosphate)은 수산화인회석(hydroxylapatite) 표면에 화학적 흡수(chemisorption)되어 섭취된다. 뼈스캔에서 의약품의 집적 정도는 뼈의 혈류와 뼈의 재구축과 교체율 등의 생화학적 인자에 의하여 좌우되며 주로 사용되는 방사성의약품의 용량과 투여방법은 표 12-1과 같다.

표 12-1 뼈검사(bone scan)에 사용되는 방사성의약품

방사성의약품	사용량	투여방법	투여 후 검사시간	집적기전	집적부위
^{99m}Tc-MDP, DPD	740 ~ 1,110 MBq (20 ~ 30 mCi) 소아: 9.25 MBq (250 μCi/kg) 최소: 74 MBq(2 mCi)	정맥 주사	2 ~ 3 시간 후	화학적흡착	뼈조직
^{99m}Tc-HMDP(HDP)			1시간 이후		

* MDP : 혈중 제거율이 우수하여 배후 방사능이 적다. 집적기전은 수산화 인회석 표면에 화학적 흡착에 의하며, 뼈 결정체 표면보다는 특히 미성숙 교질에 섭취한다.
* HMDP : 뼈의 섭취가 우수하여 스캔시간이 빠르다.
* PYP : 배후방사능이 많아 거의 사용하지 않음. 주로 심장검사에 이용한다.

방사성의약품 조제는 무균적으로 조작하며 적당한 납 차폐용기를 사용해야 하며 과테크네슘산나트륨($^{99m}TcO_4^-$)주사액에 산화제(oxidizing agent)가 존재할 경우에 방사성의약품의 품질에 영향을 미치므로 산화제가 함유되지 않은 과테크네슘산나트륨($^{99m}TcO_4^-$)주사액을 사용한다. 조제용 바이알 내에 공기가 들어가지 않도록 하고 바이알 내 압력이 양압(positive pressure)이 발생되지 않도록 해야 하고, 조제자의 피폭을 경감시키기 위해 조제는 주의깊고 신속하게 한다.

조제된 방사성의약품은 될 수 있는 한 3시간 이내에 사용한다. 약제 투여시 용액은 맑고 투명해야 하고 조제 후 즉시 사용하지 않을 때는 방사선을 안전하게 차폐할 수 있는 저장설비(저장상자)에 보존하고 늦어도 6시간 이내 사용한다. MDP는 밀봉용기로 2 ~ 8 ℃ 차광상태에서 보관하여야 한다.

기타 혈액투석환자에게는 대관절 주위 뼈나 머리뼈, 갈비연골(늑연골, costal cartilage) 등에 집적증가가 나타날 수 있으며 칼슘의 침착이 있는 종양 또는 대사 이상 질환의 이소성(ectopic) 석회침착의 경우에는 뼈 이외에 집적이 나타날 수 있다.

4) 검사방법(Procedure)

(1) 전신 뼈스캔(Wholebody Bone Scintigraphy)-Skeletal Imaging

골격질환이 의심되는 검사를 위해서는 뼈신티그래피에 이용되는 방사성의약품인 표지용 바이알(vial)을 $^{99m}TcO_4^-$과 미리 표지(labeling)하여 안정화시킨 ^{99m}Tc-MDP, ^{99m}Tc-HMDP, ^{99m}Tc-DPD 인산화합물을 평균 70 kg인 성인 기준 표지한 주사액 740 ~ 1,110 MBq(20 ~ 30 mCi)을 정맥주사 한다. 비만(obesity) 환자의 경우 11 ~ 13 MBq/kg (300 ~ 350 μCi/Kg)기준으로 증량할 수 있으나 피폭량을 줄이기 위해 투여량은 적을수록 좋으며 소아(infant and child)의 경우 대량투여량을 피하고 SPECT나 고령환자(aging patient)의 경우 투여량을 증량하여 단시간촬영을 할 수 있도록 한다.

주사한 환자는 골격에 집적되지 않은 방사성의약품의 배설을 촉진시키고 방광에 방사능 피폭을 줄이기 위하여 촬영 전·후 수 시간동안 평소보다 충분히 많은 수분을 섭취하여 방광(urinary bladder)을 자주 비우도록 한다. 주사 2 ~ 4시간 후 전신골격 또는 특정 부위에 대한 영상을 정해진 프로토콜에 의해 실시한다.

특별한 전처치는 없으나 영상획득 직전 반드시 방광을 비운 후 영상을 획득함으로써 국소 피폭 및 방광 내 방사능을 적게 하여 골반영상의 장애를 줄일 수 있다.

전신 뼈스캔(wholebody bone scan)은 전신용 카메라를 이용하고 검출기는 환자가 누운 테이블의 머리에서 발끝까지 스캔속도를 약 10 ~ 14 cm/min 전·후하여 전체계수가 100만 계수이상 되도록 이동하여 영상을 획득하여 전체의 골격형태를 한눈에 평가할 수 있으며 필요에 의해 부분영상(spot view)을 획득할 수 있다. 이때 사용되는 조준기(collimator) 에너지설정(energy setting), 위치설정(positioning), 계수밀도(count density)에 따라 영상 소견이 달라질 수 있으므로 특히 치료에 대한 경과를 보기 위해서는 검사 때마다 영상조건이 동일해야 한다.

뼈스캔은 넓은 시야(large field of view)카메라의 저에너지(low energy) 고분해능(high resolution) 또는 저에너지 범용(all purpose) 평행구멍형조준기(collimator)를 사용하여 바로누운자세 또는 엎드린자세에서 전신 또는 관심부위에 대한 정적영상을 획득한다.

획득영상은 Wholebody bone scan의 Dual indensity method로 영상을 만든다. Row data를 이용하여 100% enhance 영상과 70% 영상을 만드는데 이는 100%에서는 사지와 같이 얇은 뼈 검사에 이용하고 70% 영상에서는 척추와 같이 두꺼운 뼈의 영상검사에 응용한다.

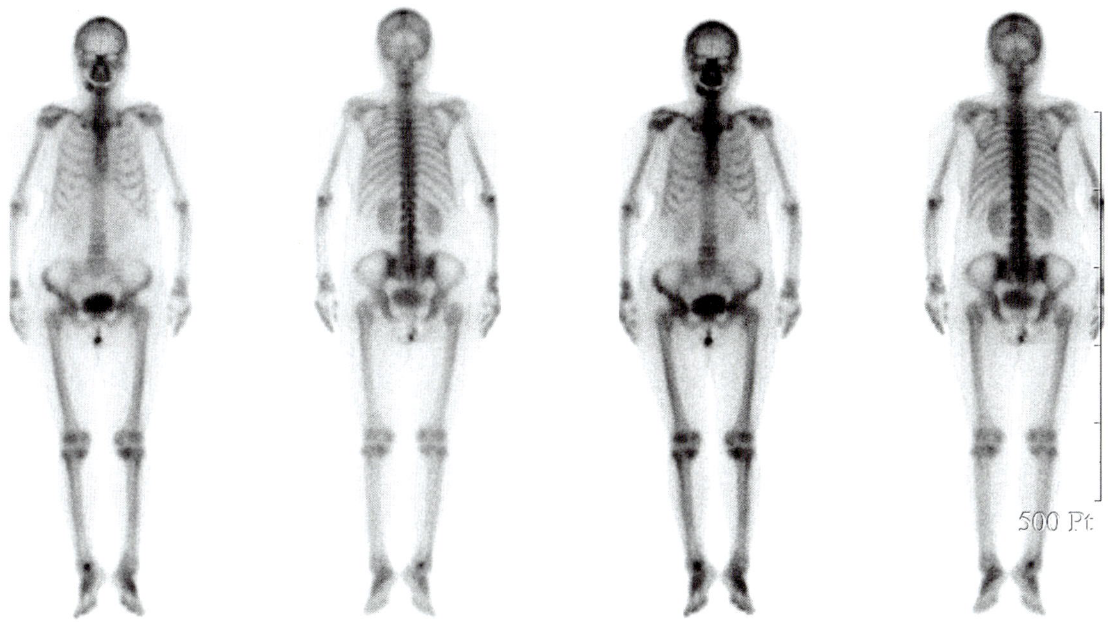

그림 12-2 ^{99m}Tc-MDP Whole body Bone Scan

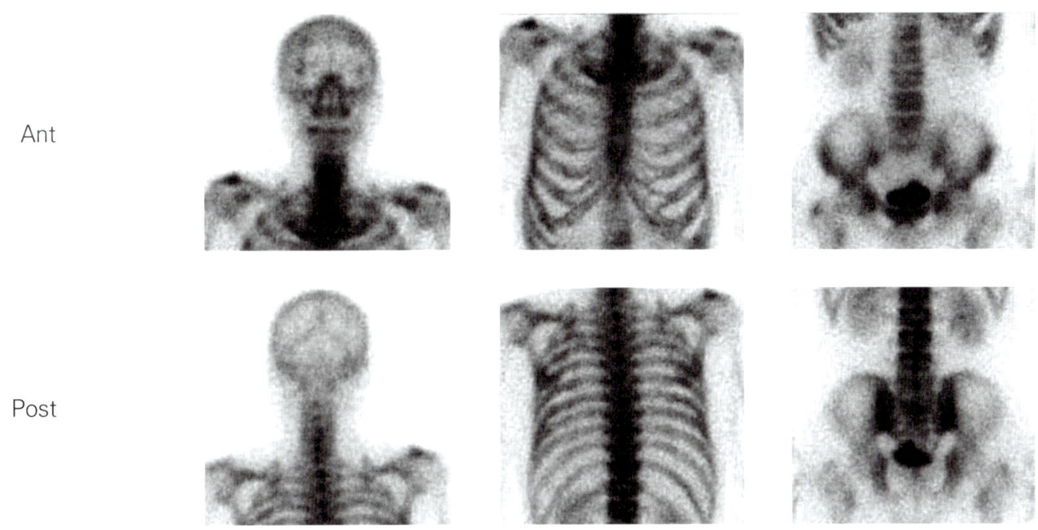

그림 12-3 Bone Scan 정적영상

(2) 정적 뼈스캔(Static Scintigraphy)

전신 뼈촬영 후 관심부위를 검출기 시야만큼 나누어서 계수하면 소형화된 전체 뼈대영상에 비해 선명하고 확대된 영상을 얻을 수 있다. 정적스캔은 필요시 Skull, Chest, Pelvis 등 필요한 부위의 전·후면상을 50만 계수(preset count method) 또는 시간설정(preset time method)으로 관심부위를 촬영한다.

영상획득을 위한 설정은 관심영역부위를 일정한 계수가 도달될 때까지 계수하여 영상을 획득하는 계수 설정법(preset count method)과 일정계수가 도달될 때까지 계수하여 얻은 영상획득 시간을 계수 수집시간으로 설정하여 원하는 부위의 영상을 획득하는 시간설정법(preset time method)이 있다. 정적영상(static imaging)은 보통 사지(extremities) 200,000 ~ 300,000계수(counts), 몸통(torso) 500,000 ~ 800,000계수를 얻으며 동일 계수의 획득 시간을 획득하는 국소영상에 적용한다. 특히 방광의 소변에 의한 골반 침범이 불확실할 경우 꼬리뼈(미골, coccyx)

및 엉치뼈(천골, sacrum)의 이상여부를 방광과 분리하여 확인하고자 할 때 꼬리검출기투영법(tail-on-detector view, apicolordotic view; TOD view)을 이용하여 환자가 감마카메라의 검출기 위에 앉아서 영상을 얻는 방법으로 영상을 획득할 수 있다. 머리뼈의 경우 머리를 감마카메라 검출기에 대고 두정부 투영영상(vertex view)을 획득하며 각 관절(joint) 및 둔부(hip)를 분석하기 위해서는 바늘구멍(pin-hole) 조준기를 사용하여 개구리다리자세(frog leg position)영상으로 무릎을 구부리고 양발을 붙인 상태에서 양쪽으로 회전하여 촬영함으로써 무혈성괴사증(avascular necrosis)에 pin-hole영상을 획득할 수 있다.

(3) 핀홀 스캔(Pin-hole Scintigraphy)

작은 부분의 골격을 확대하여 보고자 할 때 사용되는 기술로서 정적(static)영상에 비해 더욱 선명한 영상을 얻을 수 있다. 핀홀 스캔은 필요 시 평형다공형 조준기를 핀홀 조준기로 교환하여 장착하고 관심부위를 10만 계수로 영상을 얻는다.

영상의 확대정도는 바늘구멍조준기(pin-hole collimator)와 환자 간의 거리로 조정하고 선명도는 바늘구멍조준기의 홀(hole)의 크기에 따라 좌우된다. 피사체와 조준기의 거리는 영상의 확대와 시야 폭에 영향을 주며 피사체와 조준기의 거리가 가까울수록 영상은 확대되고 시야 폭은 좁아진다. 기타사항은 전신 뼈스캔(whole body bone scintigraphy)과 동일하다.

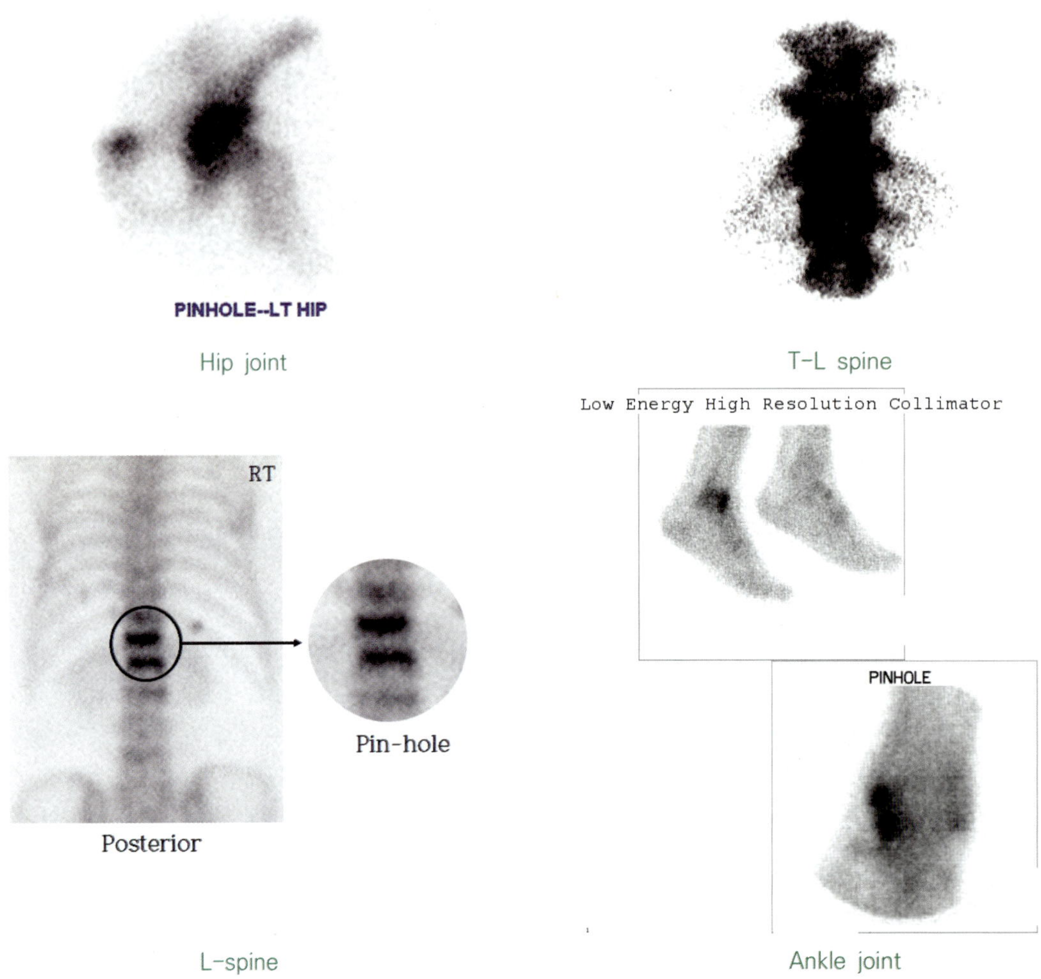

그림 12-4 Pin-hole View

(4) 천장관절 지수(Sacroiliac Joint Index)

류마티스 관절염, 강직성 척추뼈염, 엉치엉덩뼈염 등인 경우 골반 후면을 128 × 128 메트릭스로 50만 계수 또는 120 sec를 입력하여 영상을 얻은 후 Pelvis Posterior View에서 좌측엉덩뼈, 우측엉덩뼈, 엉치뼈에 관심영역(ression of interest; ROI)을 그려 RtSI = $\frac{RtSI(mean\,value)}{Sacrum(mean\,value)}$, LtSI = $\frac{LtSI(mean\,value)}{Sacrum(mean\,value)}$의 Lt. SI와 Rt. SI joint의 Sacrum에 대한 천장관절/천골 비율을 측정하여 SIS 비를 구한다.

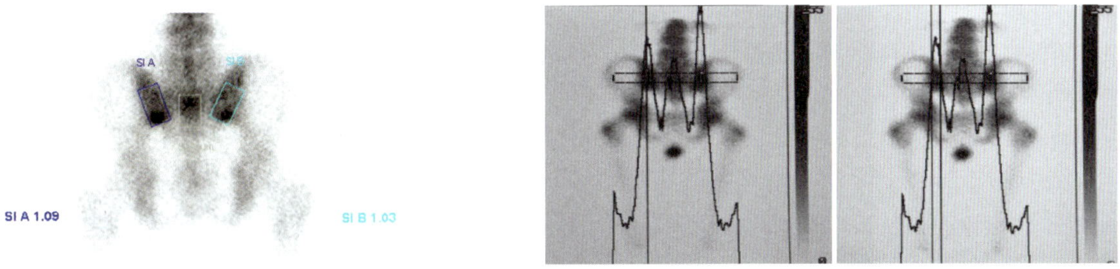

Post. pelvis
ROI method

Peak counts method

그림 12-5 SIS index(sacroiliac joint / sacrum ratio)

(5) Vertex View 및 기타영상

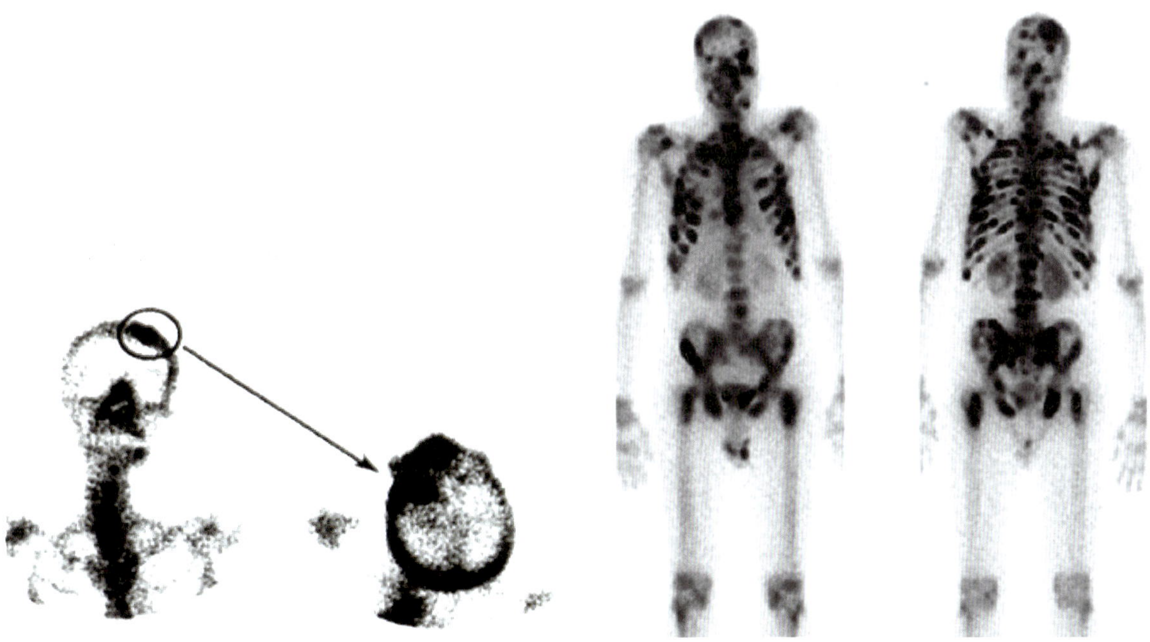

Anterior　Vertex view

a. Vertex View

Anterior　Posterior

b. Super Scan

그림 12-6 Vertex View와 전이된 환자의 뼈(Bone)신티그라피(Super Scan)

(6) 3상 뼈신티그라피(Three Phase Bone Scintigraphy)

골수염, 잠복골절, 관절질환 등과 같이 뼈의 상태와 연부조직의 혈관분포를 분석해야 하는 경우에는 방사성의약품을 순간정맥주사와 동시에 2 ~ 5 sec/frame으로 30 frame을 60 sec 동안 얻은 혈류영상(flow image)과 그 상태에서 주사 10분 이내(통상 5분 이내 영상)에 3 ~ 5분간 얻는 50만 계수의 혈액풀 영상(blood pool(tissue phase) image)이 필요하다. 혈류영상과 혈액풀 영상에서는 각 부위에 대한 상대적 혈관분포의 변화를 관찰할 수 있으며 또한 주사 2 ~ 4시간 후에 관심부위를 정적으로 지연영상(delayed(skeletal phase) image)을 획득한다. 이 세 가지 영상을 삼상뼈스캔(three-phase bone scan; TPBS)이라한다. 이는 골수염과 봉와직염(cellulitis)의 감별진단, 뼈속질염, 교체관절 등의 염증성질환을 평가할 때 유용하다.

뼈스캔은 급성골수염의 조기발견에 유용한 검사법으로 임상증상 발현 후 수 시간에서 수일 이내 대개 24시간에 뼈스캔 제제섭취가 증가되어 나타난다. 따라서 혈류영상, 혈액풀 영상, 2 ~ 4시간 후 지연영상을 함께 검사하면 진단의 특이도가 높기 때문에 삼상뼈스캔을 많이 이용하고 삼상뼈스캔에 병변이 있을 경우 24시간 지연영상(the fourth phase)을 시행하면 골수염에서는 뼈섭취가 증가됨으로써 점차 뼈섭취가 감소하는 골종양이나 관절염과의 감별이 용이하다.

삼상뼈신티그라피는 주사와 동시에 획득하는 혈류영상(immediate flows), ~5 min 이내의 혈액풀영상(blood pool image), 주사 2 ~ 4시간 후(일반적으로 3시간영상) 지연영상(delayed image)은 다음과 같은 방법으로 시행할 수 있다. 순간주사와 동시에 1화면 당 2 ~ 5초 간격으로 60초 동안 혈류영상을 수집한다. 이를 동적영상(dynamic image) 또는 혈류영상(flow) 1 Phase라 한다.

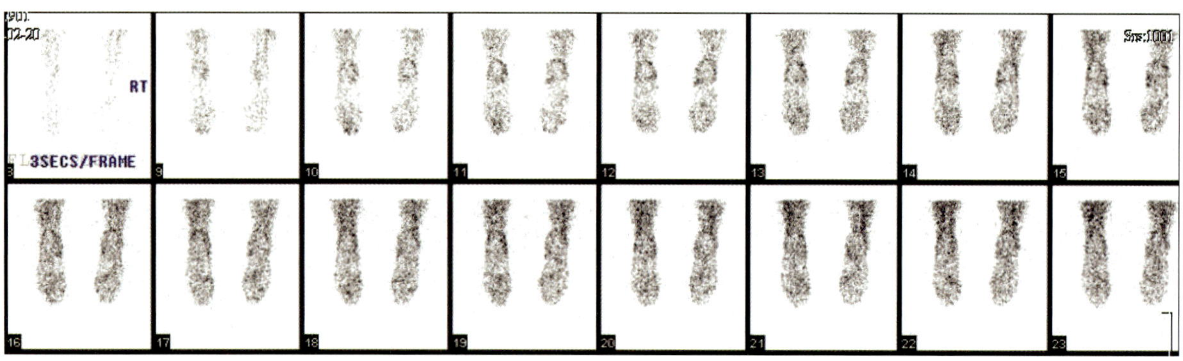

그림 12-7 3-Phase Tc-99m MDP Bone scintigraphy(dynamic image)

2 phase는 5분 이내 영상으로 관심부위를 500,000 counts로 영상을 획득하며 이 영상을 혈액풀 영상(blood pool image)이라 한다. 2 ~ 4시간 후 관심부위를 보통 뼈스캔과 같이 실시하며 이를 지연영상(delayed image) 또는 3 phase영상으로 3개 phase영상을 삼상뼈신티그라피라 한다.

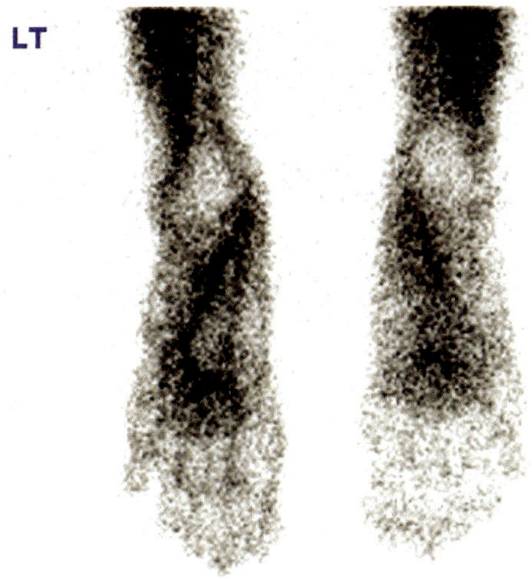

3-Phase Tc-99m MDP Bone scintigraphy
(2 Phase-Blood pool:plantar)

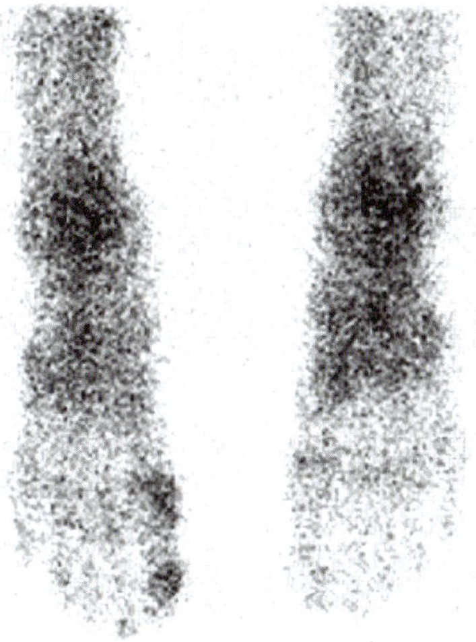

3-Phase Tc-99m MDP Bone scintigraphy
(3 Phase-delayed image:plantar)

그림 12-8 Blood Pool과 Delayed Image

3상 뼈신티그라피(three-phase bone scintigraphy)의 검사부위가 손 또는 손목일 경우 발쪽에 주사하여야 하며 1 Phase에서 3 Phase까지 관심부위의 방사능이 집적되는 정도에 따라 염증성질환의 종류(골수염(osteomyelitis), 연조직염(cellulitis), 패혈성관절염(septic arthritis))를 평가할 수 있으며 동적영상, 혈액풀영상, 지연영상의 3가지의 Phase영상이 다 포함되어야 한다.

뼈스캔에서 정상적 집적은 전체골격을 통하여 대칭적으로 분포되어지며 특히 엉치엉덩관절(천장골관절, sacroiliac joints), 엉덩뼈능선(장골능선, anterier iliac crest), 복장뼈(흉골, sternum), 코인두(nasopharyngeal) 부분, 어깨관절(견관절, shoulder joints) 그리고 척추(spine)는 정상적으로 증가된 방사능 섭취를 볼 수 있다. 비정상적인 집적 경우 전이된 뼈, 염증성 골질환, 외상성 골절, 소변에 의한 오염 등은 열소(hot area)로 보이며 방사선 치료부위, 무혈관성 괴사(avascular necrosis), 금속에 의한 감마선감쇄(artifact) 등은 음성(cold area) 상태로 묘출된다.

(7) 뼈 SPECT(Bone SPECT)

초창기에 안면골과 두경부에 주로 SPECT를 이용했으나 척추와 골반골, 엉덩관절과 무릎관절의 근골격계 질환에까지 널리 응용되고 있으며 손이나 발 등은 해상도 등의 문제로 SPECT 이용에 보편화되지 못하고 있다. SPECT는 근골격계 질환에 쓰이는 뼈스캔을 보완하기 위하여 필요한 검사라고 할 수 있으며 높은 병변발견능력과 해부학적 국소화의 기능이외에도 퇴행성질환, 무혈관성괴사, 수술 후의 이식골 기능평가와 대사성 골질환의 추적검사 등에도 이용될 수 있다. 또한 평면영상에서는 보이지 않은 골격의 경계부분 영역을 잘 묘출하기 위해서 또는 3D영상을 만들기 위해 주로 이용한다.

** Bone scan의 평면영상과 비교하여 뼈 SPECT의 장점

1) 병변 발견능력이 높다.
2) 해부학적 국소화가 용이하다.
3) 수술 후 이식 뼈의 기능평가가 유용하다.
4) 대사성 뼈질환의 추적검사에 도움이 된다.
5) 영상의 대조도가 좋다.

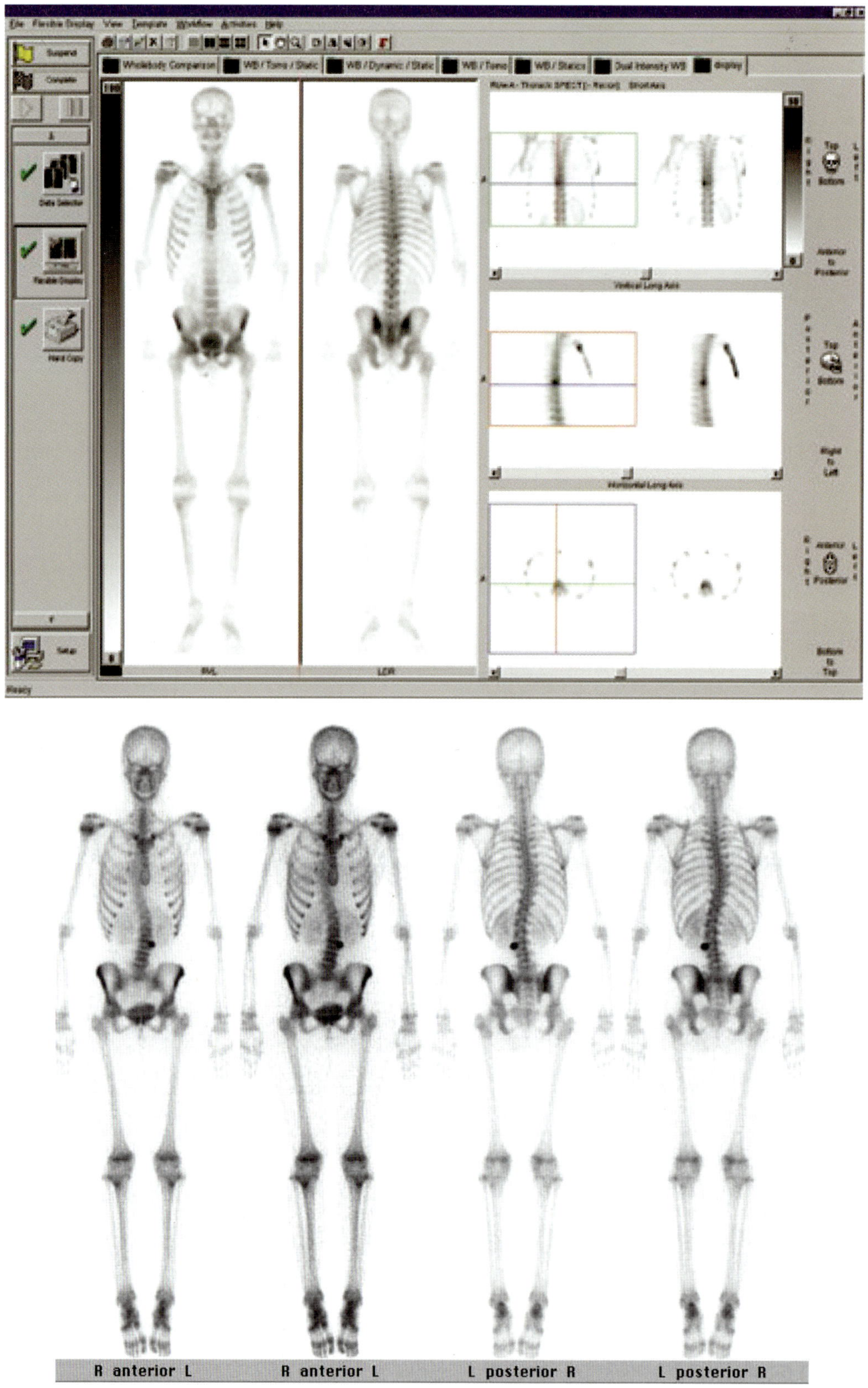

그림 12-9 Whole body Scintigraphy

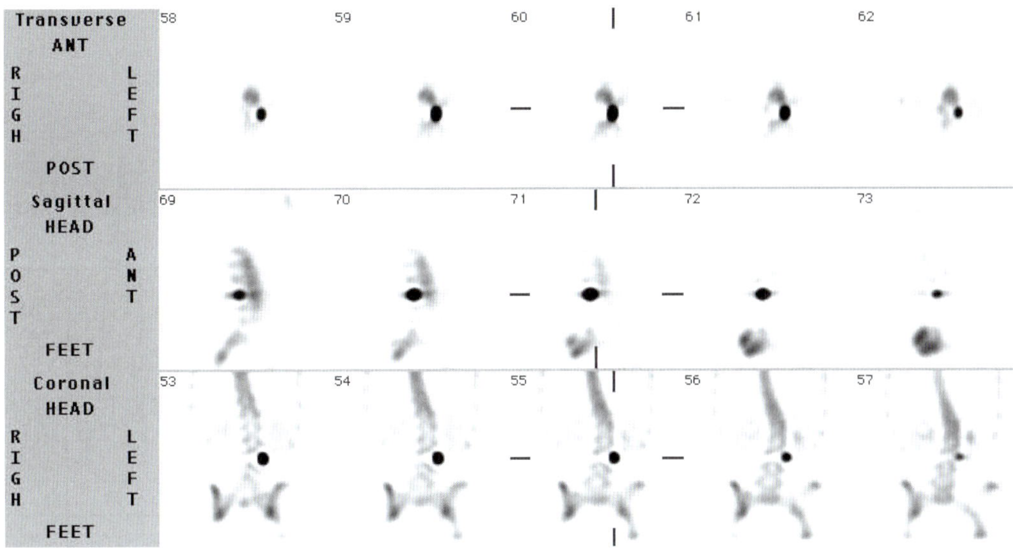

그림 12-10 Bone SPECT

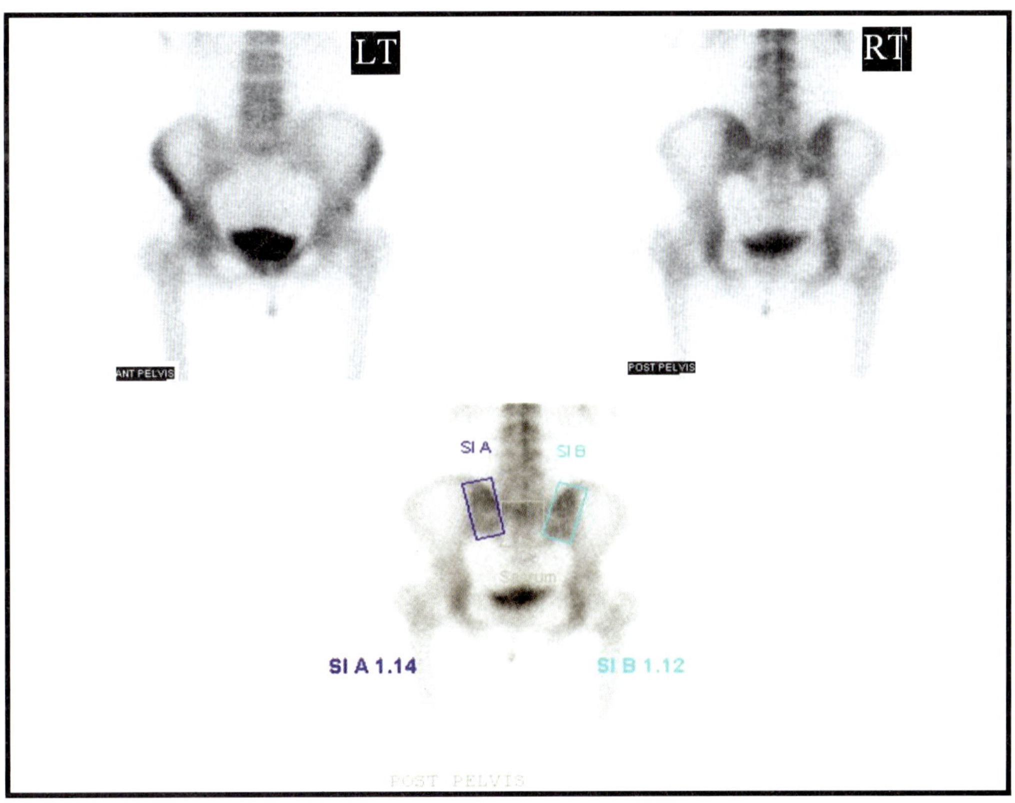

[Reading]
Tc-99m Whole Body Bone Scan:
Bone and joint: Diffuse increased uptake in the vertex of skull.
Kidneys: No abnormalities.
Soft tissue: No abnormalities.
SI index: right=1.12, left=1.14, within normal ranges.

그림 12-11 Bone Scan(WBBS SI index)

5) 임상영상(Clinical Images)

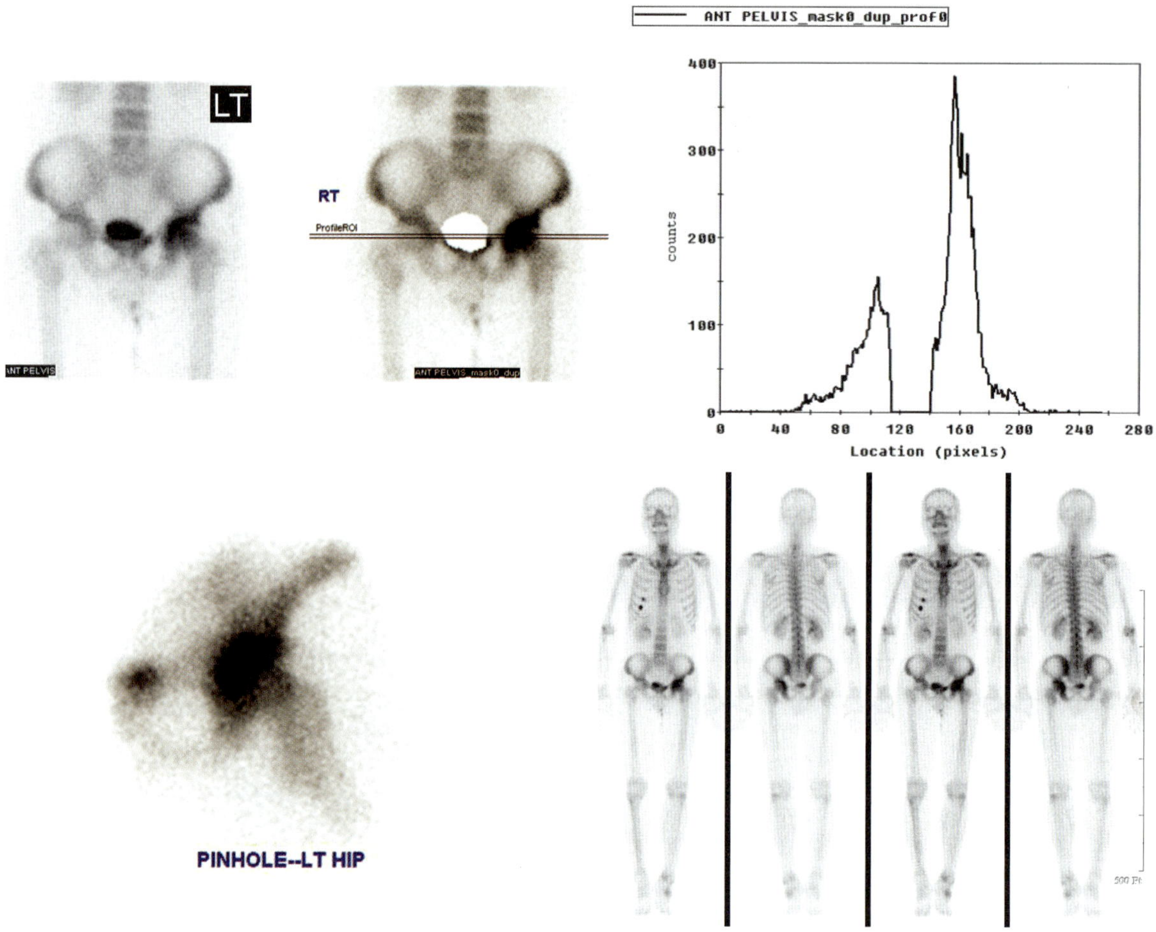

[Conclusion]
1. Suggestive of arthritis, left hip joint
- R/O combined avascular necrosis, less likely
2. Traumatic lesions at right 5,6th ribs
3. Traumatic vs secondary change at left ankle and foot

[Reading]
The anterior and posterior images of whole body were taken after injection of ^{99m}Tc-MDP.
Intensely increased uptake is noted at left hip joint and femoral head.Diffuse mildly increased bone uptake in left proximal femur.
Focal hot uptakes at costochondral junction of right 5,6th ribs and left ankle and foot.

그림 12-12 Pin-hole Bone Scan

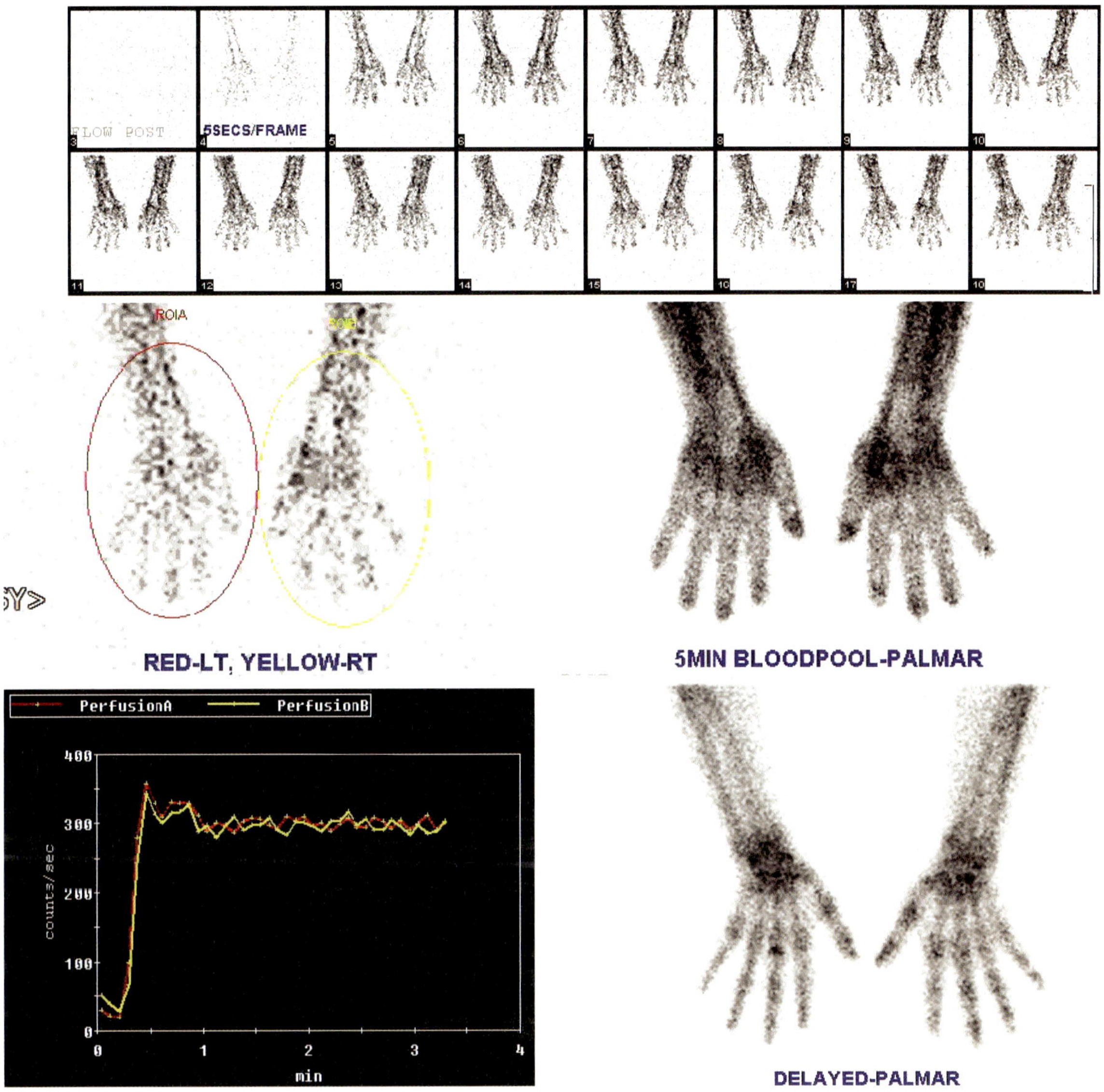

[Reading]
3-Phase Tc-99m HDP Bone scintigraphy:
Clnical Info: left arm pain after TA, r/o CRPS

The dynamic phase scan was done focused on both upper extremities, especially hands.
The perfusion images show symmetric activity in both hands.
Also the blood pool image shows symmeric activity in both hands.
The delayed bone phase images show mildlly focal uptake in the 3rd metacarpophalangeal joint of left hand.

그림 12-13 3-Phase Tc-99m MDP Bone scintigraphy

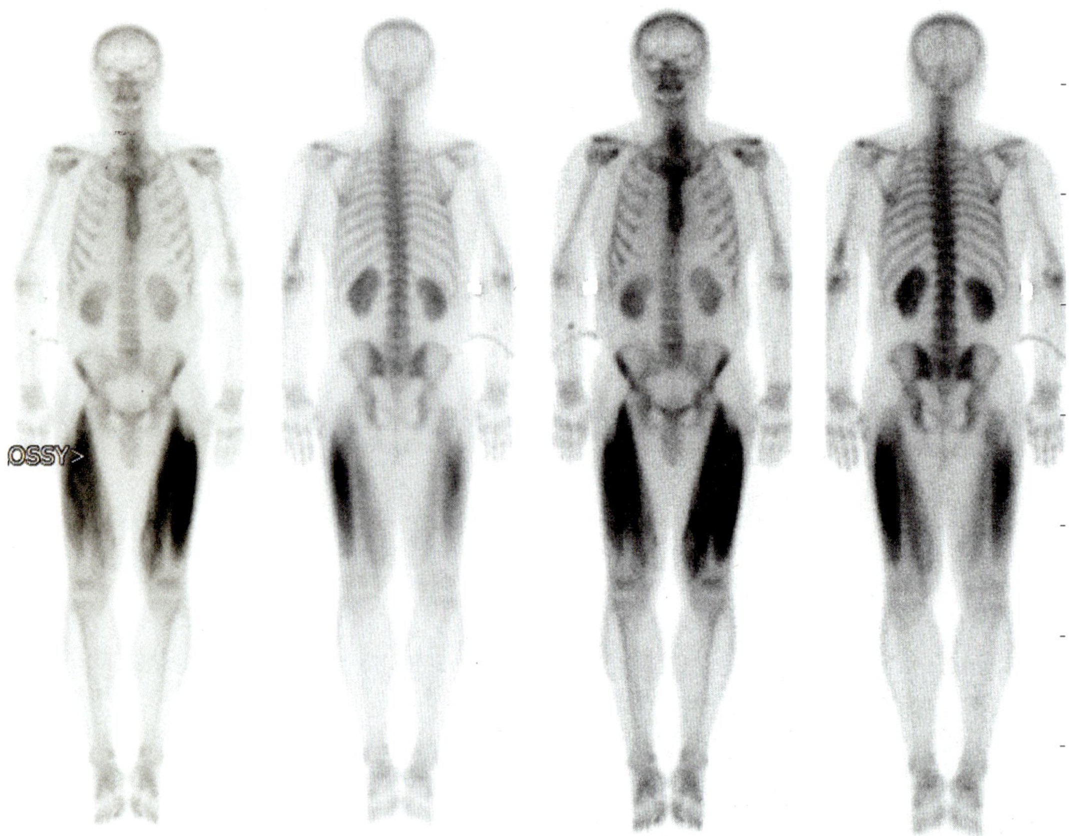

[Conclusion]
Diffusely increased soft tissue uptake in both thighs.
- Rhabdomyolysis, more likely.
[Reading]
Tc-99m MDP Bone scintigraphy
Clinical Hx: rhabdomyolysis
The anterior and posterior images of whole body after injection of Tc-99m MDP show diffusely increased soft tissue uptakes in both thighs.
Otherwise, physiologic uptake of tracers.

그림 12-14 ^{99m}Tc-MDP Bone scintigraphy(횡문근융해, rhabdomyolysis)

6) 영상응용(Image Applications)

골격계 영상은 각각의 갈비뼈와 척추뼈의 구분이 가능한 영상이어야 하며 해상력에 좌우되는 환자측 원인으로 뼈 모양이 좌우되는 경우가 있기 때문에 그 원인을 파악해야 한다.

모든 관절은 환자 나이와 대사상태에 따라 다양하게 나타나며 목, 어깨, 복장빗장관절(흉쇄관절, sternoclavicular joint), 어깨뼈 모서리, 엉덩엉치관절(sacroiliac joint), 갈비연골 접합부(costochondral junction) 그리고 머리뼈 봉합선에 증가된 방사능은 정상소견이다.

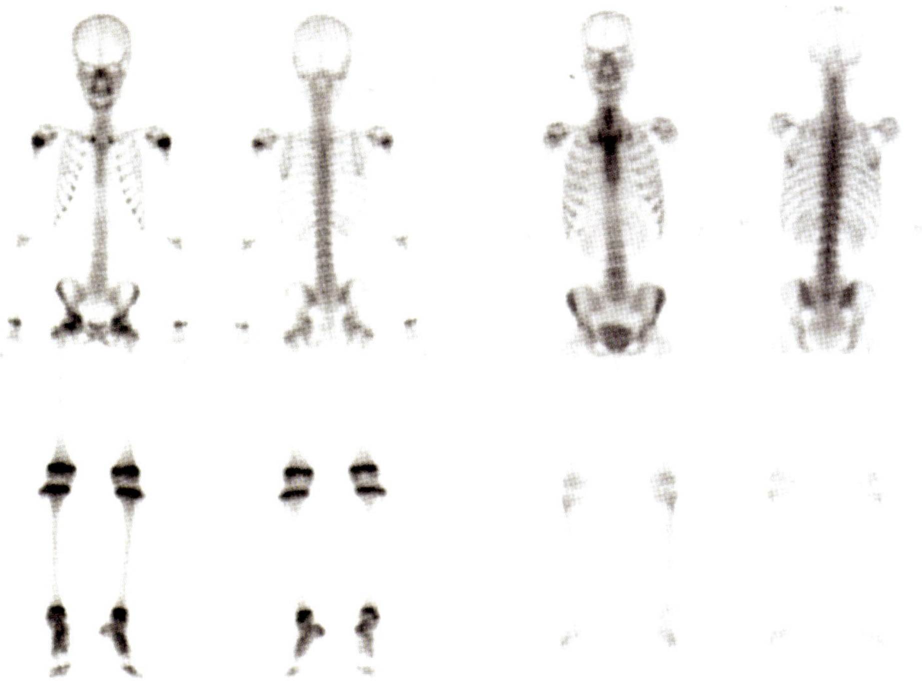

그림 12-15 소아 4세와 성인 44세의 정상 뼈스캔

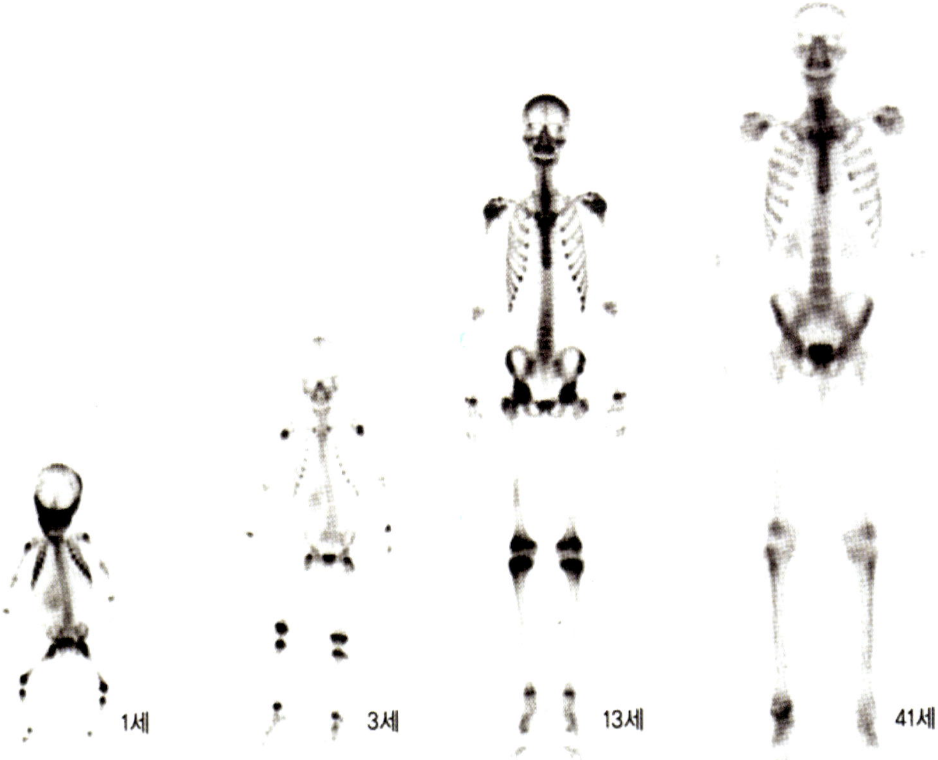

그림 12-16 나이에 따른 뼈스캔 섭취양상의 변화

2. 기술적 오류 Bone 영상

1) 부적절한 정맥주사, I.V line를 통해 주사된 Tracer

정맥 주사시 정맥이외의 부분으로 방사성의약품이 누출되지 않도록 해야하며 그 이유는 누출시 계수치에 영향을 주며 병변으로 오인할 수 있기 때문이다.

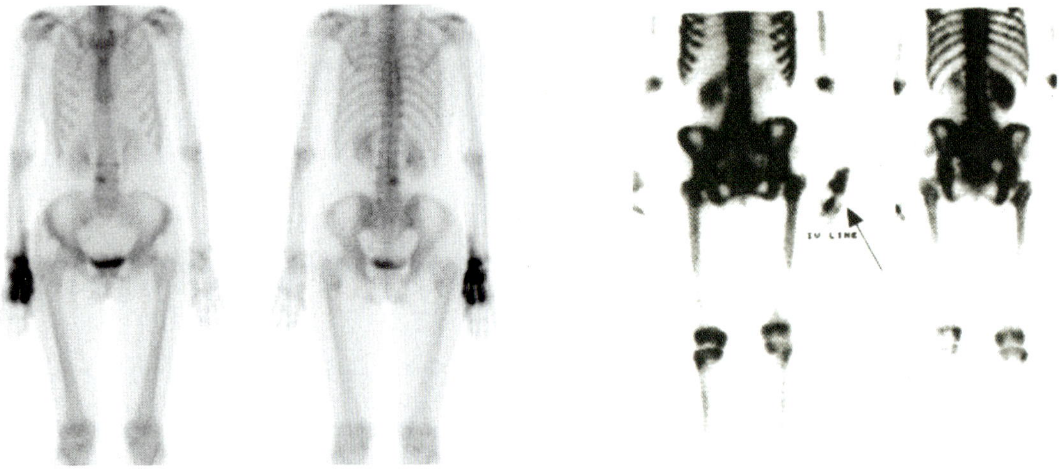

부적절한 정맥주사 I.V line을 통해 주사된 방사성의약품

그림 12-17 부적절한 정맥주사

2) 소변으로 인한 Artifact

방사능은 소변을 통해 대부분 배출되기 때문에 소변이 옷이나 피부에 묻지 않도록 주의하여 판독 시 오류가 없도록 해야 하며 소변으로 인한 장비의 오염이 없도록 주의한다.

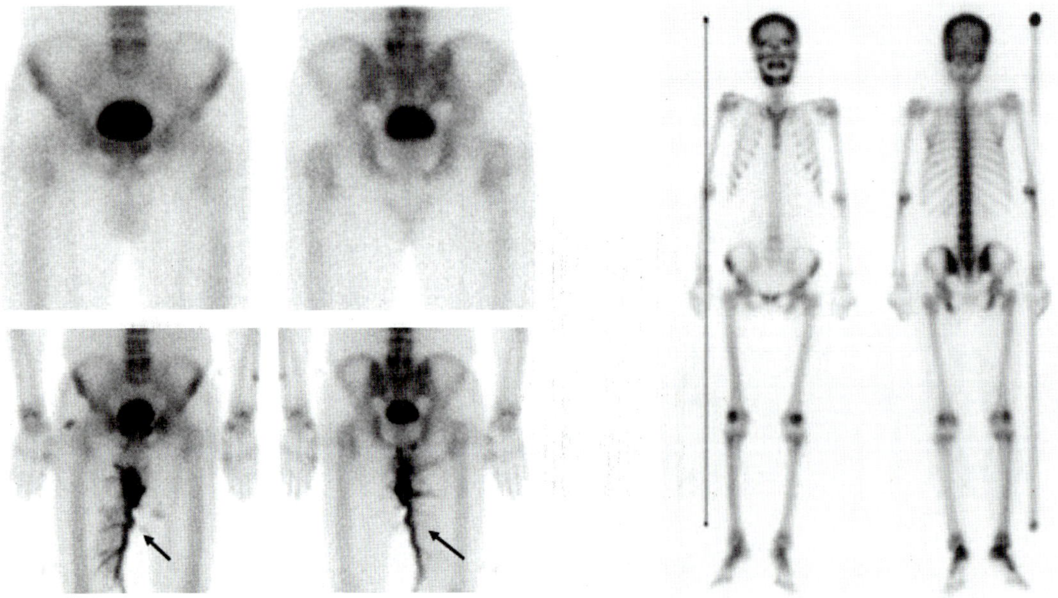

a. 소변으로 인한 Artifact b. 검출기 오염

그림 12-18 오염으로 인한 부적절한 영상

3) 금속물에 의한 Artifact

옷에 부착된 금속물이나 목걸이, 주머니 속의 동전 등 금속물은 검사 전 미리 제거하여 금속물에 의한 불필요한 음영(artifact)이 없도록 해야 한다.

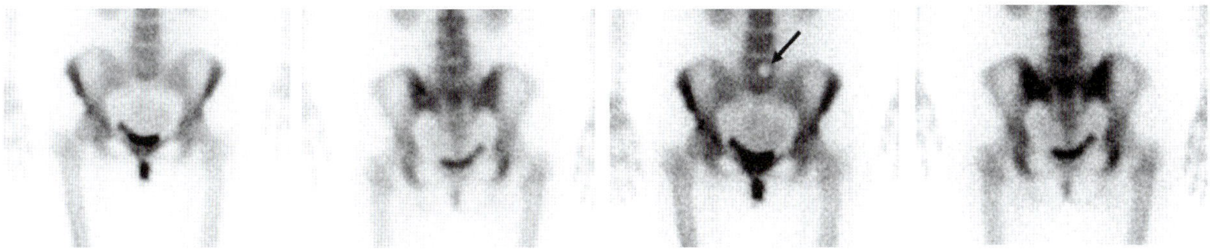

그림 12-19 금속물에 의한 부적절한 영상(동전으로 인한 metal artifact)

4) 부적절한 방사성의약품 제조

부적절한 방사성의약품 제조는 위점막, 갑상샘, 침샘 등에 방사능집적이 보이게 되어 영상의 질을 저하시키는 원인이 된다.

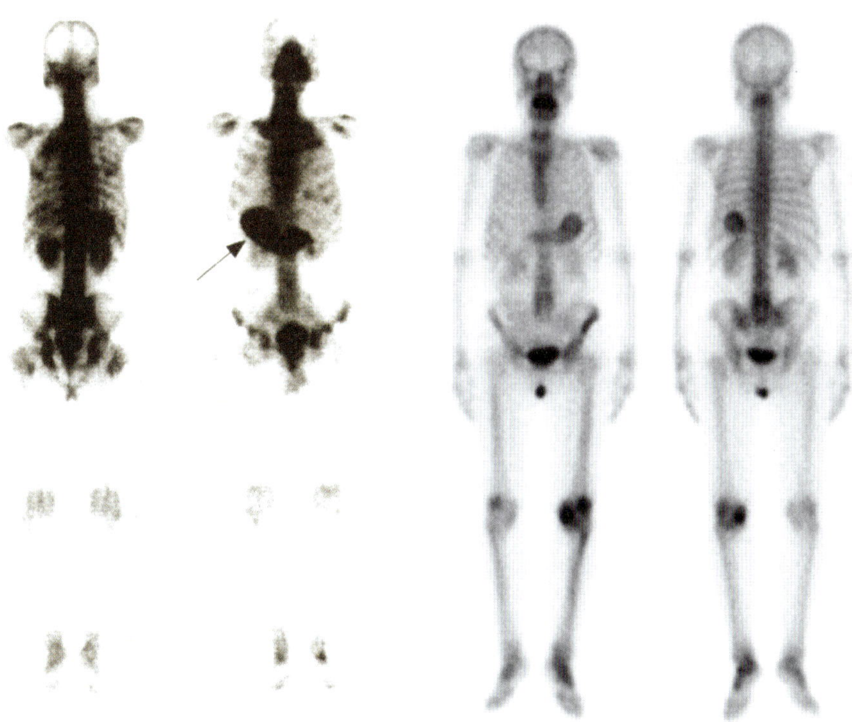

그림 12-20 부적절한 방사성의약품 제조로 인한 유리기(Tagging error)

5) 환자와 검출기 거리에 따른 영상의 차이

환자와 검출기간의 거리는 해상도에 큰 영향을 미치며 평형다공형 검출기의 환자와 검출기 거리는 분해능과 관계가 있으며 영상 확대와는 무관하다. 따라서 환자와 검출기 간격을 최대한 가깝게 하여 공간 분해능을 좋게 한다.

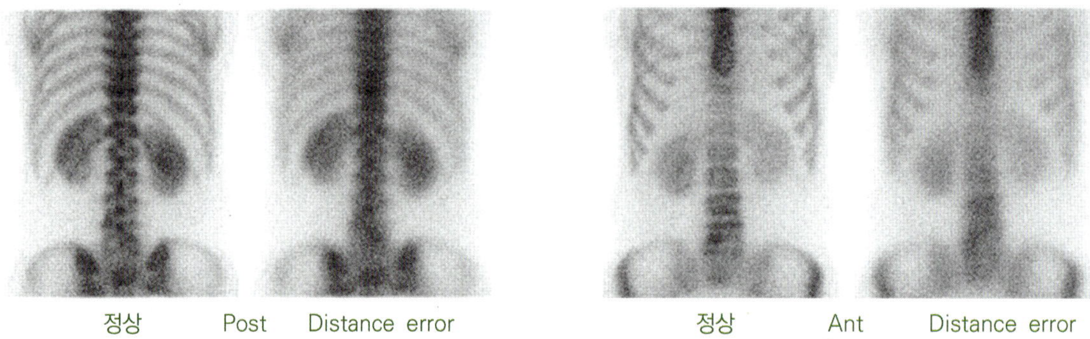

그림 12-21 환자와 검출기 사이의 거리에 따른 영상 차이

6) 영상왜곡방지

뼈의 구조상 대칭성이 있는 면 Wrist, Shoulder, Knee, Ankle은 동시에 같은 각도로 같은 거리에서 검출기가 위치해야만 양쪽면의 왜곡을 방지할 수 있다.

7) 몸의 좌우가 대칭 Position

환자는 촬영 시 촬영대의 중심선이 일치되도록 눕고 몸의 좌우가 대칭되도록 한다.

8) 방광내 소변으로 인한 Artifact

검사를 시작하기 전에 환자는 반드시 소변을 보도록 해야 하며 방광 내 소변이 충만해 있으면 골반부위의 골격을 영상화할 수 없다.

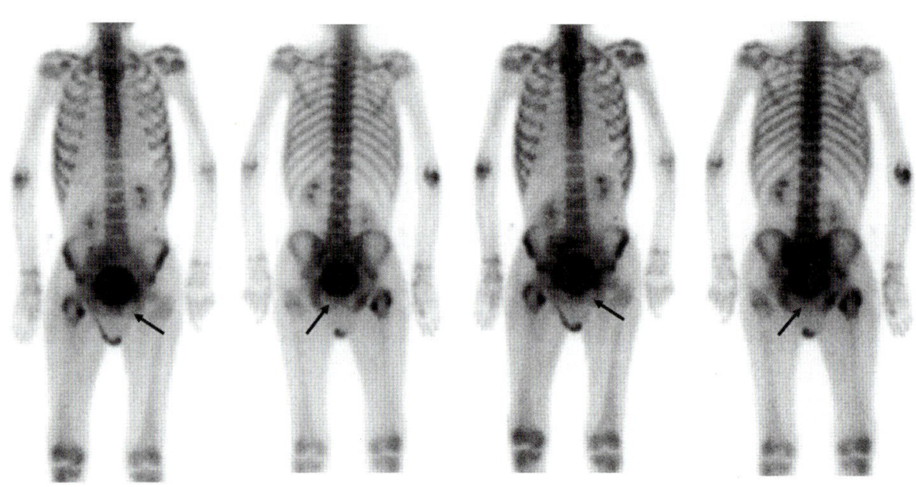

그림 12-22 방광 내 소변으로 인한 골반 뼈의 영상저하

3. 뼈스캔에 영향을 줄 수 있는 인자

동일한 방사성의약품을 사용하여 뼈스캔을 시행할지라도 영상획득에 영향을 미칠 수 있는 요인으로는 다음과 같은 것을 들 수 있다.

1) 수분의 공급상태(State of Hydration)

탈수는 콩팥제거율을 줄이므로 배후방사능이 높아지고 결과적으로 병소와 배후방사능 비가 감소하게 되는 원인으로 작용한다.

2) 콩팥기능(Renal Function)

감소된 콩팥기능은 탈수상태와 같은 영향을 줄 수 있다.

3) 산란물질(Scatter Material)의 양

비만(obesity)이나 복수(ascites)에 의한 복부둘레의 증가는 산란을 증가시키고 표적과 검출기 사이의 거리를 증가시키고 조직흡수를 증가시켜 뼈의 영상을 나쁘게 한다.

4) 방사성의약품의 질(Radiopharmaceutical Quality)

^{99m}Tc-인산염 형성시 유리 ^{99m}Tc의 양이 적어야 좋은 영상을 얻을 수 있으며 ^{99m}Tc-MDP 제조 후 될 수 있는 한 3시간 이내에 사용하는 것이 좋다.

5) 환자의 연령(Patient Age)

30대 이후에는 나이와 뼈스캔의 질과는 반비례 선형관계를 갖는다.

6) 주사 후 스캔시간(Scan Interval)

최대 대조도 영상을 획득하기 위해서는 주사 후 4 ~ 6시간이 좋으나 이 경우 촬영시간이 길어지기 때문에 뼈스캔 방사성의약품을 주사하고 영상화하는 시간의 간격도 영상소견에 영향을 준다.

7) 전신치료(Systemic Therapy)

화학요법이나 부신겉질 호르몬제는 ^{99m}Tc-인산염화합물의 전체적인 섭취를 감소하게 하며 또한 이러한 화학요법시작 후 조기 치유과정 6개월 이내에 병변에 증가된 방사능을 나타낼 수도 있으며(발적확장현상; flare phenomenon), 뼈스캔 방사성의약품의 생물학적 분포를 변화시킬 수 있다.

4. 기술적 고려사항

- 정맥주사 시 분출물이 튀지 않게 하고 정맥 이외 부분으로 누출되지 않도록 해야 하는데 이는 전체 계수에 영향을 미치게 하고 병변으로 해석되어 질 수 있기 때문이다.
- 방사능은 요로 시스템을 통하여 몸 밖으로 배출되기 때문에 소변이 옷이나 몸에 묻지 않도록 하여 판독 시 오류가 없도록 하여야 하며 방사능이 있는 소변으로 인한 장비의 오염도 각별히 신경써야한다.
- 옷이나 주머니 속의 금속물(단추, 동전, 버클, 그 외 금속물) 등은 검사 시작 전 몸 밖으로 제거한다.
- 부적절한 방사성의약품 제조는 ^{99m}Tc-pertechnetate를 유발시켜 위점막, 갑상샘, 침샘 등에 방사능의 집적이 보이게 되어 영상의 질을 저하시킨다.

- 환자와 검출기 간격은 최대한 가깝게 하여 공간분해능을 좋게 한다.
- 뼈의 구조상 대칭성이 있는 면(wrist, shoulder, knee, ankle)은 동시에 같은 각도로 같은 거리에 검출기가 위치해야만 양쪽면의 영상에 왜곡을 방지할 수 있다.
- 환자는 촬영 시 촬영대의 중심선에 일치하도록 눕고 몸의 좌우가 대칭이 되도록 하며 특히 다리는 외전된 상태에서 좌우가 통일되도록 한다.
- 검사시작 직전 환자는 반드시 소변을 보도록 하여야한다. 방광 내에 소변이 충만해 있으면 골반부위의 골격을 정확히 묘사할 수 없기 때문이다.

chapter 13

골수 및 면역계

목차

학습목적

골수 및 림프검사에 사용되는 방사성의약품을 익히고 핵의학적 검사의 원리와 방법을 이해하여 임상검사에 응용한다.

학습목표

1. 골수스캔에 이용되는 방사성의약품을 열거한다.
2. 골수스캔의 적응증을 열거하고 스캔방법을 설명한다.
3. 악성종양 전이의 진단에 골수스캔이 뼈 스캔 보다 유용한 경우를 설명한다.
4. 방사성 교질을 이용한 림프신티그라피의 원리와 방법을 설명한다.
5. 지라 신티그라피에 사용되는 방사성의약품과 스캔방법을 설명한다.

제 13 장

Bone Marrow and Immune System

골수 및 면역계

Ⅰ. 해부생리(Anatomy and Physiology)

1. 골수(Bone Marrow)

골수는 뼈의 안쪽 공간에 위치한 유연한 조직이며 성인 대부분의 혈액을 생성하는 조혈기관이기도 하다. 성인에서 전체골수는 1,600 ~ 3,600 g으로 평균 2,700 g이며 이중에서 기능이 있는 적색골수(red marrow)는 약 1,500 g이고 나머지 1,200 g은 황색골수(yellow marrow)이다. 출생 시에는 팔다리뼈 전체에 기능골수가 있으나 출생 직후부터 황색골수로 변하여 10세가 되면 골수는 성인과 같이 넙다리뼈와 위팔뼈 몸쪽 1/3부에 분포하게 된다.

적색골수는 조혈조직을 포함하여 혈구의 생산작용을 하며 황색골수는 주로 지방세포를 포함한 영양분을 저장한다. 태아 때부터 평생을 통하여 조혈기능을 영위하는 조직으로 적혈구나 백혈구를 생산하는 조혈작용을 담당하는 골수에는 혈관이 많이 분포되어 있어 암적색을 띠고, 태아나 영유아에 있어서는 모든 뼈의 골수공간(수강 medullary space)에 들어있다. 연령이 증가함에 따라 긴 관(tube)모양의 뼈몸통의 골수공간(medullary space)에는 지방세포가 증가하여 골수가 황색을 띄게 되며 점차 조혈작용이 쇠퇴한다. 그러나 척추골의 골수공간에는 평생 적색골수가 존재한다.

조혈골수와 지방골수 양은 골수기능변화에 따라 변하며, 조혈골수는 해면골(trabecular bone)과 3차원적인 망상구조를 형성하고 있는 망상세포 그리고 조혈세포와 지방세포로 구성되며 망상세포는 탐식작용을 하는 대식세포와 비분화된 비탐식세포로 구성된다.

2. 림프계(Lymphatic System)

림프계는 부분적으로 폐쇄된 순환장기로 물, 전해질, 단백질, 효소, 세포 등을 간질로부터 혈관계로 이동시킨다. 혈장성분이 모세혈관을 통해 조직사이 세포로 스며져 나온 조직액이 림프관으로 흘러들어가 림프(lymph)가 되는데 림프는 알칼리성의 투명 또는 우유빛 액체다. 전신에 림프를 순환시키는 림프관(lymphatic vessel)은 정맥과 같은 방향으로 흐르며 들림프관(afferent lymphatic vessels)과 날림프관(efferent lymphatic vessels)이 있고, 최종적으로 가슴림프관(thoracic duct)과 오른림프관(right lymphatic duct)으로 유입된다. 림프관을 따라 분포하는 완두콩모양의 결절을 림프절(lymph node)이라고 하며 내부는 겉질과 속질로 구분된다. 림프절에는 림프구, 대식세포, 조직구 등이 존재하면서 병원균이나 이물질의 식균작용과 면역작용에 관여한다. 이와 같은 림프계의 국소여과작용은 감염 또는 종양전이의 최초 방어선역할을 한다. 림프액은 성인 하루 20 ℓ의 조직액을 생성하며 17 ~ 18 ℓ는 모세혈관으로 재흡수된다.

지라(비장, spleen)는 적혈구를 파괴하여 혈색소를 유리시키고 이 혈색소는 간(liver)에서 빌리루빈(Bilirubin)으로 전환된다. 지라는 태생기 및 신생아기 또는 골수(bone marrow)의 작용이 쇠퇴되었을 때 새로운 적혈구를 조성한다. 보통 때는 지라의 적색속질(red pulp)은 혈액의 저장소 역할을 하고 생명이 다한 적혈구의 파괴장소로 작용하며 백색속질(white pulp)은 림프구와 형질세포(plasma cell)를 만들고 그 외 항체생성에 중요한 역할을 한다.

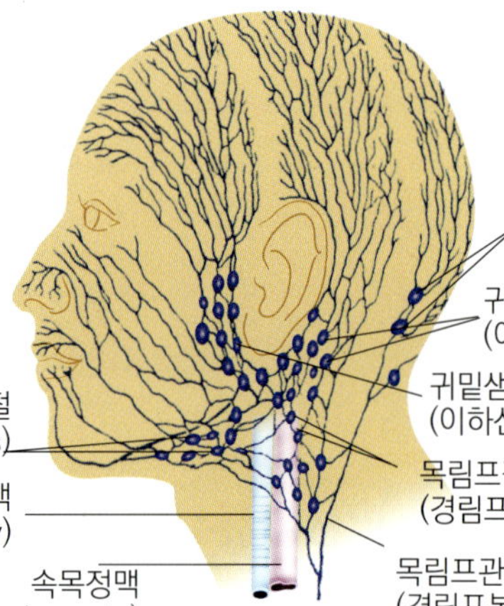

a. 머리부위 림프절

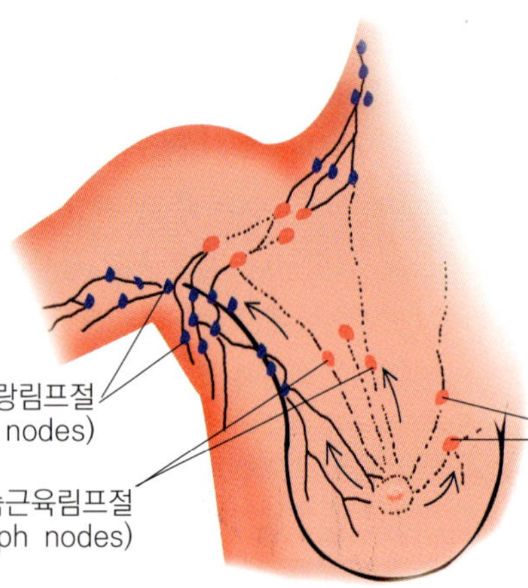

b. 겨드랑 림프절(액와림프절)

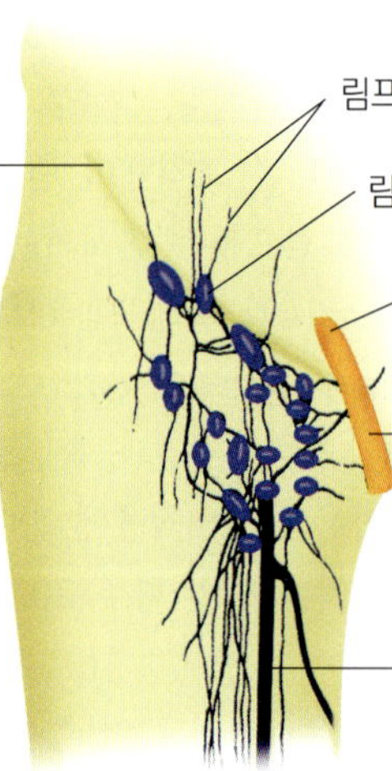

c. 샅고랑 림프절(서혜림프절)

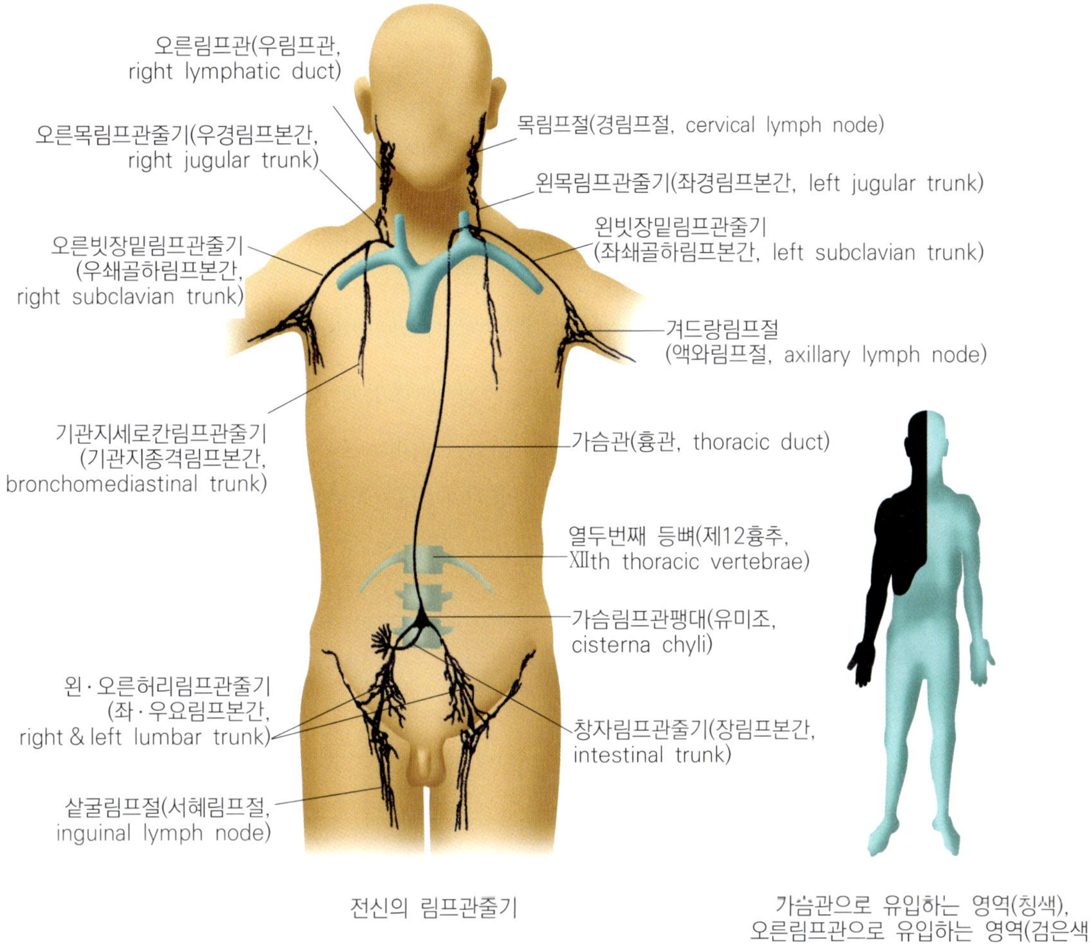

d. 전신 림프관 줄기

그림 13-1 림프계통(lymphatic system)

3. 지라(비장, Spleen)

지라는 배안 위왼쪽, 갈비뼈 제 8 ~ 11번째 뒷부분에 위치하며 윗면은 가로막, 앞면은 위바닥에 접하고 있는 타원형으로 무게 170 g 정도의 암자색을 띤 실질성기관이며 배안으로 향하고 있는 내장쪽 면의 중앙부에 위치한 지라문(비문, hilus)으로 지라동맥이 들어오고, 또 이곳에서 지라정맥이 나간다.

표면은 배막에 덮여진 민무늬근육을 함유하는 결합조직으로 된 피막으로 싸여져 있다.

지라속질은 백색속질(백수, white pulp)과 적색속질(적수, red pulp)로 구분한다. 백색속질은 원형 또는 타원형으로 림프소절에는 B세포가 있고 그 외의 곳에서 T세포가 분포되어 항체생산 및 면역반응에 관여한다. 지라는 인체 내에서 가장 큰 림프기관으로서 적색속질은 혈액을 저장하고 순환혈액량을 조절하며 노화되거나 파괴된 적혈구와 이물질 등에 대한 탐식작용을 한다.

지라의 혈액은 지라정맥에서 문정맥을 거쳐 간에 유입된다. 지라에서 파괴된 적혈구는 운반되어 쓸개즙 색소로 변한다.

II. 영상검사(Imaging procedures)

1. 골수스캔(Bone Marrow Scan)

골수스캔은 비침습적으로 간단하게 골수진단에 이용할 수 있으며, 골수의 핵의학적 검사는 비정상적인 골수분포양상의 평가와 종양의 골수전이(metastasis) 유무, 골수천자(aspiration), 골수생검(biopsy)을 위한 위치결정, 골수나 대퇴골의 경색진단 등을 위해 시행한다. 골수는 조혈장기로 암세포 전이 및 다양한 전신질환의 침범호발부위이며 혈액질환이 발생되는 부위이기도 하다.

골수스캔은 골수 굴모양구조(sinusoid)를 싸고 있는 망상내피계(reticuloendothelial system; RES)의 탐식작용을 이용하거나 골수의 활동성 적혈구전구세포(active erythroid precursor)에 트란스페린결합 방사성철(transferrin-bound radioiron)이나 또는 그 유사물질이 결합하는 것을 이용한다.

또한 과립구와 비특이적 또는 특이적으로 결합하는 항체를 이용한 면역골수스캔이 이용되고 정상소견에서는 적혈구계 세포와 망상내피계가 항상 같이 존재하며 골수스캔에 이용되는 모든 동위원소 제재는 같은 분포를 보인다.

표 13-1 골수질환 평가에 이용되는 방사성의약품

핵종	반감기	사용량	에너지(keV)	검사개시시간
^{198}Au-colloid	2.7일	37 ~ 92.5 MBq(1 ~ 2.5 mCi)	411	1시간
^{52}Fe-citrate	8.2시간	3.7 ~ 7.4 MBq(100 ~ 200 μCi)	165 / 511	1시간
^{59}Fe-citrate	45일	1.48 MBq(40 μCi)	1.1 / 1.3	16시간
^{99m}Tc-colloid	6시간	370 ~ 740 MBq(10 ~ 20 mCi)	140	30분
^{111}In-chloride	2.8일	74 ~ 185 MBq(2 ~ 5 mCi)	173 / 274	48 ~ 72시간
^{99m}Tc-NCAA	6시간	370 MBq(10 mCi)	140	3 ~ 4시간

1) 임상적 적응증(Indications)

- 골수조직검사와 임상과 불일치(부적절한 골수 채취).
- 소량의 골수, 제한된 부위의 조직을 진단.
- 골수외 조혈기능 평가.
- 방사선 항암제 치료 후 잔류골수 기능평가.
- 정확한 골수생검 위치결정.
- 미만성 혈액질환의 진단 및 병기결정.
- 전이진단.
- 골수 및 넙다리뼈끝의 경색진단.

2) 전처치(Patient Preparation)

특별한 전처치는 없으나 검사직전 배뇨한다.

3) 방사성의약품(Radiopharmaceutical)

입자의 직경에 따라 골수에 집적되는 정도에 차이가 있다. 입자의 직경이 작을수록 골수에 더 많이 집적되는데, 보통 입자의 직경이 100 nm보다 적을 때 골수에 잘 집적된다. ^{99m}Tc로 표지한 황교질(sulfur colloid)을 티오황산

나트륨(sodium thiosulfate, $Na_2S_2O_3$)에 처리된 것은 200 ~ 1,000 nm직경을 가지고 있으며, 황화수소(hydrogen sulfide, H_2S)로 처리된 것은 10 ~ 50 nm의 직경을 갖고 있고, ^{99m}Tc-mini-microaggregated albumin colloid (MMAA)는 1 ~ 3 nm로 그 직경이 매우 작다.

표 13-2 골수검사에 주로 이용되는 방사성의약품

방사성의약품	사용량	투여방법	집적기전	집적부위
^{99m}Tc-sulfur colloid	370 ~ 740 MBq (10 ~ 20 mCi)	정맥주사	탐식(식균)	골수, 간
^{99m}Tc-tin colloid				
^{111}In-chloride	74 ~ 185 MBq (2 ~ 5 mCi)			
^{99m}Tc-NCAA(^{99m}Tc-항과립구항체)	370 MBq(10 mCi)		면역반응 (항원-항체)	

• NCAA(비특이 교차반응항원항체): nonspeciific cross-recting antigen-95 antibodies

4) 검사방법(Procedure)

방사성의약품을 천천히 5분 이상 정맥주사하면서 활력징후(vital sign)를 측정한다. 정맥주사된 교질(colloid)입자가 그물내피계통(망상내피계, reticuloendothelial system; RES) 조직에 최대집적이 되는 시간 후 촬영 직전 반드시 배뇨시키고 저에너지 고해상도 대시야 조준기를 사용하여 ^{99m}Tc 140 keV 20% 또는 ^{111}In 390 keV의 에너지 폭을 설정한 후 환자는 바로누운자세나 엎드린자세로 보고자하는 골수조직 전체를 포함한 전신 또는 국소영상을 교질(colloid)은 의약품 투여 후 약 1시간, ^{111}In-chloride는 48 ~ 72시간 후에 획득한다.

정적영상은 가슴앞면에서 30만계수를 획득한 후 시간설정으로 국소상은 목과 머리앞면, 가슴앞뒤면, 배뒷면, 골반뒷면, 무릎관절 앞면의 영상을 각각 획득하고, 필요 시에 골수단층촬영 스펙트(SPECT)를 실시한다.

5) 임상영상(Clinical Images)

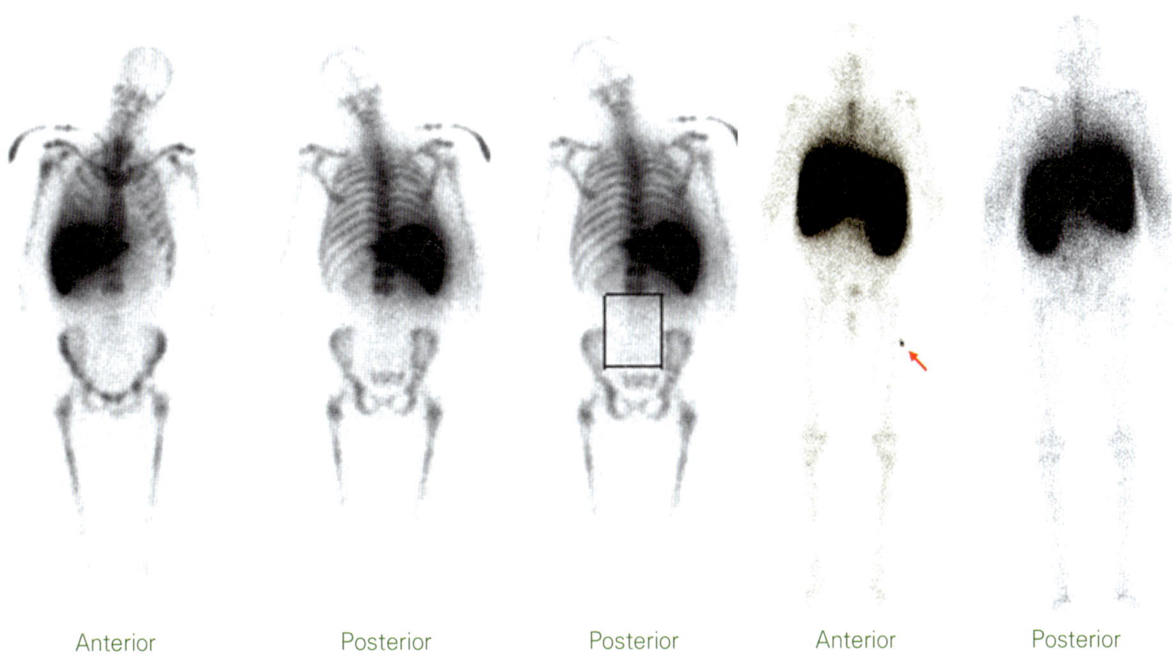

그림 13-2 ^{99m}Tc-colloid 이용한 골수 Whole-body Image 스캔영상(↖ contamination)

* Colloid는 주로 간, 골수, 지라에 집적-골수집적(50%)

6) 영상응용(Image Applications)

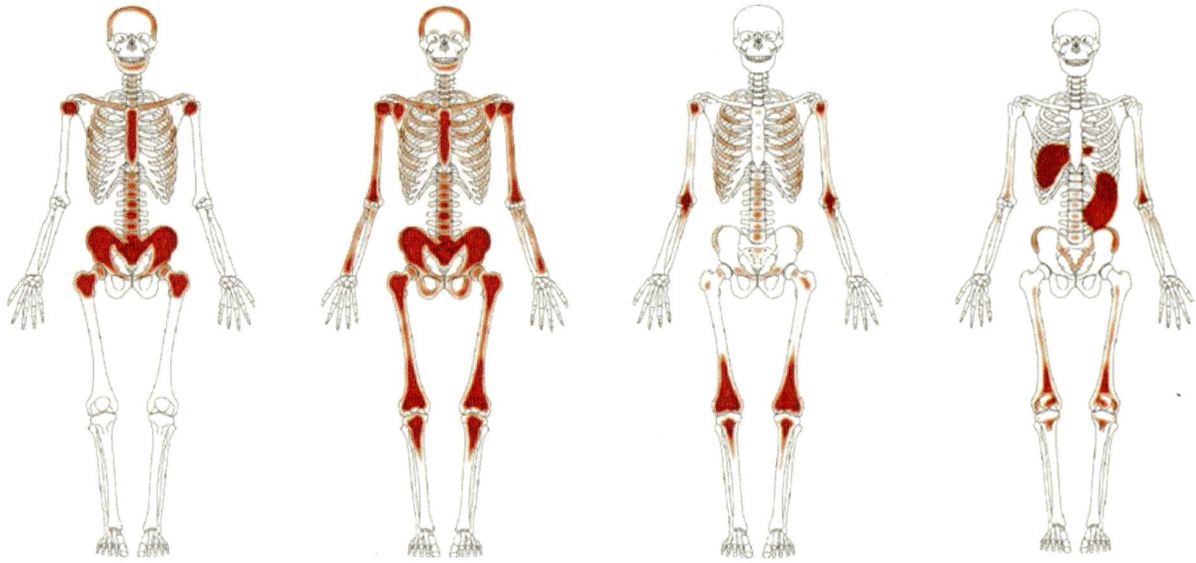

그림 13-3 Bone Marrow Scan의 다양한 영상형태

2. 림프계(Lymphatic System)

림프계는 순환기계의 일부로 혈액이 조직 세포사이로 들어가 조직의 대사물과 혼합되어 조직액을 형성하여 다시 모세혈관으로 흡수되어 정맥으로 순환되고 그 일부는 림프관을 통해 림프계를 순환하고 다시 정맥을 통해 심장으로 순환한다. 주 기능은 면역반응에 의한 신체보호기능과 작은창자에서 지방을 흡수하는 역할을 한다. 림프신티그라피(lymphoscintigraphy)는 림프부종진단에 주로 이용하고 림프계 진단에 있어 절대 표준검사로 많이 이용한다.

림프부종은 다양한 림프계의 순환장애로 인한 조직압이 상승하고 부종이 발생하는 질환으로 주로 하지에서 발생하나 유방암 수술 후에는 상지에서도 발생하고 있다. 림프종은 임상적으로 부종이 가장 뚜렷한데 통증이 동반되지 않은 부종으로 시작하여 시간이 경과함에 따라 심해지고 방사상으로 부종이 진행되는 특징이 있다. 최근에는 악성종양과 관련하여 감시림프절검사로 림프신티그라피가 많이 이용되고 있는 추세로 림프신티그라피를 이용하면 다양한 림프절의 탐식작용을 관찰할 수 있으며 림프흐름(lymphatic flow)의 정도변화를 진단할 수 있다.

핵의학적 림프부종검사에 전통적으로 많이 이용되는 림프신티그라피는 팔다리림프검사를 위한 팔림프신티그라피(upper extremity lymphoscintigraphy)와 다리림프신티그라피(lower extremity lymphoscintigraphy)로 구분하여 검사를 시행한다. 또한 검사의 빈도는 적지만 엉덩뼈-골반 림프신티그라피(iliopelvic lymphoscintigraphy)가 있고 최근 악성종양의 수술의 증가로 감시림프절(sentinel node)신티그라피가 많이 시행되는 추세에 있다.

1) 방사성의약품(Radiopharmaceutical)

표 13-3 림프검사에 이용되는 방사성의약품

방사성의약품	사용량	투여방법	집적기전	집적부위
^{99m}Tc-Sb_2S_3(Antimony Sulfide Colloid, ASC) ^{99m}Tc-sulfur colloid ^{99m}Tc-phytate	148 ~ 259 MBq (4 ~ 7 mCi)	피부밑주사	탐식(식균)	림프관 림프절

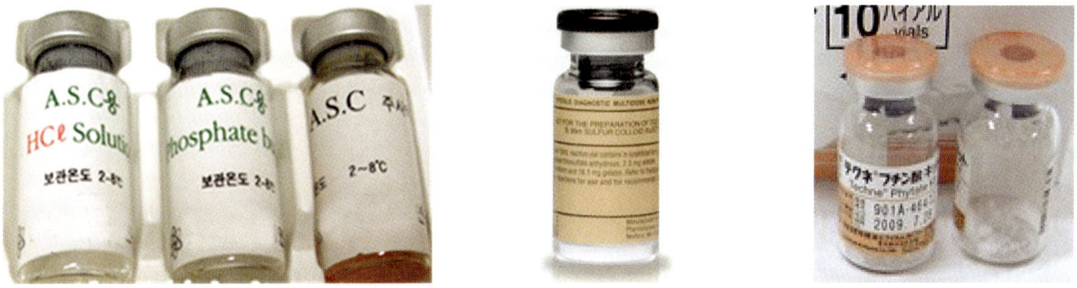

$^{99m}Tc-Sb_2S_3$(ASC) ^{99m}Tc-sulfur colloid ^{99m}Tc-phytate

그림 13-4 림프계(lymphatic system)에 사용되는 표지용 방사성의약품

주로 교질방사성의약품이 사용되며 방사성교질(radiolabeled colloids)은 림프관을 통하여 림프절로 이동되고 대식세포에 의해 탐식된다. 림프절스캔 시 방사성교질을 사용하면 정상은 림프절로 이행하고 종양화 림프절에는 대식세포의 기능저하로 섭취되지 않는 결손상으로 나타난다. 교질의 특성을 결정하는데 가장 중요한 것은 입자의 크기로 교질의 입자가 크면 교질의 림프계이동이 느리고 림프절 내에 잔류하는 시간도 길어지므로 사용시 의약품의 특성을 고려하여 사용해야 한다.

직경이 아주 작은 교질은 모세혈관을 통해 혈액으로 이동되고 수십 nm 입자는 림프를 통하여 이동하며 이보다 더 큰 입자는 사이질에서 포획되기 때문에 림프계를 통하여 림프절로 이동되는 양이 적어진다.

특히 ^{99m}Tc-HSA 통과시간이 빠르기 때문에 37 MBq(1 mCi) 피하주사 45분까지 연속 촬영해야하고 ^{99m}Tc-dextran 역시 발에서 골반까지 45분 내에 이동하므로 연속 촬영해야 한다.

신티그라피에서 교질의 크기는 100 nm이하를 유지해야하며 황화안티몬교질(antimony sulfide colloid; Sb_2S_3)은 약 10^{13}/mL의 입자수로 주사된 양의 30%가 수 시간 이내에 흡수되며 직경이 15~40 nm를 유지하고 있기 때문에 가장 많이 이용되었으나 $^{99m}Tc-Sb_2S_3$(ASC), ^{99m}Tc sulfur colloid에 이어 현재는 ^{99m}Tc-phytate를 주로 사용한다. ^{99m}Tc-phytate는 무색투명한 바이알에 든 백색분말로 차광상태에서 2~8 ℃에 보관한다. 황화안티몬교질(antimony sulfide colloid; Sb_2S_3)

표 13-4 림프신티그라피에 이용되는 방사성의약품의 입자크기 및 이동속도

방사성의약품	입자크기	이동속도
^{99m}Tc-human serum albumin(HSA)	〈 4 nm	빠름
^{99m}Tc-dextran	〈 4 nm	빠름
^{198}Au-colloid	〈 1~15 nm	중등도
^{99m}Tc-macroaggregated albumin	〈 10 nm	중등도
^{99m}Tc-antimony sulfur colloid(ASC)	15~50 nm	중등도
^{99m}Tc-nanocolloid(albumin colloid)	〈 80 nm	중등도
^{99m}Tc-albumin microcolloid	〈 80 nm	중등도
^{99m}Tc-sulfur colloid(filtered)	〈 100 nm	중등도
^{99m}Tc-sulfur colloid(unfiltered)	〈 1,000 nm	느림
^{99m}Tc-albumin colloid	〈 2,000 nm	느림

2) 림프신티그라피(Lymphoscintigraphy)

체내에 세균이나 이물질이 들어오면 림프계를 거쳐 림프절을 통하게 되는데 여기에서는 림프를 여과시키는 일과 생성된 림프구를 내보내는 일을 하며 세균성, 비세균성 염증에서 생긴 물질이 혈액 속에 들어가지 못하도록 예방하는 역할을 한다.

림프액은 림프관 및 림프절을 지나서 가슴림프관(thoracic duct) 또는 오른림프관을 통하여 위대정맥으로 배출되는데 급성염증이나 백혈병 또는 악성종양이 있을 경우 맨 처음 림프관에 이상이 생긴다. 림프관 신티그램은 림프절을 통과할 수 있는 크기의 입자에 방사성동위원소를 표지시켜 피부밑에 주사하면 림프관과 림프절의 형태와 기능을 시간경과에 따라 관찰 할 수 있다.

3) 임상적 적응증(Indications)

림프흐름의 지연(lymphatic delay), 림프관의 단절(cutoff of lymphatic channels), 림프계소실(absent visualization of lymphatics), 피부역류(dermal backflow), 비정상적인 림프순환(곁순환, 오금림프절 등 심부림프계 순환) 등 림프관 폐쇄 유무와 1, 2차 림프부종(Lymphedema)을 진단평가 할 수 있으며 림프신티그라피는 치료방침의 설정, 치료 후 평가 등에 이용된다.

4) 검사방법(Procedure)

검사 전 환자에 대한 전처치는 없다. 일반적으로 환자는 바로누운자세에서 ^{99m}Tc-sulfur colloid(입자크기 0.2 ~ 0.5 μm)또는 ^{99m}Tc-Sb_2S_3(A.S.C)을 피부밑주사로 손가락이나 발가락의 1,2번째 사이에 투여해야 하므로 환자에게 투여방법에 대해 자세하게 설명하고 주사 시 통증을 참도록 협조를 구한다. 주사는 26 게이지를 이용하여 검사하고자하는 부위에 따라 투여하는데, 일반적으로 배막뒤림프절을 관찰하고자 할 때는 안쪽 두 발가락 사이 피부밑주사 후 영상을 획득한다.

겨드랑림프절(axillary node)과 위겨드랑림프절(apical node)의 경우는 안쪽 두 손가락 사이에 주입 후 가슴과 목부분 영상을 획득한다. 목림프절(cervical node)의 경우 꼭지돌기(유양돌기 mastoid) 뒷부분에 주입하고, 목의 전면부와 전면사위상(anterior oblique)의 영상을 획득하며, 골반림프절인 경우 항문부위 3시와 9시 방향측면 항문주위에 주입한다. 정상인의 경우 4시간 경과 후 샅고랑(inguinal)과 엉덩뼈부위 및 대동맥 주위에서 방사능집적을 볼 수 있으므로 방사성의약품 주입 후 몸쪽부위(proximal portion)를 순차적으로 촬영하여 정상부위와 비교한다. 또한 유방암환자의 감시림프절을 보기위한 검사는 종양주위나 유두주위에 피부밑주사하고 충분히 마사지를 한 후 보통 20분에 전면상·측면상을 촬영한다.

(1) 팔 림프신티그라피(Upper Extremity Lymphoscintigraphy)

환자에게 주사방법에 대해 충분히 설명하고 주사 시 통증을 참도록 협조를 구한다. 방사성의약품주사는 양쪽 손가락 제1지간과 제2지간에 각각 1~2 mCi씩 0.1~0.2 cc, 26게이지 주사바늘로 방사성의약품이 정맥에 주입되지 않도록 확인 후 피부밑주사 한다. 영상은 저에너지범용 또는 고해상도 평행구멍 조준기를 이용하며, 정적으로 주사부위부터 양쪽어깨의 겨드랑이가 완전히 포함되는 부위까지 10만계수로 10분, 공 주무르기(stress) 후, 30분, 60분, 120분에 각각 정적영상을 획득한다. 촬영 시 점선원을 이용하여 좌·우 부위를 표시하거나 ^{57}Co 평판선원을 이용하여 환자의 윤곽을 나타 내기위해 검사하는 동안 환자 뒷면에 놓고 투과영상을 획득한다. 운동(stress)부하는 10분 영상이후부터 30분 영상을 얻기 전까지 준비된 공을 주무르게 한다. 또한 림프부종(lymphedema)의 경우 착용하는 탄성양말(elastic stocking)은 검사 4시간 전 제거하고 검사하도록 한다.

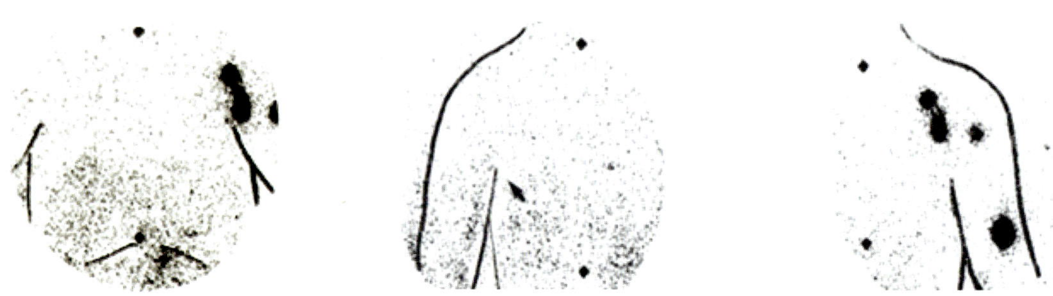

양쪽겨드랑 앞면상　　오른쪽겨드랑 앞면상　　왼쪽겨드랑 앞면상

그림 13-5 ^{99m}Tc-Sulfur Colloid 이용한 유방암환자의 위팔림프신티그라피

(2) 다리 림프신티그라피(Lower Extremity Lymphoscintigraphy)

감마카메라는 대시야 저에너지 범용 또는 고분해능 평행구멍형 조준기를 장착한다. 방사성의약품은 1 cc 주사기에 ^{99m}Tc-phytate 각 1~2 mCi 2개 또는 4개를 0.1 ~ 0.2 mL 정도의 용적이 되도록 준비한다. 이때 주입할 약품의 주입 양이 많으면 환자의 통증이 심하기 때문에 용적을 될 수 있는 한 0.1 mL되게 하며 가능한 0.25 mL이상이 되지 않도록 하여 발가락 사이 1, 2번째와 3, 4번째 사이의 연조직 피내 또는 피하주사를 양측 동일한 용량으로 동시에 주사한다. 비교질성인 ^{99m}Tc-HSA나 ^{99m}Tc-dextran(덱스트란) 등의 방사성의약품은 피내주사, 교질방사성의약품은 피하주사하는 것이 좋다.

주사시 방사성의약품이 정맥내 주입되지 않도록 확인 후 주사해야한다. 다리의 경우 일반적인 영상획득은 바로누운자세로 주사부위부터 양쪽발이 완전히 포함되는 부위까지 10만계수로 앞 · 뒤면상을 촬영한다. 주사 후 5분, 10분, 30분, 60분에 샅굴부위(서혜부, inguinal area), 골반부분(pelvic part), 복부(adbomen) 앞면영상을 획득한다. 10분 촬영영상 이후부터 30분 영상을 얻기 전까지 걷기운동(walking, stress)을 시킨다. 60분 영상에는 간을 포함한 다리 전체영상을 10 ~ 15 cm/min으로 전신촬영(whole body scan)으로 획득하며, 점선원을 이용하여 무릎 위치를 표시한다.

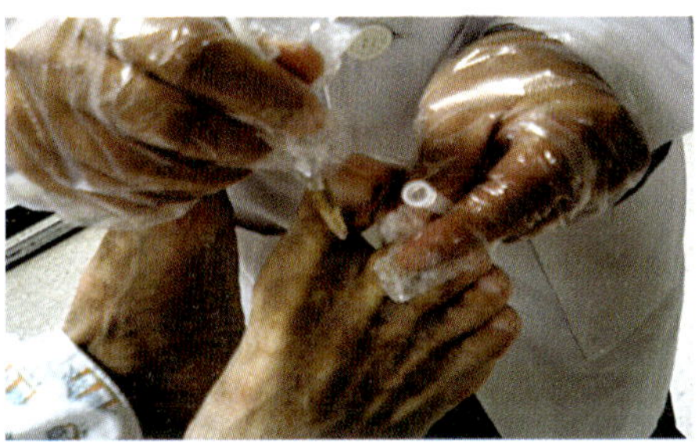

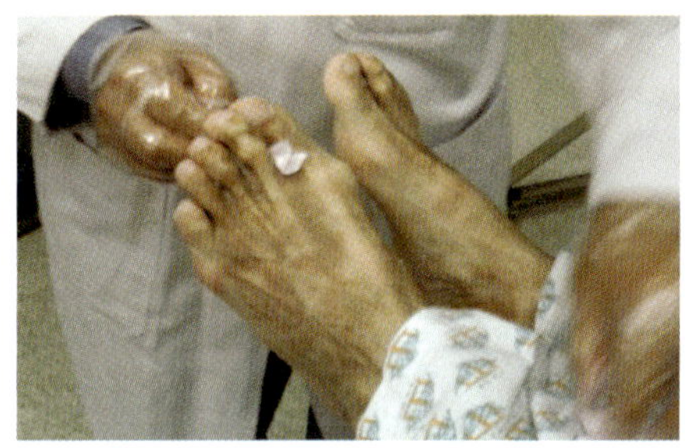

그림 13-6 족간 1,2번째 사이에 피하주사 시행

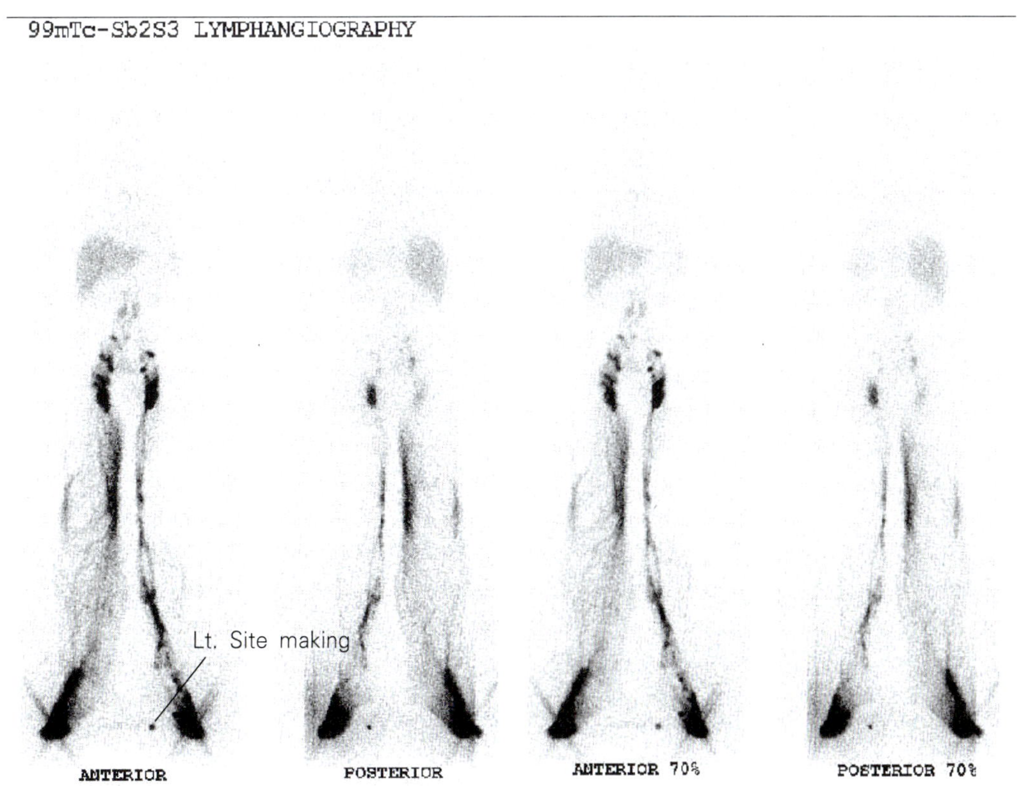

a. ^{99m}Tc-Sb_2S_3(A.S.C) 림프신티그라피

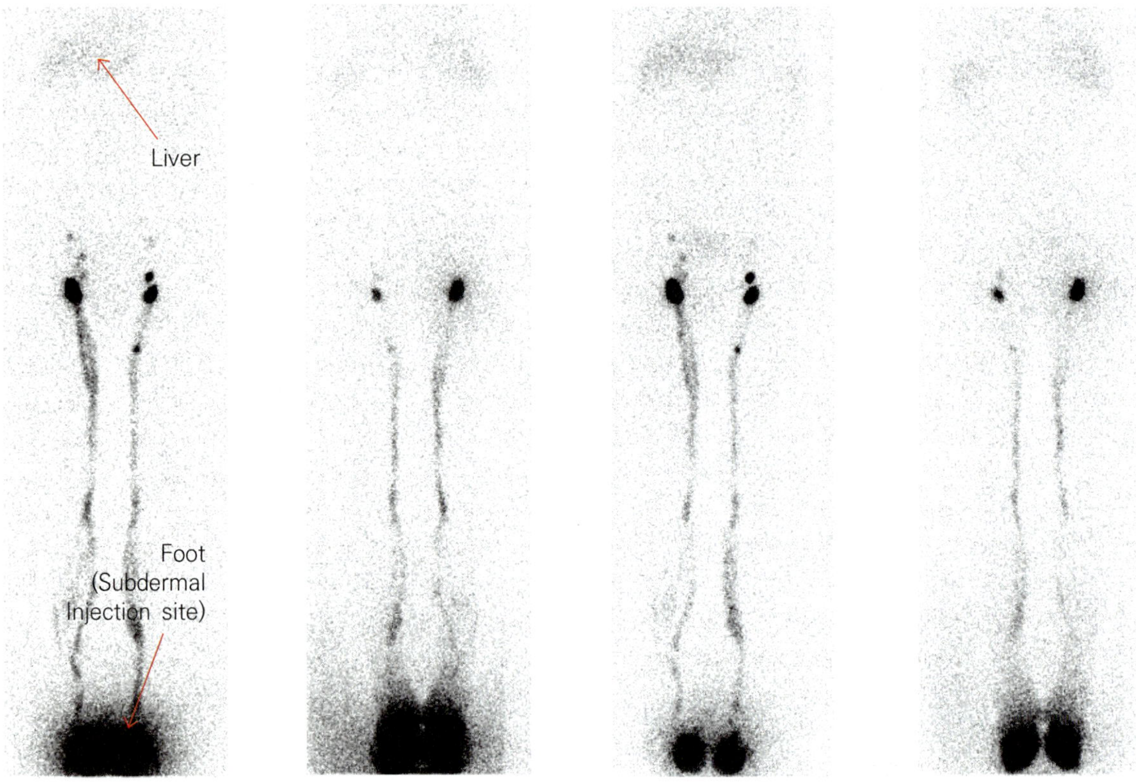

b. ^{99m}Tc-phytate이용한 Lymphoedema Lt Leg환자의 림프신티그라피

그림 13-7 다리 림프신티그라피

이때 샅굴부위, 복부, 간부위에 충분한 방사능이 보이지 않는 림프계의 지연이 있을 때에는 2시간, 4시간, 24시간 추가영상을 획득할 수도 있다. ^{99m}Tc-phytate를 이용한 림프신티그라피는 간을 포함한 다리전체영상을 주사 후 10분의 조기(early)영상과 30분 지연(delayed)영상을 전신촬영(whole body scan)으로 획득하기도 하며, 이때 전신영상 획득 시 테이블이동속도는 림프계의 방사성의약품의 이동속도에 따라 입력한다.

전신촬영(whole body scan) 속도는 10 ~ 15 cm/min, 200 sec/pixel, matrix size 512 × 1024, 만약 부분(spot)영상촬영 시 matrix size는 256 × 256로 설정한다. 주사 후 첫 영상획득 직후나 60분 영상에서 또는 ^{99m}Tc-phytate를 이용한 검사의 10분 영상 직후 이상소견 발견 시 림프순환을 촉진시키기 위하여 자극을 주는 방법으로 걷기나 마사지 등을 시행하고 30분 촬영한다.

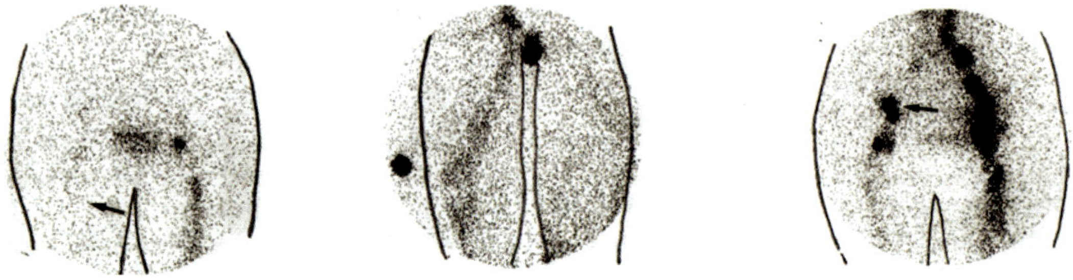

그림 13-8 ^{99m}**Tc-sulfur Colloid 다리 림프신티그라피**

(3) 엉덩골반 림프신티그라피(Iliopelvic Lymphoscintigraphy)

엉덩골반 림프신티그라피는 자궁경부암의 전이가 빈번한 엉덩골반림프절(iliopelvic lymph nodes) 및 대동맥주위 림프절(paraaortic lymph node)을 비관혈적으로 검사하여 수술이나 치료 전 림프절의 전이여부 판단에 이용한다.

① 임상적 적응증(Indications)

비뇨생식기 악성종양림프절 전이평가

② 방사성의약품(Radiopharmaceutical)

^{99m}Tc-antimony trisulfide colloid 2 mCi (1 ~ 2 mCi × 2) 0.2 mL

③ 방사성의약품 투여방법

^{99m}Tc-antimony trisulfide colloid(ATC)를 항문주위 양쪽에 궁둥창자오목(좌골직장와 ischiorectal fossa)에 도달하도록 주사한다.

④ 검사방법(Procedure)

환자는 양쪽 다리를 벌리고 누운자세(lithotomy position)에서 10% 포비돈용액으로 항문주위를 소독한 후 3시와 9시 방향의 항문주위 양쪽에 궁둥창자오목(ischiorectal fossa)에 22게이지 주사기를 이용하여 방사성의약품 37 MBq(1 mCi) 0.2 mL 경우 4 cm 깊이에, 2 mCi의 경우 2 cm 깊이에 주사한다.

주사 시 혈관에 주사되는지를 확인하기위해 주사 전에 음압을 주어 혈관에 주사되지 않음을 확인하고, 주사 후 즉시 촬영하여 주사위치를 확인하며, 조직 내 타원형의 방사능이 좌우 대칭으로 관찰되는지를 확인한다.

촬영은 주사 3시간 후 간(liver)을 포함한 복부와 골반부 앞면(anterior), 좌측 및 우측 후사위(left and right posterior oblique view) 복부 앞뒤면은 450초, 측면상은 200초, 주사부위가 포함되지 않는 영상획득 시에는 10만계수, 즉 주사부위를 납으로 차폐한 후 ANT, POST, RPO, LPO를 10만계수로 획득한다.

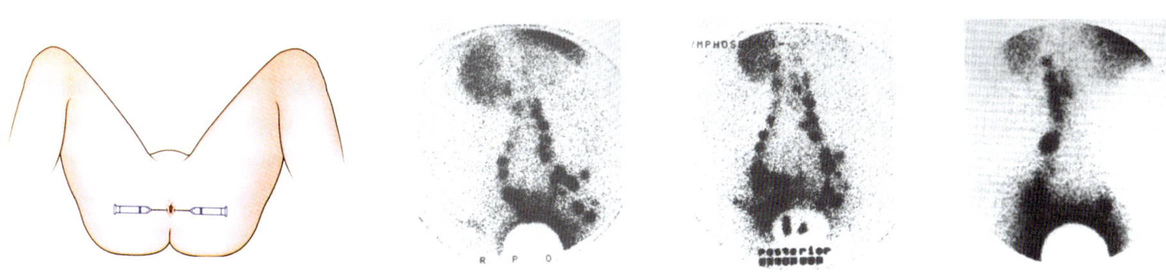

Lithotomy Position　Normal RPO View　Normal Post. View　Unilateral Abnormal Post View

그림 13-9 Lithotomy Position 및 Iliopelvic Lymphoscintigraphy 영상

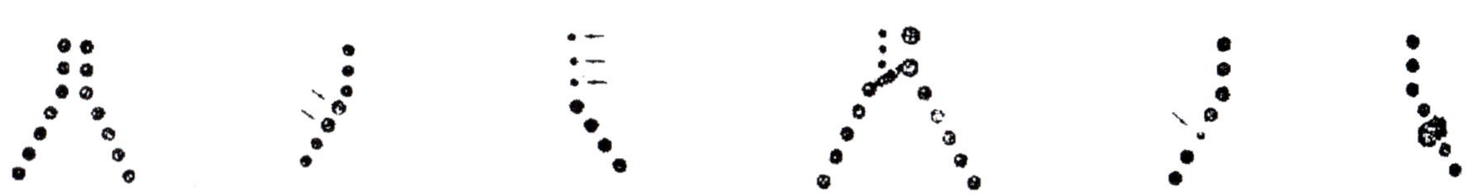

정상(normal)　증가(increase)　감소(decrease)　우회경로(alternate path)　단절(interrupt)　오염(blush)

그림 13-10 장골골반 림프신티그라피 판정기준

⑤ 임상영상(Clinical Images)

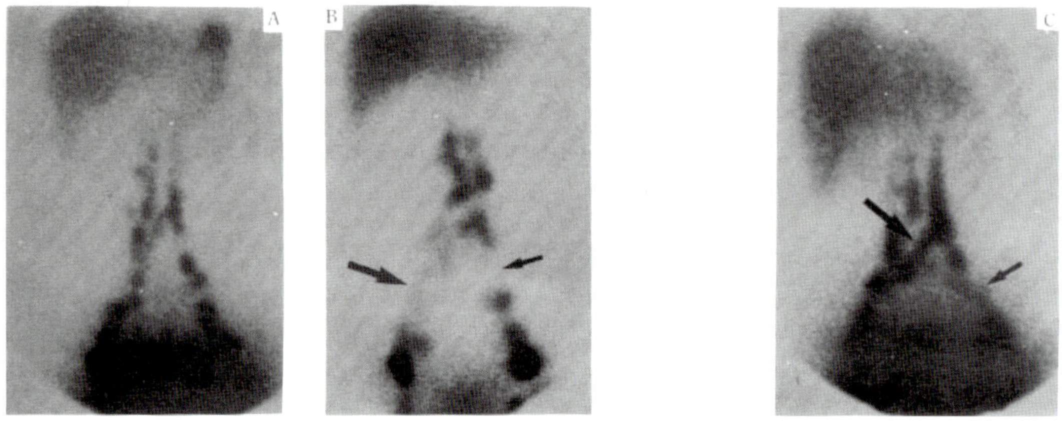

Normal　　Decrease(↑) and Interrupt(↑)　　Alternate Pathway(↑) and Interrupt(↑)

그림 13-11 Anterior Iliopelvic Lymposcintigraphic Images

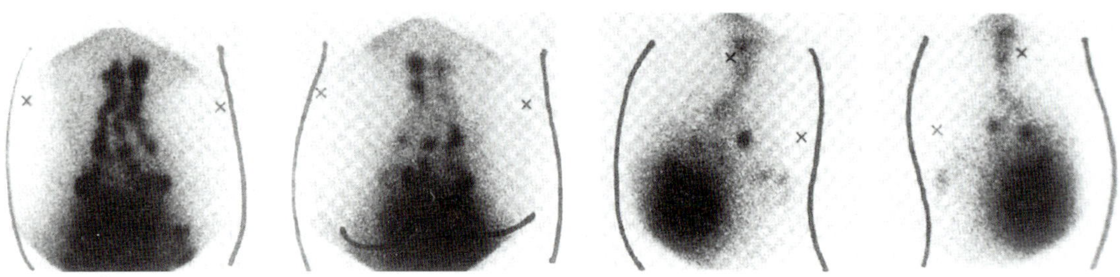

a. Normal

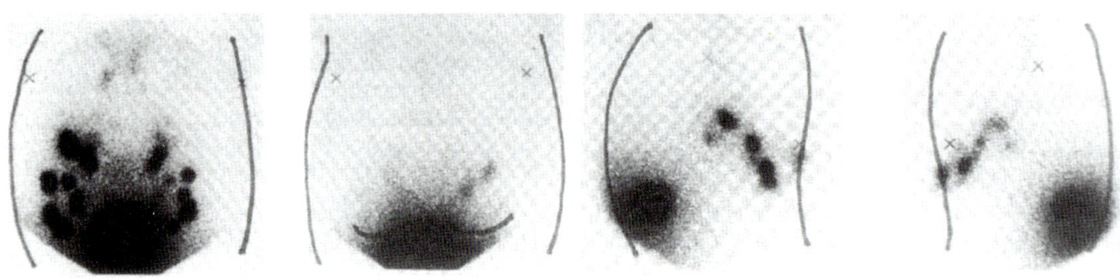

b. Abnormal(bladder carcinoma)

그림 13-12 Iliopelvic Lymphoscintigram

(4) 감시림프절(Sentinel Node)신티그라피

유방암환자에 있어 겨드랑림프절에 암 전이 여부는 예후나 병기를 결정하는 가장 중요한 인자이다. 감시림프절은 종양이 림프계를 따라 전파될 때 원발종양으로부터 림프액을 처음 받는 림프절이기 때문에 종양도 가장 먼저 전이되는 림프절(primary echelon lymph node)이다.

과거에는 유방암환자에 있어 겨드랑림프절에 암전이가 의심될 경우 림프절제술을 시행하여 전이여부를 확인하였으나 절제술 시행환자의 60%에서 겨드랑림프절 전이가 발견되지 않았고 39%에서 수술 후 림프부종, 갈비사이 위팔

신경통, 림프절감염 등이 동반되었다. 따라서 이러한 불필요한 합병증을 줄이기 위해 1993년 Krag 등이 동위원소 화합물을 유방종괴 주위에 주사 후 림프조영술을 통해 감시림프절의 존재를 확인한 다음 수술 전 감마선검출기를 이용하여 감시림프절을 찾아 생검하여 겨드랑림프절의 암전이 유무를 확인하였다. 이후 Ettore Pelosi 등이 유방종괴와 유두사이에 직선을 그리고 유륜경계의 피하지방에 방사성동위원소를 주입 후 림프조영술로 감시림프절을 발견하였으며 1994년 Giuiano가 생체염료(isosulfan blue dye)를 이용하여 감시림프절을 분류하였다.

이처럼 감시림프절은 종양으로부터 처음 배액되는 림프절로 림프절신티그램상 종양주위에 처음으로 나타나는 림프절이다. 유방암환자에서 림프절신티그라피는 종양주위나 유두주위에 방사성의약품 주입 후 림프관들에 의해 흡수된 림프절의 경로를 영상화하는 것으로 피부에서 발생된 초기 흑색종 환자나 유방암수술의 절제 또는 생검 시 감시림프절 확인이나 수술 중 감마프로브 사용에 도움을 주기 위한 보조적인 역할에 도움을 줄 수 있다.

유방암의 병기는 종괴의 크기, 주변 림프절로의 전이, 다른 장기에 침범한 정도를 기준으로 하여 4가지로 분류된다. 병기는 병의 진행 상태를 알려주기 때문에 병기의 결정은 치료 방법을 선택하는 데 있어서 매우 중요한 척도이다.

표 13-5 유방암의 병기

병기	종괴의 크기(T)	림프절 전이(N)	타장기 침범(M)
0기	Tis	N0	M0
1기	T1	N0	M0
2A기	T0	N1	M0
	T1	N1	M0
	T2	N0	M0
2B기	T2	N1	M0
	T3	N0	M0
3A기	T0	N2	M0
	T1	N2	M0
	T2	N2	M0
	T3	N1	M0
	T3	N2	M0
3B기	T4	N0	M0
	T4	N1	M0
	T4	N2	M0
3C기	모든 T	N3	M0
4기	모든 T	모든 N	M1

종괴의 크기(T)
- Tis : 상피내암
- T0 : 종양의 크기가 불분명할 때
- T1 : 종양의 크기가 2 cm 이하
- T2 : 종양의 크기가 2 cm ~ 5 cm
- T3 : 종양의 크기가 5 cm 초과
- T4 : 종양이 흉벽, 피부를 침범하거나 염증성 유방암일 때

림프절 전이(N)
- N0 : 겨드랑이 림프절 전이가 없을 때
- N1 : 암세포가 전이된 겨드랑이 림프절이 3개 이하
- N2 : 암세포가 전이된 겨드랑이 림프절이 4 ~ 9개
- N3 : 암세포가 전이된 겨드랑이 림프절이 10개 이상, 또는 쇄골상부 림프절 전이가 있을 때

다른 장기 침범 여부(M)
- M0 : 다른 장기에 전이가 없을 때
- M1 : 다른 장기에 전이가 있을 때

표 13-6 유방암의 병기에 따른 5년 생존율 (자료 : 미국암협회)

Stage	5-year Relative Survival Rate
0	100%
I	98%
IIA	88%
IIB	76%
IIIA	56%
IIIB	49%
\IV	16%

이와 같이 유방암은 조기에 발견할수록 그 예후가 급격히 좋아지는 것을 알 수 있으며, 유방암의 사망률은 폐암, 위암, 간암, 큰창자암, 이자암, 식도암, 백혈병에 이어 8번째로 그 예후가 매우 좋은 암 중의 하나이다.

① 방사성의약품(Radiopharmaceutical)

호주와 유럽에서는 ^{99m}Tc-antimony trisulfide colloid(입자크기 0.15 ~ 30 nm)와 ^{99m}Tc-nanocolloid(입자크기 0.5 ~ 80 nm)가 사용된다. ^{99m}Tc-sulfur colloid는 여과형태(0.22 ㎛ 여과)와 비여과형태로 사용하나 일반적으로 더 작은 입자사용을 추천하며 현재 국내사용의약품은 ^{99m}Tc-phytate를 주로 사용한다.

사용가능한 의약품의 입자크기는 ^{99m}Tc-Sb_2S_3(antimony sulfide colloid; ASC) 미국연구용(3 ~ 30 nm), 국내공급용(한국원자력연구소제조)40 ~ 80 nm, ^{99m}Tc-sulfur colloid(100 ~ 2,000 nm), ^{99m}Tc-tin colloid(100 ~ 1,000 nm), ^{99m}Tc-nano colloid(0.5 ~ 80 nm), human serum albumin(HSA)(2 ~ 3 nm), ^{99m}Tc-phytate(150~1500 nm)가 있으며 감시림프절(sentinel node)을 위한 입자크기는 200 ~ 1,000 nm가 적당하다.

즉, 입자의 크기에 따라 500 nm 이상의 입자는 간질로 주입된 의약품이 림프계로 이송되지 않고 주사부위에 머무르는 양이 많고 5 nm 이하이면 림프계보다 모세혈관을 통해 집적되지 않고 배액되는 양이 많으므로 감시림프절의 위치지정(mapping)을 위해서는 10 ~ 200 nm, 방사성교질을 이용한 감시림프절 검사 시에는 200 ~ 1,000 nm가 적당하다.

② 방사성의약품 투여방법

검사를 위한 특별한 전처치는 없다. 수술 중 감마탐지기를 사용하여 감시림프절을 찾고자 할 때에는 수술 30분 ~ 3시간 전에 방사성의약품을 주입하며 보통은 신티그라피 시행 후 실시한다. 주사방법에는 피부밑(subdermal), 종양안(intratumoral), 종양주위(peritumoral) 유륜주위(periareolar) 등이 있다. 방사성추적자(radiotracer)는 ^{99m}Tc-sulfur colloid 약 0.8 ㏄ 최소 37 MBq(1 mCi) (0.22 millipore filter) 여과하여 종양주위 1 ~ 3 mm지점 진피 안에 주사하거나 유두주위(areolar)에 같은 방법으로 주사한다. 림프관이 견딜 수 있는 최대용량은 4 ㏄이하이다. 주사용량이 많을 경우 위음성으로 나타날 수 있는 원인으로 주사 부위로부터 방사성의약품의 이동이 지연되고, 림프관 내 압력증가로 림프관의 허탈과 차단이 일어난다. 또한 주사 후 바늘제거 과정에서 방사능 누출결과로 생기는 방사능오염과 림프절의 흡수와 혼동의 요인을 방지하기 위해 주의를 요하며, 주입부위는 반창고 또는 알코올솜으로 덮고 흡수를 촉진시키기 위해 주사부위를 부드럽게 마사지 한다.

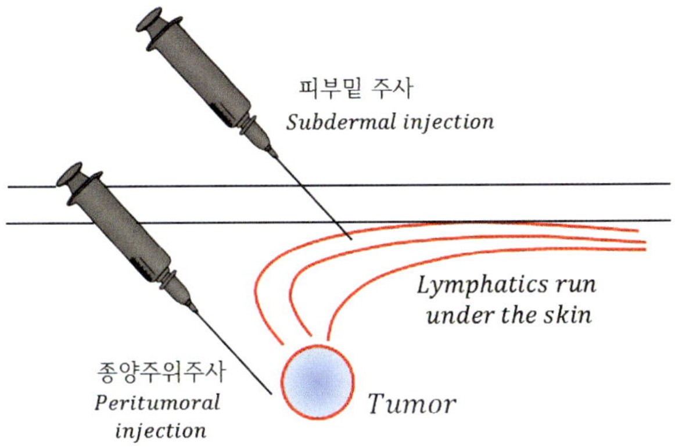

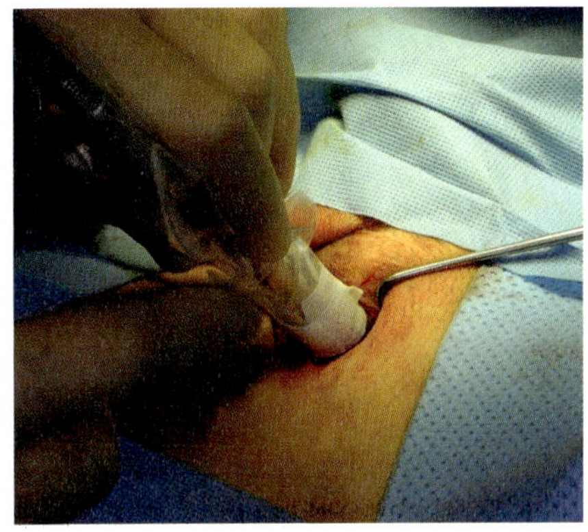

그림 13-13 감시림프절 방사성의약품 주사방법 및 감마탐지기(감마프루브) 사용 예

③ 검사방법(Procedure)

^{99m}Tc-phytate 0.8 mCi, 0.8 cc을 12시, 3시, 6시, 9시의 4방향으로 나누어 피부밑(subdermal)에 주사하게 되는데 이때 12시와 겨드랑 쪽에 더 많이 주입한다. 피부밑 주사를 기본으로 종양주위 2~3 mm지점 또는 유륜주위(periareolar)에 주사하며 주사방법이 다르더라도 결과는 동일하다. 주사 10~20분 후 전면상과 측면상을 300,000 counts로 가능한 20분 이내 촬영하도록 하며 신티그램 이후 수술 시 감마프로브 감별가능 최대시간은 48시간 이내면 가능하다.

연속영상은 한 프레임 당 30초로 2~30분 동안 최고 1시간까지 혹은 림프절이 확인될 때까지 매 5분 순차적인 정지영상이 포함된다. 이때 조기 동적영상은 림프절로 유입되는 림프경로 관찰에 용이하다. 몸통 병변은 양쪽 겨드랑이와 샅고랑 영상을 획득하며 측면 또는 사위상은 서로 엉켜있거나 꼬여있는 다발성 림프절을 찾는데 도움이 된다.

투과영상(transmission scan)은 ^{57}Co-flood source를 사용하여 환자를 카메라와 선원 사이에 위치시켜 약 10~15초 동안 동적영상과 정적영상을 획득한다. 특히 머리와 목 영상은 외부선원을 사용하여 영상위에 표시되므로 해부학구조에 유용하다.

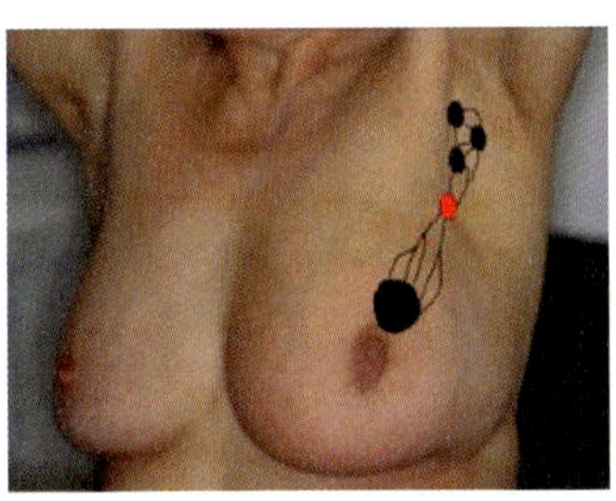

유방암환자의 감시림프절의 위치

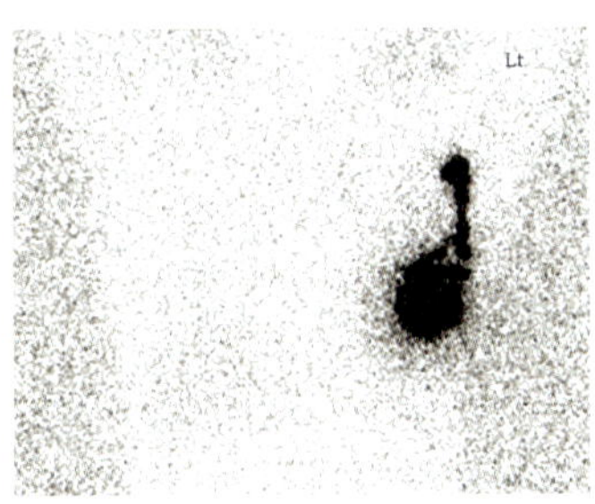

Anterior

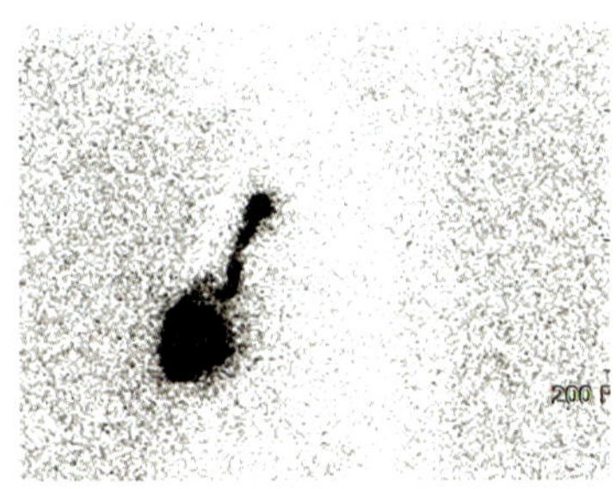

Lt Lateral

그림 13-14 ^{57}Co-flood Source를 사용한 투과영상(transmission image)의 감시림프절 신티그라피

④ Skin Marking

수술실 테이블에서 전면과 측면상 감시림프절 영상 위에 표시하며 몸통병변 영상은 반드시 양쪽 겨드랑과 샅고랑을 포함시킨다. 측면상은 겨드랑림프절로부터 어깨뼈 주변을 구별하기 위해 필수적이며 머리와 목병변은 전면, 후면, 사위영상과 측면영상에 머리와 목이 포함되어야 한다. 수술시작 전 90분에서 120분 사이에 림프 신티그라피를 시행하고 늦어도 림프 신티그램시행 후 48시간 이전에 수술을 시행한다.

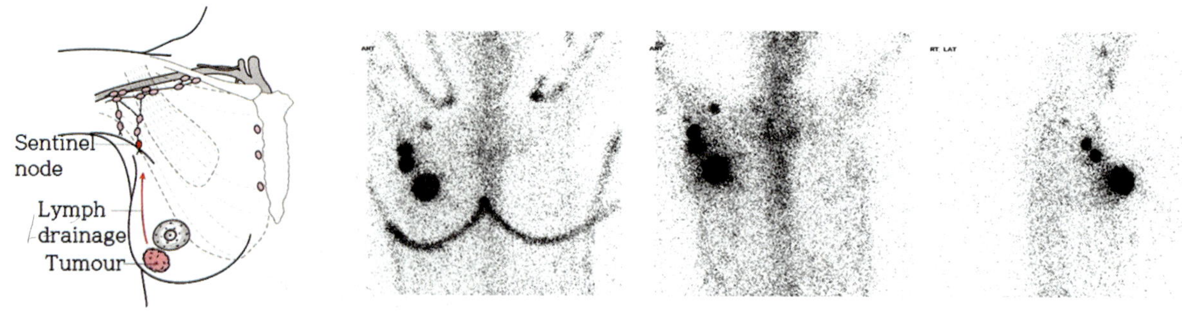

* Bone scan 후 Lymphoscintigraphy 실시

Ant. Post. Rt lat

a. Lymphoscintigraphy(Sentinel node ^{99m}Tc-sulfar colloid) & Sentinel Node Mapping

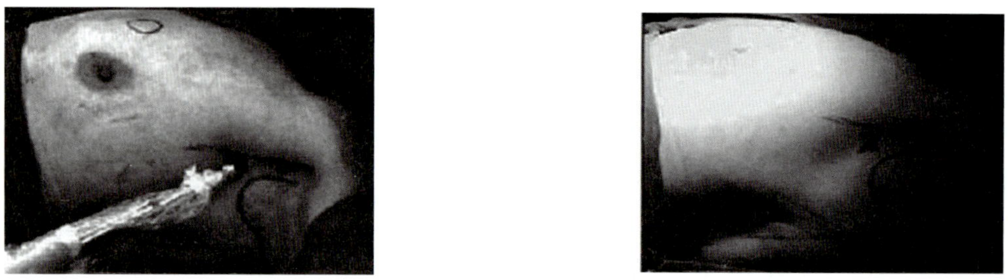

b. Skin Marking

그림13-15 Node Mapping 및 Skin Marking

⑤ 수술 시 감마탐침을 이용하여 림프절 지도화

림프 신티그라피 시행 90 ~ 120분 후 수술실에서 원발병소(primary site)를 경구개 접근을 통해 제거한다. 그리고 수지 감마탐침(NAVIGATOR GPS, Tyco)을 이용하여 감시림프절 위치를 확인하여 고농도의 방사능을 보이는 부위 피부를 3 cm가량 절개하여 림프절의 위치를 확인한 후 절제하고 동결편을 검사한다.

⑥ 임상영상(Clinical Images)

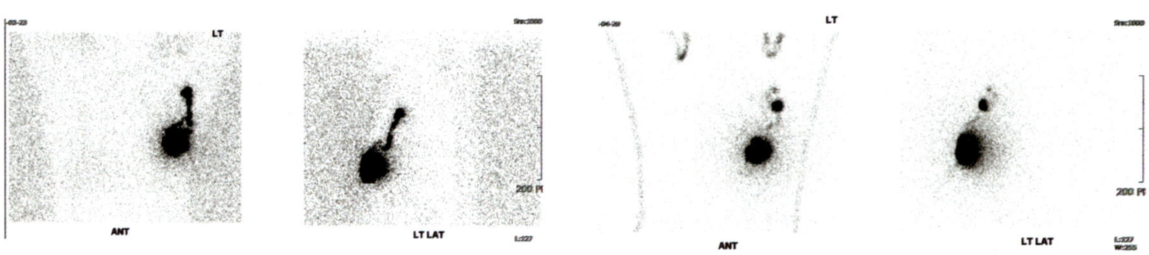

a. ^{57}Co source를 이용한 투과영상(transmission scan) b. Point source를 이용한 신체윤곽(body contour)

[Conclusion] Good visualization of sentinel nodes in the left axilla.

그림 13-16 ^{57}Co Source를 이용한 투과영상(Transmission scan)과 Point Source Contour(Breast Lymphoscintigraphy)

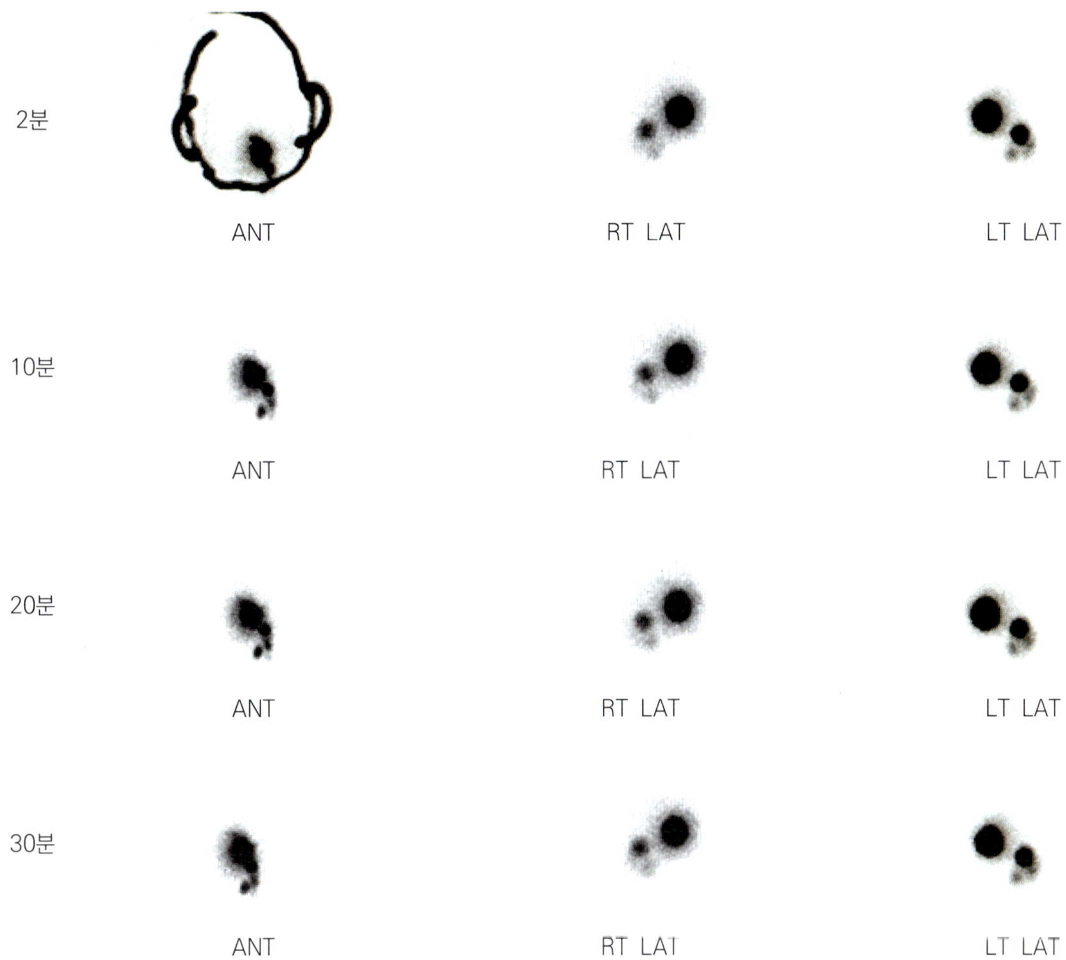

그림 13-17 Tongue Ca Sentinel node

(5) Tongue Ca 수술시 Sentinel Node

수술 시작 전 90분에서 120분 사이에 림프 신티그라피를 시행하는데 ^{99m}Tc-phytate를 사용하여 총 0.4 ㏄ 부피의 0.4 mCi을 원발병소 주위 2 mm 이내에서 정상점막에 4군데 주입한다. 주입 후 scintigraphy영상을 각각 2분, 10분, 20분, 30분 후에 촬영하는데, 원발병소는 납으로 차폐하여 촬영해야 감시림프절의 위치를 파악하는데 용이하다. 림프계의 흐름은 감마카메라를 이용하여 전후방향 투영을 관찰하고 전·후, 측면촬영을 하여 감시림프절의 위치를 파악한다.

3. 지라 신티그라피(Spleen Scintigraphy)

지라(spleen)가 가지고 있는 두 가지 생리적 기능은 적혈구포획(sequestration)과 식균작용(phagocytosis)이다. 수명을 다하거나 변형된 적혈구는 지라에서 포획되는 원리를 이용하여 자기적혈구를 인위적으로 변형시켜 변형적혈구에 감마선을 내는 방사성동위원소를 표지한 후 정맥주사 하면 지라에 섭취되므로 지라영상을 획득할 수 있다.

1) 해부생리(Anatomy and Physiology)

지라(비장, spleen)는 좌측 가로막 바로 아래 좌상배의 후면에 위치하며 망상내피세포(reticuloendothelial cell)와 림프구로 구성되어 있다. 주요기능은 수명을 다한 적혈구를 포획, 파괴하여 혈색소를 유리시키고 이 혈색소는 간에서 빌리루빈으로 전환된다. 태생기 및 신생아기 또는 골수 작용이 쇠퇴되었을 때에는 새로운 적혈구를 조성하기도 한다. 보통 때에는 적색속질은 혈액의 저장소 역할을 하고 또한 림프구와 형질세포를 만들어 외부침입자를 식균작용으로 제거하는 등 항체생성에 중요한 역할을 한다.

후면스캔(posterior scan)에서 정상 지라의 길이는 10 ±1.5 cm 정도이며 지라스캔을 통해 지라의 해부학적 구조와 기능변화를 동시에 측정할 수 있다.

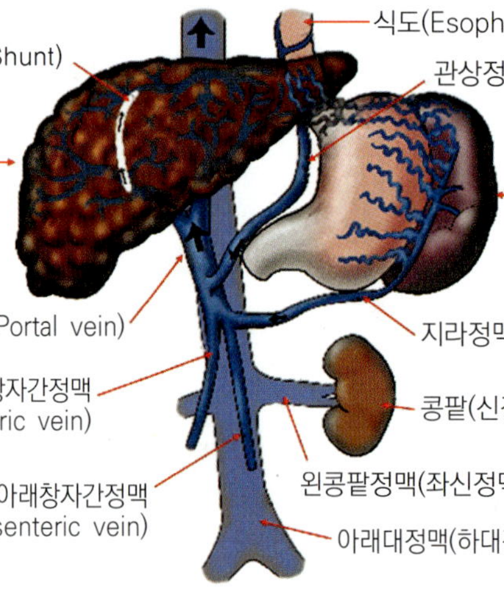

그림 13-18 지라의 해부학(spleen anatomy)적 모양과 주변장기

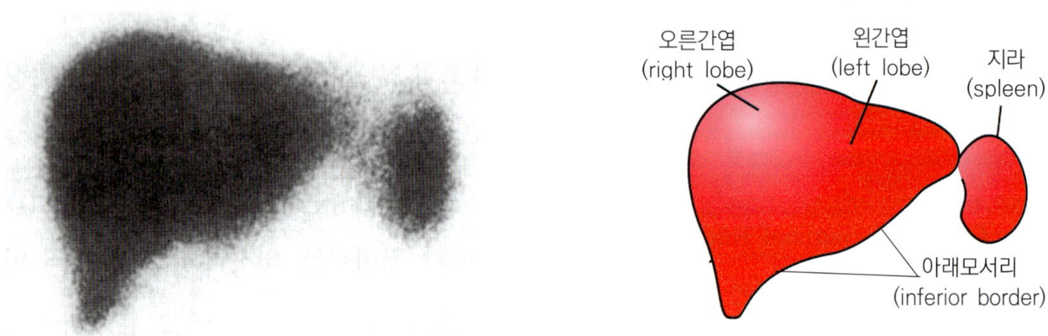

그림 13-19 정상적인 간과 지라의 전면영상(anterior view)

2) 임상적 적응증(Indications)

- 지라의 크기, 형태 및 위치 판단
- 좌상복부 종괴의 감별진단
- 지라의 외상이 진단될 때
- 악성종양의 진전도 판별
- 곁지라(부비장 accessory spleen)나 지라증(비증 splenosis)의 진단
- 지라없음증(무비증 asplenia)의 진단 등

3) 전처치(Patient Preparation)

특별한 전처치는 없다.

4) 방사성의약품(Radiopharmaceuticals)

표 13-7 지라 신티그라피에 사용되는 방사성의약품

방사성의약품	사용량	투여방법	집적기전	집적부위
^{99m}Tc-colloid, PYP	185 MBq(5 mCi)	정맥주사	식균(탐식)작용	간, 지라, 골수
^{99m}Tc-장애RBC	370 MBq(10 mCi)		세포격리	지라(비장)
^{51}Cr-장애RBC	7.4 MBq(200 μCi)			

• ^{51}Cr의 $T_{1/2}$은 27.7일, 에너지: 320 keV.

지라 신티그라피에는 주로 교질의 방사성의약품과 방사성표지가열처리 적혈구를 이용하고 지라의 혈류평가, 농양검사, 조혈기능평가는 방사성 동위원소 표지적혈구, ^{67}Ga, ^{52}Fe을 이용할 수도 있다.

교질은 매질에 부유상태로 있는 입자로 망상내피계의 탐식작용에 의해 제거되며 교질입자의 크기에 따라 100 nm 이하는 골수에서 섭취되고 300 ~ 1,000 nm의 중간크기 입자는 간, 1,000 nm 이상은 지라에서 제거되므로 입자에 따라 상대적 섭취분포가 달라진다.

^{99m}Tc-황교질(sulfur colloid) 제거 반감기는 약 3분이며 주사된 약품은 간에 80%, 지라 5 ~ 10%, 나머지는 골수에 대부분 분포하며 최근에는 교질(colloid)이나 적혈구(RBC)보다 ^{99m}Tc-PYP를 주로 사용한다.

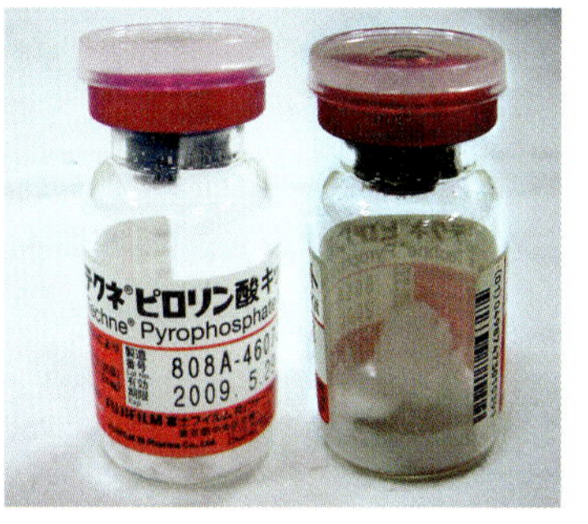

그림 13-20 Pyrophosphate(PYP)

(1) 방사성 표지적혈구

손상된 적혈구를 제거하는 지라의 기능을 이용하여 동위원소 표지적혈구를 사용함으로서 지라영상을 획득한다. 적혈구를 열, 화학적, 면역학적방법으로 처리하여 손상적혈구를 만들며 손상정도에 따라 지라스캔 획득영상이 달라지므로 손상적혈구를 만드는 방법보다 손상정도가 매우 중요하다. 손상이 많고 적음에 따라 지라에 모이는 섭취정도가 다르기 때문인데, 손상이 적으면 시간이 길고 적게 섭취되는 반면 손상정도가 심하면 혈관 내에서 용혈되어 간에 섭취된다.

적혈구를 가열처리하면 경직도(rigidity)가 증가되고 삼투파괴성(osmotic fragility)이 증가하며, 이러한 최초 손상 적혈구는 지라에 의해 포획된다. 가열온도는 섭씨 49 ~ 50 ℃ 정도가 적당하며 가열처리 시간에 따라 달라지는데, 49 ℃에서 30분간 가열했을 때의 삼투파괴성 변화는 50 ℃에서 5분 동안 가열하는 효과를 가져온다. 이처럼 표지적혈구 표지방법에는 체내(in vivo), 변형체내(modified in vivo), 체외(in vitro) 방법 등이 있다.

① 체내표지법(In vivo Labeling)

RBC(또는 PYP) Vial에 생리식염수(normal saline) 6 cc를 혼합 후 적혈구 환원제인 주석피로인산(stannous pyrophosphate; RBC) 약 2 cc(15 μg/kg) 또는 PYP 약 3 cc를 취하여 환자에게 정맥주사하고 15 ~ 30분 후에 $^{99m}TcO_4^-$(과산화테크네슘)을 정맥주사 하고, 주사 수 분 후에 스캔을 시행하는데, 이때 표지율은 60 ~ 70%이고, 가장 적절한 주석피로인산(PYP)의 양은 10 ~ 20 μg/kg이다.

② 변형 체내표지법(Modified In-vivo Labeling)

표지효율을 높이고 배후방사능을 감소시키기 위하여 적혈구의 표지를 체외에서 일으키는 변형체내표지법이 많이 이용되고 있다. 체내방법과 동일하게 적혈구환원제인 주석피로인산(stannous pyrophosphate; PYP) 15 μg/kg을 정맥주사 하고 15 ~ 30분 후에 5 mL의 혈액을 채혈하여 과테크네슘과 반응시킨다. 이때 응고를 방지하기 위해 채혈한 혈액 5 mL에 ACD(acid citrate dextrose)를 1 mL 첨가한다(heparin은 표지율을 감소시킨다). 채혈한 5 mL에 ACD 1 mL을 혼합한 총 6 mL을 10분간 실온에서 반응(incubation) 후 환자에게 다시 주사한다. 표지율 72 ~ 88%로 배후방사능이 체내표지법보다 작다.

③ 체외표지법(in-vitro Labeling)

적절한 체외표지법은 확립되어 있지 않지만 주석과 적혈구의 항온배양, 세척 또는 착화에 의해 잔류 주석의 제거, 적혈구와 과산화 테크네슘의 항원배양 등 다단계의 과정으로 처리하며 표지율 96% 이상이다. 주사 후 90 ~ 120분에 지라에 최대방사능이 모이고 이후 천천히 감소한다.

a. ^{99m}Tc-장애적혈구 체외표지 방법

RBC vial에 생리식염수 6 cc를 혼합한 후 적혈구 환원제인 주석피로인산 또는 RBC 2 cc(15 μg/kg)을 환자에게 정맥주사 한다. 정맥주사 20분(15 ~ 30) 후에 5 mL의 혈액을 채혈하기 위해 10 cc 실린지에 ACD용액 1 mL를 첨가하여 혈액 5 cc 채혈한다. 이때 채혈 시 적혈구 손상을 막기 위해 19 게이지 주사바늘을 이용한다.

총 6 cc의 채혈한 혈액을 멸균튜브에 넣고 $^{99m}TcO_4^-$ 740 MBq(20 mCi)를 첨가하여 과테크네슘과 5분간 반응시킨 후 상온(37 ℃)에서 30분(20 ~ 30분)간 항온수조에서 교반 항온처리 한다. 처리 후 5분 정도 원심분리(1,300 rpm)하여 혈장을 제거한 혈구를 다시 항온수조 49 ℃(50 ±1 ℃)에서 20분 동안 흔들면서 가열 항온처리한다.

이때 적혈구세포는 열에 의해 손상된 상태가 되며 손상된 정도가 지라검사의 결과를 좌우하므로 가열 시 적정온도를 유지해야하며, 이때 항원처리 온도가 낮으면 혈액풀 영상이 되고 온도가 높으면 간에 섭취되어 지라영상이 어렵다. 항원처리 후 생리식염수를 첨가하여 표지되어 있지 않은 혈장을 씻은 다음 5분 정도 원심분리기에 1,300 rpm으로 원심분리하여 혈장을 제거한다.

원심분리 후 혈장을 제거하고, 남은 혈구에 생리식염수(normal saline)로 혈구를 희석한 혈구만 주사기에 모아 정맥주사 한다.

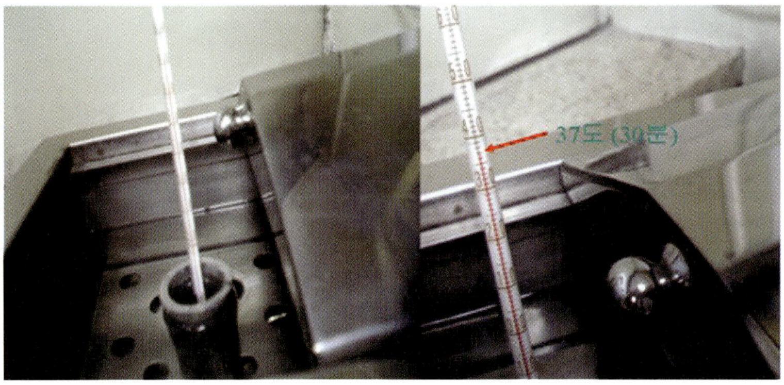

항온처리를 37 ℃와 49 ℃에서 30분간 항원처리

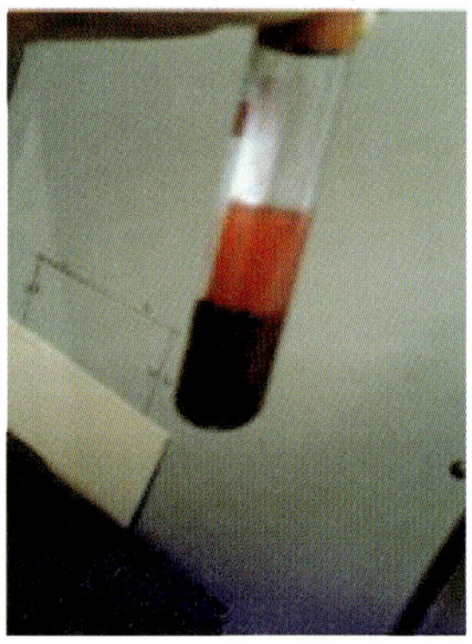

분리된 혈구

그림 13-21 ^{99m}Tc-장애적혈구 체외표지

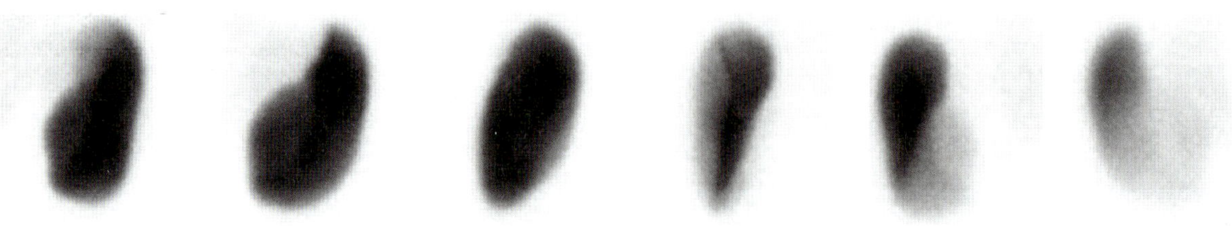

그림 13-22 ^{99m}Tc-장애(denatured)적혈구를 이용한 지라스캔

b. ^{51}Cr-RBC 표지방법

환자의 정맥혈 15 mL 채혈하여 헤파린(heparin) 10 unit 혹은 3 mL ACD용액과 섞는다. 교반 후 49 ~ 50 ℃ 항온 수조에서 20분 동안 교반하면서 가열하고 실온에서 약 10분간 식히고 10분 후 아스코르빈산(ascorbic acid) 100 mg을 첨가하여 적혈구에 부착되지 않은 ^{51}Cr을 환원시켜 더 이상의 표지를 방지한다. ^{51}Cr-열처리 RBC는 2 ~ 3시간 후 검사한다.

c. 기타

- 채혈 시 적혈구의 손상을 막기 위해 19 게이지 주사기를 사용한다.
- 가열 시 적정온도를 유지해야 한다. 가열온도가 낮으면 혈액 풀이 형성되고 반대로 높으면 간에 많이 섭취되어 지라 영상이 어렵다.
- 모양은 난형 또는 타원형으로 앞면상에서는 아래쪽이 잘 보인다.
- 정상 크기는 후면상에서 10 ±1.5 cm이다.
- 지라 내 방사능의 분포는 균일하며, 간 기능 감소 시 상대적으로 지라의 섭취가 증가하나 그 크기를 고려해야 한다.
- ^{99m}Tc-RBC표지에 영향을 줄 수 있는 약제의 복용 여부를 확인한다.
- 검사에 영향을 줄 수 있는 약제로는 전신적인 헤파린 투여, 메틸도파(methyldopa), 프로프라놀롤(propranolol), 시클로스포린(cyclosporin), 히드랄라진(hydralazine), 퀴니딘(quinidine), 독소루비신(doxorubicin).

5) 검사방법(Procedure)

세포격리와 입자 식작용을 이용하는 지라스캔은 특별한 전처치는 필요하지 않다. 지라의 크기는 연령에 따라 다르기 때문에 촉진만으로 지라의 크기를 진단할 수는 없다. 지라(비장)스캔은 지라비대(비장비대, splenomegaly)가 의심되는 환자의 평가에 중요하며 성인의 경우 13 cm 이상이면 지라비대를 의심한다.

그 외에도 지라의 크기, 위치의 평가와 지라의 순환장애나 망상내피세포의 기능장애로 지라의 교질섭취 능력이 소실된 경우 기능성 무지라증(functional asplenia) 진단과 덧지라(부비장, accessory spleen)나 지라증(비장증, splenosis) 진단, 좌상배의 종괴의 감별진단 및 지라 외상 의심의 감별과 악성종양의 진전도 판단에 중요하다.

(1) 전처치(Patient Preparation)

검사를 위한 특별한 전처치는 없다.

(2) 방사성교질을 이용한 영상

^{99m}Tc-황교질 111 ~ 185 MBq(148 MBq/1.7 m^2 체표면적)를 정맥주사 15분 후에 저에너지 평행구멍형 조준기(collimator)를 장착한 카메라를 이용하여 전면, 좌측면, 후면상을 촬영하고 지라와 겹쳐진 간 좌엽을 분리 할 때는 좌전위상(left anterior oblique view)의 영상을 획득한다. 지라의 관류영상이 필요하면 후면상으로 1 ~ 5초 간격으로 동적영상을 획득한다. 지라관류는 콩팥관류와 거의 동시에 일어나며 간(liver)의 섭취보다 일찍 보인다.

(3) 장애적혈구를 이용한 영상(선택적 지라스캔, Selective Spleen Scan)

황교질스캔으로 진단이 불확실할 경우나 지라 적출술 후 잔류지라를 찾고자 할 때 그리고 지라의 위치를 정확히 하고자 할 때 이용한다. ^{99m}Tc-장애적혈구를 370 MBq(10 mCi)을 정맥주사하면 30분 후 지라의 방사능이 최고정점(플라토, plateau)에 이른다. 이때 카메라는 저에너지 평행구멍형 조준기를 장착하고, 주사 30분(30 ~ 45분) 후 환자를 카메라테이블에 바로누운자세나 앉은 자세를 취하고 후면상을 촬영한다(^{51}Cr-열처리RBC 경우 2 ~ 3시간 후 검사).

카메라 조준기는 간, 지라가 포함된 상복부에 위치하며, 진단이 확실하지 않을 때는 static acquisition, matrix size 256 × 256로 전면상을 50만(300,000 ~ 500,000)계수(counts)로 영상을 획득한 후 다른 영상에도 동일하게 적용하기 위한 시간설정(time setting)을 하여 ANT, POST, LPO 30°, Lt-LAT의 영상을 획득한다.

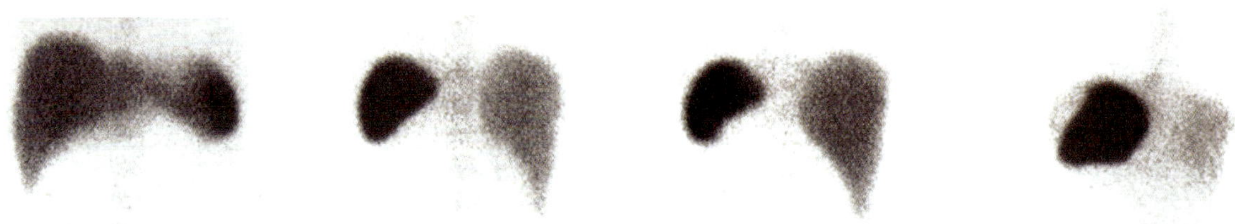

전면상 후면상 우후사위상 좌후사위상

그림 13-23 정상 지라스캔(colloid 사용)

덧지라(부비장, accessory spleen)감별 시 다른 장기와 겹쳐서 보이지 않는 경우를 위해 추가 검사로 SPECT를 시행한다. 또한 지라적출술 시행환자의 경우 잔류지라를 진단하기 위해 500,000 ~ 700,000계수로 촬영한다.

덧지라는 위지라 인대(gastrosplenic ligament), 큰그물막 또는 다른 내장 부위에서 발생할 수 있으며 지라조직의 작은 결절은 주로 지라주변에 많이 보인다.

지라스캔에는 anterior, posterior가 주로 이용되고 외상(trauma)이 의심될 경우 LAO와 LPO를 촬영한다.

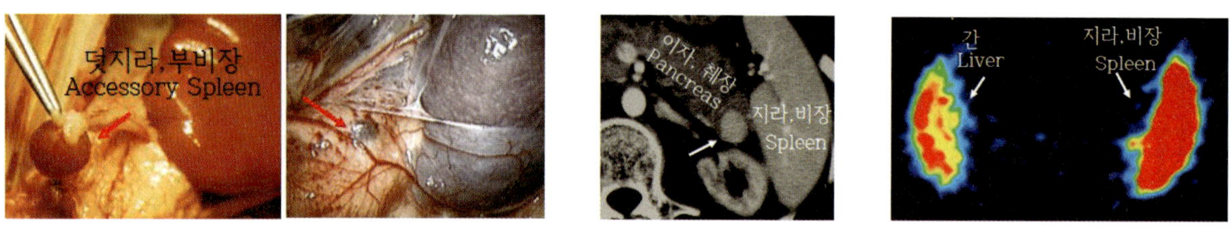

덧지라 영상 C.T SPECT

그림 13-24 덧지라 영상과 ^{99m}Tc-heat Damaged RBC SPECT-axial Plane

6) 임상영상(Clinical Images)

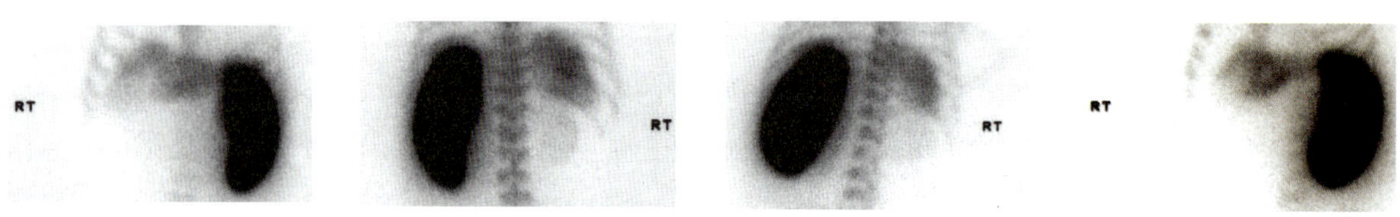

ANT POST LPO30 LT-LAT

그림 13-25 ^{99m}Tc-가열장애 RBC를 이용한 지라 신티그라피

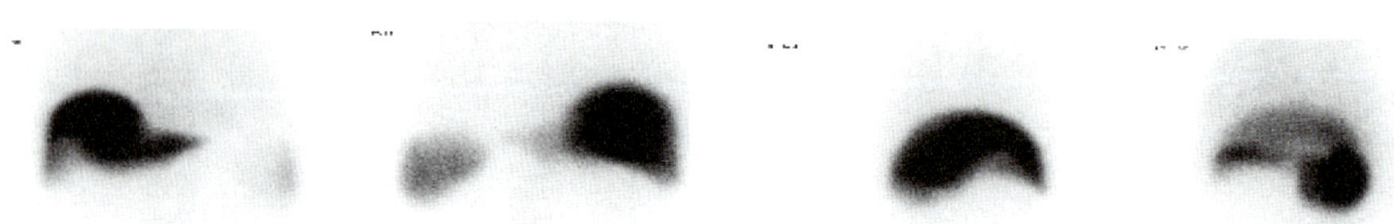

Ant. Post LPO LT LAT

그림 13-26 Spleen Scan (^{99m}Tc-sulfur colloid)

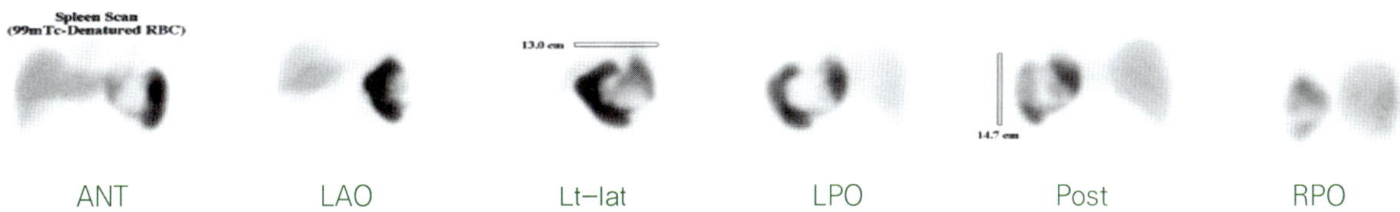

그림 13-27 Spleen Scan ^{99m}Tc-변형(denetured) RBC

Spleen SPECT영상을 획득하기 위한 SPECT의 설정은 matrix size : 128 × 128, 30 sec/frame, 45 frame, 25분, step & shoot으로 하고 acquisition한다. 영상재구성은 back projection, matrix size : 128 × 128, filter는 butter worth, high cut : 0.6 reconstruction을 할 때 upper & lower limit을 spleen이 포함되도록 맞추고 center line을 맞춘다.

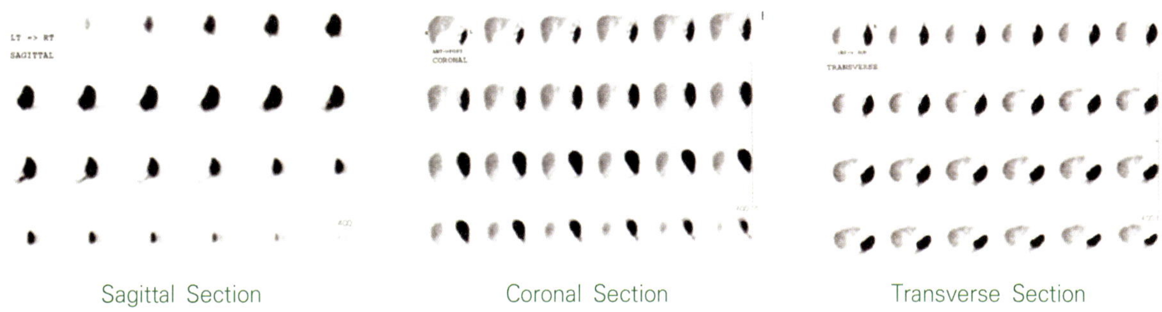

그림 13-28 Spleen SPECT(정상)

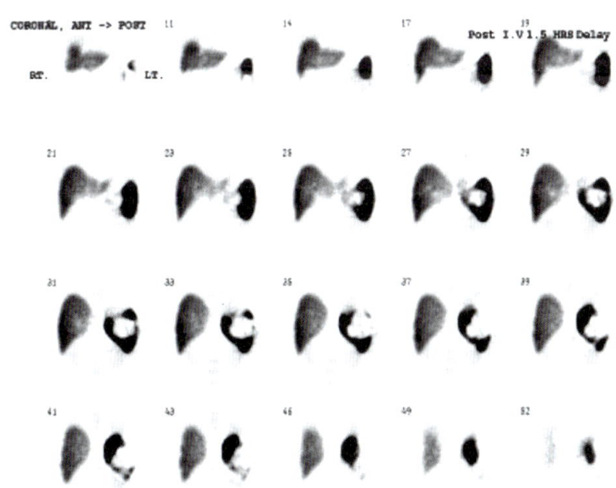

그림 13-29 Spleen SPECT Coronal Section영상

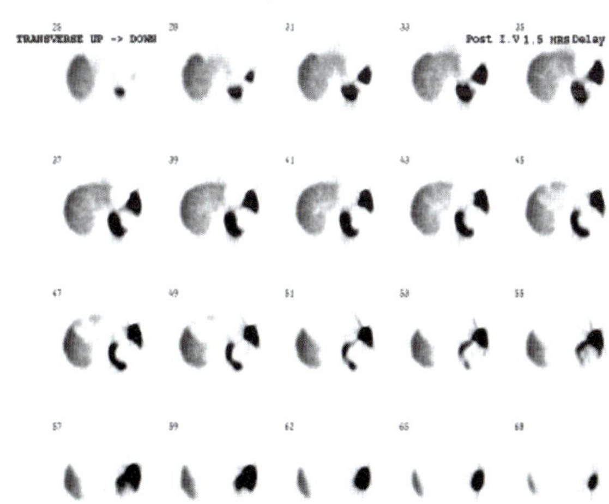

그림 13-30 Spleen SPECT Transverse Section영상

7) 영상응용(Image Applications)

정상적인 지라영상은 간의 방사능 농도와 비슷하거나 약간 적게 균등한 분포를 나타내며 전면상에서 약간 얇은 형태를 나타내고, 후면상(post view)에서는 지라의 크기를 구할 수 있다.

chapter 14

말초혈관계 및 기타검사

목차

학습목적

방사성핵종을 이용한 말초혈관계 및 눈물샘, 전신혈액풀, 레이노 신티그라피를 이해함으로서 임상에 응용할 수 있는 능력을 배양한다.

학습목표

1. 말초혈관계에 사용되는 방사성의약품을 열거하고 특징을 설명한다.
2. 상지와 하지혈관계에 사용되는 방사성의약품의 특징을 설명한다.
3. 눈물관 신티그라피의 원리와 검사방법에 관해 숙지하고 특징을 설명한다.
4. 전신혈액풀 신티그라피의 특징과 검사에 쓰이는 방사성의약품을 설명한다.
5. 레이노 신티그라피의 검사방법을 설명한다.
6. 레이노 신티그라피의 부하검사법에 관해 설명한다.

제 14 장

Peripheral Vascular System

말초혈관계 및 기타검사

말초혈관계의 핵의학적 검사는 동맥계와 정맥계로 구분하는데 정맥계는 심부정맥혈전증 진단에 주로 이용되는 정맥촬영술(venography)을 시행한다. 동맥계는 식생활의 변화와 노령인구의 급격한 증가로 인한 만성말초동맥 폐쇄환자가 증가되고 있어 이로 인한 동위원소를 이용한 동맥검사 시행이 증가되고 있다. 동맥계는 말초동맥질환의 진단 및 국소혈류량의 평가, 허혈성 궤양의 예후측정을 위한 검사, 절단부위의 결정을 위한 피부혈류량의 측정검사, 동정맥(anteriovenous)단락을 위한 검사, 동맥이나 이식편의 개통여부 확인검사 등이 있다.

정맥계의 혈전증을 진단하는 방법에는 정맥을 지나는 혈류가 혈전에 의해 차단되거나 측부순환에 의한 우회순환을 보는 동위원소 정맥촬영술(radionuclide venography), 혈액풀검사(blood pool study) 또는 적혈구 정맥촬영술(RBC venography)이 있으며, 혈전을 이루고 있는 구성성분을 이용하여 혈전을 증명하는 직접적인 방법으로 혈전스캔(specific detection of thrombosis)이 있다.

Ⅰ. 동맥계(Arterial System)

1. 방사성핵종 혈관조영술(Radionuclide Angiography)

혈관 내에서 방사성 추적자의 통과상태를 연속적으로 촬영하여 동맥의 협착이나 개폐여부를 알 수 있다. 이는 복부대동맥(abdominal aorta), 온엉덩동맥(common iliac artery), 바깥엉덩동맥(external iliac artery), 넙다리동맥(femoral artery), 무릎동맥(popliteal iliac artery), 겨드랑동맥(axillary artery), 위팔동맥(brachial artery), 노동맥(radial artery), 자동맥(ulna artery) 등 비교적 굵은 혈관상을 관찰할 수 있으며 큰혈관의 혈류 이상 및 폐쇄 평가, 말단부위 및 장기의 국소관류상을 평가한다. 말초동맥 순환을 평가하는 데는 순환시간, 국소제거율, 혈류량의 부위별 분포, 방사성동위원소 동맥조영술 등 여러 가지 방법이 이용되고 있으며 이는 중·소 동맥과 말초혈류의 이상을 쉽게 영상화할 수 있다.

1) 임상적 적응증(Indications)

- 큰혈관의 혈류이상 및 폐쇄평가.
- 말단부위 및 장기의 국소관류상 평가.
- 절단부위의 결정.
- 교감신경 절제술의 진단과 정량화.
- 이식(graft)의 개통(parency)여부 확인.

2) 전처치(Patient Preparation)

① 환자 준비 및 특별한 전처치는 없다.

② $^{99m}TcO_4^-$사용시 검사 30분전 과염소산(perchlorate) 200 ~ 400 mg을 경구투여하여 관심영역의 갑상샘 흡수

를 차단하거나 침샘자극과 집적감소를 위해 레몬을 사용할 수 있다.

3) 방사성의약품(Radiopharmaceutical)

표 14-1 동맥혈관검사에 주로 사용되는 방사성의약품

방사성의약품	사용량	투여방법	집적기전	집적부위
$^{99m}TcO_4^-$ ^{99m}Tc-DTPA ^{99m}Tc-RBC ^{99m}Tc-HSA	370 ~ 740 MBq (10 ~ 20 mCi)	순간주사	구획구분	혈관계

* ^{99m}Tc-DTPA : Chromatography 〉 90%, 표지 1시간 이내 사용.

동맥계검사를 위한 방사성의약품은 방사성입자와 방사성입자가 아닌 추적자로 구분할 수 있으며 입자가 아닌 경우에는 확산 가능한 것과 비 확산성으로 구분할 수 있다.

(1) 방사성입자(Particulate Tracer)

1964년 허파의 국소관류 평가를 위해 처음 사용한 이후 심장과 사지의 관류상을 평가하는데 이용되었다. 방사성입자의 원리는 첫 순환에서 방사성입자의 크기가 모세혈관보다 커서 순환 도중 처음 만나는 모세혈관에 걸리게 되고 이 방사성입자들이 동맥혈과 적절히 혼합될 경우 모세혈관상의 혈류량에 비례하여 분포하게 된다. 이는 관류량의 상대적인 분포를 알 수 있으며 허파순환을 보는 경우가 아니면 동맥계를 보기 위해서 방사성입자를 병변부위보다 더 가까운 부위에서 동맥 내로 투여해야 하는 단점이 있다.

표 14-2 방사성입자(particulate tracer)

방사성입자
^{99m}Tc-MAA(거대응집 알부민, macroaggregated albumin) ^{99m}Tc 또는 ^{111}In-알부민 미소구(albumin microsphere)

(2) 방사성입자가 아닌 추적자

확산성과 비확산성으로 나눌 수 있으며 비확산성 방사성의약품은 혈관 내에 분포하여 혈액풀을 만든다.

비확산성에는 ^{99m}Tc-혈청알부민, 표지적혈구, ^{111}In-트란스페린(transferrin), 표지혈소판 등이 포함되며 ^{99m}Tc-과테크네슘, 황화교질도 동맥혈관에 이용할 수 있다. 확산성으로 ^{125}I-요오드안티피린(iodoantipyrene)용액이나 ^{133}Xe 기체가 있다.

표 14-3 방사성입자가 아닌 추적자

방사성입자가 아닌 것	
확산성	비확산성
^{131}Xe(용액), ^{125}I(iodoantipyrene)용액 ^{131}I-요오드안티피린	^{99m}Tc-HSA,RBC $^{99m}TcO_4^-$, ^{201}Tl, ^{43}K ^{99m}Tc-sestamibi ^{111}In-트란스페린(transferrin) ^{111}In-혈소판

4) 검사방법(Procedure)

저에너지 고해상도 평행구멍형 조준기를 장착한 검출기를 관심부위에 가깝게 위치시키고, 19게이지(gauge) 나비바늘을 연결한 순간주사세트(bolus injection set)를 이용해 오른쪽 아래팔앞정맥(오른쪽 전주정맥, rt. antecubital vein)에 방사성의약품을 순간주사 후 생리식염수(normal saline)로 방사성의약품을 주입한다.

주사와 동시에 128 × 128 메트릭스로 약 1.2정도 확대하여 전면상을 2초 간격으로 30화면(1 ~ 2 sec/frame, 30 frame)의 동적영상(dynamic image)을 획득하고, 동적영상이 끝난 후 바로 정적영상(static image)을 획득한다. 동맥류나 혈관외 유출이 의심되는 관심부위를 10 ~ 15분 후에 다시 정적으로 지연영상을 획득하며, 영상을 획득하면서 동시에 원하는 시간 간격으로 자료를 컴퓨터에 수록하여 상대적인 정량화도 가능하다. 정적영상은 40만 계수로 60 sec/frame 2 frame 촬영하고, 하지동맥은 양측을 동시에 검출기에 포함시켜 촬영한다. 그 외 필요 시 컴퓨터에서 관심부위에 시간방사능곡선(time activity curve: TAC)을 구하여 분석한다.

일반적으로 각 장기의 순간주사(bolus injection) 획득영상 설정(sec/frame)은 심장(heart) 1초 간격, 뇌(brain) 2초 간격, 콩팥(kidney) 3초 간격, 팔 · 다리(extremities) 5초 간격으로 각각 20화면으로 30 ~ 60초간 촬영한다.

5) 영상응용(Image Applications)

말초동맥질환의 정확한 진단을 내려 적절한 치료방법을 선택하는데 있으며, 혈관스캔은 진단이나 병변의 임상적 의의에 관한 정보획득 뿐만 아니라, 치료에 의한 결과와 예후를 예측하는데 있다. 혈류 장애가 없는 정상인의 경우 정맥혈류가 즉시 나타난다.

6) 임상영상(Clinical Images)

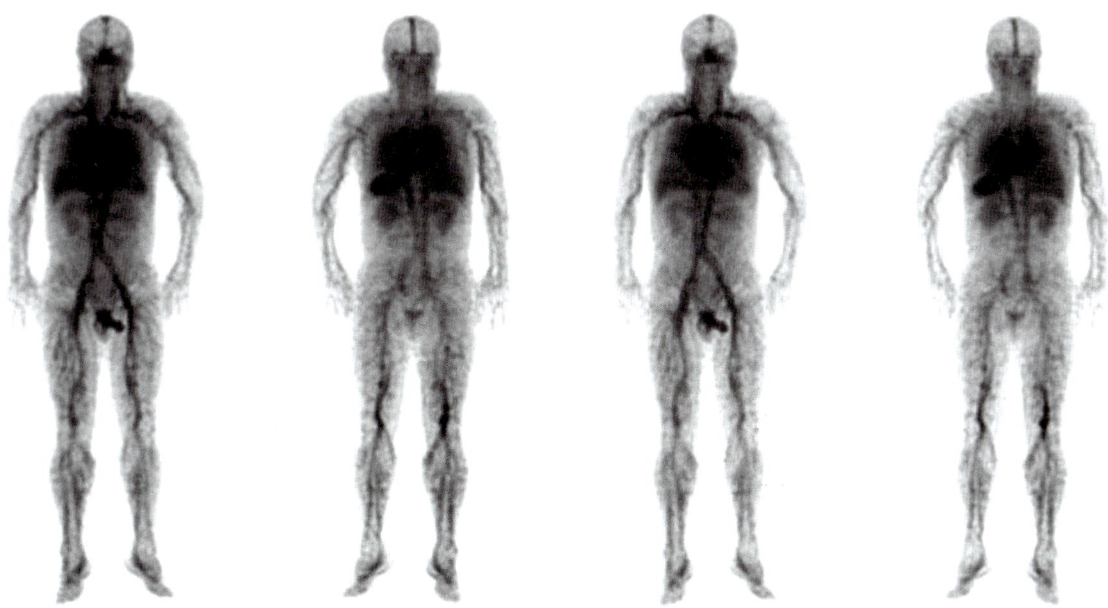

Anterior Posterior Anterior 70% Posterior 70%

그림 14-1 ^{99m}Tc-RBC Angiography Wholebody Scan

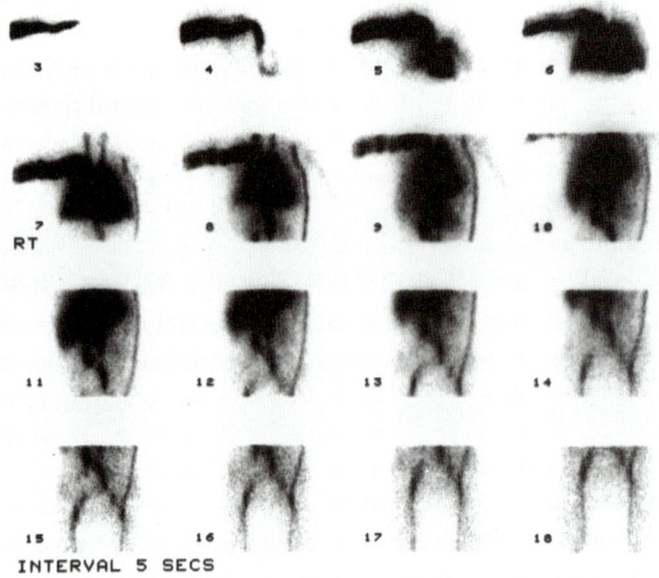

그림 14-2 ^{99m}Tc-RBC Dynamic Angiography Image

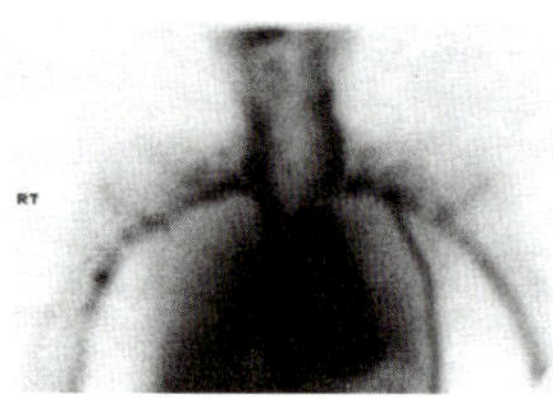

Chest

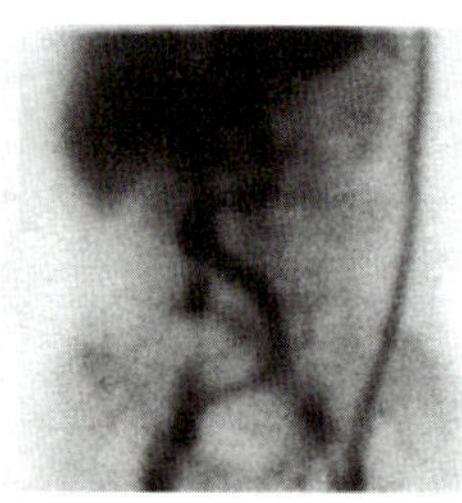

Abd.

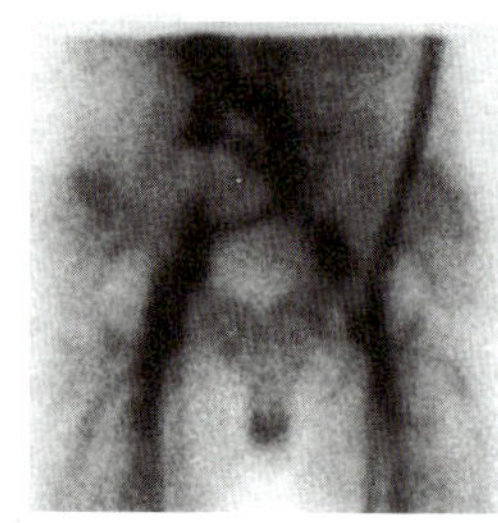

Pelvis

a. ^{99m}Tc-RBC Angiography (정적영상)

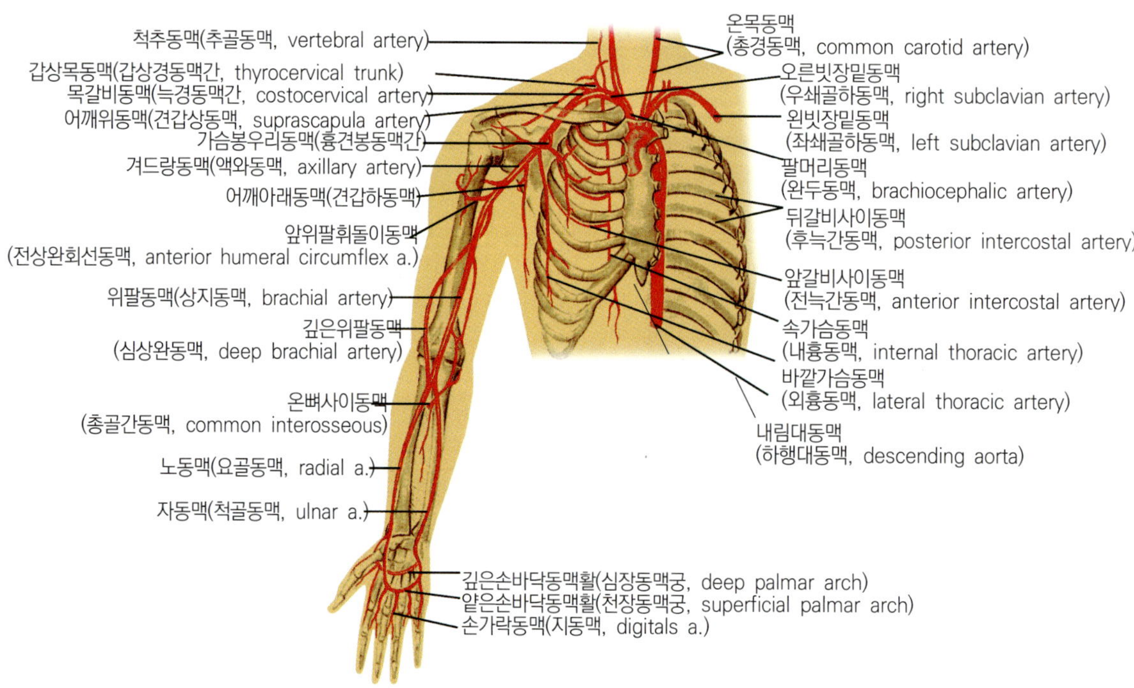

b. 상지(팔)와 가슴동맥

그림 14-3 ^{99m}Tc-RBC Angiography(정적영상)과 오른쪽팔(우측상지)과 가슴우리동맥(흉곽동맥)

II. 정맥계(Venous System)

정맥계의 영상은 정맥류의 폐색을 진단하는데 이용되며, 일반적으로 심부정맥 혈전증(deep vein thrombosis)진단에 이용되지만 혈관을 침범한 종양에 의해 발생하는 종양색전증이나 외부종양에 의한 혈관압박, 아래가슴문증후군(thoracic outlet syndrome)과 같이 해부학적 이상에 의한 정맥폐색의 경우에도 이용된다.

정맥촬영술에는 여러 가지 방사성의약품을 사용할 수 있으며 팔(상지, upper extremity)이나 다리(하지, lower extremity)의 정맥 혈류장애가 발생한 경우에 방사성핵종 정맥촬영을 시행하면 정맥촬영술에 비하여 부작용이 적고 방사성의약품을 주사하면 혈류를 따라 상부로 올라가며 간편하게 혈류의 정체(stasis)나 측부순환(collateral flow) 등의 현상이 나타나는 것을 영상화할 수 있다. 특히 허파색전증이 의심되는 환자에서 허파관류 스캔과 함께 시행할 수 있는 장점이 있으며, 허파관류를 시행할 필요가 없는 환자의 경우에는 간편한 $^{99m}TcO_4^-$를 사용하기도 한다.

1. 방사성핵종 정맥촬영술(Radionuclide Venography)

동위원소를 이용한 방사성동위원소 정맥촬영술은 주로 혈전증을 진단하고 추적하는데 활용되며 대부분은 다리의 심부정맥에서 혈전증이 발생한다. 이러한 이유는 표재혈관에 비해 혈액량이 많고 신체위치 변화에 정맥압이 민감하게 반응하기 때문이다. 조영제를 이용한 방사선조영술은 심부정맥혈전증 진단에 가장 정확한 진단법으로 알려져 있으나 검사과정의 많은 어려움이 있는 반면 핵종을 이용한 정맥촬영술은 방사선조영술에 비해 부작용이 적다.

비침습적 검사의 하나인 초음파검사 역시 심부정맥혈전증 진단에 예민도와 특이도가 90% 이상 우수한 검사로 인정되나 종아리 부분의 진단에 있어 검사자에 따라 결과가 다르며 재발하거나 증상이 없는 환자에서 정확도가 떨어진다.

근래에 자기공명영상(MRI)의 대중화로 많은 검사가 이루어지고 초음파검사와 같이 좋은 결과를 나타내주는 반면 고가의 비용이 든다는 단점이 있다. 자기공명영상의 검사결과 넙다리 부위의 심부정맥혈전증의 진단에는 동위원소 정맥촬영술과 비슷한 결과를 볼 수 있으나, 특히 종아리 부위는 자기공명영상(MRI)보다 동위원소를 이용한 정맥촬영술이 더 우수한 결과를 보인다.

방사성동위원소 정맥촬영술은 상지정맥과 하지정맥검사로 구분하여 검사를 시행하며 각 팔과 발등(dorsum)의 말초정맥(peripheral vein)에 방사성의약품을 주사하여 검사를 시행한다.

이처럼 팔(상지, upper extremity)이나 다리(하지, lower extremity) 정맥에 방사성의약품을 주사하면 혈류를 따라 상부로 올라가며 정맥폐쇄가 있으면 혈류가 우회순환(collateral circulation)하거나 정체(stasis)하는 등의 현상이 나타나게 되며 이를 영상화 한다.

이 과정에서 획득한 팔(상지, upper extremity)이나 다리(하지, lower extremity)의 정맥영상은 위대정맥(상대정맥, superior vena cava) 또는 아래대정맥(하대정맥, inferior vena cava) 폐쇄의 진단을 할 수 있으며, ^{99m}Tc-RBC을 사용한 검사는 심부의 엉덩정맥(iliac vein), 넙다리정맥(femoral vein)과 무릎 후면정맥 등 피하정맥에서 깊은 부위의 정맥(deep vein)까지 잘 나타내어 심부정맥 혈전증(deep vein thrombosis)의 진단, 정맥 혈류장애, 혈관기형(malformation) 유무를 관찰할 수 있다. 또한 ^{99m}Tc-MAA 나 ^{99m}Tc-HAM을 사용한 다리(하지, lower extremity)정맥검사는 허파혈류 검사(lung perfusion scan)를 동시에 실시하여, 허파색전증(pulmonary embolism)의 평가, 진단 등에 유용한다.

1) 임상적 적응증(Indications)

- 심부정맥 혈전증(deep vein thrombosis)의 진단
- 허파색전증(pulmonary embolism)의 진단
- 위대(상대)정맥, 아래(하대)정맥 폐색의 진단
- 혈관기형(malformation)

2) 전처치(Patient Preparation)

특별한 전처치는 없지만 팔, 다리의 촬영부위에 따른 방사성의약품의 선택에 주의를 요한다.

3) 방사성의약품(Radiopharmaceutical)

표 14-4 정맥촬영에 주로 사용하는 방사성의약품

방사성의약품	사용량	투여방법	집적기전	집적부위
$^{99m}TcO_4^-$	370 MBq(10 mCi) 5 mCi × 2개	정맥주사	구획구분	혈관계
^{99m}Tc-MAA(다리검사) ^{99m}Tc-DTPA ^{99m}Tc-RBC ^{99m}Tc-HAM ^{99m}Tc-sulfur colloid, ^{99m}Tc-phytate	222 MBq(6 mCi) 3 mCi × 2개			

방사성핵종 혈관촬영에는 $^{99m}TcO_4^-$나 $^{99m}TcO_4^-$로 표지한 모든 방사성의약품은 사용가능하나 상지(팔)촬영 시와 하지(다리)촬영 시의 방사성의약품 선택에 주의한다. 상지촬영 시 ^{99m}Tc-MAA를 사용하면 허파의 방사능에 의해 위대(상대)정맥을 보기가 어렵기 때문에 ^{99m}Tc-DTPA가 사용되며, 심부정맥을 보기위해서는 ^{99m}Tc-RBC 또는 PYP (Stannous pyrophosphate)를 투여 20 ~ 30분 후 $^{99m}TcO_4^-$를 정맥주사하고 8 ~ 10초 후 발부터 시작하여 골반, 배까지 또는 전신을 전면상(anterior)과 후면상(posterior view)을 획득한다.

4) 검사방법(Procedure)

촬영은 장비의 메트릭스를 128 × 128 zoom factor 1.0 또는 1.2, 1 sec/frame, 40 frame, 40 sec로 설정한 후, 상지와 하지로 나누어 저에너지 고해상도 평행다공형(low-energy high-resolution parallel-hole; LEHR) 조준기를 사용해 동적영상(dynamic acquisition)을 획득한다. 검사에 필요한 준비물은 나비바늘 20 ~ 25 Gauge 2개, three-way stopcocks, 울혈대(tourniquets) 4개, 생리식염수 10 mL 2병, 10 mL 주사기 2개, 점선원이 필요하다.

정맥검사에 사용되는 방사성의약품은 $^{99m}TcO_4^-$나 $^{99m}TcO_4^-$로 표지한 모든 방사성의약품은 사용 가능하며, 특히 ^{99m}Tc-RBC를 이용한 혈액풀검사법 또는 정맥검사는 RBC 또는 Stannous Pyrophosphate(PYP) 투여 후 20 ~ 30분에 $^{99m}TcO_4^-$를 740 MBq(20 mCi)을 정맥주사하고 8 ~ 10초 후에 발부터 시작하여 골반까지 앞뒤면 영상을 획득한다. 일반적으로 사용되는 방사성의약품은 표 14-4와 같이 ^{99m}Tc로 표지한 방사성의약품이 주로 사용된다.

(1) 팔(상지) 방사성동위원소 정맥촬영술(Radionuclide Venography of the Upper Extremity, RNV)

상대(위대)정맥(superior vena cava; SVC) 폐쇄진단의 선별검사(screening test)에 유용한 검사로 심부정맥혈전증(deep vein thrombosis)의 발견과 평가, 허파색전증(pulmonary embolism) 환자의 평가와 상지(팔)질환이나 가슴질환진단에 이용한다. 팔정맥검사는 노쪽피부정맥(요골측피부정맥, cephalic vein)이나 자쪽피부정맥(척골측피부정맥, basilic vein)을 진단하는데 정확도가 높으며, 빗장밑정맥(subclavian vein)이나 겨드랑정맥(axillary vein), 팔머리정맥(brachiocephalic vein)검사에도 정확도가 좋으므로 많이 이용한다.

^{99m}Tc-MAA를 팔검사에 이용할 경우 허파에 집적되어 허파방사능량으로 인한 상대(위대)정맥을 관찰하기 어렵기 때문에 팔검사는 ^{99m}Tc-MAA를 사용하지 않고 $^{99m}TcO_4^-$나 ^{99m}Tc-DTPA를 주로 사용한다. 이처럼 $^{99m}TcO_4^-$는 팔이나 다리검사에 사용하나 팔정맥조영에는 주로 교질이나 ^{99m}Tc-DTPA를 사용하는 것이 좋다.

^{99m}Tc-MAA는 허파와 정맥 또는 다리검사에 주로 사용하며 팔검사에는 사용하지 않는 점에 유의하여 팔과 다리검사에 따른 방사성의약품의 선택에 주의를 요한다.

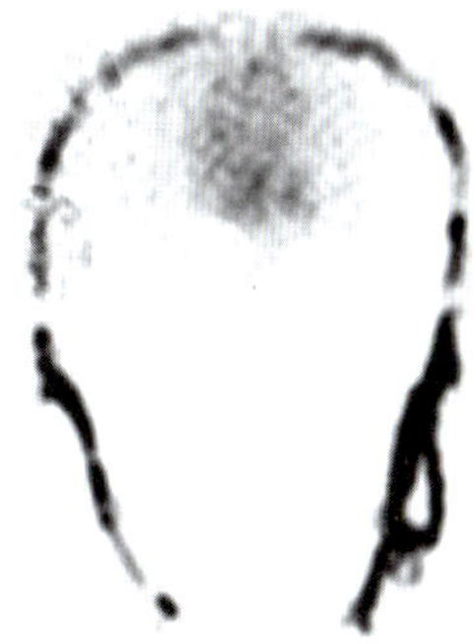

a. 상지 방사성핵종 정맥 영상(^{99m}Tc-DTPA)

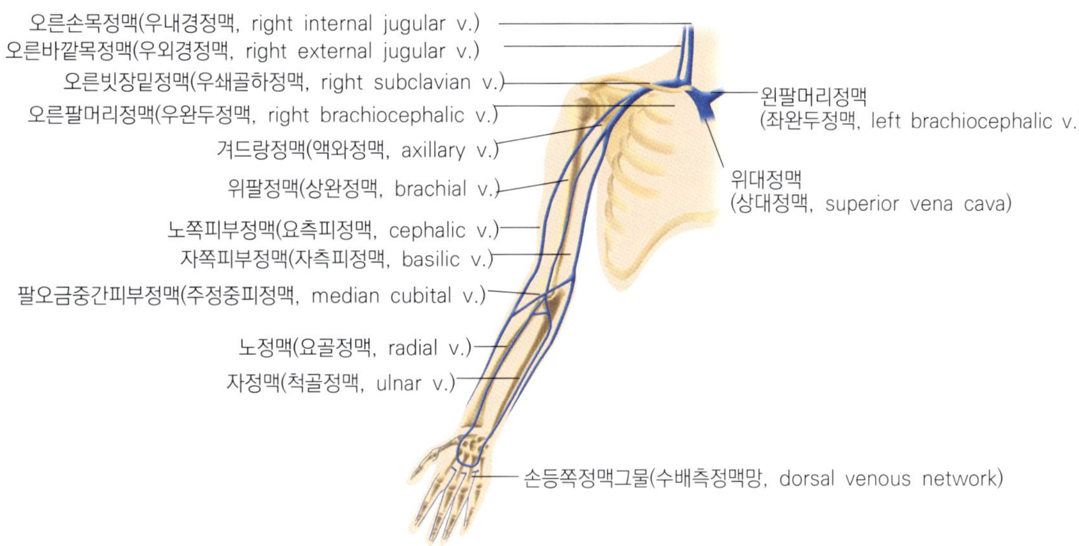

b. 팔의 피부정맥

그림 14-4 상지방사성 핵종 영상 및 팔의 피부정맥(subcutaneous venous)

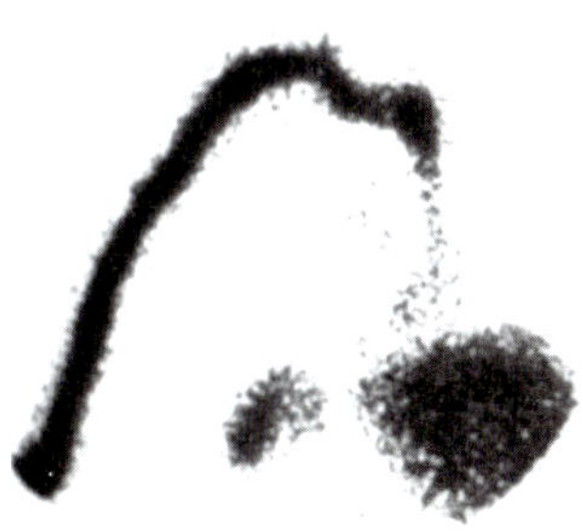

a. ^{99m}Tc-pertechnitate venogram confirmed SVC obstruction

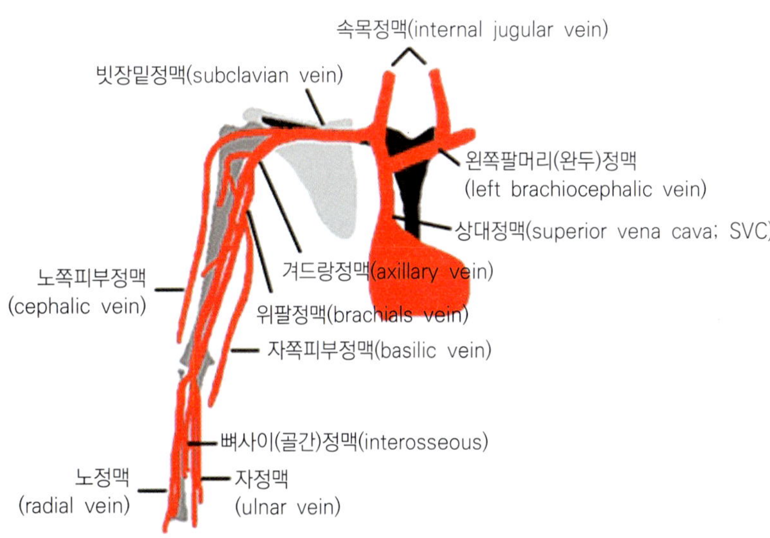

b. The deep veins

그림 14-5 상대정맥(SVC)과 깊은정맥(deep vein)

① 검사방법(Procedure)

팔정맥 촬영은 기본설정을 완료한 후 환자를 베드위에 바로누운자세에서 양쪽 팔 자쪽피부정맥(basilic vein)에 20~25 게이지(gauge) 나비바늘을 이용하여 순간주사선을 확보하고 넓은시야 카메라(large field of view camera)로 환자의 양쪽 팔과 상대(위대)정맥(superior vena cava; SVC)을 포함한 어깨가 카메라 중심에 오게 조정한다. 양측을 동시에 시행하지 못할 경우 병소부위가 의심되는 팔쪽을 먼저 시행한 후 반대쪽 팔에서도 같은 방법으로 시행한다.

카메라검출기는 윗배와 앞가슴에 고정된 상태에서 미리 확보된 자쪽피부정맥의 순간주사선을 통하여 ^{99m}Tc-DTPA 혹은 $^{99m}TcO_4^-$ 222 MBq(6 mCi) 각각 3 mCi를 양측 동시에 순간주사한 후 장비에 따라 다소 차이는 있으나 1~3초 간격으로 40화면을 촬영한다. 이때에는 팔꿉관절(elbow joint)을 압박대(tourniquet)로 압박하지 않는다.

양쪽을 동시에 시행하지 않고 각각 시행할 경우 한쪽 어깨가 중심이 되게 하여 한쪽을 먼저 시행한 후 같은 방법으로 다른 쪽을 20~30분경과 후에 시행한다. 영상 획득 시 해부학적 위치확인을 위해 점선원(point source)을 사용하여 팔꿉관절을 표시(marking)한다. 최종 출력영상은 Interval 1 sec 영상을 20 Frame로 저장하여 촬영 부위에 따라 Rt, Lt, Interval을 명기하여 PACS에 전송한다.

② 임상영상(Clinical Images)

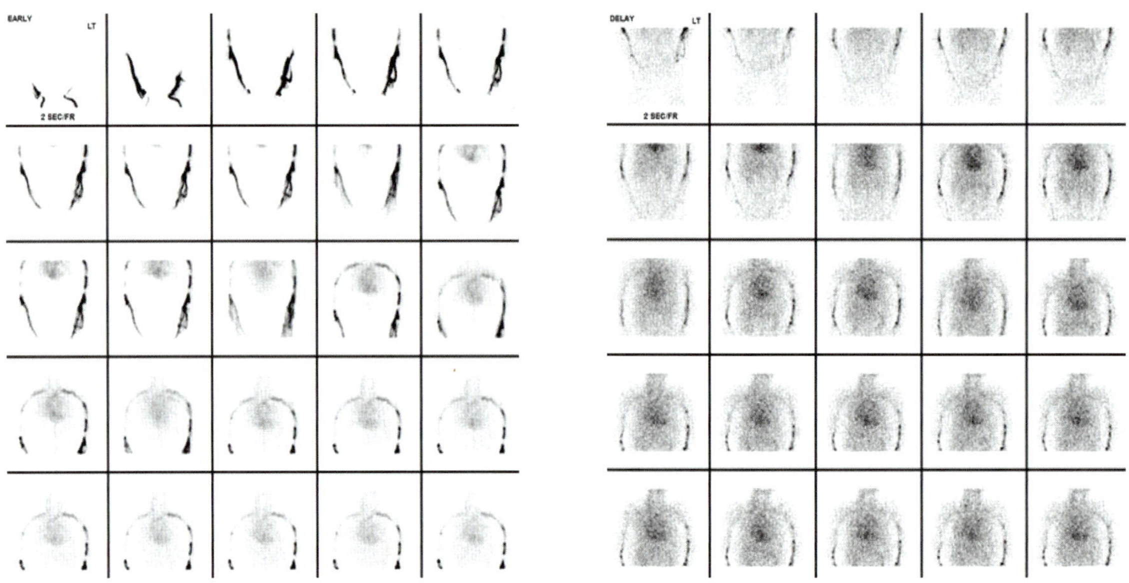

조기영상　　지연영상

그림 14-6 ^{99m}Tc-DTPA. Venography, Both Upper Extremities.

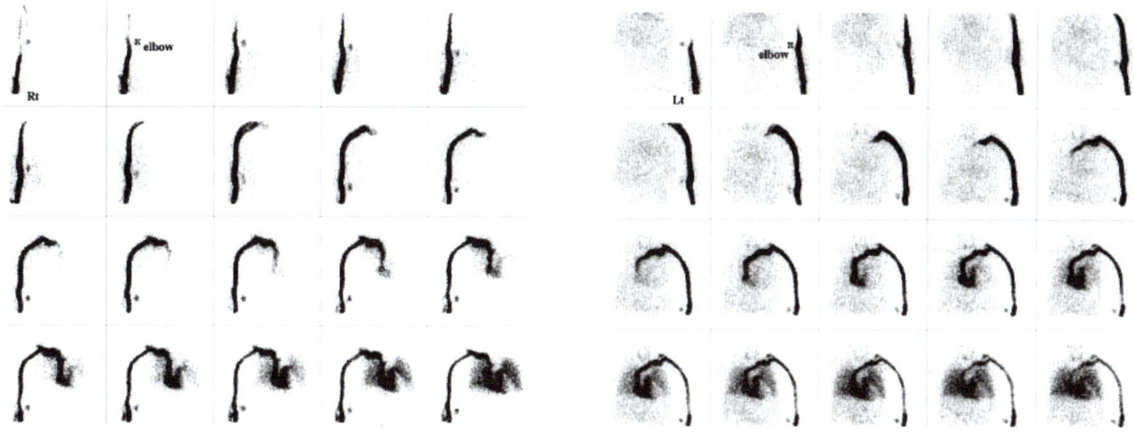

오른쪽 상지 왼쪽 상지

왼쪽 상지는 우측촬영 20 ~ 30분 후에 오른쪽 상지와 같은 방법으로 촬영

그림 14-7 $^{99m}TcO_4^-$을 이용한 Venography(interval 1 sec)

③ 영상응용(Image Applications)

팔정맥 검사결과 방사능추적자의 정상이동은 척측피(척골쪽피부)정맥, 액와(겨드랑)정맥, 쇄골하(빗장밑)정맥을 지나 상지(위대)대정맥, 오른심방, 오른심실 허파로 이동됨을 관찰할 수 있으나 혈류중단이나 정맥폐쇄부위의 혈류지연, 측부순환 등이 관찰되면 이상소견이다. 특히 상부(위대)대정맥의 폐쇄 시 측부순환이 관찰되거나, 주사 후 하정맥의 방사능이 42초 이상 지속적으로 관찰되면 상부(위대)정맥이 폐쇄되었다고 진단한다.

(2) 하지 방사성핵종 정맥촬영술(Radionuclide Venography of Lower Extremity)

하지검사법에 사용되는 방사성의약품은 ^{99m}Tc-MAA를 주로 사용하며, ^{99m}Tc-MAA는 다리(하지)정맥검사와 허파스캔을 동시에 행하는 경우가 대부분이다. 거대응집알부민(macroaggregated albumin; MAA)은 혈전이 만들어지는 부위에 침착하는 특성이 있어 진단에 도움을 줄 수 있으며, 통상 환자를 똑바로 눕힌 상태에서 양쪽 발목 위 5 cm되는 지점에 울혈대(tourniquet)를 묶는다. 그 이유는 표재성정맥 대신에 심부정맥을 통해서 방사성핵종의 흐름을 증가시키기 위함이고, 울혈대는 발목(5 cm)과 무릎 위(3 cm)에 두 곳을 묶어서 촬영하기도 한다.

하지검사는 촬영방법에 따라 다중 정적영상법(multiple spot imaging)과 전신조영법(whole body imaging)이 있다.

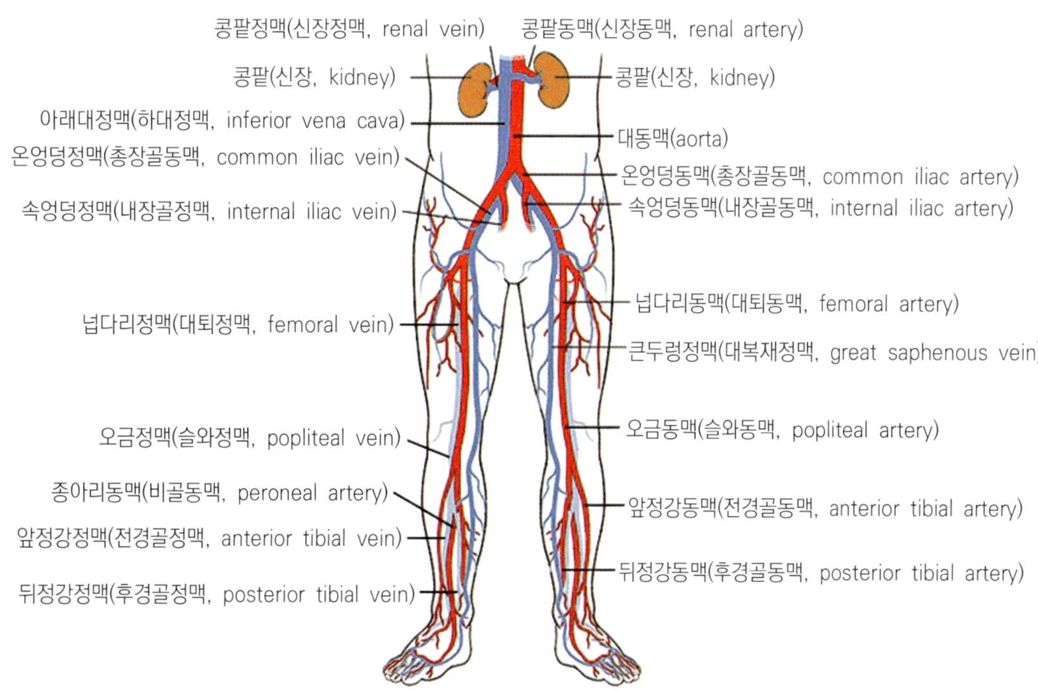

그림 14-8 하지혈관의 해부학적 명칭

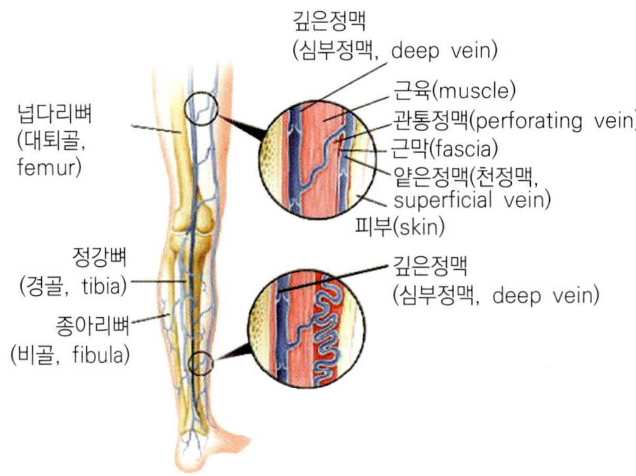

그림 14-9 하지정맥의 해부학적 위치

① 다중점적영상(Multiple Spot Imaging) 검사방법(Procedure)

다중점적영상법(multiple spot imaging)은 환자를 똑바로 눕힌 상태에서 발목(5 cm)과 무릎 위(3 cm)에 두 곳을 일정하게 울혈대(tourniquet)를 묶어서 혈류가 표재(얕은)정맥(superficial vein)으로 흐르지 않도록 하고, 표재(얕은)정맥 대신에 심부(깊은)정맥(deep vein)을 통해서 방사성핵종의 흐름을 증가시켜 심부정맥을 촬영하는 방법으로 23 또는 25게이지 주사바늘로 양측 발등의 정맥에 $^{99m}TcO_4^-$ 혹은 ^{99m}Tc-MAA를 각 발등에 111 MBq(3 mCi) 씩을 0.2 ~ 0.3 mL 이내로 준비하여 동시에 주사하고 준비된 10 mL의 생리식염수를 주입(flushing)하면서 시야 내 방사능이 보이기 시작하면 15초씩 3 ~ 5개 얻고, 카메라를 발목 위부터 하대(아래)정맥까지 방사성의약품의 흐름을 보며 검출기를 이동시켜 검사한다. 영상획득 시 점선원(point source)을 이용하여 무릎관절(knee joint)의 위치를 표시(marking)한다.

② 동적영상(Dynamic Imaging 검사방법(Procedure)

^{99m}Tc-MAA를 각 발등에 111 MBq(3 mCi) 씩을 0.2 ~ 0.3 mL 이내로 준비하여 동시에 주사하고 정체부위가 있으면 울혈대를 풀고 다시 촬영한다. 그 후 10 mL의 생리식염수를 천천히 주입하면서 동시에 카메라를 발목 위부터 하대정맥까지 방사성의약품의 흐름을 보며 이동하면서 2초 간격으로 16화면을 촬영 또는 전신을 촬영한다.

동적영상(dynamic imaging)이 끝나면 곧바로 정적영상(static image)을 실시한다. 검사실 환경에 따라 다르지만 테이블 이동속도는 통상 8 ~ 10 cm/sec로 한다. 정적영상은 골반, 넙다리, 다리의 전면을 10만 계수로 각각 촬영하며 특히 병소위(hot spot)는 정적영상을 촬영한 후 걷게 하거나 다리운동을 시킨 후에 추가 촬영한다. 최종 출력영상은 1초 간격 영상을 20 frame로 저장하며 부위에 따라 Rt, Lt, interval을 영상에 기입 후 PACS에 전송한다.

전신촬영법은 방사성의약품을 주사하기 시작하면서 방사성추적자의 혈관 내 이동속도와 동일하게 카메라의 검출기를 이동시키며 촬영한다. 이후 검사는 다중점적영상법과 동일하다. 전신촬영법은 다중촬영법에 비해 해상도가 떨어지고 방사성의약품이 두 다리사이에 차이가 날 수 있는 단점이 있다.

^{99m}Tc-MAA는 특히, 정맥주사 시 주사기 내로 혈액이 유입되지 않도록 주의해야하며 만약 혈액이 주사기 내로 들어오면 작은 혈전들이 만들어져 혈액에 섞여 "hot embolus"로 주사되어 방사성동위원소의 표지혈전에 의한 위양성의 결과를 보일 수 있어 주의를 요한다. 또한 다리정맥에서 하대(아래대정맥)정맥(IVC)이 나타나지 않았을 때 곁동맥(collateral)을 관찰하기 위해서 정적영상으로 측면촬영을 시행할 수도 있으며, ^{99m}Tc-MAA 사용한 방사성동위원소 다리정맥촬영술 후 허파관류 영상을 얻을 수 있다.

최종 출력영상은 초기영상과 지연영상을 함께 저장하여 촬영부위에 따라 Rt, Lt, 지연시간을 영상에 기입 후 PACS에 전송한다.

③ 임상영상(Clinical Images)

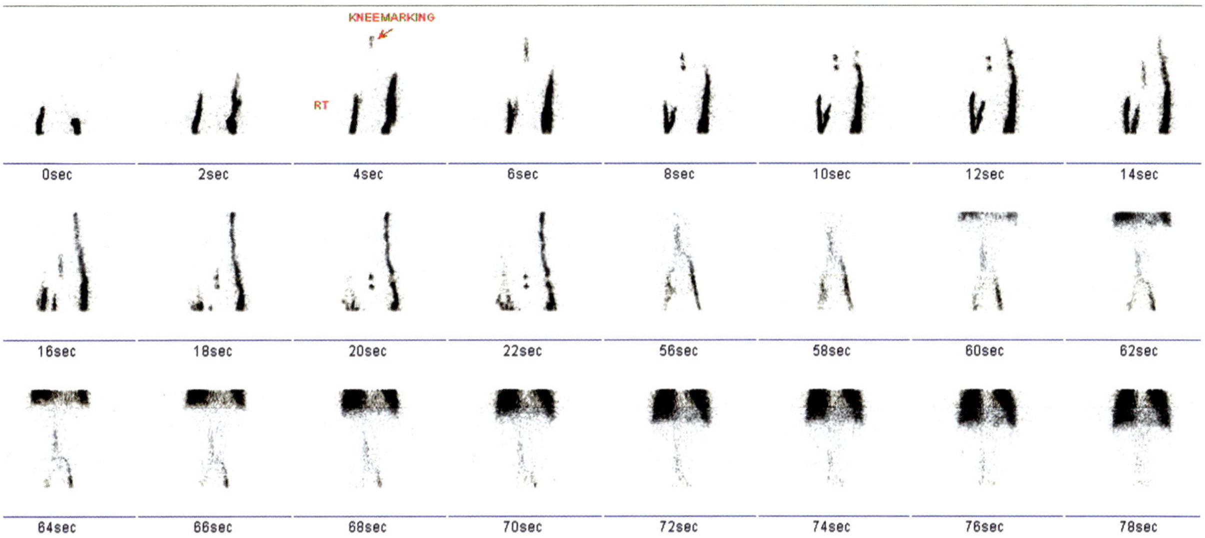

a. 동적영상 2 sec/frame

양쪽 무릎 사이(knee line)에 점 선원으로 위치 표시

b. 정적영상

그림 14-10 다중 점적영상법(multiple spot imaging)과 전신촬영법(2 sec/frame)영상

④ 영상응용(Image Applications)

임상적으로 정맥은 폐쇄가 있을 때, 폐쇄부위는 동위원소의 정체나 우회순환 및 상부의 심재성 정맥이 나타나지 않는 특징을 보여준다. 정상적인 영상은 아래대정맥(하대정맥, inferior vena cava), 온엉덩정맥(총장골정맥, common iliac vein), 바깥엉덩정맥(외장골정맥, external iliac vein)이 역 Y자 모양을 하며 넙다리정맥(대퇴정맥 femoral vein)만이 보인다.

종아리 부분에서는 앞정강정맥(전경골정맥, anterior tibia vein), 뒤정강정맥(후경골정맥, posterior tibia vein), 종아리정맥(비골정맥, peroneal vein)이 모여 오금정맥(슬와정맥 popliteal vein)을 이루며 동위원소를 이용한 정맥촬영술에서는 3개가 전부보일 수도 있지만 한 두 개만 보일 수도 있다.

정맥은 온 몸에서 심장으로 혈액을 공급하며 깊은정맥(심부정맥, deep vein)은 다리뼈 근처 다리의 중앙에 위치하고 근육에 둘러 싸여져 있다. 엉덩정맥(장골정맥, iliac vein), 넙다리정맥(femoral vein), 오금정맥(슬와정맥, popliteal vein), 정강(장딴지)정맥, 경골정맥(비골정맥, tibial(calf) vein)의 깊은(심부)정맥(deep vein)과 피부의 표면 근처에 위치하고 아주 작은 근육을 지원하는 큰두렁정맥(대복재정맥, great saphenous vein)인 얕은정맥(천정맥, superficial vein)으로 이루어져 있다. 점선원은 400 ~ 500 μCi되게 하여 배꼽(umbilicus), 두덩결합(치골결합 symphysis pubis), 양쪽넙다리(thigh) 또는 무릎(knee)사이에 위치표시(marking)한다.

허파관류영상(perfusion lung image)은 정맥조영과 함께 시행할 수 있으며 허파환기검사(ventilation lung study)가 있으면 정맥조영 전에 실시한다.

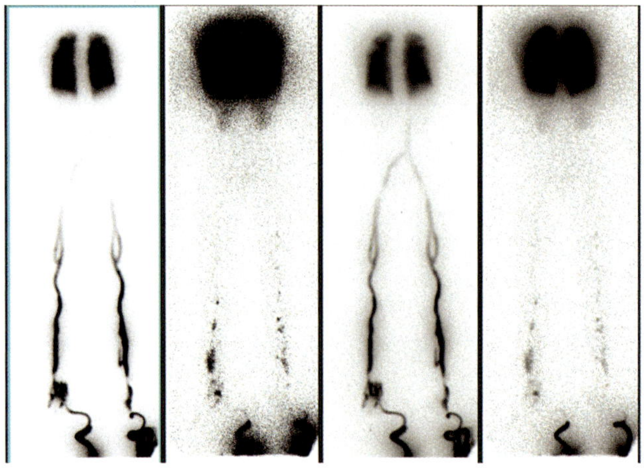

a. L. extremity Venography(whole body)

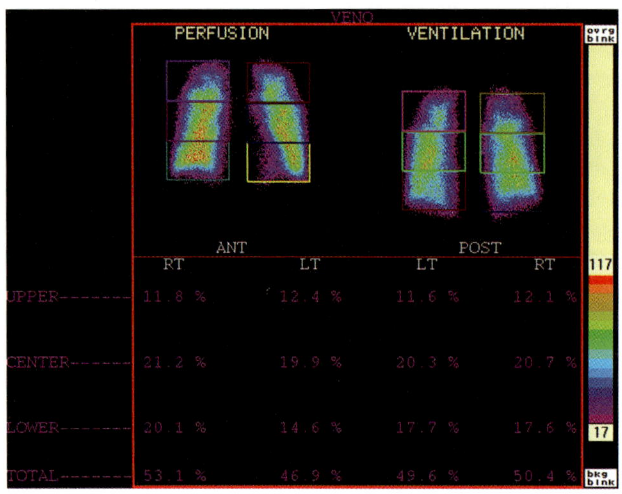

b. Radionuclide L. extrimity Venography시행 후 Lung Perfusion scan

[Conclusion]
Within normal limit
[Reading]
Bilateral inguinal, ilioinguinal, paraaortic and medial main lymphatic vessels are well visualized without dernal backflow and collateral lymphatic vessel.

그림 14-11 다리(하지)정맥 신티그라피(Radionuclide L. extremity Venography)

(3) 적혈구 정맥촬영술(RBC Venography)

적혈구를 이용한 정맥촬영 영상은 일반적인 방사성의약품을 이용한 영상에 비해 배후방사능이 많으며 일반영상보다 더 많은 혈관과 장기의 구조를 보인다. RBC를 이용한 정맥검사는 기존 ^{99m}Tc표지 화합물 주사 시 정해진 부위에 반드시 주사해야 하지만 RBC를 주사할 때는 어느 정맥이나 주사를 놓을 수 있기 때문에 융통성이 있다.

표재성 정맥에서 심부에 위치한 정맥도 관찰할 수 있는 장점을 가지고 있으며 또한 좌·우 단락이 있는 환자나 심한 허파동맥 고혈압이 있는 경우 정맥 조영시 MAA의 사용이 금지사항으로 되어 있으나 적혈구를 이용한 정맥촬영은 가능하다.

적혈구를 이용한 검사법에는 표지방법에 따라 체내표지법(in vivo)과 체외표지법(in vitro)으로 구분하며 적혈구 표지율은 90% 이상이 되어야 한다.

체내표지법(in vivo method)은 3 ~ 4 mg의 피로인산염(pyrophosphate)을 정맥주사하고 20분 후에 740 MBq (20 mCi)의 $^{99m}TcO_4^-$을 주사한다.

변형체내표지법(modified in vivo method)은 3 ~ 4 mg의 피로인산염(pyrophosphate)을 정맥주사한 후 약 20분에 헤파린처리가 되어진 주사기로 20 mL의 환자혈액을 채혈한다. 채혈된 주사기를 차폐하고 헤파린 처리된 혈액에 $^{99m}TcO_4^-$ 20 ~ 30 mCi를 넣고 실온에서 5 ~ 10분간 혼합한 후 환자에게 다시 주사한다.

주사 10 ~ 15분 후 바로누운자세에서 골반과 넙다리 앞면상을 획득한다. 촬영 시 넙다리 근육이 펴지게 되면 넙다리 혈액량이 변화되어 심부정맥 혈전증을 시사할 수 있는 비대칭소견을 보일 수 있기 때문에, 이러한 위양성 결과를 방지하기 위하여 무릎을 약간 구부리고 베개를 받혀주면 불필요한 요인을 제거할 수 있다. 검출기가 1개인 경우 앞면상 촬영이 끝나고 뒷면 촬영 시에는 엎드린자세에서 후면영상을 획득하거나 검출기를 후면에 위치시켜 획득한다.

일반적인 정맥촬영보다 적혈구 정맥촬영술은 더 많은 혈관구조를 관찰할 수 있으며 각 내장기관들이 보일 수 있으나 정상적인 소견이다. 그러나 장딴지정맥(비복정맥, sural vein), 넙다리깊은정맥, 얕은정맥, 복부 창자간막정맥, 각종 장기의 혈관들과 문맥혈관의 정맥이 보여야 할 자리에 방사능섭취가 보이지 않으면 이상소견으로 보지만 적혈구를 이용했을 때는 동맥이 근접해 지나가기 때문에 구별이 쉽지 않다. 또한 곁순환 역시 일반 정맥검사보다 그 수가 많다. 배후 방사능이 광범위하게 증가되어 있을 경우에는 기존의 폐쇄성질환을 의미한다.

① 임상영상(Clinical Images)

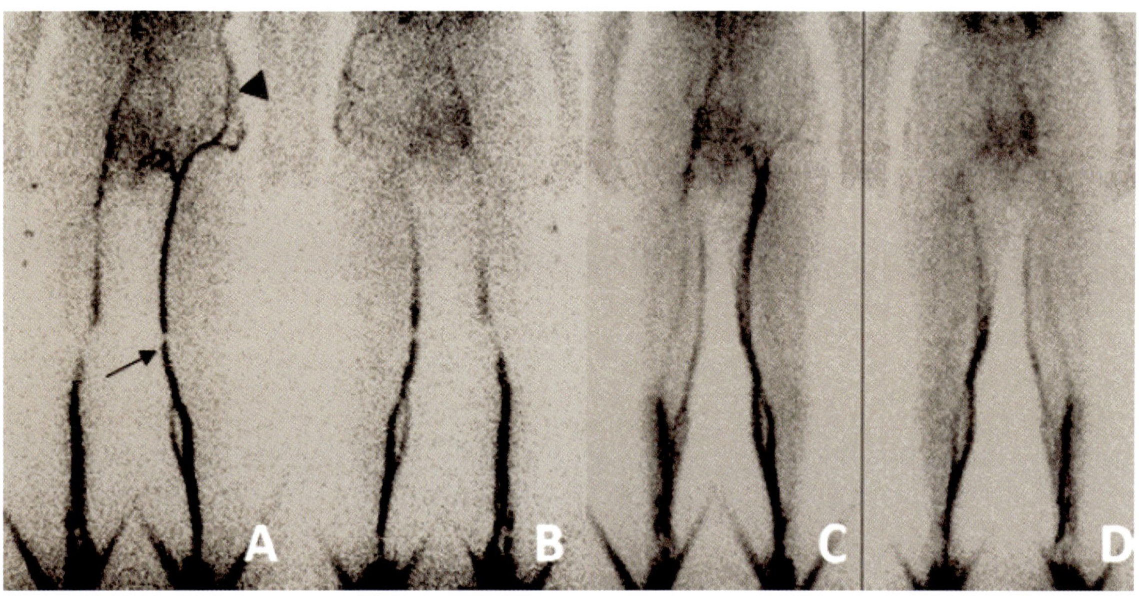

a. ^{99m}Tc-RBC Venography

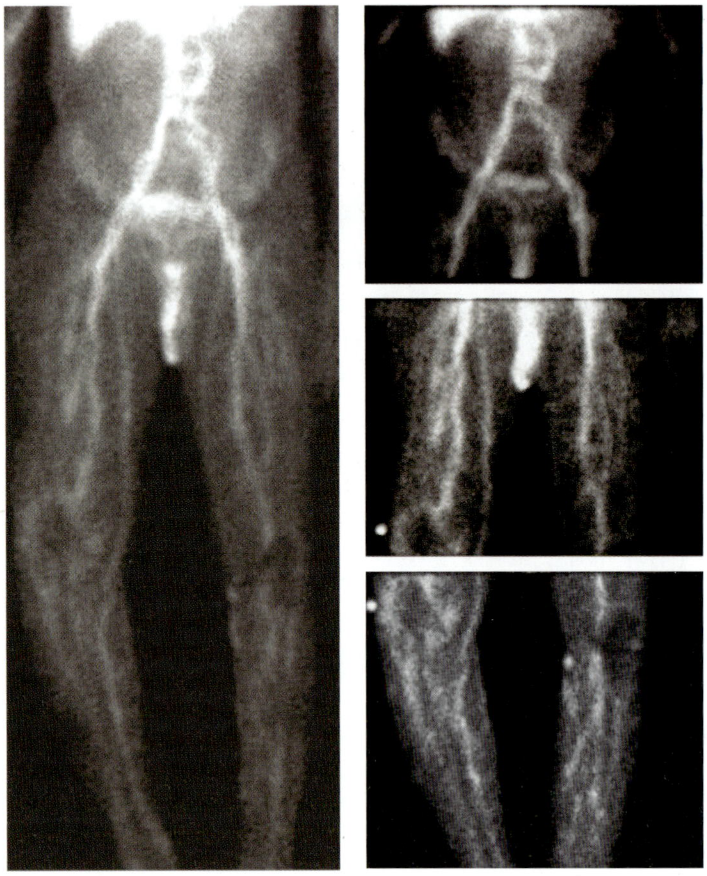

b. ^{99m}Tc-RBC Venography Whole-body Vs Multiple overlapping static image

그림 14-12 ^{99m}Tc-RBC Venography

Ⅲ. 기타검사(Other Procedures)

1. 눈물관 신티그라피 (Lacrimal dacryoscintigraphy, DCG or Lacrimal Scintigraphy)

1) 눈(Eye)의 해부생리(Anatomy and Physiology)

눈물관(누관, lacrimal duct)은 눈물이 흘러내리는 통로이며, 눈물관과 눈물주머니(누낭 lacrimal sac) 연결부위의 폐쇄는 흔하게 나타나는 현상이다. 눈물은 대개 눈물샘(lacrimal gland)에서 만들어져 눈을 적신 뒤 눈물관을 거쳐 눈물주머니에 모인 후, 코눈물관(nasolacrimal duct)으로 흘러 코안(nasal cavity)쪽으로 내려가게 된다.

이와 같이 눈물의 생성과 배출은 눈물샘 → 눈물관 → 안구표면 → 눈물점 → 눈물소관 → 눈물주머니 → 코눈물관 → 비강으로 배출된다.

(1) 눈물의 종류

기초눈물(basal tears)로 분당 1.2 μL(하루에 1.7 mL) 생리적으로 분비되며 수면 중 또는 전신마취 때에는 감소한다. 반사눈물(reflex tears)은 먼지, 최루가스, 양파 등의 외부자극으로 분비되며, 심리적 눈물(psychic tears)은 강한 감정적인 변화, 스트레스, 통증으로 분비된다.

(2) 눈물의 역할

눈물은 눈을 건강하게 유지하는데 필수요소로 다음과 같은 중요한 역할을 한다.
- 안구 표면을 매끄럽게 해서 사물이 뚜렷하게 보이게 한다.
- 안구 표면에 있는 세포에 수분과 산소를 공급한다.
- 항균작용을 한다.
- 유해한 자극을 희석하고 세척한다.
- 눈꺼풀 운동을 윤활하게 한다.

(3) 눈물샘(Lacrimal Glands)

눈물을 만드는 곳이며 눈물은 눈의 건조를 막고 이물질을 씻어 내리는 역할을 한다. 눈물은 대개 눈물샘에서 만들어져 눈을 적신 뒤 눈물관을 거친 뒤에 눈물주머니에 모여서 코눈물관으로 흘러 코 안쪽으로 내려가게 된다.

(4) 눈물관(Lacrimal Duct)

눈물이 흘러내리는 통로에 해당한다. 눈물은 대개 눈물샘에서 만들어져 눈을 적신 뒤에 눈물관을 거쳐서 눈물주머니에 모인 뒤 코눈물관으로 흘러 코안쪽으로 내려가게 된다. 만약 누관이 막히면 눈물이 계속 고이게 되어 계속 눈물을 흘리게 되며, 병균의 서식처가 되어 감염의 위험성이 높아진다.

(5) 코눈물관(Nasolacrimal Duct)

눈물은 대개 눈물샘에서 만들어져 눈을 적신 뒤에 누관을 거쳐서 눈물주머니에 모인 뒤에 코눈물관으로 흘러 코안쪽으로 내려가게 된다.

2) 영상검사(Imaging Procedures)

눈물관 신티그라피(Lacrimal dacryoscintigraphy)는 눈물배출기관의 기능과 형태를 검사하고 눈물주머니(lacrimal sac)의 이상유무 및 눈물관의 생리적 조건을 검사할 수 있다. 눈물이 코안으로 배출되는 경로의 이상 유무와 위치판정, 눈물흘림증의 진단, 눈물관의 수술 후 효과판정 및 비루관(NLD)의 폐쇄여부의 평가를 위한 검사로 비침습적이다.

(1) 임상적 적응증(Indications)

- 눈물흘림증(유루 epiphora)을 호소하는 환자.
- 눈물흘림증의 개폐여부.
- 눈물관의 생리적 이상 유무 확인.
- 눈물관의 수술 후 효과판정 및 비루관(NLD)의 폐쇄여부의 평가.

(2) 전처치(Patient Preparation)

특별한 전처치는 없으나 검사에 대한 충분한 설명과 안경이나 렌즈 등을 제거한다. 점안기(eyedropper) 또는 micro pipettes을 준비한다.

(3) 방사성의약품(Radiopharmaceutical)

표14-5 눈물관(누관, lacrimal duct)촬영에 주로 이용되는 방사성의약품

방사성의약품	사용량	투여방법	집적기전	집적부위
$^{99m}TcO_4^-$	0.74 ~ 3.7 MBq (20 ~ 100 μCi)	점적투여	구획구분	비루관
^{99m}Tc-colloid				

- 점안기에 $^{99m}TcO_4^-$을 Saline으로 희석하여 100 μCi/1 drop이 되게 한다. 성인 200 μCi(7.4 MBq)

(4) 검사방법(Procedure)

바로누운자세의 경우에는 흘러내리는 양상이 선명하지 않고 정상에서도 눈물주머니 정도만 관찰된다. 따라서 앉은 자세에서 눈부위를 포함하여 Pin-hole 조준기나 저에너지 고분해능 평형다공형 조준기로 촬영한다.

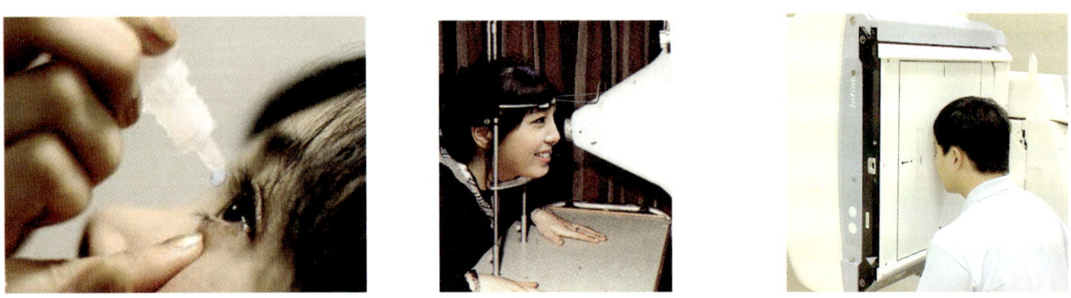

a. 환자는 Semi-supine에서 환자의 lower eyelid에 점안기를 이용 점안

b. Pinhole 조준기를 이용한 눈물관촬영

c. 평형다공형 조준기를 이용한 눈물관촬영

그림 14-13 눈물길촬영을 위한 점안과 조준기별 촬영자세

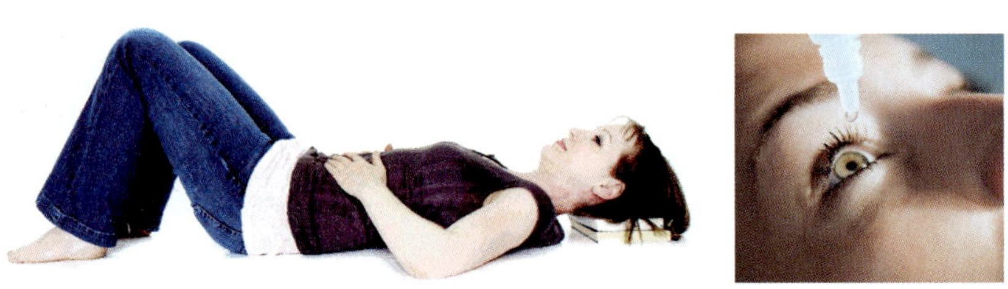

그림 14-14 Semi-supine position

환자는 반쯤누운자세(semi-supine)에서 양쪽 눈의 바깥눈구석(외안각,lateral canthus)에 점안기에 10 mCi를 생리식염수 2 mL로 희석하여 1방울이 100 μCi되게 하여 환자의 아래눈꺼풀(lower eyelid)에 각각 2방울씩 점적 투여방법으로 점안한다. 이때 점안된 동위원소가 눈의 바깥눈구석에 점적될 때 눈 주위로 흐르지 않도록 휴지를 준비하고 반쯤누운자세에서 점적한다. 촬영은 턱받침대에 턱을 위치시켜 움직이지 않게 하고 홀 크기 2 ~ 3 mm을 장착한 pin-hole collimator 중앙부에 코뿌리점(비근점, nasion)을 위치하며 조준기(collimator)와 코뿌리점간 거리는 1.5 ~ 6 cm 정도를 유지하여 영상을 획득한다.

방사성의약품 점적 후 1 phase는 dynamic 10분(20 sec/frame, 30 frame)영상을 획득한 후 2 phase에서 20분에 30,000 counts로 시간을 설정하여 30분에 앞면영상을 얻거나 조준기 중심에 코뿌리점을 맞추고 점안 후, 즉시와 매 5분 단위로 20 ~ 30분간 5분, 10분, 15분 20분, 25분, 30분 정적영상(static image)을 촬영한다.

또는 동적영상(dynamic phase)으로 20 sec/frame으로 2분 동안 영상을 획득한 후 정적영상(static image)을 256 × 256 matrix로 5분, 10분, 15분, 20분, 25분, 30분 영상을 획득하기도 한다. 30분 영상 후 눈 주위를 가볍게 마사지한 후, 운동(exercise)영상을 촬영할 수 있으며, 30분 획득 전면영상에서 코눈물관(비루관 nasolacrimal duct; NLD)의 폐쇄가 의심되는 경우, 1시간 지연영상(delayed image)을 얻는다. 검사 중에 눈물흘림(유루 epiphora)이 있으면 닦아내고 정상인 경우 5분 영상에서 눈물(lacrimal)을 통해 코눈물관이 잘 나타난다.

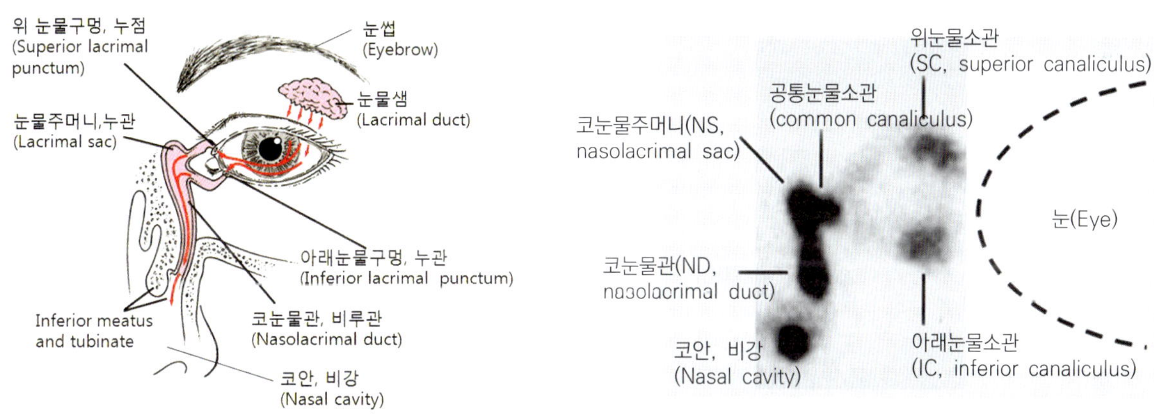

그림 14-15 눈물액 배출계(lacrimal drainage system)의 해부학적 구조

(5) 임상영상(Clinical Images)

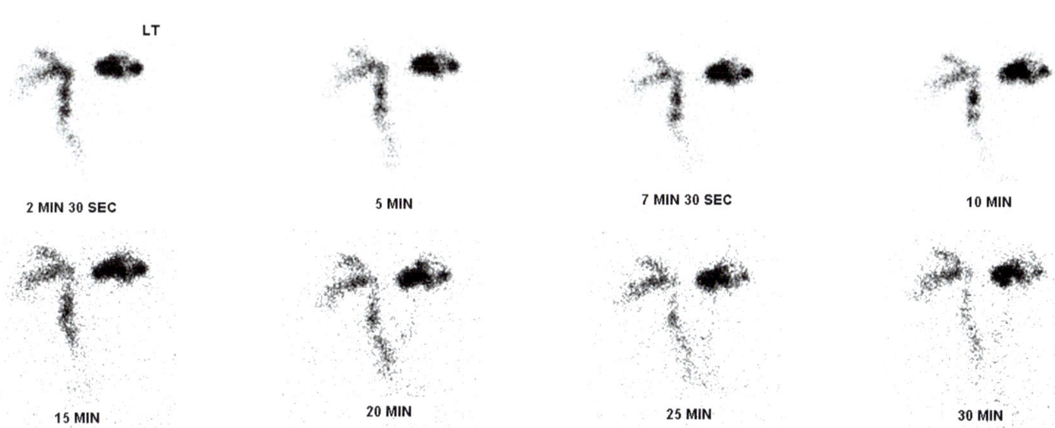

처음 10분간은 2분 50초 간격 영상획득 후 10 ~ 30분 까지는 5분 간격 획득한 영상.

그림 14-16 눈물길 신티그라피(Dacroscintigraphy)임상 예

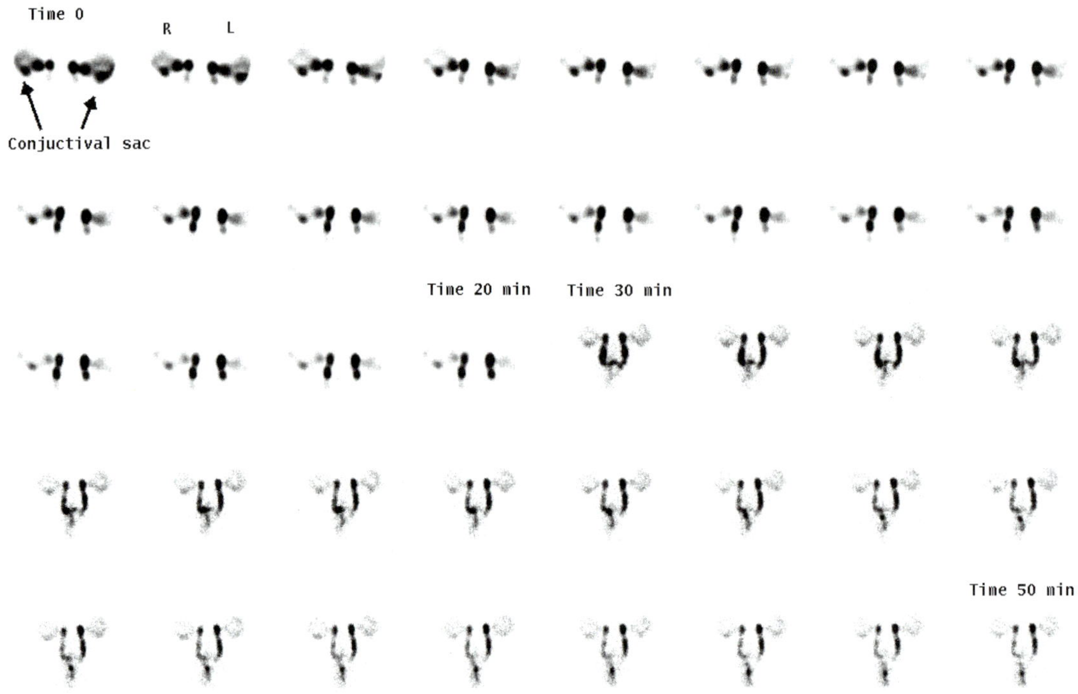

그림 14-17 Normal Dacroscintigraphy(Lacrimal Scintigraphy)

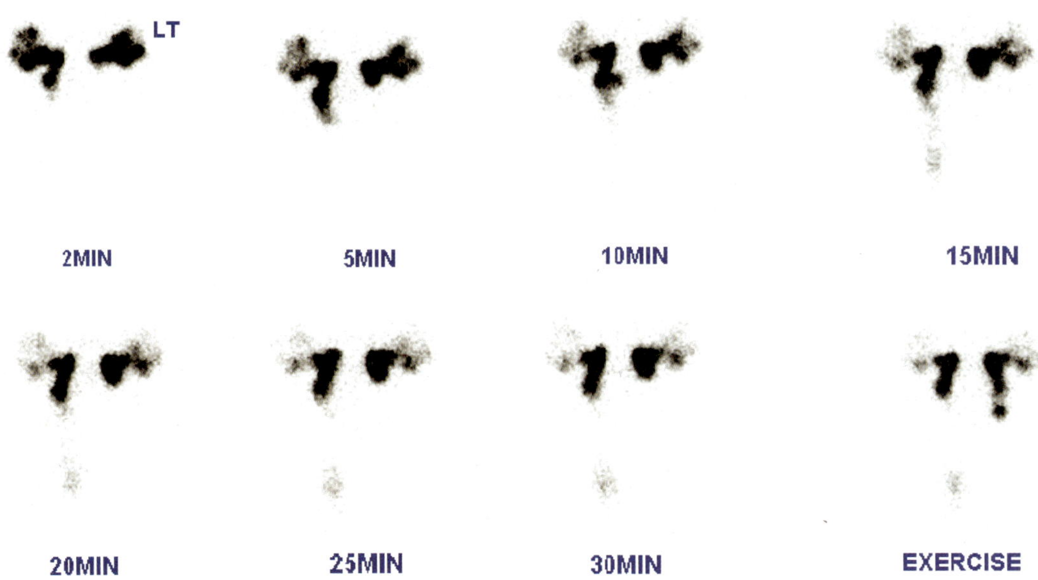

[Conclusion]
Suggestive of intraductal delay, left.
[Reading]
Dacryocystography:
[Clinical info] # Epiphora
Tc-99m pertechnetate를 양안에 점안한 후 30분까지의 정적영상을 얻었으며 excercise를 시킨 후 추가 영상을 얻었음. Left nasolacrimal duct로의 flow가 intraductal level까지 보이고 exercise 후 further drainage가 보임. Right nasolacrimal duct로의 flow와 nasal cavity로의 배출이 잘 보임.

그림 14-18 누관신티그램(점안 후 2분, 5분, 10분, 15분, 20분, 25분, 30분, EXERCISE)

(6) 영상응용(Image Applications)

눈의 외안각 점적시 눈 주위로 흐르지 않게 휴지를 준비하여, 흐르지 않게 주의하고, 점안이 끝나면 바늘구멍조준기(pin-hole collimator)의 홀 직경 3 mm 사용하여 촬영한다. 15분 영상에서 코눈물관(NLD)의 폐쇄가 의심되는 경우 30분 또는 1시간 지연영상(delayed image)을 획득할 수 있으며, 30분 영상에서 지연이 있을 경우 눈 주위를 가볍게 마사지하고 운동(exercise) 촬영한다.

정상인 경우 10 ~ 15분에서 코부분에 방사능이 보이며 폐쇄여부를 관찰할 수 있다. 스캔(scan)도중 눈물흘림(유루, epiphora)이 있을 경우 닦아낸다.

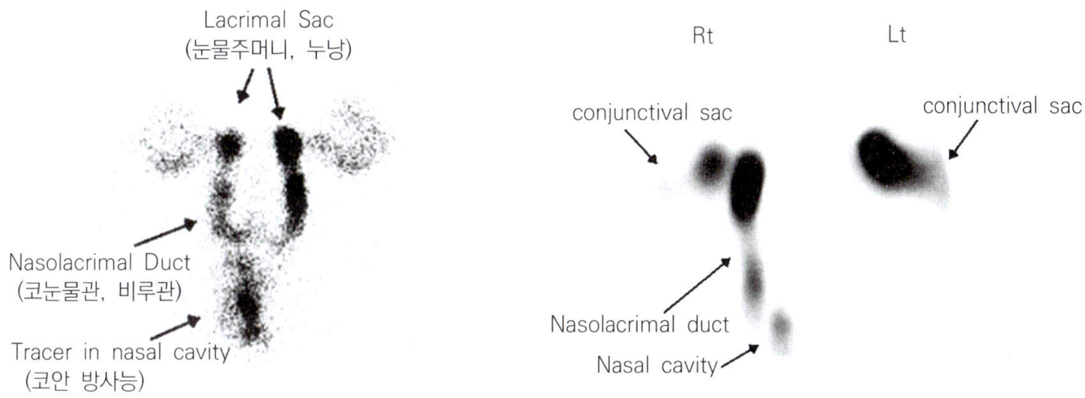

a. Normal　　b. Obstruction Left Lacrimal Outflow

그림 14-19 Dacroscintigram의 해부학적 명칭

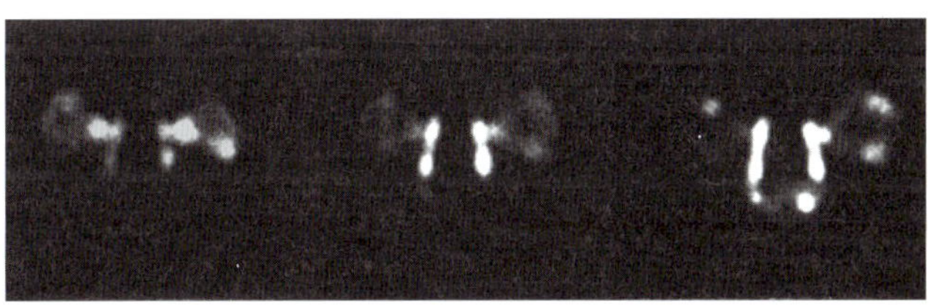

눈물샘(lacrimal gland)에서 코안(nasal cavity)으로 정상배출 -Normal image.

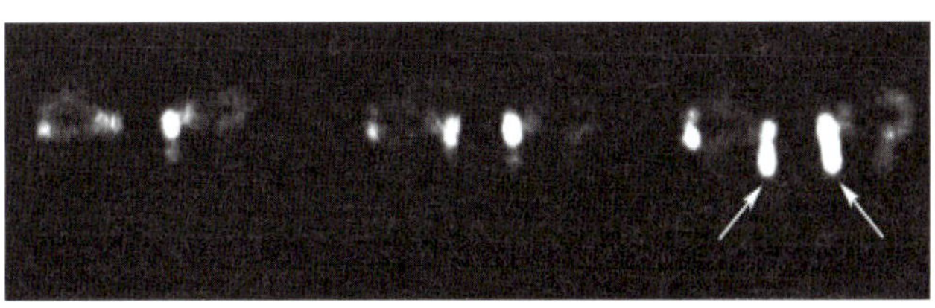

코눈물관막힘(nasolacrimal duct obstruction)(화살표) -Abnormal image.

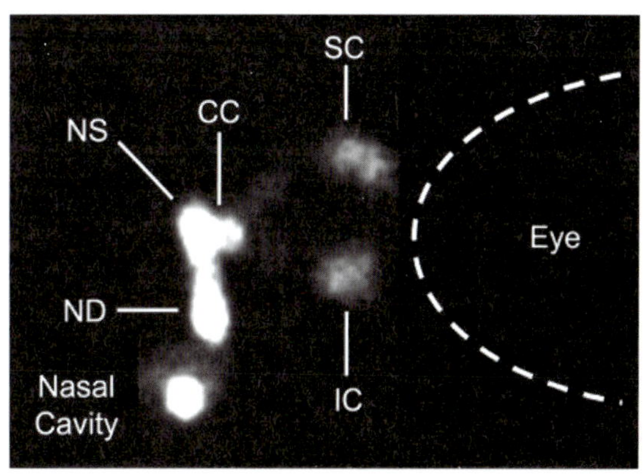

SC: superior canaliculus
IC: inferior canaliculus
CC: common canaliculus
NS: nasolacrimal sac
ND: nasolacrimal duct

그림 14-20 Dacryoscintigraphy와 해부학적 위치

2. 전신혈액풀 신티그라피(Whole Body Blood Pool Scintigraphy)

전체적인 혈액풀이 보이므로 통상적인 방사성핵종 정맥촬영술보다 더 많은 혈관구조들을 관찰할 수 있으며 의심이 가는 부위는 SPECT영상을 얻을 수 있다.

1) 임상적응증(Indications)

- 선천성 혈관기형의 진단과 다수 병변의 확인
- 태생기 혈관의 생성단계에서의 발달부전
- 색전 및 경화치료 반응평가

2) 방사성의약품(Radiopharmaceutical)

표 14-5 전신혈액풀 신티그라피에 사용되는 방사성의약품

방사성의약품	사용량	투여방법	집적기전
^{99m}Tc-RBC, PYP ^{99m}Tc-HSA	740 MBq (20 mCi)	정맥주사	구획구분

3) 검사방법(Procedure)

특별한 전처치는 없고 저에너지 평행구멍형 범용조준기를 이용 주사 15분 후에 바로누운자세로 전신스캔을 시행하며, 전신스캔 후 관심부위를 50만 계수로 정적촬영 또는 SPECT를 시행할 수도 있다.

4) 임상영상(Clinical Images)

통상적으로 RBC를 이용한 변형 체외표지법을 주로 사용한다. 표지율이 90%를 넘어야 정확한 검사시행 및 결과를 얻을 수 있다.

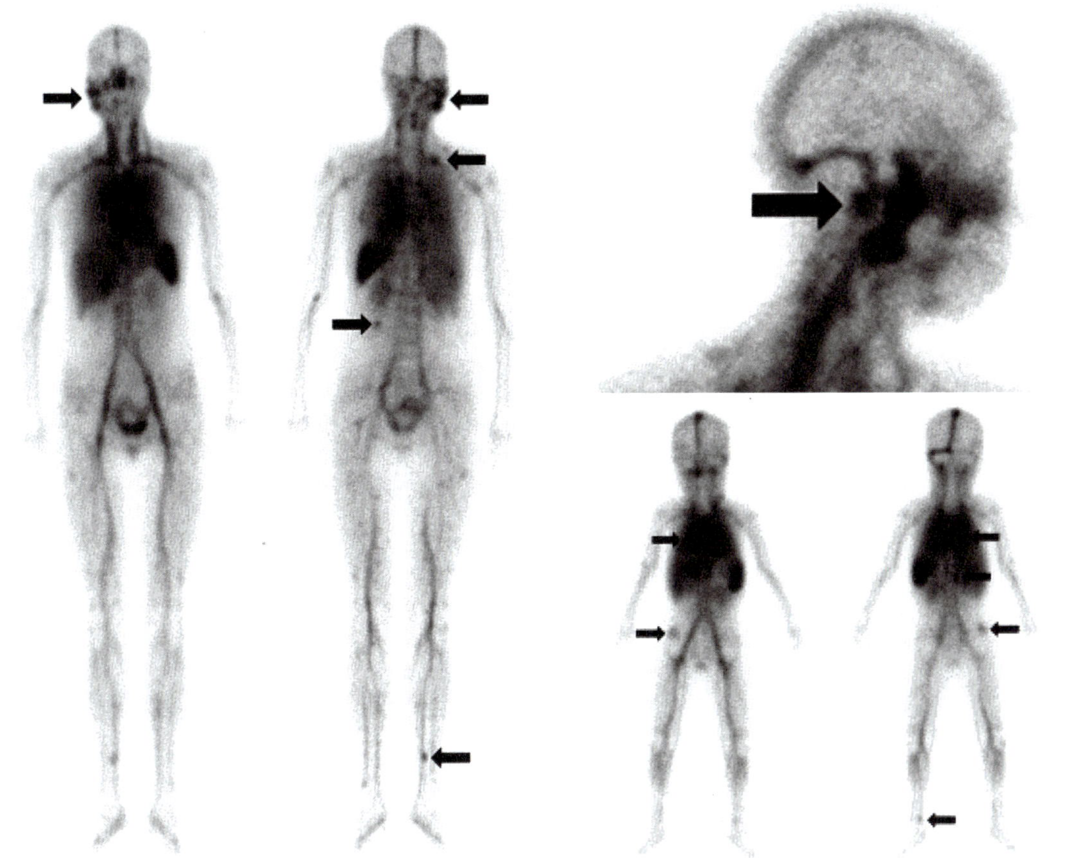

a. 우측 얼굴에 선천성 혈관기형을 앓고 있는 22세 여성의 전신혈액 풀영상　b. 혈관 기형을 가진 2세 여자 아이의 전신혈액 풀영상

그림 14-21 Whole Body Blood Pool Scintigraphy(WBBPS)

3. 레이노 신티그라피(Raynaud's Scintigraphy)

1862년 프랑스의 Maurice Raynaud(1834 ~ 1881)가 처음 보고한 현상으로 찬물에 손, 발 등을 넣거나 서늘하거나 추운 곳에 노출되거나 스트레스에 노출되어 감정이 자극되었을 때에는 발작적으로 손가락, 발가락, 코나 귀, 유두나 무릎 등의 끝부분이 반복적으로 혈관수축에 이은 혈액순환장애를 일으키며 주로 손가락, 손, 때로는 코끝이나 발등, 몸의 말단부 소동맥을 침범한다.

한냉과 감정자극에 의하여 손가락이 백색에서 청색으로 그리고 적색으로 변하는 병으로 건강한 젊은 여성의 팔다리 작은 동맥을 침범하여 혈액순환장애를 일으키며 이와 같은 현상을 레이노현상(Raynaud's phenomenon)이라고 한다.

말초혈관은 추위에 노출될 경우 수축을 일으켜 해당부위의 혈류를 줄이는 생리적 반응을 보인다. 레이노현상은 이러한 반응이 과장되어, 한랭자극 노출 시 과도하게 혈관수축이 일어나고 피부색깔의 변화, 이상감각, 통증이 유발되는 것이다. 이러한 레이노현상 자체를 객관적으로 진단하기위해 방사성의약품의 혈류측정으로 감소유무를 진단하기 위해서 말초혈관스캔을 이용하는데 이를 레이노스캔(Raynaud's Scintigraphy)이라고 한다.

레이노스캔은 일반적으로 기저 시, 한랭자극 시의 말초관류를 평가하여 비교하며 한랭자극은 얼음물 4 ℃에 30초 동안 담근다든지 20 ℃의 따뜻한 물에 1분 동안 담그는 등 여러 가지 방법이 있다.

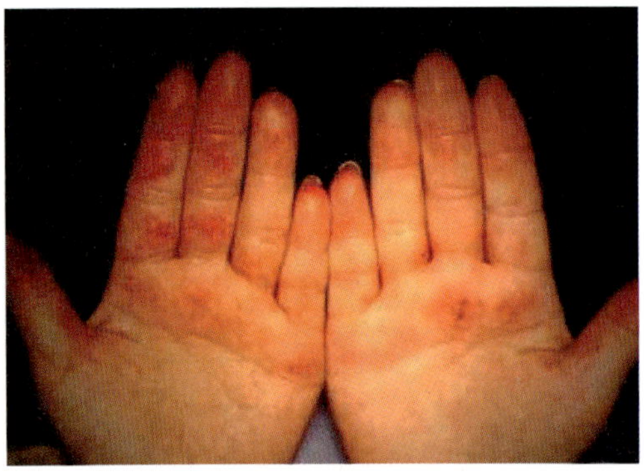

a. 손에 나타난 레이노 현상

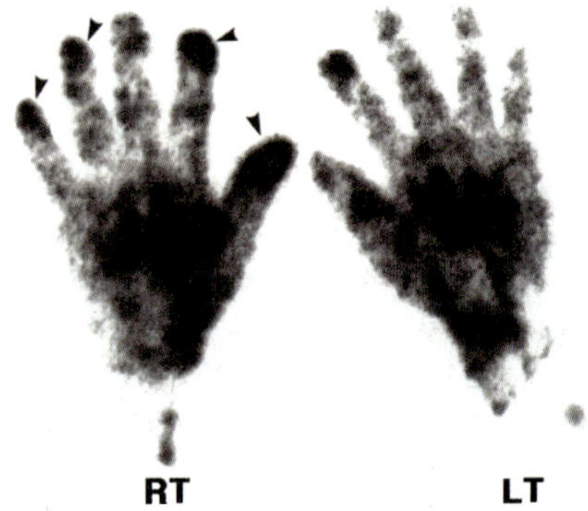

b. ^{99m}Tc-RBC를 이용한 Raynaud's Scan영상

그림 14-22 레이노현상의 손과 레이노스캔 영상

1) 임상적 적응증(Indications)

피부경화증(공피증 scleroderma) 질환 진단. 즉, 레이노현상(Raynaud's phenomenon)의 진단에 이용된다.

2) 전처치(Patient Preparation)

순간주사를 위한 주사선을 확보하고 찬물(4℃)을 미리준비 한다.

3) 방사성의약품(Radiopharmaceutical)

표 14-6 레이노병에 주로 사용되는 방사성의약품

방사성의약품	사용량	투여방법	집적기전
^{99m}Tc-RBC ^{99m}Tc-PYP ^{99m}Tc-HSA	555 ~ 740 MBq (15 ~ 20 mCi)	순간정맥주사	구획구분

4) 검사방법(Procedure)

(1) 한쪽 손 부하방법(Stress Method)

PYP 또는 RBC 주사 약 20분 후에 질환이 의심되는 손 또는 발을 찬물(4℃)에 5분간 담그어 자극시키고 반대쪽 손 또는 발은 실온에 놓는다. 검출기는 위로 향하게 놓은 후 양손 또는 발이 겹쳐지지 않도록 대시야 저에너지 평행구멍형 조준기를 장착한 검출기위에 양손을 올려놓고 방사성의약품을 발쪽에서 순간주사(bolus injection)하고 5 ~ 10초 후 영상을 획득한다.

- 1단계: 1 sec/frame 60 Frame (64 × 64)
- 2단계: 5 sec/frame 60 Frame (64 × 64)으로 영상을 획득한다.

컴퓨터분석을 위하여 2단계 화면에서 양쪽 손 전체에 관심영역을 그린 후 각 관심영역에서 시간방사능곡선을 그리고 양쪽의 계수를 비교한다. 찬물에 스트레스를 준 손에 반응성 출혈이 관찰된다.

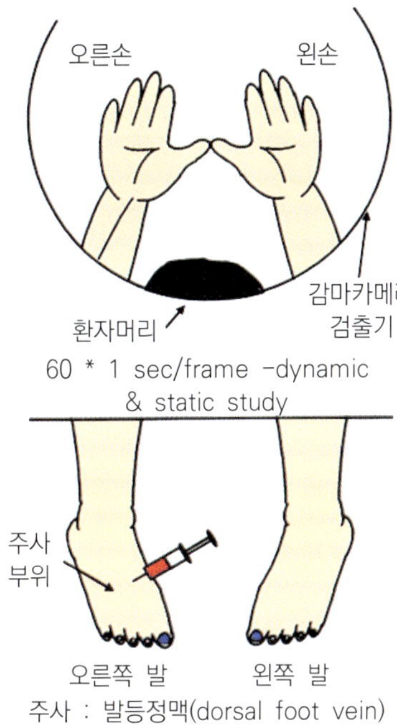

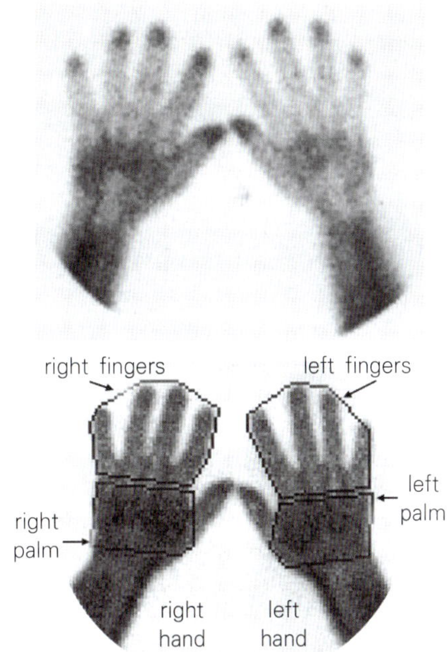

그림 14-23 Raynaud's Scan 방법과 영상

(2) 양손 부하방법(Stress Method)

In-vivo method로 방사성의약품 PYP에 생리식염수(N.S)에 4 cc를 희석한 후 2 cc를 환자에게 주사한다. 순간주사(bolus injection)로 방사성의약품 주입하기 위한 정맥혈관(I.V line)을 하지에 미리 확보한다.

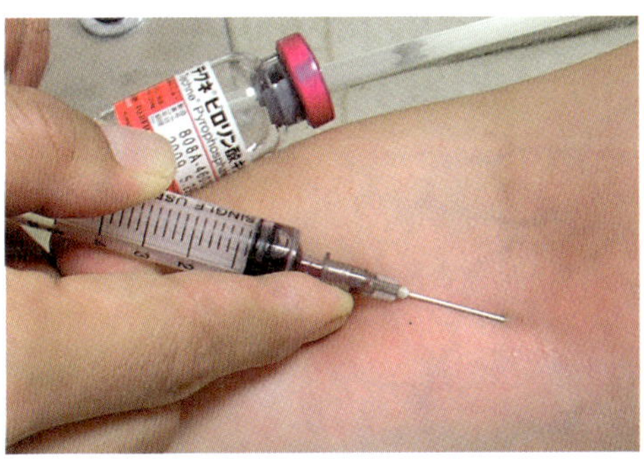

그림 14-24 PYP 또는 RBC 정맥주사

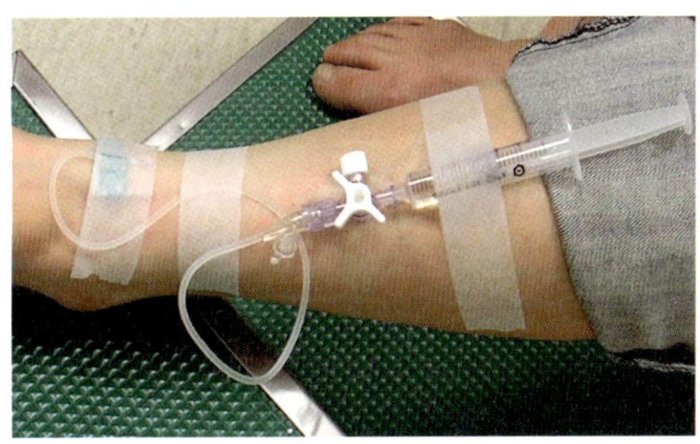

그림 14-25 순간주사하기 위한 정맥혈관(I.V line) 준비

PYP 또는 RBC 주사 약 20분 후에 양손을 찬물(4℃)에 5분간 유지시켜 자극시킨 후 앉은자세로 양손이 겹치지 않게 검출기에 올려놓는다.

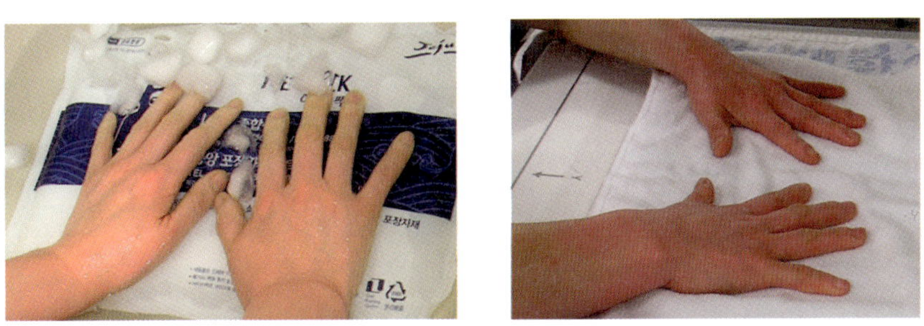

그림 14-26 양손 찬물(4℃)에 5분간 자극

PYP주사 25분 후, $^{99m}TcO_4^-$ 20 mCi를 순간주사하고 2 sec/frame, 60 sec로 동적영상을 획득한다.

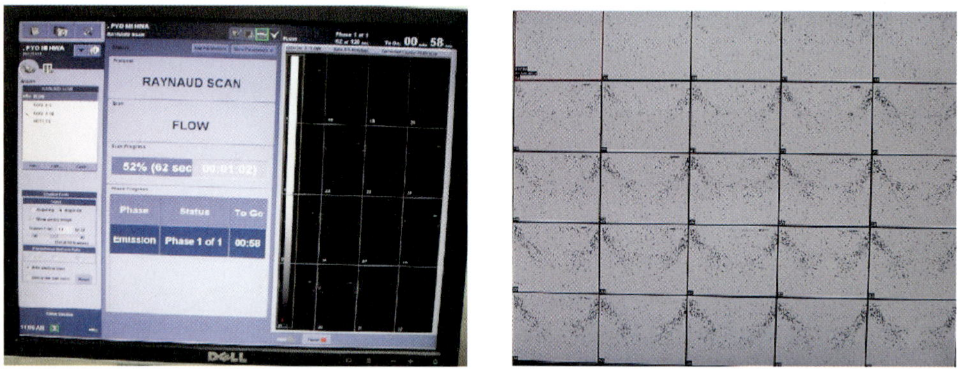

그림 14-27 순간주사 2 sec/frame, 60 sec으로 동적영상

동적영상 획득 이후 다시 양손을 찬물에 1분 유지시킨 후 5분 정적영상을 획득한 후 필요하면 5분 영상 이후 실온에서 10분유지 후 15분 지연영상을 획득한다.

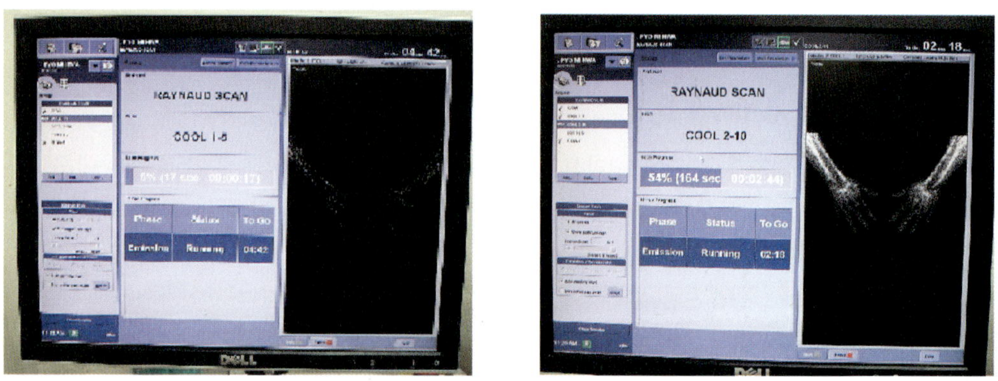

a. 찬물에 1분 유지시킨 후 5분 정적영상 b. 5분 영상 후 실온에서 10분 유지 후 15분 지연영상

그림 14-28 정적 5분과 실온 15분 지연영상획득.

지연영상 획득 후 온수 약 20℃에 5분간 유지시킨 후 정적영상으로 15~20분 온수자극 영상을 획득한다.

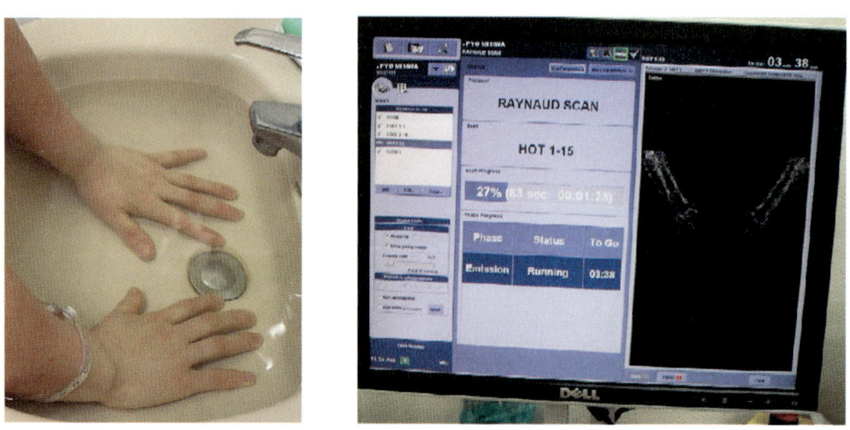

그림 14-29 온수자극과 온수자극 후 영상

획득한 영상을 각각 화면에 재배치하여 캡쳐 후 원본과 함께 영상전송시스템으로 전송 또는 영상화하고, 필요에 따라 양쪽 손의 손가락, 손목의 순서로 관심영역을 그린다. 전체 사진에서 상대적으로 현저하게 방사능이 떨어진 부분 또는 방사능이 정상적으로 증가하지 않는 부분이 병변 쪽이다.

5) 임상영상(Clinical Images)

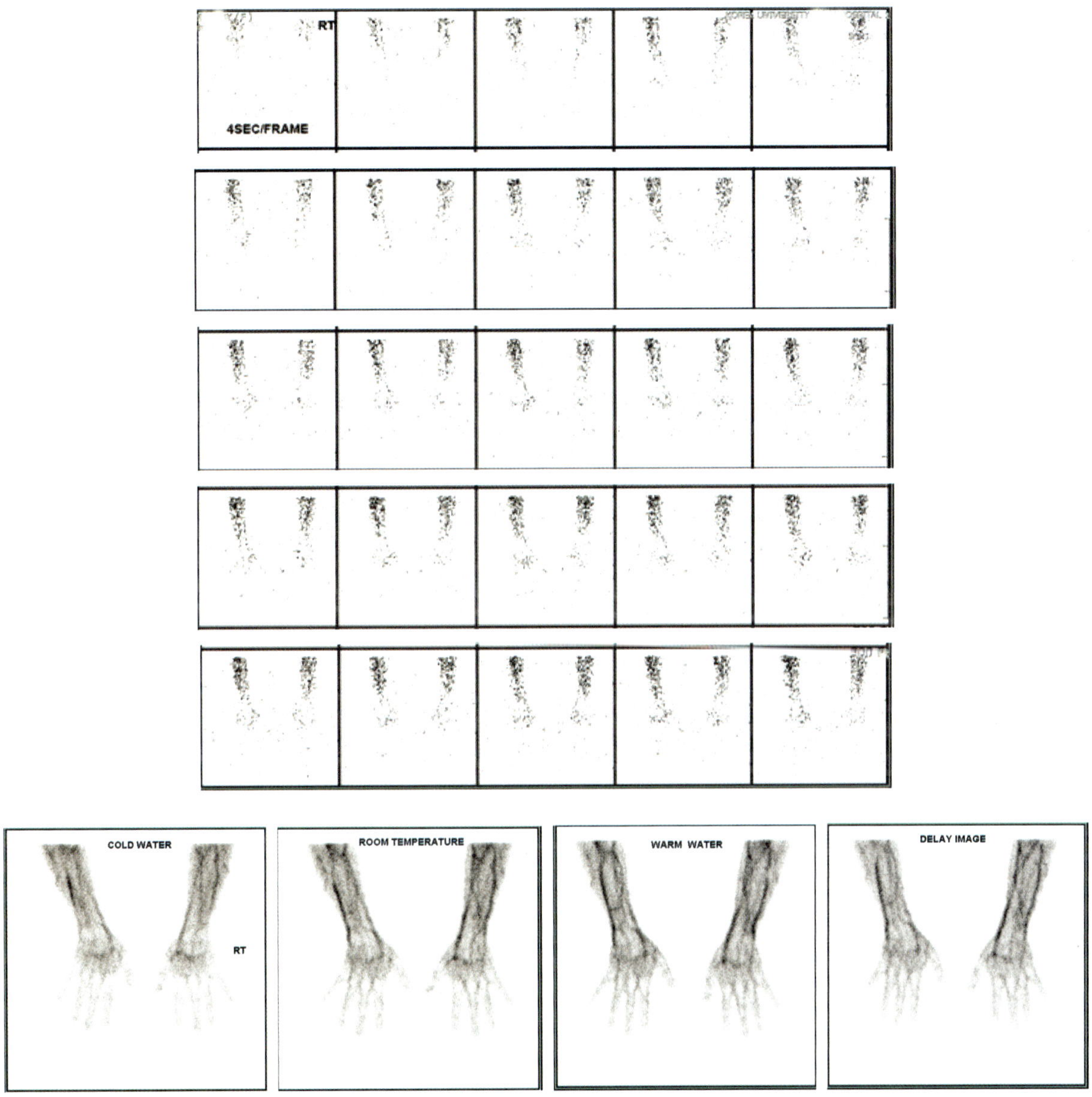

[Conclusion]
IMP : Normal pattern of perfusion in cold and warm stimulation, both hands.

[Reading]
RAYNAUD SCAN
Clinical Hx: Cold sensation, both hands.
Raynaud scan using modified in-vivo Tc-99m RBC labeling.
Injeciton of tracer while the patient dipping her both hands in cold water.
Symmetric perfusion in both hands during cold water dipping.
No significant perfusion decrease in the either fingers.
Symmetric and increased perfusion in room temperature and warm water dipping.

a. Raynaud's Scan(hand)

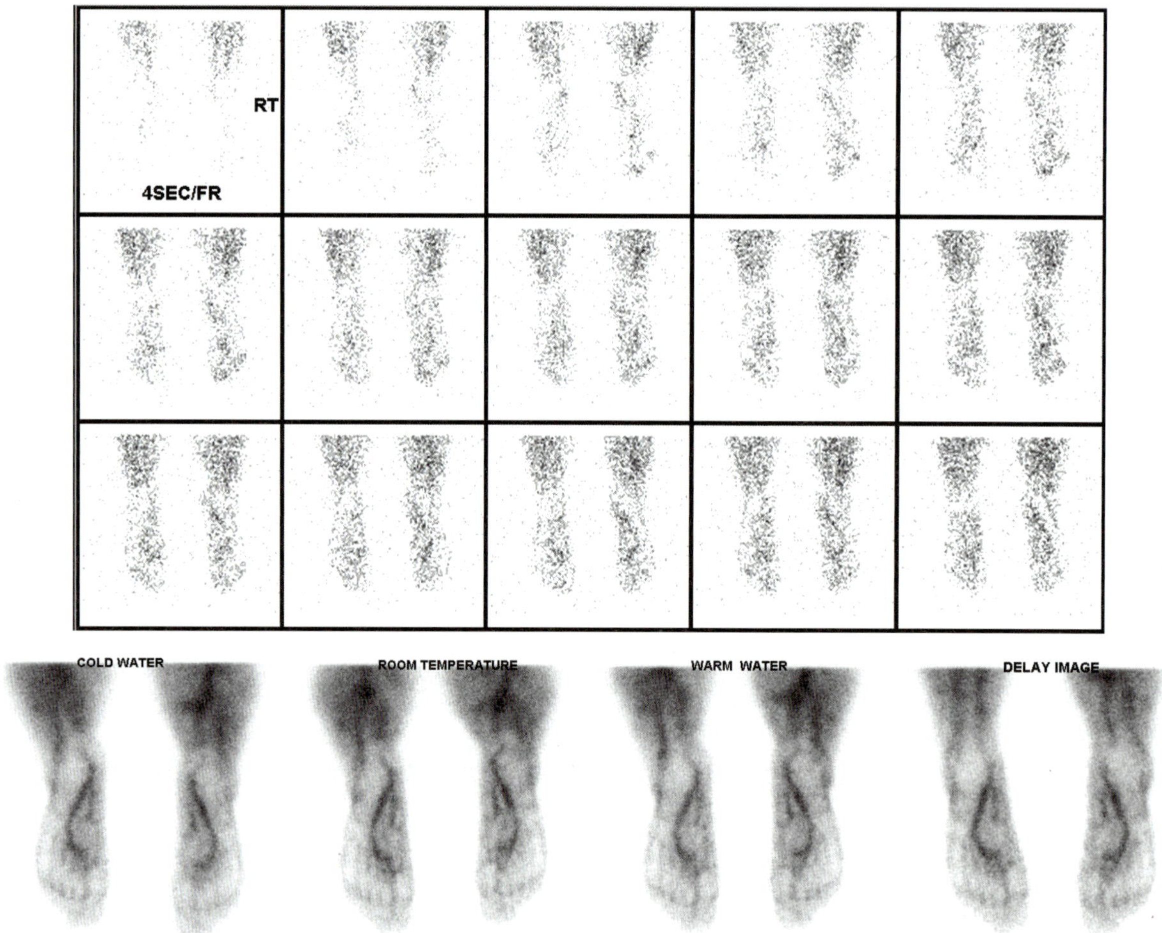

[Conclusion]
IMP : Normal pattern of perfusion in cold and warm stimulation, both feet

[Reading]
RAYNAUD SCAN
Clinical Hx:
Raynaud scan using modified in-vivo Tc-99m RBC labeling.
Injection of tracer while the patient dipping his both feet in cold water.
Symmetric perfusion in both hands during cold water dipping.
No significant perfusion decrease in the either feet.
Symmetric and increased perfusion in room temperature and warm water dipping.

b. Raynaud's Scan(foot)

그림 14-30 Raynaud's Scan 임상예

6) 영상응용(Image Applications)

(1) 레이노병(Raynaud's Disease)

손가락과 발가락에 이르는 소동맥 혈액순환에 영향을 미치는 순환계 질환으로, 이것은 다른 질환의 합병증으로서 일어나는 순환계 질환인 레이노현상(Raynaud's phenomenon), 즉 한랭 또는 감정적으로 발작을 일으키는 손가락이나 발가락 끝, 코끝의 간헐적 창백(pallor) 또는 청람증(청황달, blue jaundice)과는 다른 것이다. 남녀 모두에게 발생 가능하나 12 ~ 40세 여성에서 가장 많이 일어난다.

그림 14-23 b와 같이 질환이 의심되는 손에 스트레스를 가한 후 반응성출혈이 화살표와 같이 관찰됨을 알 수 있다.

① 초기 증상

한랭, 스트레스에 노출되었을 때 손가락이 창백해지고 점차 푸르스름해졌다가 빨갛게 된다. 피부색의 변화와 함께 통증, 마비, 타진통(타진 또는 냉각 시 느낄 수 있는 경미한 통증)도 생기지만 따뜻하게 해주면 이러한 증상들이 경감될 수 있다.

② 후기 증상

손톱, 발톱 주변에 만성 감염과 손가락에 혈액 순환이 적절히 이루어지지 않아 손가락 끝에 궤양이 생긴다. 레이노현상과 함께 갑자기 증상이 시작되며 수년에 걸쳐 점차 진전된다.

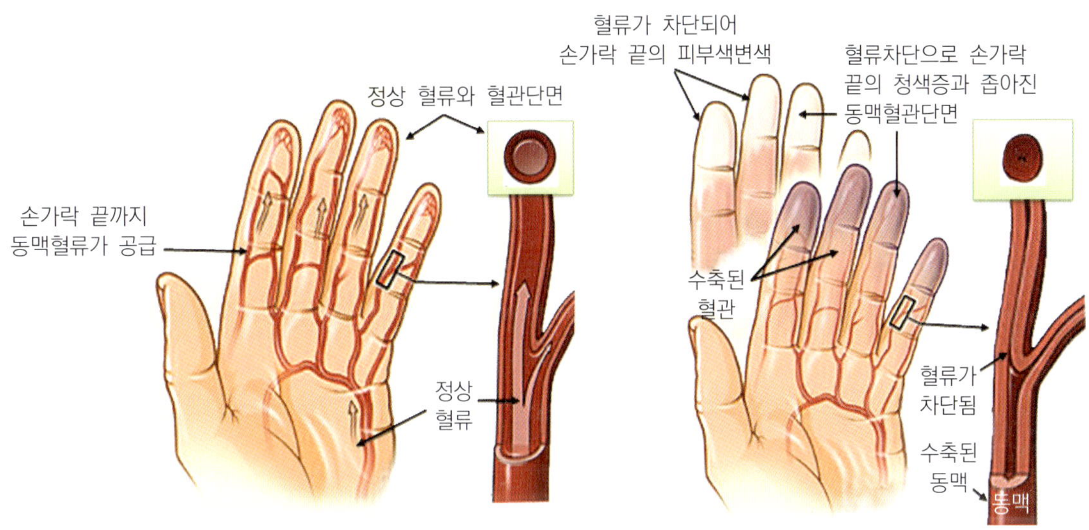

그림 14-31 레이노병(Raynaud's disease)의 혈류와 혈관단면도

chapter 15

종양학

목차

학습목적

각종 감염과 염증 그리고 종양질환을 숙지하고, 감염과 염증검사 이해와 각종 종양진단에 사용되는 핵의학적 검사에 기본원리의 이해를 바탕으로 이를 임상검사에 응용한다.

학습목표

1. 핵의학적 종양영상에 이용되는 방사성의약품을 열거한다.
2. 갈륨의 염증병소 섭취기전을 설명한다.
3. 림프종에서 갈륨스캔의 유용성을 설명한다.
4. 소마토스타틴 수용체 영상의 원리를 설명한다.
5. 종양관련 항원에 대한 항체를 이용하는 핵의학적 검사방법의 이용분야를 기술한다.
6. 감염질환에서 갈륨스캔의 적응증을 설명한다.
7. ^{99m}Tc-HMPAO/백혈구스캔의 원리를 설명한다.
8. 갈륨스캔과 ^{99m}Tc-HMPAO 백혈구스캔의 장단점을 열거한다.
9. 양전자방출단층촬영에 이용되는 방사성핵종을 열거하고 설명한다.
10. SPECT와 비교하여 PET 영상의 장점을 설명한다.
11. 간질 환자에서 발작간기 ^{18}F-FDG뇌 PET 획득과 영상을 설명한다.
12. 알쯔하이머병의 특징적인 ^{18}F-FDG뇌 PET 영상을 설명한다.
13. 파킨슨병의 특징적인 도파민 운반체 뇌 PET 영상을 설명한다.
14. 생존 동면심근의 ^{18}F-FDG 및 ^{13}N-암모니아 PET 영상을 설명한다.
15. 종양에서 PET 이용의 적응증을 열거한다.

제 15 장

Oncology

종양학

Ⅰ. 병리해부(Pathological Anatomy)

1. 감염 및 염증(Infection and Inflammation)

1) 염증(Inflammation)

염증(inflammation)은 혈구(blood cell)와 혈장(plasma)이 손상부위에 비정상적으로 나타나는 삼출(effusion)과 그 부위의 세포증식을 합하여 염증이라 하고 혈액성분이 혈관 벽을 통과하여 조직으로 빠져나오는 것이 특징으로 조직에 모인 것을 삼출액(effusion)이라 한다. 세균감염, 과도한 열, 추위, 눌림 등의 기계적 손상과 산, 알칼리, 방사선, 바이러스 감염 등이 살아 있는 조직에 손상을 입히는 과정에서도 염증을 유발할 수 있다. 염증으로 분류되는 질병은 많고 다양하며 발열(febricity), 발적(flare), 종창(swelling), 통증(ache, pain)을 염증의 4가지 주요 증상으로 꼽으나 기능상실을 추가하기도 한다.

일반적으로 미생물이 농물, 식물의 체내에 침입하여 몸에 정착하거나 몸 안에서 증식하는 이유로 반드시 발병한다고는 볼 수 없으나 미생물의 침입이 분명한 숙주의 병적현상을 나타냈을 때를 발병이라고 한다.

2) 감염(Infection)

감염(infection)은 전염성과 비전염성의 두 가지로 나눌 수 있다. 전염성은 때로는 질병의 잠복기나 회복기 경과 중에 감염된 생체분비물 또는 배설물과 함께 병원체가 나와 접촉 또는 매개에 의하여 다른 개체를 감염시키는 경우를 말하고, 비전염성은 병원체가 감염된 생체에서 배설되지 않거나, 배설되더라도 다른 개체에는 감염을 일으키지 않는 것을 말한다.

이와 같이 육안으로 감별되지 않는 상태의 감염이나 염증조직에 선택적으로 모이는 방사성의약품을 사용한 핵의학의 다양한 영상법을 이용하면 임상적으로 명확한 감별과 평가에 효과적이다. 이용 가능한 방사성의약품은 비 특이적으로 변하기 때문에 최선의 방법은 임상적으로 정확한 상호관계와 함께 사용하는 것이다.

2. 감염 및 염증영상(Infection and Inflammation Imaging)

감염질환에 있어서 핵의학적 검사는 형태학적인 검사의 보조적 또는 선행적으로 시행되며, 감염질환에서 핵의학적 검사는 1회 전신촬영으로 전신의 병소를 찾을 수 있어 형태학적인 컴퓨터단층촬영(computed tomography)이나 초음파영상 보다 더욱 포괄적인 검사가 될 수 있으며 염증세포와 세균감염을 보여주는 특이한 검사와 더불어 예민한 방법으로 감염이 원인인지 아닌지를 판별하는 감별검사로도 이용할 수 있다.

핵의학적 검사는 감염 및 염증에 있어 형태학적 판단이 어려울 경우 감염진단, 염증의 활성도 평가, 치료반응평가 등에 유익하며 전신촬영을 이용하여 불명열(fever of unknown origin) 등에서 병소를 찾을 때 진단에 도움이 되기도 한다. 주로 사용되는 방사성의약품은 ^{67}Ga과 방사성동위원소 표지백혈구(^{111}In-oxine, ^{99m}Tc-HMPAO)가 있다.

1) 임상적 이용과 방사성의약품

감염과 염증질환에 사용하는 방사성의약품은 감염과 염증에 특이적이며 영상 획득에 적당한 양이 섭취되어야 한다. 그리고 섭취되지 않은 부분은 체외배설이 신속히 일어나는 특성을 가져야 한다. 또한 가격이 싸고 쉽게 이용이 가능해야 하며 독성이 없어야 하고 환자에게 주는 방사선피폭량이 적어야 한다. ^{67}Ga-citrate, ^{111}In과 ^{99m}Tc-표지 백혈구, ^{99m}Tc-nanocolloide, ^{99m}Tc-항과립구항체(antigranulocyte antibodies)와 ^{99m}Tc, ^{111}In표지 비특이 사람 면역글로블린(nonspecific human immunoglobulin), 화학주성 펩티드 등의 방사성의약품이 사용되고 있다.

(1) 불명열(fever of unknown origin)

핵의학적 영상검사는 컴퓨터단층촬영(CT)과 달리 단 1회 검사로 전신을 한꺼번에 검사할 수 있고 형태적 변화가 나타나지 않은 병리적 변화를 예민하게 발견할 수 있으며, 자가면역질환이나 종양 등 감염 이외의 발열원인을 알 수 없는 부위에도 대부분 양성반응을 보이기 때문에 유용하다.

불명열(fever of unknown origin)은 대개 만성이기 때문에 백혈구 보다는 염증과 종양을 모두 찾을 수 있는 ^{67}Ga을 주로 이용한다. 이처럼 만성염증 병소의 백혈구스캔은 예민도가 낮으므로 갈륨스캔을 이용하는 것이 정확하지만 복부농양병소가 의심되는 불명열의 경우 ^{67}Ga스캔보다 예민도와 특이도가 우수한 인듐(^{111}In)표지백혈구 스캔을 이용하는 것이 좋다. 또한 갈륨스캔은 48 ~ 72시간의 영상을 획득하는 반면, 인듐표지스캔은 24시간 획득영상으로 충분하므로 검사시간이 갈륨보다는 짧다는 점과 특이도가 갈륨스캔보다 높으므로 더 정확하다고 할 수 있다.

^{67}Ga은 폐렴, 허파감염, 만성염증의 결핵과 유육종증(sarcoidosis)등과 악성종양 집적되고, ^{18}F-FDG는 감염이나 비감염성염증, 종양에 섭취된다. ^{99m}Tc-백혈구 또는 ^{99m}Tc-항과립구 항체는 복부병변이 있는 감염성 복부질환 및 염증에는 ^{67}Ga스캔보다 예민도와 특이도가 우수한 표지백혈구 스캔을 이용하는 것이 좋다.

표지 백혈구는 ^{111}In과 ^{99m}Tc가 있으며, 인듐(^{111}In)은 물리학적 반감기가 67시간으로 반감기가 백혈구의 역동학(kinetics)을 관찰할 수 있기 때문에 사용하지만, 최근에는 인듐보다 반감기는 짧지만 영상이 좋고 구하기가 용이한 ^{99m}Tc-HMPAO(d, 1-hexamethylpropyleneamine oxime)를 많이 사용한다.

(2) 복강내 염증병소

^{67}Ga는 정상적인 창자(bowel)와 트란스페린(transferrin)수용체를 가진 종양 모두에 섭취되므로 종양(tumor)과 고름집(농양, abscess)의 감별을 위해 ^{67}Ga스캔과 인듐(^{111}In)표지스캔을 모두 시행하여 감별한다. 한 예로 간종대(hepatomegalia)와 함께 열(fever)이 나는 암환자 경우 간(liver)병소에 종양과 농양을 구별하고자 할 때 갈륨(^{67}Ga)과 인듐(^{111}In)을 모두 섭취되면 농양, 갈륨만이 섭취되면 종양으로 볼 수 있다. 이는 컴퓨터단층촬영이나 초음파검사로 감별할 수 있겠지만 감별진단이 매우 어려운 경우에는 이와 같이 인듐표지스캔으로 농양을 진단할 수 있다.

(3) 면역결핍증환자의 감염

AIDS의 합병증 경우 허파감염이 가장 심각한 문제이다. 핵의학영상은 카포시육종(kaposi sarcoma)과 폐렴(pneumonia)의 감별 또는 병발진단 등에 이용되며, 세균성염증에 ^{67}Ga이 섭취되고 폐포자충(pneumocystis carinii)감염도 ^{67}Ga스캔에서 미만성의 강한 섭취가 발견된다. 카포시육종이 방사선학적으로 림프종(lymphoma)이나 폐렴과 구분되지 않을 때 ^{67}Ga이 도움이 된다. 즉, 카포시육종은 ^{67}Ga이 섭취되지 않고 폐렴은 ^{67}Ga이 섭취되므로 카포시육종과 폐렴이 한꺼번에 나타난 경우 ^{67}Ga섭취가 나타난다.

(4) 염증성 장질환(Inflammatory Bowel Disease)

^{111}In-백혈구, ^{99m}Tc-백혈구 등의 방사성의약품으로 장(bowel)진단을 받은 환자에게서 폐색(occlusion) 등의 합병증과 염증재발을 감별하고 질병의 활성도를 평가하기 위해 사용한다. 일반적인 크론병(Crohn's disease)과 대장염(inflammatory bowel)은 방사선학적 검사나 대장경으로 알 수 있으나 병이 심한 경우 검사가 위험할 수 있다. 또한 수술 후 장부종이나 염증활동성 여부를 방사선검사로 감별이 어렵다.

^{67}Ga스캔은 소화관 배설이 정상적으로 나타나기 때문에 염증성질환 감별에 어려움이 있으므로 정상적인 장에 섭취가 되지 않는 인듐표지백혈구(^{111}In-WBC)를 이용하면 장관의 섭취여부로 감별할 수 있다. 즉 장관에 섭취가 있으면 염증이라고 할 수 있다. 백혈구스캔의 염증성질환 예민도 특이도 90% 수준이다.

병소의 국소화로 크론병(Crohn's disease)과 궤양성 대장염(ulcerative colitis)을 구별한다. 즉, 크론병(Crohn's disease)은 곧창자(직장, rectum)를 침범하지 않고 작은창자(소장, small intestine)에 병변이 있고, 궤양성결장염(궤양성대장염, ulcerative colitis)은 곧창자섭취가 있고 작은창자에 섭취가 없으므로 구별할 수 있다. 크론병(Crohn's disease)과 궤양성대장염(ulcerative colitis)은 모두 염증성 장질환으로 염증부위에 백혈구 침윤이 심해 인듐표지백혈구가 섭취되지만 과민성 대장질환이나 염증이 없는 장염(enteritis)의 경우 인듐표지백혈구가 섭취되지 않는다.

(5) 인공삽입물 감염

인공관절시술 후 약 10년경과 시 50% 이완(loosening)을 보이며 뼈스캔은 감염에 비교적 높은 예민도를 보이지만 특이도가 낮아 감염이나 무균성이완 모두 인공관절 부위에서 미만성 섭취를 보인다. ^{67}Ga을 뼈스캔과 함께 시행하면 약 80%의 정확도를 보이고 특이도가 높아 ^{67}Ga섭취가 없는 경우 감염을 배제할 수 있으나 섭취가 있으면 감염으로 본다.

백혈구스캔은 인공삽입물 경우 대부분 만성이기 때문에 ^{67}Ga보다 특이적이지만 예민도가 떨어진다. ^{18}F-FDG는 감염진단에 있어 높은 예민도를 보이지만, 무균성 이외의 부위에도 섭취되므로 특이도가 낮다.

이식혈관 감염진단에는 백혈구 스캔과 ^{18}F-FDG로 높은 진단의 성적을 보이며 ^{99m}Tc-백혈구는 SPECT도 쉽게 시행할 수 있다.

II. 염증을 위한 영상검사 (Imaging Procedure for Inflammation)

감염과 염증을 위한 핵의학적 검사인 ^{67}Ga-citrate(Gallium-67)을 이용한 영상과 방사능표지백혈구(radiolabeled white blood cells)를 이용한 인듐(^{111}In), ^{99m}Tc-HMPAO(Technetium-99m Hexamethylpropyleneamine Oxime) 영상검사가 있다.

1. ^{67}Ga 신티그라피(Gallium-67 Scintigraphy)

종양친화성 방사성동위원소가 종양병소부위에 집적하는 기전에 염증병소부위에서 ^{67}Ga이 염증세포와 세균에 의해 비가역적으로 포획되는 원리를 이용한다. ^{67}Ga를 정맥주사하면 24시간 내에 조직분포가 이루어지나 같은 환자라도 조직세포 형태나 존재하는 기관에 따라 축적율에 차이가 있으며 괴사조직보다 살아있는 조직에 더욱 고농도 집적이 있다. 이와 같이 ^{67}Ga-Citrate의 조직분포에 영향을 주는 인자로 종양 또는 염증의 존재 유무, 나이, 성호르몬 상태 및 주입량에 따라 다르며, 특히 종양세포의 활성도, 혈관분포의 변화, 종양세포의 분화도, 종양세포벽의 투과성 증가와 종양 탐식세포에의 세포내이입(Endocytosis) 등과 ^{67}Ga-transferrin과 종양에 함유하는 락토페린(lactoferrin)과의 교환에 따라 영향을 받고있다.

따라서 주위조직에 비해 백혈구나 세균에 결합된 ^{67}Ga이 상대적으로 많을수록 뚜렷한 병소부위의 영상을 얻을 수 있다. ^{67}Ga(Gallium-67)은 신생물 뿐만 아니라 염증과 감염질환에 비특이적으로 집적하는 성질이 있으므로 감염과 염증영상의 정확한 부위를 검출하기위한 방사성의약품으로 꾸준히 사용해왔다.

^{67}Ga-citrate는 초기 또는 전이된 종양에 뚜렷이 분포되며, 염증병소진단에 예민도와 특이도는 90%이다. 갈륨(^{67}Ga)이 염증병소에 모이는 정확한 기전은 완전히 알려져 있지 않으나 용해소체(리소좀, lysosome) 내에 집적되고 세포내의 단백과 결합된다고 한다. 이는 ^{67}Ga-citrate형태로 정맥주사하면 다음과 같은 형태로 염증병소에 집적되어 열소로 표현되며 갈륨(^{67}Ga)은 생물학적으로 철처럼 작용한다. 정맥 내에서 이온(ion)형태로 혹은 혈중에서는 트랜스페린(transferrin)과 결합하여 트랜스페린 복합체를 형성하며 염증병소에서 모세혈관의 느슨한 내피간극을 통해 확산되고 세포외 강내로 들어간 후 염증병소에서 갈륨이 백혈구세포 내의 락토페린과 결합하여 염증병소로 이동한다. 혈류증가 및 혈류투과성 증가에 의해 염증부위에 집적된 뒤에 백혈구 트랜스페린 수용체 또는 백혈구에서 생성된 락토페린 또는 세균의 철포획체(siderophore) 등에 결합한다.

세균(bacteria)은 철, 갈륨에 강한 친화체를 보이는 시데로포어(siderophore)란 물질을 생산하고 여기에 갈륨이 결합한다. 염증병소에는 최소한 두 종류의 철결합체가 풍부히 존재하는데 이는 백혈구에 의한 락토페린(lactoferrin)과 세균에 의한 시데로포어이다. 따라서 백혈구 감소증이 있는 환자의 염증병소나 무균성염증 병소에서도 갈륨이 집적된다. ^{67}Ga은 24시간에서 콩팥이 잘 보이며 48시간 이후에는 희미해지고 지라도 희미하게 섭취를 보인다. 정상적으로 간, 골수, 뼈에 주로 섭취를 보이고 눈물샘, 침샘, 비인두, 유방과 같은 장기도 락토페린을 만들기 때문에 정상에서 갈륨이 섭취된다. 이처럼 갈륨은 정상적으로 장, 콩팥, 비뇨기계에서 보일 수 있기 때문에 염증성 질환 등의 복부병소 진단에서는 ^{111}In-백혈구가 더 효과적이지만 만성염증 특히, 조직괴사를 동반하거나 낭종(cyst)이 형성된 경우, 그리고 추간판염 등 백혈구가 염증부위로 이동하는데 문제가 있는 경우에는 ^{67}Ga이 더 유용하다.

1) 임상적 적응증(Indications)

염증성병변의 진단으로 복부병소의 염증, 뼈의 염증병소진단(급·만성골수염, 인공관절수술 후 감염병소), 허파의 염증병소진단(유육종증, 특발성 허파섬유화증, 진폐증, 폐결핵, 미만성 ^{67}Ga섭취), 콩팥의 염증성질환, 악성림프종(hodgkin's disease), 기관지폐암(bronchogenic carcinoma), 악성흑색종(malignant melanoma) 등의 평가에 이용된다.

2) 전처치(Patient Preparation)

갈륨(^{67}Ga)은 장관내로 배설되기 때문에 복부병소의 집적과 감별에 어려움이 있어 감염이나 염증이 환자 복부에 있거나 의심되는 경우 촬영하기 전에 필요시 충분히 관장을 실시하거나 미리 설사제를 투여하여 관장한다. 또한 관장금기 환자의 경우에는 일정시간마다 촬영하여 집적의 이동유무로 진단한다.

3) 방사성의약품(Radiopharmaceutical)

표 15-1 ^{67}Ga 신티그라피(Gallium-67 Scintigraphy)

방사성의약품	사용량	투여방법	집적기전	집적부위	반감기($T_{1/2}$) 에너지(keV) Type
^{67}Ga-citrate	염증:111 ~ 222 MBq (3 ~ 6 mCi) 종양:296 ~ 370 MBq (8 ~ 10 mCi)	정맥주사	약리과정	종양, 염증세포	78 hours 93, 184. 296, 388 EC, γ, accelerator

갈륨(^{67}Ga)의 물리학적반감기는 78.26시간으로 악성종양진단과 염증성질환병변의 진단에 모두 이용하며 염증성진단에는 주로 복부농양, 폐렴(pneumonia), 진폐증(pneumoconiosis), 사르코이드증(sarcoidosis), 결핵(tuberculosis), 골수염(osteomyelitis), 미만성 범세기관지염(diffuse panbronchiolitis), 허파섬유증(pulmonary fibrosis), 쓸개염(cholecystitis), 관절염(arthritis) 등에 이용한다.

4) 검사방법(Procedure)

감마카메라 대시야 중에너지 평행다공형 조준기를 이용하여 바로누운자세 또는 엎드린자세로 전체 또는 국소부위의 영상을 획득한다. 갈륨(Ga-67)은 방출광자에너지 범위가 93 keV(40%), 184 keV(24%), 296 keV(22%), 388 keV(7%)로 넓기 때문에 산란방사능을 피하여 계수율을 높여 스캔해야 한다. 넓은 범위의 여러 광전피크(photopeak)를 이용하여 영상을 획득하기 위해서는 다중 채널 분석기(multichannel analyzer; MCA)에 영상기록을 위한 정확한 peak energy의 폭을 설정해야 한다. 주로 93 keV, 184 keV를 이용하며 ^{67}Ga-citrate 111 ~ 222 MBq(3 ~ 6 mCi)를 정맥주사 한 후 동시계수하면 계수율을 높여 스캔할 수 있다.

에너지 window 선택에서 1개의 window를 사용하는 경우 184 keV (±10%)에서 스캔하고, 2개의 각각 다른 에너지를 이용한 영상기록을 위해서는 정확한 peak energy와 비교적 넓은 windows 에너지 폭인 15 ~ 30%을 설정한다. 184 keV (±10%)와 93 keV (±15%) 또는 296 keV (±10%) window에서 얻어진 계수를 가산해서 스캔한다.

3개의 window를 사용하는 경우 93 keV (±15%), 185 keV (±10%), 296 keV (±10%)의 에너지에서 계수를 얻어 가산하여 스캔한다.

염증을 진단하기 위해서는 ^{67}Ga-citrate 111 ~ 222 MBq(3 ~ 6 mCi)를 정맥주사 후, 4 ~ 6시간, 24시간, 48시간에 전신영상을 150~200만 계수/전신 또는 25~35 분을 획득한다. 일반적으로 24시간이 최초영상으로 가장 적합하고 대부분 72시간 후의 영상이 병소진단하기가 쉽다. ^{67}Ga은 혈액으로부터 천천히 제거되기 때문에 48 ~ 72 시간에 영상을 얻는 것이 좋다.

종양진단을 위해서는 방사성의약품 296 ~ 370 MBq(8 ~ 10 mCi) 투여 후 24시간, 48시간, 72시간에 스캔한다. 필요에 따라 6시간 영상을 얻을 수 있다.

전신 부분영상은 가슴전면을 25~100만 계수(5~20 min) 촬영한 후 시간 설정하여 머리(skull), 가슴(thorax), 복부(abdomen), 골반(pelvis)의 전후면 영상을 얻는다.

SPECT의 영상은 심부촬영을 위해 184 keV(±15%), 296 keV(±15%)의 에너지 폭을 설정하고 360°, 20 ~ 25 sec/stop, 64 × 64 매트릭스로 투영영상 당 40초로 90개의 투영영상을 얻는다.

※ 광전피크(photopeak) : 감마선과 scintillator의 상호작용 중 1회의 광전효과로 생긴 pulse를 말한다.

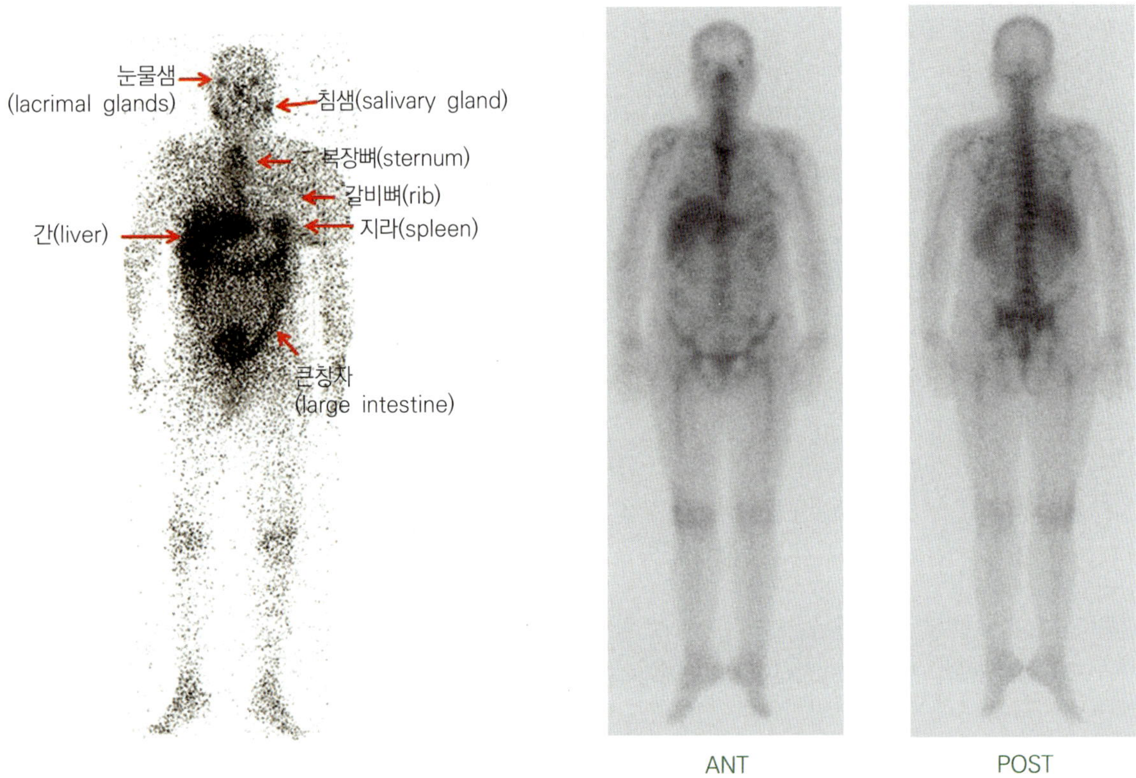

눈물샘, 침샘, 복장뼈, 갈비뼈의 방사능과 간, 지라, 큰창자의 정상적인 방사능 섭취가 보인다.

그림 15-1 ^{67}**Ga의 정상 집적부위의 해부학적 위치**

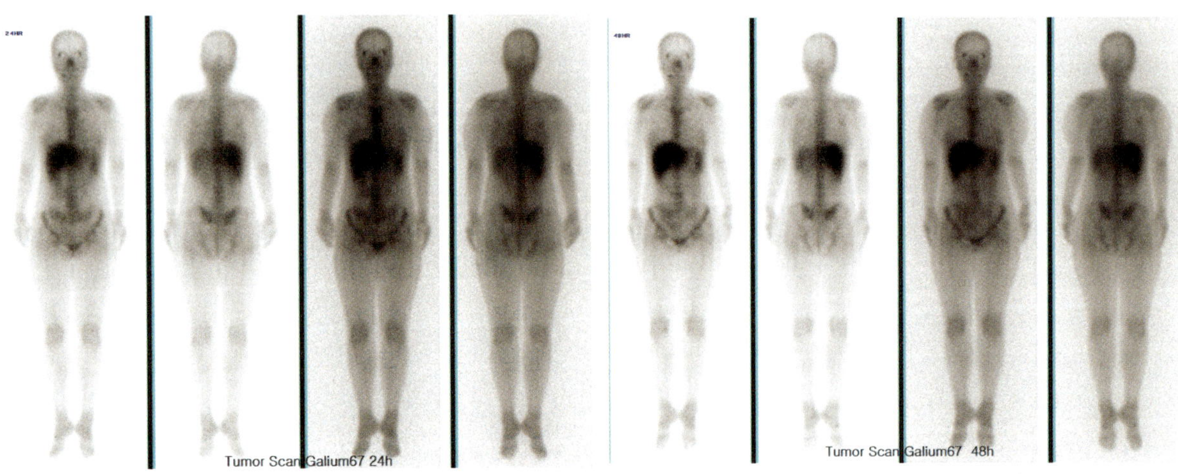

a. 24시간 b. 48시간

그림 15-2 ^{67}**Ga Whole Body Scintigraphy의 24시간과 48시간 영상**

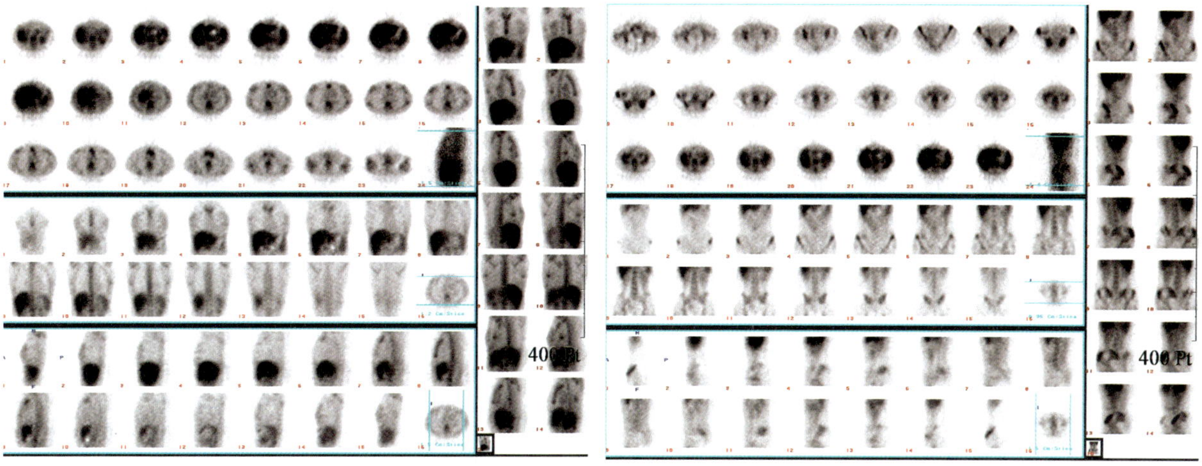

그림 15-3 ^{67}Ga SPECT

5) 임상영상(Clinical Images)

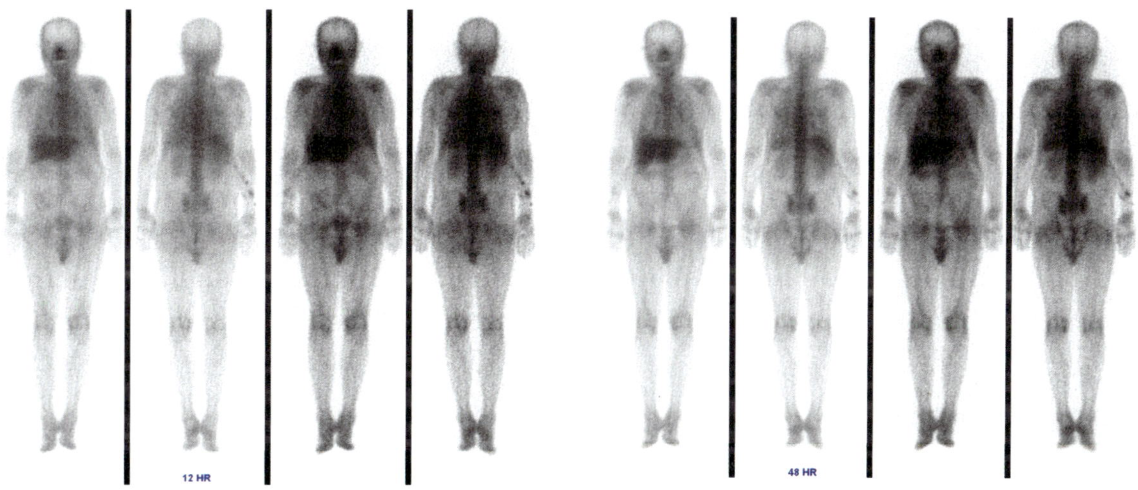

12 hours 48 hours

a. ^{67}Ga Inflammation Scan(whole body)

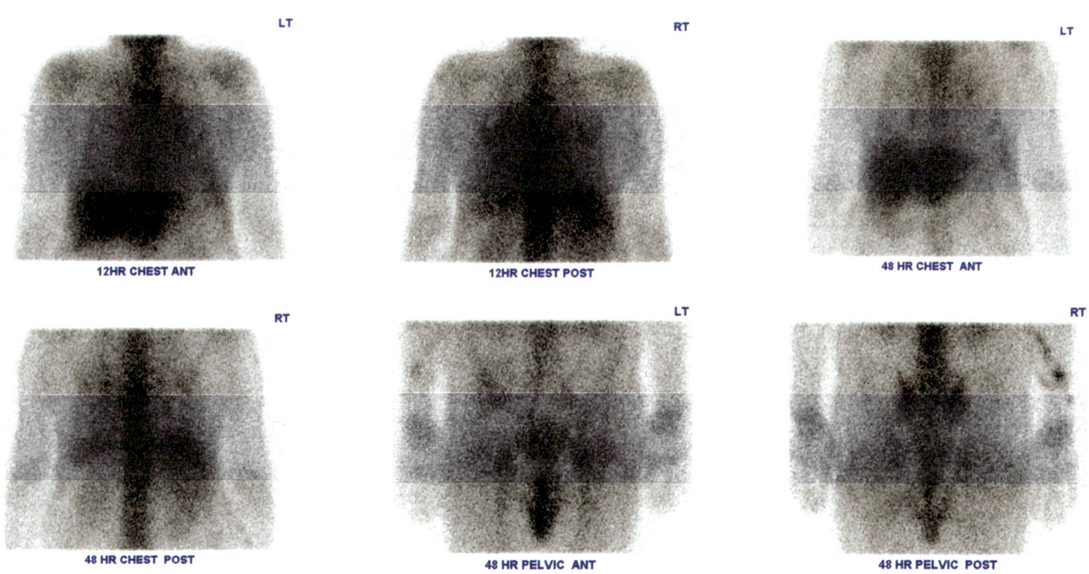

b. ^{67}Ga Inflammation Scan(static view)

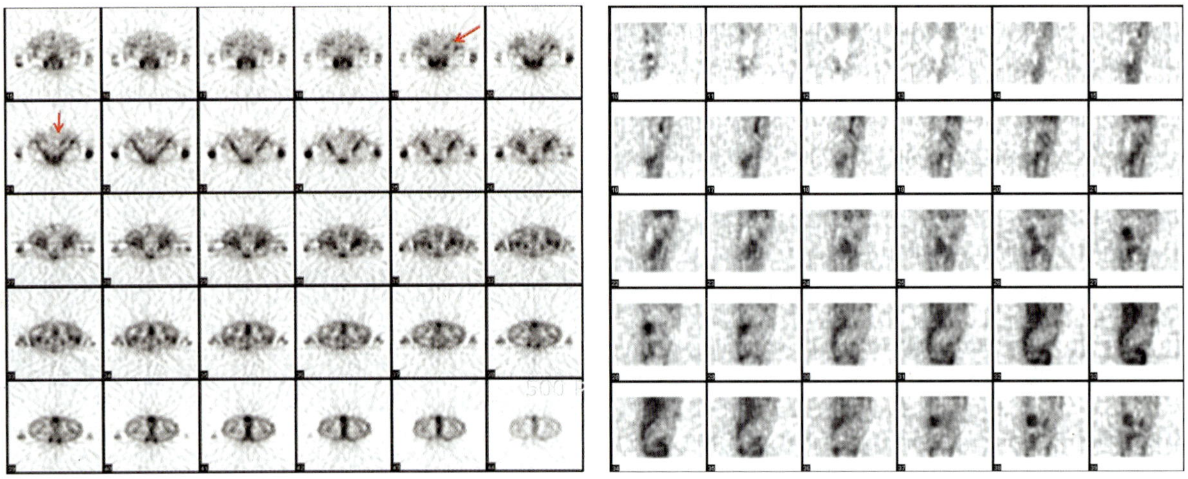

c. ^{67}Ga Inflammation Scan(SPECT)

[Conclusion]
Mild uptake, left aorto-iliac graft site.
DDx. Graft infection.
Rec) clinical correlation

[Reading]
GALLIUM-67 SCINTIGRAPHY:
Clinical History: aortic aneurysm. s/p aorto-biiliac bypass(09.05.22)
intermittent fever(from POD #10), r/o graft infection.
The serial 24-hour and 48-hour images of whole body and SPECT images of chest and abdomen were obtained after injection of Ga-67 citrate.
Mildly increased uptake is seen in the left aorto iliac graft site in 48 hour image.
Otherwise, physiologic distribution of tracers throughout the body.

그림 15-4 ^{67}Ga Inflammation Scan

6) 영상응용(Image Applications)

염증인 경우 4 ~ 6시간, 48시간 촬영하고, 종양인 경우 24시간, 48시간, 72시간 촬영한다. 수집은 계수밀도가 2,000 count/cm^3 이상으로 대개 300,000 ~ 400,000 계수이면 충분하다.

^{67}Ga은 투여 3시간이 경과하면 혈관계에 25%만 잔존하며, 24시간 내에는 15 ~ 20%가 콩팥을 통해 배설되고 24시간 후에는 큰창자를 통해 배설되므로 복부병소 관찰을 위해서는 관장시키는 것이 좋다. 주사 후 48시간에 75% 체내 존재하고 주로 간, 골 및 골수, 연조직 등에 섭취되어 있다.

^{67}Ga은 정상의 경우에도 골수(bone marrow), 간(liver), 소화관(gut), 코곁굴(PNS)등에 항상 집적이 되고 장과 소변으로 배설되므로 정상인에서도 ^{67}Ga의 방사능이 장관에 나타난다.

또한 지라(spleen), 침샘(salivary gland), 눈물샘(lacrimal gland), 땀(sweat), 유방(breast)은 변동 가능한 방사능섭취를 보인다. 방사능섭취의 증가는 특히 수유 중인 유방(breast)의 경우 염증이 없어도 강한 섭취를 보이며 큰창자는 연동운동으로 인해 위치변화를 보인다. 간은 정상적으로 갈륨섭취가 많고 간 농양은 정상 간과 유사한 갈륨섭취를 보이므로 간에 병소가 의심되면 간 교질 스캔을 획득하여 비교하는 것이 좋다. SPECT는 깊게 위치한 심부종양의 진단에 매우 유용하다. 관장금지 환자의 장내 집적이동의 시간에 따른 장내 잔존분률 이동은 표 15-2와 같다.

표 15-2 시간에 따른 장내 잔존분률

시간 (Hours)	잔존분률	시간 (Hours)	잔존분률	시간 (Hours)	잔존분률	시간 (Hours)	잔존분률	시간 (Hours)	잔존분률
0	1.00	30	0.77	60	0.59	90	0.45	144	0.28
6	0.95	36	0.73	66	0.56	96	0.43	156	0.25
12	0.90	42	0.69	72	0.53	108	0.38	168	0.23
18	0.85	48	0.65	78	0.50	120	0.35		
24	0.81	54	0.62	84	0.48	132	0.31		

또한, 구연산갈륨(gallium citrate; ^{67}Ga)은 임산부나 소아에 있어 신중히 고려해야 한다. 이는 임산부 또는 임신하고 있을 가능성이 있는 여성 및 수유부에는 원칙적으로 투여하지 않는 것이 바람직하나 진단상 유익성이 피폭에 의한 불이익을 상회한다고 판단되는 경우에만 투여한다.

구연산갈륨(^{67}Ga)은 수유중인 유방에 집적되기 때문에 수유할 경우에는 투여 후 최소 2주 동안 수유를 금하는 것이 바람직하며, 만일 가임여성의 경우 검사를 해야 할 필요가 있을시 생리 시작일로부터 실시하여 10일 이내에 검사해야 한다.

2. 백혈구 신티그라피(WBC Scintigraphy)

백혈구가 염증이 있는 곳에 모이는 것을 이용하여 감마선을 방출하는 방사성동위원소를 표지하여 이용하는 방법으로 WBC를 ^{111}In-옥신(8-hydroxyquinoline; oxine), ^{111}In-트로폴론(tropolone), ^{99m}Tc-HMPAO(d, 1-hexamethylpropyleneamine oxime)와 표지하여 사용한다.

^{111}In-WBC는 ^{67}Ga-citrate(Gallium-67)보다 연부조직에서의 염증성 질환과 소화기계통과 콩팥질환을 잘 나타낼 수 있으며, 급성감염성 질환에서 복부장기의 감염성 질환에 높은 감수성을 나타낸다. 특히 복부병소 영상에서 ^{67}Ga는 집적기전에 의한 집적과 병소의 구별이 어렵기 때문에 ^{111}In이 많이 사용되는 이유이다.

^{99m}Tc-HMPAO WBC 스캔의 감염병소에는 과립구(granuocyte)를 포함한 백혈구(WBC)들이 모이는 성질을 이용해서 감염병소를 찾는데 이용된다. 따라서 불명열(fever of unknow origin)인 병소를 찾거나 복강내농양, 염증성 장질환(inflammtory bowel disease) 및 근골격계 염증을 진단할 수 있다.

1) 임상적 적응증(Indications)

농양진단과 감염병소의 감별(원인을 알 수 없는 발열과 골수염평가), 장의 염증성 평가.

2) 전처치(Patient Preparation)

특별한 전처치는 없으나 검사를 위해 원심 분리기(centrifuge), 주사기홀더(syringe holder), 나비 바늘(scalp needle), 멸균시험관(sterilizer conical tube), HBS(Hydroxyethyl), 주사기: 2, 10, 20, 30, 50 mL, 환자의 전혈 40 mL, 생리식염수 5 mL을 준비 한다.

3) 방사성의약품(Radiopharmaceutical)

채혈이나 주사 시 환자 확인을 철저히 하여 혼동하는 일이 일어나서는 절대 안된다. 표지과정은 무균조작과 깨끗한 층류 후드(laminar flow) 아래에서 작업해야하며 일회용품을 사용하고 혼합이나 부유시 세포손상이 오지 않게 주의한다.

표 15-3 백혈구 신티그라피에 사용되는 방사성의약품

방사성의약품	사용량	투여방법	집적기전	집적부위	반감기($T_{1/2}$) Energy(keV) Type
^{111}In-oxine ^{111}In-tropolone	18.5 MBq ~ 37 MBq (0.5 ~ 1 mCi)	정맥주사	세포격리	염증병소	2.8 day 173, 247 IT, γ, generator
^{99m}Tc-HMPAO	740 MBq(20 mCi)				

- ^{99m}Tc-HMPAO(20 mCi), ^{111}In-oxine(1 mCi)를 이용한 표지 백혈구

인듐과 표지방법은 같으나 ^{99m}Tc이 ^{111}In의 감마선보다 신체조직에서 콜리메이터를 통해 집적되는 특성이 우수하다. 인듐(^{111}In)은 2.8일의 반감기와 173 keV, 247 keV의 광 피크를 가지며 높은 에너지는 환자의 피폭과 영상의 질 저하를 초래하는 반면 백혈구와 비가역적 결합으로 특이도가 높은 영상을 획득할 수 있다. ^{111}In은 구하기가 어렵고 스캔의 경우 인듐표지 적혈구는 24시간 영상을 판단기준으로 삼는데 비하여, 테크네슘 표지 적혈구는 4시간 영상을 기준으로 판독이 주 대상이 된다. 테크네슘 표지백혈구는 ^{67}Ga보다 장에 훨씬 적게 섭취되나, 인듐표지 백혈구보다는 많다. 자가백혈구의 표지방법은 다음과 같다.

(1) ^{99m}Tc-HMPAO 및 ^{111}In-oxine 백혈구 표지방법

a. 50 mL 주사기에 ACD 용액 4 mL를 넣고 10 게이지 나비바늘을 연결하여 환자 정맥혈 36 mL을 채혈한다.
b. 6% 침강제 (hydroxyethyl starch; HBS) 7 mL를 넣고 기포가 생기지 않게 잘 혼합하여 60분간 세워두며, 이때 채혈한 50 mL의 주사기를 똑바로 세워 적혈구가 침강할 때까지 기다린다.
c. 침강 후 채혈한 50 mL의 주사기에 18 게이지 나비바늘을 새로 교환하여 연결하고 백혈구 풍부혈장을 취하기 위해 완전 멸균된 원심관인 코니칼 튜브(conical tube) 50 mL에 침강된 적혈구가 섞이지 않게 상층액(혈장, 백혈구, 혈소판 등)인 혈장을 옮긴 후 백혈구를 가라앉히기 위해서 450 G(gravity)로 5분간 원심분리 한다.
d. 원심분리 후 상층혈장액(platelet pool plasma: PPP)인 백혈구희소혈장을 10 mL 주사기에 멸균적으로 보관한다.
e. 가라앉은 백혈구(WBC)에 5 mL의 멸균된 생리식염수를 넣어 부유시킨 다음 ^{111}In-옥신 24 MBq(650 μCi) 또는 ^{99m}Tc-HMPAO 15 ~ 20 mCi/mL 넣고 실온에서 30분간 반응(incubation)시키며 반응시간 동안 약 3 ~ 4회 정도로 10분마다 혼합해 준다. 이때 ^{99m}Tc-HMPAO표지는 사용하기 10분 전에 제조하며 ^{99m}Tc 60 mCi/생리식염수 3 mL를 HMPAO 시약병에 넣어 5분간 섞어주어 표지하기도 한다.
f. 30분이 경과한 후 보관했던 혈장(PPP) 5 mL을 표지백혈구 생리식염수 용액에 넣어 가볍게 혼합하여 다시 부유시킨다.
g. 다시 부유하고 450 G(gravity)로 5분간 원심분리 하여 상층액을 분리하여 양쪽의 방사능을 측정한다.
h. 방사능 측정이 끝나면 세포에 10 mL 주사기로 취하여 보관했던 남아있는 5 mL의 상층액인 백혈구 희소혈장 5 mL를 넣고 재 부유시킨 후 주사 직전 검량계(dose calibrator)로 측정하여 표지효율을 점검하고 주사한다. ^{111}In-옥신 총 주사량이 18.5 MBq(500 μCi)이상을 넘지 않는 것이 좋다.

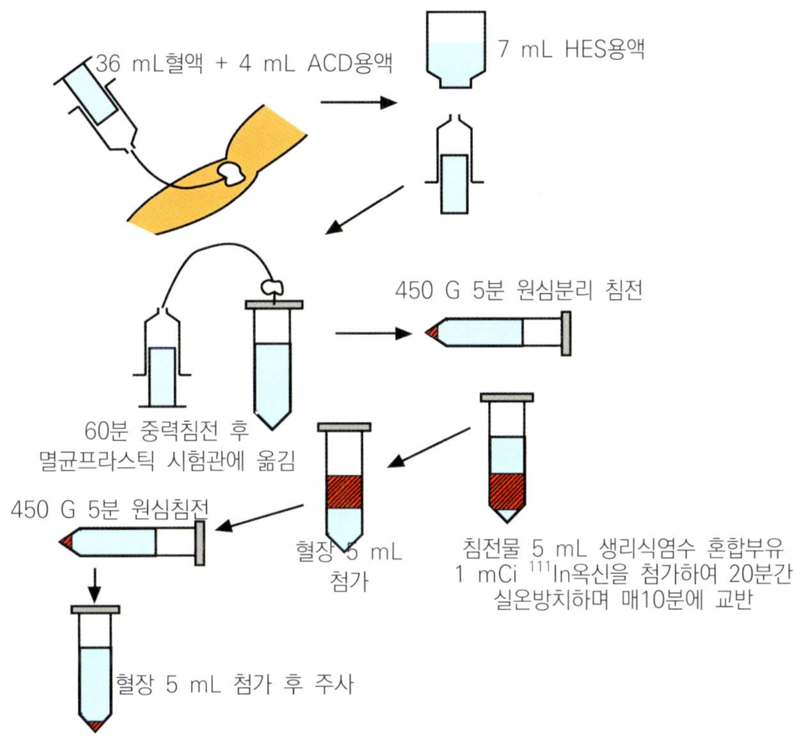

그림 15-5 옥신을 이용한 자가백혈구 ^{111}In표지방법

4) 검사방법(Procedure)

(1) ^{111}In-WBC(Indium-111 leukocytes) Scan

채혈 시와 주사 시 반드시 환자를 재확인하여 실수가 발생하지 않도록 주의하고 표지과정이 무균적으로 이루어져야하며 깨끗한 층류후드(laminar flow) 아래서 작업 해야한다. 또한 사용하는 재료는 금속이 아닌 일회용으로 사용하고 혼합이나 부유 시 세포에 손상이 가지 않도록 한다.

^{111}In-WBC는 혈액으로부터 반감기는 5시간이며 blood pool의 방사능은 18 ~ 24시간까지 방출한다. ^{111}In백혈구 주사 시 환자와 일치하는지 확인 후 주사하고 주사는 백혈구를 만들고 즉시 주사하는 것이 가장 좋으나 불가피할 경우 실온에서 수 시간 가량은 안정하다. 그러나 주변 온도가 높을 경우 세포손상이 증가되고 손상된 ^{111}In백혈구를 주사했을 경우와 3 ~ 4시간 이후 주사했을 경우에는 허파의 섭취가 많아진다.

영상획득은 18.5 ~ 37 MBq(0.5 ~ 1 mCi)정맥주사 30분후, 173 keV, 247 keV 광전피크(photopeak) 에너지설정으로 중에너지 대시야 조준기를 이용하여, 4시간, 18 ~ 24시간 Anterior, Posterior 영상을 테이블 이동속도 5 ~ 13 cm/분으로 전신스캔 영상을 획득한다. 30분에 나타나는 농양병소도 있으나 주로 4시간 후 촬영된 영상에서 농양병소가 보인다.

2 ~ 4시간 영상은 24시간에 비해 예민도가 낮기 때문에 염증성 질환에서와 같이 지연영상과 비교할 필요가 있을 때를 제외하고 18 ~ 24시간 후 영상을 촬영하는 것이 중요하다. 진단예민도가 높고, 병소가 작을 때는 특히 더 중요하며 24시간 이후의 영상은 별로 도움이 되지 않는다.

정적영상은 의약품 주입 후 3시간과 24시간 복부, 골반영상을 획득한 후, 필요에 따라 SPECT는 single head 경우 64 × 64 matrix, 360˚, 15 ~ 20 sec/frame 120 view로 영상을 획득한다.

^{111}In-표지 백혈구는 정상인 경우에도 간과 지라, 뼈속질(골수)에 방사능집적이 나타나며 주사 후 4시간까지 허파의 방사능 분포가 관찰된다. 18시간 후 혈액 풀과 허파의 방사능은 감소하며 18 ~ 24시간째는 간(10 ~ 20%), 지라(20 ~ 40%), 뼈속질(골수, 30 ~ 60%)만 관찰된다.

그 외 방사능 집적은 이상소견으로 볼 수 있으며 농양은 강하게 집적되고 국소성으로 지라보다 더 많은 집적을 보인다. 인듐표지 백혈구는 갈륨과 달리 콩팥 및 요로, 큰창자, 작은창자에 섭취되지 않는 점이 크게 다르며 큰창자 내의 ^{111}In-WBC의 집적은 장의 염증성 질환, 혈관염(vasculitis), 농양 등의 경우에 나타난다. 인듐표지 적혈구는 육아조직인 비감염성 병소에는 섭취되지 않으며 농양은 30분 영상에서부터 발견될 수 있으나 대개 4시간 영상에서 발견된다.

(2) ^{99m}Tc-HMPAO WBC Scan

^{99m}Tc 자가백혈구 표지방법은 ^{111}In 옥신표지법과 같으며, 5 mL의 생리식염수에 부유한 백혈구를 1 mL에 370 MBq 이 되도록 표지한 ^{99m}Tc-HMPAO를 넣는다. 이때 표지율은 50 ~ 80%이고 백혈구 수가 적으면 표지효율이 떨어진다.

^{99m}Tc-HMPAO 표지 백혈구의 정상분포는 ^{111}In 표지와 유사하나 비뇨생식기, 위장관의 섭취가 있다. 콩팥 및 방광은 주사 후 1시간에도 보이고, 1시간 후 쓸개는 4%에서 관찰되며, 시간이 지나면 10%에서 보인다. 장관의 방사능은 2시간 내에는 거의 보이지 않으나 24시간이 되면 거의 모든 환자에서 관찰되고 비특이적 장섭취는 염증성 장질환의 진단에 문제가 된다. 보통 2시간 이내에는 비 특이적 장섭취가 일어나지 않기 때문에 2시간이내에 영상을 획득하여 이를 구별한다.

^{99m}Tc-HMPAO 이용 시에는 740 MBq(20 mCi)을 정맥주사하고 염증성 장염 경우 1 ~ 4시간에 영상을 획득하며 일반적으로 4시간 영상을 진단에 이용한다. ^{99m}Tc-HMPAO는 소변으로 배출되기 때문에 방광과 골반 내에서 방사능이 관찰된다. ^{99m}Tc-HMPAO 표지 백혈구 스캔의 염증병소 진단의 민감도는 92 ~ 100%로 우수하고 주사 후 30분 ~ 1시간에 최대 민감도를 나타낸다.

(3) ^{99m}Tc-stannous Colloid WBC

어린이의 장질환 영상획득에 적합하며 ^{99m}Tc-HMPAO보다 적은 혈액량으로 준비가 쉽고 표지율이 좋으며 안정적이다.

5) 임상영상(Clinical Images)

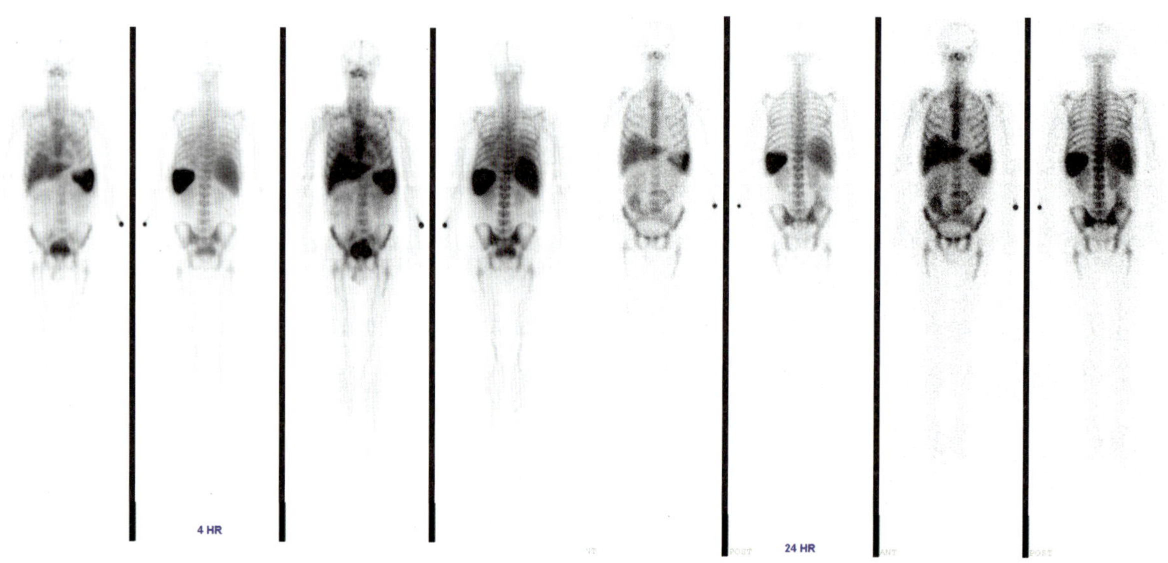

4 hours 24 hours

a. ^{99m}Tc-HMPAO inflammation scan(whole body)

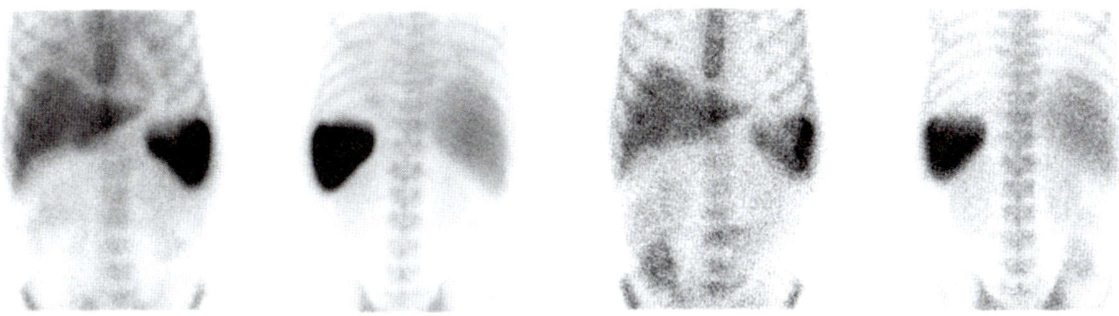

b. ^{99m}Tc-HMPAO inflammation scan(static view)

[Conclusion]
No definite abnormal uptake.

[Reading]
Tc-99m HMPAO labeled WBC scan;
Clinical info: postop. fever, h/o AAA, s/p aneurysm resection & graft interposition('10.3.19)
After injection of Tc-99m HMPAO labeled WBC, whole body images and spot images of abdomen were obtained at 4 hr and 24 hr.
There noted physiologic uptakes in the bone marrow, liver, spleen, kidney, bowel and bladder.
Otherwise, there is no definite abnormal uptake.

그림 15-6 ^{99m}Tc-HMPAO Inflammation Scan

6) 영상응용(Image Applications)

염증성 창자병(inflammatory bowel disease; IBD), 허혈성 장염(ischemic bowel disease), 급성 막창자꼬리염(급성충수염, acute appendicitis), 급성곁주머니(게실)질환(acute diverticular disease)과 빠른 진단이 필요한 급성 복통 혹은 염증이 의심되는 경우에는 ^{99m}Tc-HMPAO 표지를 이용한다.

만성염증이나 불명열의 진단용 24시간 영상을 얻을 목적이거나 비뇨기의 감염이 의심되면 ^{111}In(indium-111) 표지를 사용한다. 위장관의 염증병소에는 양자 모두 사용할 수 있으나 정량분석이 필요한 경우에는 ^{111}In 표지를 사용한다.

18 ~ 24시간 영상이 표지백혈구 영상 중 가장 예민도가 좋으며 중요한 영상이다. 표지된 백혈구를 정맥주사하면 초기에는 대부분 허파의 모세혈관계, 간, 지라 그리고 Blood Pool이 관찰되고 시간이 지나면 허파와 혈관계의 Blood Pool의 방사능은 감소되는 반면, 간과 지라, 골수 등 세망내피계가 증가된다. 만성염증이나 육아조직에서는 백혈구집적이 적으며 거짓음성이 나타날 수 있지만 일반적으로 4시간 영상에서 염증병소가 나타나고 18시간 후는 허파와 Blood Pool의 방사능이 나타나지 않은 대신 골수에서 방사능 증가를 나타낸다. 이처럼 시간이 지날수록 예민도가 높아지기 때문에 ^{111}In(indium-111)은 18 ~ 24시간의 영상을 획득한다.

그러나 ^{99m}Tc-WBC(technetium-99m leukocytes)의 표지기전과 방법 및 체내 역동은 ^{111}In(indium-111)과 거의 같으나 ^{99m}Tc-HMPAO 등 ^{99m}Tc(technetium-99m)경우 740 MBq(20 mCi)을 정맥주사하고 반감기가 짧기 때문에 4시간 영상을 획득한다. 백혈구 스캔은 복부병소가 있는 불명열, 감염성질환에 ^{67}Ga보다 우수한 진단을 보인다. 이와 같이 ^{99m}Tc-WBC는 영상의 분해능이 우수하고 선량측정에 유리하며 영상기록시간을 단축시킬 수 있다. ^{111}In-WBC는 지연영상 기록에 유리하고 표지가 안정적이기 때문에 표지율이 높다는 장점이 있다.

(1) 표지백혈구스캔의 비교

^{111}In(indium-111)백혈구스캔과 ^{99m}Tc 백혈구스캔의 차이점은 두 핵종간의 물리학적인 성질이 ^{99m}Tc는 175 MBq, ^{111}In은 17.5 MBq로 감마선속(flux)이 ^{99m}Tc이 많으며 ^{111}In은 사이클로트론(cyclotron)에서 생성됨으로 구하기가 어렵고 가격이 비싸며 사용하기 위해서는 미리 사용계획을 잡아야하는 단점이 있는 반면 ^{99m}Tc 백혈구스캔

은 언제든지 사용할 수 있는 장점이 있다. ^{111}In백혈구스캔은 24시간, ^{99m}Tc백혈구스캔은 4시간 판독이 주 대상이며 ^{99m}Tc 백혈구는 ^{67}Ga보다 장에 훨씬 적게 섭취되고 ^{111}In백혈구 보다는 정상적인 장섭취가 많고 콩팥섭취가 있기 때문에 장관의 농양과 염증성 대장염과의 감별이나 이식콩팥의 감염에는 ^{111}In백혈구 스캔이 좋다.

(2) 사용약품별 특징

^{67}Ga스캔과 다른 점이자 장점은 ^{111}In백혈구는 정상적으로 요로계와 작은창자, 큰창자에 섭취되지 않으며, ^{111}In (indium -111)은 육아조직인 비감염성 병소에는 섭취되지 않는다. 또한 백혈구가 표지과정에서 손상을 받으면 허파와 간의 섭취가 많아지고 표지된 백혈구가 응집하여 허파에 열소로 나타나는 경우가 있다.

^{99m}Tc-HMPAO는 ^{111}In옥신백혈구와 체내의 역동학은 유사하며, 지라섭취가 증가되고 간과 지라는 ^{111}In보다 약한 섭취를 보인다. ^{111}In 스캔과 다른 점으로 비특이적 비뇨기계와 쓸개의 섭취가 있으며, ^{111}In에 비해서 영상이 우수하고 계수율이 높아 1시간 영상의 질이 좋다.

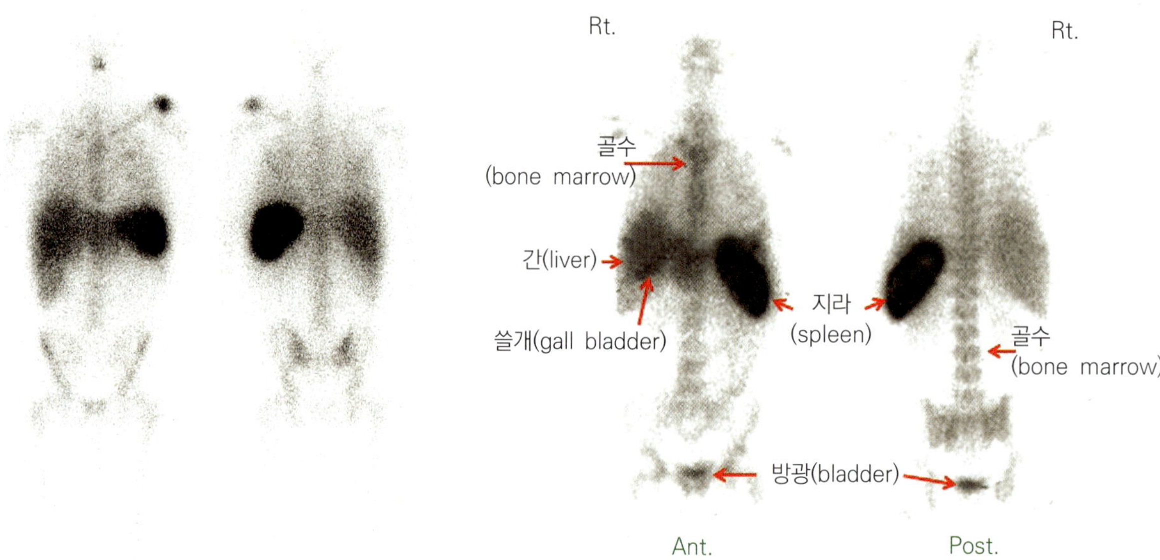

그림 15-7 정상 백혈구 신티그라피 및 해부학적 명칭

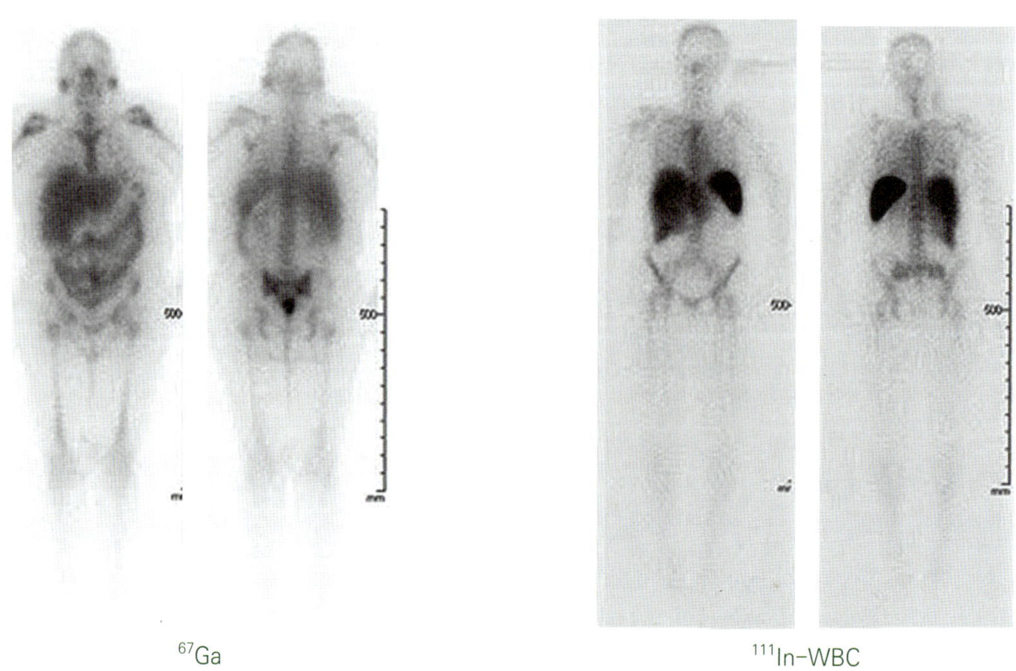

그림 15-8 ^{67}Ga 24~48 시간과 ^{111}In-WBC 12~24 시간 영상

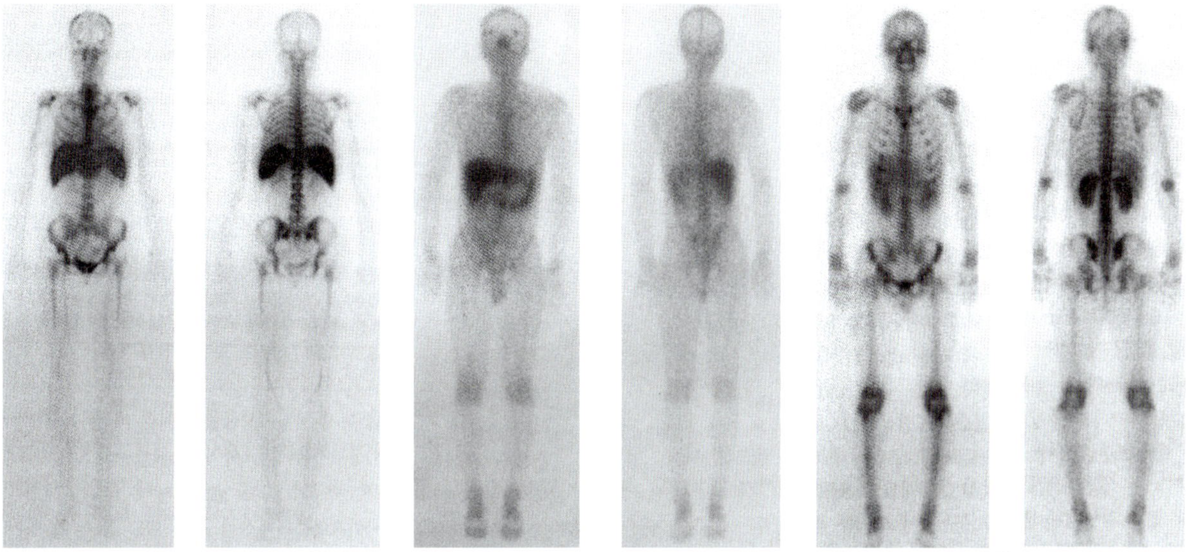

*간, 지라, 골수 등 세망내피계와 일부 혈액풀이 관찰.

^{99m}Tc-HMPAO 4시간영상

*눈물샘, 침샘, 간, 골수 등과 위장관의 비특이적 섭취.

^{67}Ga 24시간 전후면 스캔

*UIBC가 증가하여 ^{67}Ga-트란스페린 감소 뼈 및 콩팥 섭취증가, 간 섭취감소.

무형성빈혈 환자의 ^{67}Ga스캔

• 불포화철결합능(unsaturated iron-binding capacity; UIBC)

그림 15-9 ^{99m}Tc-HMPAO와 ^{67}Ga 스캔 영상

3. 항과립구항체면역 신티그라피 (^{99m}Tc-antigranulocyte antibody immuno scintigraphy)

과립구에 있는 비특이교차반응항원(nonspecific cross reacting antigen; CEA)에 대한 단일항체이며 이 단일항체는 항원결정인자(epitope)를 가지고 있어 과립구당단백(polycoprotein)에도 선택적으로 결합하기 때문에 과립구 분포영상을 얻을 수 있다.

1) 임상적 적응증(Indications)

- 골수염, 농양진단과 감염병소의 감별
- 뼈 속질침윤 질환의 감별(악성 골전이 또는 혈액질환)

2) 전처치(Patient Preparation)

검사를 위한 특별한 전처치는 없다.

3) 방사성의약품(Radiopharmaceutical)

표 15-4 항과립구 항체스캔에 사용되는 방사성의약품

방사성의약품	사용량	투여방법
^{99m}Tc-BW 250/183 ^{99m}Tc-AK 47	740 MBq(20 mCi)	정맥주사

4) 검사방법(Procedure)

^{99m}Tc 740 MBq(20 mCi)으로 BW 250/183 항백혈구 항체(Scintimum Granulozyt, CIS France) 0.5 mg을 표지하여 정맥주사하고, 30분~1시간 후 혈액풀스캔(blood pool scan)을 시행한다. 이후 4~6시간과 24시간 전신 평면상을 획득한다. 이때 이상소견이 의심되면 SPECT를 시행하기도 한다.

5) 임상영상(Clinical Images)

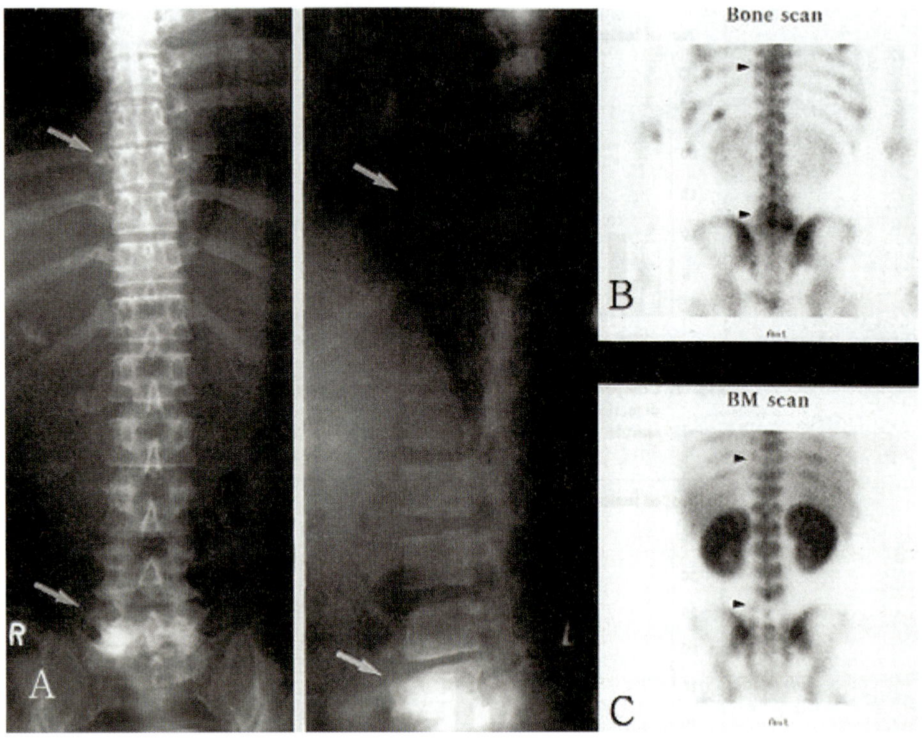

A) Simple radiolography B) Bone scan C) Bone marrow scan

그림 15-10 단순 X선 검사와 뼈스캔 및 항과립구 항체 골수스캔의 비교

6) 영상응용(Image Applications)

^{99m}Tc-항과립구 항체가 표지백혈구에 비해 장점으로 백혈구 분리과정이 필요치 않아 간편하다.

항체와 반응하는 항원결정인자(epitope)는 과립구, 풋골수세포(전골수구, promyelocyte), 골수세포(골수구, myelocyte)가 존재한다.

매우강한 항원친화성에도 과립구 여러 기능에 영향을 미치지 않으며, 항과립구항체는 4시간에 골수(55%), 간(10%), 지라(6%)에 집적되므로 작은 병소에도 좋은 영상을 얻을 수 있다.

4. ^{99m}Tc-HIG 신티그라피(Human Immunoglobulin scintigraphy)

1) 임상적 적응증(Indications)

- 염증병소의 진단
- 염증성 관절염 환자에게 염증관절부위의 진단

2) 전처치(Patient Preparation):

검사를 위한 특별한 전처치는 없다.

3) 방사성의약품(Radiopharmaceutical)

^{99m}Tc-HIG 14 ~ 15 mCi 정맥주사.

4) 검사방법(Procedure)

^{99m}Tc-HIG를 정맥주사하고 4시간 후 전신 전면상과 후면상을 얻고 관심부위를 촬영한 후, 필요할 경우 24시간 지연영상을 얻는다.

5. 기타(Normal sites of Uptake)

1) Ga-67 Scan

① 간(liver) ② 뼈(bone) ③ 골수(bone marrow) ④ 눈물샘(lacrimal glands) ⑤ 침샘 ⑥ 비인두 ⑦ 유방 ⑧ 지라(spleen)는 일반적으로 간(liver)보다 더 적은 집적이 있다. ⑨ 장과 비뇨기계(콩팥)가 보일 수 있다.

2) In-111 Oxine labeled Whited Blood Cells

① 간 ② 지라(spleen)-intense ③ 골수-faint
**콩팥 및 요로, 큰창자, 작은창자에 섭취되지 않는다.

3) Tc-99m HMPAO labeled Whited Blood Cells

① 간 ② 지라-intense ③ 골수-faint ④ 쓸개(gallbladder)-배설 경로 ⑤ 장관-24시간에 대부분 보임(2시간이내 장 섭취가 일어나지 않음)

III. 종양을 위한 영상검사(Imaging Procedure for Tumors)

종양을 진단하기 위한 검사로는 ^{67}Ga scan, ^{99m}Tc-MIBI Breast scan, ^{201}Tl scintigraphy, ^{111}In-oncoscinti scan, Monoclonal antibody scan, Melanoma/Breast cancer, 유방암 림프스캔 등이 있다.

1. ^{67}Ga 신티그라피(Ga-67 Scintigraphy)

방사성핵종을 이용한 의학적 연구는 1949년 ^{67}Ga의 생체 내 장기분포 실험이 실시된 이후 동물암의 존재 유무와 림프신티그램이 시도되었다. 그후 1969년 Edward와 Hayes에 의해 ^{67}Ga-citrate가 Hodgkin씨 병의 종양조직 부위에 축적됨이 보고된 이래 ^{67}Ga-citrete가 진단이 어려운 각종 잠재암, 전이암 및 암치료 후의 경과, 관찰 등의 임상진단에 널리 이용되고 있다. 종양을 위한 검사 역시 염증을 위한 영상검사(imaging procedures)인 ^{67}Ga 신티그라피(gallium-67 scintigraphy)와 기타 검사방법이 동일하다. 단지 종양을 위한검사에는 48, 72시간 영상을 획득한다.

2. ^{201}Tl 신티그라피(Tl-201 Scintigraphy)

심근관류의 평가에 이용되어온 탈륨(thallium-201; ^{201}Tl)은 장기 내 섭취가 혈류분포에 비례하며, 종양 내 탈륨 섭취에도 혈류가 영향을 미친다. 탈륨이 세포에 섭취는 3가지 기전에 의해 일어난다.

첫째, 포타슘(potassium; K) 이온과 유사하게 체내에서 이동하여, 나트륨칼륨 아데노신 삼인산효소(sodium-potassium adenosine triphosphatase; Na, K-ATPase)에 의해 세포내에 축적된다.

둘째, K^+, Na^+과 Cl^-를 운반하는 동향수송(공동수송, cotransport) System이 있다.

셋째, 칼슘의존 이온채널 시스템(calcium-dependent ion channel system)이다. 탈륨은 생존능이 있는 종양에 섭취되며, 괴사조직에는 거의 섭취되지 않는다. 탈륨은 정상적으로 눈물샘, 침샘, 갑상샘, 심근, 간, 지라, 콩팥, 내장(splanchnic area) 근육에 섭취된다. 이들 조직에서 가까운 종양, 특히 심근 근처나 배의 종양은 영상이 어려울 수 있으며, 종양조직에서 탈륨의 섭취는 조직학적 분화도의 정도에 비례한다.

^{201}Tl은 심근관류에도 사용되는 방사성동위원소로, 악성종양에도 섭취되는 성질(hot area; 양성)이 있다. ^{201}Tl의 수화이온은 칼륨(K)과 루비듐(rubidium; Rb)반경의 중간크기로 생물학적으로 포타슘(potassium; K)과 비슷하게 세포막을 통과한다. 탈륨(thallium)의 체내분포는 국소적인 혈류와 아데노신 삼인산효소(adenosine triphosphatase; ATPase)펌프 활동성에 달려있어 정상 심장, 콩팥, 갑상샘, 잘록창자(결장), 고환에 정상적으로 섭취된다. 염증조직이나 괴사조직에는 아데노신 삼인산효소가 존재하지 않기 때문에 탈륨이 섭취되지 않고 암 조직에만 섭취된다.

1) 임상적 적응증(Indications)

기관지암, 간세포암, 갑상샘암, 호지킨림프종, 골육종, 뇌암 등의 분화정도, 치료효과의 판정 및 뇌종양에서의 방사선괴사와 재발의 감별에 이용한다.

2) 전처치(Patient Preparation)

없음.

3) 방사성의약품(Radiopharmaceutical)

^{201}Tl-chloride 111 ~ 185 MBq(3 ~ 5 mCi) 정맥주사

4) 검사방법(Procedure)

저에너지 평행다공형조준기를 이용 80 keV ± 10%의 광전피크에너지를 중심으로 설정하고 15분 후에 7 cm/분

속도로 전후면 전신상 및 국소 관심부위의 정적영상을 얻는다. 이후 바로누운자세에서 관심 부위의 정적영상은 주사 20 ~ 60분에 촬영하거나 혈액풀의 방사능 농도를 낮추기 위해서 3시간 후 촬영하기도 한다. 필요에 따라 3시간 지연영상을 얻고, SPECT는 64 × 64 matrix로 투영상당 40초로 90개의 투영상을 얻는다.

5) 임상영상(Clinical Images)

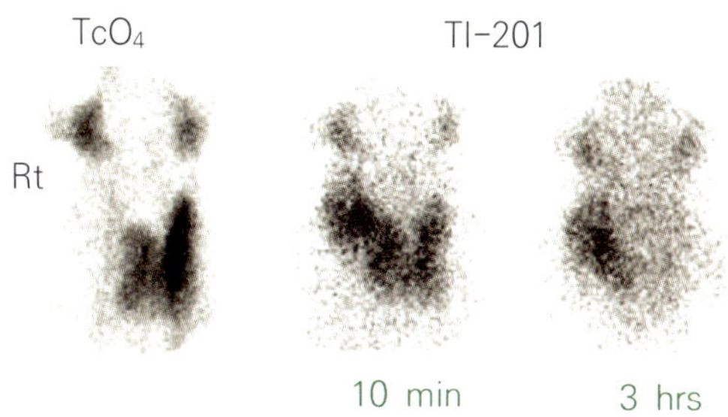

▷ TcO_4^- 갑상샘 스캔에서 우엽(right lobe)의 냉결절(cold nodule)이 ^{201}Tl 갑상샘 스캔에서 3시간에 좌엽은 ^{201}Tl이 청소되나 우엽의 종괴에는 저류(retention)된다.

그림 15-11 $^{99m}TcO_4^-$과 ^{201}Tl 이용한 갑상샘 신티그라피 영상의 비교

6) 영상응용(Image Applications)

^{201}Tl의 에너지는 75 keV(25%), 167 keV(20%), 135 keV(20%)이나 영상의 질을 좋게 하기위해 75 keV(20 ~ 25%)만 사용하고, SPECT 사용 시에는 75 keV(20%), 167 keV(15%) 두 개의 에너지 폭을 사용한다.

3. 소마토스타틴 수용체 신티그라피(Somatostatin Receptor Scintigraphy)

1) 임상적 적응증(Indications)

소마토스타틴수용체는 뇌하수체 전엽 성장호르몬 분비세포나 이자도 세포종양과 같은 신경내분비계기원 세포 또는 종양의 세포막에서 많이 발견된다. 신경내피계에서 기원된 세포에 발현된 소마토스타딘 수용체를 확인함으로서 뇌하수체 종양, 내분비 이자종양, 부신결절종, 갑상샘 수질암, 카르시노이드 등 신경 내분비의 종양진단 등으로 이들은 소마토스타틴 수용체에 양성으로 종양, 육아종등과 활성화된 백혈구가 관여하는 질환 등을 영상화한다. 소마토스타틴 수용체 영상은 여러 가지 질환의 진단, 병기 결정에 도움이 될 뿐만 아니라 치료에 반응할 것인지 예측하거나 치료 효과가 있는지 알 수 있어 치료방법 결정에 이용된다.

2) 전처치(Patient Preparation)

특별한 전처치는 없다. 그러나 소마토스타틴 유사체로 방사선 치료를 고려하는 경우 콩팥 배설을 촉진시켜 정상조직의 방사선 양을 줄이기 위하여 수분을 많이 섭취하도록 하고 장내의 방사능을 최소화하기 위해서 완화제를 투여하기도 한다.

3) 방사성의약품(Radiopharmaceutical)

표 15-5

방사성의약품	사용량	투여방법
^{111}In-Octreotide(Pentetreotide)	최소 220 MBq(6 mCi)	정맥주사

실용화된 유도체로 ^{111}In-pentetreotide가 있으며, ^{111}In-pentetreotide의 체내 반감기는 약 2.8일로 24시간 및 48시간 영상이 가능하다. 정맥주사 후 주로 콩팥을 통해 급속하게 제거되며 약 2%만이 간담도로 배설된다.

4) 검사방법(Procedure)

평면영상 또는 단층영상(SPECT) 촬영을 위해서는 최소 220 MBq의 ^{111}In-pentetreotide 정맥주사하고 4, 24시간에 필요에 의해 48시간의 추가영상을 획득한다. 중에너지 조준기를 장착한 카메라를 이용하여 ^{111}In의 광절정 에너지는 172, 245 keV ±10%의 범위로 윈도우 창을 설정하고 전후면 전신영상을 획득한다. 필요하면 1시간 또는 48시간 추가영상을 획득한다.

5) 임상영상(Clinical Images)

정상적으로 지라, 갑상샘, 간과 콩팥에 정상 집적이 있다. 4시간 영상에서는 장(bowel)으로 배설되는 방사능이 거의 없는 장점이 있으며, 그림 15-13에서와 같이 24시간 영상에는 병소 대 배후 방사능의 비가 높은 장점이 있다. 다른 장기에 의해 겹치는 부위가 종양이 의심될 경우 반드시 단층촬영을 획득한다.

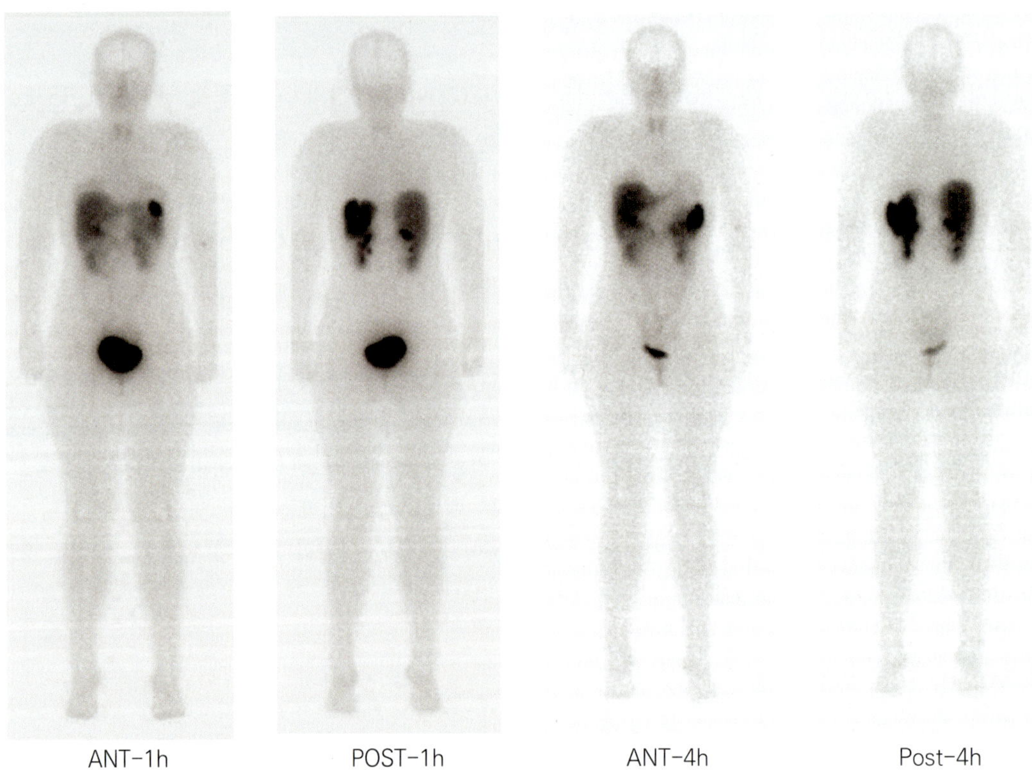

그림 15-12 소마토스타틴 수용체 전신영상(1, 4시간 Wholebody)

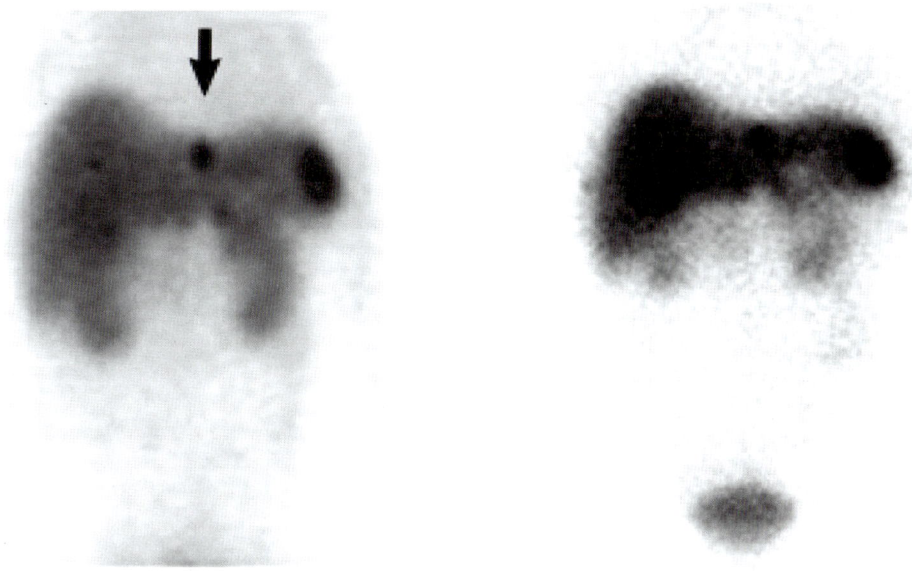

그림 15-13 소마토스타틴 수용체 평면영상(^{111}In-octreotide 4h, 24h 지연영상)

4. ^{99m}Tc-sestamibi(^{99m}Tc-MIBI) 혹은 Tetrofosmin 신티그라피

심장검사 이외에 ^{99m}Tc-MIBI와 Tetrofosmin은 비종양성허파질환, 종양영상, 다약제내성(multidrug resistance; MDR)측정, 고용량 화학치료 추적검사에 사용된다.

1) ^{99m}Tc-MIBI을 이용한 유방촬영(Scintimammography)

(1) 임상적 적응증(Indications)

Breast Mass의 평가

(2) 전처치(Patient Preparation)

검사를 위한 특별한 전처치는 없다.

(3) 방사성의약품(Radiopharmaceutical)

표 15-6 ^{99m}Tc-MIBI을 이용한 유방촬영 방사성의약품

방사성의약품	사용량	투여방법	집적기전	집적부위
^{99m}Tc-MIBI	740 ~ 925 MBq(20 ~ 25 mCi)	하지정맥 주사	단순확산	종양, 염증세포

(4) 검사방법(Procedure)

정적 영상획득은 바로누운자세(전면상)와 엎드린자세(측면상)을 획득한다. 일반적으로 256 × 256 매트릭스, 확대 1.45, 저에너지 평행다공형 고분해능 조준기를 사용하여 주사 5 ~ 10분 후 촬영한다. 전면상은 바로누운자세에서 팔을 머리위로 올려 림프절의 관찰을 용이하게 하여 앞면과 후면 10분 영상을 80만 ~ 100만 계수 획득한다. 이때 환자의 머리는 병변이 의심되는 유방 반대편으로 돌리고 겨드랑이가 포함되게 하여 양팔을 머리위쪽으로 올린다. 양측면 영상은 납 격막이 있는 보조 장치(immobilizer)를 사용하여 엎드린 자세에서 유방(breast)을 고정한 후 검출기

를 90°회전시켜 획득한다. 필요시 투영상당 30초로 64개의 투영상의 SPECT영상을 얻는다. 촬영 시 주의할 점은 환자는 엎드린 자세에서 촬영하게 되므로 양쪽유방이 아래로 향하기 위해 스티로폼이나 경질 스폰지를 이용하여 만든 블럭(block)을 이용한다. 이때 좌우측면 영상촬영 시 좌우측 유방에 의한 방사선 간섭을 피하기 위해 4 mm두께의 납판을 중간에 두고 촬영하며 SPECT 촬영시는 납판을 제거해야 한다.

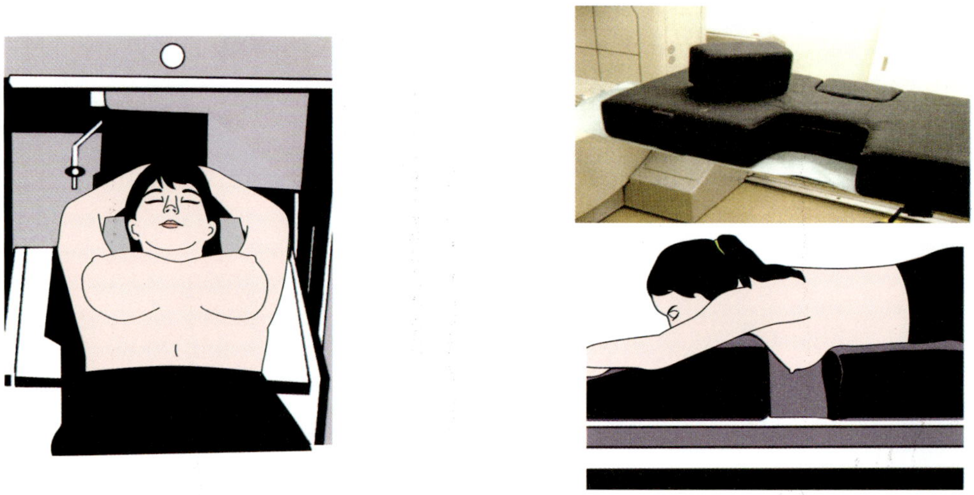

a. 유방촬영(Scintimammography)의 Position.

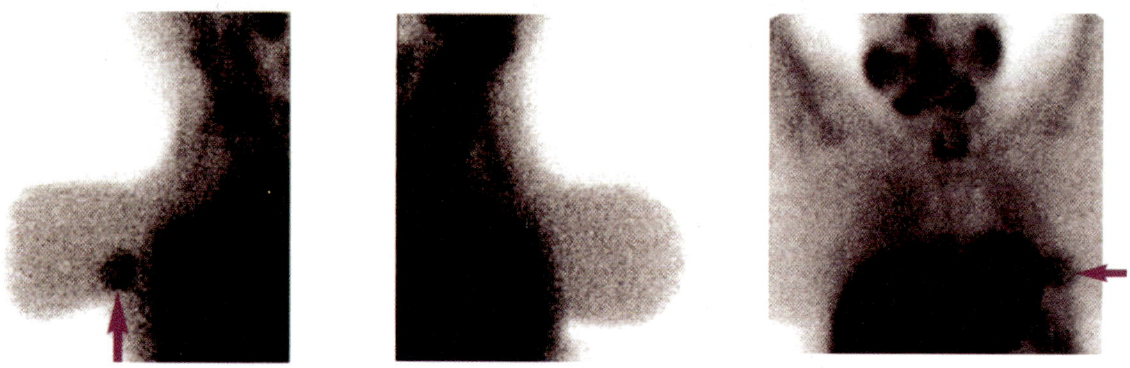

Left lateral　　Right lateral　　Anterior

왼쪽 측면과 전면영상에서 왼쪽 유방 병변에 집적이 증가됨.

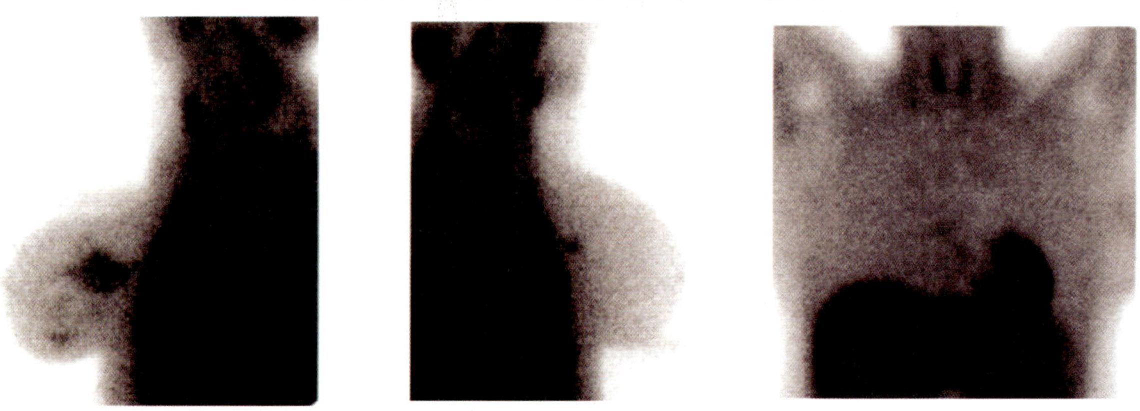

Left lateral　　Right lateral　　Anterior

측면영상에서 양쪽 유방의 병변에 집적이 증가되어 있음.

b. 핵의학적 유방영상의 예시

그림 15-14 유방영상을 위한 촬영자세와 임상영상

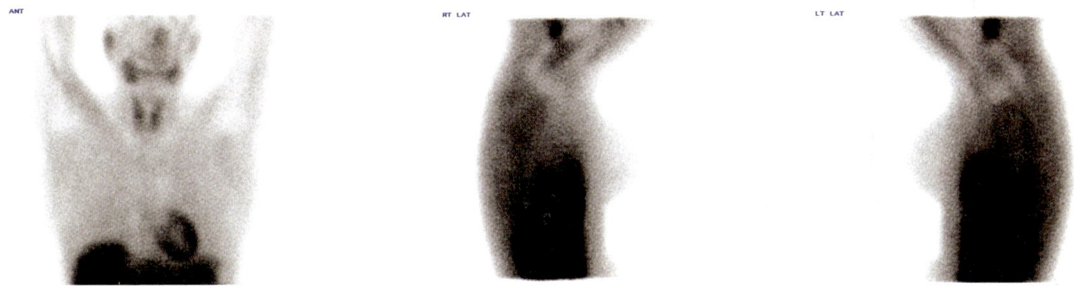

Ant. Rt. lat Lt. lat

[Conclusion]
No evidence of metastasis/recurrence.

[Reading]
No significant MIBI uptake.

그림 15-15 ^{99m}Tc-sestaMIBI을 이용한 유방영상(Normal)

(5) 임상영상(Clinical Images)

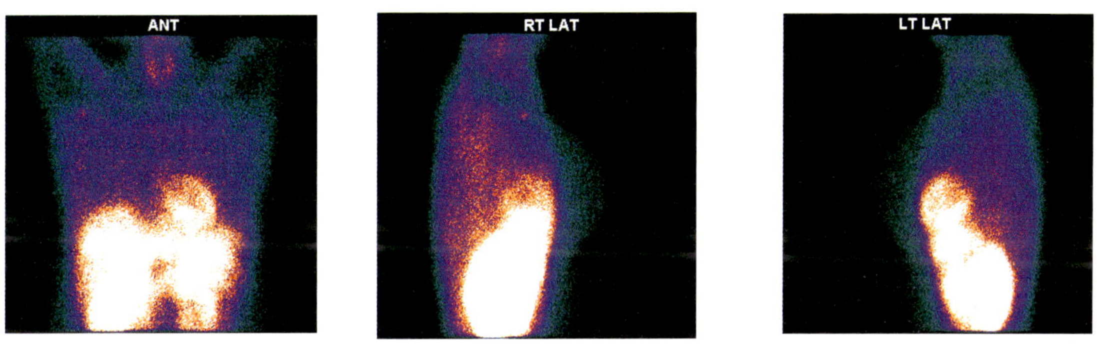

Supine position Prone position

a. ^{99m}Tc-MIBI Breast Scintigraphy(static view)

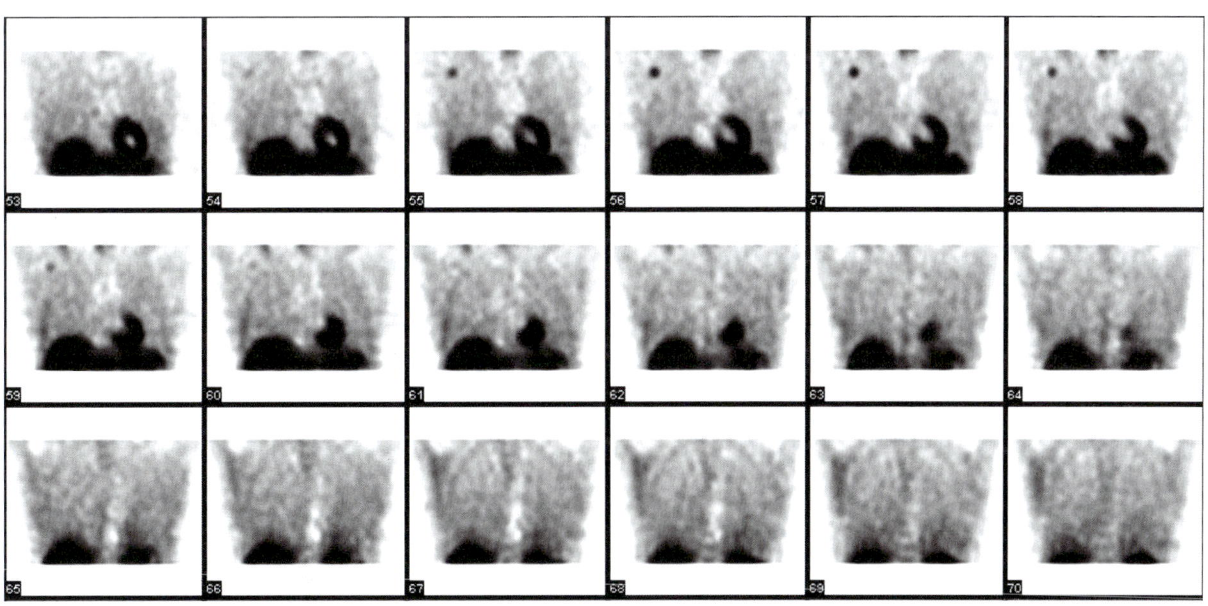

b. ^{99m}Tc-MIBI Breast Tumor Scintigraphy(SPECT)

그림 15-16 ^{99m}Tc-MIBI Breast Scintigraphy & SPECT

(6) 영상응용(Image Applications)

다약제내성(MDR) 측정은 암세포에는 항암물질을 세포밖으로 배출하는 p-당단백 세포막이 있고, 이를 조절하는 유전자(MDR gene)가 있다. ^{99m}Tc-sestaMIBI는 이런 p-단백에 의해 세포밖으로 배출되기 때문에 암 조직에 세스타미비가 감소되어 있으면, 이 유전자가 있어 일부 항암제 치료가 반응하지 않는다.

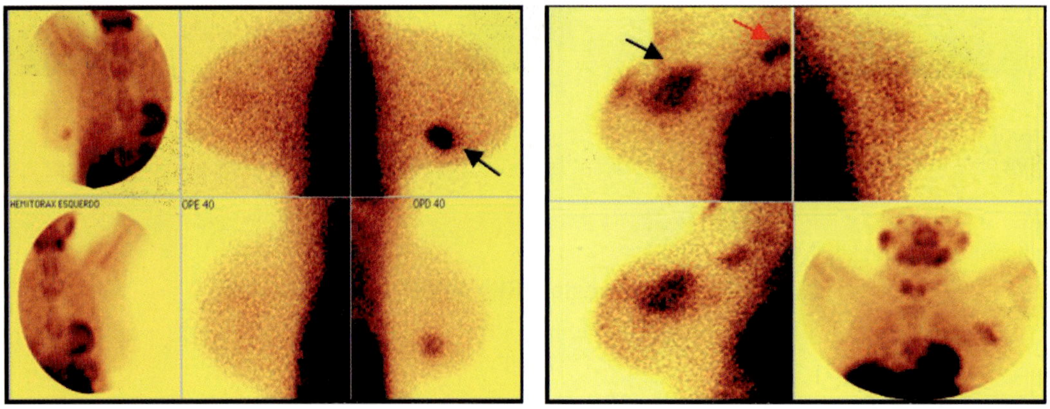

* 우측 및 좌측면 유방암(흑색 화살표)
* 림프절 전이(빨간색 화살표)

그림 15-17 ^{99m}Tc-Sestamibi Scintimammgraphy

2) ^{201}Tl/^{99m}Tc-sestaMIBI 뇌 종양 SPECT

^{201}Tl이 뇌종양에 섭취되는 기전에는 종양혈류, 혈뇌장벽의 투과성, 종양세포의 생존력과 성장속도에 복합적으로 작용된다. ^{201}Tl의 뇌종양 섭취정도는 종양의 악성도를 반영하고, 추적검사를 해서 종양성상의 변화를 파악할 수 있다.

능동이동을 통하여 섭취되는 ^{201}Tl과는 달리 지용성 양이온 복합체인 ^{99m}Tc-sestaMIBI는 세포막 전위와 미토콘드리아 전위에 의존하며 수동확산에 의해 섭취된다. 즉 종양의 혈류, 막전위차, 미토콘드리아 밀도와 관련된다.

(1) 임상적 적응증(Indications)

- 악성종양의 규명
- 신경아교종(glioma)의 등급결정
- 종양재발과 종양괴사의 감별
- 종양성상의 변화 및 진행추적, 예후평가
- 종양의 다약물내성(MDR) 평가

(2) 전처치(Patient Preparation)

특별한 전처치 없음(뇌 SPECT와 동일)

(3) 방사성의약품(Radiopharmaceutical)

표 15-7 ^{201}Tl/^{99m}Tc-MIBI 뇌 종양 SPECT에 이용되는 방사성의약품

방사성의약품	사용량	집적기전	투여방법
^{201}Tl-chloride	111 ~ 185 MBq(3 ~ 5 mCi)	능동이동	정맥주사
^{99m}Tc-sestaMIBI	740 ~ 925 MBq(20 ~ 25 mCi)	수동확산	

(4) 검사방법(Procedure)

저에너지 평행다공형 조준기를 이용하여 바로누운 자세에서 뇌실질 부위를 ^{201}Tl주사 15분 후 64 × 64 메트릭스로 투영상당 45초로 64개 투영상의 ^{201}Tl 뇌 SPECT촬영하고 ^{99m}Tc-sestaMIBI를 다시 주사하고 15분 후에 ^{99m}Tc-sestaMIBI 뇌SPECT를 64 × 64 matrix로 투영상당 30초로 64개 투영상을 촬영한다.

(5) 임상영상(Clinical Images)

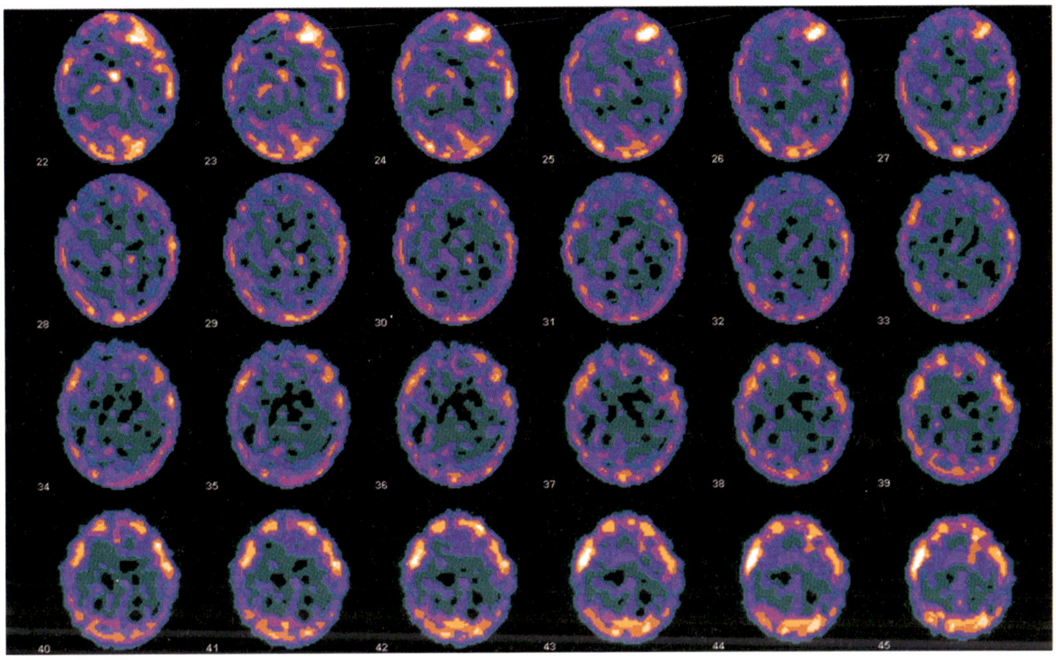

[Conclusion]
R/O Malignant tumor Tl-201 uptake in the cortical region of the left frontal lobe.

[Reading]
Tl-201 BRAIN SPECT:
The Brain SPECT using Tl-201 shows small focal area of increased Tl uptake in the cortical region of the left frontal lobe.

그림 15-18 Tl-201 Brain SPECT

5. 단세포군 항체 신티그라피(Monoclonal Antibody Scintigraphy)

단세포군 항체(Monoclonal antibody)를 방사성핵종에 접합시키면 종양의 항원(antigen)에 결합하므로 특정 종양의 위치를 진단 할 수 있다.

1) 임상적 적응증(Indications)

각종 악성종양의 국소 결정 및 전이여부의 진단.

2) 전처치(Patient Preparation)

- 검사 전 배뇨

- ^{131}I 또는 ^{123}I 표지 경우 갑상샘 차단제복용
  Kl 250 mg + $KClO_4$ 1 mg 전날, 검사일 전 복용
  Kl 180 mg + $KClO_4$ 4 mg 저녁부터 일주간 하루 2회 복용

3) 방사성의약품(Radiopharmaceutical)

방사성의약품은 ^{131}I, ^{123}I, ^{111}In 또는 $^{99m}TcO_4^-$으로 표지된 각종 종양 관련항원 단세포항체 74 ~ 185 MBq(2 ~ 5 mCi)를 20 mL 생리식염수에 희석하여 5 ~ 30분간 서서히 정맥주사 한다.

4) 검사방법(Procedure)

방사성핵종 에너지에 적합한 평행다공형 조준기를 장착하고 바로누운 자세 또는 엎드린 자세로 가슴, 배 · 골반 부위를 촬영한다.
^{131}I 표지항체는 3, 5, 7일,
^{123}I, ^{111}In 표지항체는 6, 12, 24, 48, 72시간,
^{99m}Tc 표지항체는 6, 12, 24시간에 실시하며 가슴, 배, 골반부위의 앞뒤면을 10분간 스캔 후 재구성한다.

6. 양전자방출 단층촬영(Positron Emission Tomography, PET)

양전자(positron)를 방출하는 방사성동위원소와 결합한 방사성의약품을 몸 안에 투여한 후 이를 이용하여 체내에서 일어나는 생화학적 대사 상태와 기능적 변화를 영상화하여 질병의 진단과 각 장기의 생화학적 또는 생리적 반응을 정량화 할 수 있는 최첨단 검사방법으로 이를 양전자방출 단층촬영(Positron Emission Tomography, PET)이라하며 PET검사라고도 한다.

PET검사에 사용되는 양전자방출 방사성동위원소 대부분 사이클로트론에서 생산된다. 검사를 위해 몸 안에 투여된 방사성의약품은 양전자를 방출하게 되는데, 양전자는 방출 후 1 mm 이내에서 주위 전자와 만나 소멸하면서 서로 반대방향으로 가는 511 keV의 에너지를 가진 2개의 광자를 만든다. 이때 정맥 주사된 ^{18}F-FDG가 조직에 충분히 섭취될 때까지 약 45 ~ 60분 안정을 취한 후 전신 또는 부분 PET영상을 획득 한다. 종양세포는 분화 속도가 빠르고 대사과정이 활성화되어있어 방사성의약품을 정상 세포보다 많이 섭취하게 됨으로써 종양세포의 위치와 대사정보 등을 알 수 있기 때문에 질병의 조기진단과 재발평가에 유용한 검사 법이다. 현대의 대부분 PET시스템은 다양한 기능을 가진 PET-CT시스템으로 PET-CT영상은 기존 PET영상의 15 ~ 20분 소요시간의 투과영상 대신 1 ~ 2분의 짧은 소요시간에 CT영상을 사용함으로서 전체 PET 영상획득시 검사시간의 단축뿐만 아니라 투과스캔을 이용한 감쇠지도보다 약 10^6정도 광자수가 많아 컴퓨터 단층촬영은 신호대 잡음도가 향상된 감쇠보정 PET영상을 제공해 감쇠지도의 잡음감소를 준다.

또한 CT장치의 결합으로 해부학적 영상(anatomical imaging)을 서로 융합하여 새로운 정보를 얻고 영상 판독의 정확성을 높일 수 있다. 이와 같이 PET-CT는 기능적 대사 영상인 양전자방출 단층촬영(PET)과 해부학적 위치정보를 가진 CT영상을 동시에 획득하여 영상을 겹쳐(fusion) 판독의 정확성을 증대시킨 것으로 퓨전(fusion) PET이라고도 한다. 이처럼 PET-CT는 융합 영상검사 방법으로 PET영상과 CT영상을 동시에 획득하여 PET의 기능적인 정보와 CT영상의 해부학적 정보를 이용하여 질병을 진단, 평가한다.

1) 양전자방출 단층촬영(PET)용 방사성의약품(Radiopharmaceutical)

양전자방출 핵종으로 가장 많이 쓰이고 있는 방사성핵종은 반감기가 짧고 자연계에 흔히 존재하며 생물학적으로 중요한 ^{11}C, ^{13}N, ^{15}O, ^{18}F 등이다. 이 핵종들은 대부분 2 ~ 120분의 짧은 반감기를 가지고 있어 비교적 높은 방사선량을 투여할 수 있고 고화질의 정보를 얻을 수 있으며 하루에 재검사를 시행할 수 있는 장점이 있다. 양전자방출

핵종으로 표지한 PET용 방사성의약품은 주로 진단을 목적으로 극미량(<100 μg)을 사용하므로, 다른 생리학적 효과나 약리학적 효과를 나타내지 않는 특징을 가지고 있다. 이들은 다른 물질에 표지시켜 PET의 추적자로 이용되는데 이산화탄소, 일산화탄소, 메틸요오드 또는 포름알데하이드에 일차로 표지시킨 다음 이차로 각종 아미노산(phenylalanine, tyrosine, 또는 DOPA)이나 단백질에 표지된다. PET용 방사성의약품은 반감기가 수초에서 수분으로 짧은 β^+ 핵종으로 원내 소형 사이크로트론에 의해 제조 가능하다. 제형으로 ^{15}O 산소가스 등의 가스제, ^{18}F-FDG 등의 주사제가 있다. 반감기가 짧은 ^{11}C : 20.38분, ^{13}N : 9.96분, ^{15}O : 122초, ^{18}F: 109.77 분 등이 대부분이다. 또한 발생기(generator)에서 생산되는 양전자방출 방사성의약품은 ^{68}Ge - ^{68}Ga, ^{82}Sr - ^{82}Rb, ^{62}Zn - ^{62}Cu로 [^{82}Rb]루비디움이온(심근혈류), [^{62}Cu]PTSM(뇌, 심근혈류), [^{62}Cu]ATSM(저산소부위) 등이 있다. 현재 PET에 이용하고자 양전자방출 핵종에 표지시켜본 물질은 500여 종류가 넘으나 주로 많이 이용되는 대표적인 PET용 방사성핵종 및 방사성의약품은 표 15-8과 같다. 이외에도 심장관류 PET스캔에 사이클로트론 없이도 발생기에서 얻을 수 있는 ^{82}Rb를 사용할 수 있다. 초기 PET용 방사성의약품은 주로 혈류량 측정에 [^{15}O]H_2O나 [^{13}N]NH_3 등을 사용하였고, 대사량 측정은 [^{15}O]O_2, [^{11}C]glucose, FDG 등을 사용하였다. 이후 다양한 PET용 방사성의약품이 개발되어 사용되고 사용 목적에 따라 뇌, 심장, 종양 영상용으로 구분할 수 있다.

표 15-8 대표적인 양전자방출 단층촬영 방사성의약품 제제

의약품		적 용
가스제제	[^{11}C]일산화탄소 가스(^{11}CO)	국소 조직혈액량 측정 및 혈액 풀(pool)영상 국소 폐기능 측정
	[^{13}N]질소 가스($^{13}N_2$)	국소 폐기능 측정
	[^{15}O]산소 가스($^{15}O_2$)	국소 조직산소대사의 측정 국소 폐기능 측정
	[^{15}O]이산화탄소 가스($C^{15}O_2$)	국소 조직혈액량 측정 국소 폐기능 측정
	[^{15}O]일산화탄소 가스($C^{15}O$)	국소 조직산소대사의 측정 및 혈액 풀영상
주사제제	[^{13}N]암모니아 주사액($^{13}NH_3$)	국소 조직혈류 영상
	[^{15}O]물 주사액($H_2{}^{15}O$)	국소 조직 혈류량측정 및 혈류영상
	2-데옥시-2-[^{18}F]플루오르-D-글루코스주사액(^{18}F-FDG)	국소당대사 측정 및 영상
	L-[^{11}C]메티오닌 주사액	국소 아미노산섭취액의 측정 및 영상
	[^{11}C]초산 주사액	심근조직의 국소 호기성 대사기능의 측정 및 영상
	N-[^{11}C]메틸스피페론 주사액	뇌의 도파민 D2수용체 결합능측정 및 영상
	[^{11}C]콜린 주사액	악성종양 영상

표 15-9 기타 양전자방출 단층촬영 방사성의약품 제제

적 용		PET용 방사성의약품
종양진단용	아미노산 대사기능	L-[^{11}C]메티오닌(methionine) O-(2-[^{18}F]플루오르에틸(fluoroethyl))-L-티로신(tyrosine)
	핵산 대사기능	3-데옥시 3-[^{18}F]풀오르티미딘(fluorothymidine)
	그 외	[^{11}C]콜린(choline), [^{18}F]플오르미소니타졸(fluoromisonidazole)
심기능진단용	호기성대사기능	[^{11}C]초산(cholic acid)
	지방산대사기능	[^{11}C]팔미틴산(palmatic acid)
	혈류	[^{13}N]암모니아(ammonia)

뇌신경 전달기능 진단용	도파민계	[^{18}F]플오르도파민(fluorodopamine, 도파민대사) [^{11}C]SCH23390(D1 수용체), [^{11}C] β-CFT
	벤조디아제핀계	[^{11}C]카펜타닐(carfentanyl), [^{11}C]싸이클로폭시(cyclofoxy)
	오피오이드계	[^{11}C]SCH23390(D1 수용체), [^{11}C] β-CFT
	세로토닌계	[^{11}C]WAY100635(5-HT1A 수용체), [^{11}C]MDL1100907(5-HT2A 수용체) [^{11}C] β-CFT, [^{11}C]DASB(운반체)
	히스타민계	[^{11}C]독세핀(DOXEPINE, H1 수용체)
	아세틸콜린계	[^{18}F]FP-TZTP(무스카린 수용체) [^{18}F]A8380(니코틴 수용체)

2) 방사성의약품 투여량

일반적으로 ^{18}F-FDG를 사용한 Whole Body, Torso PET검사를 시행하기 위한 성인 투여량은 5 MBq/kg이다.(259~370 MBq, 7~10 mCi) 더 낮은 투여량 수준은 장비에 따라 다르게 적용할 수 있다. Brain PET경우 ^{18}F-FDG 222~296 MBq(6~8 mCi), ^{18}F-FP-CIT 185 MBq(5 mCi)를 투여한다. 소아의 경우 소아기준(신체표면적)에 따른다.

표 15-10 European Association of Nuclear Medicine(EANM) 소아투여선량 카드에 따른 ^{18}F-FDG의 투여량 (3D acquisitions)

Weight(kg)	10	19	32	55	70
Age(yr)1	1	5	10	15	Adult
^{18}F-FDG administered activity(MBq)	38	65	102	163	196
Effective dose(mSv)2	3.6	3.3	3.8	4.0	3.7

1Estimated form anatomical data
2Estimated form ICRP publication 80

3) 전처치(Patient Preparation) 및 기타

양전자방출 단층촬영에 가장 많이 사용되는 방사성의약품은 ^{18}F-FDG이다. FDG는 체내 유사화합물로 체내 포도당과 거의 유사한 분포를 보인다. 인체의 뇌는 당대사가 가장 왕성한 장기로 다른 장기보다 아주 강한섭취를 보이나 기타 장기는 당대사 정도에 따라 각 장기에 축적된다. 정상인에서 포도당은 소변으로 배설되지 않지만 FDG는 배설된다. 이와 같이 콩팥 배설경로에 따라 FDG는 몸 밖으로 배설됨으로 콩팥, 요관, 방광에 강한 방사능을 나타낸다. FDG의 생리적 섭취는 검사시의 생리적 상태에 따라 변한다. 따라서 근육 운동상태, 혈당과 인슐린치, 식사여부, 여성의 월경주기, 시행받는 치료종류와 시기 등을 알고 있어야 하며, 이는 FDG의 종양 및 생리적 섭취에 영향을 미친다. 이러한 인자들과 함께 주사 후 촬영시간(uptake time) 등은 영상획득에 중요한 요인으로 작용한다. 특히 조영제를 사용한 대장 조영검사술, 위장투시, CT 등 검사는 PET-CT에 영향을 주므로 몇일 간격을 두고 검사한다. 기타 CIT, 뉴라체크(Nuraceq) 베타-아밀로이드를 영상화하는 알츠하이머성 치매 검사는 별다른 전처치가 없다.

(1) 전처치(Patient Preparation)

- ^{18}F-FDG는 검사 전 6~8시간 이상 금식해야 하며 물(생수)은 섭취해도 된다.
- 검사 전날과 당일은 심한운동을 삼간다.
  * TV 시청이나 책을 읽는 행위 - 안근에 축적.
  * 대화 - 후두근 축적.

* 껌을 씹는 행위 - 저작근에 축적.
* 손잡이를 잡는 행위 - 삼각근, 승모근 축적.

- 검사 2시간 전부터 원활한 소변배출을 위하여 물을 500 cc 이상 충분히 섭취하되 커피, 녹차, 청량음료 등 당분이 들어있는 음료는 먹어서는 안 된다.
- 촬영 직전 반드시 방광을 비우고 촬영하며 소변이 옷이나 몸에 묻지 않도록 주의한다.
- 촬영 중 움직이지 않아야 정확한 검사를 할 수 있으므로 충분한 설명으로 협조를 구한다.

(2) FDG 섭취기전 및 섭취 평가방법

양전자방출 단층촬영(PET)에 이용되는 양전자방출 핵종(^{11}C, ^{13}N, ^{15}O, ^{18}F)은 생체내 존재하는 생리 활성물질을 구성하는 원소이다. C, N, O, F중에서 엄밀히 말하면 F는 생체내 존재하지 않으나 수소나 수산기와 등가성이 높은 원소이다. 생리 활성물질을 이용한 PET은 생체내 생화학적 변화를 반영하며 정량성이 뛰어난 영상을 획득할 수 있다.

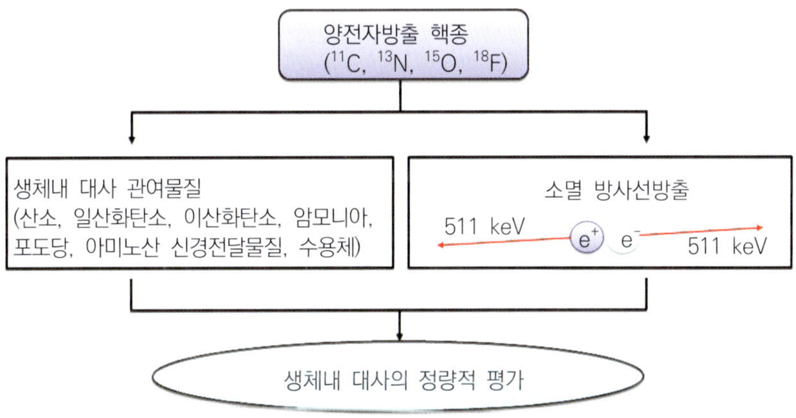

그림 15-21 양전자방출 단층촬영의 특징

① 종양섭취기전

FDG는 포도당 유사물질로 대사적 포획(metabolic trapping)으로 당수송체(glucose transporter, GLUT; 당수송체 막단백)를 통해 포도당과 FDG는 종양세포막에서 세포질로 들어가 악성도가 높은 종양세포일수록 당 수송체가 과잉 발현되고 단백을 통하여 세포내로 촉진 확산하게 된다.

세포내로 들어온 포도당과 FDG는 헥소키나제(Hexokinase)에 의해 포도당, FDG는 인산화(glucose-6-phosphate)되며, 종양세포에서 헥소키나제는 활성화되어 있다. 또한 포도당은 해당계에서 대사가 진행된다. 그러나 FDG-6인산은 해당계에서 더 이상 대사가 진행되지 않고 종양세포내에 머물러 있게 되어 종양세포의 당대사를 평가할 수가 있다. 종양세포의 포도당-6-포스파타제(Glucose-6-phosphatas)는 활성이 저하되어 탈인산화 진행이 어렵다.

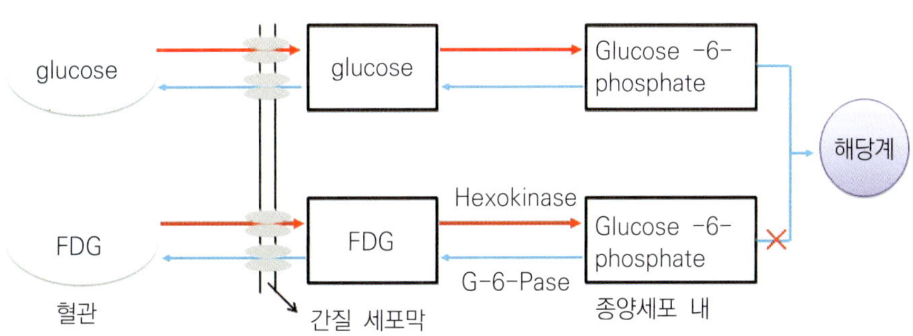

그림 15-22 종양세포의 FDG 섭취기전

종양에서 FDG섭취를 결정하는 인자로서 당수송체(glucose transporter, GLUT; 당수송체 막단백), 헥소키나제, 세포충실성(cellurality)에 의하며, 종양세포의 밀도가 높고 많을수록, 증식속도가 빠를수록, 분화도가 낮을수록, 악성도가 높을수록 FDG섭취가 잘된다.

또한 종양에서 종양대사 외에 FDG 섭취는 치료후 변성된 세포, 종양세포 주위에 대식세포 및 육아조직, 괴사에 빠지려는 세포이다. 특히 괴사 주변부는 혈액공급이 부족하지만 저 산소상태는 당수송체 발현을 항진시킴으로 치료 직후의 섭취 평가가 어려울 수 있다.

② 표준섭취화계수(standardized uptake value; SUV)평가

반정량 평가법으로 종양에서 FDG 섭취정도에 대하여 주사된 방사성의약품이 배설되지 않고 체내에 균일하게 분포되어 있다는 가정하에 배설되지 않은 조직의 방사능 농도를 1로 하고 관심영역의 방사능 농도를 비를 알아보는 방법이다. 특히 SUV는 PET을 이용하여 살아있는 인체의 암 조직에서 포도당 대사율의 증가 정도에 대한 절대적인 정량 분석 방법이 통상의 임상검사에 적용하기에는 복잡하기 때문에 임상적으로 간단하게 이를 판별하기 위하여 사용한다.

SUV에 영향을 미치는 요인으로 환자의 체격, 혈당, 부분 용적효과, 촬영까지의 시간, 호흡에 따른 위치변종, 관심영역 설정 및 처리방법에 따라 영향을 미칠 수 있다. 이와같이 다양한 인자를 고려하면 60분 주사 후 SUV로 각자 다른 체형의 사람에 대한 종양의 단순비교는 정확하지 않을 수 있으며, SUV를 계산하기 위해서는 환자의 체중, 정확한 약품 투여량, 약품이 투여된 시간, PET 촬영시간, PET 장치와 용량보정치의 교정, PET에서 카운트 등이 필요하다.

SUV = [조직방사능 카운터(cpm)/조직중량(g)]/[투여 방사능카운터(cpm)/체중(g)]이다.

이와 같이 SUV 섭취정도를 반정량법으로 수치화 한 것으로 종양의 종류와 조직에 따라 다르지만 일반적으로 SUV 〉 2 ~ 2.5를 악성종양으로 본다.

- 체격

FDG 섭취가 매우 낮은 체지방이 많은 사람의 경우 투여량의 체중보정으로 과보정 될 수 있다. 이는 몸의 비중을 1로 하여 계산하는 방법으로 체표면적에 의한 보정은 이러한 문제를 어느정도 해결할 수 있지만 고도비만이 적은 동양인에게는 크게 문제되지 않는다.

- 혈당치 및 인슐린

혈당이 높은 상태에서는 FDG를 주사하면 FDG와 혈중 포도당이 세포내 흡수에 서로 경쟁한다. 결과적으로 종양의 FDG 섭취가 감소되고 인슐린은 혈당치를 낮추도록 작용하는 호르몬으로 주로 간세포, 근육세포, 지방세포에 작용하고, 당질, 지질, 단백질의 흡수를 촉진한다. 인슐린치가 높은 상태에서 FDG검사를 시행할 경우 근육과 지방섭취가 증가한 영상으로 배후방사능이 높아 상대적으로 종양 섭취감소의 원인이 된다(PET 스캔에서 허용되는 혈청포도당(serum glucose) 수치는 200 mg / dL 미만).

- 부분 용적효과(Partial Volume Effect : PVE)

PET검사에서 방사성의약품 섭취는 정상조직보다 병소조직의 섭취가 주위조직에 비해 높은 섭취를 보이기 때문에 측정대상의 크기가 공간분해능의 5배 정도로 충분하게 크지 않을 경우 측정된 방사능이 실제 방사능보다 낮게 산출된다. 따라서 작은 종양의 경우 축적이 과소평가 된다.

- 주사 후 촬영 시간(uptake time)

악성종양의 경우 치료받지 않았을 때 일반적으로 2 시간 이후에서 4 시간에 방사능 섭취가 Plateau(최고치)에 달하며, 당대사를 보기위해 1 시간영상으로 충분하지 않을 수도 있으며 악성종양의 경우 후기영상에서 SUV값이 증가하는 경향이 있다. 영상의 비교를 위해서는 항상 같은 촬영시간으로 촬영할 필요가 있다.

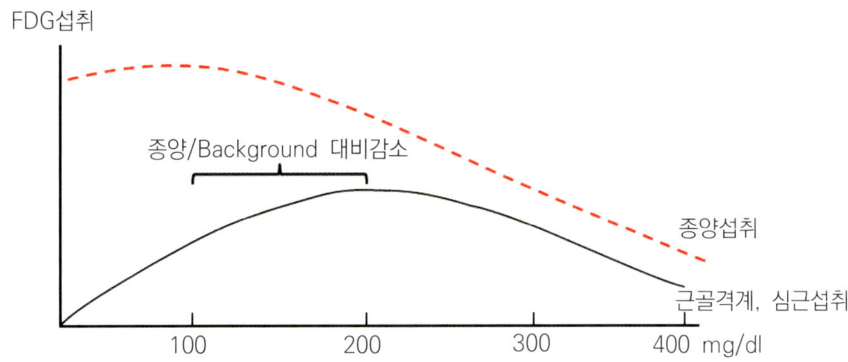

그림 15-23 혈당치와 종양, 근육 섭취와의 관계

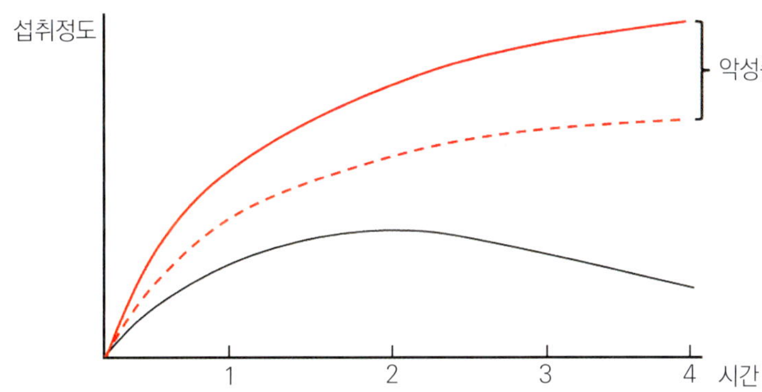

그림 15-24 정상과 종양조직의 FDG변화에 대한 시간 방사능곡선(time activity curve)

- 관심영역 설정 및 처리방법

종양내의 조직구조와 당대사는 불균일하다. 이러한 종양의 악성정도를 평가하기 위한 관심영역 설정은 가장 강하게 섭취된 부분을 작게 설정하여 관심영역의 평균치나 최대치를 사용한다. 또한 일정크기의 종양에서 전체적인 치료효과 판정을 위해서는 종양전체의 섭취정도를 비교하기 위해 큰 관심영역을 설정으로 평균치를 이용한다.

4) 영상의 평가

(1) 조기영상(Early Image, 60분 영상)

FDG를 이용하여 종양을 보기위한 전신 양전자 방출 단층촬영 시간은 뇌 당대사의 정량평가 자료에 기초한 것으로 FDG가 충분히 섭취되는 주사 후 45 ~ 60분이다. 따라서 일반적으로 주사 후 약 60분에 영상을 획득한다.

(2) 후기영상(Delayed Image, 2 ~ 3시간 영상)

조기영상획득 영상(60 분)에서 요관이나 대장의 국소적 분포는 이상섭취와 쉽게 구분되지 않는 경우 2 ~ 3시간의 후기(지연)영상은 생리적 섭취와 병적섭취의 감별에 도움을 줄 수 있다. 정상조직에서 1시간 이내 FDG 섭취가 최대를 보이며, 종양 경우에는 보통 1.5 ~ 5시간 후에 획득한다. 보통은 1.5 ~ 3시간 영상을 획득하며 종양의 섭취는 1시간 영상보다 1.5 ~ 3시간 영상(지연영상)에서 종양 방사능 섭취가 더 높기 때문에 종양영상을 명확히 획득할 수 있다.

이와 같이 후기영상은 종양병소의 방사능섭취가 증가하기 때문에 양성, 악성병소 및 생리적 섭취를 감별 할 수 있는 추가적인 이점이 있다. 그러나 환자 대기시간이 증가되고 지연영상을 획득하기 위한 대기환자의 증가로 대기실의 증설이 필요하다. 또한 방사능의 감쇠로 인한 영상의 잡음(noise)이 증가되는 문제점이 있다.

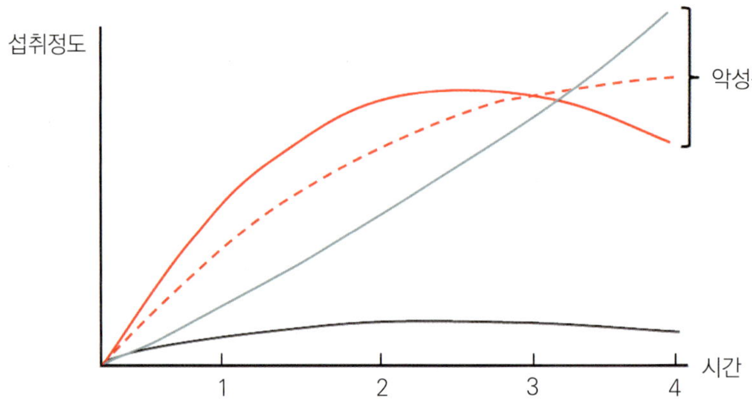

그림 15-25 종양의 시간 방사능 곡선(time activity curve)

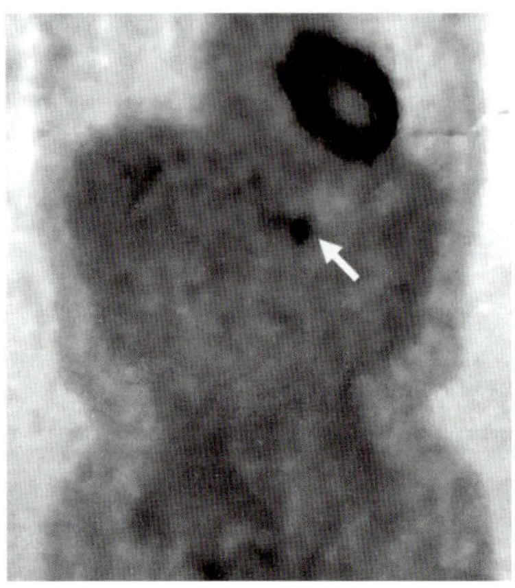

a. 정맥주사 1시간(조기영상)

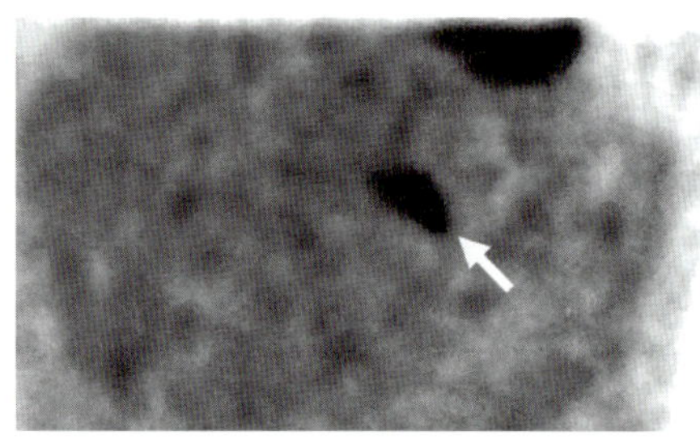

1시간 영상보다 병소 방사능섭취 증가보임

b. 정맥주사 2시간영상(지연영상)

그림 15-26 FDG 영상의 정맥주사 1시간과 2시간 영상의 비교

5) PET검사의 피폭선량

PET 검사에서는 양전자방출 방사성동위원소를 표지한 약제를 정맥주사 또는 호흡에 의해 체내로 흡입하기 때문에 소량이긴 하지만 피폭이 있다. 예를 들면 1회의 FDG 투여에 의한 2D 모드 PET검사에서는 2.2 mSv 정도이며, 엑스선 CT와 비교하면 낮은 피폭선량이다. 피폭선량은 3D 모드 PET과 같이 고감도화 됨에 따라 더욱더 저감화하는 경향에 있다. 특히 암의 전이를 검사하는 등에 전신 PET검사는 외부로부터 조사하는 엑스선 CT와 달리 피폭선량이 증가하지 않음으로 그 이점을 최대한으로 살릴 수 있는 검사라고 할 수 있다.

6) PET의 특징

조직의 감마선 감쇠를 없앰으로서 방사성의약품의 정확한 지역분포를 측정 영상화할 수 있으며, PET에서는 조준기를 사용하지 않으므로 SPECT보다 검출효율이 더 높다. BGO(bithmuth germanate oxide)을 결정체(scintillator)로 이용한다. BGO는 NaI(Tl)보다 원자번호와 밀도가 높기 때문에 511 keV 감마선에 대한 저지능이 높으며, 여러 개의 작은 검출기의 이용과 더 좋은 해상력의 영상을 얻을 수 있다. BGO는 비침습성이기 때문에 검출기의 수명이 길으나 섬광추출율(scintillation light yield)이 다소 낮고, 붕괴시간(decay time)이 좀 길다. 반면 BaF_2는 매우 짧은 붕괴시간(0.8 ns)으로 좋은 해상력을 낼 수 있으나 BGO나 GSO보다 검출효율이 낮다. GSO(gadolinium orthosilicate)는 BGO나 BaF_2보다 장점이 많으나 가격이 비싸고 공급이 제한되어 있기 때문에 현실적으로 이용되기 어렵다. 또한, 인체 대부분의 구성 유기화합물이 ^{11}C, ^{15}O, ^{13}N, Hydrogen(^{18}F로 대체) 등으로 되어있어 생리적인 검사를 수행 할 수 있다.

7) SPECT와 비교한 PET의 장점

① 감도가 20 ~ 50배, 분해능이 3 ~ 10배 우수하다.
② 정량적분석이 우수하며, 장기내부의 어느 부위에 얼마만큼의 방사능이 있는가를 μCi/mL단위로 측정할 수 있다.
③ 피검자의 피폭이 적다.
④ 생리학적, 생화학적으로 중요한 물질을 직접 표지할 수 있다.

8) PET의 임상적 적용

(1) ^{18}F-FDG 또는 CIT Brain PET

① 임상적 적응증(Indications) 및 방사성의약품(Radiopharmaceutical)

▶ O-15 water PET

뇌의 신경세포가 활성화되면 산소 소비가 증가하게 되고 이는 혈류의 증가를 유도하게 된다. 정맥주사를 통해 방사성의약품인 ^{15}O로 구성된 물을 체내에 주입하면 혈류가 증가된 곳에서 더 강한 신호를 얻게 되며 이러한 신호를 검출하여 혈류량의 변화를 영상화할 수 있다. 이를 통해서 특정 과제를 수행하는 동안의 활성화되는 뇌 영역의 관찰을 통해 뇌의 기능적 특성을 규명할 수 있다. ^{15}O의 반감기가 2분으로 짧기 때문에 반복하여 영상을 얻을 수 있다는 장점으로 1990년대 인지활성 연구에 널리 이용되었다. 유사한 측정을 하면서 좀더 정교한 연구가 가능한 fMRI가 일반화 되면서 현재에는 정신질환 연구에서 ^{15}O water PET의 유용성은 감소했다.

▶ ^{18}F-FDG (fluorodeoxyglucose) PET

포도당 대사를 영상화하기 위해 사용되는 것으로, 1970년대 Ido와 Wolf에 의해 최초로 합성되었고, 1976년 이를 이용한 뇌 영상이 보고되었다. 반감기가 2시간 정도인 ^{18}F은 입자가속기(cyclotron)를 이용해 필요할 때마다 만들어 사용한다. 반감기가 다른 핵종에 비하여 길어 현재 PET검사에 일반적으로 가장 많이 사용되며, 각종 암의 진단에 널리 사용되고 있다. 개발 초기에 정신질환 연구에 많이 이용되었으나, 비교적 반감기가 길어 기능영상연구에 한계가 많아 현재 기능영상 연구에는 많이 이용되지 않는다.

▶ Receptor imaging

뇌 신경계는 신경전달물질을 전달체계를 통해 서로 신호를 주고받으며 기능을 수행한다. 신호의 교환이 시냅스에서 이루어지면, 이러한 체계에서 신경전달물질의 수송체(transporter)와 수용체(receptor)가 중요한 역할을 한다. 여기서 수송체 혹은 수용체에 작용하는 방사성동위원소를 포함한 인공물질을 합성해 체내에 투입하면, 신경전달물질 체계의 영상화가 가능하다. 특정 수용체들을 위한 인공물질의 예로는 도파민 D_2/D_3 수용체를 위한 ^{11}C-raclopride, ^{18}F-fallypride, 세로토닌 수용체를 위한 ^{11}C-McN 5652, ^{11}C-DASB, 효소기질인 ^{18}F-DOPA 등이 있다.

- 포도당대사 PET(^{18}F-FDG Brain PET) : 간질, 치매, 뇌종양
- 아미노산대사 PET(^{11}C Methionine Brain PET) : 뇌종양
- 도파민 수용체 영상 PET
  - ^{11}C-FP CIT Brain PET: 파킨슨병, 진행성 핵상마비, 헌팅턴병 등 운동장애 질환
  - ^{18}F-FP CIT Brain PET-CT : 파킨슨병이 의심되는 경우 감별진단, 파킨슨병 환자의 중증도 평가(도파민 운반체 밀도측정)
- 뇌관류 PET(^{15}O-H_2O Brain PET) : 질환, 치매
- 베타아밀로이드 영상(^{11}C-PIB, ^{11}C 6-OH-BTA-1, FBB(florbetaben(^{18}F)) : 알츠하이머성 치매

② 전처치(Patient Preparation)

^{18}F-FDG PET을 이용한 Brain PET검사 경우 최소 4시간 금식을 요하며, 뇌관류 PET검사 경우 당일 담배, 콜라, 커피, 두통약을 피하고 촬영 중 움직이지 않도록 충분하게 설명한다. 또한 FBB(florbetaben(^{18}F))투여 후 치매 검사나 ^{18}F-FP CIT Brain PET를 사용한 파킨슨병을 진단하기 위해서는 전처치는 필요 없다.

③ 방사성의약품(Radiopharmaceutical)

방사성의약품 ^{18}F-FDG 222 ~ 296 MBq(6 ~ 8 mCi), ^{18}F-FP-CIT 185 MBq(5 mCi)를 정맥주사 한다.

④ 검사방법(Procedure)

^{18}F-FDG를 사용한 Brain PET 경우 혈당, 체중, 키(신장)를 메모한 후 누워서 안정을 취한 후 방사성의약품 222 ~ 296 MBq(6 ~ 8 mCi)를 정맥주사 한다. 정맥주사 후 약 40분간 초긴장상태에서 누워 휴식을 취한 후 Brain Protocol을 이용하여 약 15분에 걸쳐 스캔한다. 기타 검사에 따라 0 분에서 40분 동안 누워서 대기한다.

파킨슨병을 진단하기 위한 ^{18}F-FP CIT Brain PET경우 정맥주사 후 별다른 전처치 사항은 없으며, 체중과 키(신장)를 메모하고 FP-CIT주사 2 ~ 3시간(약 2시간) 대기 후 주사약이 뇌에 충분히 섭취되면 Brain Protocol을 이용하여 뇌 부위를 약 10분간 촬영한다. 촬영 후 선조체가 잘 보일 수 있도록 재구성한다.

⑤ 임상영상(Clinical Images)

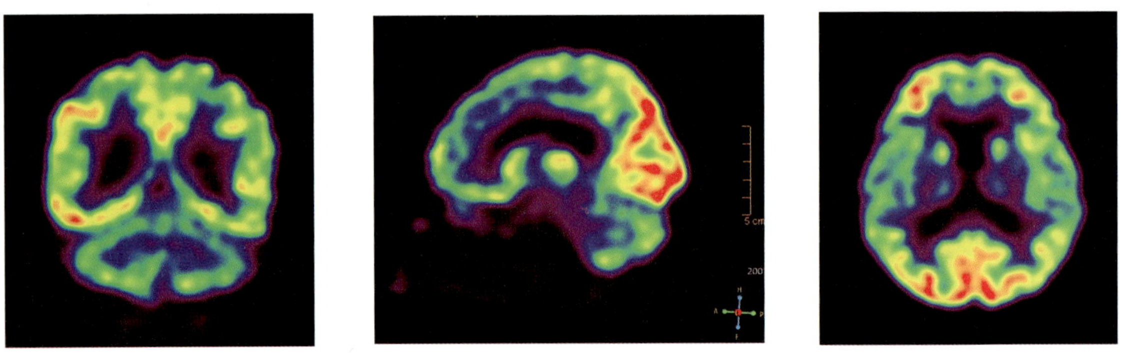

Coronal　　Sagittal　　Oblique Axial

[Conclusion]
Diffusely decreased metabolism in bilateral frontal, temporal and parietal lobes.
Relatively preserved metabolism in occipital lobe(visual cortex).

[Reading]
PET(CT background) of the brain

임상정보: memory impairment, anxiety
검사정보: 주사량 mCi, 주사시간: 촬영시간 몸무게 혈당 금식
판독소견:
F-18 FDG 주사 후 brain 영상을 얻음.
Diffusely decreased metabolism in both frontal, temporal and parietal lobes and cerebellum.
Relatively preserved metabolism in occipital lobe(visual cortex).

그림 15-27 Brain ^{18}F-FDG PET

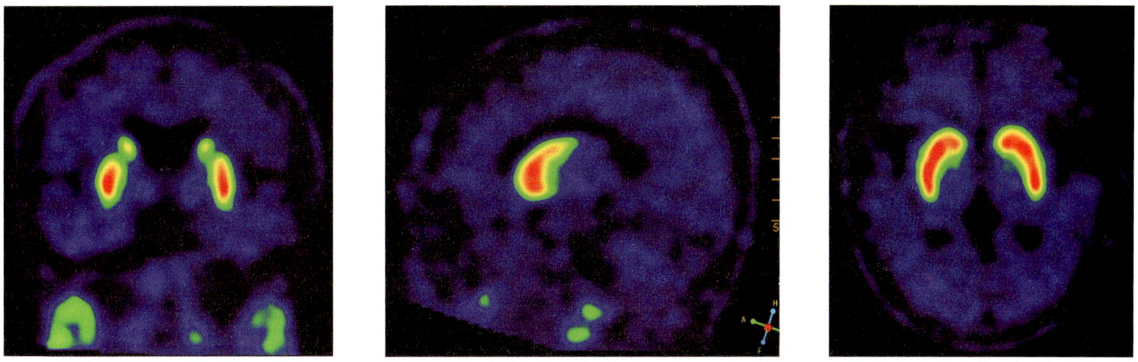

[Conclusion]
Symmetric distribution of DAT density.

[Reading]
F-18 FP-CIT PET (CT background) of the brain
임상정보: R/O IPD (H&Y 3.0, O : 10MA)
검사정보: 주사량 mCi, 주사시간: , 촬영시간 , 몸무게 kg, 키 cm
판독소견:
F-18 FP-CIT 5 mCi 주사 2시간 후 brain 영상을 얻음.
Normal range of dopamine transporter (DAT) density.

그림 15-28 Brain ^{18}F-FP CIT PET

⑥ 영상응용(Image Applications)

혈당치는 150 mg/dL이하를 권장한다.

(2) ^{11}C-아세트산 양전자단층촬영 (^{11}C-Acetate Positron Emission Tomography/Computed Tomography)

① 임상적 적응증(Indications)

^{11}C-acetate PET는 다양한 평가에서 대사 지표로 사용된다. 심장 및 종양 질환 및 심근 산소 대사/심근 관류, 일차성 간암과 재발이 의심되는 환자에서 CT 양성이나 ^{18}F-FDG PET에서 음성인 환자가 대상으로 일차성 또는 재발성 간암의 평가, 진단, 추적관찰 등에 이용한다.

② 방사성의약품(Radiopharmaceutical)

^{11}C-acetate 555 ~ 1,110 MBq(15 ~ 30 mCi)

③ 검사방법(Procedure)

양성자입자가속기(cyclotron)에서 생산된 ^{11}C-아세트산 15 ~ 30 mCi를 정맥주사하고, 10 ~ 30분 후 PET 또는 PET-CT 스캐너를 이용하여 관심 부위 또는 전신의 영상을 획득한다.

④ 임상영상(Clinical Images)

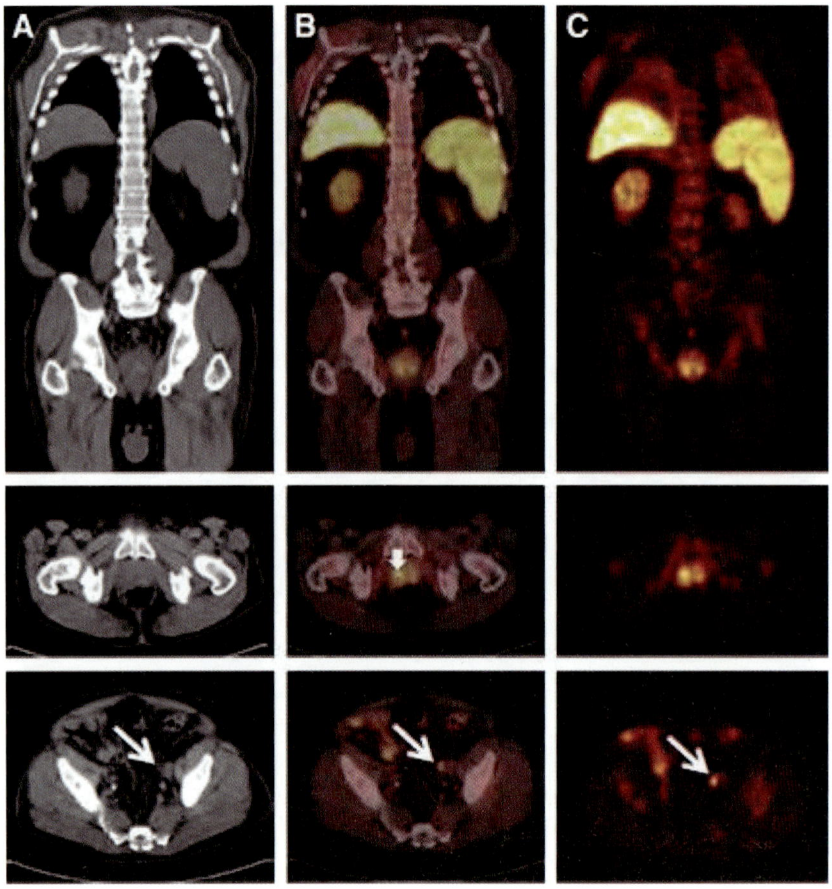

a. 전립샘 암 환자CT b. ^{11}C-acetate PET/CT c. PET

그림 15-29 ^{11}C-acetate PET/CT imaging

* ^{11}C-아세테이트섭취 증가가 전립샘 내(짧은 화살표)에서 관찰, 긴 화살표는 정상크기의 왼쪽 외부 장골 LN.

⑤ 영상응용(Image Applications)

^{11}C-아세트산 양전자단층촬영은 ^{18}F-FDG PET보다 유효선량이 낮다. ^{11}C-아세트산 양전자단층촬영의 일차성 간세포암종 병변 추가발견율은 52.0 ~ 52.7%로 ^{18}F-FDG PET(12.6 ~ 16.0%)보다 높다. 따라서 ^{11}C-아세트산 양전자단층촬영은 일차성 간암과 재발이 의심되는 CT가 양성이나 ^{18}F-FDG PET가 음성인 환자에게 추가적인 평가를 하고 진단, 추적관찰에 유용하다.

(3) ^{18}F-베타아밀로이드 뇌 양전자단층촬영

알츠하이머병(Alzheimer's disease)과 인지장애의 기타 원인을 평가해야하는 성인 인지장애 환자에서 뇌의 베타아밀로이드 신경반 밀도(β-amyloid neuritic plaque density)을 영상화한다.

① 임상적 적응증(Indications)

알츠하이머병(Alzheimer's disease) 치매의 원인이 되는 뇌 속 베타-아밀로이드 신경반에 달라 붙는 방사성의약품으로 뇌 속에 베타-아밀로이드 신경반이 존재한다면 PET스캔 영상에서 이을 영상화할 수 있다. 따라서 알츠하이머병(Alzheimer's disease) 치매 의심증상이 있는 환자에서 베타아밀로이드 신경반 유무를 확인하여 알츠하이머병 치매여부 확증 및 경도의 인지장애가 있는 환자에서 향후 알츠하이머병 치매로 진행할 가능성 예측에 있다.

② 전처치(Patient Preparation) 및 주의사항(Precautions)

특별한 전처치는 없으나 PET 스캔 전에 심한 운동은 삼가 하고 방사성의약품 정맥투여 전후 최소 500 mL 정도의 물을 마실 것을 권장하며, 가능한 촬영 전과 후 약 12시간 동안 충분한 수분섭취를 하여 자주 방광을 비우도록 함으로서 방광에 대한 방사능 피폭을 가능한 줄인다.

③ 방사성의약품(Radiopharmaceutical)

^{18}F-플로르베타벤(^{18}F-florbetaben; FBB), 300 MBq(8.1 mCi), 유효기간은 제조시간으로부터 10시간이다.

④ 검사방법(Procedure)

성인 환자에게 300 MBq(8.1mCi)에 해당하는 양(최소투여용량은 240 MBq이며, 최대 용량은 360 MBq이다)을 정맥투여 한다. 정맥투여 약 90분이 경과 후 영상을 획득한다.

⑤ 임상영상(Clinical Images)

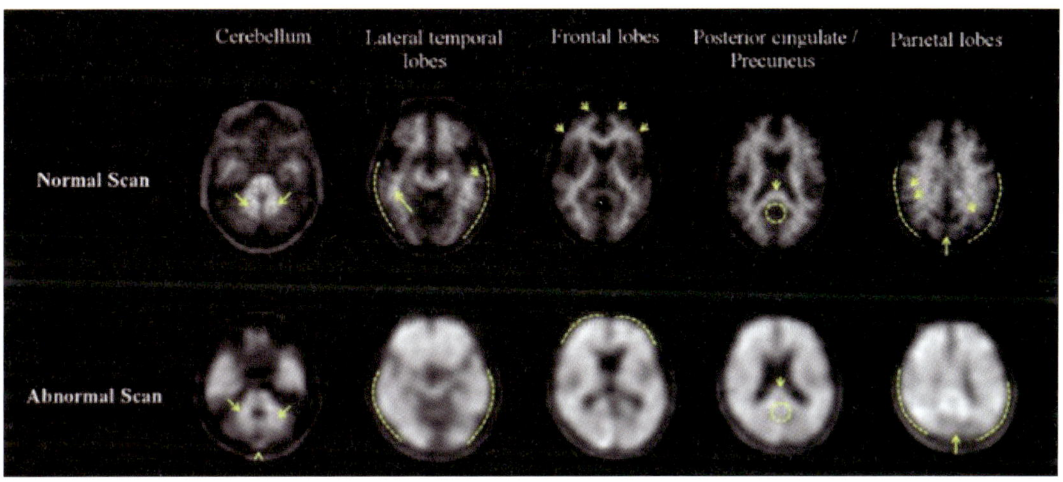

▷위: 정상: beta amyloid plaques음성
▷아래: 비정상: beta amyloid plaques양성

그림 15-30 ^{18}F-베타아밀로이드(Florbetaben(^{18}F)) 뇌 양전자단층 영상

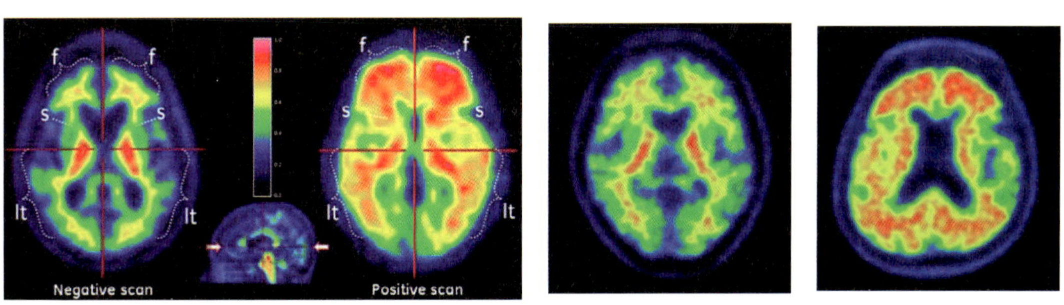

베타아밀로이드의 밀도가 낮음: 정상 | 베타아밀로이드의 밀도가 높음: 알츠하이머 치매 가능성이 높다. | 정상 | 알츠하이머/기타 질환

그림 15-31 ^{18}F-베타아밀로이드 양전자방출 단층 영상

⑥ 영상응용(Image Applications)

음성스캔(negative scan)은 베타 아밀로이드 신경반이 희박하거나 없다는 것을 나타내며 알츠하이머병의 신경 병리학적 진단과 일치하지 않는다. 음성스캔은 인지장애가 알츠하이머병에 기인할 가능성이 낮고 다른 원인에 기인된 것임을 고려할 수 있다.

양성스캔(positive scan)은 베타 아밀로이드 신경반의 밀도가 중증도 이상임을 나타내며, 베타-아밀로이드 신경반이 존재한다는 것을 의미한다. 베타-아밀로이드 신경반은 알츠하이머병 환자의 뇌 속에서 생성되는 끈끈한 단백질 덩어리로 뇌 활동 방식에 영향을 미치며, 베타-아밀로이드 신경반의 존재는 알츠하이머병 병리진단의 핵심요소이다. 그러나 베타-아밀로이드 신경반은 다른 질병을 가진 환자 또는 인지장애가 없는 사람에게서도 나타날 수도 있다. 따라서 양성 스캔이 알츠하이머병 또는 기타 인지장애를 확진하는 것은 아니지만 환자의 치료방향 결정에 보조적으로 사용되어야 한다.

9) 종양 PET

- 전신 포도당대사 PET(Whole Body ^{18}F-FDG PET)
- 국소부위 포도당대사 PET(Regional ^{18}F-FDG PET)
- 전신아미노산대사 PET(Whole Body ^{11}C Methionine PET)
- 뼈 대사 PET(^{18}F-NaF PET) 등으로 구분할 수 있다.

(1) 전신 포도당대사 PET(Whole Body ^{18}F-FDG PET)

① 임상적 적응증(Indications) 및 방사성의약품(Radiopharmaceutical)

- 아미노산 또는 포도당대사 PET : 각종 암 진단과 병기결정, 치료 후 재발 및 잔여 암의 검출.
- 뼈 포도당 대사 PET : 각종 암에서 뼈 전이에 대한 정확한 평가.

② 전처치(Patient Preparation)

검사 전날 밤 12시부터 금식(검사 전 6시간이상)해야 하며 물(생수)은 섭취해도 된다. 또한 검사 전날과 당일은 심한운동을 삼가 한다. 검사 2시간 전부터 원활한 소변배출을 위하여 물을 충분히 섭취하되 커피, 청량음료 등 당분이 들어있는 음료는 먹어서는 안 된다. 촬영 직전 반드시 방광을 비우고 촬영하며 소변이 옷이나 몸에 묻지 않도록 주의한다. 촬영 중 움직이지 않아야 정확한 검사를 할 수 있으므로 충분한 설명으로 협조를 구한다.

③ 방사성의약품(Radiopharmaceutical)

Torso 또는 Whole Body PET검사를 위해 방사성의약품 ^{18}F-FDG 296 ~ 370 MBq(8 ~ 10 mCi) 정맥주사 한다.

④ 검사방법(Procedure)

- 전신 포도당대사 PET(Whole Body ^{18}F-FDG PET)

주사 45 ~ 60분(60분) 후 전신촬영 한다.

- 국소부위 포도당대사 PET(Regional ^{18}F-FDG PET)

주사 45 ~ 60분(60분) 후 관심부위를 촬영한다.

- 전신 아미노산대사 PET(Whole Body ^{11}C Methionine PET)

주사 20분 후 전신을 촬영한다.

- 국소 아미노산 PET: 주사 20분 후 관심부위를 촬영한다.
- 뼈 대사 PET(^{18}F PET)

주사 40분 후 전신 뼈를 촬영한다.

방사성의약품 정맥주사 후 45 ~ 60분(약 1시간)정도 ^{18}F-FDG가 세포 안으로 충분히 대사되고 분포할 수 있도록 대기실에서 휴식을 취한 후 약 15 ~ 20분간 촬영한다. Whole Body PET는 전신, Torso는 눈썹(eyebrow)에서 넓적다리(thigh) 위까지 촬영하며 추가촬영이 필요할 경우 주사 후 2시간 추가 주사 없이 관심부위의 지연영상을 획득한다.

⑤ 임상영상(Clinical Images)

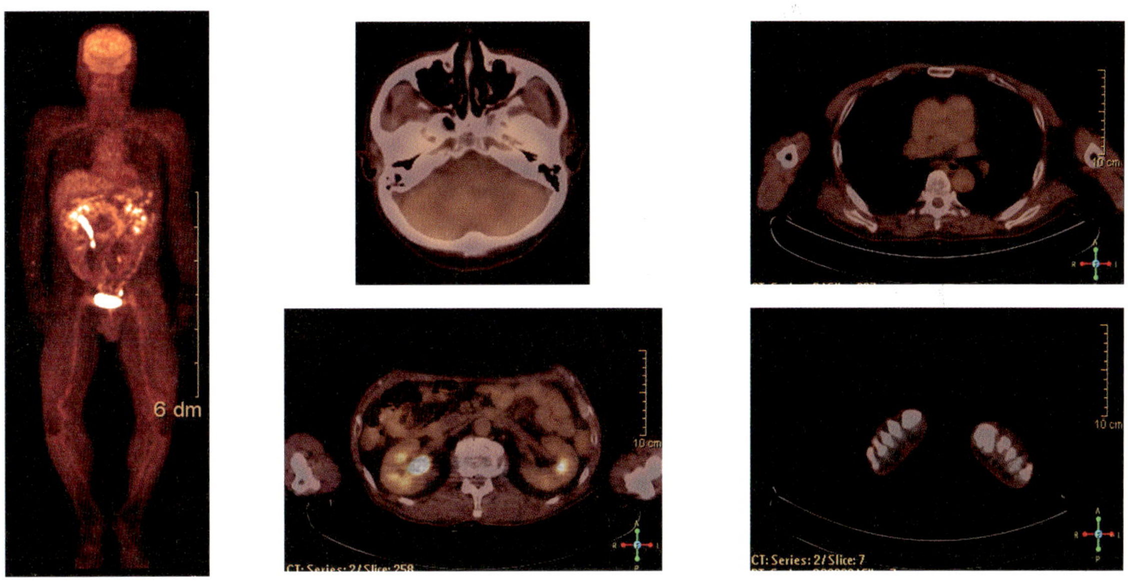

MIP Fusion

[Conclusion]
No definite abnormal hypermetabolic lesions.

[Reading]
F-18 FDG PET(CT background) of the whole body
임상정보: r/o Lambert-Eaton Myasthenic Syndrome, cancer w/u
검사정보: 주사량 mCi, 주사부위 , 몸무게 kg, 혈당 mg/dl, 금식 hours
판독소견: F-18 FDG 주사 후 skull vertex에서부터 feet까지의 영상을 얻음.
2012-02-24 PET-CT 영상과 비교 판독함.
Scan된 부위에 definite abnormal hypermetabolic lesion은 보이지 않음.

그림 15-32 Whole Body ^{18}F-FDG PET/CT

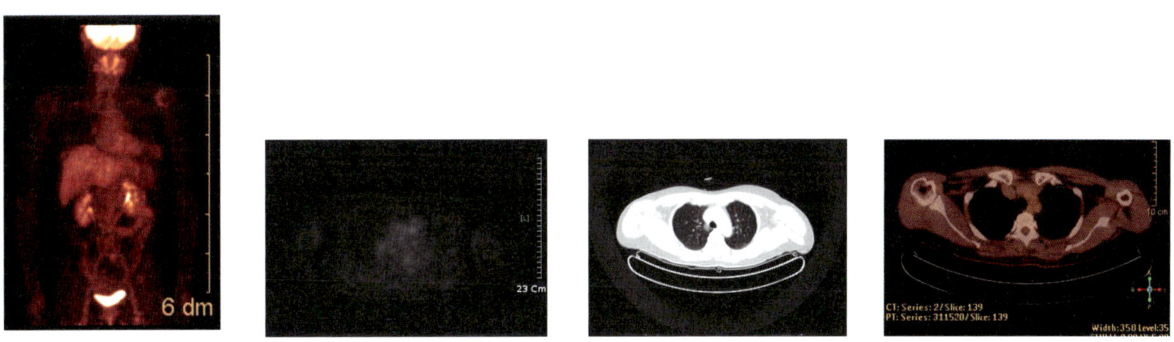

MIP PET C.T Fusion

[Conclusion]
No metabolic evidence of recurrence or metastasis.

[Reading]
F-18 FDG PET(CT background) of the Torso
임상정보: Thyroid ca. s/p total thyroidectomy(2008.3.24), s/p RIA[2008-08, 100 mCi & 2009-09, 150 mCi]
검사정보: 주사량 mCi, 주사부위 , 몸무게 kg, 혈당 mg/dl, 금식 hours
판독소견: F-18 FDG 주사 후 skull base에서부터 pelvis까지의 영상을 얻음.
2011-05-06 시행한 PET CT 영상과 비교 판독함.
Lung LUL에 새롭게 관찰되는 GGO lesion은 주변 조직과 구분되는 definite한 hypermetabolism은 동반하지 않음.
Inflammation으로 생각됨.
그 외 head and neck을 비롯하여 그 외 scan에 포함된 부위에서 abnormal hypermetabolic lesion 보이지 않음.

그림 15-33 Torso ^{18}F-FDG PET/CT(Region PET)

⑥ 영상응용(Image Applications)

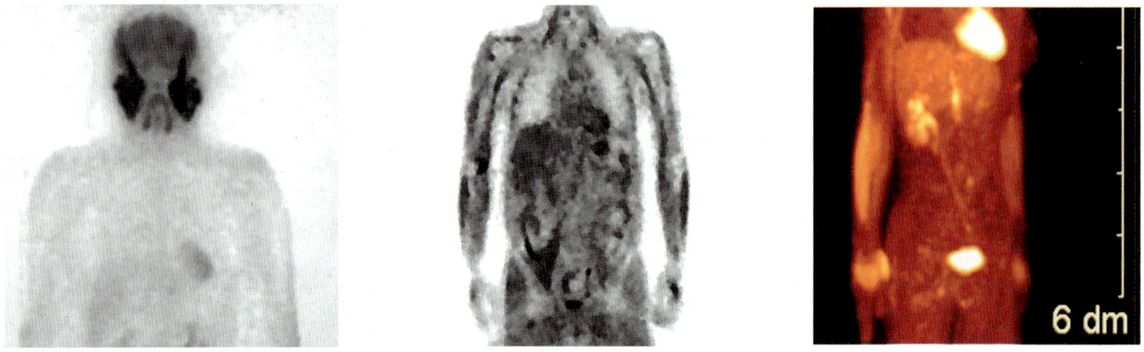

a. 검사 전 저작운동(껌씹음)　b. 혈당 84 mg/dl 주사 2시간 전 식사　c. 검사 전 팔근육 사용

그림 15-34 전처치 불량으로 인한 ^{18}F-FDG PET영상

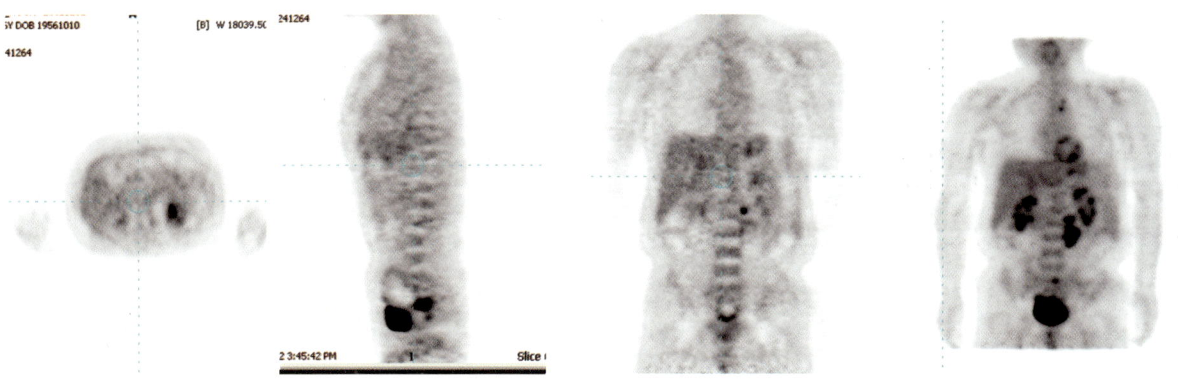

- C/W Rectal cancer.
- Hypermetabolic lesions in presacral, left paraaortic and left mediastinal areas.
- R/O Metastatic LNs.

[Reading]
검사명: Outside F-18 FDG PET(CT background) of the torso
임상정보: Rectal cancer, initial w/u
판독소견:
Rectum, presacral area 및 left paraaortic area에 hypermetabolism 관찰됨.
Left mediastinal area(aortic arch 상방)에 multifocal hypermetabolic lesion들 관찰됨.

그림 15-35 Torso ^{18}F-FDG PET

표 15-11 FDG-PET의 양성과 악성 감별

	악성 소견	양성 소견
섭취정도	강한섭취 SUV 〉 3	약한섭취 SUV 〈 2
섭취형태	내부 섭취가 균일하지 않는 큰 섭취	크기에 비해 옅은 섭취
경과시간	시간에 따라 섭취증가	섭취 피크 1시간 전후 이내

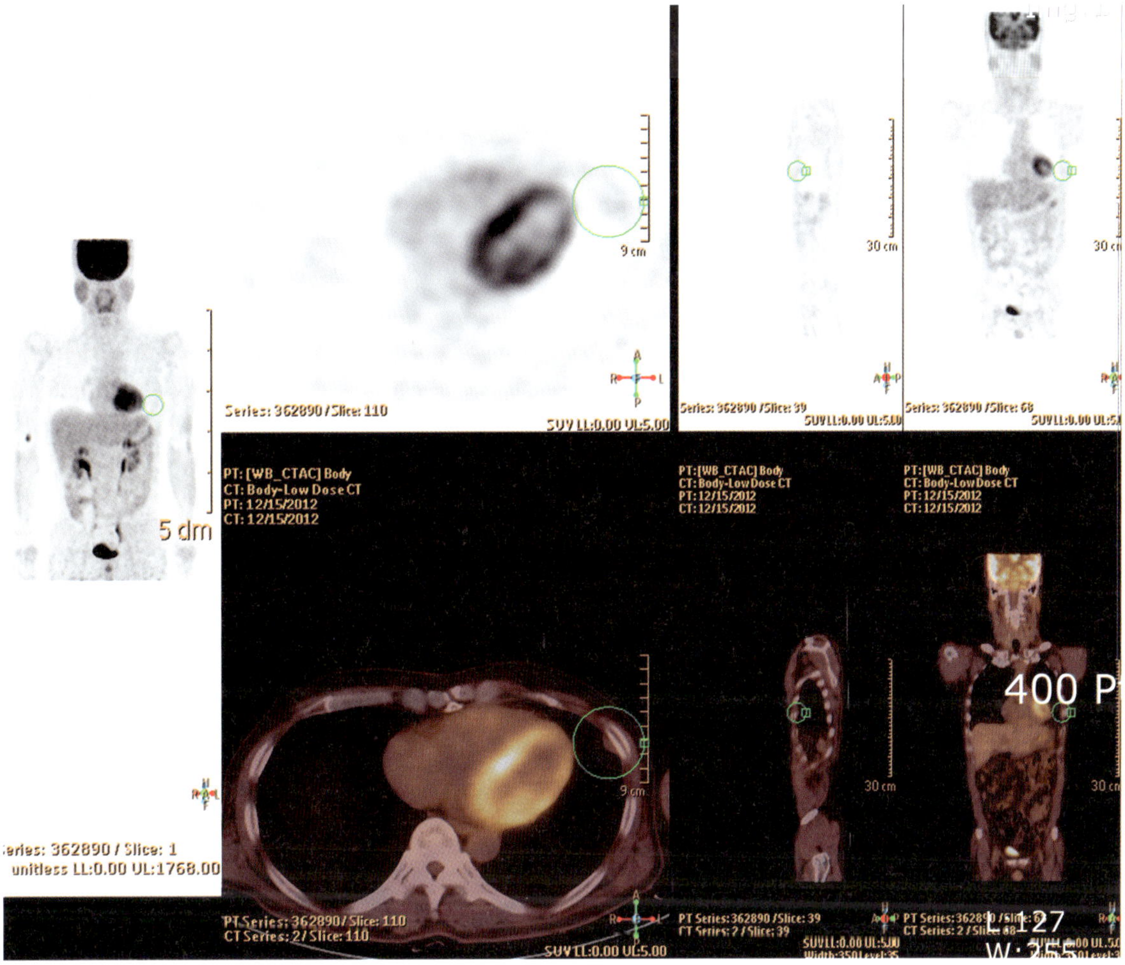

그림 15-36 Torso PET/CT영상의 PET과 Fusion Image

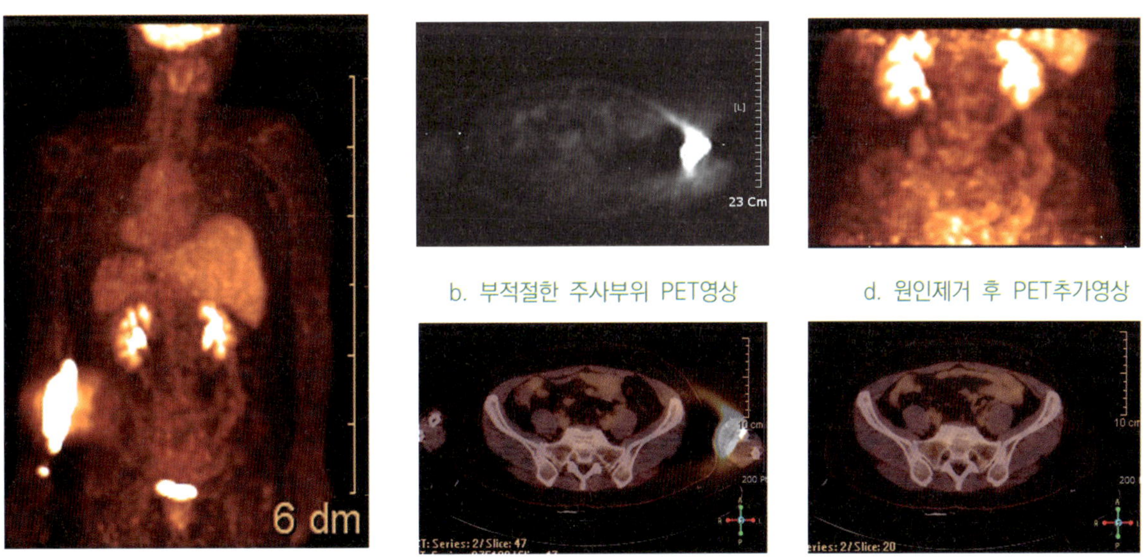

a. MIP

b. 부적절한 주사부위 PET영상

c. Fusion영상

d. 원인제거 후 PET추가영상

e. 원인제거 후 PET Fusion영상

그림 15-37 부적절한 정맥주사로 인한 Artifact와 원인제거 후 PET/CT 영상

(2) ^{18}F-플루오리드 뼈 양전자단층촬영 (^{18}F-NaF(^{18}F-Sodium Fluoride) Bone Positron Emission Tomography/Computed Tomography)

① 임상적 적응증(Indications)

유방 및 전립샘과 같은 악성 종양의 원발성 암에서 뼈 전이, 골절, 관절염, 뼈의 페이젯병(Paget's disease), 관절의 감염, 관절 치환술 같은 질환 진단 및 추적관찰

② 전처치(Patient Preparation) 및 주의사항(Precautions)

신속한 배설을 촉진하여 방사선량을 줄이고 영상의 품질을 향상시키기 위해서는 충분한 수분을 섭취한다. 금기 사항이 없는 한 환자는 검사 전 1 시간 이내에 230 mL 이상의 물을 마시고 ^{18}F 투여한 후에 물 60 mL 이상 230 mL의 물을 마시고, 촬영 직전 반드시 방광을 비우고 촬영한다. 요실금 환자의 경우 방사성 뇨의 오염에 대한 적절한 예방 조치를 취해야 한다. 촬영을 위해 금식 필요하지 않으며 보통의 모든 약물은 복용 할 수 있다.

③ 방사성의약품(Radiopharmaceutical)

^{18}F-NaF 성인은 185 ~ 370 MBq (5 ~ 10 mCi), 소아(5세)는 18.5 ~ 185 MBq (0.5 ~ 5 mCi)사용하여 체중 기반 (2.22 MBq/kg, 0.06 mCi/kg)이다.

④ 검사방법(Procedure)

양성자입자가속기(cyclotron)에서 생산된 ^{18}F-NaF를 성인은 185 ~ 370 MBq(5 ~ 10 mCi)를 정맥주사하고, 정상적인 콩팥기능을 가진 환자에서 방사성의약품 투여 후 30 ~ 45 분에 영상을 획득할 수 있으나 좋은 영상을 획득하기 위해서는 1 ~ 1.5시간 후 PET 또는 PET-CT 스캐너를 이용하여 관심 부위 또는 전신의 영상을 얻는다.

⑤ 임상영상(Clinical Images)

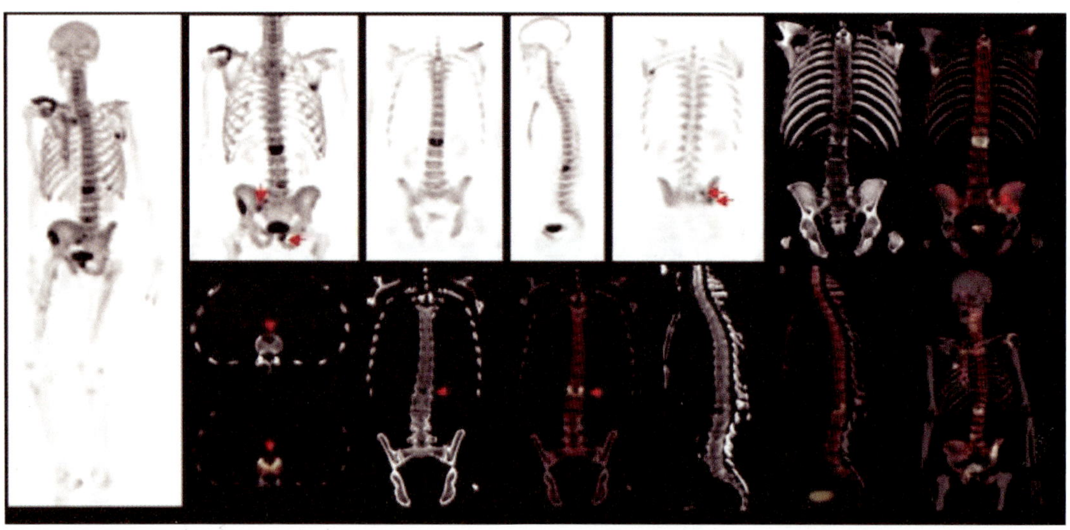

그림 15-38 ^{18}F-NaF Bone Study

* HD·PET Delineation of Skeletal Metastases

⑥ 영상응용(Image Applications)

^{18}F-플루오리드 뼈 양전자단층촬영은 골 스캔이나 뼈 단일광자 전산화단층촬영보다 방사선 유효선량이 높으나 인체에 위해를 야기할 만한 수준이 아니다. ^{18}F-플루오리드 뼈 양전자단층촬영은 악성종양의 뼈 전이의 평가나 진단에

있어서 뼈스캔이나 뼈 단일광자 전산화단층촬영과 비교시 더 우수하다. 따라서 ^{18}F-플루오리드 뼈 양전자단층촬영은 악성 종양의 뼈 전이의 평가, 진단 및 추적관찰에 유용한 검사이다.

7. ^{131}I 전신 신티그라피(^{131}I Whole Body Scintigraphy)

갑상샘암(thyroid carcinoma)중 역형성암종(anaplastic carcinoma), 속질암종(medullary carcinoma), 갑상샘소포암종(follicular carcinoma)이나 유두상암(papillary carcinoma)과 같은 악성종양의 절제수술 후 갑상샘에 잔존한 종양조직이나 전이된 종양의 위치를 찾기 위해 이용된다. 전이된 여포성(follicular)세포가 옥소를 섭취하는 기능이 남아있는 것을 이용하여 시행하고 분화형 선암은 일반적으로 옥소를 섭취하지 않지만 갑상샘 적출 후 기능저하 상태에서는 전이부가 옥소를 섭취한다. 갑상샘소포암종은 허파나 뼈에, 유두상암은 갑상샘 주위에 분포된 림프절에 전이가 잘 된다. ^{131}I 전신스캔은 여포성암이나 유두암과 같은 잘 분화된 갑상샘암에서 전이여부를 판단하기 위해서 실시한다. 갑상샘암을 근치적 갑상샘제거술로 절제수술 후 4~6주 동안 혈청 TSH을 30 μU/mL이상 증가시킨 후 ^{131}I 전신스캔을 시행하고, 혈청 TSH가 30 μU/mL 이하일 때 TSH(thyroid stimulation hormone, thyrotropin)를 주사하고 스캔을 하기도 한다.

1) 임상적 적응증(Indications)

갑상샘암 수술 후 잔존조직 및 전이(metastasis) 유무의 평가

2) 전처치(Patient Preparation)

옥소가 포함된 약제(비타민, 거담제, 영양제)나 음식(미역, 김, 다시마)을 금하고 약제투여시간으로부터 최소 4시간 금시하고, 갑상샘 호르몬제 투여는 검사 전 T_3는 2주, T_4는 4주 동안 복용을 금지하며, 적어도 2주 정도는 옥소섭취나 조영제 투여를 금지한다.

3) 방사성의약품(Radiopharmaceutical)

표 15-12 ^{131}I 전신 신티그라피(^{131}I whole body scintigraphy)방사성의약품

방사성의약품	사용량	투여방법	집적기전	집적부위
Na^{131}I	18.5 ~ 185 MBq (0.5 ~ 5 mCi)	경구투여	능동이동	여포성세포

4) 검사방법(Procedure)

고에너지 평행구멍형조준기를 이용하여 바로누운자세에서 전신(whole body) 또는 목, 가슴, 배를 방사성의약품 Na^{131}I 0.5~5 mCi 경구투여 후 24~72시간 후에 촬영하며 통상 48시간 영상을 획득한다. 양질의 영상을 획득하기 위해서는 배후 방사성옥소의 소실을 기다려서 48~72시간 후에 스캔한다. 촬영 직전 배뇨시키고 전신 혹은 목이 중심이 되게 하여 복장패임(sternal notch)에 과 칼돌기(xiphoid process)에 표시하고, 배는 칼돌기와 배꼽(umbilicus)에 표시하고 3~10만 계수로 촬영한다. 이때 남아있는 갑상샘의 방사능이 클 경우 B filter를 사용하여 목을 가리고 촬영한다. 최근 소프트웨어와 스캔장비의 최신화로 주로 전신촬영을 시행하며 병소부위 추가촬영 후 소프트웨어를 이용한 최적상태의 영상결과를 출력한다.

5) 임상영상(Clinical Images)

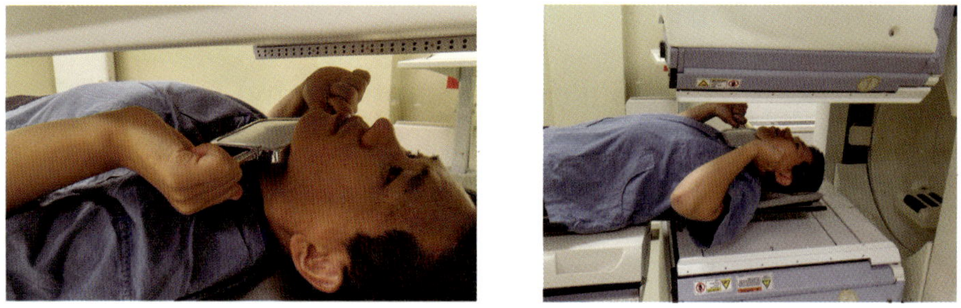

그림 15-39 ^{131}I Whole body scan시 B-filter사용 예

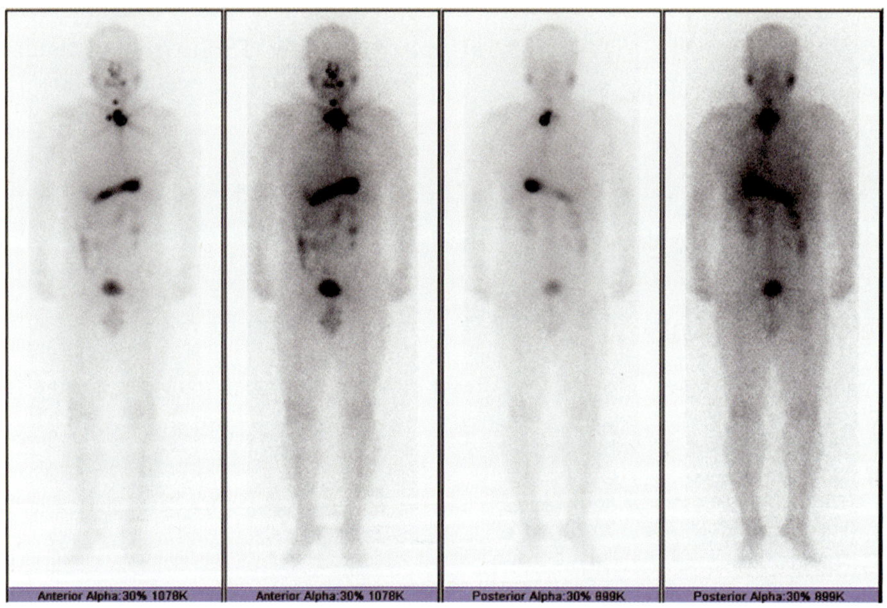

납차폐(B filter 적용) 이전 전신영상

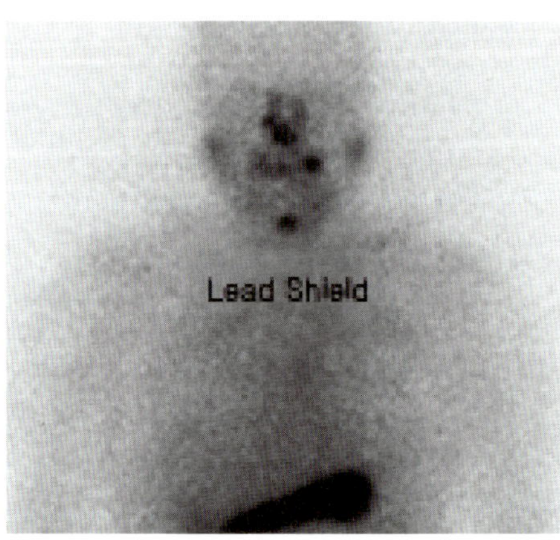

ANT(B-filter 사용)

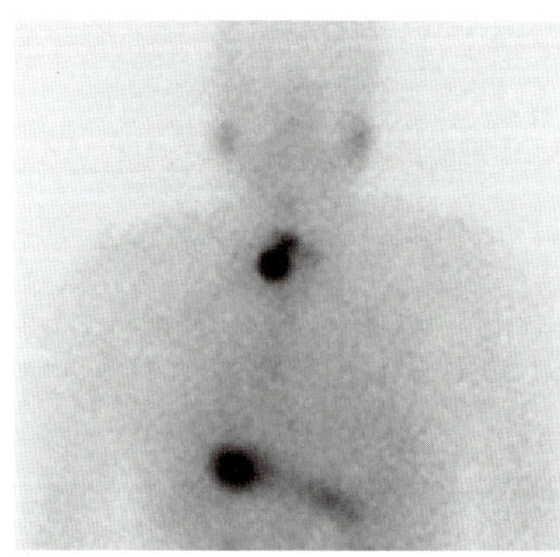

POST

그림 15-40 ^{131}I Whole body scan

- ^{131}I 전신스캔영상획득 시 갑상샘 방사능집적이 강하게 나타나 차단을 위해 갑상샘 섭취부분을 가린 모습

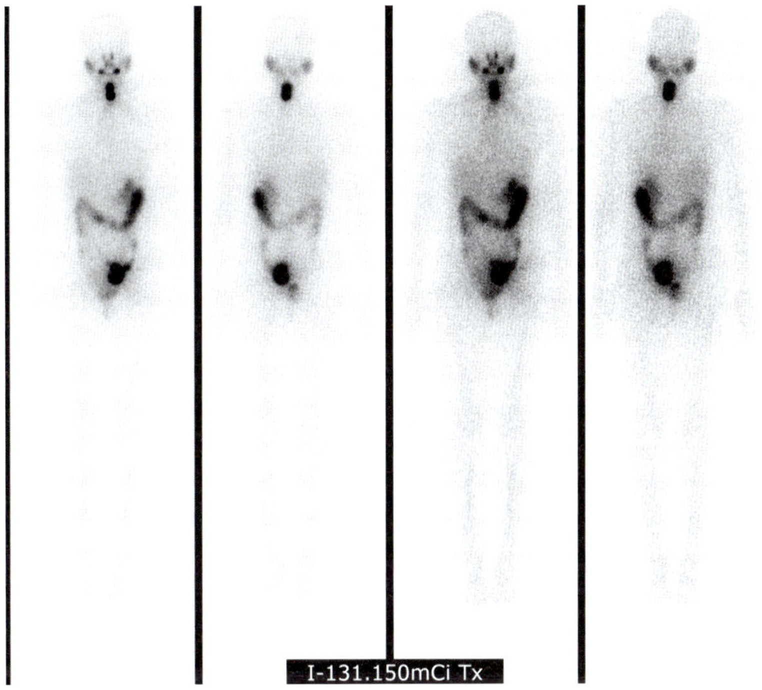

[Conclusion]
Residual functioning thyroid activity, neck.
[Reading]
I-131 WHOLE BODY SCAN:

Clinical Info: Thyroid ca. s/p total thyroidectomy(2012-02-16), s/p 150mCi ablation(2012-05-15) TgAg 0.88 TgAb 14.1Thyroid ablation therapy with 150 mCi of RAI-131 was done.
Post-therapy scan, anterior and posterior images, shows focal area of nodular iodine uptakes in the thyroid bed of the neck.
Otherwise, physiologic distribution of tracers.

그림 15-41 ^{131}I 150 mCi Whole Body Scan(delay 2days)

6) 영상응용(Image Applications)

통상적으로 해부학적 위치를 확인하기 위해서 보통 갑상샘이나 칼돌기와 배꼽, 엉덩뼈능선(장골능, iliac crest)등에 위치 표시를 하고 얻어진 영상에서 신체 윤곽을 그려준다. 침샘, 위, 큰창자, 유방 및 방광에 정상적으로 방사성 옥소가 집적됨으로 판독에 유의해야 하며 갑상샘암의 경우는 목 주위 림프절이나 허파나 뼈에 전이가 잘 된다.

chapter 16

방사성동위원소 치료 및 기타

목차

학습목적

체내대사 시료계측 검사 및 방사측정법의 원리, 방사성동위원소를 이용한 치료법을 이해하고 특성과 장·단점을 파악하여 임상에 응용한다.

학습목표

1. 방사성동위원소 치료의 적응증을 분류하고 각각 사용되는 방사성의약품을 기술한다.
2. 갑상샘 기능항진증에서 ^{131}I 치료법의 적응증과 금기증을 설명한다.
3. 갑상샘 기능항진증에서 ^{131}I 치료 시 투여 용량을 결정하는 방법을 설명한다.
4. 갑상샘암에 대한 ^{131}I 치료 후 발생할 수 있는 부작용을 열거한다.
5. 갑상샘암에서 방사성옥소 치료의 임상적 역할을 설명한다.
6. ^{131}I-MIBG로 치료 가능한 종양을 열거한다.
7. 진성 적혈구 증다증의 치료에 사용되는 방사성핵종과 치료원리를 설명한다.
8. 뼈 전이 통증의 핵의학적 치료에 이용되는 방사성의약품을 열거한다.
9. 방사성핵종 활액막 절제술의 치료원리를 설명한다.
10. 갑상샘암의 치료 후 ^{131}I 전신스캔의 이용방법에 대하여 설명한다.
11. 방사면역측정법의 특징을 설명한다.
12. 방사면역측정법과 면역방사계수법의 원리와 두 검사의 차이점을 설명한다.
13. 방사면역측정법의 구성요소 3가지를 열거한다.
14. 방사면역측정에서 결합유리분획 분리과정의 필요성과 방법을 열거한다.
15. 방사면역측정에서 표준곡선에 대해 설명한다.
16. 방사면역측정에서 정도관리의 중요성을 설명한다.
17. 체내대사 시료계측 검사의 이해와 방사측정법의 원리 및 임상적 활용에 대해 설명한다.

제 16 장

Radionuclide Therapy

방사성동위원소 치료 및 기타검사

Ⅰ. 동위원소치료(Isotope Therapy)

핵의학은 현재 영상에 의한 진단이 주를 이루고 있으나 방사성동위원소를 의료에 사용한 초창기에는 치료분야가 더 중요한 역할을 하였다. 외국의 경우 1920년부터 방사성동위원소를 의학적으로 이용해 왔으나 우리나라는 원자력법이 개정된 1959년 3월 이후인 1959년 갑상샘기능 항진증 환자에게 ^{131}I를 처음 적용한 이후부터이다.

특히 ^{131}I의 개발로 핵의학이 본격적으로 발전하기 시작한 시기에도 치료는 매우 중요한 위치를 차지하고 있었지만 ^{99m}Tc이 널리 보급되면서 상대적으로 발전이 늦어 현재는 진단용 방사성의약품에 비하여 치료의 종류나 사용량이 훨씬 적다. 의료용 동위원소의 사용은 전 세계적으로 매년 5% 늘어나고 있으며 방사성동위원소를 이용한 치료제 수요는 매년 10% 증가하고 있다. 치료용 방사성동위원소의 30%는 ^{131}I이 차지하고 있다. 현재 ^{90}Y, ^{188}Re 등을 이용한 치료제 개발이 활발히 진행되고 있다.

1. 방사성동위원소 치료(Radionuclide Therapy)

개봉선원(비밀봉선원)을 이용하여 종양이나 원하는 표적장기에 방사능을 전달하여 치료효과를 얻는 것으로 인체병소에 직접 다량의 방사성의약품을 투여해서 종양 조직세포를 파괴하여 치료할 목적으로 사용하는 것이다. 이는 투여된 방사능이 정상조직에는 적게 분포하고 악성종양이나 목표로 하는 병변 부위에만 국소적으로 모이게 되고 투여된 방사성의약품으로부터 방출되는 베타선이 직접 종양조직세포에 작용케 함으로써 선택적인 방사선조사가 일어난다는데 기초한다. 그러므로 정상조직의 손상을 최소화할 수 있으며 외부조사에 의한 치료법보다 이론상 유리하다.

방사성의약품에 의한 내부조사는 표지화합물의 생리적, 생화학적 기능을 이용하여 표적부위에 정상조직보다 많은 에너지를 조사하여 치료목적으로 사용한다. 이와 같이 방사성핵종을 이용한 치료에는 크게 나누어 핵의학과에서 mCi 단위로 사용되는 비밀봉선원과 방사선종양학과 치료실에서 Ci 단위로 사용하는 밀봉선원으로 나눈다.

비밀봉동위원소에 의한 치료는 대사(metabolism)에 의한 선택적인 조사와 교질형 방사성핵종에 의한 준 선택적 조사로 분류된다. 대사이용 조사는 화합물의 체내대사를 이용해서 경구 또는 정맥주사용 방사성핵종이 체내의 일정 장기 또는 조직에만 선택적으로 집적되어 질환을 치료하는 것으로 방사성옥소(^{131}I), ^{131}I-MIBG, 뼈전이 동통치료, 방사성교질에 의한 강내치료와 방사성동위원소 활액막절제술, ^{32}P, ^{90}Y치료 등이 있다.

1) 치료(Therapy)의 개념

환자의 몸 외부에서 조직세포에 ^{60}Co을 조사시켜 조직 암세포를 파괴하는 체외치료와 환자의 몸에 직접주사 또는 투여하여 목적하는 장기 또는 조직세포에 흡수시켜 파괴하는 체내치료로 구분할 수 있다.

방사성의약품을 이용한 치료는 미시적 또는 작은 용적의 병소에서 방사성 핵종치료가 더 효과적이기 때문에 큰 종양을 가능한 만큼 수술로 제거한 후 남은 병소를 방사성의약품을 이용하여 치료하는 것이 좋으며 단 한 번의 종양 치사량의 투여로 완치가 어려워 반복치료가 필요하다. 산소를 공급받는 암세포는 저 산소상태의 암세포보다 저 선형 에너지 전달(linear energy transfer ; LET) 방사선조사에 더 민감하며 고 LET의 알파입자 등은 이러한 산소효과 등을 극복할 수 있다. 방사성의약품에 의한 종양조직내의 방사선조사는 외부조사보다 균일하지 않으며 방사성의약품에 의한 표적내 흡수량은 치료에 의한 변화로 반복치료 시 다를 수 있다.

2) 치료에 사용되는 동위원소 종류

방사성의약품은 일반의약품과 달리 방사선에 의한 위험성이 보다 크기 때문에 선택성이 높아야 하는 전제조건이 따른다. 병소조직에 의해 선택적으로 섭취될 수 있도록 설계한 치료를 위한 방사성의약품의 체내 투여는 병소의 방사성핵종을 최대 집적시키는 반면, 정상조직에서의 농도는 최소화하여 방사성핵종을 이용하는 것이 최대효과와 부작용을 최소화 할 수 있는 방법이다.

치료에 사용하는 방사성동위원소는 기본적으로 투과력은 약하나 조직 파괴력이 강한 베타선을 방출하고 감마선을 방출하기도 한다.

표 16-1 치료용 방사성동위원소의 물리적 특성

핵종	방출방사선종류	반감기	E.βmax(MeV)	Max Range(㎜)
^{90}Y	β(bata)	2.67 days	2.28	12.0
^{188}Re	β(bata)	17.00 hours	2.11	10.8
^{32}P	β(bata)	14.30 days	1.71	8.7
^{89}Sr	β(bata)	50.50 days	1.49	8.0
^{165}Dy	β(bata)/gamma	2.33 hours	1.29	6.4
^{186}Re	β(bata)/gamma	3.77 days	1.08	5.0
^{198}Au	β(bata)/gamma	2.70 days	0.96	4.4
^{153}Sm	β(bata)/gamma	1.95 days	0.81	3.0
^{131}I	β(bata)/gamma	8.04 days	0.61	2.4
^{169}Er	β(bata)	9.40 days	0.34	1.0
^{125}I	Auger	60.00 days	0.36(keV)	10.0

표 16-2 종양의 방사성핵종 치료

치료	기전	적응증
^{131}I-iodide	갑상샘호르몬합성	분화된 갑상샘암
^{32}P-phosphate	DNA합성	진성 적혈구증가증 진성 혈소판증가증
^{111}In/^{90}Y-octreotide	소마토스타딘 수용체 결합	신경내분비 종양
^{131}I-MIBG	active uptake granular storage	신경모세포종, 크롬친화세포종(갈색세포종) 부신경절종 카르시노이드 갑상샘수질암
^{131}I-anti-CD20 ^{131}I-bispecific MoAbs	항원결합	림프종 갑상샘수질암 비소세포암
^{89}Sr-chloride ^{186}Re-HEDP ^{153}Sm-EDTMP ^{117}mSn-DTPA	뼈 전이 주변의 뼈 대사 증가	전이성 뼈암의 통증치료

3) 방사성동위원소 치료의 특징

방사성핵종(동위원소)치료는 전신적이지만 비침습적부작용이 상대적으로 적다. 또한 치료전 추적자를 이용한 검사가 가능함으로서 종양섭취를 미리평가 평가 할 수 있으며, 치료에 따른 장기적인 합병증인 백혈병이나 고형암의 발생이 드물다고 알려져있다. 효과적인 치료를 위해서는 목적하는 병소의 방사성의약품의 섭취에 관한 인자, 적절한 핵종의 선택이 필요하다.

(1) 방사성핵종 선택 시 고려할 사항

방사성핵종치료는 병소크기, 방사성의약품의 세포내 분포 및 섭취율과 저류시간, 투여방법 등에 따라 차이가 있으나 경제성 및 병변에 국소화 할 수 있는 생리적 화학적 성질을 갖추고 적절한 에너지와 반감기 등의 물리적 성질을 가진 방사성핵종을 선택하는것이 가장 중요하다.

(1) 경제성 : 비용이 저렴하고 쉽게 이용 가능할 것.
(2) 물리적 성질 : 반감기, 베타선, 감마선(베타 혹은 전자포획 방사선 방출, 10% 미만의 감마선 방출).
(3) 화학적 성질 : 화학구조, 표지효율, 안정성, 표지의 간편성(높은 표적-배후 방사능 비(ratio)).
(4) 생물학적 성질 : 표적 축적률, 표적 저류율, 투여경로 및 방법, 효과, 독성(비특이적 결합이 없을 것. 즉, 목표 장기 외에 다른 장기에 집적이 없을 것).

(2) 섭취에 영향을 주는 인자

악성종양의 조직 내에서 방사성의약품의 섭취에 관여하는 인자는 종양의 크기, 침습범위, 혈류, 혈관외압, 사이질압, 투과성 등이 있다. 종양에 혈류의 감소는 방사성의약품의 종양섭취를 감소시키고 종양세포의 기능이 저해되어 대사물질의 요구량이 감소하며 저산소 상태의 종양세포의 방사선에 대한 감수성을 낮추어 방사성의약품의 치료효과를 떨어뜨릴 수 있다.

(3) 의약품 섭취와 저류

치료에서 조직 축적흡수량은 조직에 섭취된 방사능량과 체류시간에 의해 결정된다. 의약품 표적 집적은 화합물의 화학적 성질, 운반기전 및 체내대사에 의해 결정되며 정맥, 동맥, 체강림프관내 등 투여방법에 따라 달라진다.

치료를 계획할 때는 먼저 조직 내에서 생물학적 반감기를 고려하여 적당한 반감기의 핵종을 선택해야 하고 반감기가 너무 짧으면 조직내 체류시간을 충분히 이용하지 못하게 되고 너무 길면 정상조직에 불필요하게 긴 피폭을 초래한다. 방사성의약품 분포는 정상조직의 섭취기능 때문에 표적에 집적되는 양이 감소하는 경우가 있으며 분화된 갑상샘암에서 정상 갑상샘조직이 있을 경우 전이병소에 섭취가 미약하게 되는 것이 그 예이다.

(4) 핵종의 선택

치료용으로서 이상적인 물리적 생물학적 방사성의약품의 특성은 대량의 방사선 흡수선량을 종양이나 환부조직이 받을 수 있도록 하되 정상조직에 대해서는 최소량이여야 한다. 따라서 적절한 방사성핵종의 사용, 투여시 화학형 투여경로 등 치료반응을 나타내기 위해 충분한 농도로 표적조직에 선택적으로 집적될 수 있도록 하는 것이 필요하다.

① 비투과성 방사선(하전입자)이 풍부하고 투과성 방사선(γ선 또는 엑스선)은 적을 것

이상적인 치료핵종은 비투과성 방사선(하전입자)이 풍부하고 투과성 방사선(γ선 또는 엑스선)은 적은 것들이다. 이러한 핵종들이 표적에 의하여 선택적으로 집적되었을 때 이들의 에너지가 상대적으로 적은 용적 내에서 흡수되어야 한다.

방출입자의 형태에 따라서 투과범위, 선에너지의 전달(LET) 준위, 상대적 생물학적 효과(RBE) 등이 다르며 특수목적에 필요한 입자방출 형태는 표적위치 내에서 핵종의 미세분포에 따라 좌우된다. 어떠한 γ선 방출도 비표적조직에 방사선조사를 추가로 하게 되지만, 100 ~ 200 keV 에너지영역에서 소량은 신티그라피 영상화에 유용하다.

치료에 이용되는 방사성핵종은 크게 3가지로 분류할 수 있으며 β입자방출, α입자방출, Auger 및 Coster-Kronig 전자 방출체가 있다. 치료용으로 사용되는 방사성 핵종은 표 16-1에서와 같으며 특히 일상적으로 사용되는 핵종들 대부분 β방출체이고 LET는 낮고, RBE는 1이다.

투과거리는 매우 가변적이어서 Er-169(1.0 mm)에서 Y-90(12.0 mm)까지 다양하다. 그럼에도 불구하고 β입자의 투과 영역은 대표적으로 세포의 직경(5 ~ 20 μm)보다는 훨씬크다. 따라서 전체세포 및 주위세포에도 방사선 조사를 하게 되고, β입자는 미시적 질환(〈1.0 mm 직경)의 치료에 있어서 반드시 가장 좋은 것만은 아니다.

이 경우 높은 LET 및 RBE를 가진 α입자가 이론상으로 유리하나 이들의 높은 LET가 세포의 손상회복 능력을 제한시킬 수 있다. α입자는 에너지를 짧은 거리(5 ~ 8 MeV 입자 40 ~ 80 μm)에 걸쳐 전달하며 β입자에 비해 상대적으로 적은 α입자로도 세포를 불활성화하는데 충분하다. α방출 핵종을 함유한 미시적 질환으로부터 매우 적은 방출 에너지가 이탈하지만, 반면에 이들의 전체 종양이 방사선 피폭을 효율적으로 받기위해서는 종양내 대부분의 암세포 또는 그 인접세포에 의하여 섭취되어야 한다는 점이다. 일반적으로 큰 종양은 혈류분포가 원활하지 못하여 저 산소상태로 방사선 조사에 대한 저항성이 증가되고 종양내의 방사성의약품이 불균일하게 분포할 수 있어 선형에너지 전달이 큰 알파입자 방출 핵종이 도움이 된다. 임상적인 방사성 핵종 치료에 있어서 α방출체의 응용은 아직 안정성 확보 면에서 연구가 계속되어져야 한다. 그러나 미세 병변이나 전이성 병변에서는 ^{125}I, ^{131}I, ^{32}P 등의 핵종이 효과 있으며 특히, 세포에 내재된 경우 ^{125}I가 ^{131}I보다 효과가 더욱 크다.

Auger전자는 α입자보다도 더 짧은 영역을 갖고 있으며(^{125}I로 방출되는 Auger전자는 10 nm), 만약 핵종이 세포 내에 삽입되면 대부분의 에너지가 핵내에 전달되어 세포 DNA를 파괴시킨다. 이 경우 이들 독성은 고 LET의 α입자와 비슷하다.

② 방사성의약품의 물리적 및 화학적 성질의 투여경로 고려

약제학 및 생리학적 요인들로서 방사능이 조직에 국소화하는데 영향을 미치는 요소들은 방사성의약품의 물리적 및 화학적 성질의 투여경로가 포함된다. 방사성의약품이 환자의 체내에 투여된 다음 최대 분포도는 체내에서 물질이 희석되고 세포 속으로 운송되는 정도, 물질에 친화성이 있는 세포에 혈액이 공급되는 정도 및 위치, 물질이 대사되고 체외로 배출되는 방식 등의 여러 가지 요인들에 의해 결정된다. 즉, 사용하고자하는 치료용 방사성의약품은 방사성 핵종의 물리적 성질인 방출입자의 종류, 에너지, 방출속도, 물리적 반감기 등과 표적 내에 집적에 관련된 화학적 성질(안정성, 비방사능, pH) 등이 있다. 따라서 치료에 사용되는 핵종은 베타선만을 방출하거나 감마선과 베타선을 방출하는것, Auger전자나 전환전자를 방출하는 감마선 방출핵종, 알파선 방출핵종으로 구분 할 수 있다. 치료에 이용되는 방사선 핵종은 투여 시 치료하고자 하는 종양병변에 선택적으로 섭취되고 무담체 상태의 화학적 상태를 유지해야 한다.

2. 방사성옥소 치료(Radioiodine Therapy)

우리나라의 방사성핵종을 이용한 치료법은 갑상샘암 및 갑상샘기능 항진증 치료에 ^{131}I을 사용한 것이 최초이다. 혈액질환에 쓰이는 ^{32}P와 악성삼출액 치료에 쓰이는 ^{198}Au은 감소하고 ^{131}I의 사용은 꾸준히 증가하고 있다. 최근에는 악성갈색세포종, 신경아세포종, 갑상샘수질암 등에서 ^{131}I-MIBG를 이용한 치료가 정착되고 있으며 암의 뼈전이 통증치료에 ^{89}Sr이 이용되고 관절염치료에 ^{165}Dy교질 등 새로운 치료법이 사용되고 있다. 방사성의약품에 의한 치료는 표지화합물의 생리적, 생화학적 기능을 이용하여 치료하고자 하는 부위에 정상조직보다 훨씬 많은 에너지를 선택적으로 조사하기 위함이다.

방사성의약품의 흡수선량은 조직에 섭취된 방사능량과 체류시간에 의하여 결정되고 방사성의약품의 표적집적은 화합물의 화학적 성질, 운반 기전, 및 체내대사에 의하여 결정되며 투여방법에 따라 달라진다. 현재 방사성의약품에 사용되는 방사성동위원소는 주로 ^{131}I, ^{32}P, ^{90}Y, ^{188}Re 등이 이용되고 있다.

방사성요오드(^{131}I)는 체내치료에 가장 많이 이용되는 대표적인 국소치료법 중의 하나로 갑상샘이 혈중으로부터 요오드를 선택적으로 섭취하여 호르몬에 합성하는 원리를 이용하며 경구 투여된 요오드가 갑상샘에 높은 비율로 능동적 섭취되며 갑상샘 전체에 거의 균등하게 분포된다. 갑상샘에 요오드는 특이한 친화성(능동운반: active transport)이 있을 뿐만 아니라 갑상샘 이외의 장기에 축적되지 않으며 축적된 베타선은 체내에서 평균 0.8 ~ 1 mm 내에만 영향을 주기 때문에 세포독성을 갑상샘조직에만 미치고 주위장기는 대체로 안전하다. 또한 축적되지 않은 요오드는 신속히 소변으로 배설되고 안전하기 때문에 많이 이용한다. 요오드치료는 갑상샘 수술 후 치료, 독성결절갑상샘종, 그레이브스병 등의 경우에 주로 시행한다.

요오드는 티록신의 일부이며 갑상샘 세포에서 섭취되고, 여포세포내 저류는 세포의 대사속도에 의존하며 갑상샘기능항진증에서 생물학적 반감기가 단축되고 갑상샘암 조직에서 방사성요오드 치료 후 한 달 뒤에도 요오드가 남아있는 경우도 있다. ^{125}I는 반감기가 길고 낮은 에너지의 감마선을 방출하거나 Auger를 방출하여 치료에 응용될 수 있고 특히 치료에 따른 합병증의 발생빈도가 낮아 그 이용이 연구되고 있다.

(1) 적응증과 투여량

갑상샘 치료의 주된 적응증은 갑상샘기능 항진증, 중독성 갑상샘 결절, 갑상샘 수술 후 치료와 갑상샘중독성 심부전에서 갑상샘 제거술 등이다. 방사성옥소를 이용한 갑상샘 치료의 목적은 외과적 갑상샘의 제거 수술 후 ^{131}I 에서 방출되는 베타선을 이용하여 잔여 갑상샘조직 및 전이 조직을 제거하기 위해서이며 환자에게 적절한 용량을 투여함으로써 좋은 치료 효과를 얻을 수 있는 중요한 치료법으로 시행되고 있으며 각 적응증별 투여량은 다음과 같다.

① 갑상샘기능 항진(Graves disease) : 2 ~ 10 mCi
② 독성결절성 갑상샘종(toxic nodular goiter) : 10 ~ 15 mCi
③ 갑상샘암(thyroid cancer) 수술 후 잔여조직 파괴(30 ~ 150 mCi) 혹은 전이의 치료(100 ~ 200 mCi)
- 갑상샘에만 국한 림프절 전이가 없을 때 100 mCi
- 목 부위에만 국한되고 림프절 전이가 없을 경우 150 mCi
- 목 이외의 림프절 전이가 있을 경우 200 mCi 이상 투여

④ 외래최대용량 : 30 mCi, 30 mCi(1,110 MBq) 이상일 경우 1박2일 또는 2박3일 입원 격리치료 원자력 안전법 방사선안전관리 등의 기술 수준에 관한 규정에서 진료를 목적으로 환자에게 방사성의약품을 처방할 경우 환자로 인해 다른 개인의 방사선 피폭선량이 5 mSv(0.5 rem)을 초과할 가능성이 있으면 격리하여, 입원치료를 받아야 한다고 규정하고 있으며, 환자로부터 1 m에서 5 mR/h 이하가 되면 퇴원할 수 있다라고 정하고 있다.

(2) ^{131}I이 갑상샘 치료에 쓰이는 이유

① 표적장기인 갑상샘에 옥소 섭취율이 타 장기에 비해 4,000 ~ 5,000배로 높다(갑상샘에 친화성이 높다).
② 투여된 옥소가 모든 갑상샘 조직에 균등하게 분포된다.
③ 방사성옥소는 비정거리(2 mm)가 짧은 베타선을 방출함으로 주위조직에 거의 영향을 미치지 않는다(0.8 ~ 1 mm 이내).
④ 갑상샘에 섭취되지 않은 옥소는 대부분 콩팥을 통하여 소변으로 배설된다.
⑤ 붕괴산물은 해가 없는 제논(xenon)가스이기 때문에 갑상샘질환에 안전하게 이용가능하다.
⑥ 비방사능이 높아 미량으로도 충분하며 대량 생산이 가능하여 비교적 값이 싸다.
⑦ 물리적 반감기가 8일로 임상적 이용에 적당하다.
- 단점: 피폭이 많다.

(3) 방사성 요오드 투여의 금기사항

① 임신 12 ~ 16주에서 태아의 갑상샘이 방사성요오드를 섭취하기 때문에 임신(특히 3개월 이후)중일 때의 치료는 절대금기이다. 임신 12주 이내에는 태아 전신 피폭을 피하여야 하며, 12주 이후에는 태아의 갑상샘이 형성되어 선천성 갑상샘기능저하증이 초래된다.
② 수유(lactation)중인 경우는 유즙 중에 방사성요오드가 대량으로 분비되므로 절대금기이다(신생아에 상애를 줄

수가 있다). 그러나 I-131 투여 후 적어도 6~8주간 이유를 할 수 있다면 문제가 없다.

③ ^{131}I방사성요오드 치료 후 1년간(적어도 6개월간)은 임신을 피하도록 권유한다.

(4) 전처치

방사성 옥소 치료는 갑상샘염과 여포세포의 파괴를 일으켜 혈액으로 갑상샘 호르몬을 방출 할 수있다. 치료 후 10 ~ 14일에 절정에 달하며 일부 환자에서 기능항진의 증상이 악화될 수도 있다. 따라서 노인이나 심장질환, 심한 전신질환, 발열이 있는 환자에서는 항갑상샘제로 전처치하여야 한다. 그러나 방사성옥소치료 최소 3일 전에는 항갑상샘제를 중단 하여야한다. 또한 투여 2주 전에는 옥소섭취를 제한하지만 불가피한 경우 1주 정도라도 좋다.

① 치료를 시행하기 전에 갑상샘 호르몬제 투여(T_3는 2주, T_4는 3 ~ 4주)를 금지(혈청 갑상샘자극호르몬 농도가 적어도 30 μU/mL 이상으로 충분히 상승시킨다)하고, 요오드 치료 3 ~ 4주전부터 신지로이드 복용을 중단하고 대신 테트로닌을 2 ~ 3주간 복용 해야한다.

② 갑상샘기능항진증 환자는 복용 중인 항갑상샘제(methimazole, propylthiouracil)를 1주 전부터 중지해야 한다.

③ 적어도 2주 전부터 요오드가 들어 있는 음식섭취나 조영제 투여를 금지 하며 치료 후 3일까지 식사 중 요오드 제한식을 지켜야 한다.

④ 약물 복용 당일아침은 소식 점심은 금식(적어도 6시간 이상 금식)한다.

(5) 투여 방법

① 약 2주간 요오드 섭취를 제한 후 공복상태에서 경구투여 한다.

② 오심, 구토가 있는 환자는 정맥주사를 할 수도 있다.

③ 방사성 옥소 경구투여 후

- 방사성 옥소로부터 침샘을 보호하기 위해 치료기간동안 껌과 신 사탕을 자주 먹는다.
- 하루에 약 1 ~ 2 L의 음료수(물, 주스, 이온음료)를 먹도록 한다.

(6) 입원치료 환자의 퇴원가능 잔량선량

① 입원 기준

'의료분야의 방사선 안전관리에 관한 기술기준' 원자력안전위원회고시 제2019-6호, 시행2019. 5. 10. 제12조(진료환자의 격리)에 따르면, 진료환자의 격리 수량에 따라 진료 목적으로 방사성동위원소를 투여한 자로 인하여 다른 개인의 유효선량이 5 mSv(0.5 rem)를 넘을 가능성이 있을 때, 또는 ^{131}I 투여량이 33 mCi 혹은 체내 잔류 방사능이 1.2 GBq를 초과할 때 격리 치료한다(표 16-3).

표 16-3 진료환자 격리 및 퇴원기준

(의료분야의 방사선안전관리에 관한 기술기준, 제12조 제1항, 제2항 관련)

핵종	방사능 제1란		1m 거리 선량률 제2란
주요핵종	GBq	mCi	mSv/h
Au-198	3.5	93	0.21
Ga-67	8.7	240	0.18
I-123	6	160	0.26
I-125	0.25	7	0.01
I-125(이식)	0.33	9	0.01
I-131	1.2	33	0.07
In-111	2.4	64	0.2

Ir-192(이식)	0.074	2	0.008
P-32	-	-	-
Re-186	28	770	0.15
Sr-89	-	-	-
Tc-99m	28	760	0.58
Tl-201	16	430	0.19
Y-90	-	-	-
Yb-169	0.37	10	0.02
Ra-223	-	-	-

1. 방사성동위원소를 투입 또는 투여 받은 환자의 퇴원으로 인한 다른 개인의 피폭방사선량이 5 mSv를 초과할 가능성이 있는 방사능 및 환자로부터 1 m 거리에서의 선량률을 각각 제시하였다.
2. 1 m 거리에서의 선량률은 환자 신체 표면에서부터 1 m 거리에서 바닥으로부터 1 m 높이의 공간 선량률(주위선량 당량률 또는 유효선량 당량률)을 측정한다.

※ 알파 방출체(Ra-223) 또는 베타 방출체(p-32, Sr-89, Y-90)는 다른 개인에게 영향이 매우 미미하므로 기준값을 따로 제시하지 않는다.

② 퇴원 기준

'의료분야의 방사선 안전관리에 관한 기술기준' 원자력안전위원회고시 제2019-6호, 시행2019. 5. 10. 제12조(퇴원 기준)에 따라, 진료 목적으로 방사성동위원소를 투여 받은 환자의 퇴원으로 인하여 다른 개인의 유효선량이 1 mSv(0.1 rem)를 넘을 수 있다고 판단될 때에는 다른 개인의 선량을 합리적으로 가능한 낮게 유지하도록 하기 위한 지침서를 퇴원환자에게 제공하여야 한다. 수유중인 신생아 또는 어린이도 유효선량이 1 mSv(100 mrem)를 넘지 않도록 하여야 한다.

따라서 환자에게 노출된 개인이 받을 것으로 예상되는 전유효선량당량(total effective dose equivalent, TEDE)이 5 mSv(500 mrem)가 넘지 않을 경우 환자의 퇴원이 가능하고, TEDE가 1 mSv(100 mrem)가 넘을 경우 타인이 받을 수 있는 TEDE를 가능한 낮게(as low as resonably achievable, ALARA) 유지하기 위해 문서화된 교육을 제공하도록 되어있다. 또한 NRC에서 명기하고 있지는 않지만 미국 국립방사선방호학회(National Council on Radiation Protection and Measurements, NCRP)의 코호트 연구에 의해 추천되는 최대허용유효선량당량(maximal permissible effective dose eqivalents, MPEDEs)은 환자의 가족 구성원에서 5 mSv이고 일반인, 소아, 임산부에서 1 mSv이다.

우리나라 교육과학부기술의 방사선안전관리 등의 기술기준에 관한 준칙에는 투여량 33 mCi(체내 잔류방사능 1.2 GBq) 이하인 경우에는 격리병실에 입원하지 않아도 되며, 환자로부터 1 m 거리에서 조사선량 측정이 7 mR/h(70 uSv/h, 7 mrem/h) 이하가 될 때까지 입원 치료를 받아야 한다고 정하고 있어서 국내의 병원들은 이를 따르고 있다(표 16-4).

현재 국내에서는 일정용량 ^{131}I을 투여하는 환자는 주변 사람이 받는 피폭선량을 선량한도 이내로 제한하기 위하여 병원마다 고용량 투여 시 환자를 격리병실에 1박2일 또는 2박3일 입원시켜 치료를 한다. 퇴원의 기준을 환자로부터 나오는 방사선이 1 m 거리에서 7 mR/h(70 uSv/h, 7 mrem/h) 미만인 경우 퇴원시킬 수 있다. 따라서 환자의 몸 안에 남아있는 양이 아니라 환자의 몸으로부터 나오는 방사선량률을 기준으로 할 때는 환자로부터 1 m 거리에서 7 mR/h(70 uSv/h) 미만이면 퇴원이 가능하다. 3.7 ~ 5.55 GBq의 ^{131}I을 투여했을 경우 2 ~ 3일 정도면 이 수준에 도달한다. 또는 환자 가족들이 앞으로 받게 될 방사선의 총량을 미리 계산하여 그 양이 5 mSv 이하일 것으로 예상이 되면 격리를 해제하고 퇴원하도록 하는 방법을 쓰기도 한다. 또한, '의료분야의 방사선안전관리에 관한 기술기준' 제15조(기록의 유지) 방사선규칙 제51조제4항에 따라 의료기관은 방사성동위원소가 투여된 환자의 퇴원기록은 5년간 보존하여야 한다(표 16-5).

표 16-4 IAEA, BSS/US NRC 기준의 퇴원 가능한 선량률

방사성방호에 관한 국제기본안전기준 (IAEA, BSS)		미국 원자력 규제위원회 (US NRC)	
1 m에서 5 mR/h	1 m에서 50 uSv/h	1 m에서 0.07 mSv/h	1 m에서 70 uSv/h
체내 잔류량 30 mCi	1 m에서 66 uSv/h	체내 잔류량 32 mCi	1 m에서 70.4 uSv/h

표 16-5 기록 비치 사항

(제15조 관련)

기록 사항	기록시기	보존간
방사성동위원소 투여 환자의 안전관리에 관한 기록		
1) 방사성동위원소 투여량, 투여 일시	투여한 때마다	5년
2) 치료를 목적으로 방사성동위원소를 투여 받은 환자의 퇴원 일시, 환자별 격리 및 퇴원 방법, 담당자 및 확인자 성명	치료한 때마다	5년
3) 고시 제12조제1항3호의 경우 환자의 퇴원 후 거주 계획 및 환경에 대하여 환자가 기재하고 서명한 확인서, 피폭 방사선량	치료한 때마다	5년

3. ^{32}P 치료(P-32 therapy)

^{32}p는 물리적반감기가 14.3일인 순수 베타선 방출체로 1.7 MeV(평균 0.7 MeV)의 최대 에너지를 가지고 조직 안에서 비정은 2 mm(최대 8 mm)이다. 감마선은 방출하지 않는다.

1) 원리

^{32}p는 $Na_2H_2PO_4$ 또는 Na_2HPO_4의 형태로 투여한다. 골수, 간, 지라에서 다른 조직의 10배 가량 선택적으로 침착 되고 핵산대사가 왕성한 조직 즉, 세포분열이 현저한 장기일수록, 또한 조혈장기의 병적 이상 증식부위에도 더욱 많이 축적된다.

2) 치료대상 및 방법

(1) 진성 적혈구증가증(Polycythemia Vera)

① 적혈구, 헤마토크리트(hematocrit) 값이 대단히 높거나 또는 출혈, 혈전증상이 있으면 매일 또는 격일로 300 ~ 500 mL의 수혈을 수회 반복하고 적혈구 수가 600만 내외 또는 헤마토크리트 값을 55%내외 까지 내린 후 치료를 실시한다.

② 2.3 mCi/m^2 체표면적의 ^{32}P를 정맥 내 또는 경구투여 한다.

③ 말초 적혈구수, 헤마토크리트 값과 전 적혈구량 측정을 2 ~ 3주 간격으로 실시한다.

(2) 통증이 있는 뼈 전이의 치료

^{32}P 7 mCi를 투여한다.

(3) 만성 백혈병(Chronic Leukemia)

① ^{32}P 37 ~ 74 MBq(1 ~ 2 mCi)를 정맥주사하고 4주 후에 효과에 따라 재투여를 검토한다.

② 1 ~ 2 mCi를 매주 투여하여 백혈구의 감소상태를 보면서 백혈구수가 21,000 ~ 30,000/mm^2 정도가 되도록 계속 투여한다.

③ 3 ~ 12 mCi/6개월에 완전 관해(remission)에 도달한다.

4. 방사성교질(Radiocollid)에 의한 치료

1) 원리

체강 내에 주입된 방사성교질은 주입한 국소에 머물고 대식세포로 둘러싸여 장막 면에 침착하고 일부는 국소 림프절에 도달하나 혈류 속에는 거의 없어 선택적인 국소조사를 시킬 수 있다.

2) 목적

악성삼출액의 저류를 감소시키고 천자의 횟수를 줄이는데 있으며 흉통, 복통의 경감 또는 연명효과도 기대된다.

3) 방사성교질의 조건

(1) 인체에 무해한 물질.
(2) 주입부위에서의 유출이 거의 없는 크기.
(3) 침강 등을 일으키지 않음.
(4) 반감기가 적당히 짧아야 한다.

4) 종류

(1) ^{198}Au-colloid(악성흉막염, 복막염치료)
(2) ^{90}Y-Cl_3-colloid
(3) ^{32}P-Cr_2PO_4-colloid
(4) ^{177}Lu-LuC1$_3$-colloid

5) 투여법

(1) 미리 0.5 ~ 1 mCi의 ^{198}Au-colloid를 주입하여 체위변동을 시키고 다음날 가슴안(흉강), 배안(복강)의 분포를 스캔으로 조사하여 둔다. 주입 부위에 유착이 생겨 적은 부위에 국한되었을 때 예상 이상으로 조직이 대량의 조사선량을 받아 괴사나 천공 같은 큰 부작용을 일으킬 수 있기 때문이다.
(2) 복수와 흉수천자시 수백 mL를 남기고 배출시킨 후 방사성교질을 주입한다. 주입량은 한쪽 가슴안에 ^{198}Au(50 ~ 100 mCi), ^{90}Y(10 ~ 30 mCi), ^{32}P(7 ~ 10 mCi), ^{177}Lu(10 ~ 30 mCi)이며 배안의 전체량은 상기 기술한 양의 2배를 필요로 한다.
(3) 주입 후 체위를 바꾸면서 균등하게 안에 분포하도록 한다.

5. ^{131}I-MIBG(metaiodobenzylguanidine) 치료

1) 원리

영상과 치료에 모두 이용할 수 있으며 반감기가 길어 2주 정도 보관할 수 있다.

MIBG (Metaiodobenzylguanidine)는 교감신경성 조직에 섭취되는 경향을 가진 방사성의약품으로 부신 수질에 발생하는 내분비 종양인 모든 종류의 갈색세포종(phechromocytoma)을 영상화하는데 안전하고 특이적이며 또 예민하다. 또한, MIBG는 노르에피네프린과는 달리 시냅스 후 수용체에 대한 친화성이 낮고 약리학적 작용이 거의 없으며, 카테콜아민분해효소에 의해 대사되지 않고 탈옥소화도 되지 않는다.노르에피네프린 유도체인 MIBG는 에피네프린(epinephrine), 노르에피네프린(norepinephrine)을 분비하는 크롬친화세포종(갈색세포종, pheochromocytoma: 확장기 고혈압 환자의 약 0.1%가 갈색 세포종을 가진 것으로 추정되며 30~40대에 가장 흔하다)과 카테콜아민(catecholamine)을 분비하는 신경아세포종(neuroblastoma)에 집적되므로 악성종양인 경우 ^{131}I-MIBG를 다량 사용하여 치료할 수 있다.

2) 치료 대상

(1) 악성 갈색세포종
(2) 다발성 신경아세포종
(3) 갑상샘 수질암
(4) 부신수질암

3) 방법

(1) 검사시작 1일 전부터 갑상샘 섭취를 막기 위해 옥소화칼륨(KI)을 하루 600 mg씩 투여하며 치료 후 1~2주까지 계속한다.
(2) ^{131}I-MIBG 0.5 mCi를 주사하고 24, 48, 72시간 후 고에너지 조준기를 사용하여 머리부터 방광까지 스캔한다.
(3) ^{131}I-MIBG 섭취가 부신 쪽에 있으면 ^{131}I-MIBG 100 ~ 200 mCi(3 ~ 6 mg MIBG)를 1~2시간에 걸쳐 서서히 정맥내 투여한다. 주사 시 고혈압을 악화시킬 가능성이 있으므로 카테콜아민 위기를 피하기 위하여 90분간 심전도로 환자를 관찰하며, 심박수, 혈압 등의 변화를 계속 주의 깊게 관찰한다.
(4) 치료 전후로 피임을 권유장한다. 적어도 6개월간은 임신을 피하도록 권유해야 한다. 체내방사능이 30 mCi 이하로 될 때까지 격리한다. 일시적인 골수억제는 치료후 4~6주 경에 발생한다.
(5) 환자의 상태에 따라 필요하면 수술 후 치료를 반복한다.

4) 보관방법

높은 비방사능으로 인한 자가 방사성분해가 일어나므로 이를 막기 위하여 수송에서부터 보관까지 냉동보관을 요한다.

6. 뼈 전이의 동통경감을 위한 치료(통증 보조치료 요법)

1) 원리

전립샘암이나 유방암, 소화기암 등은 뼈에 전이가 잘되며 이들 환자에서 뼈전이에 의한 심한 동통이 문제가 된다. Sr(strontium)은 뼈전이 부위에 선택적으로 섭취가 된다.

2) 사용할 수 있는 방사성 핵종

(1) ^{89}Sr염화물(상품명:메타스트론)(반감기 50.5일, 1.463 MeV, 최대비정 8㎜)
(2) ^{153}Sm-EDTMP(^{153}Sm Ethylene Diamine Tetramethylene Posporic; EDTMP) 반감기 46시간 810 keV(20%), 710 keV(50%), 640 keV(30%)의 베타선을 가지고 있다.
(3) ^{186}Re-HEDP(^{186}Re Hydroxyethylidine Diphosphate; HEDP)
(4) ^{32}P

7. ^{166}Ho(홀뮴-166) Chitosan

1) 특성

^{166}Ho(홀뮴-166)은 반감기 27시간으로 안정성이 높으며, 전신흡수가 거의 없고, 국소부위에 안정적으로 투여 할 수 있다. 방사선조사범위가 최대 8 ~ 8.5 ㎜에 불과하여 정상조직에 미치는 영향을 최소화 할 수 있다. 경피적 간암 투여법에 사용되는 Ho-166 키토산은 산성에서 액체이다. 체내 투여하게되면 굳어져 겔이되는 성질을 이용한다.

2) 치료대상

난소암 및 위암의 복강 내 전이치료, 낭종성 뇌종양치료, 간암치료, 방사선 활액막 절제술 등

8. 방사성핵종 활액막 절제술

1) 원리

방사성 활액막절제술은 베타선 방출핵종을 관절 내에 주사함으로써 활액막을 절제하여 활액막염을 치료, 즉 관절 내로 주입된 방사성핵종이 전 활액막 위에 골고루 분포하여 활액막 세포에 의해 탐식되어 염증상태의 활액막이 파괴, 제거된다.

2) 사용하는 방사성핵종

^{90}Y or ^{169}Er, ^{32}P, ^{162}Re 등의 방사성 교질, ^{165}Dy(디스프로시움, Dysprosium)-macroaggregate, ^{166}H

II. 체내 대사검사(Metabolism Tests)

▷ 시료계측

1) 혈액: 순환혈액량측정, 적혈구수명측정, 조혈기능검사
2) 요: Schilling test
3) 분변: 소화흡수 기능 측정, 단백누출검사

표 16-6 체내대사검사의 종류 및 사용동위원소

검 사 명	동 위 원 소		HL, Energy(keV)	용 량	시 료	임상적 활용
혈장량 측정(희석법)	^{131}I-HSA	I.V	8일, 364	5 μCi	혈액	
적혈구량 측정(희석법)	$^{51}CrNa_2O_4$	I.V	27.8일, 320	20~40 μCi	혈액	
적혈구수명 측정	$^{51}CrNa_2O_4$	I.V	27.8일, 320	100~200 μCi	혈액	
철대사측정 (Ferrokinetic Study)	^{59}Fe-citrate	I.V	45일, 1.10~1.29	5~10 μCi	혈액	
소변배설량측정 (Shilling test)	^{57}Co표지 Vit B_{12}	경구	270.9일 122	0.5 μCi	뇨	악성빈혈, 장흡수 부전증
지방흡수검사 (Triolein-Olein Absorption Test)	지방: ^{131}I-Triolein 지방산: ^{131}I-Oleic acid	경구	8일, 364	각 50 μCi	혈액	단백질대사, 저단백질
장단백소실 측정 (Albumin Excretion Test)	^{125}I-HSA 혹은 ^{125}I-PVP	I.V	60일	5 μCi	혈액, 분변	
뇌혈류량 측정	^{133}Xe		5.3일, 80			
	^{85}Kr		10.8일, 520			
	^{131}I-HSA		8일, 364			
간혈류량	^{198}Au		2.7일, 412			
Ca 대사 시험	^{47}Ca		4.7일		혈액, 뇨	
	^{45}Ca		165일			
Na 대사 시험	^{22}Na		2.6일		뇨, 담	
K 대사 시험	^{42}K		12.4년		전신 counter로 전신 K량 측정	
	^{86}Rb		18.7일			
	^{40}K		1.28 × 10^9년			

1. 적혈구량 측정(Red Cell Volume)

1) 검사원리

(1) 적혈구에 방사성동위원소($^{51}CrNa_2O_4$)를 표지한다.

(2) 크롬($^{51}CrNa_2O_4$)은 +6가로서 적혈구막을 통과하여 혈색소의 베타 글로브린(β-globulin)과 결합하여 +3가가 되며 이 결합은 안정하여 적혈구가 수명을 다하여 파괴될 때까지 적혈구 내에 존재한다.

(3) 방사성크롬 표지적혈구를 정맥주사하고 혈액과 완전히 혼합된 후 채혈하여 희석된 표지적혈구의 방사능을 측정하여 적혈구량을 산출한다.

2) 시약 및 기기

(1) 방사성동위원소: ^{51}Cr 20~40 μCi
(2) 항응고제: ACD 용액 20 mL
(3) 감마선계측기
(4) 무균시험관
(5) 항온수조
(6) 원심분리기

3) 적혈구의 방사성크롬 표지 및 측정법

(1) 항응고제(ACD용액) 4 mL가 든 주사기로 정맥혈 15 mL를 무균적으로 채혈한다.
(2) 준비된 무균시험관에 혈액을 넣고 20 ~ 40 μCi의 ^{51}Cr을 잘 넣어 혼합한다.
(3) 37℃의 항온수조에서 30분간 반응(incubation)시키면 크롬이 적혈구막을 통과하여 표지된다.
(4) 500 g에서 10분간 원심분리하여 상층액(혈장)을 버리고 생리식염수를 넣어 다시 원심분리하고 상층액을 버린다.
(5) 한 번 더 세척하고 생리식염수를 첨가하여 처음과 비슷한 헤마토크릿의 혈액을 만들고 1 mL를 남겨서 표준액으로 사용한다.
(6) 표지 완료된 혈액 10 mL를 정맥주사 한다.
(7) 정맥주사 후 10분, 20분에 반대쪽 팔의 정맥에서 헤파린 주사기로 6 mL씩 채혈한다.
(8) 채혈한 검체의 헤마토크릿을 측정한다.
(9) 100배 희석한 표준혈액 전혈과 채혈한 검체혈액의 전혈, 혈장을 각각 1 mL씩 취한다.
(10) 1 mL씩 취한 검체혈액과 표준혈액의 방사능을 감마선 계측기에서 계측한다.

4) 계산

(1) 10분과 20분에 채혈한 검체혈액의 방사능(CPM)으로 반대수그래프지에서 0시간(zero time)의 방사능을 구한다.

(2) $$\frac{\text{표준혈액주사량(mL)} \times \text{표준혈액의전혈1mL의방사능} \times \text{헤마토크릿}}{\text{검체혈액전혈1mL의방사능} - \text{검체혈액혈장1mL의(1} - \text{헤마토크릿)방사능}} \quad (16\text{-}1)$$

(3) 혈액량은 다음 식에서 구한다.

$$\text{혈장량} \times 1 - (\text{헤마토크릿} \times 0.91) = \text{혈액량} \quad (16\text{-}2)$$

적혈구량은 혈액량에서 혈장량을 빼서 산출한다.

5) 정상값

남: 30(25 ~ 35) mL/㎏
여: 25(20 ~ 30) mL/㎏

2. 혈장량 측정

1) 검사원리

(1) 방사성 옥소표지사람혈청알부민(I-human serum albumin: HSA)을 쓴다.
(2) ^{125}I는 반감기가 60일 이어서 보관이 가능하고 특이의 장기조직에 섭취되지 않아 주사 후 10 ~ 20분에는 거의 소실 없이 혈액 중에 존재한다.
(3) 희석법(dilution method)을 이용하여 희석체적(volume of dilution)을 계산한다.

2) 시약 및 기기

(1) 방사성동위원소: ^{125}I-HSA: 5 μCi
(2) 항응고제: 헤파린(2000 unit/mL)
(3) 감마선 계측기
(4) 무균시험관
(5) 원심분리기

3) 검사방법

(1) 헤파린주사기로 12 mL의 혈액을 채혈한다(혈액일부를 이용하여 헤마토크릿을 잰다).
(2) 채혈한 혈액을 무균시험관에 넣고 500 g에서 10분간 원심분리 한다.
(3) 상층액(plasma)을 다른 무균시험관에 옮기고 ^{125}I-HSA: 18.5×10^4 Bq를 넣고 잘 혼합한다(1 mL는 대조혈장으로 남긴다).
(4) 혼합액 5 mL를 환자에게 정맥주사하고 1 mL를 남겨 표준혈장으로 쓴다.
(5) 정맥주사한 반대쪽 팔의 정맥에서 주사 후 10분, 20분에 헤파린 주사기로 5 mL씩 채혈한다.
(6) 혈액을 500 g에서 10분간 원심분리하여 혈장을 1 mL씩 2개 취한다.
(7) (5)의 표준혈장을 100배 희석하여 1 mL씩 2개 취한다.
(8) 각각 1 mL씩 취한 대조혈장, 표준혈장, 10분과 20분 검체 혈장의 방사능을 감마선 계측기로 계측한다.

4) 계산

(1) 10분과 20분에 채혈한 검체에서 취한 혈장의 계수율(cpm)으로 반대수그래프지에서 0시간(zero time)의 계수율을 구한다.

(2) $$\frac{(\text{표준액cpm} \times \text{희석배수}) - \text{대조혈장cpm}}{\text{0시간cpm} - \text{대조혈장cpm}} \times \text{주사량(mL)} \qquad (16\text{-}3)$$

(3) 혈액량은 다음식에서 구한다.
혈장량 × {1 - (헤마토크릿 × 0.91)} = 혈액량
적혈구량은 혈액량에서 혈장량을 빼서 산출한다.

5) 정상값

남: 40(30 ~ 45) mL/㎏
여: 40(30 ~ 45) mL/㎏

3. 적혈구수명 측정(RBC Survival Time)

1) 검사원리

적혈구에 방사성동위원소를 표지하여, 그 소실 일자를 보는 것으로 방사성크롬($^{51}CrNa_2O_4$)은 +6가의 경우 적혈구막을 통과하여 혈색소의 글로불린(globulin)과 결합하고 +3가로 된다.

이 결합은 제법 안정하지만 수명이 다한 적혈구는 1일 1π전후 파괴되고 있으며, 파괴된 적혈구 내의 +3가의 크롬은 다시 적혈구와 결합하지 못하고 배설된다. 즉 정맥주사 후 혈액중의 방사능을 시간적으로 계측하면 표지적혈구의 잔존율, 곧 수명을 알 수 있다.

2) 시약 및 시기

(1) 방사성동위원소: $^{51}CrNa_2O_2$: 100 ~ 200 Ci
(2) 항응고제: ACD용액 20 mL

3) 검사방법

(1) 항응고제(ACD용액) 4 mL가 들어 있는 주사기로 20 mL의 정맥혈액을 채혈하여 30 mL의 무균시험관에 넣는다.
(2) 방사성동위원소를 넣고 혼합한다.
(3) 37℃의 항온수조에서 30분간 반응(incubaton)시키면 크롬이 적혈구막을 통과하여 표지적혈구가 된다.
(4) 반응이 끝나면 아스코르빈산 50 ~ 100 mg을 첨가하여 혼합 후 10분 후에 정맥주사 한다.
(5) 표지적혈구를 정맥주사 후 24시간 및 격일로 2주간 헤파린주사기로 5 mL씩 채혈한다.
(6) 채혈한 혈액 3 mL를 분주하여 보관하였다가 마지막에 같은 시간에 계측한다.

4) 계산

(1) 계측기를 반대수그래프 용지에 그린다.
(2) 0일(zero day)의 계측치를 외삽하여(extrapolate) 찾아 방사능이 반감(1/2)되는 일자를 산출한다.

5) 정상값

반감기: 25일~35일

4. 철대사 측정(Ferrokinetics Study)

1) 검사원리

(1) 흡수된 철은 골수에 85%, 간, 지라에 1 5% 축적되고 그 후에 적혈구에 이용되어 점차 혈액 중에 나타난다.
(2) 조혈기능이 항진되었을 때 방사성철(^{59}Fe-citrate)의 소실이 빨라지고 투여한 방사성철이 혈액 중에 빨리 나타나며 방사성철이 이용되는 비율이 높다.
(3) 조혈기능이 저하되는 경우는 반대이다.
(4) 방사성철(^{59}Fe-citrate)을 이용한 검사법에는 혈장철소실(Plasma iron disappearance; PID), 적혈구철이용(red cell iron utilization), 혈장철교대율(plasma iron turnover rate; PITR), 적혈구철 이용율(red cell iron utilization rate; RCIUR)이 있다.

2) 시약 및 기기

(1) 방사성동위원소: ^{59}Fe-citrate $18.5\times10^4 - 37\times10^4$ Bq(5 ~ 10 mCi)
(2) 감마선계측기
(3) 원심분리기

3) 검사방법(PID와 RCIU)

(1) 방사성 철(^{59}Fe-citrate) 18.5×10^4 - 37×10^4 Bq(5 ~ 10 mCi)를 혈장과 혼합하여 정맥주사 한다.
(2) 주사 반대쪽 팔에서 주사 후 15분, 30분, 60분, 120분, 180분에 5 mL씩 채혈한다.

(3) 채혈된 혈액을 2500 rpm에서 5분간 원심분리 한다.
(4) 상층액(혈장)을 2 mL씩 각각 취하여 감마선계측기로 방사능을 계측한다.
(5) 주사 후 2일부터 2일 간격으로 14일까지 5 mL씩 채혈하여 전혈방사능을 잰다.
(6) 투여 방사성 철의 방사능을 측정한다.

4) 계산

(1) 계측값을 반대수그래프지에 옮긴다.
(2) 각 점을 연결하고 0분에서의 예상되는 계측값을 구한다.
(3) 0분의 반이 되는 계측값을 나타내는 시간이 혈장철소실의 반감시간(PID, $T_{1/2}$)이다.

(4) 적혈구철이용율(RCIUR%) = $\dfrac{\text{전혈방사능(cpm/mL)} \times \text{혈액량(mL)} \times 100}{\text{투여 }^{59}\text{Fe방사능(cpm)}}$ (16-4)

(5) 혈장철교대율(PITR mg/일) = $\dfrac{0.693}{IID\ T_{1/2}(\text{시간})} \times \text{혈청철농도(mg/mL)} \times \text{혈장량(mL)} \times \dfrac{24\text{시간}}{\text{일}}$ (16-5)

(6) 적혈구철 교대율(RCITR mg/일) = $\text{혈장철교대율(mg/일)} \times \dfrac{\text{적혈구철이용율(\%)}}{100}$ (16-6)

5) 정상값

(1) 혈장철소실반감시간: 60분 ~ 120분
(2) 적혈구철 이용율: 7 ~ 10일후 70 ~ 80%
(3) 혈장철 교대율: 20 ~ 42 mg/일

5. 실링검사(Schilling Test)

1) 검사원리

- 악성빈혈 유무검사
(1) 비타민 B_{12}의 분자중에서 Co를 ^{57}Co로 표지하여 투여하고 흡수, 배설률을 측정한다.
(2) 비타민 B_{12}(Cyanocobalamin)는 위내의 내인자와 결합하여 돌창자(회장)에서 흡수된다.
(3) 경구로 투여하여 소장에서 흡수된 방사성 비타민 B_{12}는 과량의 비방사성 비타민 B_{12}를 과량 근육주사하면 소변으로 배설된다.

2) 시약

(1) 방사성 ^{57}Co 표지비타민 B_{12}: 0.5 ㎍/1.85 × 10^4 Bq/비타민B_{12} 캅셀
(2) 비방사성 비타민 B_{12}: 1mg 비방사능 비타민 근육 주사용

3) 검사방법

(1) 환자는 8시간 이상 공복상태에서 검사한다.
(2) 검사 전에 소변을 완전히 보아서 일부를 대조소변으로 하고 버린다.
(3) 방사성 ^{57}Co 표지 비타민 B_{12}(0.5 g/1.85 × 10^4 Bq/비타민B_{12})를 경구 투여한다.
(4) 경구투여 후에 2시간 동안의 소변을 전부 모은다.
(5) 검사 시작 시간부터 24시간 동안의 소변을 전부 모은다.

(6) 끝나는 시간에 다시 소변을 모아서 모은다.
(7) 경구투여 4시간 후 음식 섭취를 한다.
(8) 모은 24시간 소변을 잘 혼합 후 소변량을 측정하고 4 mL를 채취한다.
(9) 대조용 소변도 4 mL를 채취한다.
(10) 방사성 ^{57}Co 표지비타민 B_{12}를 1000 mL의 물에 녹여서 표준용액으로 사용한다.
(11) 대조소변과 검체소변 및 표준용액을 감마선계측기에서 5분간 계측한다.

4) 계산

$$\frac{\frac{24\text{시간소변량}}{4}\times(\text{검체소변방사능}-\text{대조소변방사능})}{\frac{1000}{4}\times(\text{표준용액방사능}-\text{대조소변방사능}} \qquad (16\text{-}7)$$

5) 정상범위 및 해석

(1) 정상인의 24시간 배설률은 7% 이상이다.
(2) 배설률이 7% 이하이면 1주일 후에 60 mg의 내인자(intrinsic factor)를 투여하고 다시 검사한다.
(3) 재검사에서 배설률이 7% 이상이면 내인자 부족에 의한 악성빈혈이다.
(4) 계속 7% 이하이면 장내 세균증식 등으로 인한 파괴, 손실과 흡수 불량에 의한 악성빈혈이다.

6. 지방흡수검사(Triolein-Olein Absorption Test)

Pancreas질환, 쓸개즙분비, 장관의 흡수장애 판단에 이용되는 검사이다. 섭취된 음식물의 중성지방은 이자효소에 의하여 글리세린(glycerol)과 지방산으로 가수분해되고 지방산은 쓸개즙산에 의하여 혼합 미포(micelle)를 형성하여 소장점막으로 흡수된다. 지방흡수를 검사하기 위해서는 ^{131}I-triolein과 ^{131}I-oleic acid을 이용한다. 트리올레인(triolein)은 흡수되기 전에 이자효소에 의해서 글리세롤과 산으로 분해되어야 한다. 반면 올레인산은 불포화지방산으로 소화효소의 도움 없이 흡수된다.

Triolein 흡수시험 ---- 소화와 흡수 모두 검사

올레인산 흡수시험 ---- 흡수기능 만을 검사 하는 것

트리오레인이 정상적으로 흡수되면 곧 소화기능(이자의 효소분비가 정상)과 장벽흡수기능이 모두 정상, 올레인산의 흡수는 정상이나 트리오레인흡수가 비정상이면 소화효소의 결핍, 즉 이자질환을 의미하며 올레인산 흡수가 비정상인 경우는 장벽의 흡수기능에 장애가 있음을 의미한다.

1) 검사원리

(1) 중성지방은 장관내에서 이자액, 쓸개즙 등의 효소에 의해 소화분해 되어야 흡수된다.
(2) 소화액분비에 기능장애가 있을 때 방사성표지 지방(triolein)의 흡수가 장애된다.
(3) 장관벽의 흡수장애에 의한 것이다.
(4) 방사성옥소표지 지방산(^{131}I-oleic acid)에 의한 흡수가 이상이 있으면 이상의 유무에 대한 원인을 알 수 있다.

2) 시약

(1) 지방(^{131}I-triolein); 18.5 × 10^5 Bq(50 μCi)
(2) 지방산(^{131}I-oleic acid); 18.5 × 10^5 Bq(50 μCi)
^{125}I-oleic acid ⇒ 캡슐형태로 경구섭취

3) 검사방법

(1) 환자는 8시간 이상 공복상태에서 검사한다(Thyroid blocking-검사 전날부터 매일 Sodium, Iodine 5 mL 투여하여 검사 후 5일간 복용).
(2) 방사성옥소 표지 지방(^{131}I-triolein)18.8 × 10^5 Bq를 경구 섭취한다.
(3) 투여 후 2시간, 4시간, 6시간, 8시간, 24시간에 6 mL씩 채혈한다.
(4) 채혈한 혈액을 정확히 5 mL씩 감마선 계측기로 방사능을 계측한다.
(5) 혈액내의 흡수율이 투여량의 1%이하이면 이어 방사성옥소표지 지방산(^{131}I-oleic acid)18.5 × 10^5 Bq를 투여한다.
(6) 투여 후 2시간, 4시간, 6시간, 8시간, 24시간에 6 mL씩 채혈한다.
(7) 채혈한 혈액을 정확히 5 mL씩 감마선 계측기에서 방사능량을 계측한다.

4) 계산

$$\frac{\text{혈액 5 mL cpm} \times (\text{혈액량}/5)}{\text{환자에게 투여한 총방사능 cpm}} \times 100 \tag{16-8}$$

5) 정상범위 및 해석

(1) 정상인에서 Triolein의 흡수율은 4 ~ 6시간에 최고치에 이르며 7 ~ 10% 이상 흡수된다.
(2) 지방을 투여하여 흡수가 되지 않고 지방산을 투여하여 흡수가 되면 소화기능의 장애를 의미한다.
(3) 지방투여나 지방산 투여 시 둘 다 흡수가 안되면 소화관 흡수장애를 의미한다.

7. 장단백소실 측정(Albumin Excretion Test)

1) 검사원리

(1) 방사성옥소표지 혈청 알부민(^{125}I-HSA)이나 ^{125}I-polyvinyl-pyrrolidone(^{125}I-PVP)를 정맥주사 후 투여한 방사성 표지물이 위액이나 장관내에서 나타나는지 본다.
(2) 방사성옥소 표지혈청알부민(^{125}I-HSA)은 소화효소에 의해 분해되어 ^{125}I가 유리되어 재흡수되는 결점이 있다.

2) 시약

방사성옥소표지 사람혈청알부민
(^{125}I Human serum albumin: ^{125}I-HSA); 18.5 × 10^4 Bq(5 μCi)

3) 검사방법

(1) 헤파린 주사기로 전혈을 무균적으로 채혈한다.
(2) 무균시험관에 옮겨 500 g에서 10분간 원심 분리한다.
(3) 상층액(혈장)을 다른 무균 시험관에 옮긴다.
(4) 방사성옥소표지 혈청알부민(^{125}I-HSA)18.5 × 10^4 Bq를 넣고 잘 혼합한다.
(5) 혼합액 5 mL를 정확하게 환자에게 정맥 주사한다.
(6) 주사 후 무균시험관에 남은 것으로 표준액을 만든다(표준액 1 mL를 1000 mL의 물로 희석하여 5 mL를 취한다).

4) 검체 채취

환자는 대변을 매일 분리하여 6일간 모은다. 이때 소변이 섞이지 않도록 한다.

5) 검체의 계측

(1) 준비된 1000 mL의 용기에 하루에 모은 대변을 넣고 물을 넣으면서 묽게하여 전체량이 1000 mL가 되도록 한다.
(2) 잘 희석된 대변액을 5 mL씩 2개의 시험관에 취한다.
(3) 매일 모은 대변에서 취한 5 mL의 방사능을 계측한다.

6) 계산

대변중 배설률(%)

$$= \frac{\text{환자대변에서의 방사능계측값}}{\text{환자에게 투여한 총 방사능}} \times 100 \qquad (16\text{-}9)$$

$$= \frac{(\text{대변}5\text{ mL의계측값} - \text{배후방사능계측값}) \times 100}{(\text{표준액}5\text{ mL의계측값} - \text{배후방사능계측값}) \times \text{주사량}} = \%$$

7) 정상범위

정상인은 4일 동안에 0.1 ~ 0.7%의 배설률을 보인다. 단백상실장병증(protein losing enteropathy)은 2 ~ 40%의 배설률을 보인다.

III. 체외검사(in vitro Test)

체외검사(in vitro test)는 체내검사(in vivo test)와 같이 방사성동위원소(radioisotope: RI)를 사용한다는 공통점은 있으나 환자에게 직접 주사하지 않고 환자의 체액을 이용하여 시험관 조작으로 혈액 내의 미량 존재하는 호르몬, 약제 등을 방사성동위원소 추적자를 이용하여 측정하는 검사법으로 이를 방사측정법(radioassay)라 한다.

방사측정법의 대표적인 예로 방사면역측정법(radioimmunoassay: RIA)이다. 방사면역측정법은 ng/mL ~ pg/mL 단위의 극미량의 동위원소를 이용하기 때문에 피검자가 피폭 위험이 없으며 감도와 특이성이 우수하다.

1959년 Berson과 Yalow가 최초로 Insulin 측정에 이용하였던, 방사면역측정법(radioimmunoassay: RIA)은 항원과 항체의 반응에서 방사성동위원소로 표지한 항원을 추적자(tracer)로 사용하여 항원을 측정하는 방법으로 정확하고 재현성이 양호할 뿐만 아니라 최근에는 완전자동화시스템으로 조작이 간편하고 많은 검체를 한 번에 처리할 수 있다.

측정시스템에 사용되는 특이결합물질이 항체인 경우가 방사면역측정법이며 천연결합단백인 경우 경쟁적단백결합측정법(competitive protein binding assay: CPBA), 세포수용체인 경우 방사수용체측정법(radioreceptor assay: RRA)이다. 방사면역측정법과 같이 항체를 특이결합물질로 사용하지만 표지항원 대신 표지항체를 추적자로 이용하는 방법을 면역방사계수측정법(immunoradiometric assay: IRMA)이라 한다. 사용되는 방사성동위원소는 대부분 감마선(γ)을 방출하는 핵종으로 ^{125}I이 대부분 사용되나 ^{131}I을 사용하기도 한다. 그 외 ^{59}Fe, ^{57}Co 등이 특정물질의 측정에 사용되기도 하고 간혹 베타선(β)을 이용하기도하며 ^{3}H, ^{14}C 등이 있다. 방사면역측정법은 방사성추적자를 이용하는 측정법 중에서도 전통적이고 대표적인 방법이기 때문에 이들 측정법 전체를 의미하는 말로 통용된다. 본서에서는 핵의학과 체외검사실에서 주로 이용되는 검사법인 방사면역측정법(RIA)과 면역방사계수측법(IRMA) 만을 간략하게 살펴본다.

방사면역측정법이 성립하기 위해서는 측정하려는 물질에 대한 특이결합물질, 방사성핵종으로 표지한 추적자, 결합형과 유리형을 분리할 수 있는 방법이 있어야 한다. 방사성추적자를 이용하는 측정법은 측정원리에 따라 경합반응과 비경합반응의 2가지로 나눌 수 있으며 이 중에서 특이결합물질이 항체인 방사면역측정법(RIA)과 면역방사계수측정법(IRMA)이 가장 많이 이용되고 있다.

표 16-7 동위원소를 이용한 체외검사법의 종류

경쟁적방사측정법 (competitive radioassay)	방사면역측정법(radioimmunoassy; RIA)
	방사수용체측정법(radioeceptor assay; RRA)
	경쟁적단백결합측정법(competitve protein binding assay; CPBA)
비경쟁적방사측정법 (noncompetitive radioassay)	면역방사계수측법(immunoradiometric assay; IRMA)
	직접포화분석법(direct saturated analysis; DSA)

** 방사수용체측정법(radioeceptor assay; RRA): 조직수용체를 이용하여 호르몬이나 기타약물등의 생물학적 활성을 측정하는 결합반응 측정법.

1. 경쟁적 방사측정법(Competitive Radioassay)

혈청 및 기타 시료중의 미량물질을 측정하는 방법으로 방사성물질을 표지시킨 호르몬과 검체중의 비표지 호르몬이 항체에 경쟁적으로 결합하는 것을 이용한 방법을 방사면역측정법(radioimmunoassy; RIA)이라 하고 세포막 등에 있는 수용체를 이용한 것이 방사수용체측정법(radioeceptor assay; RRA)이다. 항체대신 호르몬과 특이적으로 결합하는 단백질을 이용한 것이 경쟁적단백결합측정법(competitve protein binding assay; CPBA)이다.

1) 방사면역측정법(Radioimmunoassay: RIA)

방사성 물질로 표지한 항원과 그에 대해 만들어진 항체와의 결합이 비표지 항원의 첨가에 의해 경쟁적으로 결합되는 원리에 따라 그 항원 농도를 측정하는 검사법이다.

측정하려는 물질을 항원(Ag)으로 하여 이에 대한 항체(Ab)를 만들고 측정하는 물질인 항원을 방사성동위원소에 표지하여 표지항원(Ag^*)을 만든다. 일정량의 표지항원(Ag^*)과 이에 상당하는 일정량의 항체(Ab)를 반응시키면 표지항원(Ag^*)이 항체(Ab)와 결합하여 Ag^*-Ab의 복합체를 형성한다.

비표지항원(Ag, 시료성분, 측정하려는 물질)이 존재하면 이 항원도 항체와 반응하여 Ag-Ab의 복합체를 만든다. 표지항원(Ag^*)의 일부는 Ag^*-Ab의 결합형으로 일부는 항체와 결합하지 않은 유리형으로 존재한다.

항원(Ag)과 표지항원(Ag^*)은 한정된 양의 항체에 대해 경쟁적으로 결합하므로 항원(Ag)이 많을수록 표지항원(Ag^*)이 항체에 결합할 가능성이 적어지고 그 결과 Ag^*-Ab(결합형)이 감소하며 유리Ag^*(유리형)이 증가한다.

결합형과 유리형을 분리한 후 결합형의 방사능을 계측한다. 항원량을 아는 물질 즉 표준물질(standard, 상품 키트(kit) 안에 있음)에서 얻은 결합형 값을 세로축으로 하고 가로축에 항원 농도가 역상관계를 보이는 표준곡선(standard curve)을 그릴 수 있다. 검체의 항원 농도는 표준곡선에서 검체의 결합형에 해당하는 농도이다.

방사성표지항원(Ag*) + 특이항체(Ab) + 비표지항원(시료, Ag)

\+

항원(Ag), 표지항원(Ag*) : 유리형 제거

비표지항원(Ag)

표지항원 – 항체결합체 (Ag*, –Ab)

항원 – 항체결합(Ag – Ab) : 결합형, 방사능측정

그림 16-1 방사면역측정법(Radioimmunoassay: RIA) 측정원리

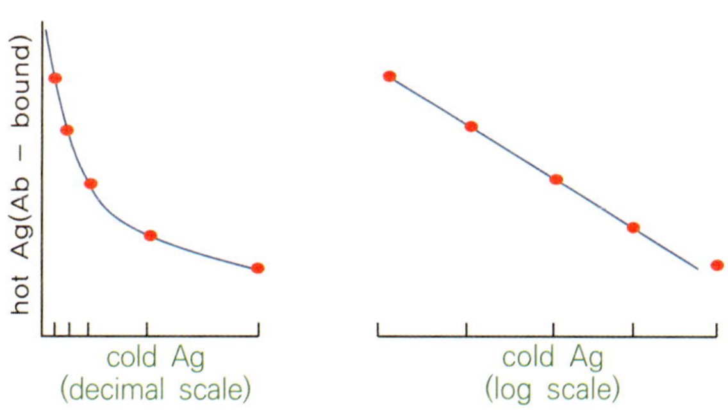

그림 16-2 Radioimmunoassay의 표준곡선의 예

2) 방사면역측정법의 특징

① 방사능측정의 예민성과 항원-항체의 특이성을 조합한 측정법이다(예민성, 특이성, 교차반응, 재현성, 회수율).

② 다른 화학적 측정방법에 비하여 예민도가 현저히 높아서 측정범위가 $10^{-9} \sim 10^{-12}$ mol/L(최소검출한계: 400 amol)이다.

③ 방사면역측정법에 주로 사용되는 핵종인 ^{125}I은 10 ~ 14 g/L(약 10 ~ 12 mol/L) 정도의 미량도 정밀하게 측정할 수 있다. 대부분 호르몬의 혈중농도는 $10^{-9} \sim 10^{-10}$ mol/L 범위이므로 가장 낮은 생리적 농도에서도 방사면역측정법에 의한 호르몬 측정이 가능하다.

④ 소량의 혈액, 소변 등의 검체를 추출, 정제, 농축 등 전처치를 하지 않고 직접 검사할 수 있다.
⑤ 여러 측정시스템이 키트(kit)화 되어 있기 때문에 검사과정이 간단하고 한 번에 많은 검체를 처리 할 수 있다.
⑥ 이론상 항체를 만들 수 있는 거의 모든 물질을 측정할 수 있을 만큼 다양하다.

3) RIA를 시행하기 위한 필요조건

① 순수한 항원을 얻을 수 있을 것
② 항체를 생산할 수 있을 것
③ 동위원소 표지가 가능할 것
④ BF분리가 정확하게 이루어 질 것

4) RIA 중요 요소

표준액, 항체, 표지항원, B/F분리시약이 필수적이다.

5) BF 분리법(Separation of Bound from Free Form of Antigen)

① 흡착법(absorption method)
② 이중항체법(double antibody method)
③ 염색법(salt precipition)
④ 고상법(solid phase method)
⑤ 전기영동법(electrophoresis)
⑥ PEG 법(polyethylene glycol)
⑦ 투석법(dialysis)
⑧ 효소법(enzymatic method)
⑨ Chromatography법
⑩ Chromato 전기영동법(chromato electrophoresis)
⑪ Gel여과법(gel filtration)

2. 비경쟁적 방사측정법(Noncompetitive Radioassay)

1) 면역방사계수 측정법(Immunoradiometric Assay: IRMA)

방사면역측정법은 한정된 양의 항체에 대해 항원과 표지항원을 경쟁적으로 결합시키고 결합형과 유리형 간에 표지항원의 분포를 측정하는 반면, 면역방사계수법은 다량의 항체로 항원을 결합시킨 후 다시 이 항원에 표지항체를 결합하도록 하여 표지항체의 분포를 측정한다. 검체중의 항원을 고상화 항체와 결합시키고 이어 표지항체를 가해 항체와 결합하고 있는 항원에 결합시킨 다음, 유리 표지항체를 제거하고 방사능을 측정하는 방법이다.

제1항체(Ab1)는 보통 플라스틱(plastic) 시험관, 디스크(disc), 구슬(bead) 등의 고형상(solid phase)에 부착시킨 것으로 검체중의 항원을 결합하고 방사성표지를 가진 제2항체(Ab2*)는 항원의 다른 에피토프(epitope)에 결합한다. 따라서 이 방법은 2개 이상의 결합부위를 가질 만큼 충분히 큰 항원에 적용된다. 먼저 Ab1와 항원을 반응시키면 Ag - Ab1의 복합체가 형성되고 여기에 다시 Ab2*를 가하면 Ab1 - Ag - Ab2*의 복합체가 형성된다.

두 가지 항체 모두 충분한 양을 사용하면 검체중의 모든 항원이 일차항체에 결합하고 일차항체에 결합된 항원 한 분자에 대해 Ab2* 한 분자가 결합한다. 즉 결합된 Ab2*와 항원 농도간에 직접적인 비례관계를 보인다.

동일한 물질에 대해서는 방사면역측정법보다 면역방사계수법이 정밀도가 우수하고 예민도가 좋으며 고농도에서 측정한계도 높아서 측정범위가 훨씬 넓다. 면역방사계수법은 방사면역측정법보다 시약을 제조하는 기술이 복잡하고 측정 시 시약이 많이 소모된다.

단세포군(monoclonal)항체가 개발됨에 따라 면역방사계수법이 널리 쓰이게 되었으며 기존 방사면역측정법 종목이 대부분 면역방사계수법으로 대치되는 추세에 있다.

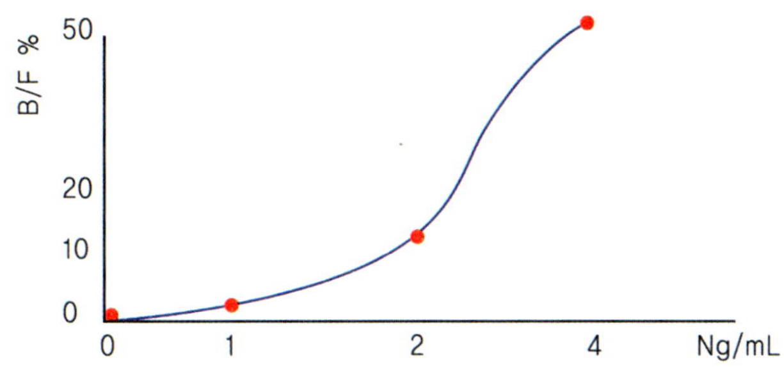

그림 16-3 면역방사계수 측정법(Immunoradiometric Assay: IRMA) Sandwich법 표준곡선

2) 면역방사계수 측정법(Immunoradiometric Assay: IRMA)의 장점

① 넓은 측정범위
② 우수한 재현성
③ 용이한 표지항체 작성
④ 고감도
⑤ 간편한 조작 등이 있다.

Monochronal 항체의 개발, 발전에 의해 RIA대신 임상응용이 증가하였고 많은 종양 Marker는 이 방법에 의해 측정되고 있다.

항체(Ab) + 항원(Ag) → 항체 – 항원(Ab–Ab)
+
표지항체(Ab*) → 표지항체(Ab*) : 유리형제거
↓
항체–항원–표지항체결합물(Ab–Ag–Ab*camplex)
: 결합성, 방사능 측정

그림 16-4 면역 방사계측법(IRMA)의 원리

3) 방사면역측정법(RIA)과 면역방사계수측정법의 비교

표 16-8 방사면역측정법(RIA)과 면역방사계수측정법의 비교

비교 \ 구분	방사면역측정법 (RIA)	면역방사계수측정법 (IRMA)
항 체 량	소량	다량
측 정 자	표지항원	표지항체
검 사 과 정	다양함	고형상 샌드위치법
장 점	경제적, 간편	높은 특이도, 예민도

3. 측정 물질

1) 단백호르몬

(1) 뇌하수체: ACTH, ADH, FSH, LH, GH, Prolactin, TSH
(2) 칼슘대사조절: Calcitonin, PTH
(3) 이자: Insulin, C-peptide, Glucagon
(4) 소화관: Gastrin, Secretin
(5) 혈관: Angiotensin Ⅰ, Angiotensin Ⅱ
(6) 태반: β-HCG, hPL

2) 비단백호르몬

(1) 스테로이드: Aldosterone, Androsterone, Androstenedione, Cortisol, DHEA, DHEA-S, Estradiol, Estriol, Testosterone
(2) 갑상샘: Thyroxine, Triiodothyroxine

3) 호르몬 이외의 물질

(1) 약제: Cyclosporin, Digoxin, Digitoxin, Gentamycin
(2) Cyclic핵: cyclic-AMP, Cyclic-GMP
(3) 효소: Elastase 1, PAP, pepsinogen
(4) Virus 특이 항원, 항체: HBs-Ag, Ab, HBe-Ag, Ab, HBc-Ab(IgG, IgM), HAV Ab(IgG, IgM), HDV Ab
(5) 종양관련 물질: AFP, CA-19-9, CA-125, CEA, NSE, TA-4(SCC Ag), TPA
(6) protein 성분: IgE, IgE-RAST, TG, TBG, β_2-microglobulin, β-TG, Ferritin, Myoglobin, PF_4
(7) 항체: anti-ds-DNA, TG-Ab
(8) 기타: Vit-B_{12}, Folate, SLCG

4. ^{125}I이 많이 쓰이는 이유

1) 반감기가 60일로 사용하는데 적당하고, 비교적 장기간 저장할 수 있다(반감기가 길다).
2) 35 keV의 γ선이 낮은 에너지를 나타내어 높은 계측 효율을 얻을 수 있다(낮은 감마선에너지와 높은 계수율).
3) 비교적 적은 차폐(shield)만으로도 이용할 수 있다(차폐가 용이하다).
4) ^{131}I에 비하여 ^{125}I는 거의 순수하게 불순물 없이 얻을 수 있다(순도가 높다).

5. 방사면역측정법의 정도관리(QC)

1) 정밀도
2) 예민도
3) 특이도
4) 정확도

6. 우물형 섬광계수기(Well Type Scintillation Counter)

우물형 섬광계수기(well type scintillation counter)는 감마계수기(gamma counter)라고도 하며 3 cm정도의 NaI(Tl)결정이 우물형으로된 섬광계수기(scintillation counter)는 그 가운데 시료를 넣은 시험관 등을 삽입해서 측정할 수 있다.

시료에서의 γ선은 4π의 입사각으로 신틸레이터에 입사하기 때문에 검출효율이 좋으며 혈액이나 소변 중의 미량인 동위원소 측정에 좋다.

1) 원리

γ선이 섬광체(NaI(Tl) crystal)에 충돌하여 흡수되면 섬광(photon)에너지를 방출하며 이 섬광이 광전자증배관(PM tube)의 광전면에 도달하여 빛이 전기적인 신호(pulse)로 변한다. 2차 방출전극에 의해서 증폭, 수집되어 증폭회로를 통하여 계수장치에서 계수된다.

7. 액체 섬광계수기(Liquid Scintillation Counter)

액체 섬광 계측법은 낮은 에너지의 β선을 측정 위해 개발된 방법으로 발광체가 액체이고 시료를 녹여서 측정(^{3}H, ^{14}C, ^{32}P, ^{35}S, ^{36}Cl, ^{45}Ca, ^{55}Fe)

1) 발광체

액체섬광체(scintillator)는 β선의 에너지를 받아서 빛으로 바꾸어주는 목적을 갖는 물질이다(이것은 유기용매에 여리 가지 형광물질을 용질로서 용해시키는 것)

(1) 용 질: 용질은 형광을 낸다. 광전자 증배관에서 발광된 빛의 파장을 측정하여 효율을 높이는데 필요.
제 1용질: 용매에서 에너지를 받아서 발광한다(PPO, PPP, PBD, BBOT).
제 2용질: 광전자증배관의 파장에 맞게 긴 파장의 빛으로 만든다(POPOP dimetheyl POPOP, bis MSD).

(2) 용 매: 유기섬광체를 녹일 수 있는 용액으로 시료의 용해성을 높이고 화학적으로 순수한 물질이어야 한다(톨루엔, 아니솔, 다이옥세인, 키실렌).

2) 소광(Quenching)

소광은 용매의 종류나 불순물의 영향으로 섬광체의 발광효율이 저하되는 것이다. 즉, 시료에 녹아있는 화학물질(효소, 산소, 색, 광학적 원인)에 의해 빛이 약해지는 현상을 말한다.

(1) 화학적 소광: 액체 형광체의 시료, 용매 또는 용질중에 알카리가 포함되어 있는 결과로 발생되는 소광.
(2) 효소에 의한 소광
(3) 색 소광
(4) 희석소광(산소소광)
(5) 광학적 소광

Appendix

Numbers

1. 방사선 안전(Radiation Safety)

ICRP 103에서 계획피폭상황에 대해 권고하는 개인선량한도[a](영 제2조 제4호관련)		
구분	확률론적 영향관리를 위한 유효선량한도	결정론적 영향의 방지를 위한 등가선량한도
직무피폭	5년간[b] 100 mSv범위에서 연간 50 mSv	• 수정체 : 연간 150 mSv[c] • 피부[d], 손, 발 : 연간 500 mSv
수시출입자	연간 6 mSv	• 수정체 : 연간 15 mSv • 피부 : 연간 50 mSv
일반인 피폭	연간 1 mSv[e]	• 수정체 : 연간 15 mSv • 피부[d] : 연간 50 mSv
특수 피폭구룹에 대한 선량한도		임산이 확인된 시점부터 출산까지 태아의 유효선량한도 : 1 mSv

a) 이 선량한도는 1990년 ICRP 60에서 권고한 값과 동일하다.
b) 임의의 5년이 아니라 규제기관이 지정하는 5년 단위의 기간에 대해 적용한다.
c) 현재 이 한도에 대한 적절성은 ICRP가 재검토하고 있다.
d) 피폭하는 피부의 면적에 관계없이 피폭이 높을 것으로 보는 1cm^{2}에 대해 평균한 값에 적용한다.
e) 5년간 5 mSv를 초과하지 않는 범위에서 특정 해에는 1 mSv를 초과할 수 있다.

2. 운반지수 및 종별구분

방사성물질의 운송에서 "운반물"이라 함은 "운송하고자하는 방사성물질(내용물)과 그 포장을 합친 것"이다. 핵분열성 물질을 운송하는 것이 아닌 운반물은 그 외부에서 선량률 수준 또는 운반지수에 따라 제1종(백색), 제2종(황색), 제3종(황색)으로 분류한다.

운반지수 및 외부 최대 방사선량률에 따른 운반물의 종별 구분			
운반물 조건			운반물 종별
운반지수(TI)[a]	최대 선량률(mR/h)		
	표면에서 1m 거리에서 (X1)	외표면에서 (X0)	
0	X1≤0.05	X0≤0.5	제 1종 백색
0<TI≤1	0.05<X1≤1	0.5<X0≤50	제 2종 황색
1<TI≤10	1<X1≤10	50<X0≤200	제 3종 황색
10<TI	10<X1	200<X0≤1000	제 3종 황색-전용적재

a) 측정한 선량률이 0.05 mR/h 이하인 경우에는 운반지수를 0으로 할 수 있다.

3. 방사선 표지판(Radiation Signs)

- Caution: 방사성 물질(Radioactive Materials)
  - 방사성 물질이 2 mR/h 또는 0.02 mSv/h 저장되어 있는 지역에 게시
- Caution: 방사선 지역(Radiation Area)
  - 30 cm에서 5 mR/h(0.05 mSv) 이상을 피폭 받을 수 있는 장소
- Caution: 높은 방사선 지역(High Radiation Area)
  - 30 cm에서 100 mR/h(1 mSv) 이상을 받을 수 있는 장소
- Grave Danger: 매우 높은 방사선 지역(Very High Radiation Area)
  - 선원으로부터 1 m에서 1시간 동안 500 rad(5 grays) 이상 받을 수 있는 지역에 게시

4. 방사성 약학(Radiopharmacy)

- 원자로 생성 동위원소(Reactor produced isotopes):
  - Mo-99/Tc-99m, I-131, I-125, Xe-133, Cr-51, Sr-89, Sm-153, and P-32
- 가속기로 방사성 핵종 생성(Accelerator produced radionuclides):
  - I-123, Ga-67, Tl-201, In-111, and all positron emitters
- Technetium의 millicurie당 몰리브덴 제한:
  - 허용되는 Tc-99m의 mCi당 Mo-99(몰리브덴)의 양은 0.15 μCi(≤0.15 μCi)
- MAA 입자:
  - MAA 입자의 크기는 10 ~ 90 μm이어야 하며 성인 권장입자는 200,000 ~ 700,000
- Sulfur colloid 입자:
  - 간 비장 스캔을 위한 Sulfur colloid 입자는 0.01 ~ 1 μm의 크기여야 한다.

5. 방사성 동위 원소의 반감기와 에너지(Half-Life and Energy of Radioisotopes)

일반적으로 사용되는 방사성동위원소의 반감기와 에너지는 중요하며 검사를 위해 암기해야 한다.

Isotope	Half-life	Energy(keV, kiloelectron volt)
Tc-99m	6 h	140
Tl-201	73 h	70, 135, 167
In-111	2.83 days	171, 245
Xe-133	5.3 days	81
F-18	110 min	511
Co-57	270 days	122
I-123	13.2 h	159
I-125	60 days	35
I-131	8 days	364
Ga-67	78 h	93, 185, 300

Positron emitters

Isotope	Half-life
Rb-82	75 s
O-15	2.1 min
N-13	9 min
C-11	20 min
F-18	110 min

6. 붕괴도(Decay Scheme)

방사성핵종이 붕괴할 때의 상태를 집약적으로 나타낸 그림으로 붕괴종류, 방출강도 및 에너지관계 등을 원자핵 여기 기준과 함께 나타낸다.

붕괴형식	화살표 설명	원자수 변화(Z)
알파(α)	붕괴(↙)	2 감소 (-2)
베타(β-)	오른쪽 아래로 가는 화살표(↘)	원자 번호가 +1 증가
베타(β+)(positron)	왼쪽 아래로 가는 화살표(↙)	1 감소 (-1), 1.02 MeV 이상에서 일어남
전자포획(EC)	왼쪽 아래로 가는 화살표(↙)	1 감소 (-1)
감마방출(γ)	아래쪽으로 직선 화살표(↓)	원자번호 변화 없음, 에너지만 감소

7. 검량계 정도관리(Quality Control of Dose Calibrator)

검사 종류	검사 주기	내용
Constancy	매일 사용 전	선량 지시기의 재현성을 확인
Linearity	3개월 마다	측정기가 mCi에서 μCi까지 광범위한 측정을 할 수 있는지 확인
Accuracy	매년	검량계가 감마 에너지(100-500 keV)를 측정능력 확인
Geometry	설치 시	방사능 원의 체적 변화에 따른 활동 측정 테스트

* 새 장비 설치 후, 조정 후 및 수리 후에는 모든 검사가 수행되어야 한다.

8. 섬광 카메라의 품질 관리(Quality Control of Scintillation Camera)

검사종류	검사 주기	내용
Field uniformity	매일	선원이 균일 한 광자 분포를 제공 할 때 균일한 영상을 생성하는 검출기의 능력
Spatial resolution	매주	일정 공간에서 작은 병소를 구별하기 위한 검출기의 능력
Spatial linearity	매주	장기의 실제 양상을 표현하는 검출기의 능력
SPECT center of rotation(COR)	매주 또는 매월	회전할 때 검출기 위치에서 미세한 변화를 보정하는 데 사용

* 수리 또는 점검 또는 유지보수 후에는 모든 과정이 수행되어야 한다. 또한 정기검사 주기는 카메라 제조업체에서 권장하는 검사 주기에 따른다.

9. 단위변환(Unit Conversions)

① Ci(큐리)에서 mCi(밀리 큐리), mCi(밀리 큐리)에서 μCi(마이크로 큐리)로 변환하고, GBq(기가 베크렐)에서 MBq(메가 베크렐), MBq(메가 베크렐)에서 kBq(킬로 베크렐) 변환

- 1 Ci = 1,000 mCi = 1,000,000 μCi
- 1 GBq = 1,000 MBq = 1,000,000 kBq

② Ci와 GBq간의 변환

- 1 Ci = 37 GBq = 37,000 MBq = 37,000,000 kBq
- 1 GBq = 0.027 Ci or 27 mCi or 27,000 μCi
- 1 Bq = 2.7×10^{-11} Ci

③ rad(방사선 흡수선량)과 gray(Gy)

- 1 Gy = 100 rad = 10,000 mrad
- 1 rad = 0.01 Gy = 0.0001 mGy

④ 시버트(Sievert)와 렘(Rem)의 변환

- 1 Sv = 100 rem
- 1 rem = 0.01 Sv

⑤ 파운드(pound)와 킬로그램(kg) 사이의 변환

- 1 lb = 0.45 kg
- 1 kg = 2.2 lb

⑥ 길이 변환

- 1 ft = 12 in. = 30.5 cm

Formulas

10. 백분율 오차 또는 백분율 차이 계산

① Percentage error or percentage difference

- Percent error or percent difference $= \frac{\text{Expected} - Actual}{\text{Expected}} \times 100\%$

② Correction factor

- Correction factor $= \frac{\text{Expected activity}}{\text{Actual activity}}$

11. Net Counts

- Net counts = Gross counts − Background counts

12. 차폐로 인한 노출 비율의 변화를 계산하는 방법

- $I = I_0 e^{(0.693)(x/HVL)}$
  - I = exposure rate being calculated
  - I_0 = original exposure rate
  - e = 2.718 constant know as Euler's number
  - x = thickness of the shielding material
  - HVL = half-value layer for a given shielding material

13. Effective Half-Life

- $T_e = \frac{T_p \times T_b}{T_p + T_b}$
  - T_e = effective half-life
  - T_p = physical half-life
  - T_b = biological half-life

14. Energy Resolution(Full-Width at Half-Maximum)

- $\% \text{ Energy resolution} = \frac{\text{FWHM in keV}}{\text{Energy of radionuclide in keV}} \times 100\%$
  - $\text{Half maximum} = \frac{Maximum\ counts}{2}$
  - FWHM = Upper limits − Lower limits in keV

15. Well Counter Efficiency

- $\% \text{ Efficiency} = \frac{\text{Counts per unit of time (cpm or } cps)}{\text{(Disintegration per unit time) (Mean } \nu\text{mber per disintegration)}} \times 100\%$

16. How to Calculate Energy Window for PHA and Percentage Dose Range

① Energy Window

$\text{Energies within windows} = \text{Energy} \in \text{keV} \pm \frac{\text{Energy} \in \text{keV} \times \text{Percentage window as decimal}}{2}$

② Acceptable dose range

Acceptable dose range = dose amount ± dose amount × percentage as decimal

17. Gamma-Camera Sensitivity

- $\text{Sensitivity as cpm}/\mu\text{Ci} = \frac{\text{Source cpm} - \text{Background cpm}}{\text{Source activity} \in \mu\text{Ci}}$

18. Decay Calculation Using Half-Life

- $A_t = A_0 e^{0.693 \times (t/t_{1/2})}$
  - A_t = activity at specific time
  - A_0 = original activity
  - e = Euler's number (2.718) which remains constant in equation
  - t = elapsed time
  - $t_{1/2}$ = half-life
- Use the same formula for precalibration
  - A_t = activity at time t(calibration time)
  - A_0 = activity at time 0(precalibration time)

19. How to Obtain Concentration and Specific Activity

① Specific concentration

- Specific concentration $= \dfrac{\text{Activity}}{\text{Volume}}$

② Specific activity

- Specific activity = Concentration × Volume

20. How to Calculate Specific Volume

$$\text{Volume} = \frac{\text{Activity desired}}{\text{Specific concentraion}} \text{ or } \frac{\text{What you want}}{\text{What you have}}$$

21. How to Calculate Mo-99 Limits, Mo-99 Concentration Per Particular Tc-99m Activity, and Elute or Kit Expiration Time Based on Mo-99 Activity

① Mo-99 limits

- X μCi Mo-99 = (0.15 μCi Mo-99/mCi Tc-99m)(Tc-99m activity in mCi)

② Concentration of Mo-99

- $0.15\,\mu\text{Ci Mo}-99/\text{mCi Tc}-99\text{m} = \dfrac{\text{Mo}-99 \text{ in } \mu\text{Ci}}{\text{Tc}-99\text{m in mCi}}$

③ Tc-99m elute or kit expiration time based on Mo-99 activity

- $t = \dfrac{-\ln Mo_0 / Tc_0}{0.1052} - 18.03$
- Mo_0 = initial Mo activity in μCi
- Tc_0 = initial Tc-99m activity

22. How to Calculate Percent Radiochemical Purity of Radiopharmaceutical

① % Purity

- $\% \text{ Purity} = \dfrac{\text{Activity} \in \text{desired } form}{\text{Total activity}} \times 100\%$

② % Impurity

- $\% \text{ Impurity} = \dfrac{\text{Activity} \in \text{undesirable } form}{\text{Total activity}} \times 100\%$

23. How to Calculate Left Ventricle Ejection Fraction

- $\% \text{ EF} = \dfrac{(\text{End}-\text{diastolic}) - (\text{End}-\text{systolic})}{(\text{End}-\text{diastolic})} \times 100\%$
- $\text{Net ROI counts} = \text{ROI counts} - \left\{\dfrac{\text{Backgound ROI counts}}{\text{Background ROI pixel}} \times \text{ROI pixel}\right\}$

24. How to Calculate Gall Bladder Ejection Fraction

- $\% \text{ GBEF} = \dfrac{\text{Net max}imum\text{ GB counts} - \neq \text{t min}imum\text{ GB counts}}{\text{Net max}imum\text{ GB counts}} \times 100\%$
- Net ROI counts are derived by above Net ROI counts(Formula 33).

25. How to Calculate Gastric Emptying Time

- geometric mean = $\sqrt{\text{Anterior ROI counts} \times \text{Posterior ROI counts}}$

① % Activity remaining at time T

- $\%\text{Activity remaining at time T} = \dfrac{\text{Geometric mean at time T}}{\text{Geometric mean at time 0} \times \text{Decay factor for time T}} \times 100\%$

② % Activity emptying at time T

- $\%\text{Activity emptying at time T} = \dfrac{\text{Geometric mean at time 0} - \text{Geometric mean at time T}}{\text{Geometric mean at time 0}} \times 100\%$

26. Calculation for Voiding Cystogram

① Expected bladder capacity

- Expected bladder capacity = (Age + 2) (30 mL)

② Calculating residual bladder volume

- $\text{Residual bladder volume} = \dfrac{(\text{Voided volume})(\text{Postvoid counts})}{\text{Prevoid counts} - \text{Postvoid counts}}$

③ To calculate the actual volume of refluxed urine

- $\text{Reflux volume} = \text{Reflux ROI counts} \times \dfrac{\text{Total bladder volume}}{\text{Prevoid bladder ROI counts}}$

27. Lung Quantitation

- How to calculate % activity in particular ROI
- $\%\text{Activity in ROI} = \dfrac{\text{Counts ROI}}{\text{Total counts in all ROI}} \times 100\%$
- Note : This formula could be used to calculate percent function or percent uptake in one ROI, when compared to other ROIs

28. How to Calculate Thyroid Uptake

① Calculating thyroid uptake using identical capsules as standard

- $\%\text{Uptake} = \dfrac{\text{Thyroid counts} - \text{Thigh counts}}{\text{Capsule counts} - \text{Backgound}} \times 100\%$

② Calculating thyroid uptake using patient's capsule for a standard

- $\%\text{Uptake} = \dfrac{\text{Thyroid counts} - \text{Thigh counts}}{(\text{Capsule counts} - \text{Backgound})(\text{Decay factor})} \times 100\%$

Normal Range of Values

29. Esophageal Transit Time

- Transit rates >90% after one to eight swallows
- 4% of the maximal esophageal activity by 10 min

30. Gastric Emptying

- Normal values for low-fat, egg-white gastric empting scintigraphy.

Time	Lower normal limit gastric retention(%)	Upper normal limit gastric retsntion(%)
0 min		
0.5 h	70	
1.0 h	30	90
2.0 h		60
3.0 h		30
4.0 h		10

- These values are the 95th percentile confidence interval.
- A lower value suggests rapid gastric emptying.
- A greater value suggests delayed gastric emptying.

31. GBEF

- 24 ~ 95% at 60 min in healthy subjects by half-and-half milk
- 33% at 60 min using a lactose-free food supplement
- Between 35 and 75% using cholecystokinin (CCK)
- Different results in different studies may be due to: a different fatty meal and different methodology, e.g., different CCK infusion time

32. LVEF

- LVEF at rest: 62.3±6.1% (1 SD) with a lower limit of normal of 50%
- RVEF at rest: 52.3±6.2% (N = 365) with a lower limit of normal of 40%
- Weighted mean normal values assessed by radionuclide angiocardiography

33. LVEF

	Typical	Normal range
EDV(mL)	120	65 ~ 240
ESV(mL)	50	16 ~ 143
EF(%)	58	55 ~ 70

34. Tc-99m MAG_3 Renography: Normal Values

- Kidney
  - % Uptake: 42 ~ 58%
  - Tmax. (min): 2.1 ~ 6.3
  - Time to half max (min): 3.5 ~ 8.3
  - 20 min cts/max: 0.12 ~ 0.54
- Cortical
  - Time to peak (min): 2.1 ~ 3.6
  - Time to half max (min): 3.2 ~ 8.8
  - 20 min cts/max: 0.12 ~ 0.34

35. RCM

Widely accepted upper limits for the normal range are:

- 36 mL/kg in adult males
- 32 mL/kg in adult females

* These values are appropriate for persons who are not overweight

36. Thyroid

- Serum Triiodothyronine T_3: −80 to 180 ng/dl
- Serum thyrotropin TSH: −0.5 to 6 U/mL
- Serum thyroglobulin Tg: 0-30 ng/m

37. Normal Range Values of Radioactive Iodine Uptake(RAIU)

- 2h : 6 ~ 12%
- 6h : 8 ~ 25%
- 24h: 10 ~ 40%

* 참고: 값은 환자 식단, 표준, 장비의 다양성 등에서 요오드의 양에 따라 달라질 수 있으며 정상 값 범위는 다를 수 있다.

찾아보기

[ㅇ]

INDEX

참고문헌

감규복, 신용훈, 박용기, 윤대현, 장익득, 김미선, 김중겸, 윤명순, 이시래. Tc-99m DTPA 신장스캔을 이용한 이식신의 사구체여과율측정의 임상적유용성평가. 대한신장학회지. 1999;18(1):168-174.

강도영, 이재태, 손상균, 이규보. 혈액종양질환에서 항과립구항체 골수스캔을 이용한 중심골수와 말초골수 분포의 분석. 대한핵의학회. 2002;36(5):299-436.

경광현. 핵의학검사기술학. 고문사. 1981.

고재문, 권은아, 권재호, 김숙정, 김시찬, 김유정, 김주영, 김주원, 김청태, 박보경, 박상수, 박선애, 박삼훈, 양미경, 이순희, 이은희, 이창희, 이태훈, 정지숙, 조순희, 조현, 채순남, 황선순. 최신 신·구용어를 적용한 해부생리학 제4판. 정문각. 2009.

고창순, 핵의학 제2판, 고려의학, 1997.

국가시험문항연구회. 방사선사 국가고시 예상문제집. 청구문화사. 2006.

국진선. 방사선이해. 골드. 2002.

김구자, 황애란. 생리학. 고려의학. 1986.

김동환, 이재태, 백진호, 정진태, 현동우, 천경아, 이영하, 손상균, 송홍석, 이규보. 항과립구항체 골수스캔을 이용한 다발성골수종병변의 평가: 단순골 X-선검사 및 골수스캔과의 비교. 대한핵의학회지. 1998;32(4):354-364.

김병태. 유방암에서 전초림프절 영상. 대한핵의학회지. 1999;33(3):243-246.

김성민. 심장관류 SPECT검사 프로토콜. 2005;39(2):82-86.

김순, 전석길, 김유사. 유방암환자의 전초림프절 생검에서 유방림프신티그라피와 수술중 감마프로우브의 유용성. 대한핵의학회지. 2000;34(6):478-485.

김영설. 김덕윤. PET의 달인되기. 군자출판사. 2007.

김정호, 오주현, 정용안, 유이렬, 송형선, 김성훈, 정수임, 이형구. 사구체 여과율계산을위한 Tc-99m DTPA를 이용한 다중채혈 이중지수법의 정정채혈횟수 및 시간설정. Mucl Med Mol Imaging, 2006;40(1):33-39.

김종철, 방사선이론과 실제. 동위원소교육 연구원. 2010.

김창균. 진단방사선물리학. 대학서림. 1991

김현조, 박재우. 의료분야의 고에너지 베타선원 사용에 따른 방사선량 평가. 제주대학교 산업기술연구소 논문집. 2000;11(2):33-41.

김혜랑, 송치욱, 류호상, 현진해, 최재걸, 이민재. 식도질환의 방사성동위원소 식도통과시간 및 통과 양상에 관한연구. 대한소화기학회지, 1995;27:499-508.

김화곤, 김창수, 김명준. 유방암환자 전초림프절의 유방림프신티그라피에 관한연구. 방사선기술과학. 2006;29(2):75-80.

대한방사선기술학회. 핵의학기술학. 신광출판사, 1997.

대한비뇨기과학회. 비뇨기과학 2판. 교려의학. 1996.

대한비뇨기과학회. 비뇨기과학 3판. 교려의학. 2001.

대한핵의학기술연구학회. 핵의학영상기술. 우성문화사,1992.

대한핵의학기술학회, 핵의학영상기술. 민지기획, 2000.

대한핵의학회 학술부, 한국에서의 방사성옥소(I-131)의 갑상선 섭취율 검사의 표준화에 관한 연구(Standardization of Thyroidal Radioiodine (I-131) Uptake Study in Korea) 大韓核醫學會誌, Vol.5 No.1, 1971.

대한핵의학회. 대한핵의학회 50년사. 고려의학. 2011.

대한핵의학회. 핵의학기술지침. 의학문화사, 1993.

문태용, 양승오, 영상 핵의학, 세종출판사, 1995.

박경배. 치료용 방사성의약품의 개발과 임상응용. 대한핵의학회지, 1997;31(3):299-309.

박상윤, 임상무, 홍성운, 박기복. 자궁경부암에서의 Iliopelvic Lymphoscintigraphy. 대한의학협회지 1987;21(1).

박성옥, 박준철, 손용래, 이만구, 장상섭. 최신임상핵의학기술학. 보문서원, 1992.

박성옥, 안성민, 양한준, 유광렬, 이경성, 이만구, 장상섭. 핵 의과학. 보문서원, 2005.

박성옥, 이만구, 장상섭, 유광렬. 핵의학영상기술학. 보문서원, 1998.

박순아, 김대웅, 김창근, 정진원, 김남호, 윤경호. 급성심근환자의 Tc-99m Tetrofosmin 심근관류지연영상에서 관찰되는 역재분포 현상의 임상적의의. Nucl Med Mol Imaging. 2009 Apr;13(2):112-119.

박용수, 최운정, 이병찬, 이광만. 유방암에서 감시림프절의 해부학적위치: 액와모발선및 대흉근과의 관계. 한국유방학회지. 2003;6(3):168-172.

박충서. 신경학. 고문사. 1983.

방사선과학 교육연구회. 방사선사 국가시험을 위한 최신해설 문제집. 신광출판사. 2011.

방사선임상교육연구회. 예비방사선사를 위한 국가시험실기예상문제집. 대학서림. 2009.

배상균, 이석모, 신동훈, 이상옥, 이충환. 간스캔을 이용한 간경변증 환자의 평가. Korean Journal of HBP Surgery. 2003;6(2):123-127.

백성민. 갑상선암 고용량 방사성옥소 치료시 입원기간의 최적화 연구. 부산카톨릭대학교 생명과학대학원 방사선학과 석사학위논문, 2010.

백정환. Lymphangiogenesis in Metastasis & Sentinel Lymph Node Biopsy. The 7th Combined Workshop for Head and Neck Surger.

백정환. 두경부악성종양에서 파수꾼림프절검사. 카톨릭암센터 춘계심포지움. 2007;77-81.

범희승. 증례중심핵의학. 전남대학교출판부. 1997.

봉종용, 홍찬규, 양한준, 김동윤, 동경래, 나수경, 이상복, 구효근, 최승환, 석재동, 김창호, 전병길, 이치영, 조시만, 강용길, 이인원, 박윤신, 김영국, 최원의. 핵의학정보과학. 신광출판사, 2006.

서울의대 핵의학교실 핵의학 교육연구회. 핵의학길잡이. 고려의학, 2009.

서일택. 방사면역측정법. 고려의학, 1992.

서일택. 임상핵의학검사기술학 제4판. 고려의학, 2010.

송재범. Single-Photon Emission Computed Tomography. 대한핵의학기술학회. 2001.

심완주. 관상동맥질환에서의 비관혈적 약물부하검사의 선택. 순환기 1997;27(1):3-6.

심완주. 관상동맥질환의 진단에서 심초음파도의 역할. 심장과 혈관. 2003;13(5):19-26.
안병철, 천경아, 조인호, 이인규, 이재태, 이규보. 99mTc 표지 항과립구항체 신티그람의 임상적 유용성 검토. 핵의학분자영상 제30권 제2호,197쪽
안병철. 정량적 게이트 심근관류 SPECT. 대한핵의학회지 2003;37(3):207-218.
안성민, 홍태기, 함준철, 김성철. 진단용 방사성의약품의 정도관리. 한국콘텐츠학회, 2009;9(11):240-246.
안성민. 방사성의약품인 99mTc-Tetrofosmin의 분할 사용 및 표지효율에 관한연구. 가천길대학논문집 제26호
염미경, 정재민, 진광호, 조규진, 정준기, 이명철, 고창순. Miniaturized Chromatography에 의한 99mTc-표지 방사성의약품의 정도관리. 대한핵의학회, 1990;24(1):133-137.
오석규, 김남호, 권경희, 유남지, 윤경호, 안선호, 박병현, 이명수, 김종철, 정환정, 김창근, 정진원. 급성심근경색증 환자의 좌심실 국소벽 운동 평가에대한 초음파와 게이트 심근SPECT의 비교. korean Cireulation J 2002;32(9):781-790,
오석규, 김남호, 권경희, 유남지, 윤경호, 안선호, 박병현, 이명수, 김종철, 정환정, 김창근, 정진원. 급성심근경색증 환자의 좌심실 국소벽 운동 평가에대한 초음파와 게이트 심근SPECT의 비교. korean Cireulation J 2002;32(9):781-790,
오승준, 문대혁, 류진숙, 이희경. 마이크로웨이브와 Sep-Park 카트리지를 이용한 99mTc-ECD, MAG3, MIBI의 신속한 제조 및 정도관리. 대한핵의학회지 1999;33(4)430-438.
유광렬. 핵의학영상기술. 우성문화사. 1992.
윤석남· 박찬희· 황경훈. 급성심근경색 후 발생하는 좌심실 재구도 예측에 대한 ^{201}Tl 심근관류 SPECT의 유용성. 대한핵의학회지, 2000;34(1):30-38.
윤혜상. 의학용어. 청구문화사. 1995.
의료영상연구회. 최신 의료방사선사를 위한 실기문제집. 고문사. 2011.
이경희 ,박상윤 ,박경배 ,임상무 ,홍성윤 ,박기복 ,이의돈. 경부암의 임파선 전이 진단을 위한 Iliopelvic Lymphoscintigraphy. 대한의학회지 1988;22(1).
이귀녕, 이종순. 임상병리파일. 의학문화사, 1996;1099-1100.
이기원. 방사성옥소(I-131)치료시외래 및입원환자의 방사선량율에 대한연구. 한성대학교대학원 석사학위논문, 2006.
이덕규, 노경석, 송재홍. 방사선동위원소 총론. 청구문화사. 2002.
이동근. 소아, 청소년 갑상선 분화암의 치료결과. 동아대학교 대학원 의학과 석사학위논문, 2010.
이명철, 이정상, 최창운, 김성권, 양형인, 고창순, 이동수, 정준기, 김승철, 배상균. 신혈관성 고혈압의 진단에 있어서 캅토프릴 신스캔의 의의(Captopril 99mTc-DTPA Renal Scintigraphy in Diagnosis of Renovascular Hypertension), 大韓核醫學會誌, Vol.26 No.2, 1992.
이명철, 내분비질환에 대한 핵의학 분야의 20세기 회고 및 21세기 전망, 대한내분비외과학회지, 2001:1(1)30-38
이명철. 바로알고 바로 쓰는 방사선. 한국동위원소협회. 2011.
이명철. 방사선약학의 개념. JKSHP, 1988;5(1):59-62.
이명철. 방사성동위원소 핵종정보. 한국동위원소협회. 2010
이명철. 핵의학기술지침. 대한핵의학회, 1993.
이민재. 임상핵의학. 서광의학, 1992.
이병일. 핵의학적 영상장비 PET/CT의 정도관리와 성능평가. Nucl Med Med Mol Imaging. 2008 Apr;42(2):137-144.
이상훈, 이명철, 최인호, 이동수, 정준기, 강원준, 정재민, 홍미경, 여정석. ^{99m}Tc 표지 항과립구항체 면역신티그라피를 이용한 골수염의 진단. 대한핵의학회지 1998;32(4).
이승철, 이봉렬, 채성철, 전재은, 박의현, 이재태, 이규보, 김기식, 김윤년, 김권배. 관상동맥질환에서 Adenosine 부하 Tc-99m MIBI 심근관류영상술의 진단적 가치. 순환기 1992;22:956.
이영준, 이성현, 박순태, 최상경, 홍순찬, 정은정, 주영태, 정치영, 하우송. 위암수술중 림프절전이의 확인을 위해 시행한 수술중 Imprint Cytology의 결과. J korea Gastric Cancer Assoc. 2005;5(3)186-190.
이원우, 문대혁, 김재승, 류진숙, 이희경. 초기수신증 환자의 요로폐쇄진단에 있어 Tc-99m MAG3 신장스캔시 실질통과 지연소견의 유용성. 대한핵의학회지. 2002;36(5):308-316.
이재수. 관상동맥질환의 진단. 심장과 혈관. 2003;13(5):6-9.
이재태. 핵의학적 방법에 의한 관상동맥질환의 진단. 심장과 혈관. 200313(5):27-32.
이정림. 양전자방출단층촬영 영상의 최적화를 위한 물리적 연구. 이화여자대학교 대학원 물리학과 박사학위논문, 1996.
이종석. 임상의를 위한 배분비학: 갑상선 질환. 여문각. 1983.
이준일. 핵의학기술학 1, 2. 대학서림. 2003.
이창화. 신혈관성고혈압과 허혈설고혈압. 대한신장학회지 2005;24(2).
이한기, 권효택, 김계숙, 김선희, 김영희, 김정숙, 박영례. 최신 인체해부생리학. 수문사. 2007.
임상무, 전권수, 우광선, 정위섭, 이종두. I-123 , Tc-99m , In-111 표지 사람비특이 항체와 111In Oxine 표지 백혈구의 포도상구균 농양유발 백서에서의 동태비교. 핵의학분자영상, 29권, 1호, 92.
임상무, 정준기, 이명철, 최성재, 고창순. 레이노드 현항에서 수지혈류측정에 관한연구. 대한핵의학회지. 1987;21(1):183-190.
임상무, 홍성운, 박상운, 이제호, 이의돈, 이경희, 박기복. 자궁경부암 환자에서의 Lymphoscintigraphy소견. 대한의학협회지 1990;24(3).
정유정, 홍민영, 이현정, 문봉근, 김민경, 고신관. 신장검사용 방사성의약품의 순도 평가방법에 관한연구. KRTA 2008;442-443.
정재민. 방사성동위원소 치료의 제도적 문제점과 개선. Nucl Med Mol Imaging 2006 Apr;40(2):53-57.
정재민. 치료용 방사성핵종 및 방사성의약품. 대한핵의학회 연수강좌, 2001.
정준기, 이명철. 고창순 핵의학 제3판. 고려의학, 2008.
정준기. Tc-99m 표지 항과립구 단일클론항체를 이용한 면역신티그라피. 대한핵의학회지 1994;28(2).
주용식 외. 최신 인체해부생리학. 수문사, 2007.
지제근, 지제근. 의학용어사전 제5판. 아카데미아, 2010.
최선주, 홍영돈, 이소영. 치료용방사성동위원소. Nucl Med Mol Imaging 2006;40(2):58-64.
최승진. Tc-99m diethylenetriaminepentaacetic acid 캅토프릴 콩팥스캔을 이용한 단측 신동맥 협착에 의한 신혈관성고혈압의 진단. 중앙대학교 대학원, 2005.
최영민, 박진완, 송진현, 정준기, 이명철, 강순범, 이효표. 자궁경부암환자의 수술전 임파절전이평가에 있어서 Iliopelvic Lymphoscintigraphy의 유용성. 대한의학회지 1991;34(3).
최창운, 정준기, 이명철, 김병규, 고창순. 99mTc 표지항과립구 단일클론항체를 이용한 골구신티그라피법의 개발. 대한내과학회지. 1994;46(1):100-109.

한국방사선기술연구회. 방사성동위원소검사기술. 신광출판사. 1979.
한국방사선기술연구회. 핵의학기술학. 신광출판사. 1985.
핵의학교육연구회. 핵의학 입문. 고려의학, 1997.
허준. 방사선용어사전. 신광출판사. 1981.
황진용, 이재태, 최지용, 안병철, 조용근. 채성철, 전재은, 박의현, 이규보, 김윤년, 조인호. 관상동맥질환에서 Adenosine 부하 Tc-99m tetrofosmin SPECT의 진단적 유용성. 1997.

American Society of Nuclear Cardiology. Updated imaging guidelines for nuclear cardiology procedures, part 1. J Nucl Cardiol 2001;8:G5-G58.
Anita MacDonald, Steven Burrell. Infrequently Performed Studies in Nuclear Medicine. Part Journal of nuclear Medicine of Nuclear Medicine Technology, Vol. 36, No.3 September 2008.
Anne M.R Agur. Grants Atlas of Anatomy. 9nd ed. Williams and Wilkins. 1991.
Arrago JP, Rain JD, Brocheriou C, Rocher F.: Scintigraphy of the salivary glands in Sjögren's syndrome. J Clin Pathol 1987;40:1463-1467.
Atsma DE, Bavelaar-Croon CD, Germano G, Dibbets-Schneider P, van Eck-Smit BL, Pauwels EK, van der Wall EE. Good correlation between gated single photon emission computed myocardial tomography and contrast ventriculography in the assess-ment of global and regional left ventricular function. Int J Card Imaging 2000;16:447-53.
Bacher-Stier C, Muller S, Pachinger O, Strolz S, Erler H, Moncayo R, Wenger M, Donnemiller E, Riccabona G. Thallium-201 gated single-photon emission tomography for the assessment of left ventricular ejection fraction and regional wall motion abnormalities in comparison with two-dimensional echocardiography. Eur J Nucl Med 1999;26:1533-40.
Bairi B.R. Handbook of Nuclear Medical Instruments. Tata McGraw-Hill, 1994.
Baur, D.A, T.F. Heston, and J. I. Helman. Nuclear Medicine in Oral and Maxillofacial Diagnosis: A Review for the Practicing Dental Professional. Journal of Contemporary Dental Practice 5 (February 15, 2004):94-104.
Bavelaar-Croon CD, Pauwels EK, van der Wall EE. Gated single-photon emission computed tomographic myocardial imaging: a new tool in clinical cardiology. Am Heart J 2001; 141:383-90.
Beers, Mark H., MD, and Robert Berkow, MD., editors. Disorders of the Oral Region: Neoplasms. Section 9, Chapter 105 In The Merck Manual of Diagnosis and Therapy. Whitehouse Station, NJ: Merck Research Laboratories, 2004.
Beller GA, Watson DD, Ackell P, Pohost GM. Time course of thallium-201 redistribution after transient myocardial ischemia. Circulation 1980;61:791-7.
Berman DS, Kiat H, Friedman JD, Wang FP, van Train K, Matzer L, et al. Separate acquisition rest thallium-201/stress technetium-99m sestamibi dual-isotope myocardial perfusion single-photon emission computed tomography: a clinical validation study. J Am Coll Cardiol 1993;22:1455-64.
Bernier Donald R, Christian Paul E, Langan James K. Nuclear Medicine Technology and Techniques. 3nd ed. Mosby, 1994.
Bernier Donald R, Langan James K, David Wells L. Nuclear Medicine Technology and Techniques. Mosby, 1981.
Boucher CA, Brewster DC, Darling RC, Okada RD, Strauss HW, Pohost GM. Determination of cardiac risk by dipyridamolethallium imaging before peripheral vascular surgery. N Engl J Med 1985;312:389-94.
Bradley-Moore PR, Lebowitz E, Greene MW, Atkins HL, Ansari AN. Thallium-201 for medical use. II. Biologic behavior. J Nucl Med 1975;16:156-60.
Brown M, El Gammal TAM, Luxenburg MN, Eubig C. The value limitations and applications of nuclear dacryocystography. Semin Nucl Med. 1981;11:250-257.
Bruce Sodee D, Early Paul J. Mosby's manual of Nuclear Medicine procedures. 3nd ed. C.V Mosby, 1981.
Cabanas RM, An approach for the treatment of penile carcinoma. Cancer 1977;39:456-466.
Carlton WH, Trueblood JH, Rossomondo RM, Clinical evaluation of microscintigraphy of the lacrimal drainage apparatus. J Nucl Med 1973;14 89-92.
Cerqueira MD, Verani MS, Schwaiger M, Heo J, Iskanrian AS. Safety profile of adenosine stress perfusion imaging : Results from the adenoscan multicenter trial registry. J Am Coll Cardiol 1994;23:384.
Cezard JP. Managing gastro-oesophageal reflux disease in children. Digestion 2004;69(suppl 1):3-8.
Chae, S. W., J. H. Sohn, H. S. Shin, et al.;"Unilateral, Multicentric Warthin's Tumor Mimicking a Tumor Metastatic to a Lymph Node. A Case Report." Acta Cytologica 48 (March-April 2004): 229-233.
Cherry Simon R. Physics in nuclear medicine. 3nd ed.
Chisholm DM, Mason DK. Labial salivary gland biopsy in Sjögren's syndrome. J Clin Pathol 1968;21:656-660.
Christian Paul E, Bernier Donald, Langan James K. Nuclear Medicine and PET Technology and Techniques. Mosby, 1997.
Cook Gary J.R, Maisey Michael N, Britton Keith E, Chengazi Vaseem. Clinical nuclear medicine. 4th ed. Hodder Arnold, 2006.
Dahlberg ST, Gilmore MP, Flood M, et al. Extraction of technetium-99m-N-NOEt in the isolated rabbit heart. Circulation 1994;90:I-368(abst).
David Hamilton. Diagnostic nuclear medicine. a physics perspective, Springer, 2004.
Dilsizian V, Bonow RO. Current diagnostic techniques of assessing myocardial viability in patients with hibernating and stunned myocardium. Circulation 1993;87:1-20.
Donald Bernier Rpaul E. Langan Christian James K. Nuclear medicine and PET: technology and techniques, 5nd ed. Mosby, 2004.
Early Paul J, Bruce Sodee D. Principles and Practice of Nuclear Medicine. 2nd ed. Mosby. 1995.
Ettore Pelosi, Marilena Bello, Monica Giors, et al. Sentinel lymph node detection in patients with early-stage brest cancer; comparision of periareolar subdermal/ perit-umoral injection techniques, J Nucl Med 2004;45:220-225.
Fogelman L, Maisey M.N, Clarke S.E.M, An Atlas of Clinical Nuclear Medicine. 3nd ed. Martin Dunitz.1994.
Fommei E, Ghione S, hilson AJW, Mezzasalma L, Oei HY, Piepsz A, et al. captopril radionuclear test in renovascular hypertension: a european multicentre study. Eur J Nucl Med 1993;20:617-623.
Fred A. Mettler, Jr. Milton J. Guiberteau. Essentials of Nuclear Medicine Imaging, 4nd ed. W.B Saunders, 1998.
Fred A. Mettler, Jr. Milton J. Guiberteau. Essentials of Nuclear Medicine Imaging, 5nd ed. Elsevier, 2006.
Friedman J, Van Train K, Maddahi J, Rozanski A, Prigent F, Bietendorf J, et al. "Upward creep" of the heart: a frequent source of

false-positive reversible defects during thallium-201 stress redistribution SPECT. J Nucl Med 1989;30:1718-22.
Germano G, Erel J, Lewin H, Kavanagh PB, Berman DS. Automatic quantitation of regional myocardial wall motion and thickening from gated technetium-99m sestamibi myocardial perfusion single-photon emission computed tomography. Jam Coll Cardiol 1997;30:1360-7.
Ghezzi C, Fagret D, Arvieux CC, et al. Myocardial kinetics of TcN-NOET: a neutral lipophilic complex tracer of regional myocardial blood flow. J Nucl Med 1995;36:1069-77.
Glover DK, Ruiz M, Calnon DA, et al. Favorable first-pass myocardial extraction fraction for technetium-99m N-NOEt: Implications for pharmacologic stress imaging. J Nucl Med 1997;38:65(abst).
Gopal B. Saha, "Fundamentals of Nuclear Pharmacy" 'Sixth Edition', Springer, p.71, 2010.
Greyson ND. Lacrimal apparatus. In: Maisey MN, Britton KE, Collier BD, eds.: Clinical Nuclear Medicine. 3rd ed. London, U.K.: Chapman & Hall; 1998:567-572.
Hamilton, David. Diagnostic nuclear medicine: a physics perspective
Hammond HK, McKirnan D. Effects of dobutamine and arbutamine on regional myocardial function in a porcine model of myocardial ischemia. J Am Coll Cardiol 1994;23:475.
Harvey A. Ziessman, Janis P. O'Malley, James H. Thrall. NUCLEAR MEDICINE: THE REQUISITES, 4th ed. Philadelphia, PA : Elsevier, 2014:5.
Heller Gary V, Hendel Robert C. Nuclear Cardiology Practical Applications. 2ed. MeGraw-Hill, 2011.
Heller Gary V, Hendel Robert C. Nuclear Cardiology: Practical Applications. McGraw-Hill, 2004.
Henkin Robert E. Nuclear medicine. 2nd ed. Mosby, 2006.
Hoffer Paul B. 1985 Year book of Nuclear Medicine. Year book medical publishers, 1985.
Holman ER, Buller VG, de Roos A, van der Geest RJ, Baur LHB, van der Laarse A, Bruschke AV, Reiber JH, van der Wall EE. Detection and quantification of dysfunctional myocardium by magnetic resonance imaging: a new three-dimensional method for quantitative wall thickening analysis. Circulation 1997;95:924-31.
Ignac Fogelman, Michael Maisey. An Atlas of Clinical Nuclear Medicine. Mosby. 1988.
Johnson G, Nguyen KN, Liu Z, et al. Planar imaging of Tc-99m labeled (bis(N-ethoxy, N-ethyl dithiocarbamato) nitride technetium (V)) can detect resting ischemia. J Nucl Cardiol 1997;4:217-25.
Johnson LL, Verdesca SA, Aude WY, Xavier RC, Nott LT, Campanella MW, et al. Postischemic stunning can affect left ventricular ejection fraction and regional wall motion on post-stress gated sestamibi tomograms. J Am Coll Cardiol 1997;30:1641-8.
Joyce-Rachel Joha. Nuclear Medicine Annual. Lippincott Williams & Wilkins, 2000.
Kazem I. A new scintigraphic technique for the study of the esophagus. Am J Roentgenol Rad Ther Nucl Med 1972;115:681-688.
Kiat H, Germano G, Friedman J, Van Train K, Silagan G, Wang FP, et al. Comparative feasibility of separate or simultaneous rest thallium-201/stress technetium-99m sestamibi dual-isotope myocardial perfusion SPECT. J Nucl Med 1994;35:542-8.
Kissin MW, Querci della Rovere G, Easton D, Westbury G, Risk of lymphedema after the treatment of the breast canner.Br J Surg 1986;73:580-584.
Kit for preparation of (99mTc)human albumin microaggregate injection, Technescan LyoMAA Korea, DRN 4378, 28.June, 2007.
Klutmann S, Bohuslavizki KH, Kroger S, et al.; Quantitative salivary gland scintigraphy. J Nucl Med Technol. 1999;27:20-26.
KMLE http://www. kmle.co.kr
Krahwinkel W, Herzog H, Feinendegen LE. Pharmacokinetics of thallium-201 in normal indivisuals after routine myocardial scintigraphy. J Nucl Med 1988;29:1582-6.
Krang DN, Weaver DL, Alex JC, et al. Surgical resection and radiorocalization of the sentinel lymph node in breast cancer using a gamma probe. Surg Oncology 1993;6:336-339.
Kyung Hoon Hwang, M.D., Yong-An Chung, M.D., Byeong-il Lee, Ph.D., Yu-Kyung Lee, M.D., Min Kyung Lee, M.D., and Wonsick Choe, M.D., Radiopharmaceuticals Used in Cardiac Imaging, Nucl Med Mol Imaging, 2009;43(3).
Larson D, Weinsten M, Goldberg I. Edema of the armasa function of the extent of axillary surgery in patient with stage I~II carcinoma of the breast treated with primary radiotherapy. Int J Radi at Oncol Phys 1986;12:1575-1582.
Lawerence McGrew; Nuclear Medicine Technology, Pete Shackett, 2000.
Lee DS. New imaging techniques in myocardial perfusion SPECT. Korean J Nucl Med 1998;32:1-9.
Lee Jai H. Computers in Nuclear Medicine: A practical approach. The society of Nuclear Medicine, 1991.
Love C, Marwin SE, Palestro CJ. Nuclear medicine and the infected joint replacement. Semin Nucl Med. 2009 Jan;39(1):66-78.
McCall D, Zimmer LJ, Katz AM. Kinetics of thallium exchange in cultured rabbit myocardial cells. Circ Res 1985;56:370-6.
Mettler Fred A Jr, Guiberteau Milton J MD. Essentials of nuclear medicine imaging. 5th ed. Saunders, 2006.
Mettler Fred A Jr, Guiberteau Milton J MD. Essentials of nuclear medicine imaging. 6th ed. Saunders, 2012.
Mettler Fred A, Guiberteau Milton J, Essentials of Nuclear Medicine Imaging. 4nd ed. W.B. Saunders. 1998.
MIBI-9A004 동아제약. 테크네슘(99mTc)세스타미비 주사액 조제키트 약전. 개정 2009.1
Michael E, Phelps; PET : molecular imaging and its biological applications. Springer , 2003.
Mosby's Manual of Muclear medicine procedures. 3nd ed. Mosby, 1981.
Moynihan PF, Parisi AF, Feldman CL. Quantitative detection of regional left ventricular contraction abnormalities by two-dimensional echocardiography:I. analysis and methods. Circulation 1981;63:752-60.
Parisi AF, Moynihan PF, Folland ED, Feldman CI. Quantitative detection of regional left ventricular contraction abnormalities by two-dimensional echocardiography:II. Accuracy in coronary artery disease. Circulation 1981;63:761-7.
Pasqualini R, Comazzi V, Bellande E, et al. A new efficient method for the preparation of Tc-99m radiopharmaceuticals containing the Tc=N multiple bond. Appl Radiat Isot 1992;43:1329-33.
Phelps Michael E. PET:Molecular Imaging and Its Biological Applications. Springer. 2004.
Picano E. Stress echocardiography: From pathophysiological toy to diagnostic tool. Circulation 1992;85:1604.
Pinson Andy G, Becker Daniel M. Philbrick John T, Parekh J.S. Technetium-99m RBC Venography in the Diagnosis of Deep Venous Thrombosis of the Lower Extremity: A Systematic Review of the Literature. The Journal of Nuclear Medicine vol. 32 no.12 dcember, 1991.
Putz, Pabst. Sobotta Atlas of Human Anatomy. Williams and Wilkins. 1993.

Radiol Brit.J. L.A.E.A : Consultant meeting on the calibration of thyroid radioiodine uptake s5:205, 1962.
Ranhosky A, Kempthorne-Rawson J. Intravenous Dipyridamole Thallium Imaging Study Group: The safety of intravenous dipyridamole thallium myocardial perfusion imaging. Circulation 1990;81:1205.
Riou L, Ghezzi C, Vanzeto G, et al. Verapamil does not inhibit (99m)TcN-NOET uptake in situ in normal or ischemic myocardium. J Nucl Med 2003;44:981-7.
Rossomondo RM, Carlton WH, Trueblood JH Thomas RP. A new method of evaluation lacrima drainage. Arch Opthalmol 1972;88:523-5.
Russel COH, Hill LD, Holmes III ER, Hull DA, Pope II CE. Radionuclide transit: a sensitive screening test for esophageal dysfunction. Gastroenterology 1981;80:887-891.
Sapirstein LA. Regional Blood flow by fractional distribution of indicators. Am J Physiol 1958;193:161-6.
Seong-Min Kim. Protocols of Myocardial Perfusion SPECT. Nucl Med 2005;39(2):82-86.
Shackett Pete. Nuclear medicine technology: procedures and quick reference. pete Shackett, 2000.
Shackett Pete. Nuclear medicine technology: procedures and quick reference. 2nd ed. pete Shackett, 2009.
Sharp P.F, Gemmell H.G, Smith F.W. Practical Nuclear Medicine. IRL, 1989.
Shepherd RW, Wren J, Evans S, Lander M, Ong TH. Gastroesophageal reflux in children. Clinical role, course and outcome with active therapy in 126 cases. Clin Pediatr(Phila) 1987;26:55-60.
Shiina A, Tajik AJ, Smith HC, Lengyel M, Seward JB. Prognostic significance of regional wall motion abnormality in patients with prior myocardial infarction: a prospective correlative study of two-dimensional echocardiography and angiography. Mayo Clin Proc 1986;61:254-62.
Siebelink HM, Natale D, Sinusas AJ, Wackers FJ. Quantitative comparison of single-isotope and dual-isotope stress-rest singlephoton emission computed tomographic imaging for reversibility of defects. J Nucl Cardiol 1996;3:483-93.
Silvers AR, Som PM.; Salivary glands. Radiol Clin North Am. 1998;36:941-966.
Sinusas AJ, Shi QX, Saltzberg MT, Vitols P, Jain D, Wackers FJ, et al. Technetium-99m tetrofosmin to assess myocardial blood flow: experimental validation in an intact canine model of ischemia. J Nucl Med 1994;35:664-71.
Sorenson James A, Phelps Michael E. Physiscs in Nuclear Medicine. Grune and Stratton, 1980.
Sprawls Perry. The physics and instrumentation of nuclear medicine. University Park Press, 1981.
Sridhara BS, Braat S, Rigo P, Itti R, Cload P, Lahiri A, Technical Assistance of Usha Raval, Joseph Foulon: Comparison of myocardial perfusion imaging with technetium-99m tetrofosmin versus thallium-201 in coronary artery disease. Am J Cardiol 1993;72:1015.
Strauss HW, Harrison K, Langan JK, Lebowitz E, Pitt B. Thallium-201 for myocardial imaging. Relation of thallium-201 toregional myocardial perfusion. Circulation 1975;51:641-5.
Strauss HW, Miller DD, Wittry MD, Cerqueira MD, Garcia EV, Iskandrian AS, et al. Procedure guideline for myocardial perfusion imaging. Society of Nuclear Medicine. J Nucl Med 1998;39:918-23.
Stuchell RN, Mandel ID.; Salivary gland dysfunction and swallowing disorders. Otolaryngol Clin North Am. 1988;21:649-661.
Sung Wook Cho, Jin Eui Kim, Jae Ryong Woo, Kyu Chin Cho. The Comprarise with the Result of Quantitative Analysis of Tc-99m DMSA Scan using Motion Correction Method. J Nucl Med Technol Vol.11.No.1 May, 2007;59.
Taillefer R, Gagnon A, Laflamme L, Gregoire J, Leveille J, Phancuf DC. Same day injections of Tc-99m methoxy isobutyl isonitrile (hexamibi) for myocardial tomographic imaging: comparison between rest-stress and stress-rest injection sequences. Eur J Nucl Med 1989;15:113-7.
Taillefer R. Technetium-99m-N-NOEt. In: Taillefer R, Tamaki N, eds. New radiotracers in cardiac imaging: principles and applications. Stamford, CT: Appleton Lange, 1999:113-24.
TechneScan DMSA korea, DRN 4341, DATA OF REVISION OF THE TEXT 01-06-2006.
Udelson JE. Choosing a thallium-201 or technetium 99m sestamibi imaging protocol. J Nucl Cardiol 1994;1:S99-108.
Vanzetto G, Calnon DA, Ruiz M, et al. Myocardial uptake of 99Tc-NOET in dogs with reperfused acute myocardial infarction: comparison to Tl-201. J Nucl Cardiol 1997;4:S21(abst).
Verani MS, Mahmarian JJ, Hixson JB, Boyce TM, Staudacher RA. Diagnosis of coronary artery disease by controlled coronary vasodilation with adenosine and thallium-201 scintigraphy in patients unable to exercise. Circulation 1990;82:80.
Von Denffer HV, Dressler J, Pabst HW. Lacrima dacryoscintigraphy. Semin Nucl Med 1984;14:8-15.
Wackers FJ. The maze of myocardial perfusion imaging protocols in 1994. J Nucl Cardiol 1994;1:180-8.
Wahba FF, Bavelaar-Croon CD, Baur LH, Zwinderman AH, van Roosmalen RP, Pauwels EK, van der Wall EE. Detection of residual wall motion after sustained myocardial infarction by gated Tc-99m tetrofosmin SPECT: a comparison with echocardiography. Nucl Med Commun 2001;22:175-82.
Wahba FF, Lamb HJ, Bax JJ, Dibbets-Schneider P, Bavelaar-Croon CD, Zwinderman AH, Pauwels EK, van der Wall EE. Assessment of regional myocardial wall motion and thickening by gated 99Tc m-tetrofosmin SPECT: a comparison with magnetic resonance imaging. Nucl Med Commun 2001;22:663-71.
Wan Joo Shim. Selection of Pharmacological Stress Testin Coronary Artery Disease. 순환기, 1997;27(1).
Wilson RF, Wyche K, Christensen BV, Zimmer S, Lason DD. Effects of adenosine on human coronary arteial circulation. Circulation 1990;82;1595.
Yong Gwi Cho, Seong Jae Pyo, Bong Soo Kim, Chae Ho Shin, Chang Ho Kim. The Comparation of Radiopharmacetical Medication about Sentinel Lymph Node Scintigraphy in Breast Canner. J Nucl Med Technol Vil. 2007;11(1):71.
Yong-An Chung, M.D., Radiopharmaceuticals of Cardiac SPECT Imaging, Nucl Med 2005;39(2).
Younes A, Songadele JA, Maublant J, Platts E, Pickett R, Veyre A, et al. Mechanism of uptake of technetium-tetrofosmin. II: uptake into isolated adult rat heart mitochondria. J Nucl Cardiol 1995;2:327-33.
Yun Ryo U, Carlos Bekerman, Pinsky Steven M. Atlas of Nuclear Medicine Artifacts & Variants. Year book Medical Publishers. 1985.
Zaret BL, Wackers FJ. Nuclear cardiology-Medical progress. Parts 1-2, N Engl J Med 1993;329:775-783 and 855-863.
Ziessman HA, O'Malley JP, Thrall JH. Nuclear medicine: the requisites, 4th ed. Philadelphia, PA: Saunders, 2014:4-8.

저자 소개

강용길(대원대학교) 강영한(대구가톨릭병원) 강혜라(서울가톨릭대학교) 곽병준(호산대학교)
권순무(대구보건대학교) 길상형(양산부산대학교병원) 김가중(극동대학교) 김기진(건양대학교)
김성호(대전보건대학교) 김순근(백석문화대학교) 김용민(대구가톨릭대학교) 김정훈(부산가톨릭대학교)
김진한(고려대학교 안암병원) 김희중(연세대학교) 류영환(동강대학교) 박철수(한림성심대학교)
박철우(동의과학대학교) 배석환(건양대학교) 서선열(한림성심대학교) 송종남(동신대학교)
신정섭(선린대학교) 여진동(신경주대학교) 유신영(동강대학교) 이보우(김천대학교)
이상호(대구보건대학교) 이재섭(광양보건대학교) 이행기(수성대학교) 이효영(동의대학교)
임재동(대원대학교) 장동근(동의과학대학교) 장보석(가야대학교) 장혜원(충북보건과학대학교)
주명식(송호대학교) 최관우(원광보건대학교) 최재호(안산대학교) 최형석(동남권원자력의학원)
한상현(대원대학교)

TEXTBOOK OF **Nuclear Medicine**

2013년 3월 15일 초판발행
2018년 3월 15일 2판발행
2021년 3월 15일 3판발행
2024년 3월 15일 4판발행

지은이 : 강용길 外
펴낸이 : 이상태
펴낸곳 : 청구문화사
주 소 : 03706 서울특별시 서대문구 성산로11길 15
전 화 : 02) 332-0541(代) FAX : 02) 337-9577
등 록 : 1990년 11월 2일 제9-247호

정가 60,000원

ISBN 978-89-5616-926-2 93510

※ 낙장이나 파본은 교환해 드립니다.
※ 본 도서의 무단복제나 전재를 법으로 금합니다.